Sobotta

Atlas der Anatomie des Menschen

1. Band

Sobotta
Atlas der Anatomie des Menschen

Herausgegeben von
HELMUT FERNER und JOCHEN STAUBESAND

1. Band: Kopf, Hals, Obere Extremitäten

18., neubearbeitete Auflage
614 größtenteils farbige Tafelbilder

1982
Urban & Schwarzenberg · München–Wien–Baltimore

Der Begründer dieses Atlaswerkes, Professor Dr. med. Johannes SOBOTTA †, war zuletzt o. ö. Professor der Anatomie und Direktor des Anatomischen Instituts der Universität Bonn.

Anschriften der Herausgeber:

Professor emerit. Dr. med. Helmut FERNER, I. Anatomische Lehrkanzel der Universität Wien
Währingerstraße 13, A-1090 Wien

Professor Dr. med. Jochen STAUBESAND, Direktor des Anatomischen Instituts (Lehrstuhl I) der Albert-Ludwigs-Universität
Albertstraße 17, 7800 Freiburg i. Br.

Das Atlaswerk besteht aus 2 Bänden:

1. Band: Kopf, Hals, Obere Extremitäten

2. Band: Brust, Bauch, Becken, Untere Extremitäten, Haut

CIP-Kurztitelaufnahme der Deutschen Bibliothek

Sobotta, Johannes:
Atlas der Anatomie des Menschen / Sobotta. Hrsg. von Helmut Ferner u. Jochen Staubesand. – München ; Wien ; Baltimore : Urban und Schwarzenberg
Arab. Ausg. u.d.T.: Sobotta, Johannes: Atlas tašrīh al-insān. – Engl. Ausg. u.d.T.: Sobotta, Johannes: Atlas of human anatomy. – Franz. Ausg. u.d.T.: Sobotta, Johannes: Atlas d'anatomie humaine. – Türk. Ausg. u.d.T.: Sobotta, Johannes: Insan anatomisi atlasi
Bd. 1. Kopf, Hals, Obere Extremitäten. – 18., neubearb. Aufl. – 1982.
ISBN 3-541-02818-1

Satz und Druck: Kastner & Callwey, München. Printed in Germany

ISBN 3-541-02818-1

Deutsche Ausgaben mit Erscheinungsjahr:

1. Auflage: J. F. Lehmanns Verlag, München 1904–1907
2.–11. Auflage: J. F. Lehmanns Verlag, München 1913–1944
ab 12. Auflage: Urban & Schwarzenberg, 1948
13. Auflage: 1953
14. Auflage: 1956
15. Auflage: 1957
16. Auflage: 1967 (ISBN 3-541-02816-5)
17. Auflage: 1972 (ISBN 3-541-02817-3)
18. Auflage: 1982 (ISBN 3-541-02818-1)

Lizenzausgaben:

Arabische Ausgabe
Al Ahram, Cairo/Ägypten

Englische Ausgabe (mit Nomenklatur in Englisch)
Atlas of Human Anatomy
Urban & Schwarzenberg

Englische Ausgabe (mit Nomenklatur in Latein – PNA)
Atlas of Human Anatomy
Urban & Schwarzenberg

Französische Ausgabe
Atlas d'Anatomie Humaine
Urban & Schwarzenberg

Italienische Ausgabe
Atlante di anatomia
USES, Firenze

Griechische Ausgabe
Gregory Parisianos, Athen

Japanische Ausgabe
Igaku-Shoin Ltd., Tokyo

Portugiesische Ausgabe
Atlas de Anatomia Humana
Editora Guanabara Koogan, Rio de Janeiro

Spanische Ausgabe
Atlas de Anatomia Humana
Ediciones Toray, Barcelona

Türkische Ausgabe
Insan Anatomisi Atlasi
Urban & Schwarzenberg,

Vorwort

Der neue SOBOTTA-Atlas liegt in einer inhaltlich und formal tiefgreifend geänderten Fassung vor.

Die wesentlichste Umgestaltung bezieht sich auf die Umstellung des Werkes von der Gliederung nach Gesichtspunkten der *systematischen* Anatomie (Knochen, Gelenke, Muskeln, Eingeweide, Nervensystem und Sinnesorgane) zu einer Ordnung der Abbildungsfolge *nach Regionen*. Dieses Prinzip soll die Anwendung des Atlas auf dem Präpariersaal erleichtern, weil der an einem bestimmten topographischen Gebiet arbeitende Student jetzt nicht mehr in drei Bänden nach den erforderlichen Atlas-Grundlagen suchen muß, sondern nur noch in *einem* Band, wo er alle Tatbestände, die sich auf sein Präparationsfeld beziehen – von der Oberfläche über die Weichteile bis hin zum Skelett – beieinander findet. Die konsequente Anwendung dieser topographischen Leitlinie machte es möglich, den Inhalt des ursprünglich dreibändigen Werkes auf zwei Bände zu konzentrieren.

Der SOBOTTA-Atlas präsentiert sich jetzt somit zweibändig: Band 1 umfaßt die Bereiche Kopf/Hals und obere Extremität, Band 2 die Gebiete Rumpf mit Brust und Bauch (einschließlich ihrer Eingeweide) sowie untere Extremität und Haut. In der Regel – von der nur gelegentlich aus bestimmten didaktischen Gründen abgewichen wurde – ist die Bildfolge so geordnet, daß zunächst die Oberflächen, alsdann die tieferliegenden Schichten und schließlich die knöcherne Grundlage jeder Region dargestellt werden.

Die bewährten Tabellen – z. B. über Muskelansätze und -funktionen – und »Merksätze« wurden beibehalten und ergänzt.

Die Umgestaltung eines dreibändigen zu einem zweibändigen Atlas hatte neben didaktischen Vorzügen auch den nicht zu unterschätzenden Vorteil, den Preis für das Gesamtwerk trotz stark gestiegener Herstellungskosten zu halten. Dieses war um so schwieriger – und gerade in dieser Beziehung gebührt dem Verlag unser großer Dank –, als das Werk im Hinblick auf Bildmaterial (neue farbige Abbildungen, neue Röntgenbilder) und in bezug auf Texthinweise sowie auf einen neu konzipierten Anhang über die Versorgungsgebiete der Arterien (Dr. F. Platz, Freiburg i. Br.) wesentlich erweitert werden konnte.

Ein zusätzliches Merkmal der vorliegenden Neuauflage ist die Umstellung zahlreicher Schwarzweißdarstellungen auf mehrfarbige Abbildungen, die dem Benutzer die Arbeit mit dem Atlas erleichtern werden. Für Verlag und Herausgeber stellte sich zudem die ungemein zeitraubende Aufgabe, zahlreiche alte Abbildungsvorlagen durch neue Kopien zu ersetzen, um die gewohnte Brillanz des dargebotenen Bildmaterials erhalten zu können.

Die Empfehlungen der 4. Auflage der Nomina anatomica (1977) wurden – soweit vertretbar – berücksichtigt.

Die Herausgeber haben vielen Kollegen zu danken, die ihnen mit Rat und Tat zur Seite standen: so Herrn Prof. Dr. J. ALTARAS (Gießen), Herrn Prof. Dr. G. KAUFMANN (Freiburg i. Br.) und Herrn Priv.-Doz. Dr. S. RAU (Freiburg i. Br.), die uns Röntgenbilder bzw. Xeroradiographien zur Verfügung stellten, Herrn Prof. Dr. H. ROSKAMM (Bad Krozingen), der uns Kontrastmitteldarstellungen der Herzkammern, Herrn Prof. Dr. A. KAPPERT (Bern), der uns Originalvorlagen aus seinem »Leitfaden und Atlas der Angiologie«, und Herrn Prof. Dr. R. MAY (Innsbruck), der uns Originale zum Thema der Perforansvenen an Fuß und Unterschenkel überlassen hat. Herr Dr. med. T. GRIMM (Würzburg) hat neue Vorlagen über das Hautleistenmuster der Finger und des Handtellers und eine Neufassung des diesbezüglichen Textes beigetragen. Frau Prof. Dr. med. R. UNSÖLD (Freiburg i. Br.) verdanken wir Computertomogramme mit erläuternden Texten. Herrn Primarius Univ.-Doz. Dr. L. WICKE danken wir für eine Reihe von Röntgenbildern, die aus seinem »Atlas der Röntgenanatomie«, 2. Aufl., Urban & Schwarzenberg, München–Wien–Baltimore, 1980, übernommen werden konnten.

Unseren engeren Mitarbeitern danken wir für immer wieder bewährte Hilfe und Unterstützung. Vor allem Frau Dr. med. H. SCHMIEBUSCH, Frau M. ENGLER und Frau G. ADELMANN haben bei den langwierigen Korrekturarbeiten an Abbildungen und Texten geholfen. Frau Dr. med. S. ZULEGER hat sich speziell des Herzkapitels angenommen, Herr Dr. med. H. SCHMIEBUSCH das Glossar erweitert und überarbeitet. Ihnen allen sei auch an dieser Stelle unser Dank ausgesprochen.

Die Herausgeber blicken auf eine lange Zeit intensiver und fruchtbarer Kooperation mit dem Inhaber des Verlages Urban & Schwarzenberg, Herrn MICHAEL URBAN, und seinen Mitarbeitern, vor allem Herrn K. GULLATH und Herrn P. MAZZETTI, zurück. Ihr großes Engagement, ihr Verständnis für unsere Wünsche und ihr technischer Sachverstand haben den termingerechten Abschluß der Arbeiten für die vorliegende Neuauflage des neuen SOBOTTA-Atlas maßgeblich beeinflußt bzw. erst ermöglicht.

H. FERNER
J. STAUBESAND

Wien und
Freiburg i. Br.,
im Mai 1982

Inhaltsverzeichnis

Seite

Allgemeine Richtungs- und Lagebezeichnungen des Körpers VII

Allgemeine Erläuterungen über Herkunft, Bedeutung und Betonung der anatomischen Namen VIII

Bildteil

Osteologie 1

Gehirn, Hirnhäute, Blutgefäße 33

Rückenmark, Spinalnerven und Grenzstrang 117

Oberflächliche und tiefe Gesichtsregion 133

Nase, Nasenhöhle und Nasennebenhöhlen 149

Mundhöhle, Zähne, Kausystem 161

Rachen 189

Kehlkopf 197

Auge und Augenhöhle 211

Gehör- und Gleichgewichtsorgan 243

Hals und Nacken 263

Obere Extremitäten 299

Hand 349

Anhang

Glossar 369

Register 377

Abkürzungsverzeichnis

a. = arteria, aa. = arteriae
abdom. = abdominis
ant. = anterior, anterius
art. = articulatio
caud. = caudalis, -le
comm. = communis, -e
cran. = cranialis, -le
dext. = dexter, -ra, -rum
dist. = distalis, -le
dors. = dorsalis, -le
ext. = externus, -a, -um
fac. = facies
gangl. = ganglion
gl. = glandula
inc. = incisura
inf. = inferior, inferius
int. = internus, -a, -um
lat. = lateralis, -le
lig. = ligamentum,
ligg. = ligamenta
lymph. = lymphaticus
m. = musculus,
mm. = musculi
med. = medialis, -le
median. = medianus, -a, -um
n. = nervus, nn. = nervi
obl. = obliquus, -a, -um
oss. = ossis, ossa, ossium
post. = posterior, posterius
proc. = processus
prof. = profundus
prot. = protuberantia
prox. = proximalis, -le
r. = ramus,
rr. = rami
retroperit. = retroperitonaeal
sin. = sinister, -ra, -rum
spin. = spinosus, -a, -um
sup. = superior, superius
superfic. = superficialis, -le
sut. = sutura
transv. = transversus, -a, um
trig. = trigonum
tuberc. = tuberculum
tuberos. = tuberositas
v. = vena, vv. = venae
var. = variatio
ventr. = ventralis, -le

Allgemeine Richtungs- und Lagebezeichnungen des Körpers

Die folgenden Termini bezeichnen die gegenseitige Lage von Organen und Teilen des Körpers zueinander, z. T. ohne Rücksicht auf die Stellung des Körpers im Raum, sowie Lage und Richtung an den Extremitäten. Diese Begriffe werden nicht nur der menschlichen Anatomie, sondern auch der praktischen Medizin und der vergleichenden Anatomie gerecht.

Allgemeine Bezeichnungen

anterior – posterior = vorne – hinten (z. B. aa. tibiales anterior et posterior)

ventralis – dorsalis = bauchwärts – rückenwärts gelegen

superior – inferior = oben – unten (z. B. conchae nasales superior et inferior)

cranialis – caudalis = kopfwärts – schwanzwärts gelegen

dexter – sinister = rechts – links (z. B. aa. iliacae communes dextra et sinistra)

internus – externus = innenliegend – außenliegend

superficialis – profundus = oberflächlich gelegen – tief gelegen (z. B. mm. flexores digitorum superficialis et profundus)

medius, intermedius = in der Mitte zwischen zwei anderen Gebilden liegend (z. B. die concha nasalis media liegt in der Mitte zwischen concha nasalis superior und inferior)

medianus = in der Mittellinie gelegen (z. B. fissura mediana des Rückenmarks)
Durch einen »medianen Sagittalschnitt« wird der Körper in zwei spiegelbildlich gleiche Teile zerlegt.

medialis – lateralis = gegen die Mitte des Körpers gelegen, gegen die Seite zu gelegen (z. B. fossae inguinales medialis et lateralis)

frontalis = in der Stirnebene (Frontalebene) liegend, auch zur Stirn ziehend (z. B. processus frontalis maxillae)

longitudinalis = längsverlaufend (z. B. m. longitudinalis superior)

sagittalis = in einer Sagittalebene liegend, die vertikal (senkrecht) auf der Frontalebene steht (z. B. sutura sagittalis des Schädels)

transversalis = in einer Transversalebene liegend, aber auch z. B. in der fascia transversalis

transversus = querverlaufend (z. B. processus transversus des Brustwirbels)

Richtungs- und Lagebezeichnungen für die Extremitäten

proximalis – distalis = gegen die Extremitätenwurzel zu gelegen – gegen das Extremitätenende zu gelegen (z. B. articulationes radioulnares proximalis et distalis)

Für die Brustgliedmaße:
radialis – ulnaris = auf der Radialseite – auf der Ulnarseite gelegen (z. B. aa. radialis et ulnaris)

Für die Hand:
palmaris (volaris) – dorsalis = hohlhandwärts – handrückenwärts gelegen (z. B. aponeurosis palmaris)

Für die Beckengliedmaße:
tibialis – fibularis = auf der Tibial-, auf der Fibularseite gelegen (z. B. a. tibialis anterior)

Für den Fuß:
plantaris – dorsalis = fußsohlenwärts – fußrückenwärts gelegen (z. B. aa. plantares lateralis et medialis, a. dorsalis pedis)

Allgemeine Erläuterungen über Herkunft, Bedeutung und Betonung der anatomischen Namen

Die 1895 seitens der Anatomischen Gesellschaft in Basel gesichteten und vereinheitlichten anatomischen Bezeichnungen (= B.N.A.) wurden 1955 einer gründlichen Revision unterzogen (= Pariser Nomina Anatomica, P.N.A.). Die fremdsprachlichen, international gebräuchlichen Namen in der Anatomie werden ständig von einer internationalen Nomenklaturkommission überarbeitet und dem neuesten Kenntnisstand (Internat. Anatomical Nomenclatur Comm.: Nomina Anatomica. 4th Ed. Excerpta Medica. Amsterdam, Oxford 1977). Sie stammen zum großen Teil aus dem Altertum. Nur verhältnismäßig wenige Benennungen sind später hinzugekommen. Die große Mehrzahl der heute gebräuchlichen offiziellen Namen ist der lateinischen Sprache entlehnt, nicht wenige stammen aus dem Griechischen und wurden später mehr oder weniger latinisiert. Vereinzelt sind Namen orientalischen Sprachen (Arabisch, Aramäisch) entnommen. Sie sind in ihrer grammatikalischen Form aber so latinisiert, so daß ihre ursprüngliche Herkunft kaum noch erkennbar ist.

Da das griechische Alphabet nicht unwesentlich vom lateinischen abweicht, werden Namen griechischer Sprache in lateinischen Buchstaben geschrieben.

Schreibweise und Betonung der Namen griechischer Abkunft

Das griechische Kappa (k) wird mit c wiedergegeben, das Chi (ch) mit ch, das Phi (ph) mit ph, das Psi (ps) mit ps, das Xi (x) mit x, das Theta (th) mit th, der sog. Spiritus asper mit h; Gamma (g) vor Gamma, Kappa (k), Chi (ch) und Xi (x) werden wie n gesprochen (z.B. aggeion = angeion, agkos = ankos); da griechische Worte, die mit Rho (= r) beginnen, über dem Rho den Spiritus asper tragen, sind sie lateinisch mit rh zu schreiben, z.B. rhomboideus u.a. Von den Vokalen und Diphthongen der griechischen Sprache werden das *O* mega (langes O) und *O* mikron (kurzes O) beide mit o geschrieben, ebenso beide E, sowohl das (kurze) Epsilon wie das (lange) Eta; Ypsilon, Alpha, Jota wie im Griechischen. Der Diphthong Epsilon-Jota wird latinisiert (wie im Neugriechischen) wie i gesprochen, z.B. Aristeides (gr.) latinisiert: Aristides; gelegentlich auch mit e wie tracheia (gr.) latinisiert: trachéa. Der Diphthong O mikron-Jota wird oe geschrieben und gesprochen (oikos gr. = oecus lat., z.B. oeconomia), Alpha-Jota wird zu ae, Alpha-Ypsilon zu au, Omikron-Ypsilon zu u, Epsilon-Ypsilon zu eu. Die Substantiv- und Adjektivendungen werden latinisiert (z.B. sternon in sternum, isthmos in isthmus; das Adjektiv von thorax: thorakikos in thorácicus); in der Regel wird dann auch die lateinische Deklination verwendet (seltener die griechische, z.B. hypóphysis, Gen. hypophyseos). Vielfach werden, wie es schon in römischer Zeit in ausgedehntem Maße üblich war, griechische Substantive mit lateinischen Adjektivendungen versehen (z.B. centralis, abgeleitet von [latinisiert] centrum, gr. to kentron). Aussprache und Betonung der der griechischen Sprache entnommenen latinisierten Namen richten sich, wie das allgemein z.B. bei unseren Fremdwörtern üblich ist, nach den lateinischen Regeln. Es gilt auch die alte Betonungsregel: vocalis ante vocalem brevis est, von der nur dann abgewichen wird, wenn der Vokal, aus griechischem Diphthong entstanden, gedehnt ist. (Strich über dem Vokal = Länge, Haken = Kürze, Akzent = Betonung; der griechische Vokal Epsilon ist mit e, Eta mit ē angegeben.)

Hinweis zu den farbigen Tafelbildern

Den mehrfarbigen Abbildungen dieses Bandes liegen didaktische Überlegungen zugrunde: Kontraste sollten verstärkt, natürlicherweise schwer Unterscheidbares leichter erkennbar gemacht werden. Die für verschiedene Gewebe (wie Sehnen, Knorpel, Knochen, Muskulatur) und Leitungsbahnen (Arterien, Venen, Lymphgefäße, Nerven) verwendeten Farben sind also anders als beim Lebenden und beim Toten oder bei der konservierten Leiche.

Abweichungen des Farbtones und der Farbintensität (z. B. in den Darstellungen von Muskeln, Blutgefäßen und Nerven) bei verschiedenen Abbildungen dieses Bandes beruhen zumeist darauf, daß die Vorlagen in einer langen zeitlichen Folge entstanden sind. Neben den Zeichnern, die mit Prof. SOBOTTA die Grundlagen des gesamten Bildbestandes geschaffen haben (K. HAJEK, PROF. E. LEPIER, H. v. EICKSTEDT, W. WOHLSCHLEGEL), zeichneten für die 18. Auflage: Elisabeth ALTHAUS: Abb. 462, 463, 464, 465, 466, 476, 477, 480; Ulrike BRUGGER: Abb. 59, 60, 99, 131, 132, 212, 216, 217, 289, 291, 292, 358, 380, 382, 409, 417, 418, 426, 427, 428, 429, 430, 431, 437, 439, 443, 444, 445, 448, 457, 467, 473, 481, 483; Marie Anne ERHARD: Abb. 182, 184a; Luitgard KELLNER: Abb. 135, 136, 234, 235, 295, 296, 373, 378, 379; Li KÖRNER: Abb. 198a–c; Ingrid VON MARCHTALER: Abb. 16; Barbara G. RUPPEL: Abb. 583; Horst RUSS: Abb. 214, 221, 223, 224; Christiane SCHAEFFER: Abb. 263b, 264b; Hanna SCHIMEK: Abb. 314, 471; Lothar SCHNELLBÄCHER: Abb. 304, 501, 504; Ingo WEGERL: Abb. 19, 65, 80, 82, 138, 229, 232, 254, 255, 309, 310, 311, 312, 315, 316, 317, 318, 327, 328, 331, 347, 348, 474, 507, 508, 517, 518, 539, 540, 541, 542, 548, 549, 552, 553, 554, 555, 556, 587, 588, 594, 595, 597, 598; David WILLIAMS: Abb. 64, 94, 349, 350, 351, 352, 353, 364, 365, 366, 367, 368, 369, 371, 374, 375, 376, 377, 381; G. ZEH-KOSANKE: Abb. 515, 516, 521, 533, 534, 535, 536, 537, 538, 546, 550, 551, 557, 558, 559, 589, 590.

Osteologie

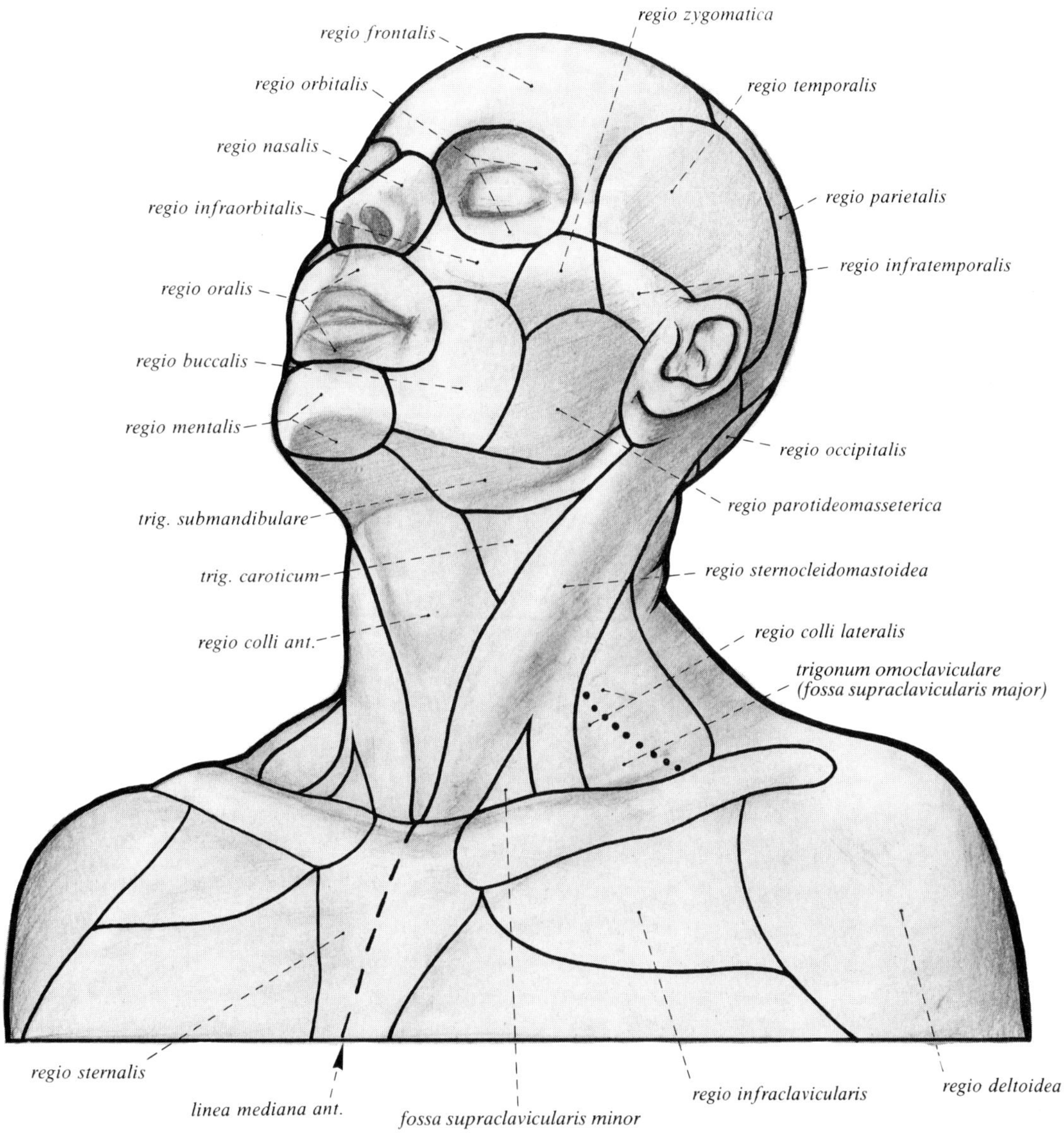

Abb. 1. Kopf- und Halsregionen. Ansicht von vorn.

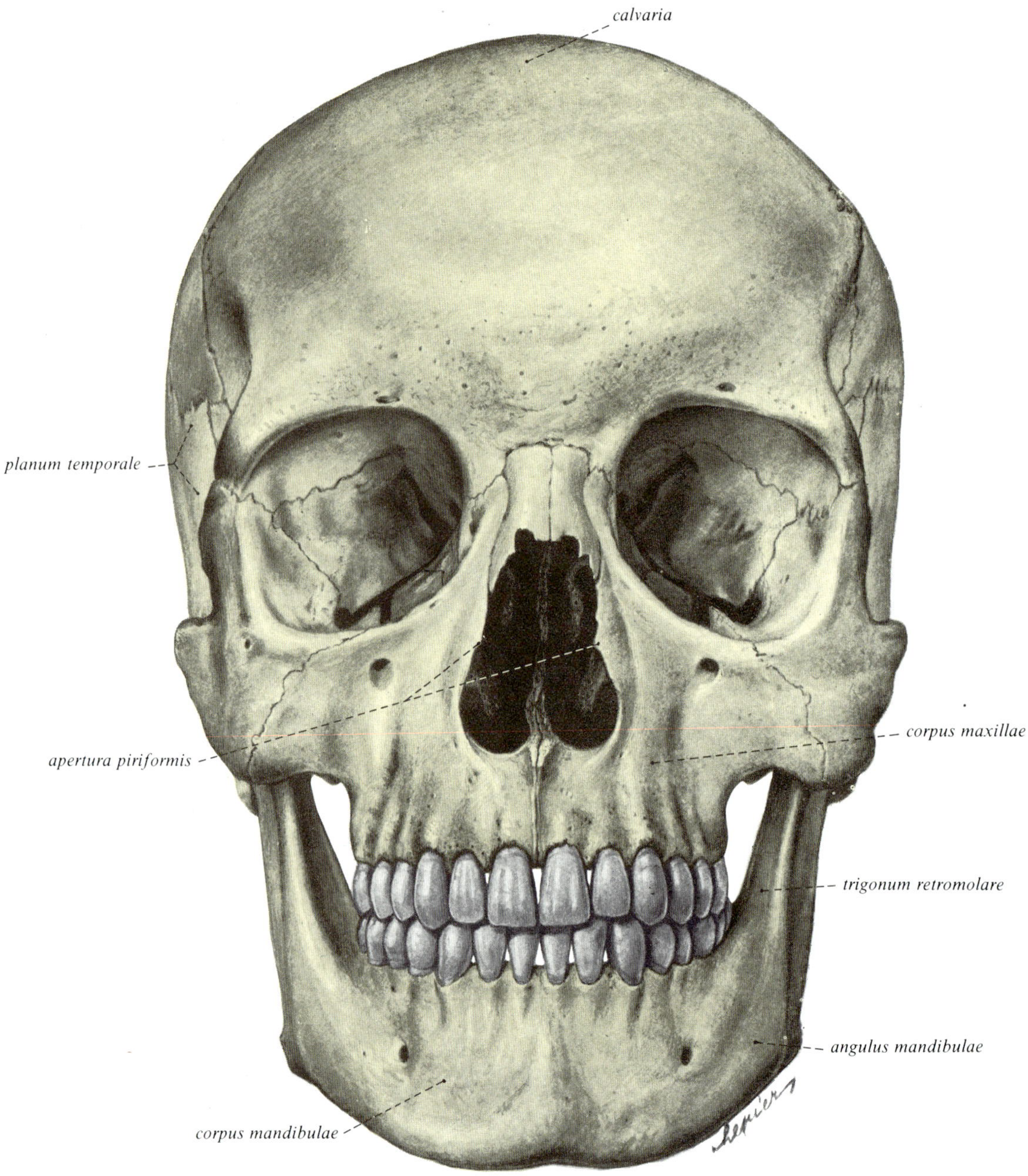

Abb. 2. Ansicht des Schädels von vorn. Okklusionsstellung der Zahnbögen.

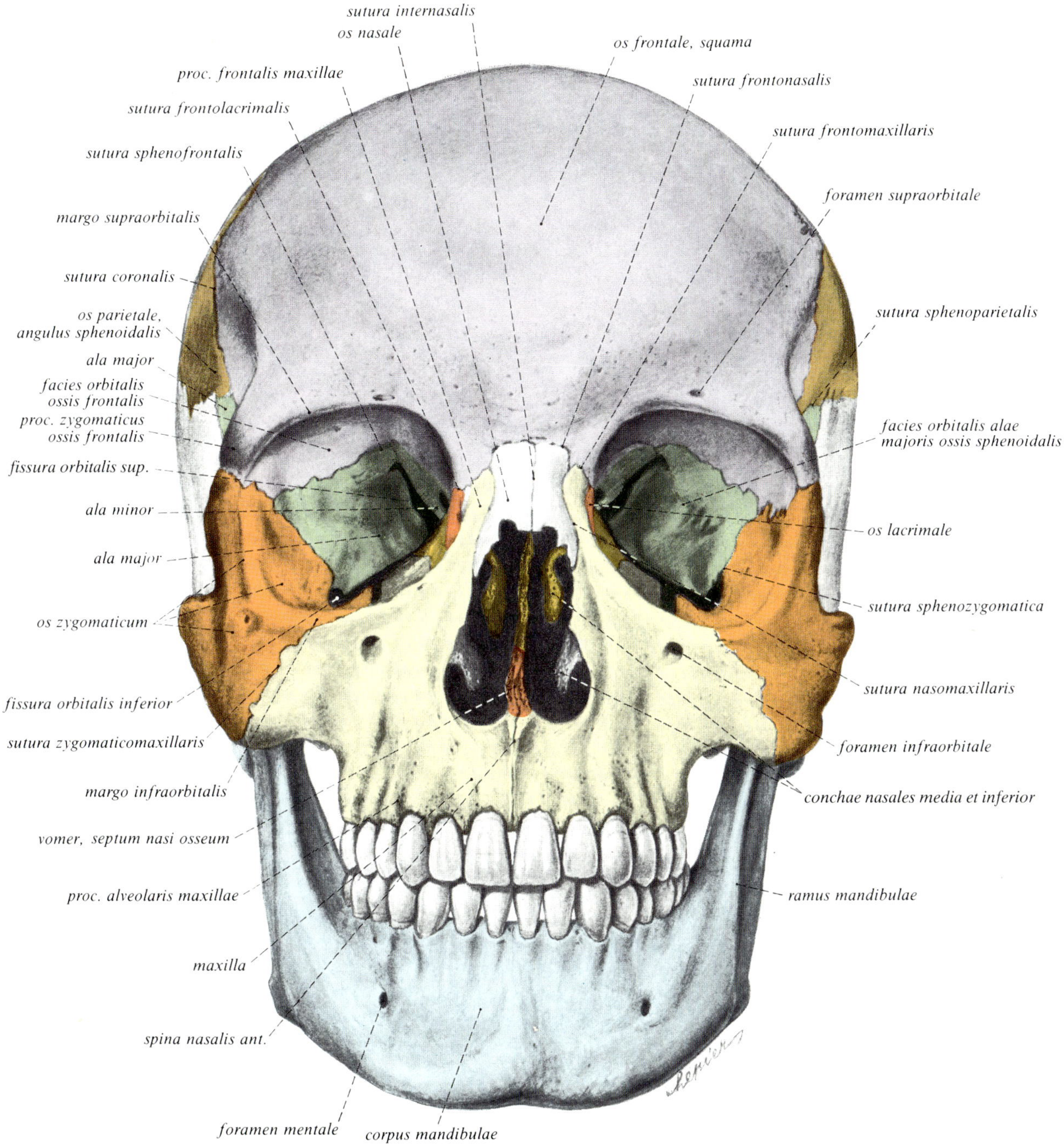

Abb. 3. Ansicht des Schädels von vorn. Die einzelnen Schädelknochen sind durch verschiedene Farben gegeneinander abgesetzt.

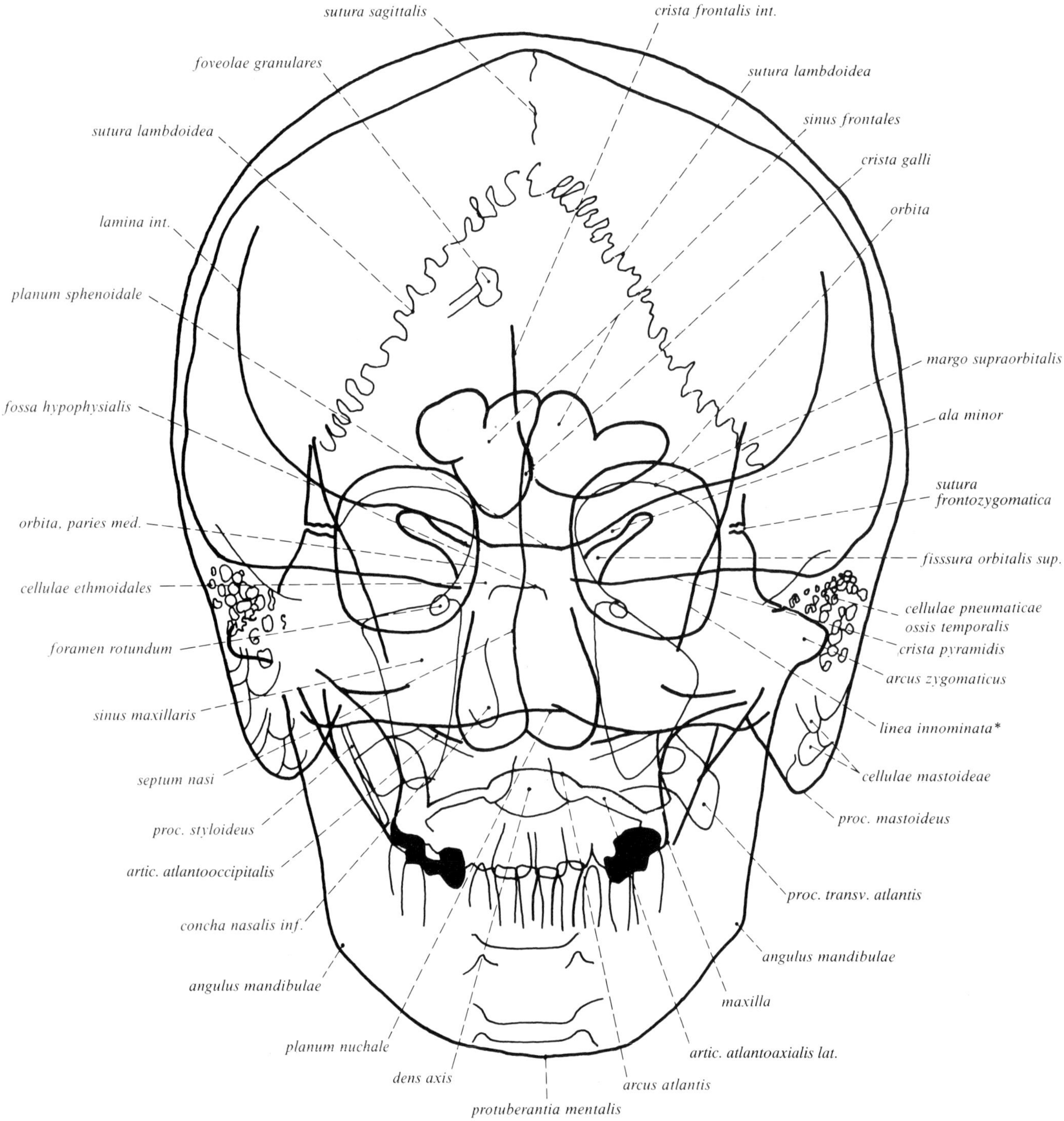

Abb. 4. Erklärende Strichzeichnung zu nebenstehendem Röntgenbild. (Aus Wicke, Atlas der Röntgenanatomie, 2. Aufl. Urban & Schwarzenberg, München–Wien–Baltimore 1980.) * röntgenologische Bezeichnung (Überlagerungen)

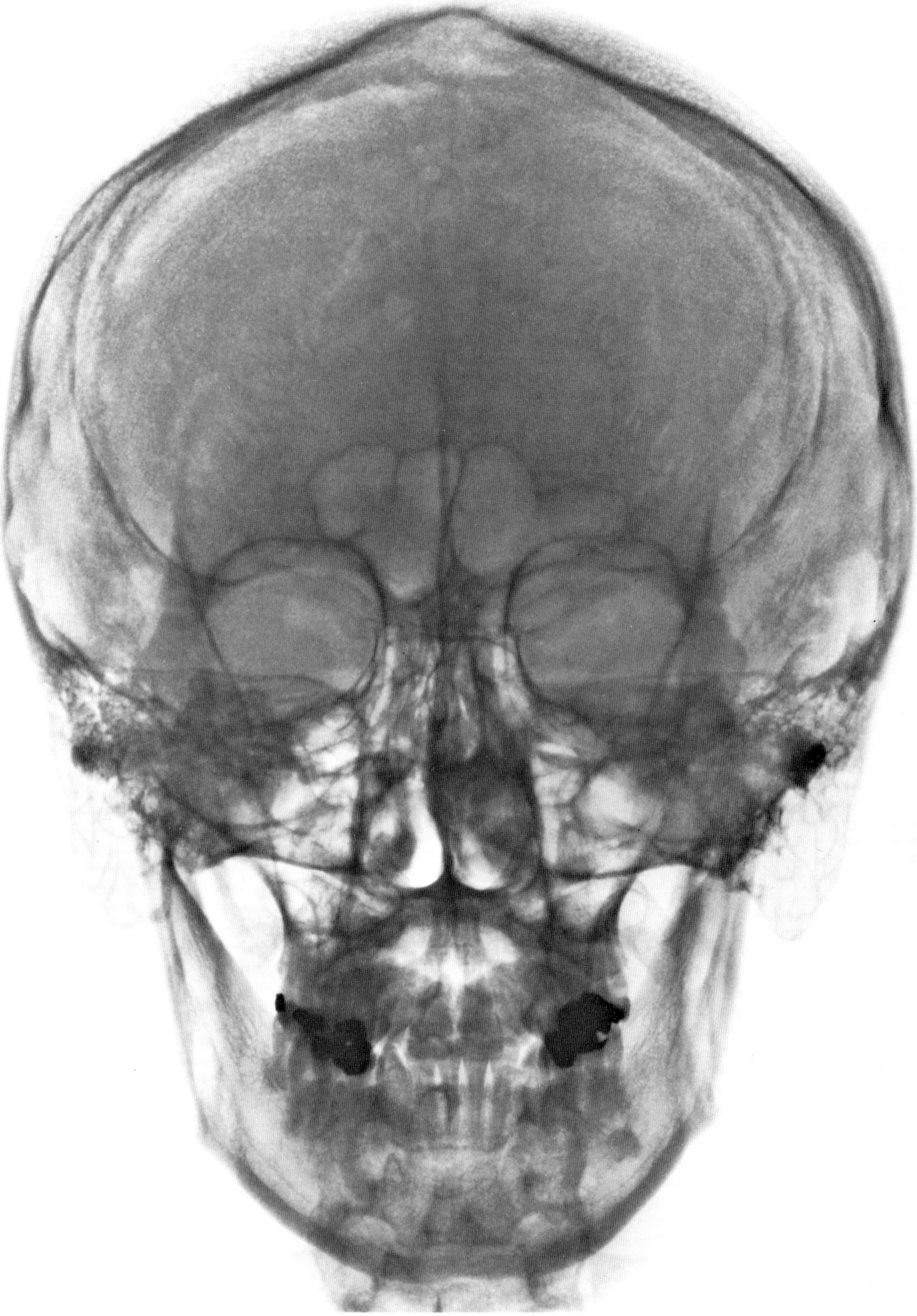

Abb. 5. Röntgenbild des Schädels im sagittalen Strahlengang. (Aus WICKE, Atlas der Röntgenanatomie, 2. Aufl. Urban & Schwarzenberg, München–Wien–Baltimore 1980.)

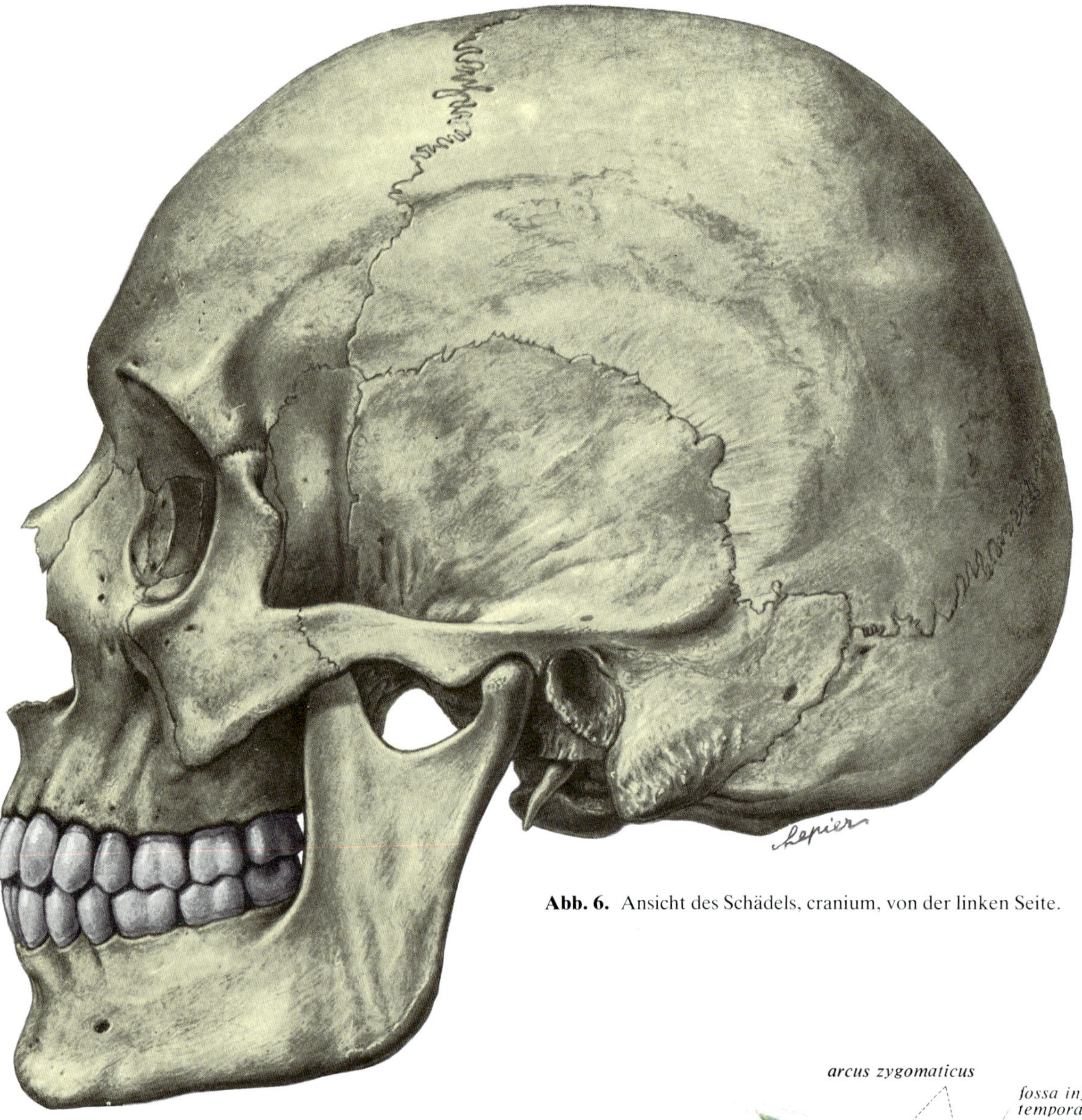

Abb. 6. Ansicht des Schädels, cranium, von der linken Seite.

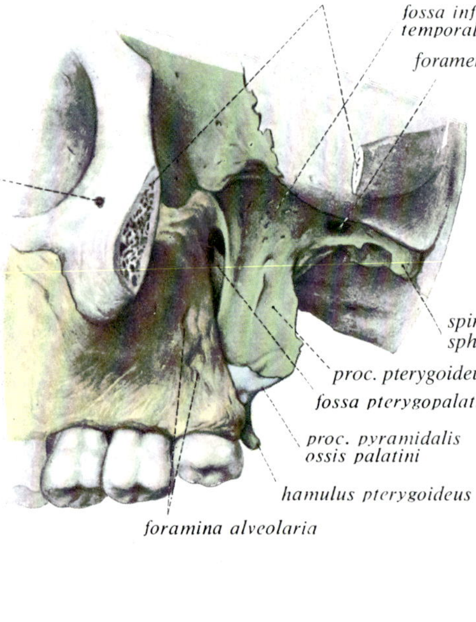

Abb. 7. Region der fossa pterygopalatina, durch Abtragen des Jochbogens, arcus zygomaticus, sichtbar gemacht.

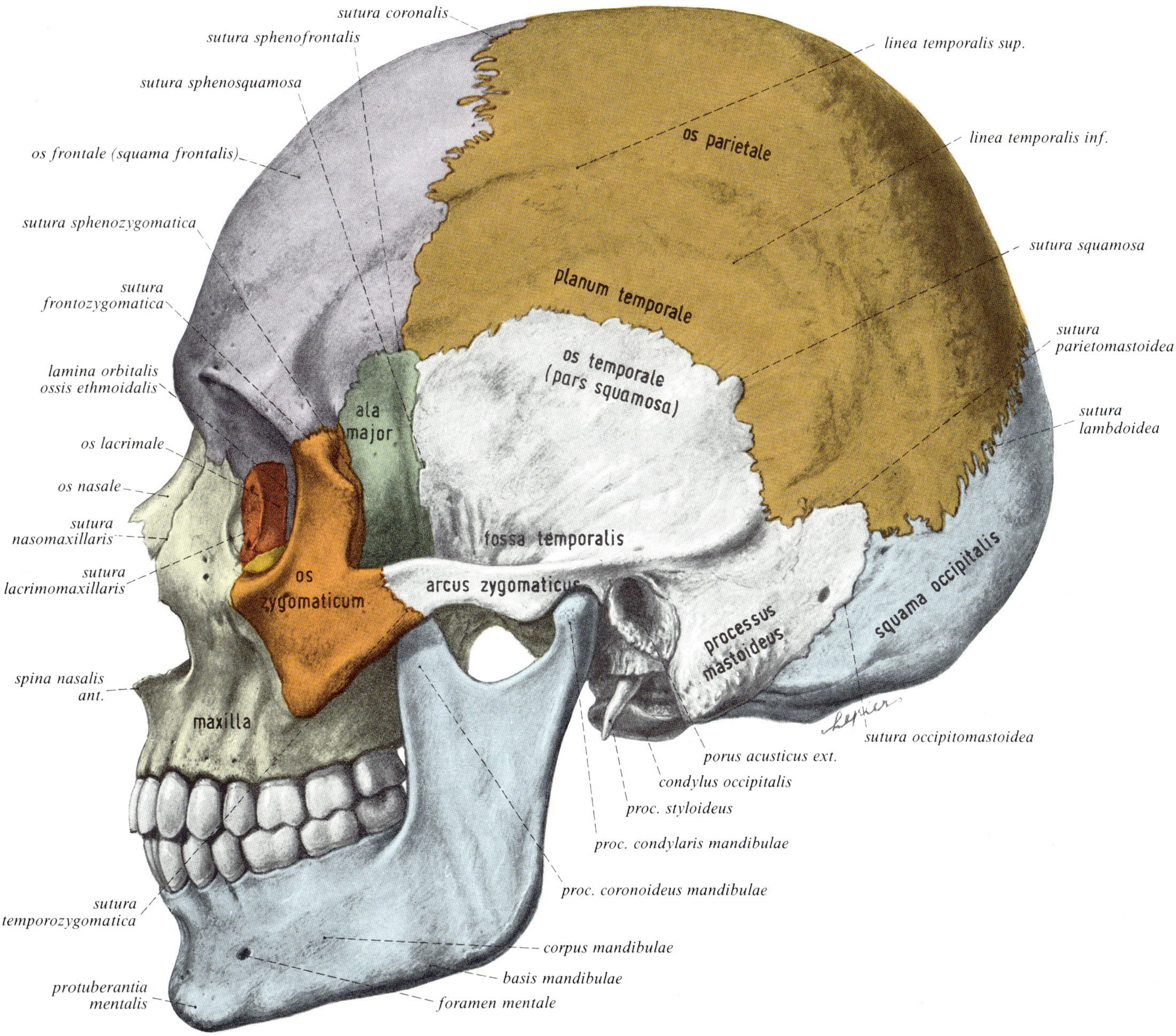

Abb. 8. Ansicht des Schädels, cranium, von der linken Seite. Die Knochen sind durch verschiedene Farben gekennzeichnet.

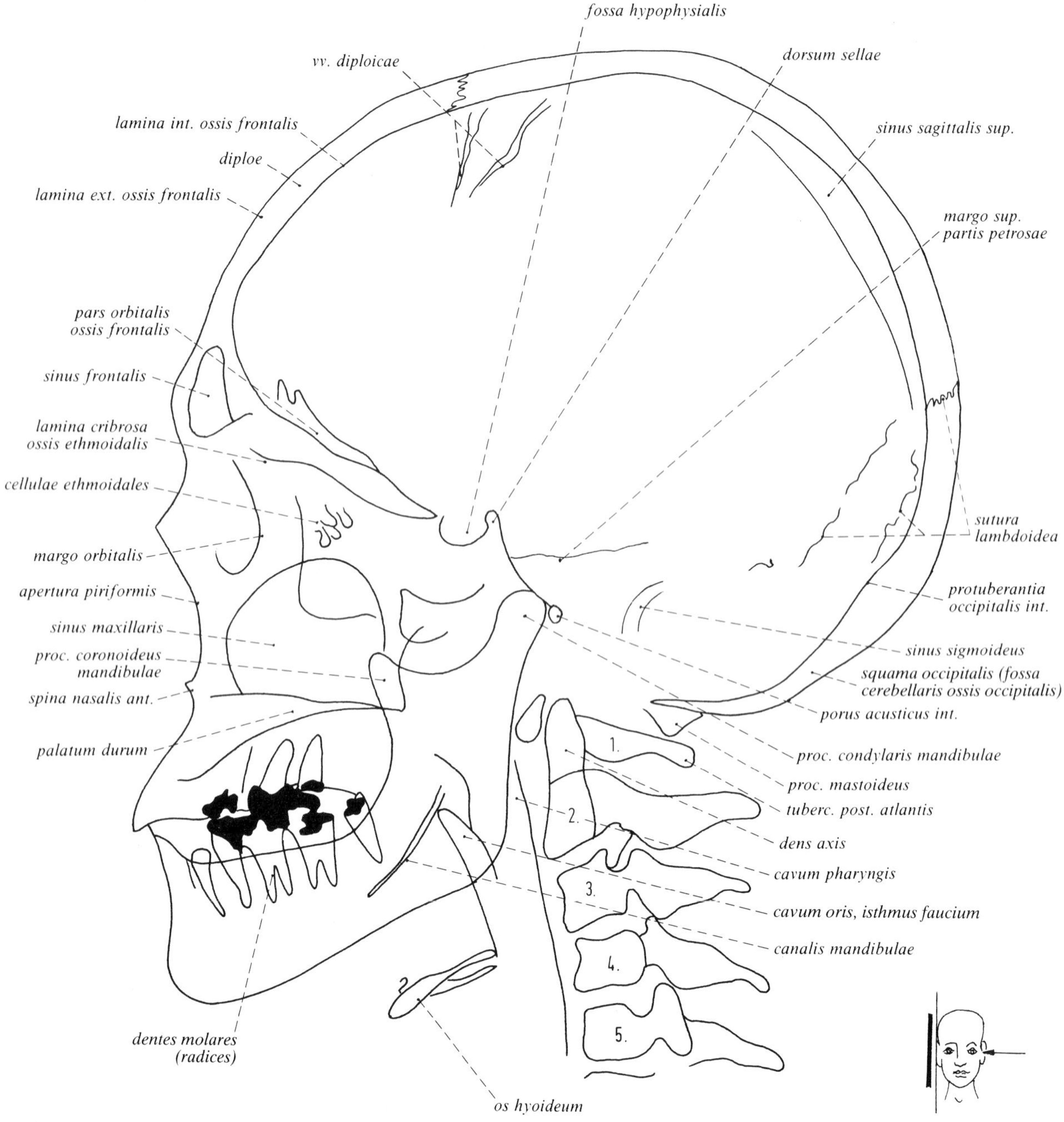

Abb. 9. Erklärende Strichzeichnung zu nebenstehendem Röntgenbild. (Aus Wicke: Atlas der Röntgenanatomie, 2. Aufl. Urban & Schwarzenberg, München–Wien–Baltimore 1980.) 1 – 5 = Halswirbel

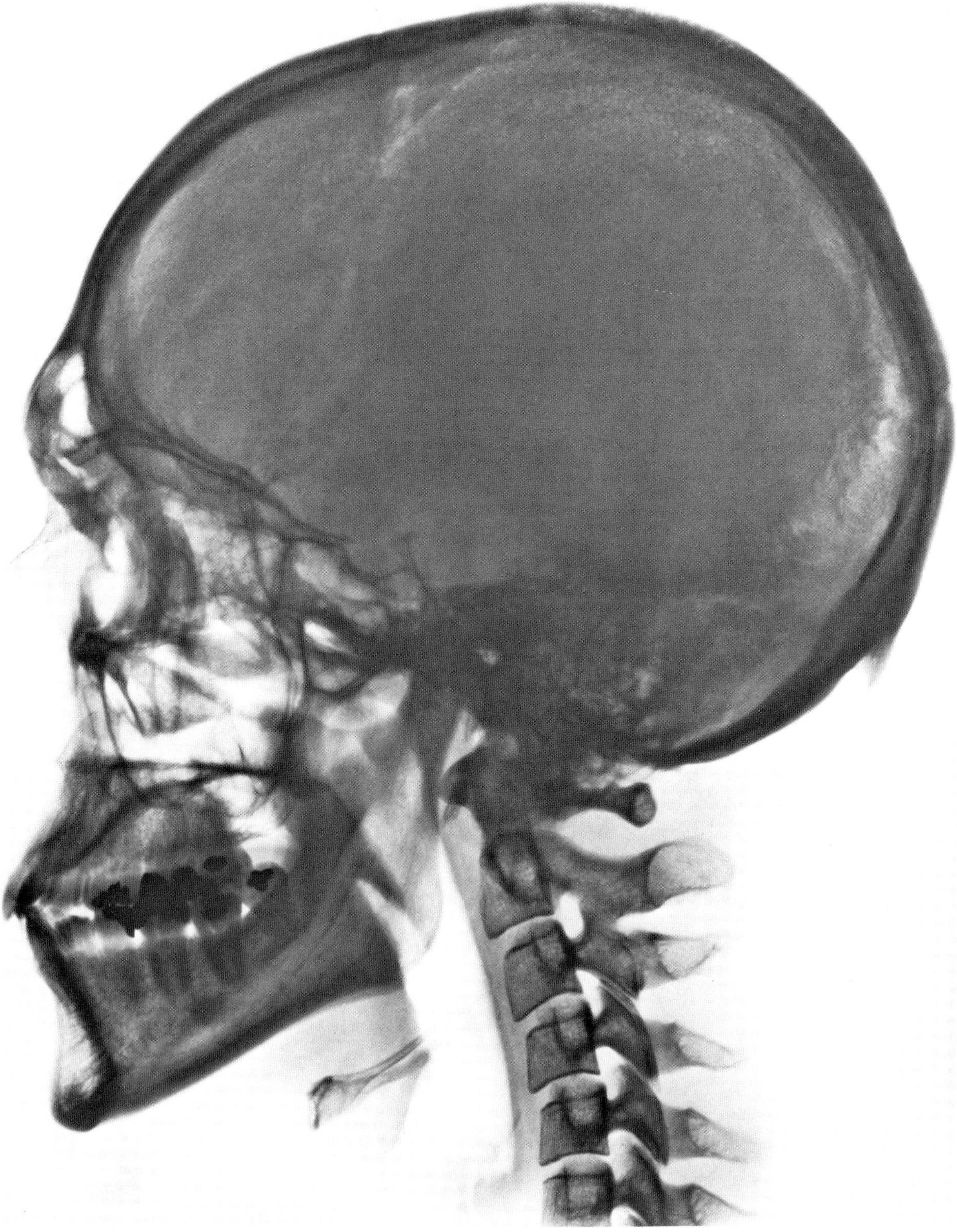

Abb. 10. Röntgenbild des Schädels, seitlicher Strahlengang. (Aus WICKE, Atlas der Röntgenanatomie, 2. Aufl. Urban & Schwarzenberg, München–Wien–Baltimore 1980.)

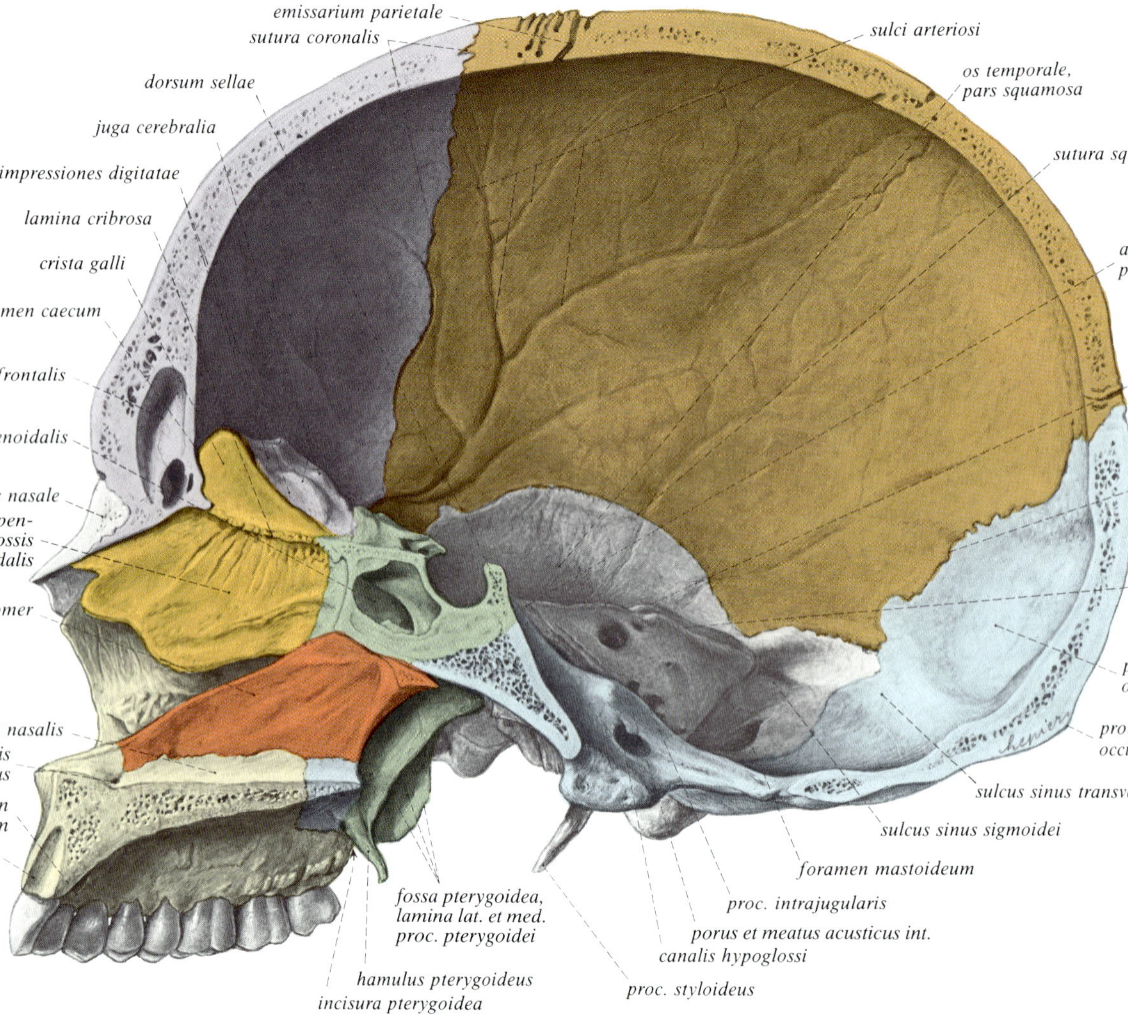

Abb. 11. Paramedianer Sagittalschnitt durch den menschlichen Schädel. Schädelknochen in verschiedenen Farben.

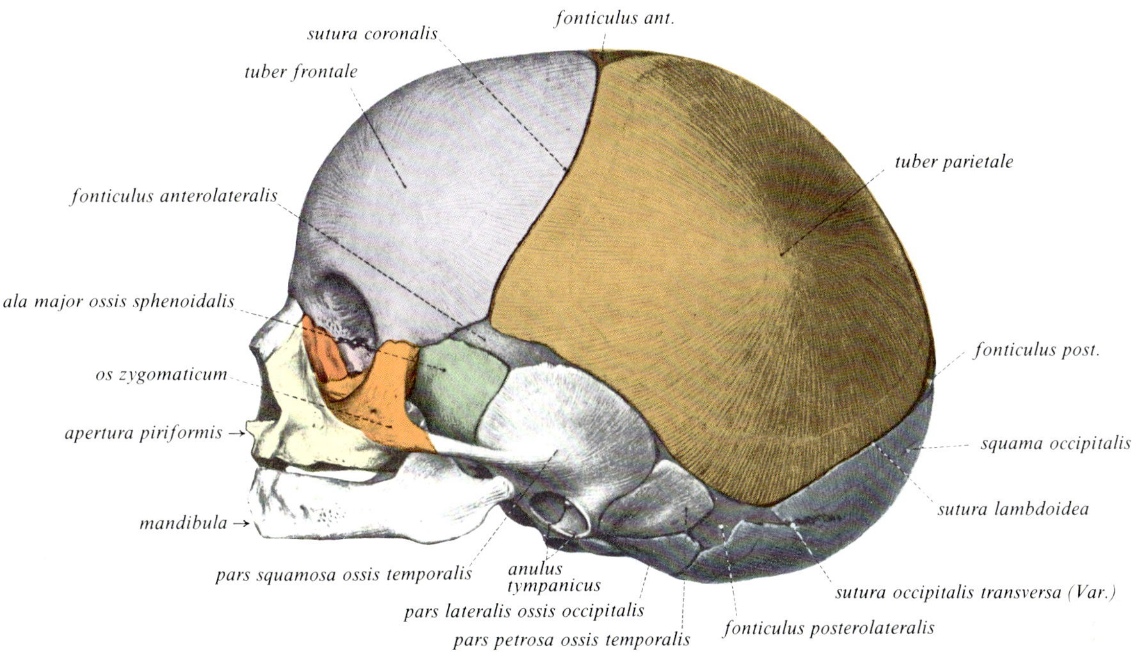

Abb. 12. Schädel eines Neugeborenen, Seitenansicht.

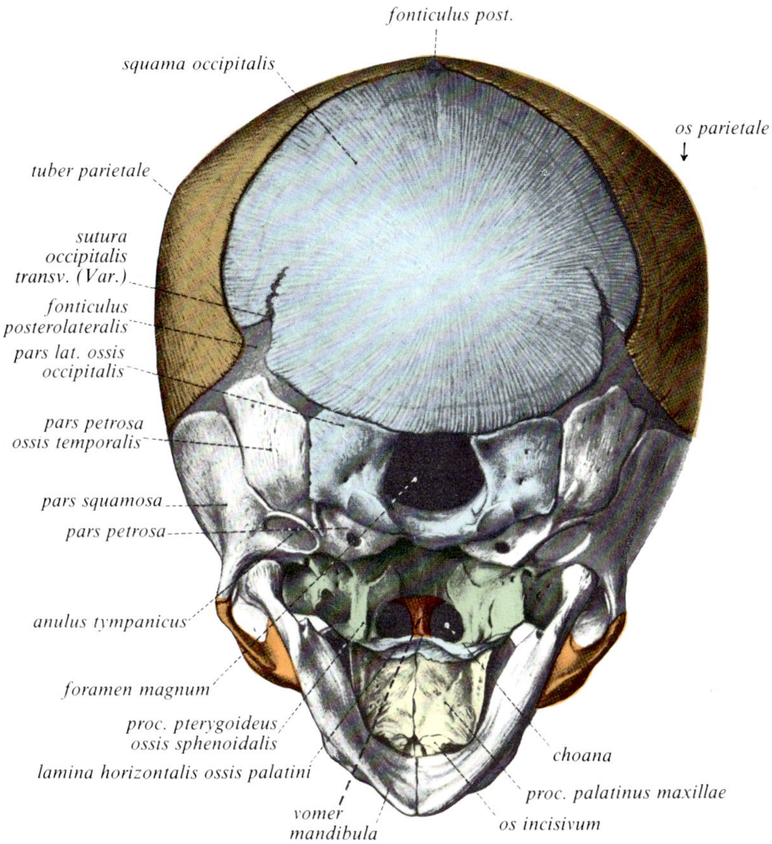

Abb. 13. Schädel, cranium, eines Neugeborenen. Viszerale Fläche der Schädelbasis, basis cranii externa.

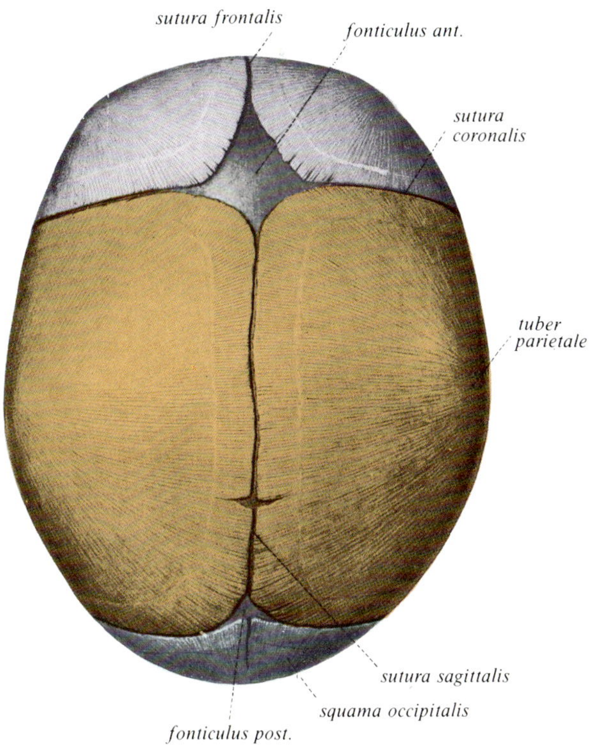

Abb. 14. Schädel eines Neugeborenen. Aufblick auf calvaria, Nähte und Fontanellen.

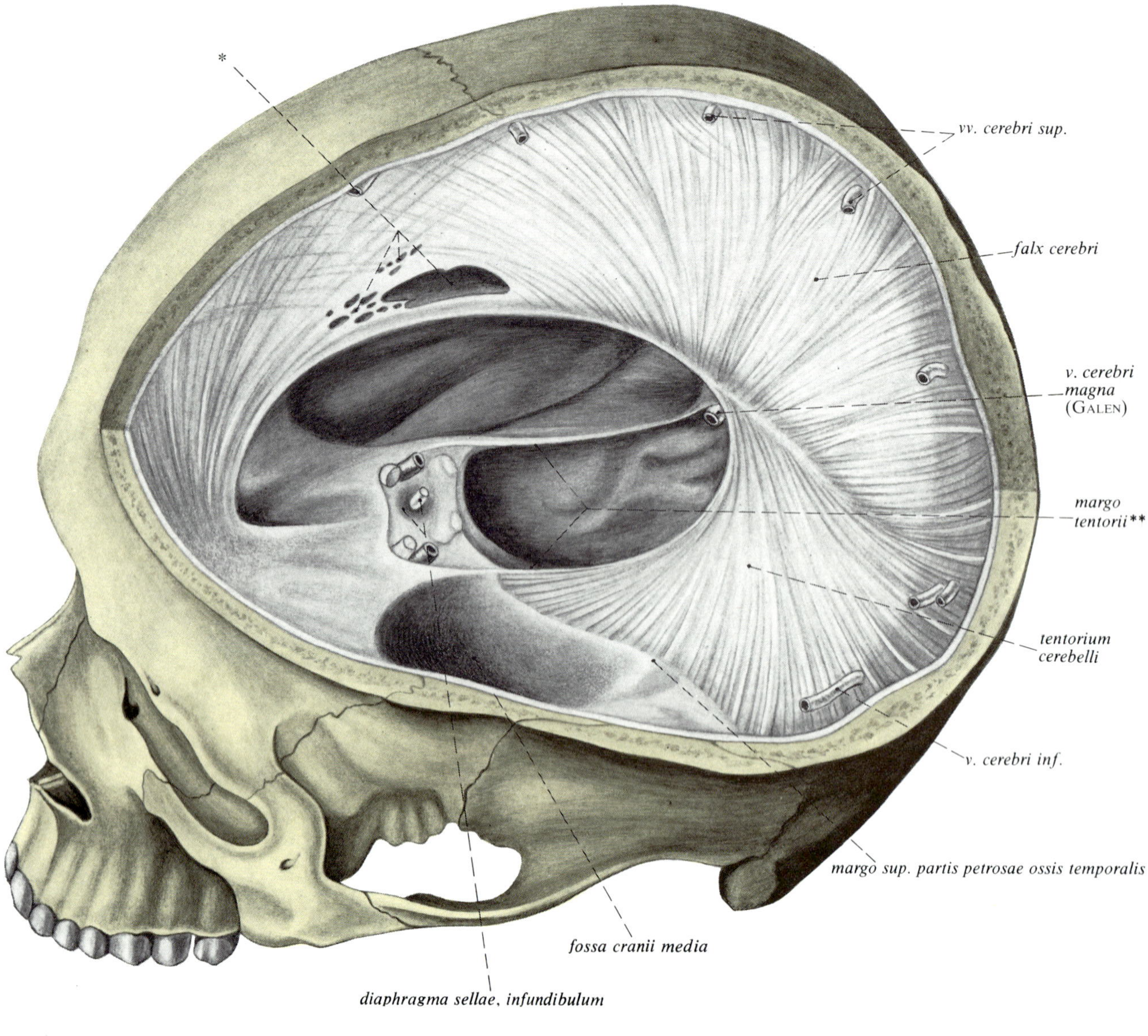

Abb. 15. Die grobe Raumverteilung im neurocranium durch Durasepten. Hirnsichel, falx cerebri, und Kleinhirnzelt, tentorium cerebelli. Nach Entfernung des Gehirns tritt die Dreikammerung der Schädelhöhle durch falx cerebri und tentorium cerebelli deutlich zutage. Supratentorieller Raum für die rechte und linke Großhirnhemisphäre und infratentorieller Raum für das Rautenhirn, rhombencephalon. Im Tentoriumloch, incisura tentorii, liegt als Verbindung das Mittelhirn, mesencephalon. Passage für den liquor cerebrospinalis von unten nach oben durch diese Öffnung basal und seitlich vom Mittelhirn (cisterna ambiens). Ansicht von links oben (nach FERNER/KAUTZKY: Angewandte Anatomie des Gehirns und seiner Hüllen. In Handbuch der Neurochirurgie I/1. Springer, Berlin–Göttingen–Heidelberg 1959).
* Lücken in der Textur der Hirnsichel ** Begrenzung der incisura tentorii

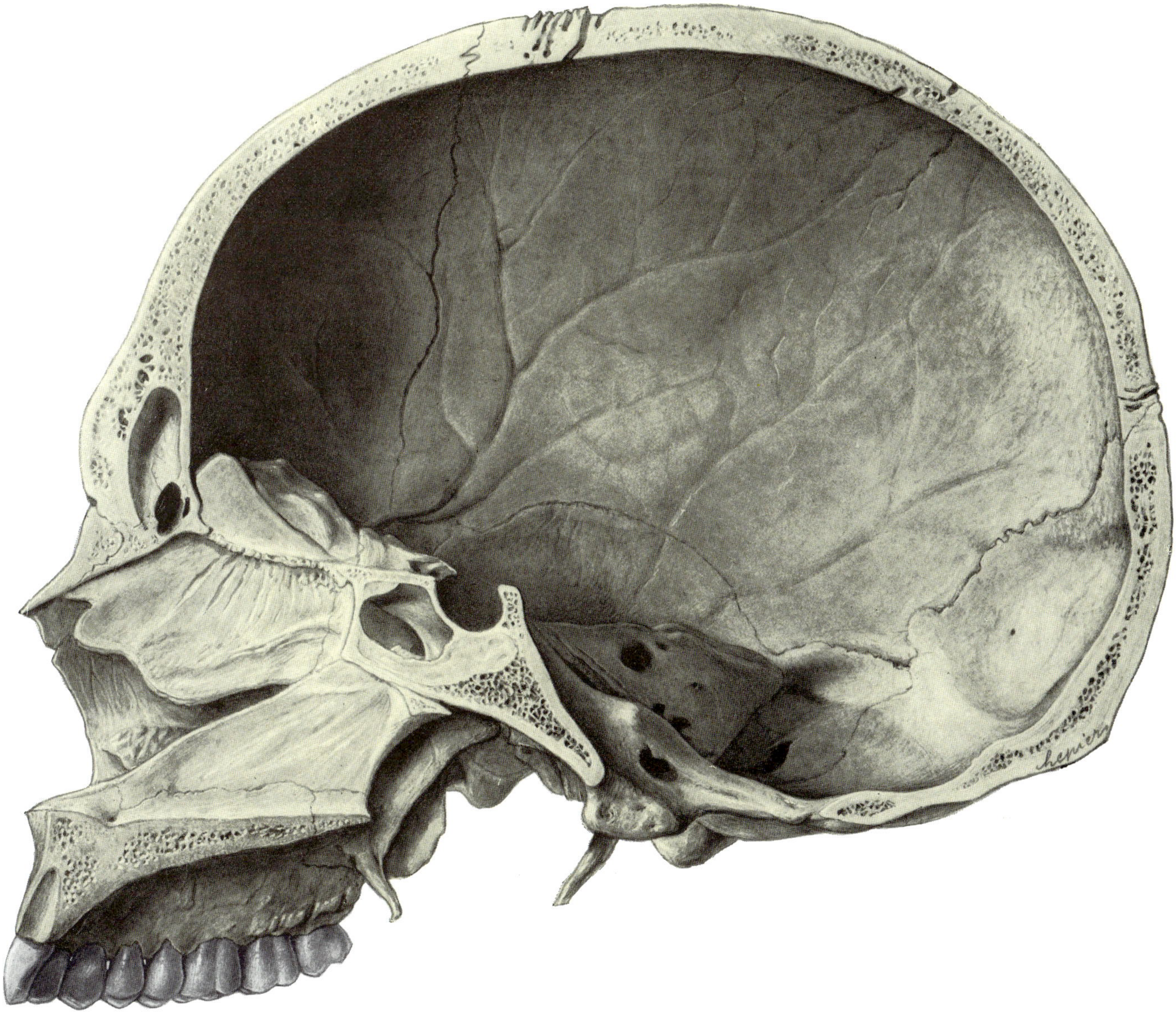

Abb. 16. Paramedianschnitt des Schädels mit knöcherner Nasenscheidewand, ohne Unterkiefer, rechte Hälfte. Beachte die sulci arteriosi an der Innenfläche der Schädelknochen, in denen die Äste der a. meningea media zwischen dura mater und Knochen aufsteigen. Bei Verletzung Blutung in den Epiduralspalt: epidurales Hämatom. Vgl. mit Abb. 19.

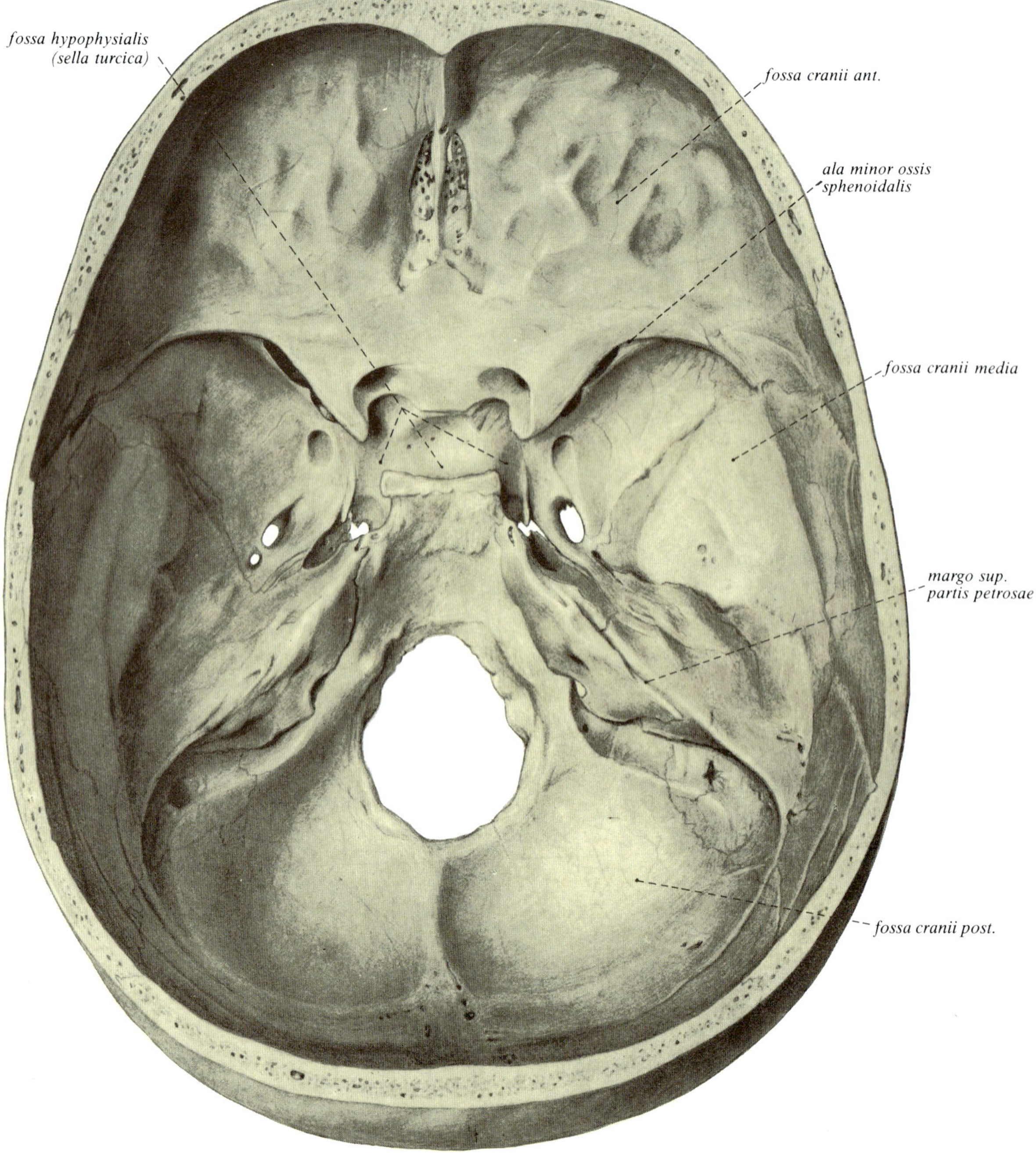

Abb. 17. Schädelbasis, zerebrale Fläche, basis cranii interna. Die 3 Schädelgruben, fossae cranii, und ihre Abgrenzung gegeneinander durch vorspringende Knochenleisten.

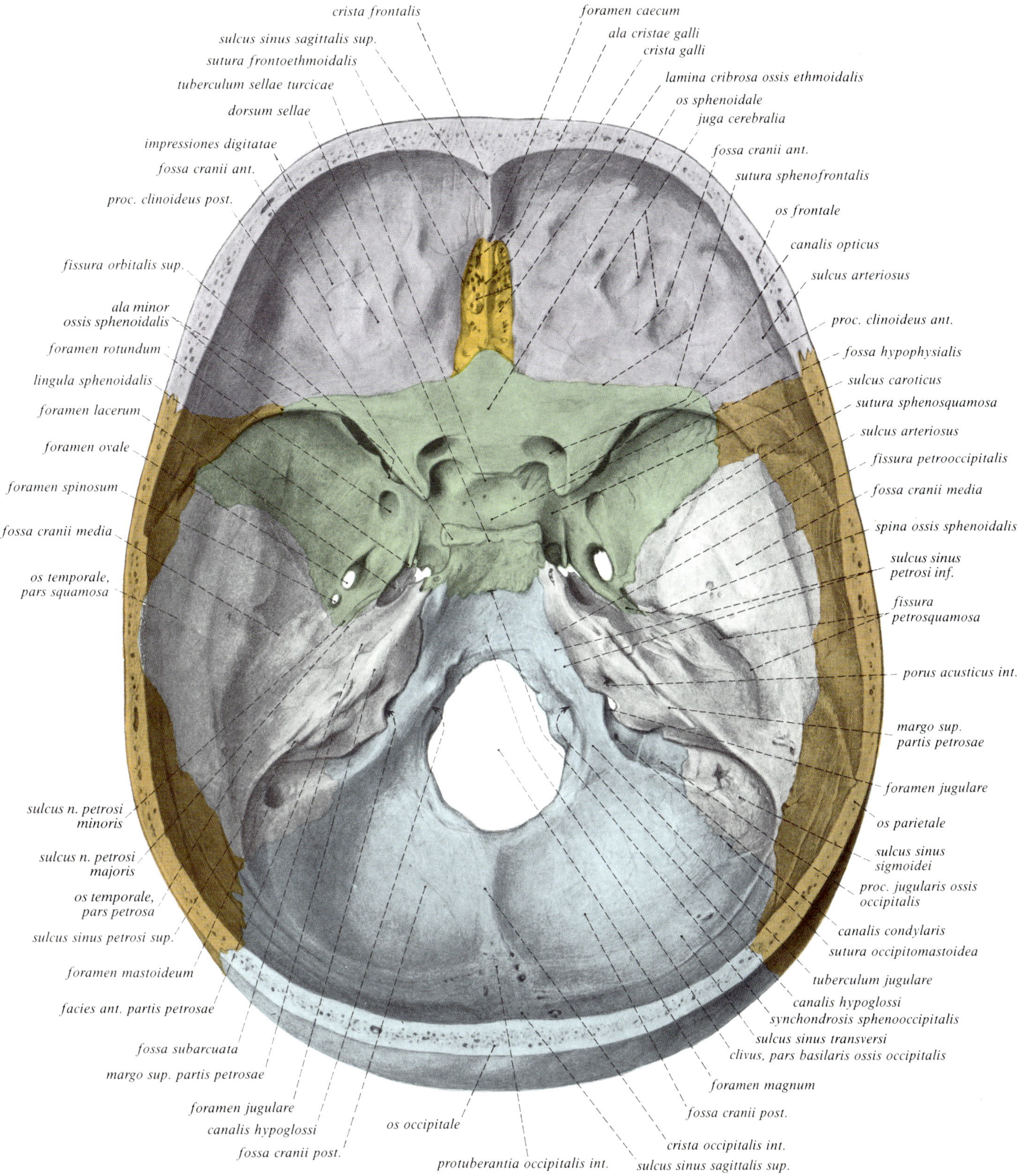

Abb. 18. Schädelbasis, zerebrale Fläche, basis cranii interna. Die beteiligten Schädelknochen in verschiedenen Farben.

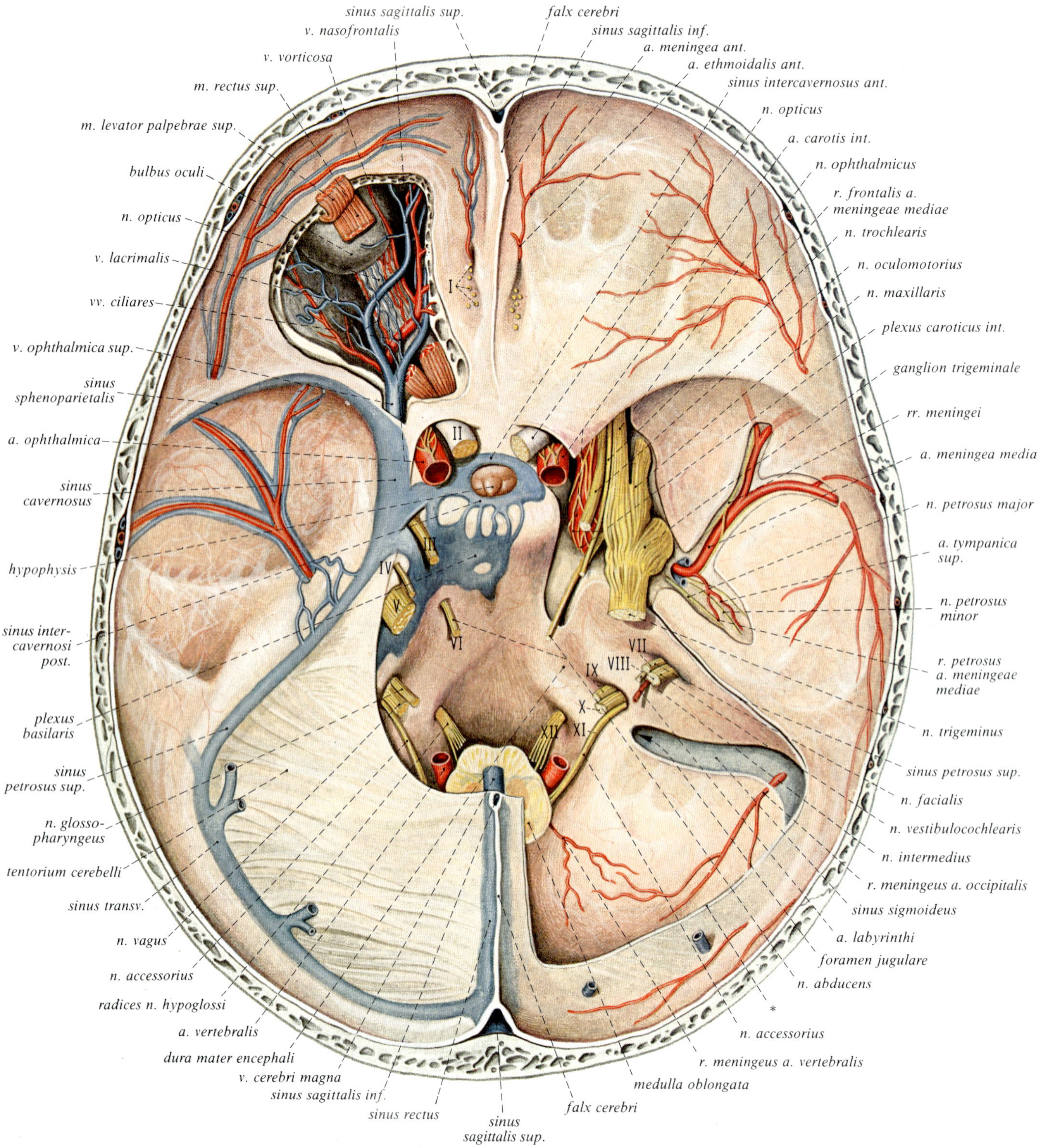

Abb. 19. Harte Hirnhaut, dura mater encephali, Arterien und Blutleiter der harten Hirnhaut, Arterien und Venen der Augenhöhle, Lage der Hirnnerven (I–XII) am Boden der Schädelhöhle (Durchtritt der Nerven durch die dura mater). Dach der linken orbita abgetragen, sinus sigmoideus und sinus cavernosus dexter eröffnet, ganglion trigeminale sowie a. meningea media auf der rechten Seite freigelegt. Zur Lage der a. carotis interna im sinus cavernosus s. Abb. 131. * = tentorium cerebelli (Schnittrand)

Abb. 20. Frontalschnitt durch das Schädeldach mit folgenden Schichten: Außen Kopfschwarte »Skalp«, das ist die mit der galea aponeurotica fest verwachsene Haut. Die Kopfschwarte ist auf dem Periost der Schädelknochen verschieblich. Die Mittelschicht bilden die Schädelknochen. Innen liegen die Hirnhäute, meninges, mit den granulationes arachnoideales, den sinus durae matris, lacunae laterales, cavitas subarachnoidealis. Venen und sinus sagittalis superior blau.

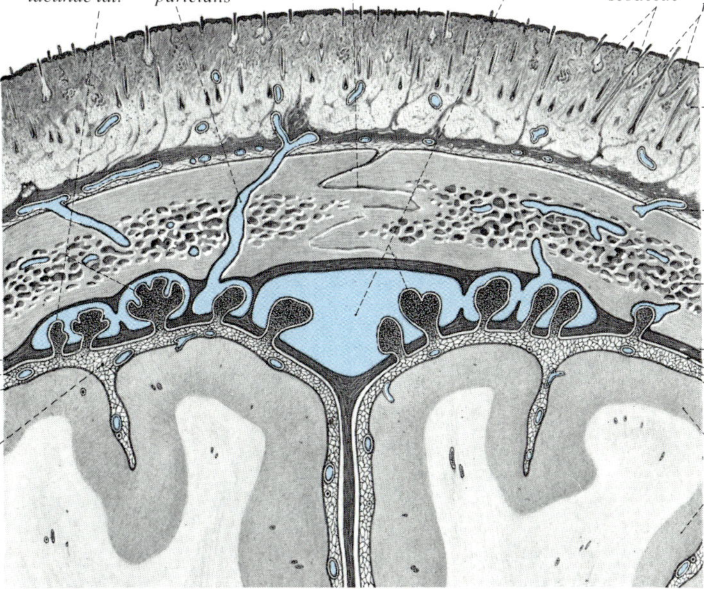

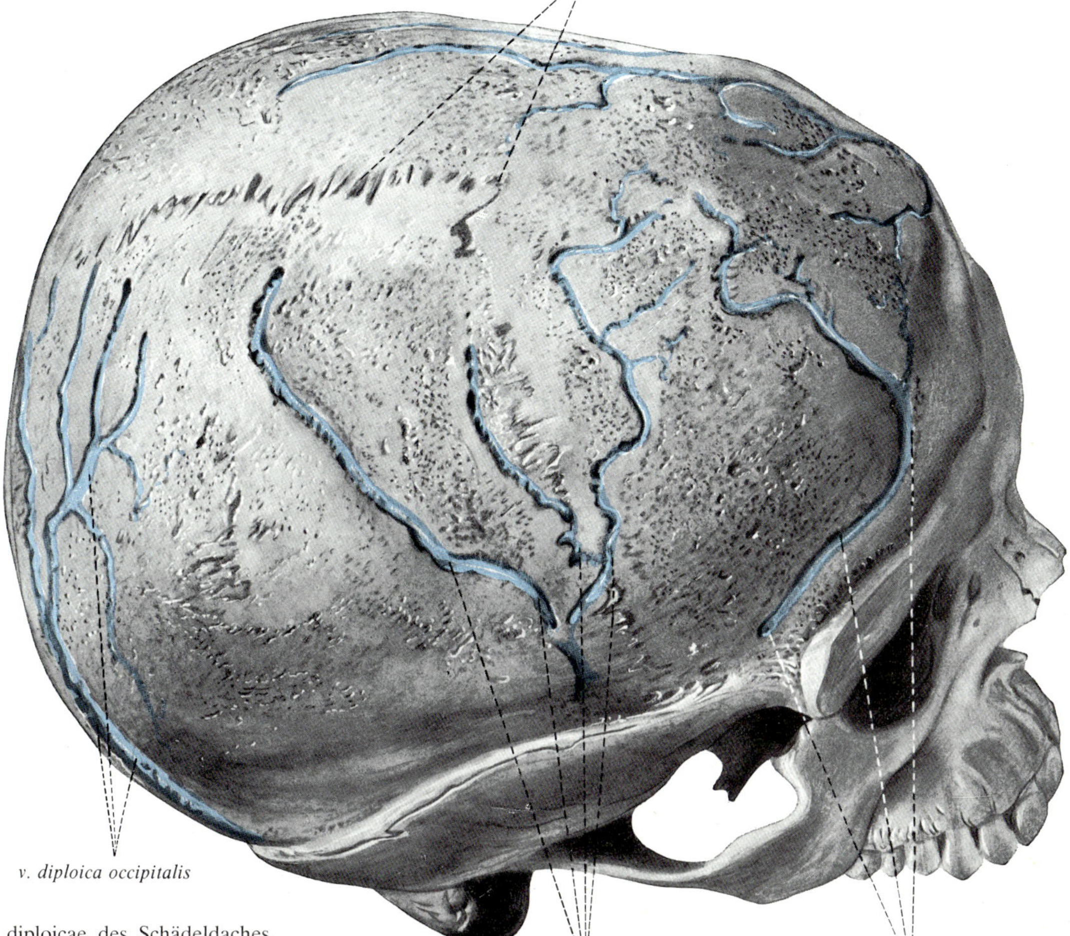

Abb. 21. Venae diploicae des Schädeldaches, dargestellt durch Abtragung der lamina externa der platten Schädelknochen.

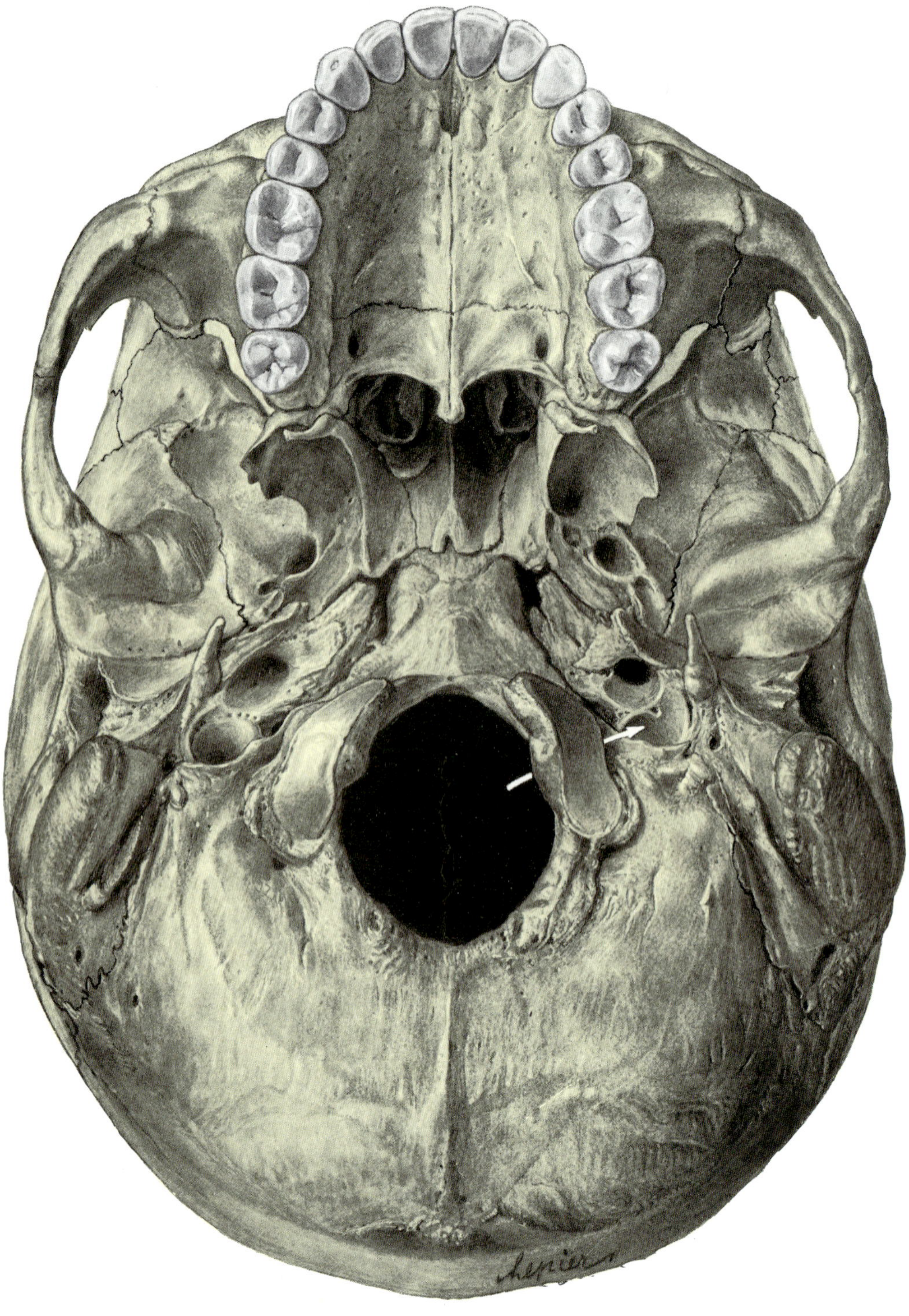

Abb. 22. Schädelbasis, Ansicht von unten, basis cranii externa. Pfeil im linken canalis hypoglossi.

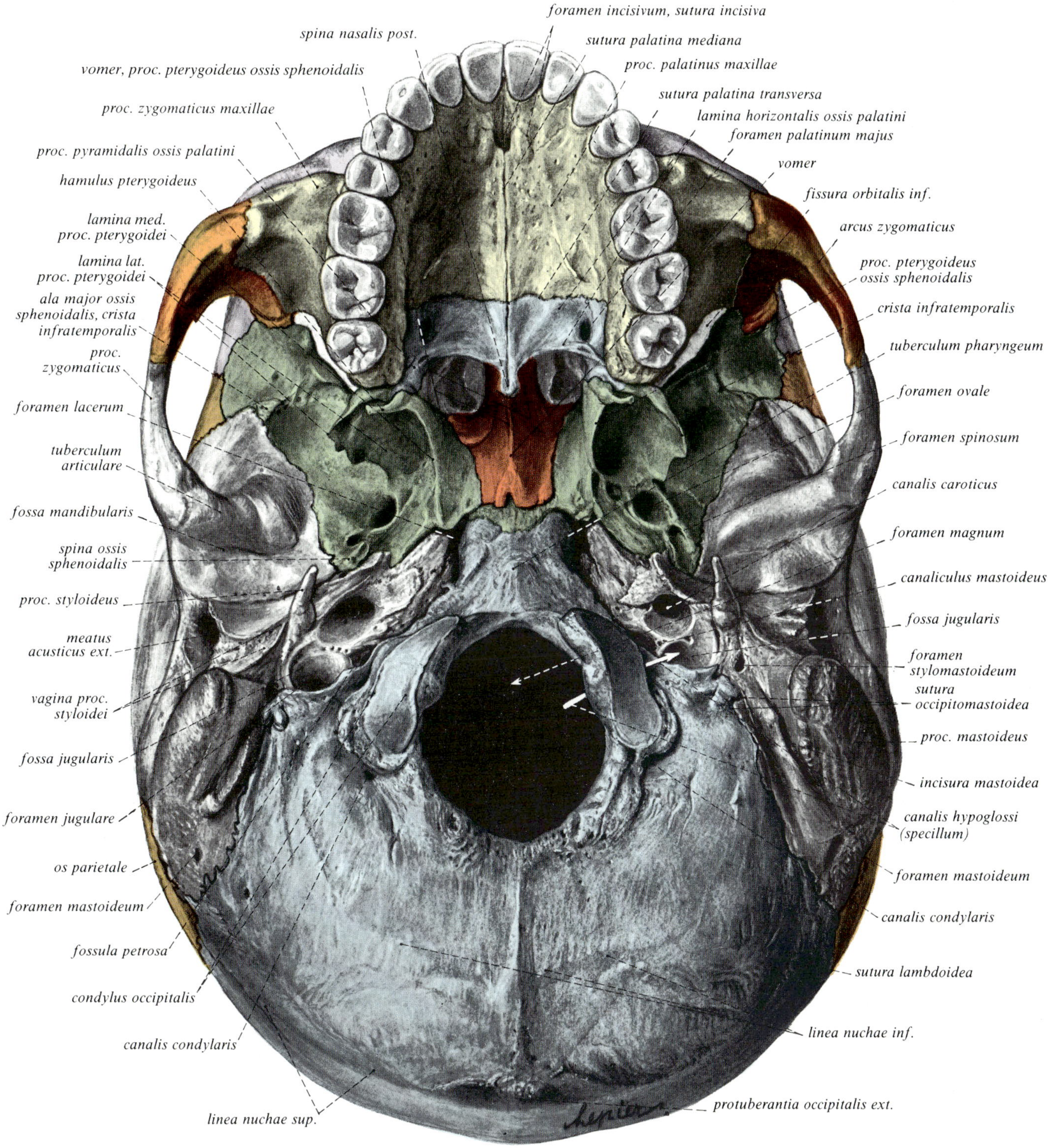

Abb. 23. Schädelbasis, Ansicht von unten, basis cranii externa. Die sichtbaren Knochen des Hirnschädels, neurocranium, und des Gesichtsschädels, splanchnocranium, durch verschiedene Farben gekennzeichnet.

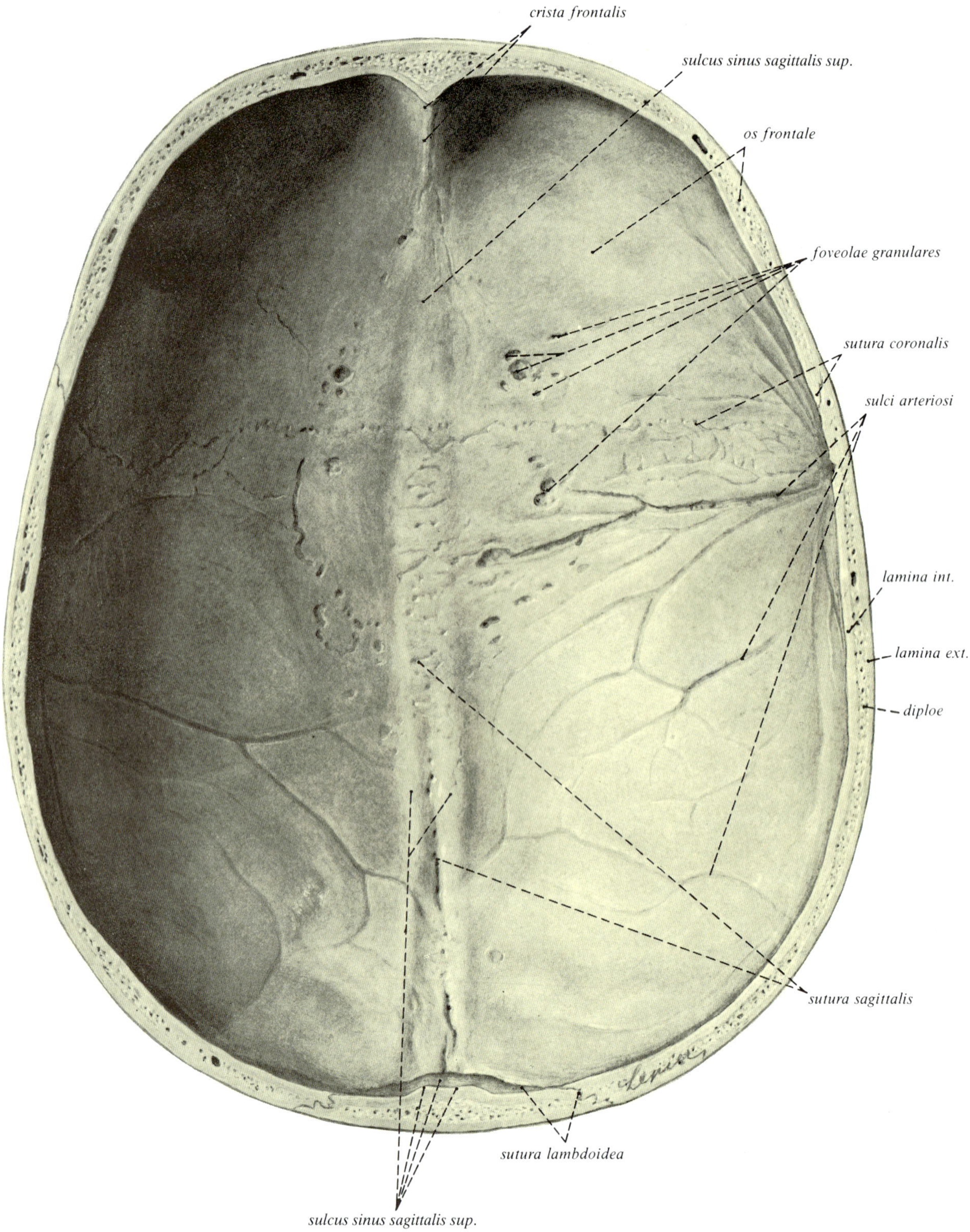

Abb. 24. Innenansicht des Schädeldaches, calvaria. Beachte die Knochenfurchen für die Äste der a. meningea media, die foveolae granulares für die PACCHIONIschen Granulationen, granulationes arachnoideales, den Schichtbau der Schädelknochen, die Verknöcherung der Nähte, suturae.

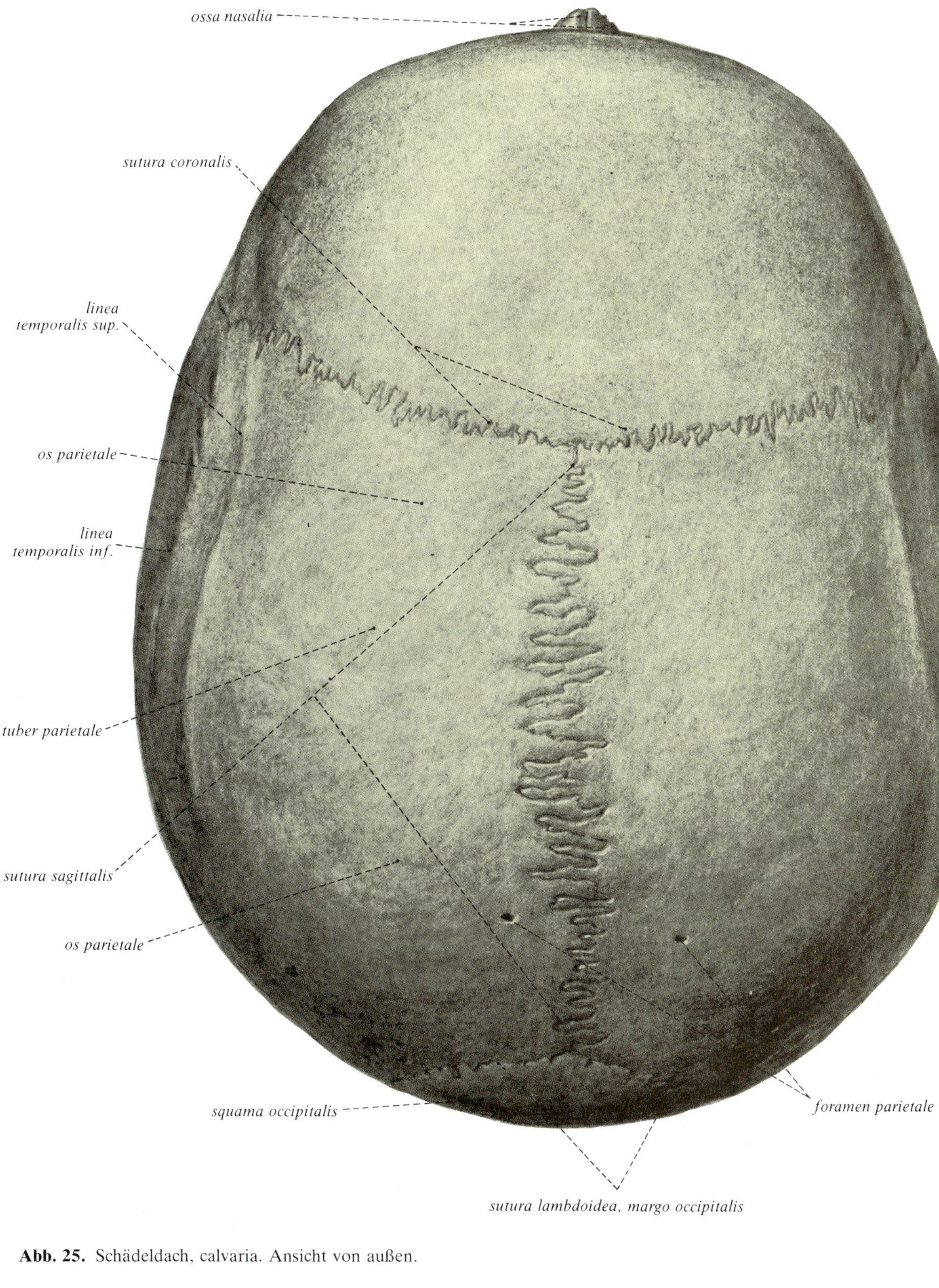

Abb. 25. Schädeldach, calvaria. Ansicht von außen.

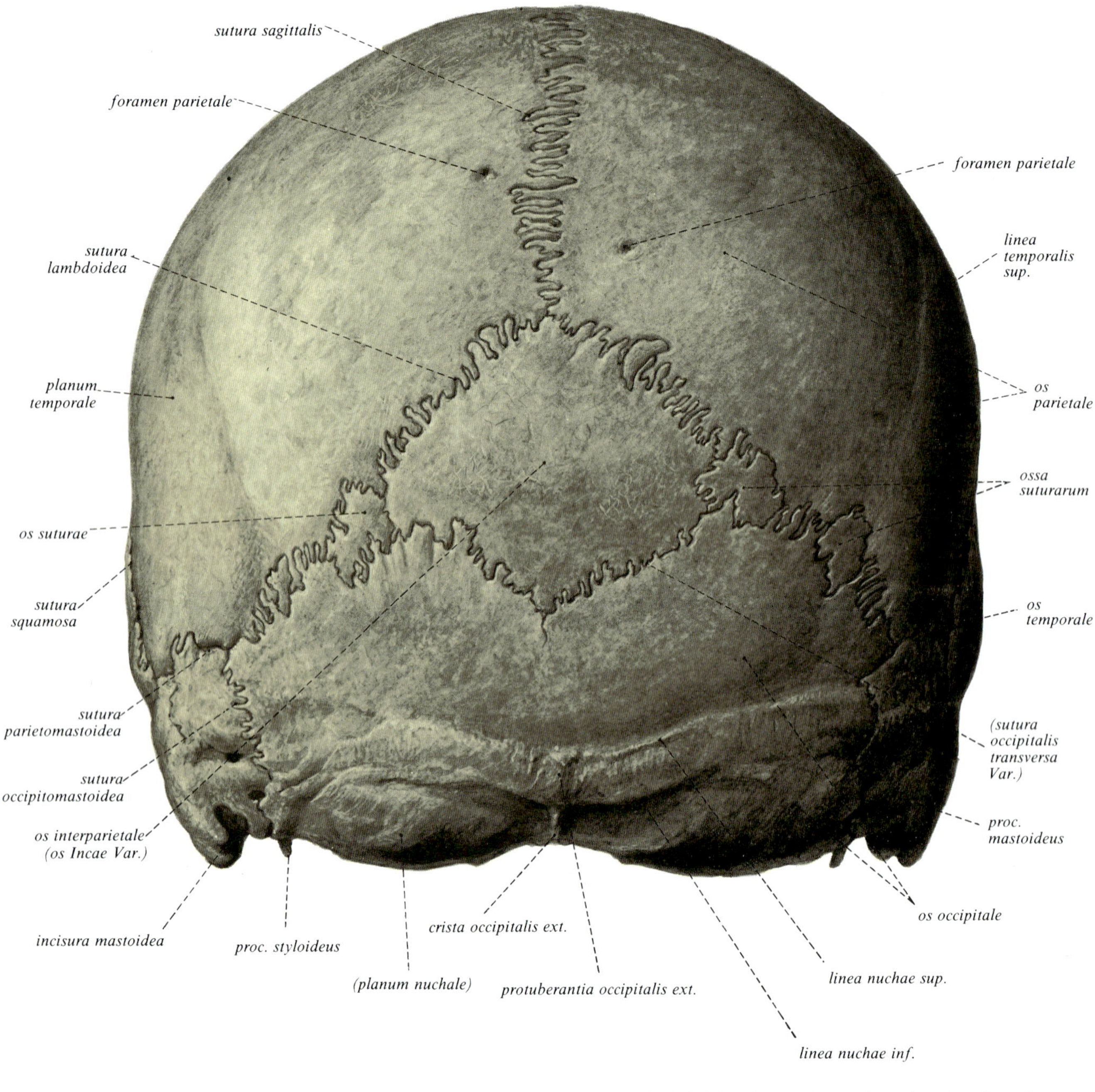

Abb. 26. Schädel, cranium. Ansicht von dorsal. Knochennähte, mehrere Naht- oder Schaltknochen. Nähte noch wenig verknöchert. Sogenanntes Inkabein, os interparietale.

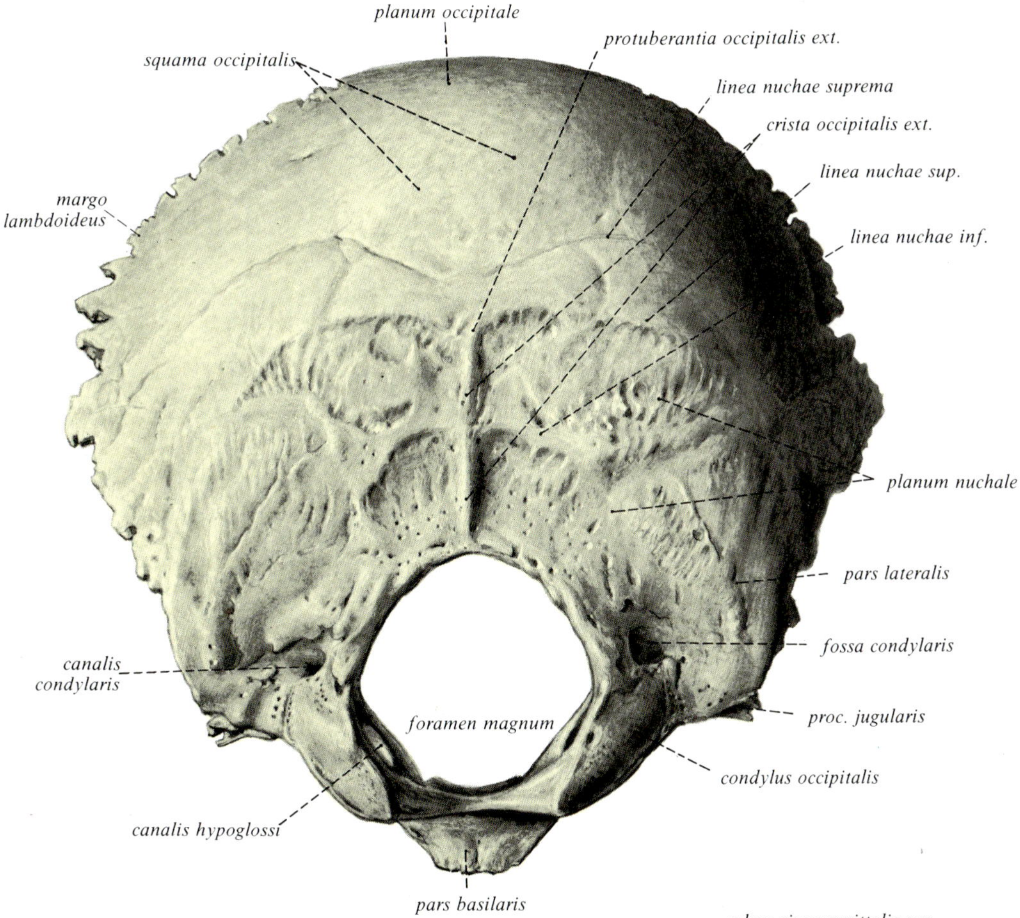

Abb. 27. Hinterhauptsbein, os occipitale. Ansicht von außen.

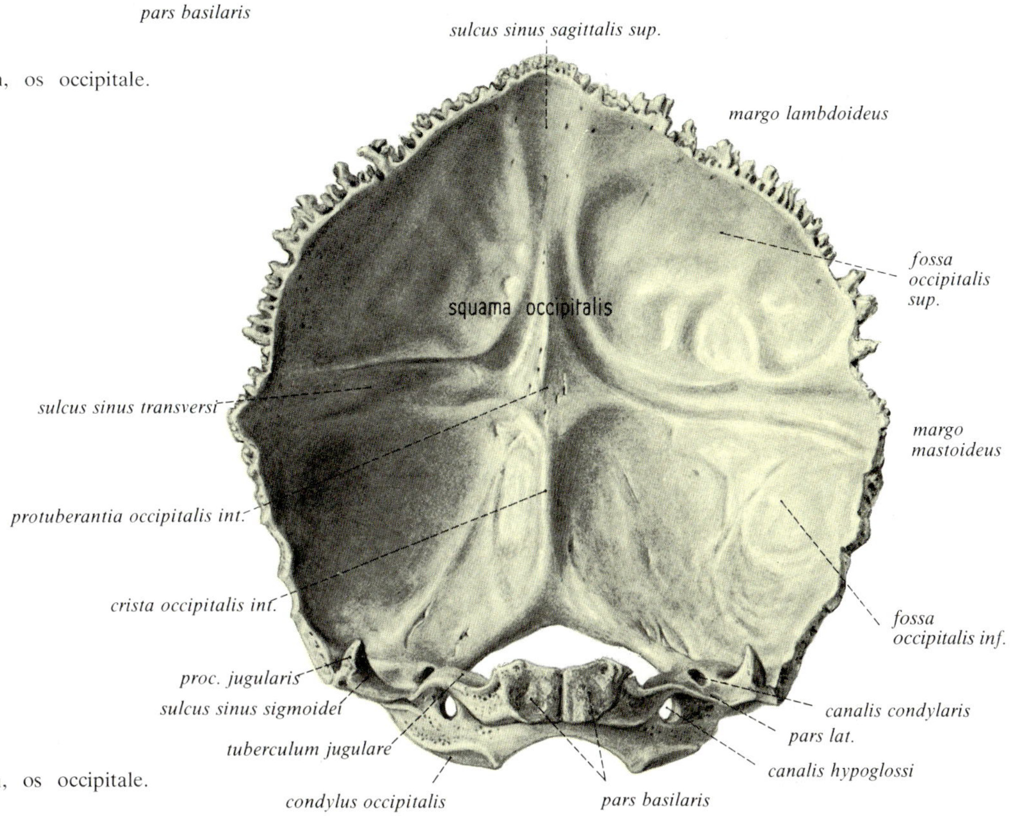

Abb. 28. Hinterhauptsbein, os occipitale. Ansicht von innen.

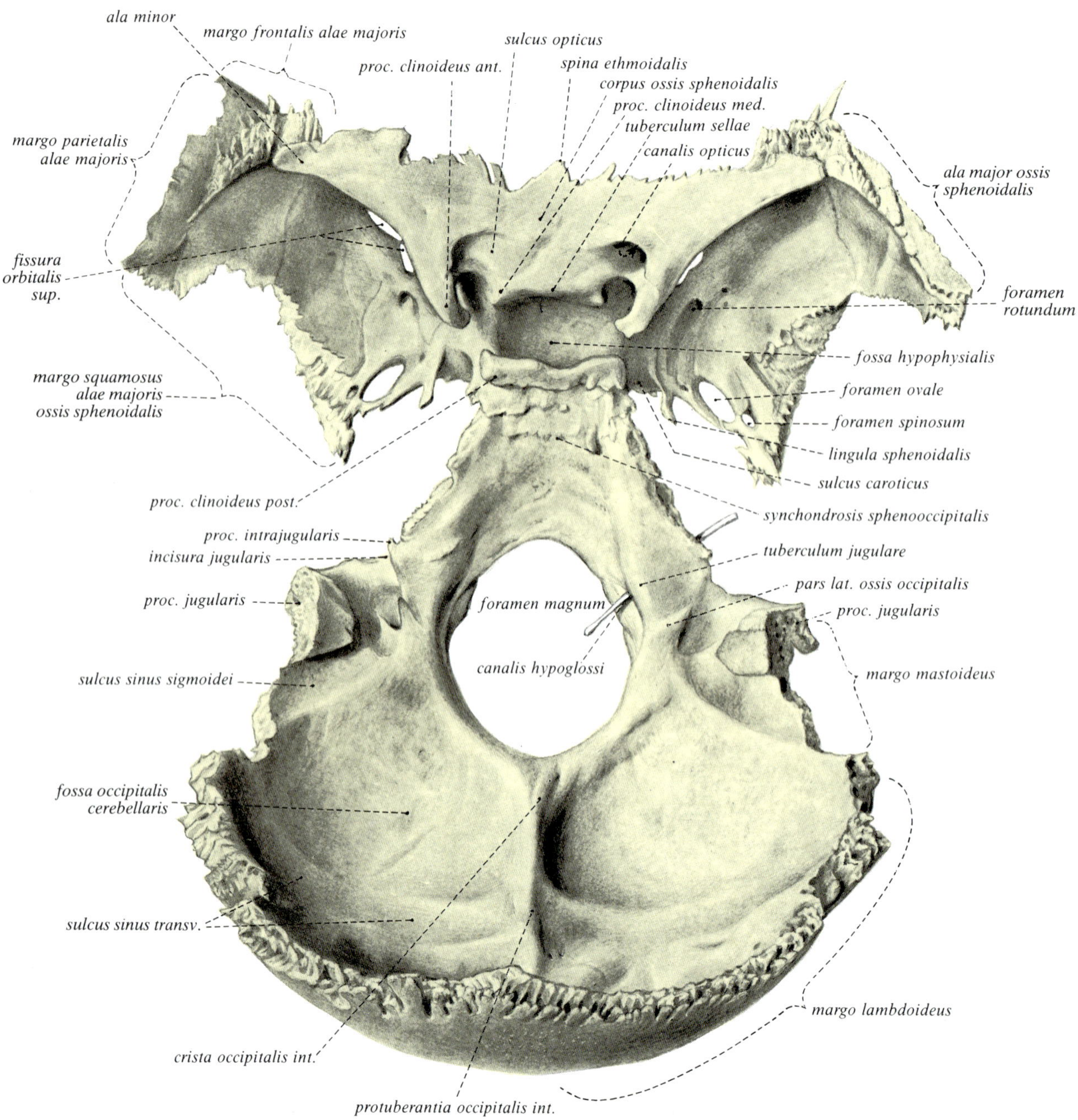

Abb. 29. Hinterhaupts- und Keilbein, os occipitale und os sphenoidale. Innenansicht. Da es sich um Knochen eines jugendlichen Erwachsenen handelt, sind noch Reste der synchondrosis sphenooccipitalis vorhanden. Die pars petrosa des Schläfenbeins in den Buchten zwischen os occipitale und os sphenoidale ist nicht abgebildet.

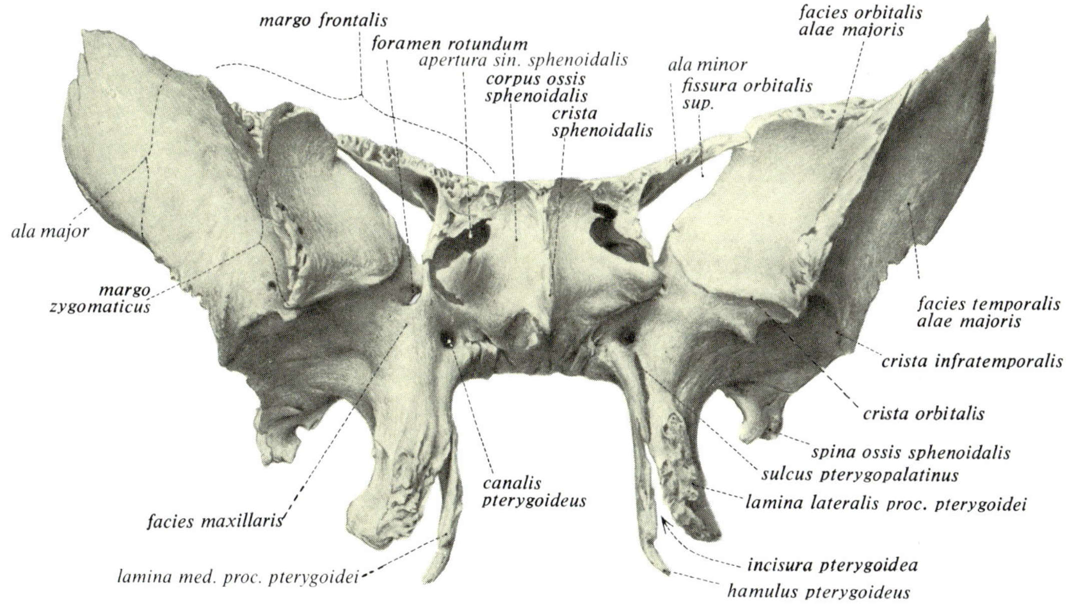

Abb. 30. Keilbein, os sphenoidale. Ansicht von ventral.

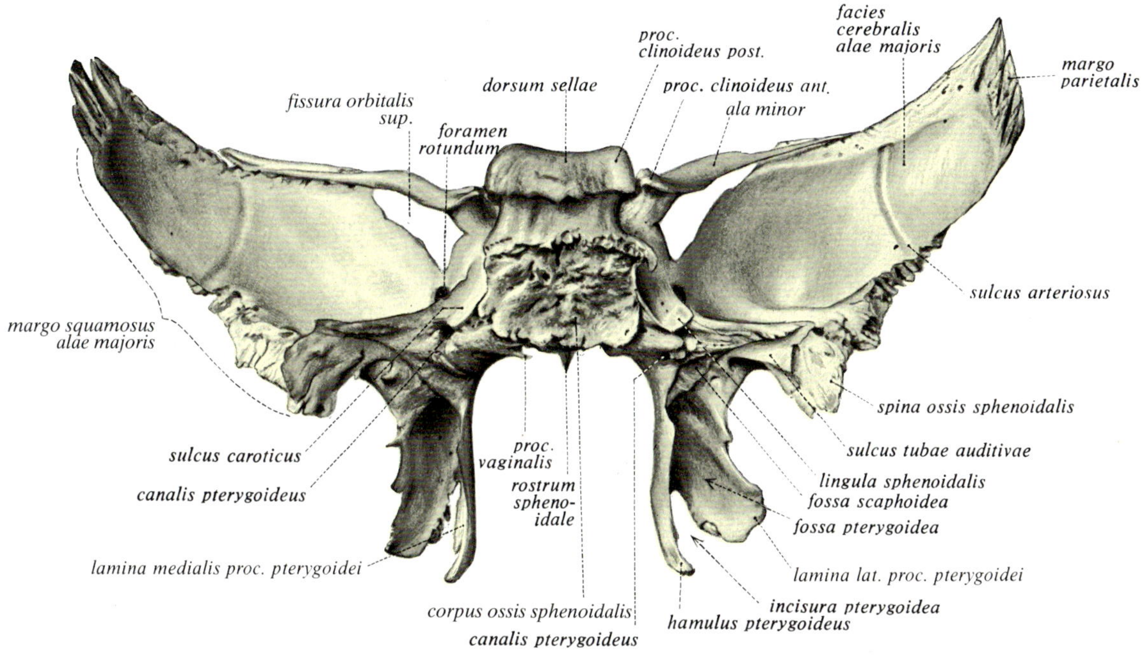

Abb. 31. Keilbein, os sphenoidale. Ansicht von occipital. Jugendlicher, noch nicht durch Synostose mit dem Hinterhauptsbein verwachsener Knochen.

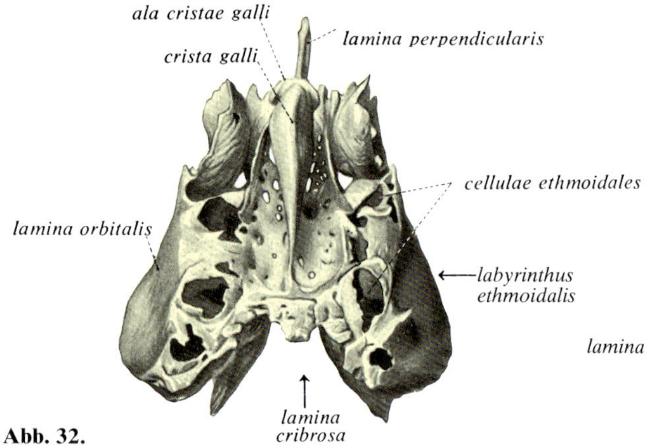

Abb. 32.

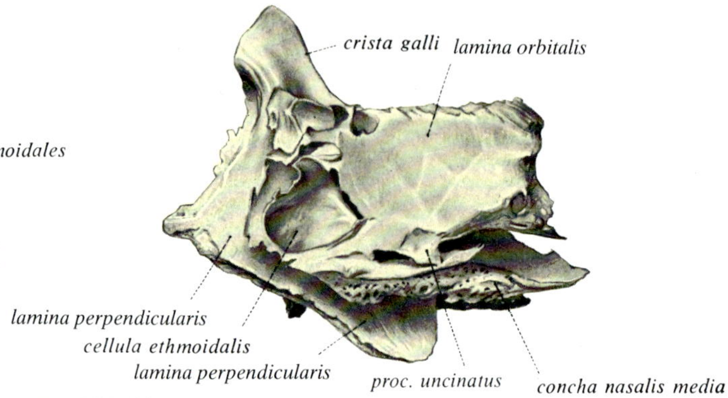

Abb. 33.

Abb. 32 u. 33. Siebbein, os ethmoidale. Abb. 32 Ansicht von oben, Abb. 33 Seitenansicht.

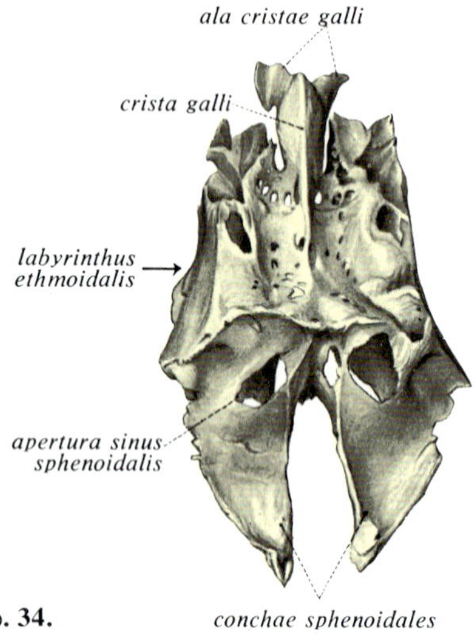

Abb. 34.

◁ **Abb. 34.** Siebbein, os ethmoidale, und conchae sphenoidales. Ansicht von oben–hinten.

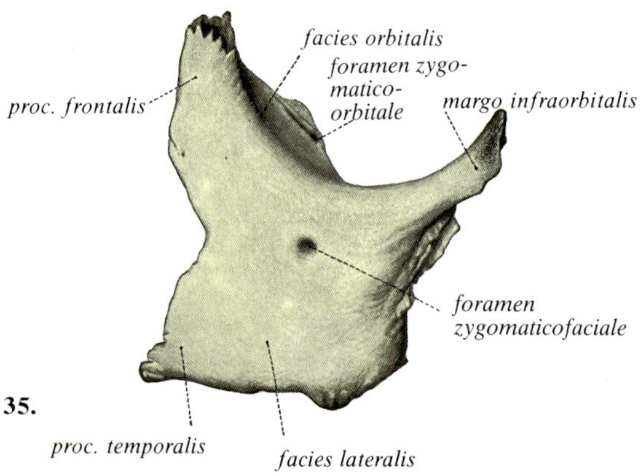

Abb. 35.

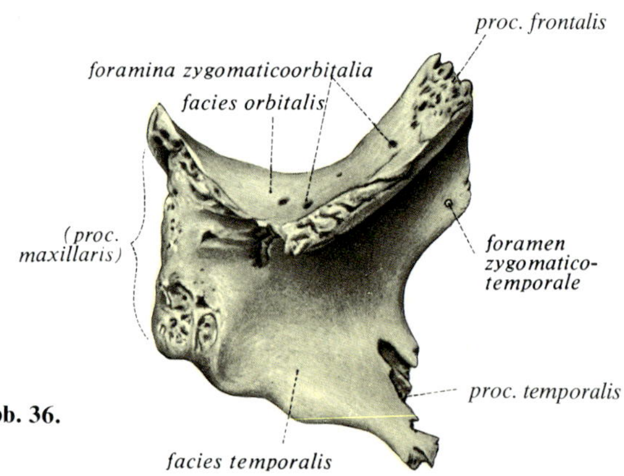

Abb. 36.

Abb. 35 u. 36. Rechtes Jochbein, os zygomaticum. Abb. 35 Lateral-, Abb. 36 Temporalfläche.

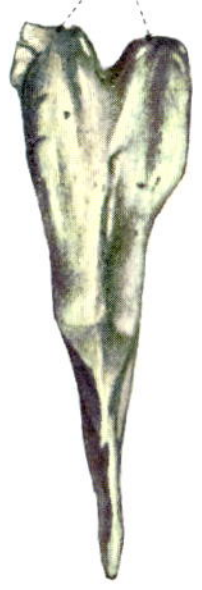

Abb. 37.

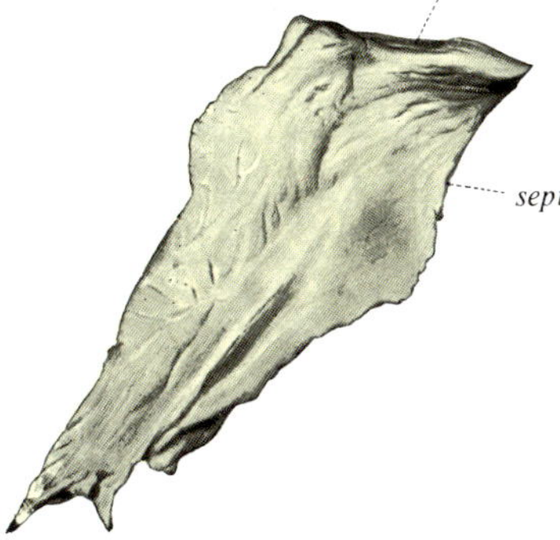

Abb. 38.

Abb. 37 u. 38. Pflugscharbein, vomer. Abb. 37 Ansicht von hinten, Abb. 38 Seitenansicht.

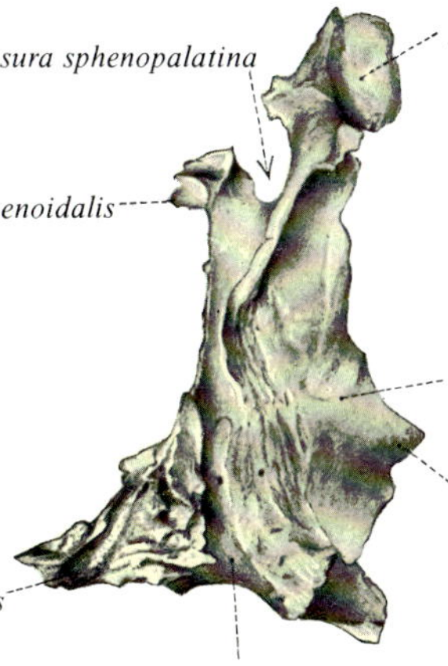

Abb. 39.

Abb. 39–41. Rechtes Gaumenbein, os palatinum. Abb. 39 Lateral-, Abb. 40 Hinter-, Abb. 41 Medialansicht.

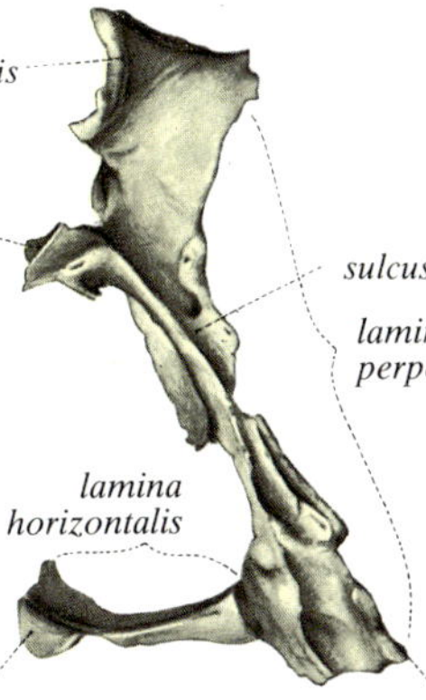

Abb. 40.

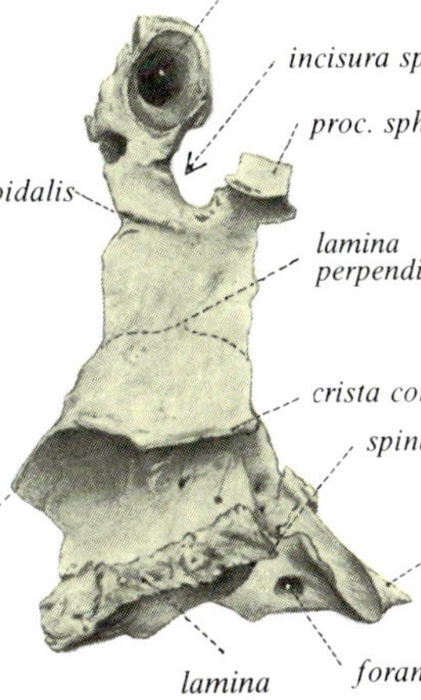

Abb. 41.

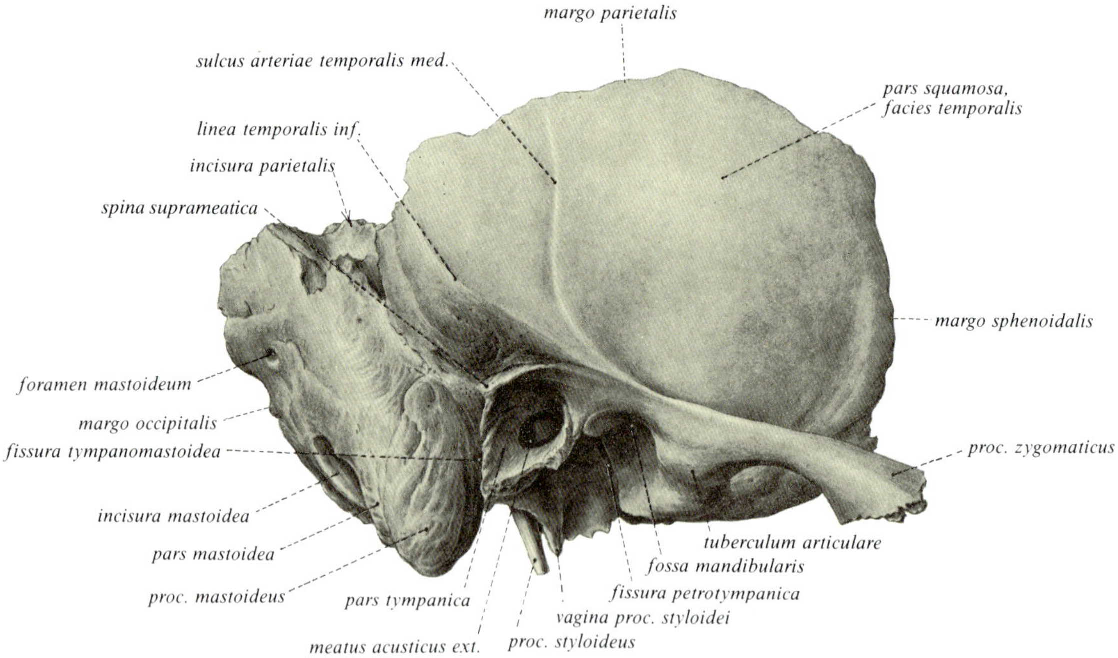

Abb. 42.

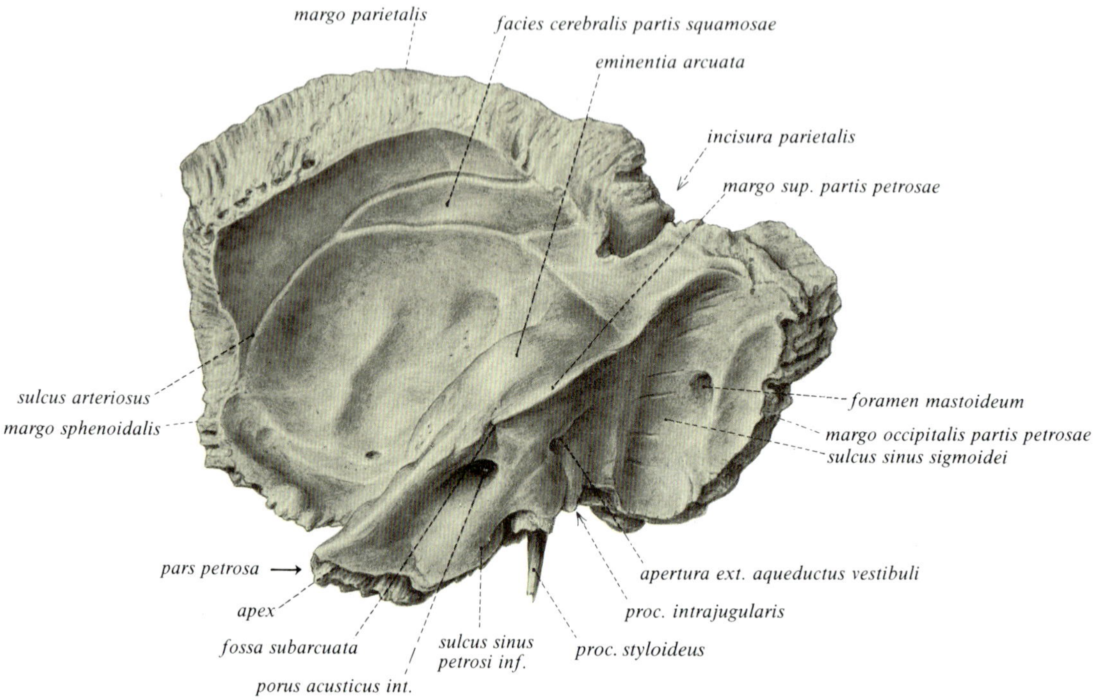

Abb. 43.

Abb. 42 u. 43. Rechtes Schläfenbein, os temporale. Abb. 42 Außenansicht, Abb. 43 Innenansicht.

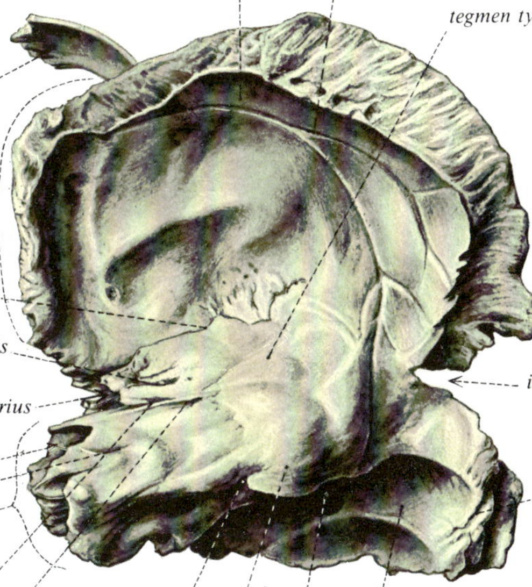

Abb. 44.

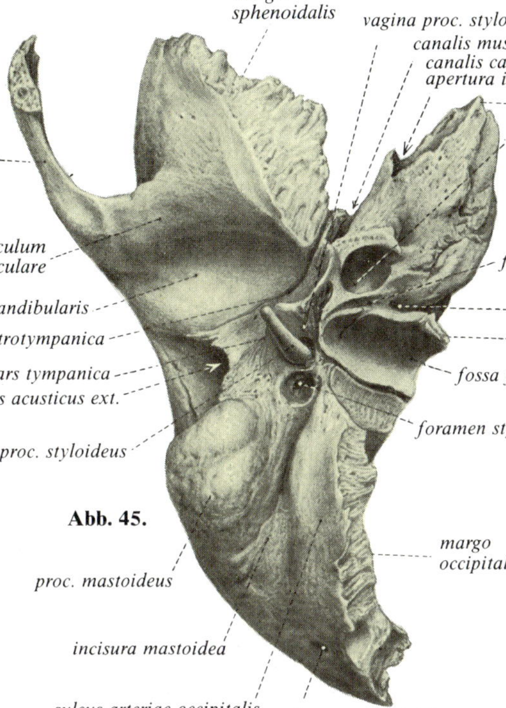

Abb. 45.

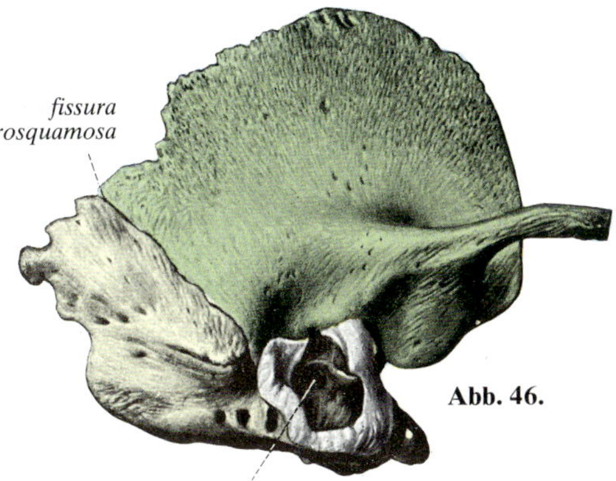

Abb. 46.

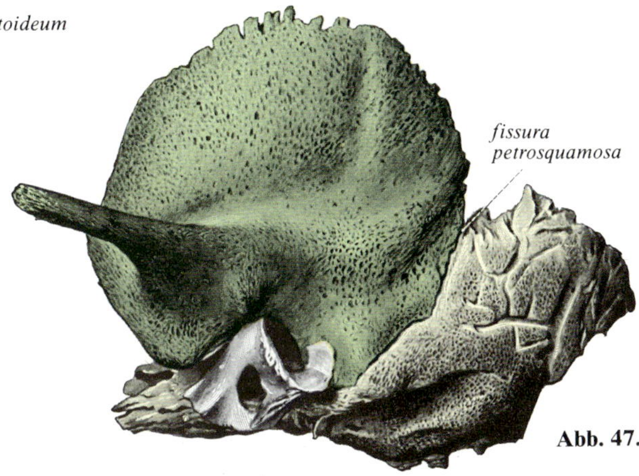

Abb. 47.

Abb. 44. Rechtes Schläfenbein, os temporale. Innenansicht (von der Spitze der Pyramide).
Abb. 45. Rechtes Schläfenbein, os temporale. Ansicht von unten.
Abb. 46 u. 47. Rechtes bzw. linkes Schläfenbein, os temporale, eines Neugeborenen. In Abb. 46 und 47 sind die pars squamosa grün, die pars petrosa gelb, die pars tympanica grau dargestellt.

Abb. 48.

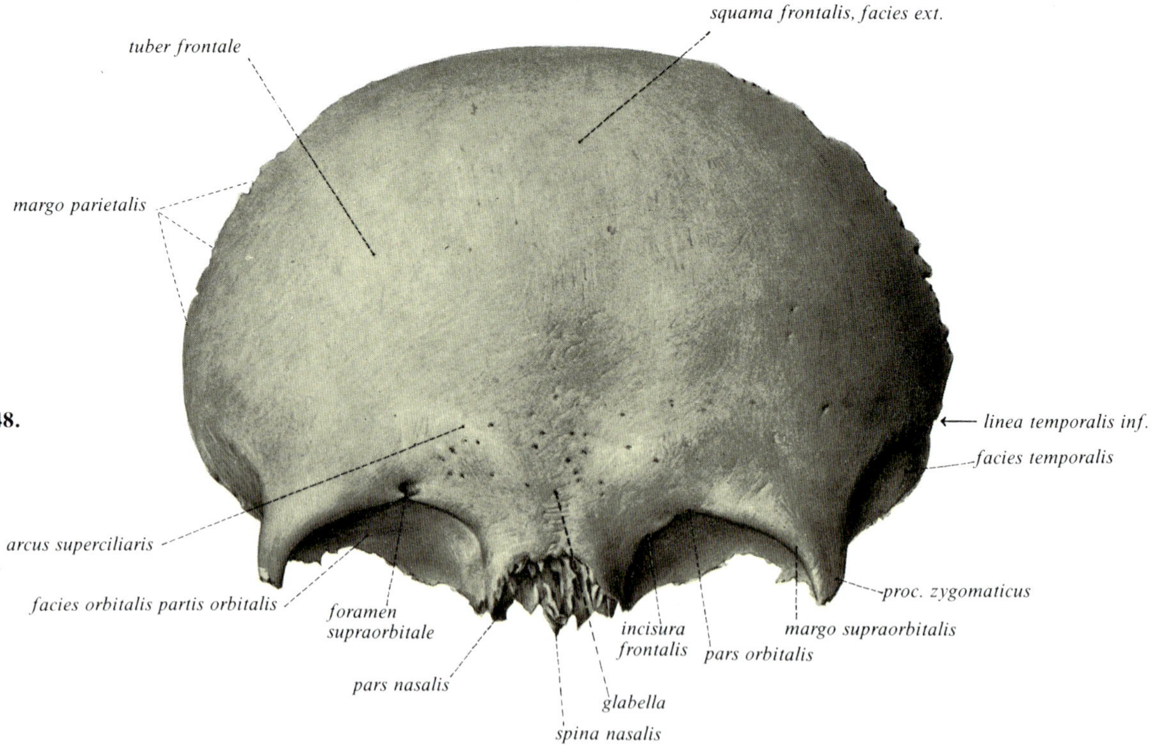

Abb. 49.

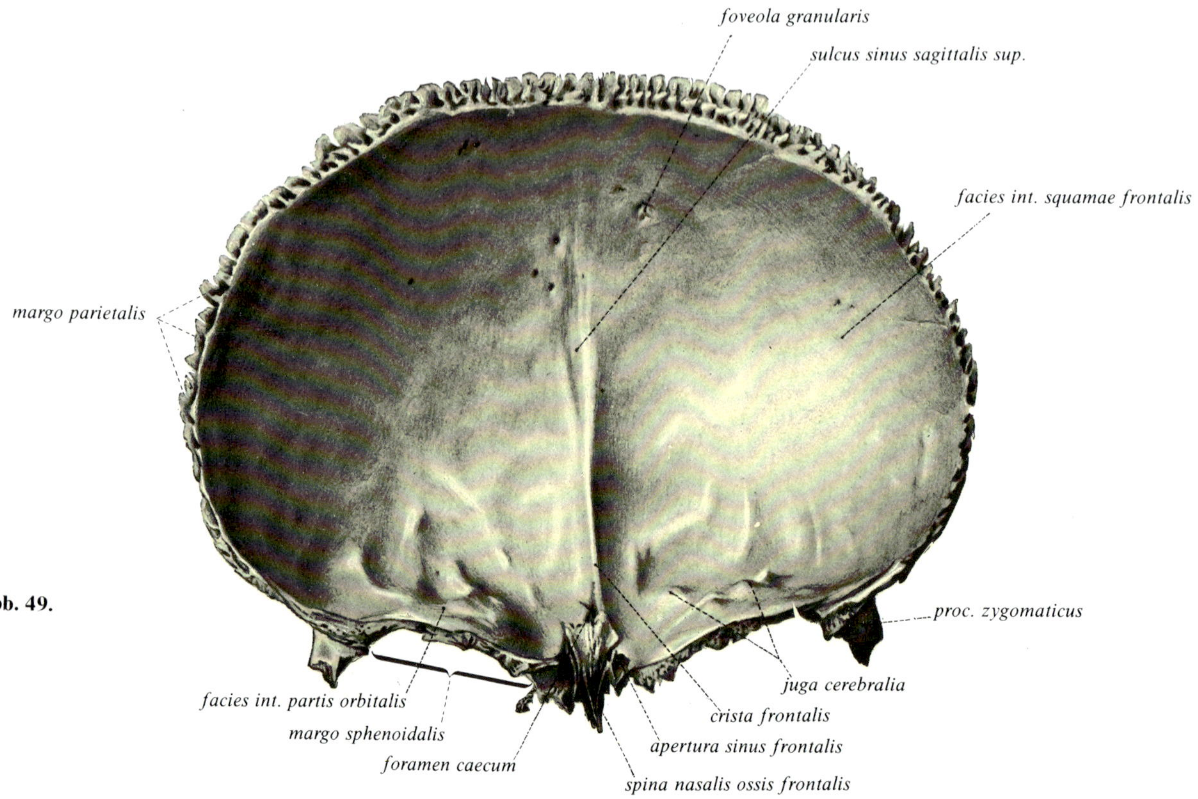

Abb. 48. u. 49. Stirnbein, os frontale. Abb. 48 Ansicht von vorn (außen), Abb. 49 Ansicht von hinten (innen).

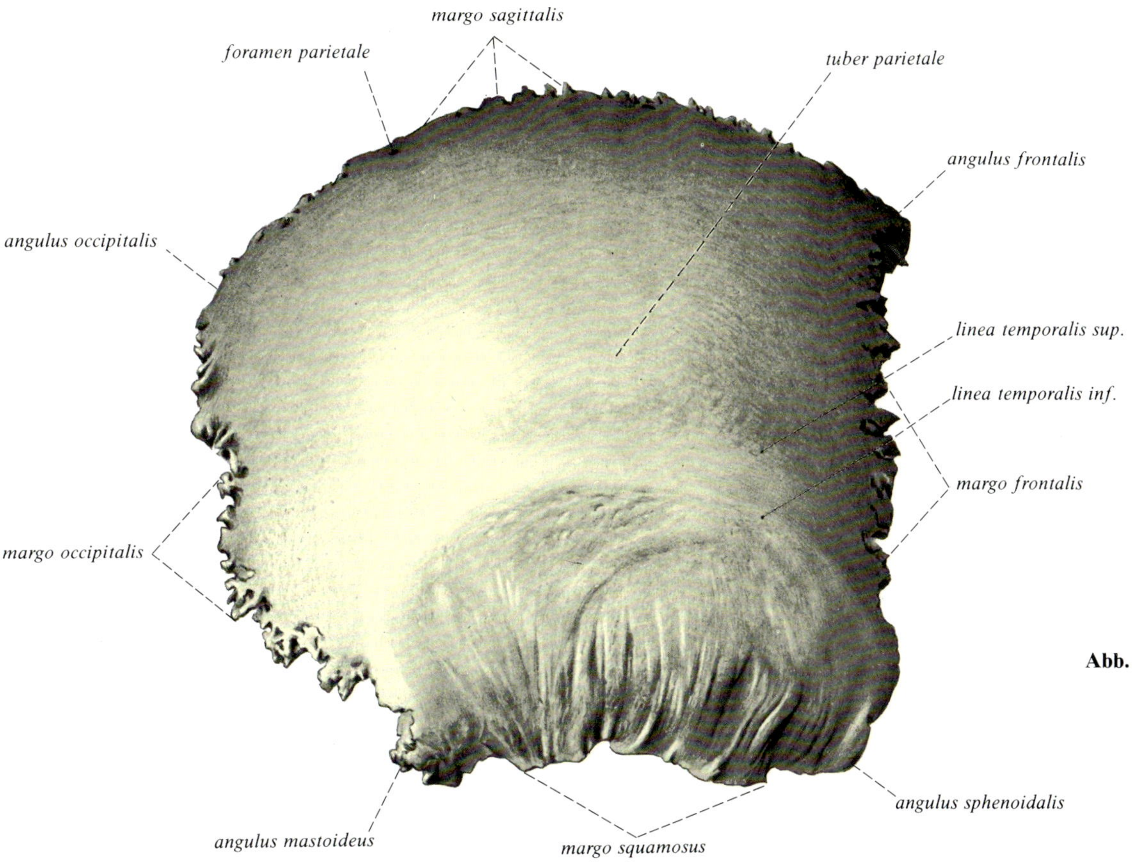

Abb. 50.

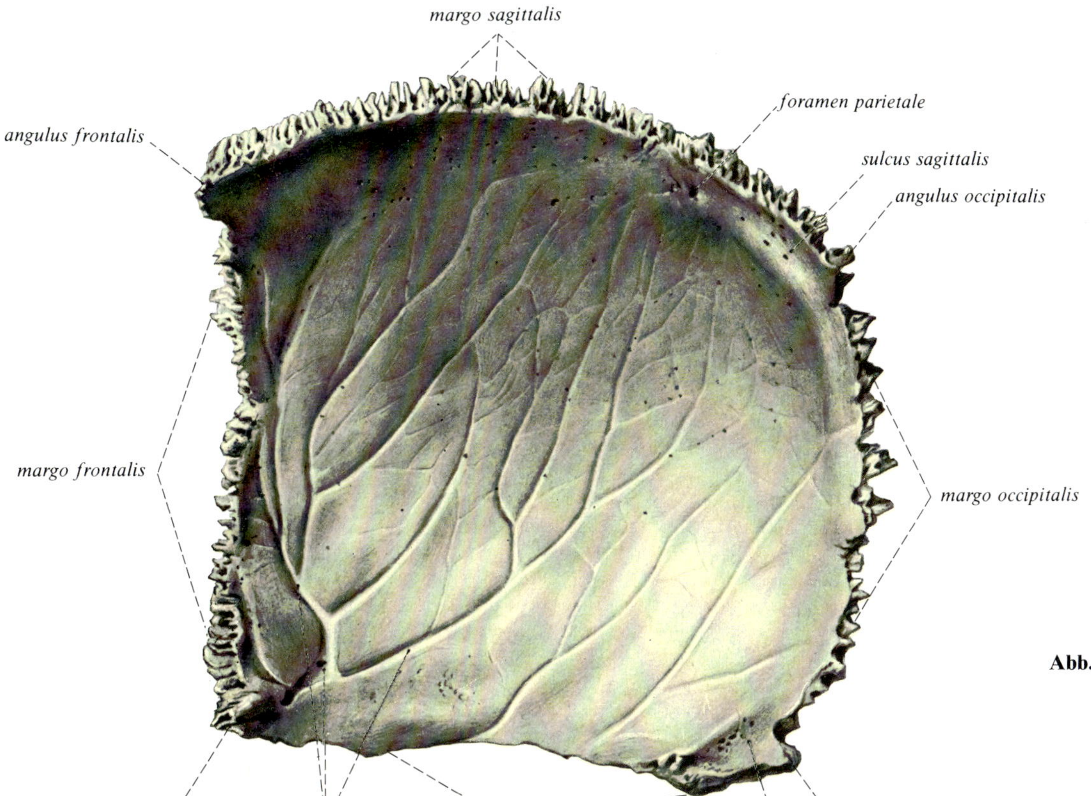

Abb. 51.

Abb. 50 u. 51. Rechtes Scheitelbein, os parietale. Abb. 50 Ansicht von außen. Abb. 51 Ansicht von innen.

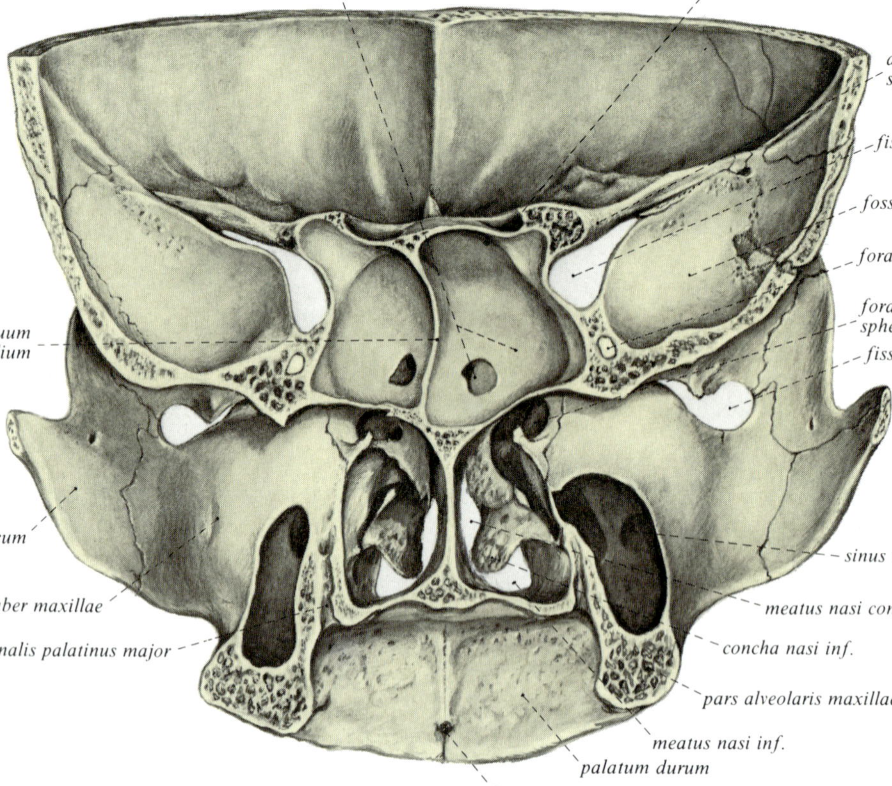

Abb. 52. Frontalschnitt durch den Gesichtsschädel ca. 1 cm vor dem Türkensattel, sella turcica. Ansicht von dorsal.

Gehirn, Hirnhäute, Blutgefäße

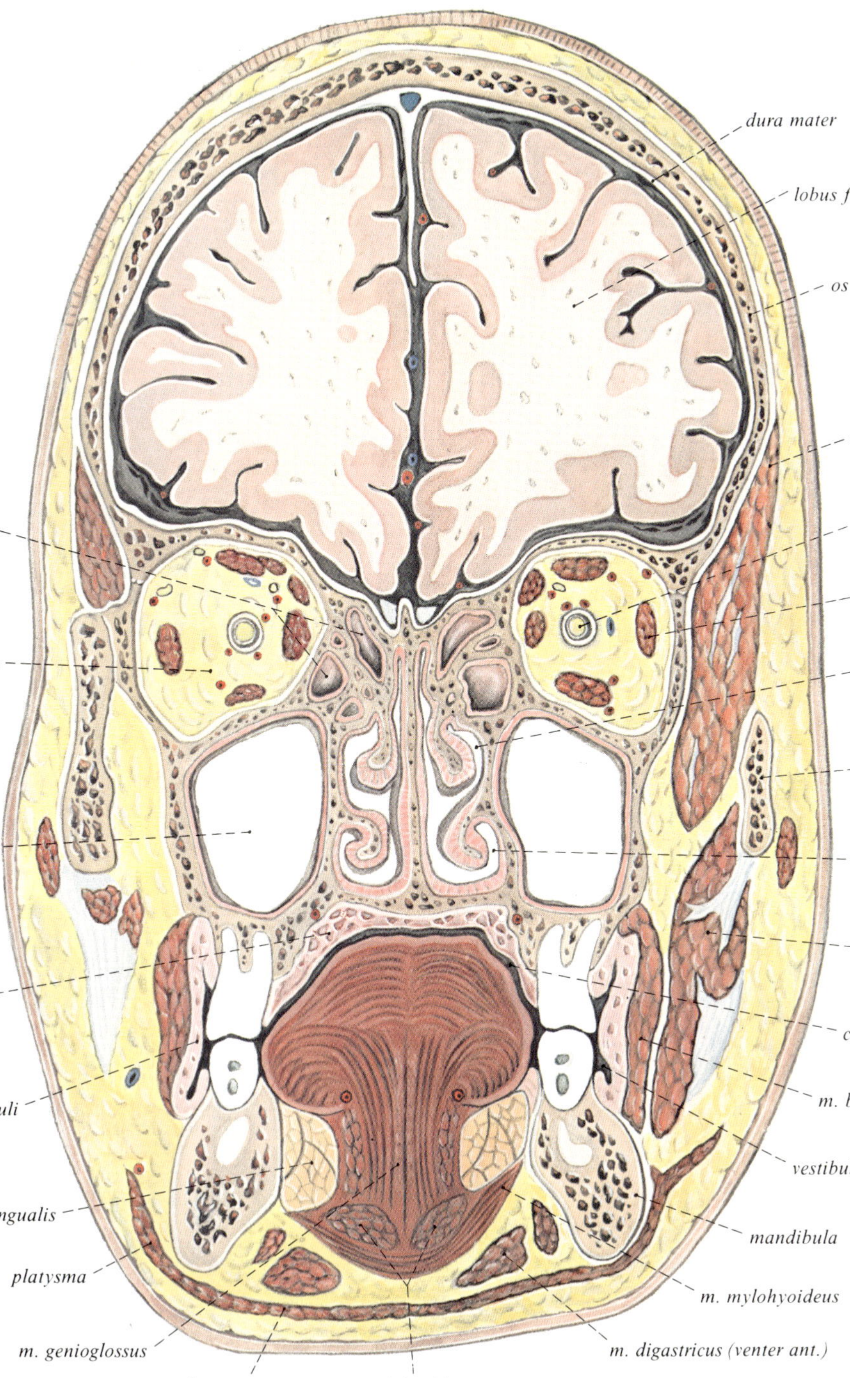

Abb. 53. Frontalschnitt durch den Kopf, unmittelbar hinter dem bulbus oculi. Die grobe Raumaufteilung des Kopfes ist gut zu erkennen. Im oberen Drittel neurocranium mit Gehirn. Im mittleren Stockwerk zentral die paarige Nasenhöhle mit den Siebbeinzellen, die orbitae und seitlich die sinus maxillares; das untere, durch die Gaumenplatte von der Nasenhöhle getrennte Stockwerk enthält die Mundhöhle mit der Zunge und der regio sublingualis mit gleichnamiger Speicheldrüse. Den Abschluß gegen den Hals bildet der plattenförmige m. mylohyoideus (diaphragma oris).

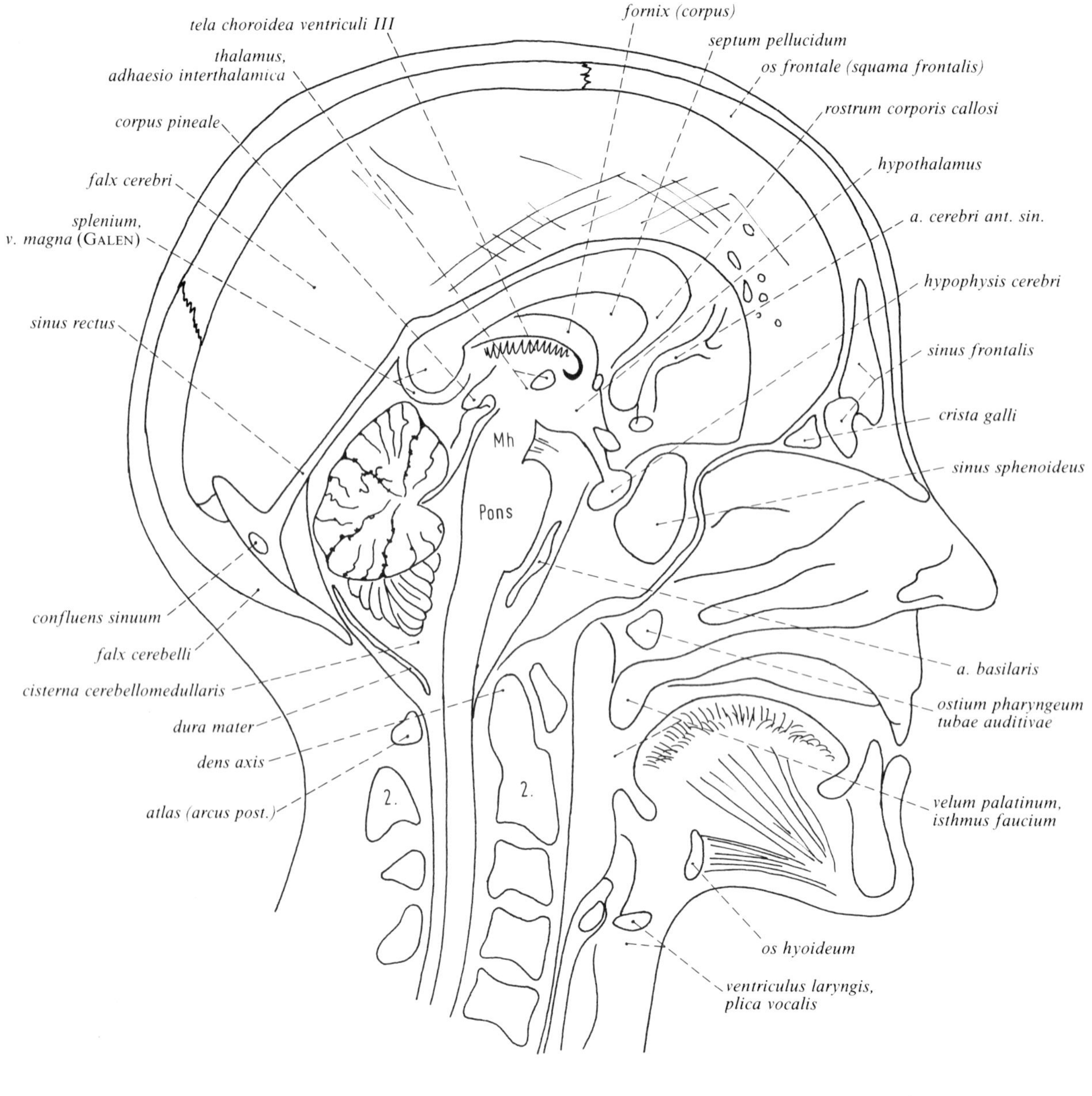

Abb. 54. Erklärende Skizze zu nebenstehender Abb. 55. Mh = Mittelhirn, mesencephalon.

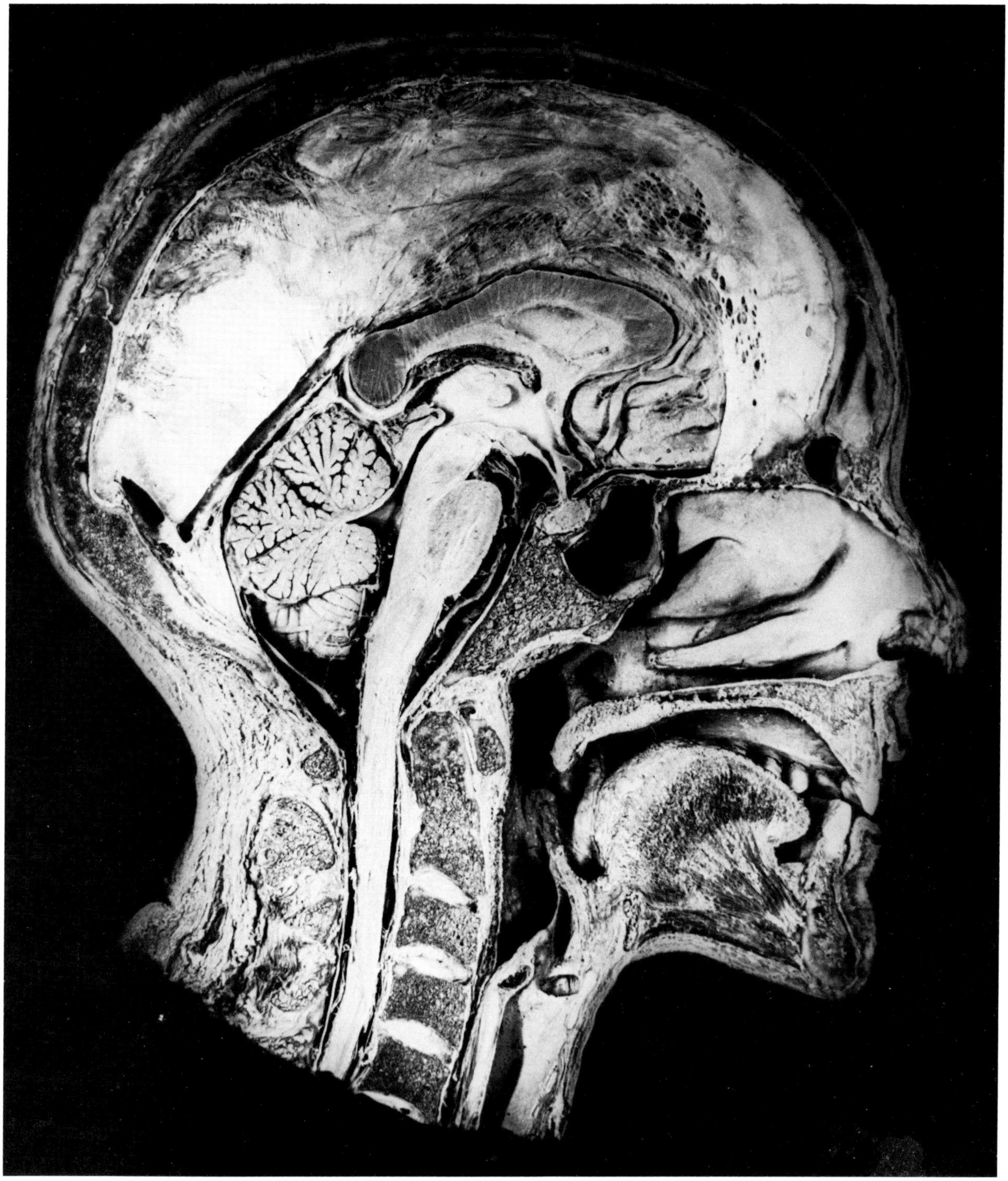

Abb. 55. Mediansagittalschnitt durch den Kopf einer 50jährigen Frau (auf vier Fünftel verkleinert). Neurocranium und splanchnocranium. (Präparat der Sammlung des Anatomischen Instituts Wien, Prof. HOCHSTETTER.)

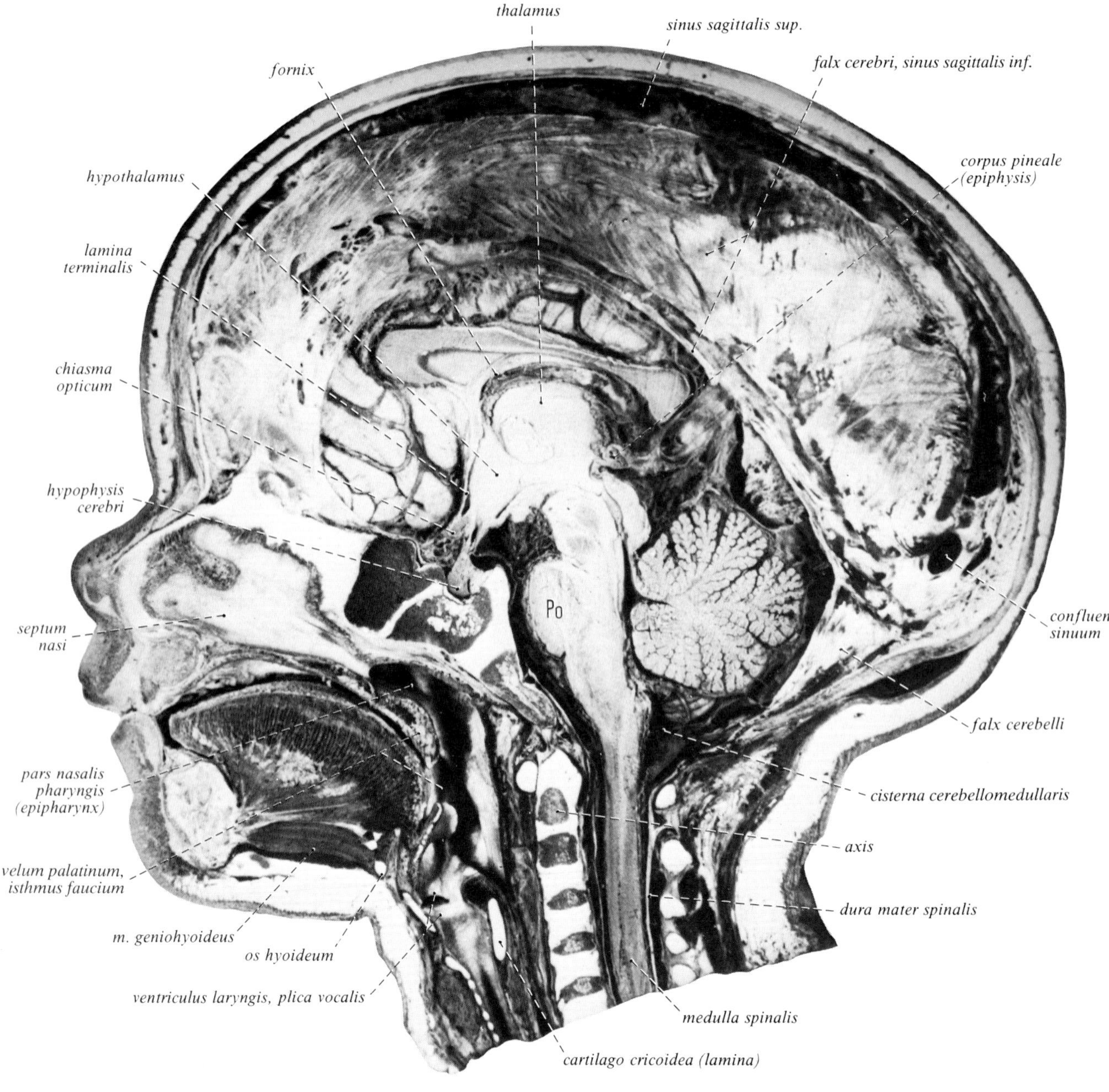

Abb. 56. Mediansagittalschnitt durch den Kopf eines 3jährigen Kindes. Beachte: Der obere Rand der Brücke liegt in Höhe des dorsum sellae; der Balken, besonders der truncus, ist noch grazil. Infundibulum und petiolus hypophysialis stehen nahezu vertikal gerade nach unten verlaufend, ohne deutlichen Knick. Bei vielen Knochen nur größere odere kleinere Knochenkerne ausgebildet, sonst sind sie noch knorpelig. Die Pneumatisation des os sphenoideum erst im Anfangsstadium, die knorpelige synchondrosis sphenooccipitalis ist noch breit (Präparat Prof. Hochstetter, Wien). Po = Brücke, pons

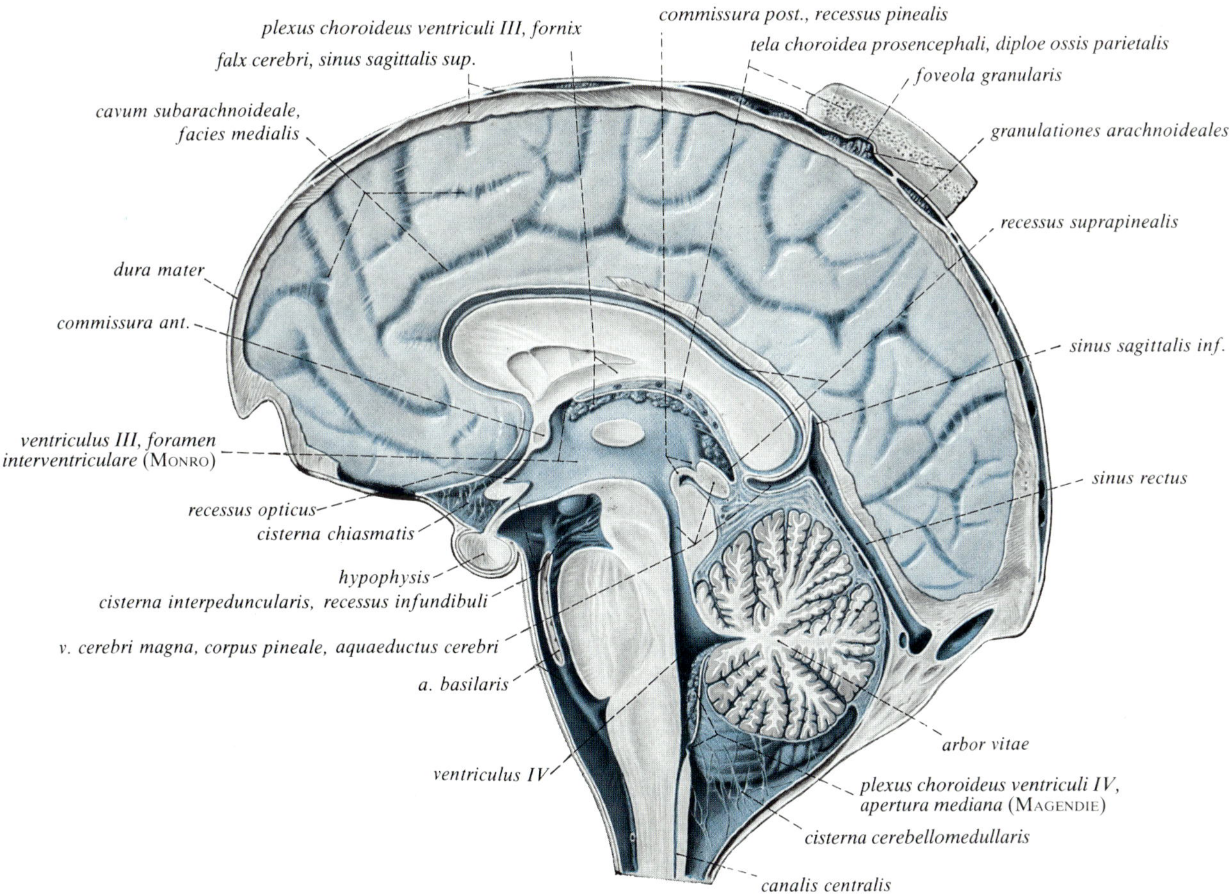

Abb. 57. Paramedianschnitt durch den Hirnschädel. Situs des Gehirns in der Schädelhöhle. Die mit Liquor gefüllten Räume blau gefärbt. (Aus Pernkopf: Atlas der topographischen und angewandten Anatomie des Menschen, Bd. 1, 2. Aufl. [Hrsg. H. Ferner]. Urban & Schwarzenberg, München–Wien–Baltimore 1980.)

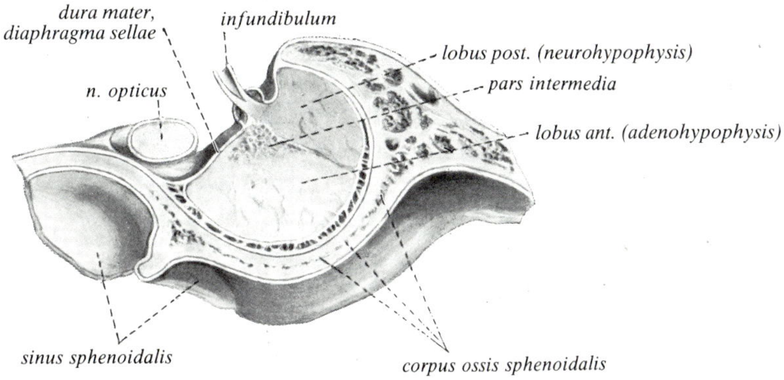

Abb. 58. Medianschnitt durch die Hypophyse. Situs der Hypophyse in der fossa hypophysialis.

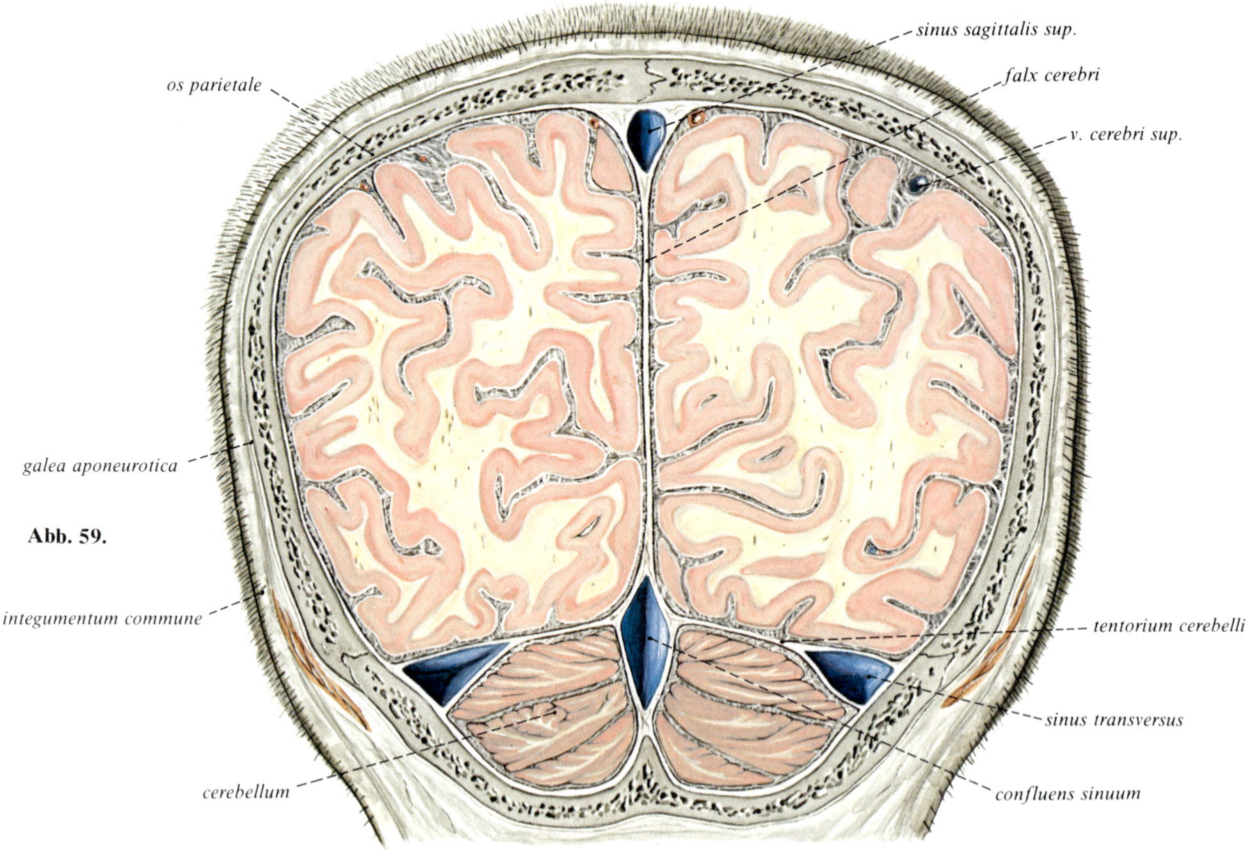
sinus sagittalis sup.
os parietale
falx cerebri
v. cerebri sup.
galea aponeurotica
integumentum commune
tentorium cerebelli
sinus transversus
cerebellum
confluens sinuum

Abb. 59.

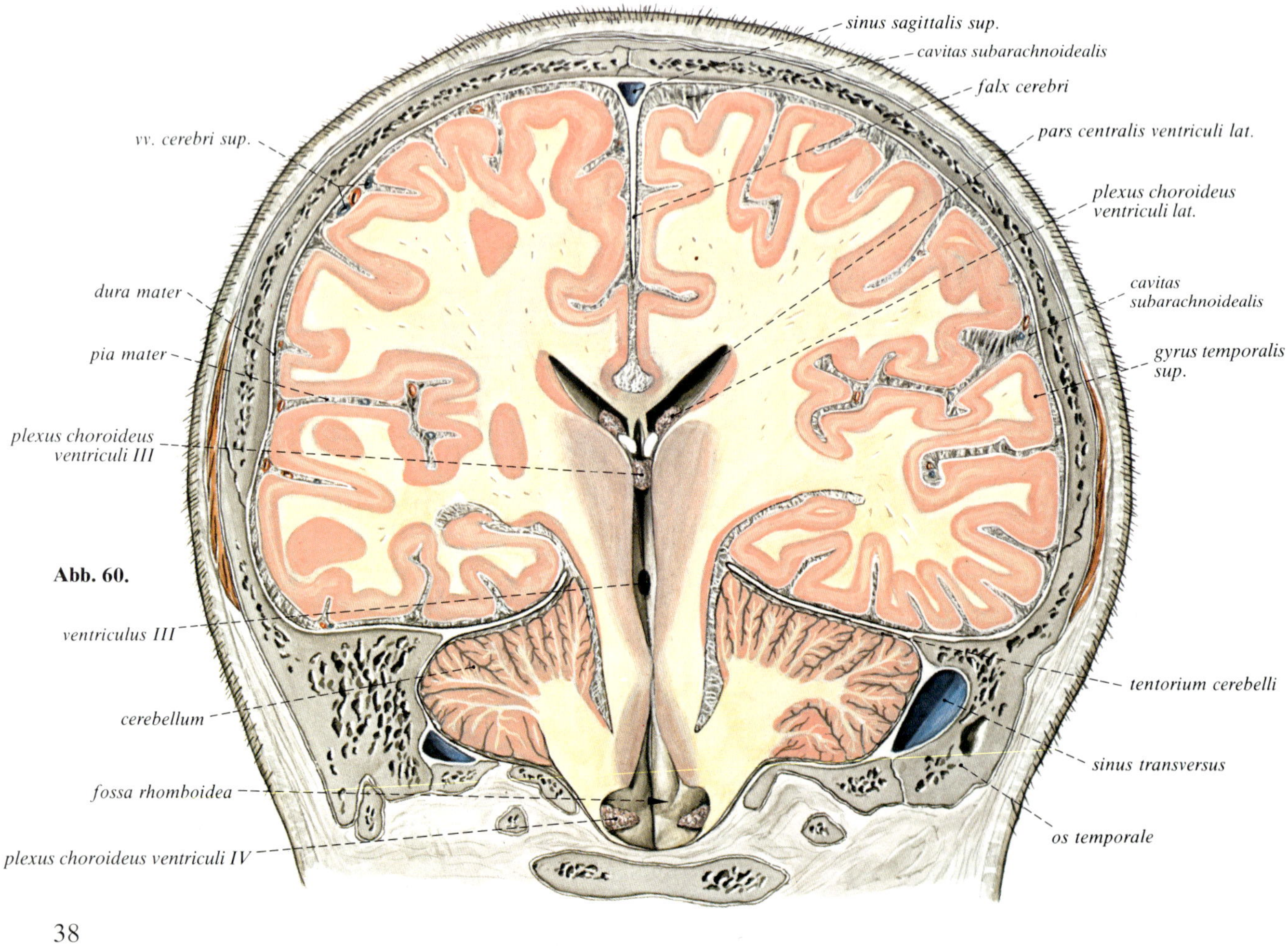
sinus sagittalis sup.
cavitas subarachnoidealis
falx cerebri
vv. cerebri sup.
pars centralis ventriculi lat.
plexus chorioideus ventriculi lat.
dura mater
cavitas subarachnoidealis
pia mater
gyrus temporalis sup.
plexus chorioideus ventriculi III
ventriculus III
tentorium cerebelli
cerebellum
sinus transversus
fossa rhomboidea
os temporale
plexus chorioideus ventriculi IV

Abb. 60.

◁ **Abb. 59.** Frontalschnitt durch den Hirnschädel in Höhe des Zusammenflusses von sinus sagittalis superior und sinus rectus, confluens sinuum.

Abb. 60. Frontalschnitt durch den Hirnschädel in Höhe des III. Ventrikels. Dura mater encephali weiß, arachnoidea und pia mater encephali grau, Inhalt der sinus und Venen blau.

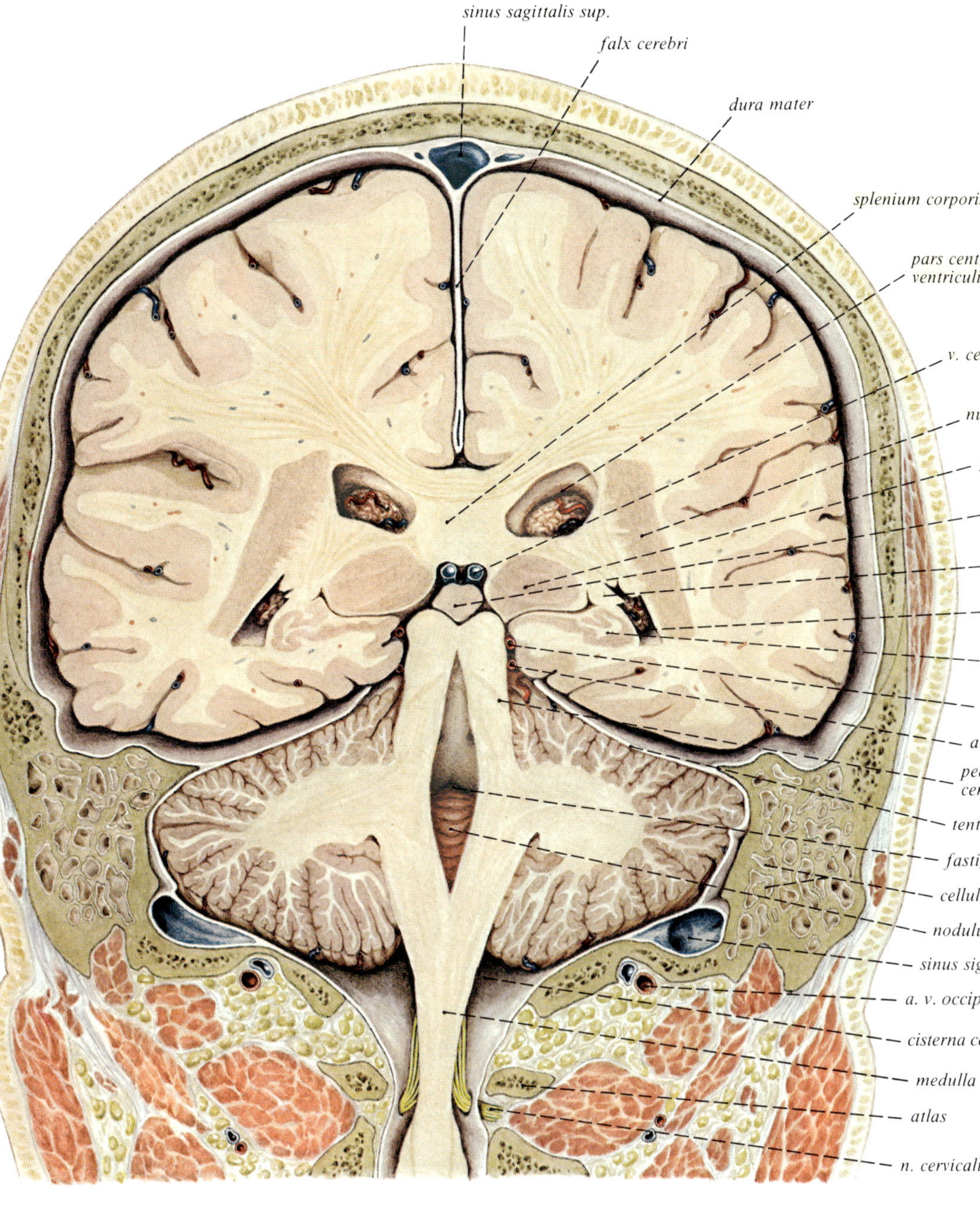

Abb. 61. Frontalschnitt durch den Hirnschädel, Durasepten. Großhirn über dem tentorium cerebelli im supratentoriellen Raum. Rhombencephalon (cerebellum, pons und medulla oblongata) im infratentoriellen Raum. Die Durasepten (falx cerebri und tentorium cerebelli) verhindern grobe Massenverschiebungen der weichen Hirnsubstanz in transversaler und vertikaler Richtung. Bei Druckunterschieden kann es zu Einklemmungen von Großhirnteilen in der incisura tentorii kommen, wobei der gyrus parahippocampalis, splenium corporis callosi u. a. betroffen sind und die Kleinhirntonsillen in das foramen occipitale magnum hineingepreßt werden. Beachte den dreieckigen Umriß des sinus sagittalis superior durch Dissoziation von innerem Periost und eigentlicher Dura. Die sinus durae matris sind inkompressibel und auch nicht kontraktil, weil sie in ihrer Wandung keine Muskulatur besitzen. Der sinus sigmoideus wird wegen seiner Verlagerung tief in die Knochensubstanz der pars petrosa vor Kompression geschützt. (Aus Pernkopf: Atlas der topographischen und angewandten Anatomie des Menschen, Bd. 1, 2. Aufl. [Hrsg. H. Ferner]. Urban & Schwarzenberg, München–Wien-Baltimore 1980.)

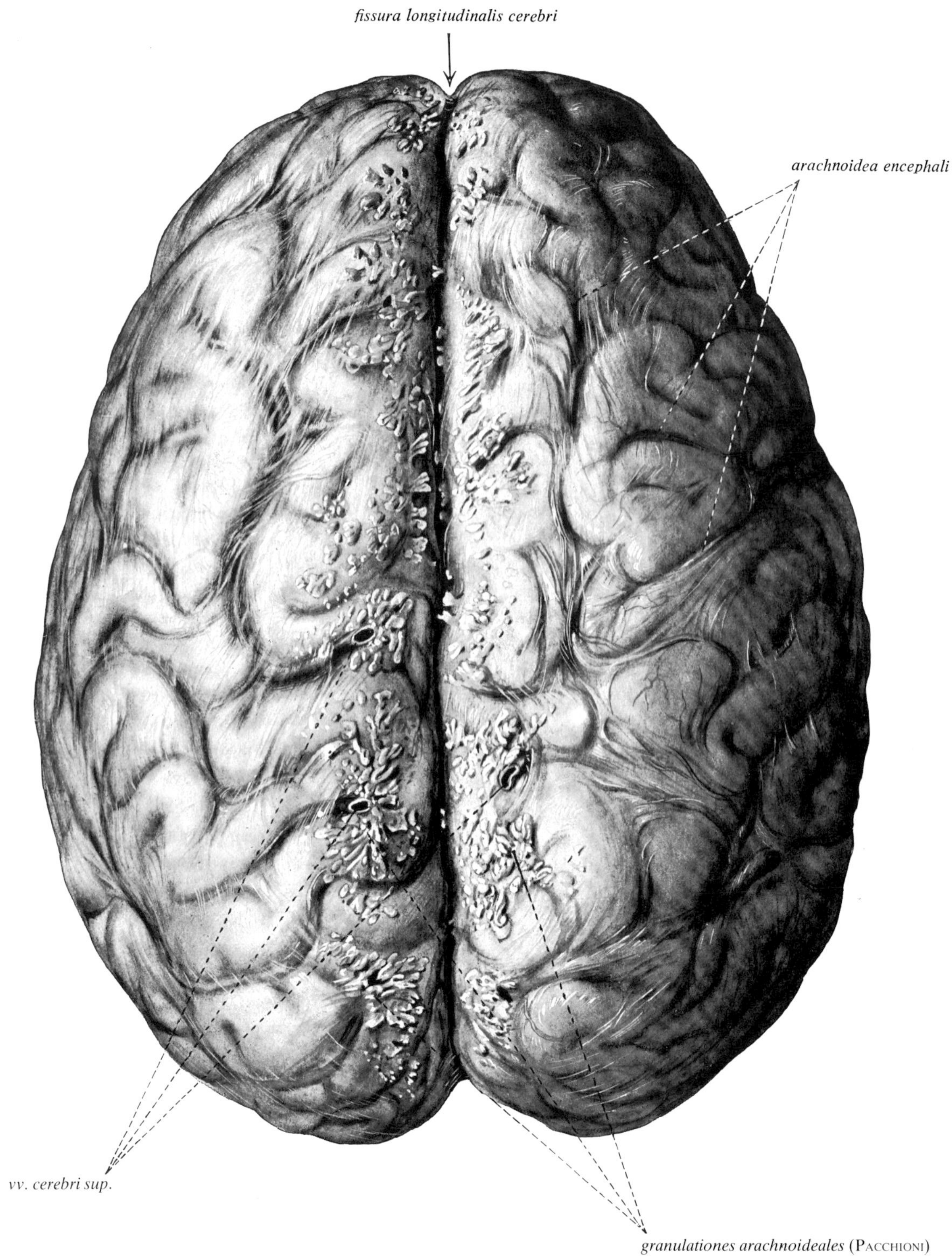

Abb. 62. Großhirn mit weichen Hirnhäuten, leptomeninx encephali. Ansicht von oben. Die großen vv. cerebrales superiores liegen im Subarachnoidalraum.

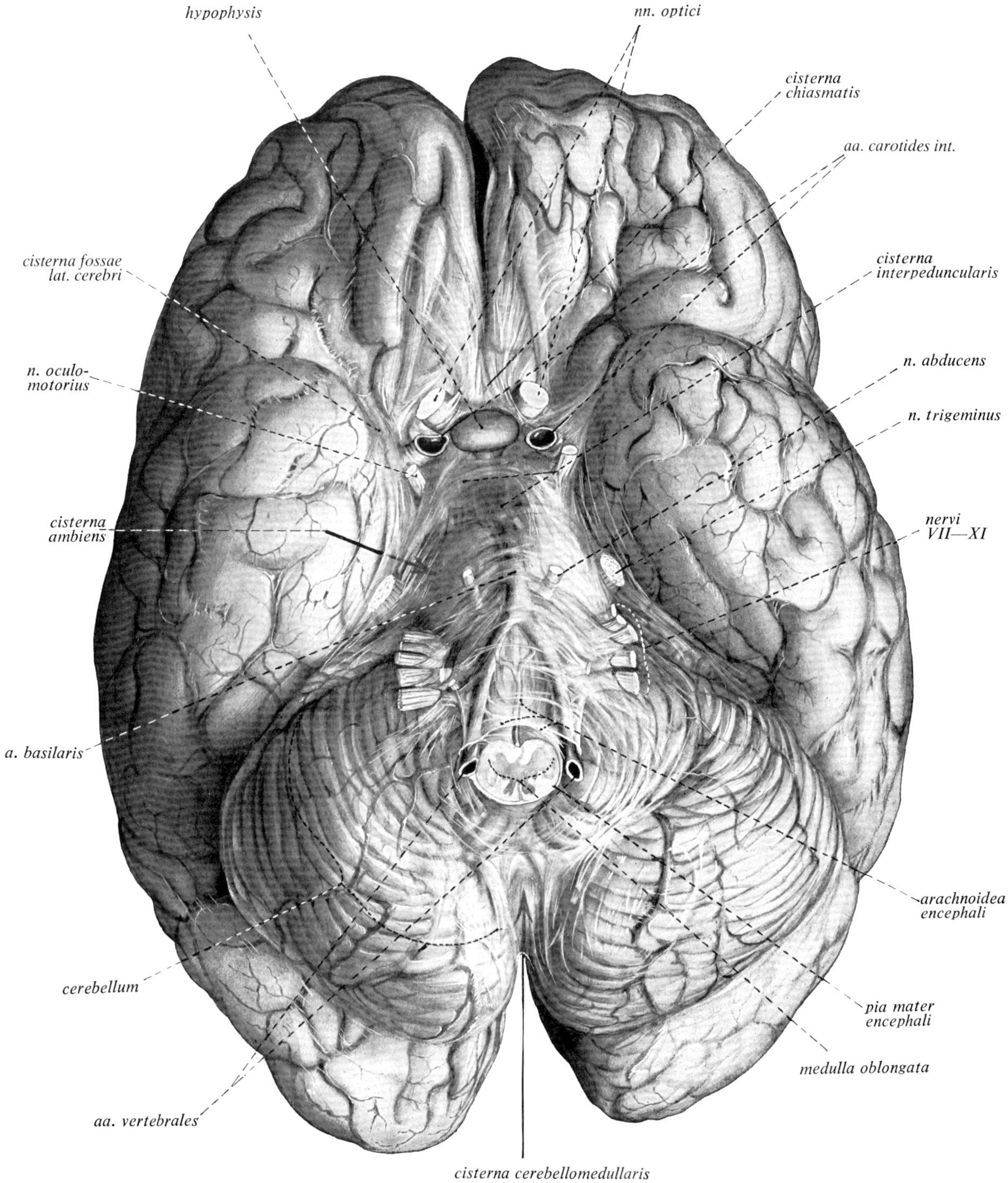

Abb. 63. Gehirn, cerebrum, mit weichen Hirnhäuten, leptomeninx encephali. Ansicht von unten (vgl. Abb. 76 u. 85).

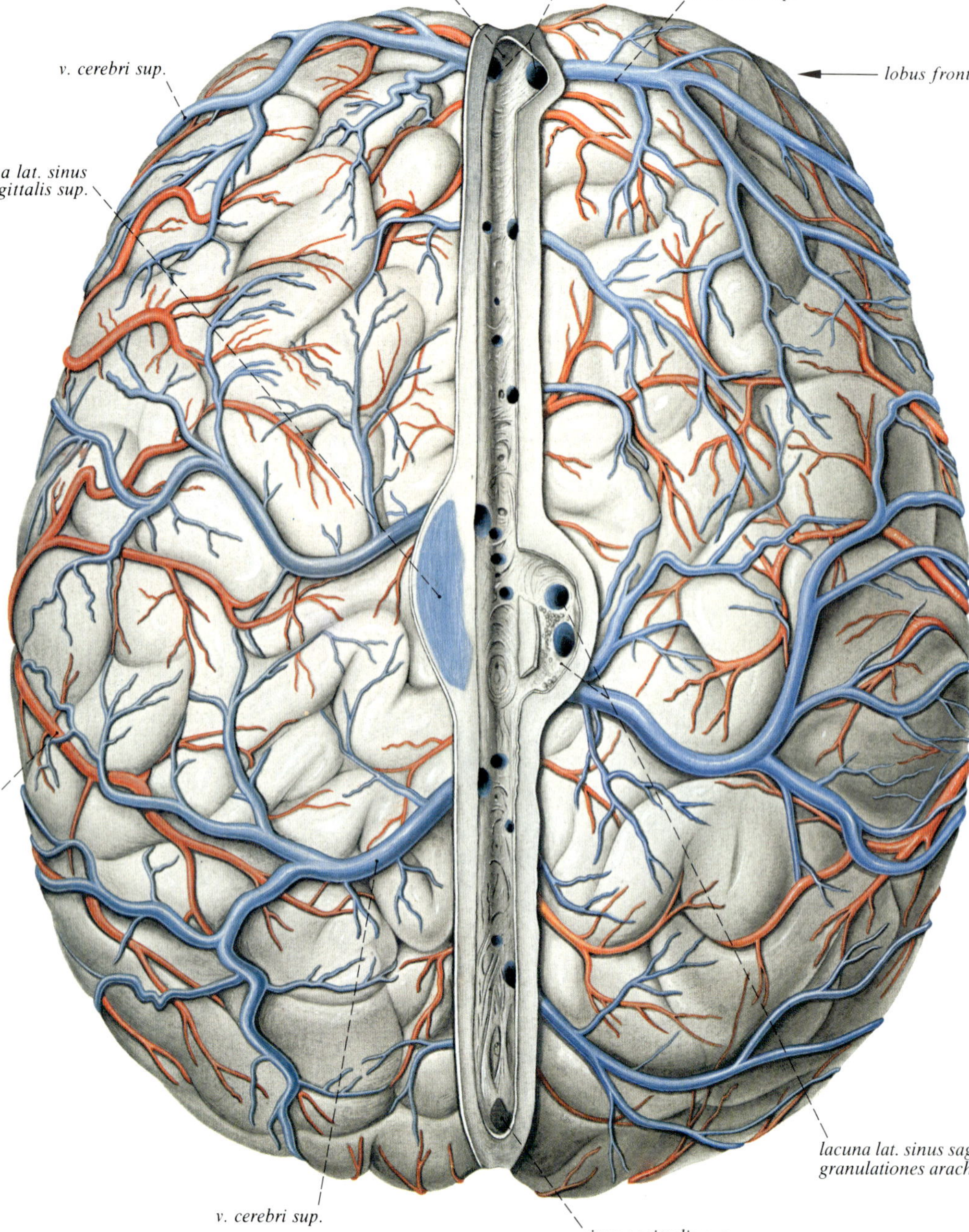

Abb. 64. Sinus sagittalis superior, lacunae laterales; Venen und Arterien des Gehirns in der Ansicht von oben. Längs des sinus sagittalis superior ist ein Stück der dura mater erhalten, der sinus selbst ist der Länge nach eröffnet, desgleichen auf der rechten Seite eine lacuna lateralis. Die Äste der a. cerebri media steigen an der Konvexität auf, erreichen aber nicht die Mantelkante. Dort greifen die Endäste der a. cerebri anterior über die Mantelkante hinweg fingerbreit auf die Konvexität über. Einmündung der vv. cerebri superiores in den sinus sagittalis superior und seine lacunae laterales.

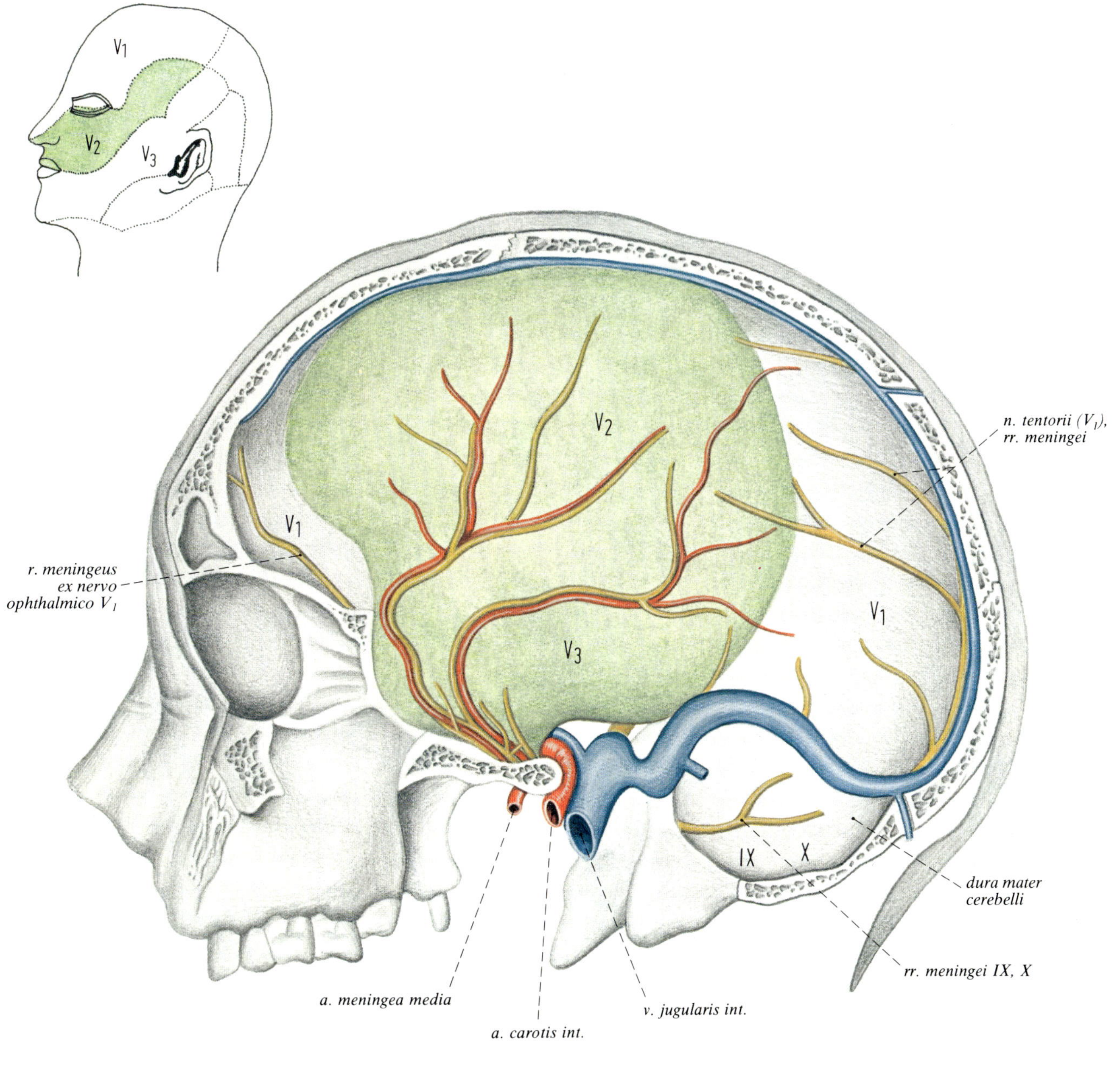

Abb. 65. Innervation der harten Hirnhaut, dura mater, und der leptomeninx durch rami meningei der drei Trigeminusäste; vgl. dazu die Hautareale im Gesicht. Die rami meningei von V_2 und V_3 begleiten die Äste der a. meningea media. Bei dem Gefäßmal (naevus vasculosus) des Gesichts sind auch die entsprechenden Areale der Hirnhäute durch analoge Gefäßmißbildungen betroffen (STURGE-WEBERsche Erkrankung). (Nach Prof. KAUTZKY, Hamburg.)

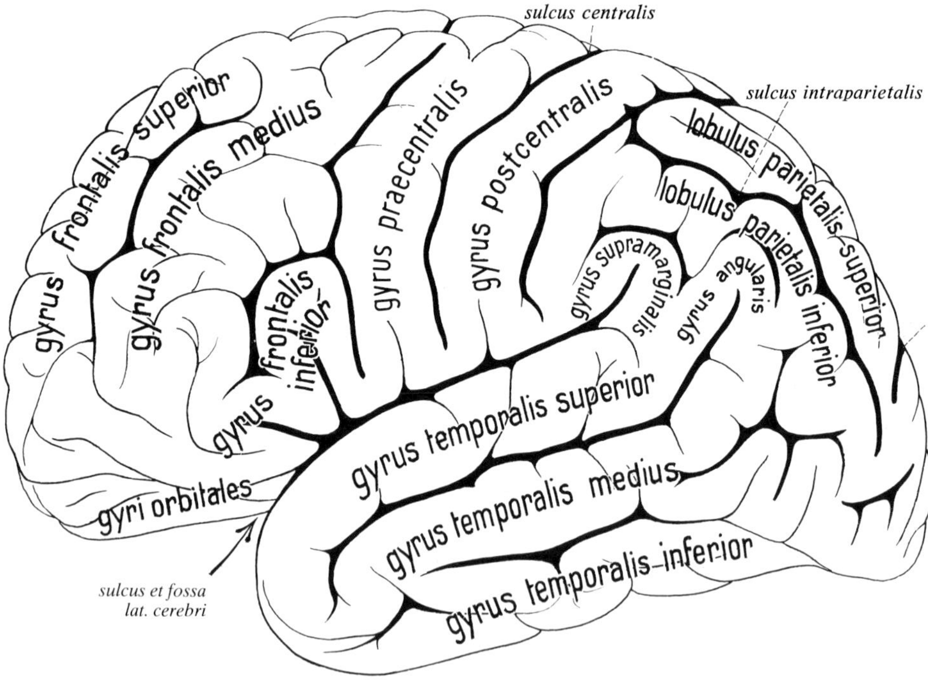

Abb. 66. Furchen, sulci, und Windungen, gyri, des Hirnmantels, pallium. Ansicht von lateral.

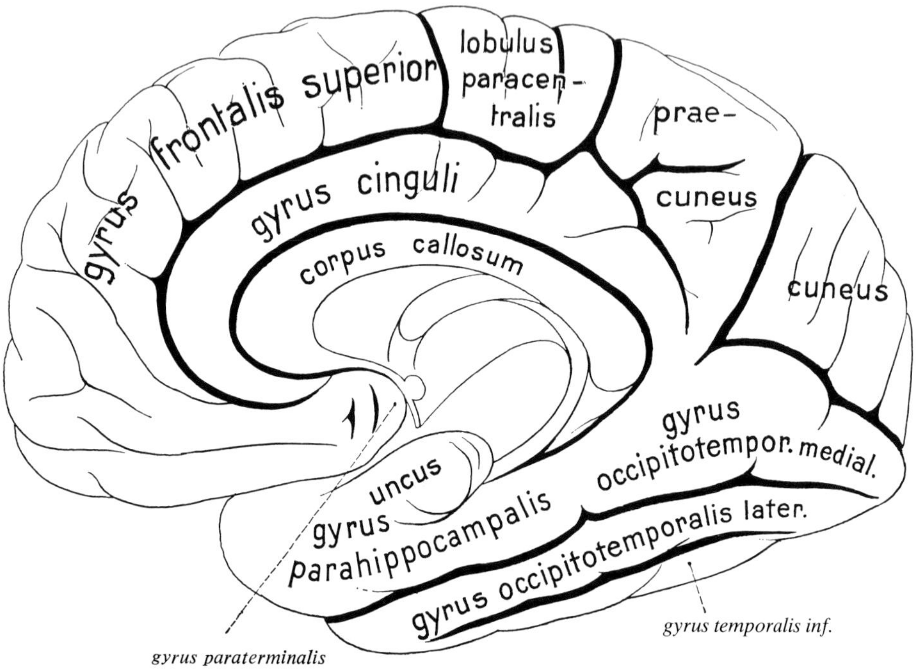

Abb. 67. Furchen und Windungen des Hirnmantels. Ansicht von medial. Das Gehirn ist in der Medianebene halbiert, der Hirnstamm mit dem Kleinhirn durch einen schräg durch das thalamencephalon gerichteten Schnitt entfernt.

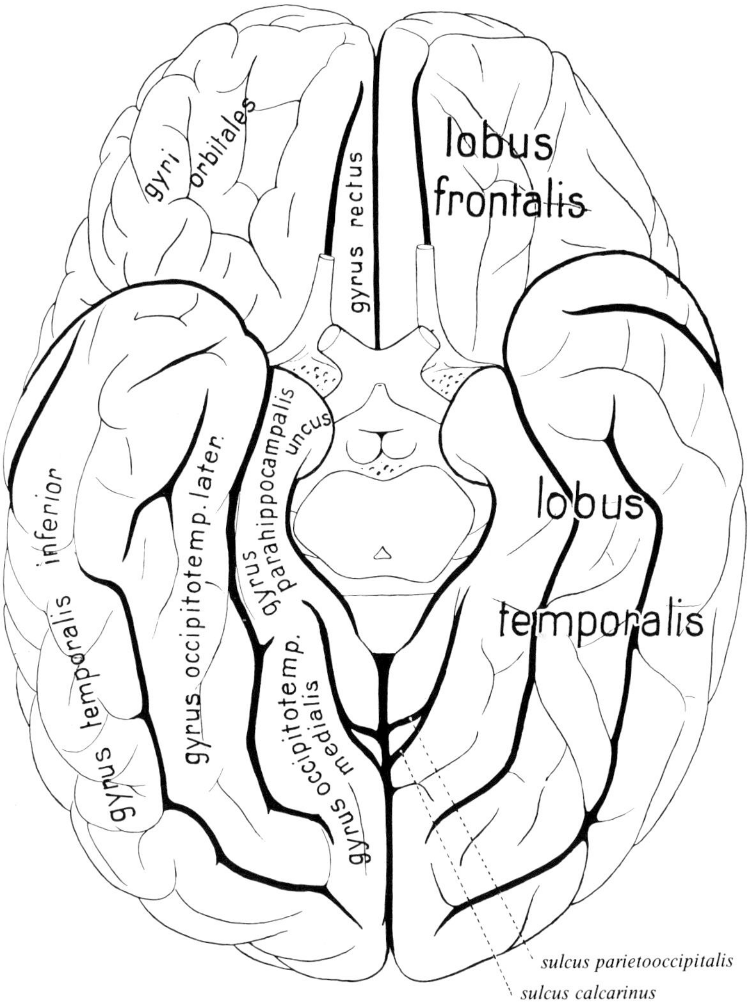

Abb. 68. Furchen und Windungen des Hirnmantels. Ansicht von basal. Hirnstamm mit Kleinhirn abgetrennt; Hypophyse, tractus olfactorii, nn. optici abgeschnitten.

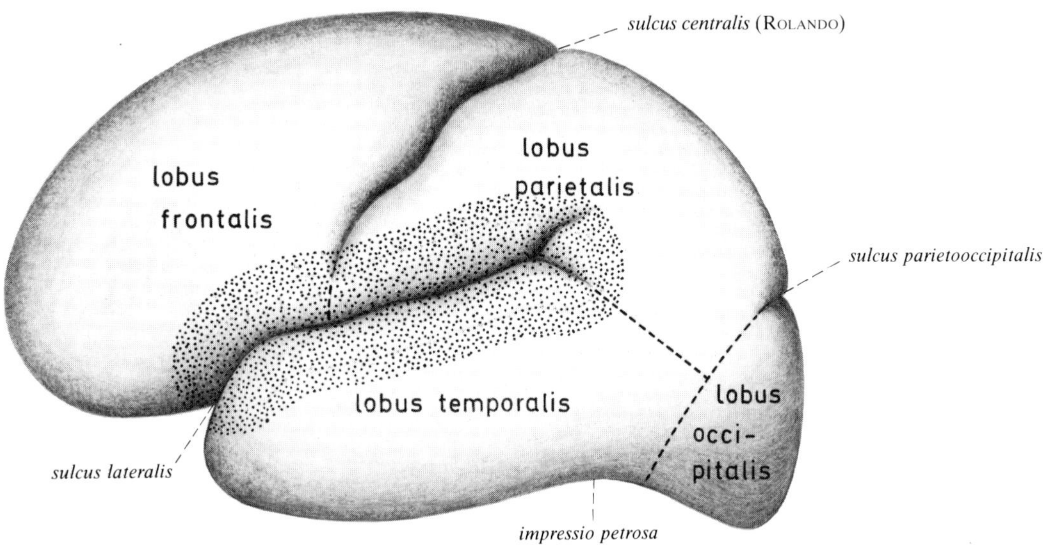

Abb. 69. Lappeneinteilung des Endhirns. Region der opercula frontale, frontoparietale et temporale punktiert.

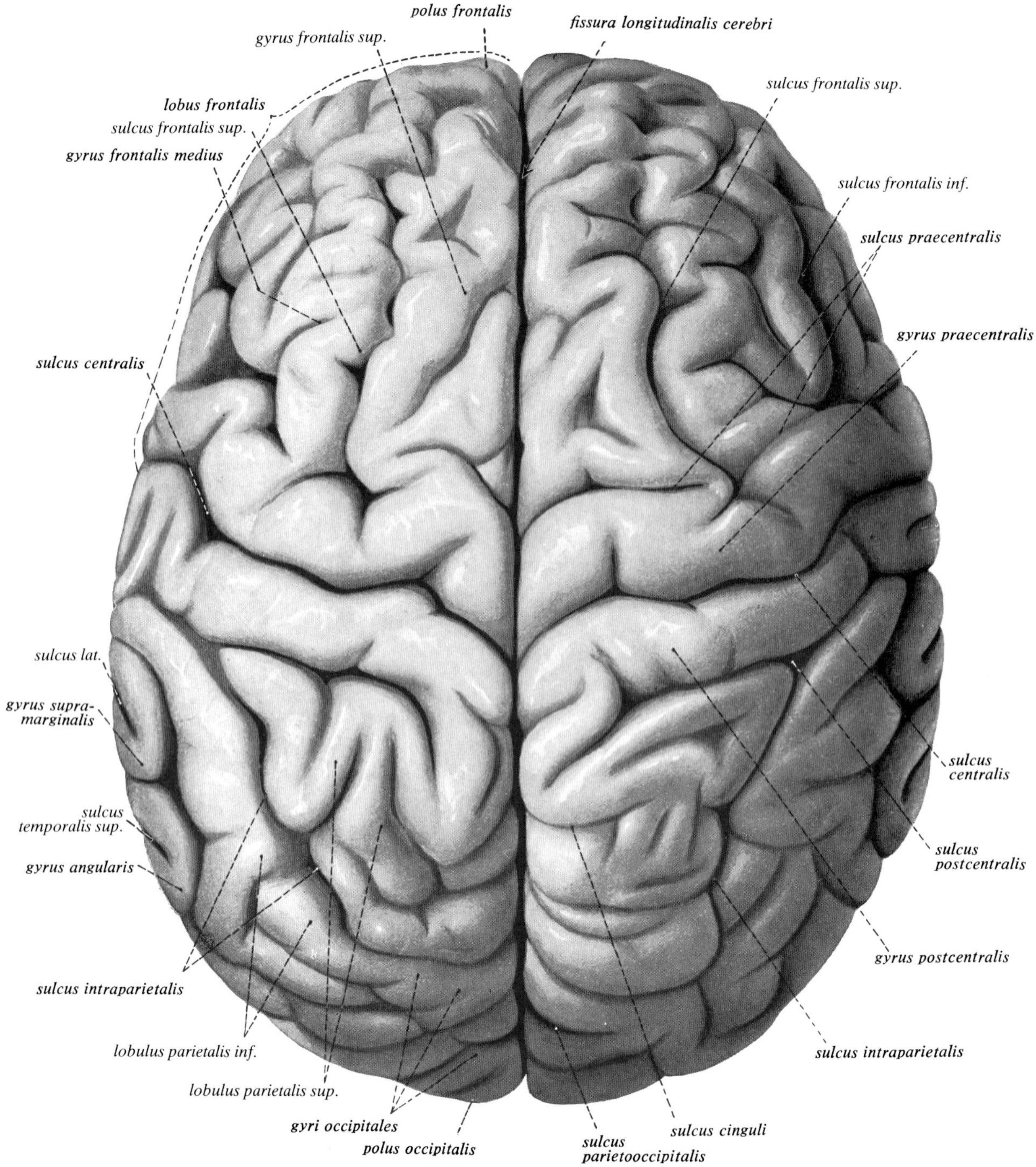

Abb. 70. Großhirnhemisphären nach Ablösung der leptomeninx. Ansicht von oben.

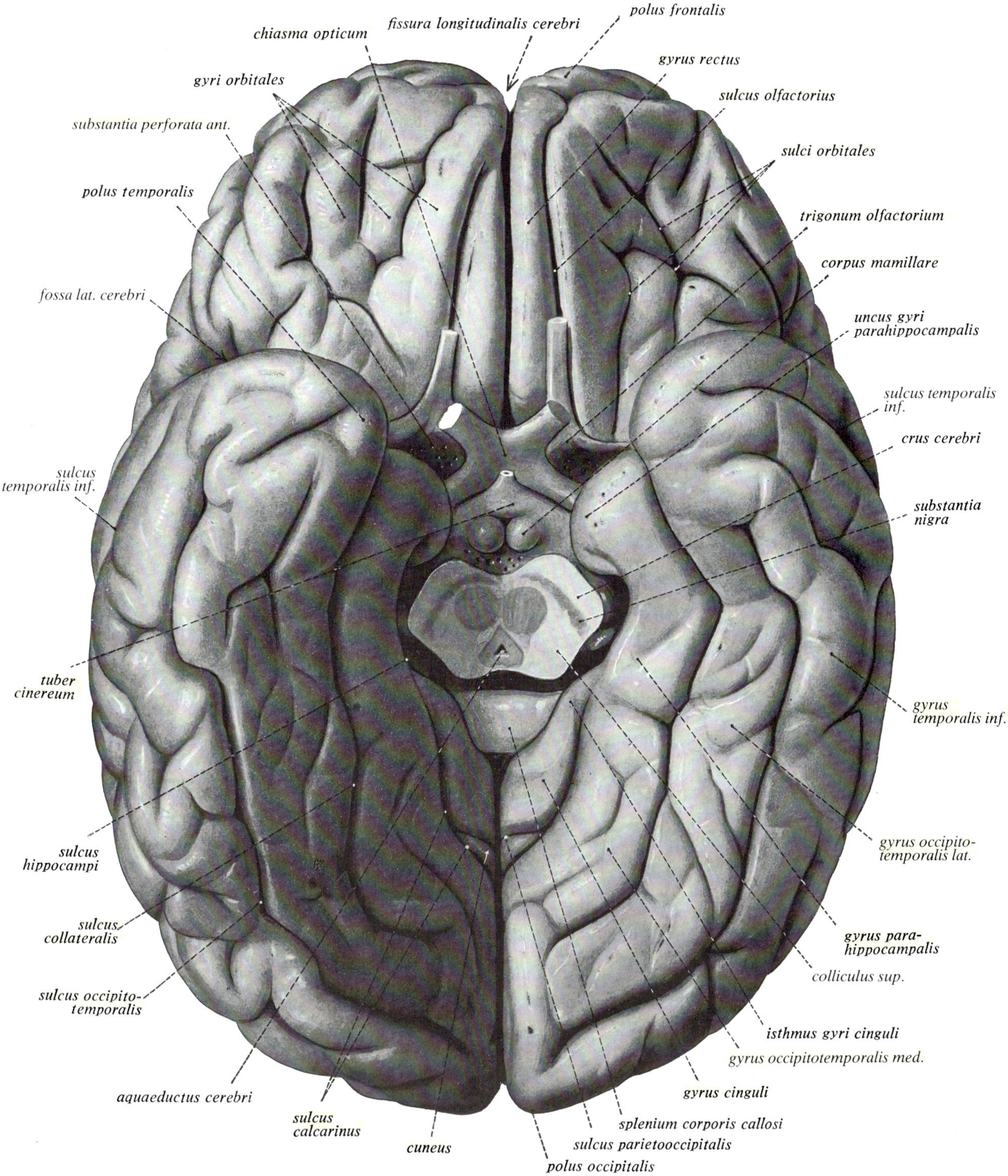

Abb. 71. Großhirn nach Ablösung der leptomeninx. Ansicht von unten. Hirnstamm mit Kleinhirn durch Querschnitt im Mittelhirn entfernt. Auf der Schnittfläche des Mittelhirns beiderseits unter der substantia nigra der nucleus ruber.

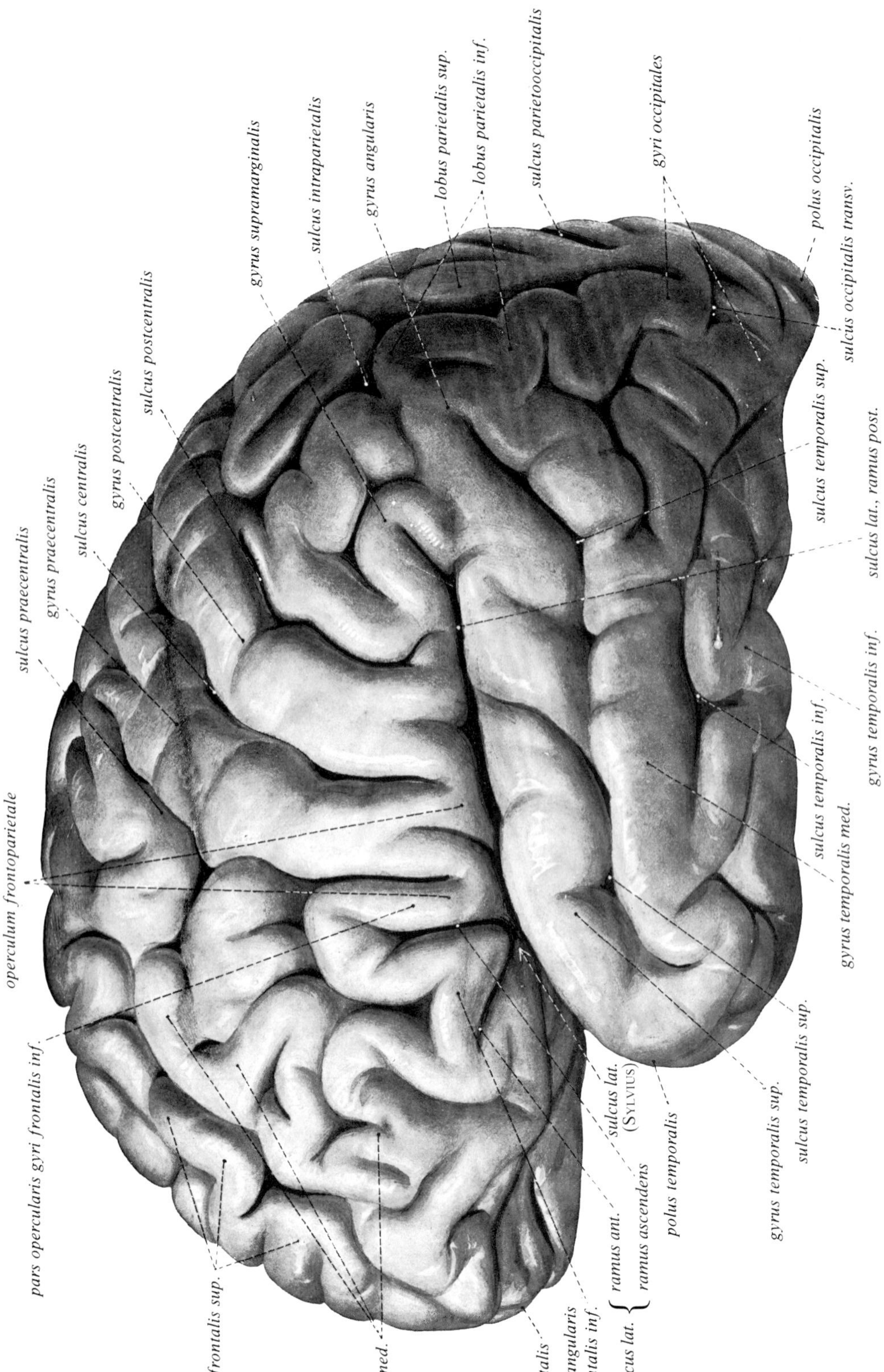

Abb. 72. Linke Hemisphäre des Endhirns, telencephalon, mit Furchen, sulci, und Windungen, gyri. Ansicht von lateral.

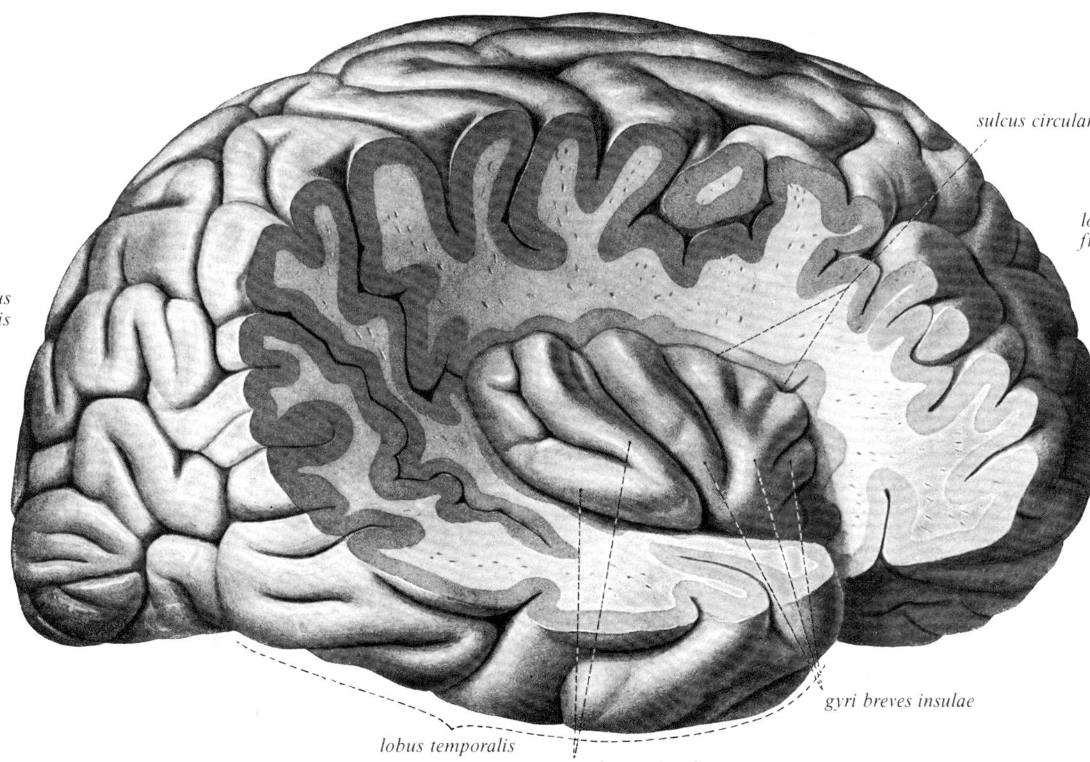

Abb. 73. Rechte Hemisphäre. Ansicht von lateral. Die Insel, insula, durch Abtragung der sie bedeckenden Teile des Stirn-, Scheitel- und Schläfenlappens (= opercula frontale, frontoparietale et temporale) freigelegt.

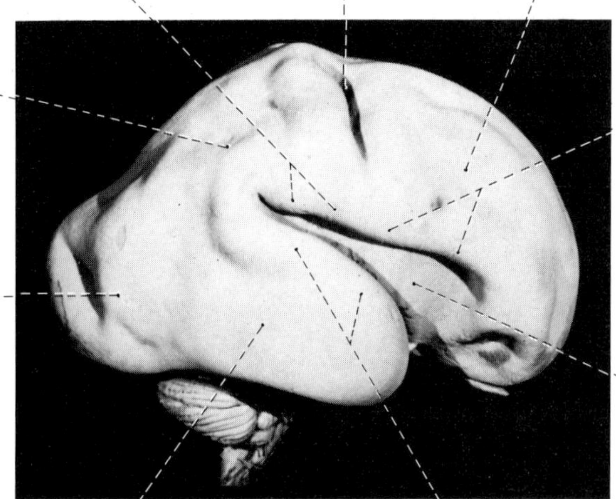

Abb. 74. Gehirn eines menschlichen Embryo von 20 cm Scheitel-Steiß-Länge (SSL), natürliche Größe (Sammlung v. HOCHSTETTER); fronto-okzipitaler Durchmesser 7 cm. Gehirn noch windungslos, nur Primärfurchen sind ausgebildet: sulcus centralis (ROLANDO) und sulcus cerebri lateralis. Die »Deckel«, opercula, sind über der Inselrinde noch nicht geschlossen. In der Tiefe des sulcus lateralis (SYLVIUS) sieht man die noch glatte Inselrinde ohne gyri et sulci insulares.

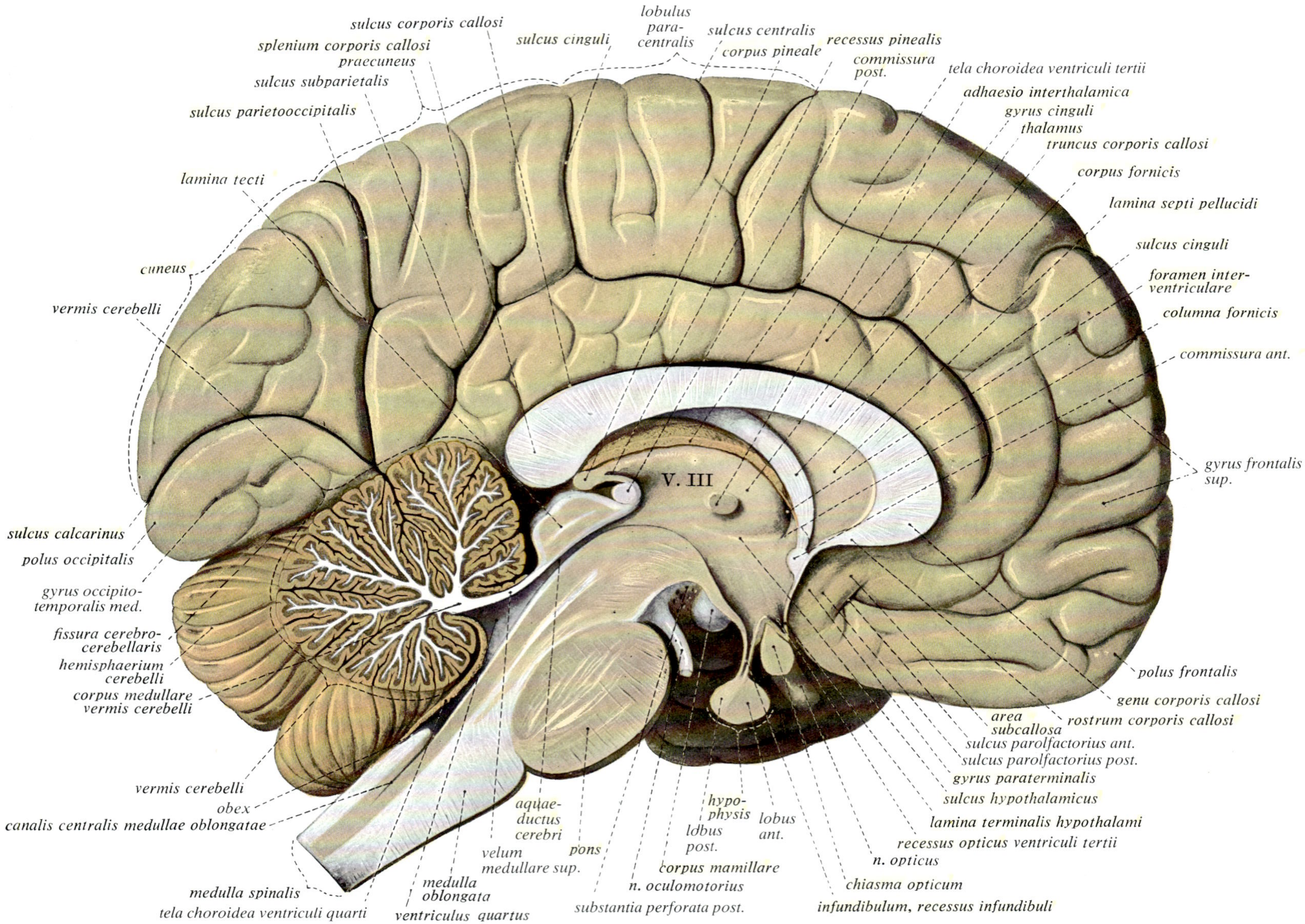

Abb. 75. Mediansagittalschnitt durch das Gehirn, Blick auf die mediale Fläche der linken Gehirnhälfte. V. III = ventriculus tertius.

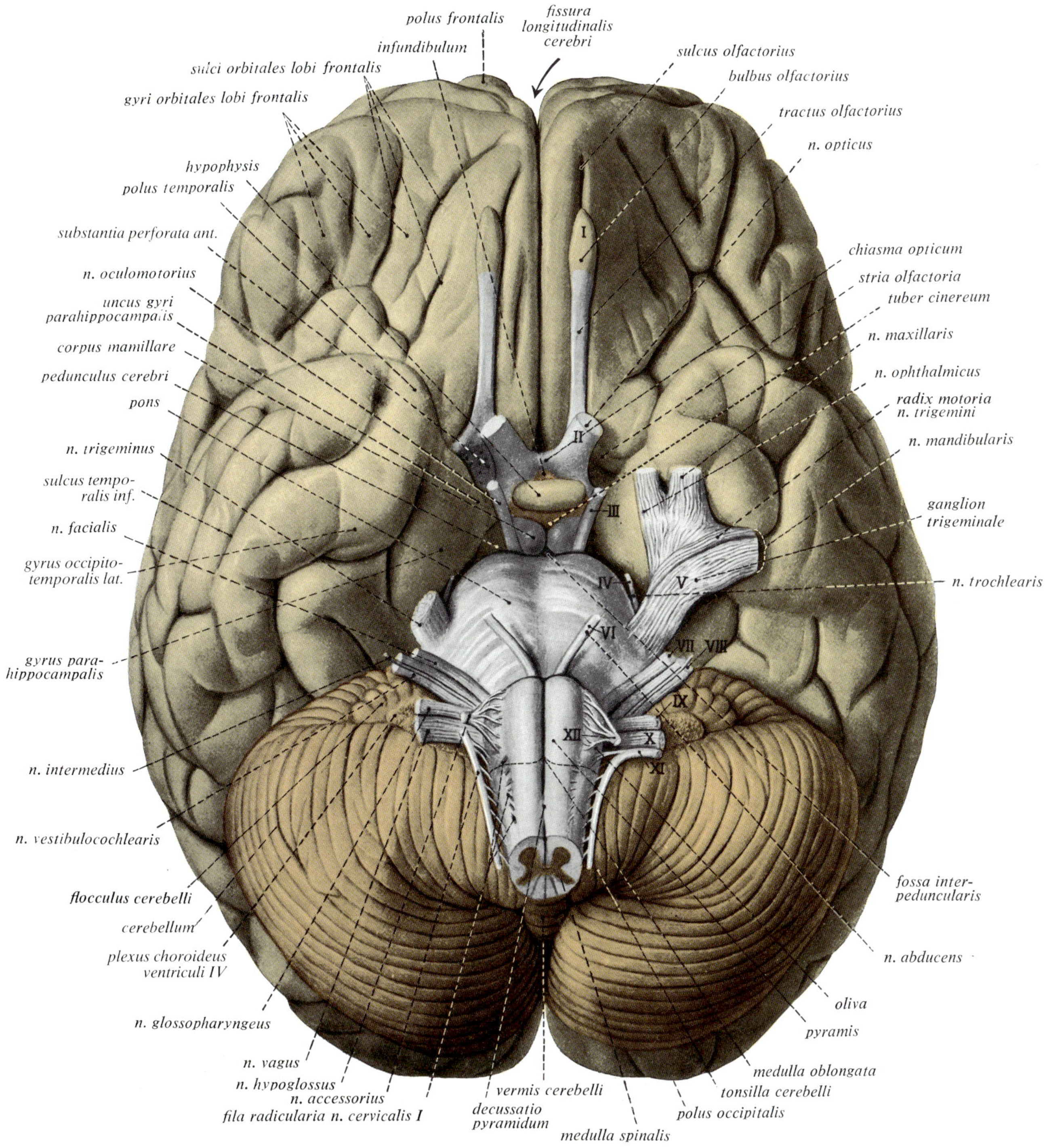

Abb. 76. Basalseite des Gehirns mit den Austrittsstellen der Hirnnerven (I–XII). Großhirn gelb, Kleinhirn orange, Hirnstamm und Hirnnerven weiß. Links ist das ganglion trigeminale erhalten. Die Hypophyse ist etwas zurückgelegt, um das infundibulum sichtbar zu machen.

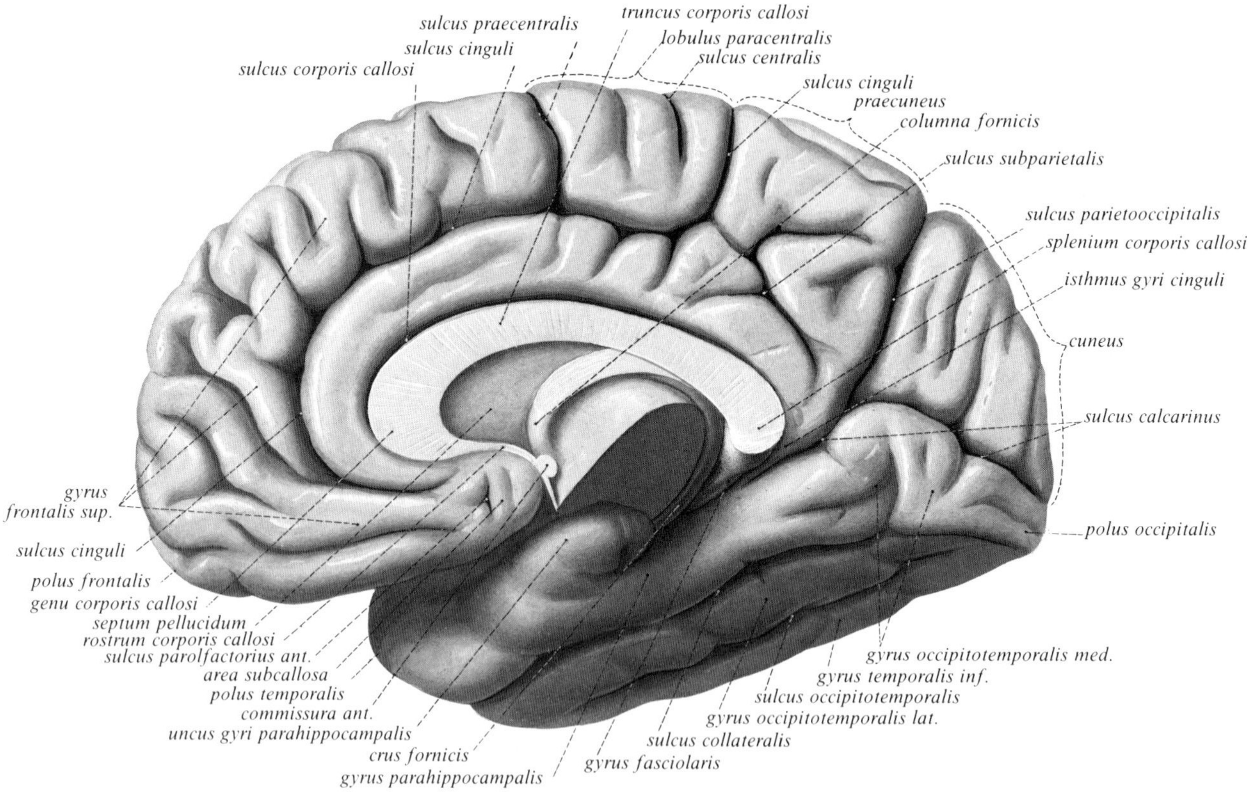

Abb. 77. Großhirn, rechte Hälfte. Das Gehirn ist in der Medianebene halbiert, der Hirnstamm mit dem Kleinhirn durch einen schräg durch das talamencephalon gerichteten Schnitt entfernt. Blick auf die mediale und untere Hemisphärenfläche, facies medialis et inferior hemisphaerii.

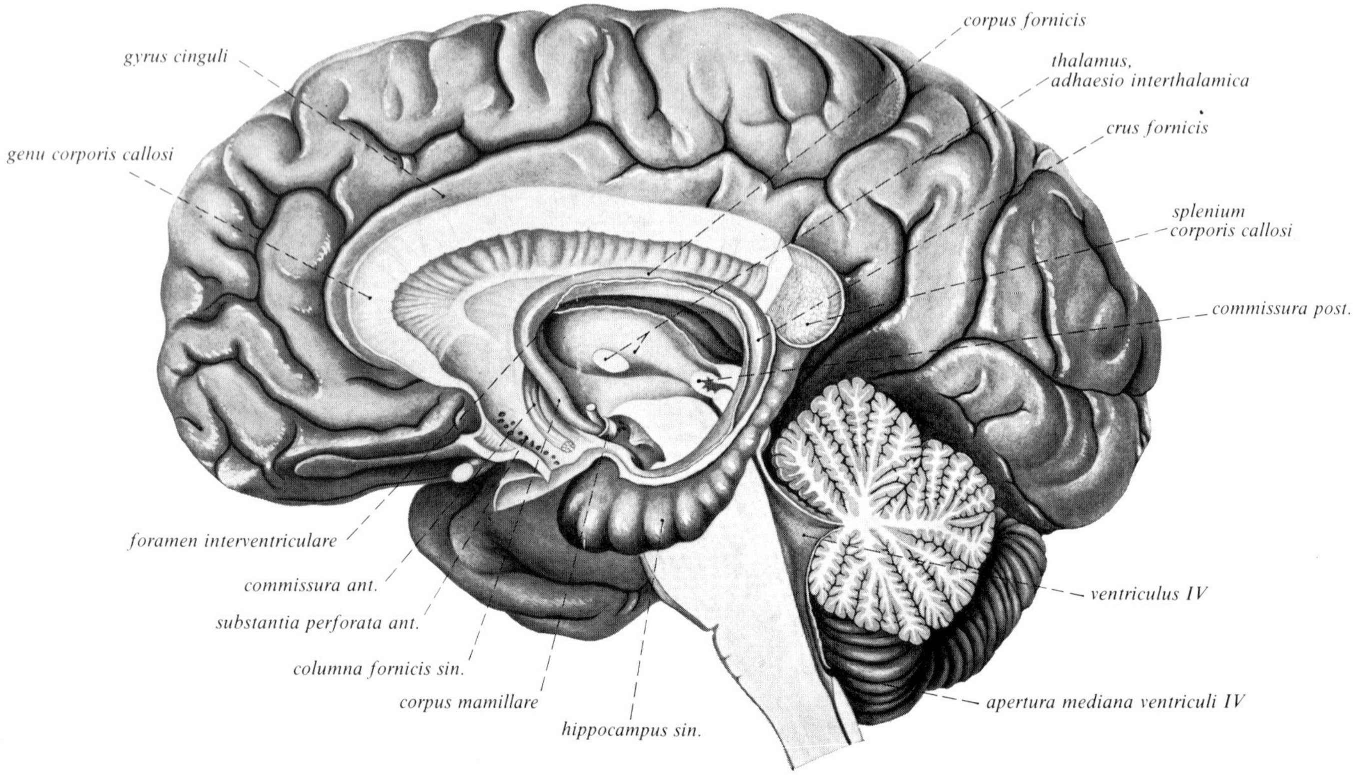

Abb. 78. Ansicht des fornix der linken Hälfte von lateral. Darstellung des hippocampus, der commissura anterior, des bulbus und tractus olfactorius der linken Seite. Balken paramedian links, Hirnstamm mediansagittal abgetragen. (Nach Pernkopf: Atlas der topographischen und angewandten Anatomie des Menschen. Bd. 1, 2. Aufl. [Hrsg. H. Ferner]. Urban & Schwarzenberg, München–Wien–Baltimore 1980.)

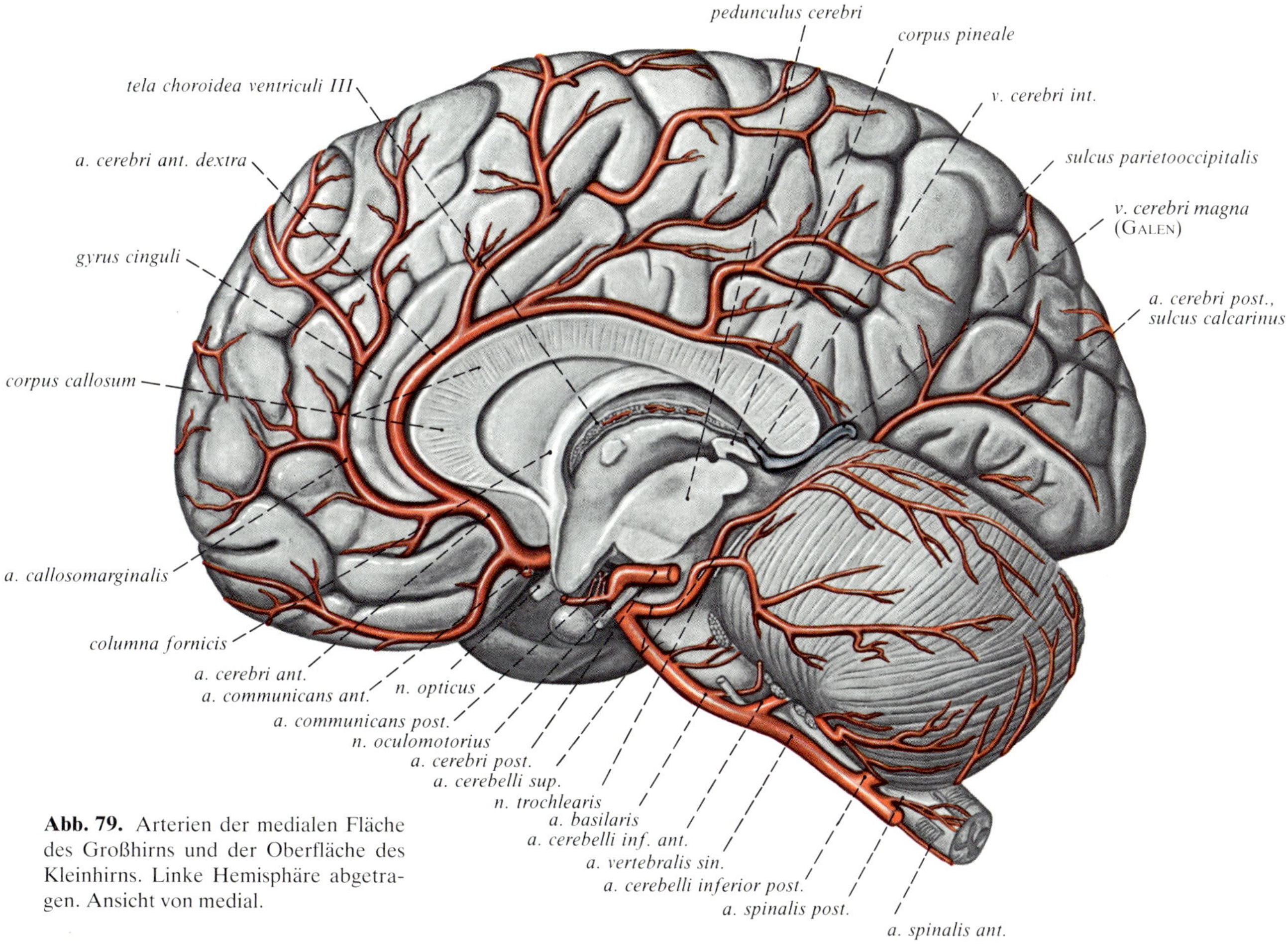

Abb. 79. Arterien der medialen Fläche des Großhirns und der Oberfläche des Kleinhirns. Linke Hemisphäre abgetragen. Ansicht von medial.

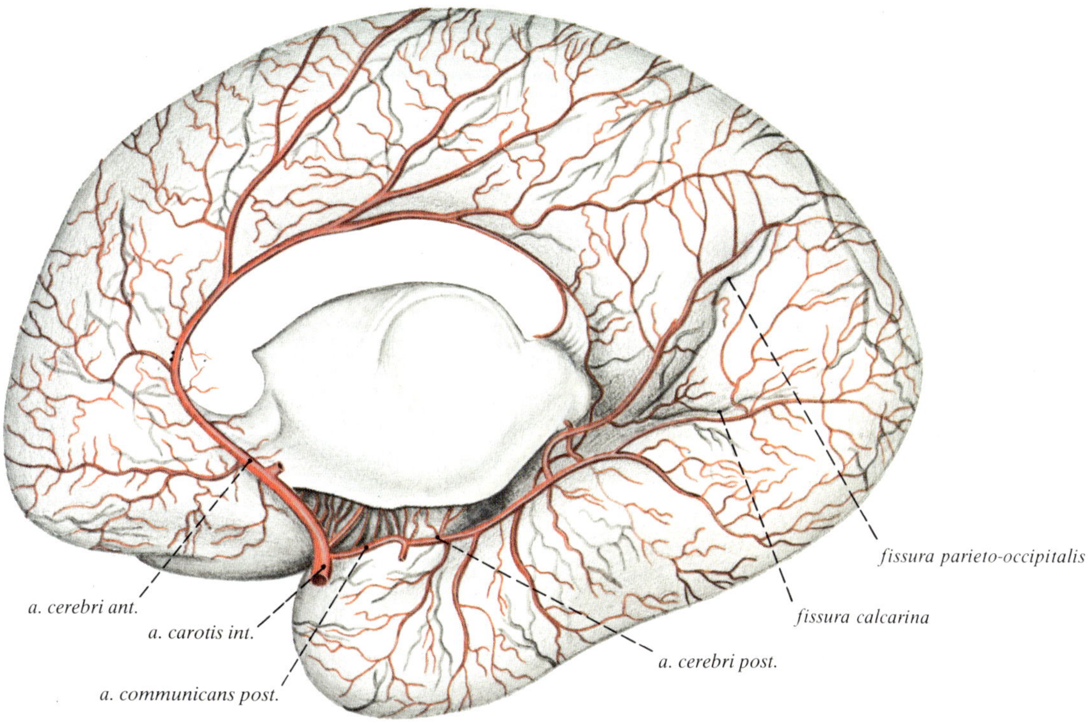

Abb. 80. Die Arterien der medialen und basalen Hemisphärenfläche bei einem menschlichen Embryo von 28 cm SSL (Präparat FERNER).

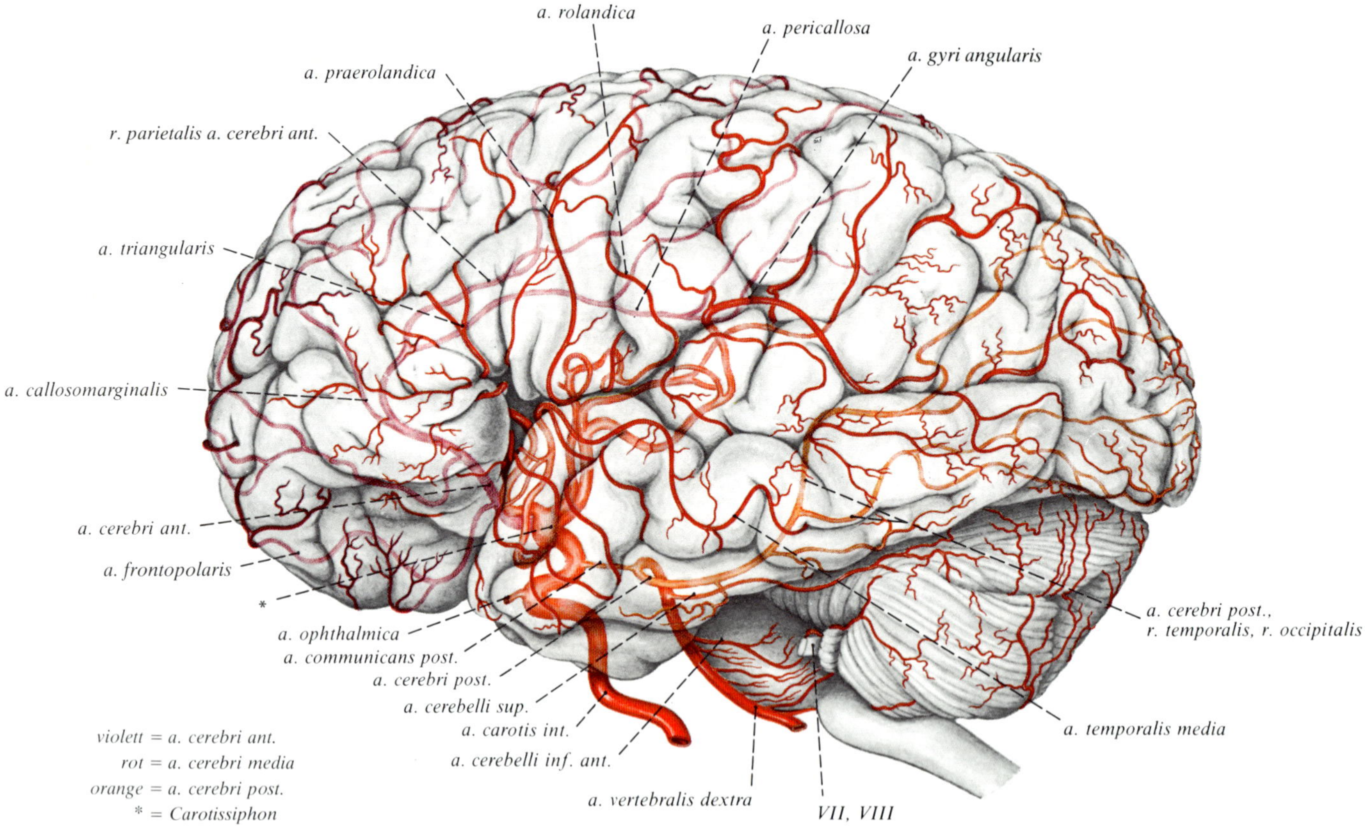

Abb. 81. Arterien der linken Hemisphäre. Ansicht von lateral. Injektionspräparat. Die Hirnsubstanz ist durchscheinend gedacht, so daß die Darstellung unmittelbar mit einem entsprechenden arteriographischen Bild vergleichbar ist. Die Endäste der vorderen und hinteren Hirnarterie greifen über die Mantelkante auf die Konvexität über. (Aus Pernkopf: Atlas der topographischen und angewandten Anatomie des Menschen, 1. Bd., 2. Aufl. [Hrsg. H. Ferner]. Urban & Schwarzenberg, München–Wien–Baltimore 1980.)

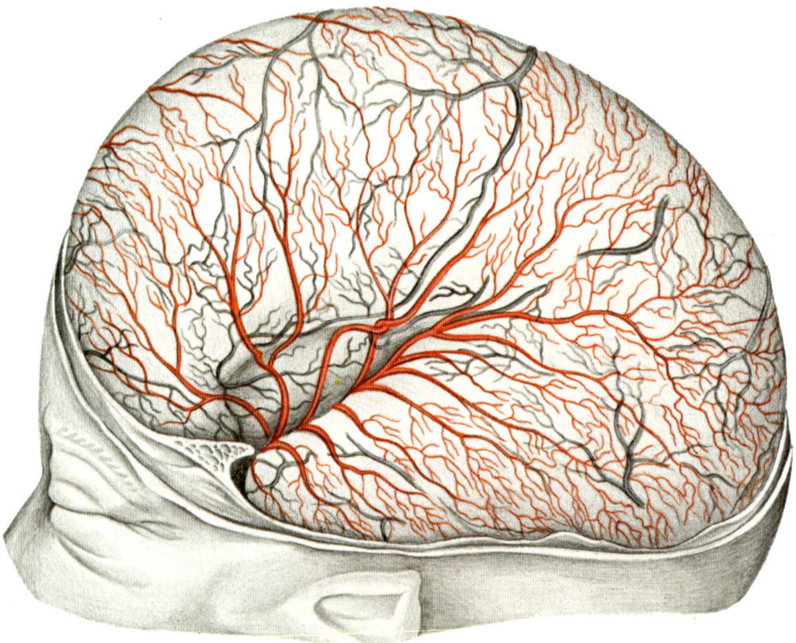

Abb. 82. Die Arterien der konvexen Hemisphärenflächen bei einem menschlichen Embryo von 28 cm Länge. Fächer der Äste der a. cerebri media über die opercula aufsteigend (Präparat Ferner).

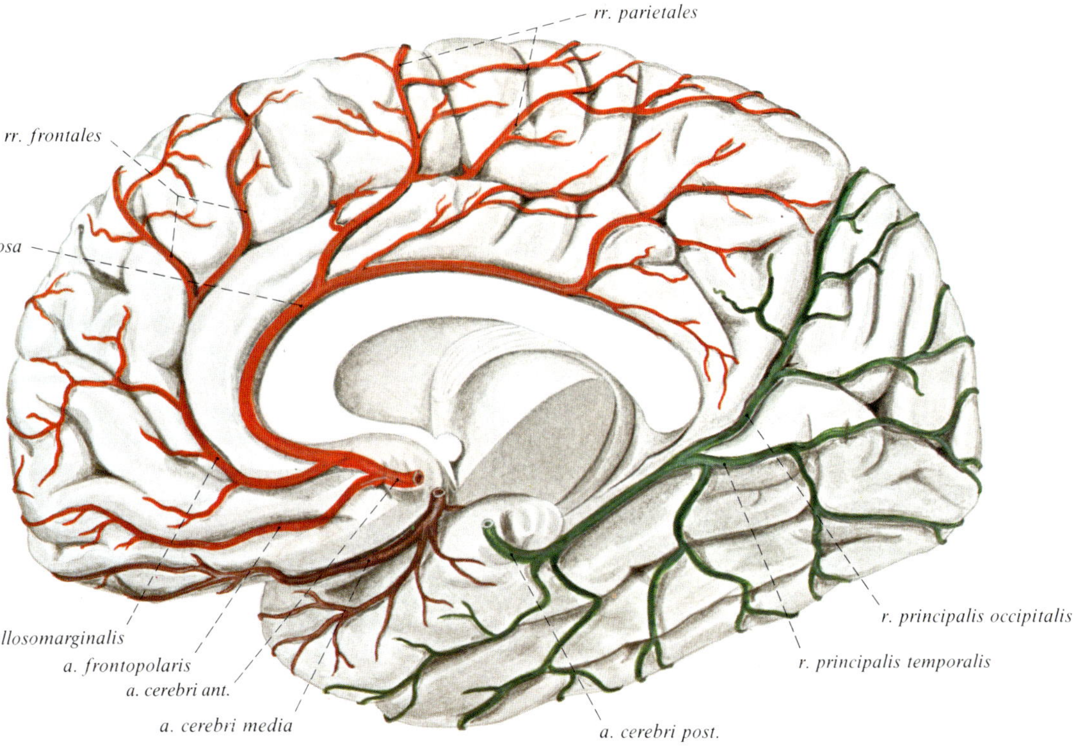

Abb. 83. Die Arterien der medialen und der basalen Hemisphärenfläche. Beachte: Die Äste der aa. cerebri anterior und posterior ziehen über die Mantelkante hinweg auf die konvexe Hemisphärenfläche, wo sie eine fingerbreite Region mitversorgen. Die a. cerebri anterior versorgt die mediale Fläche bis zum sulcus parietooccipitalis, die a. cerebri posterior die basale Fläche der Hemisphäre und den cuneus ohne obere Fläche der Stirnhirnbasis.

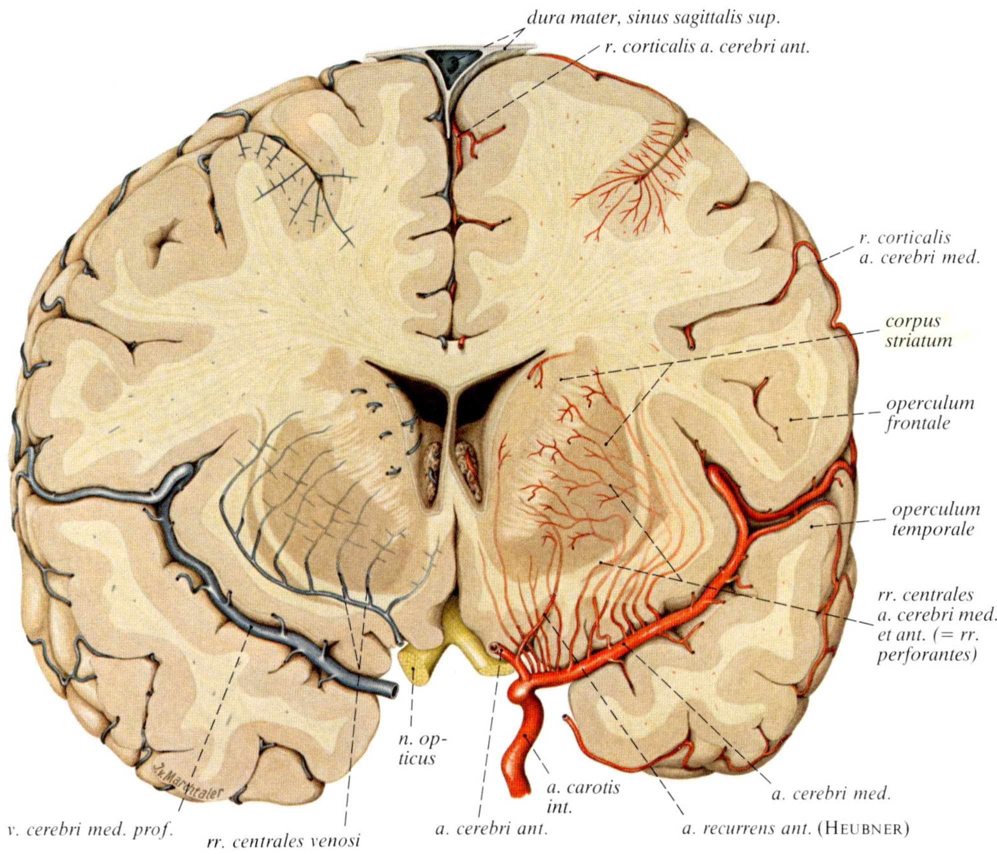

Abb. 84. Vaskularisation des Großhirns auf dem Frontalschnitt (Halbschema). Rechte Bildseite Arterienverlauf, links Venenverlauf (nach Korrosionspräparaten von H. FERNER). Beachte die rr. centrales (rr. striati) zu den Stammganglien und zur capsula interna aus dem Anfangsteil der a. cerebri media und anterior. Aus der a. cerebri anterior entspringt die a. recurrens anterior (HEUBNER). (Original Ferner)

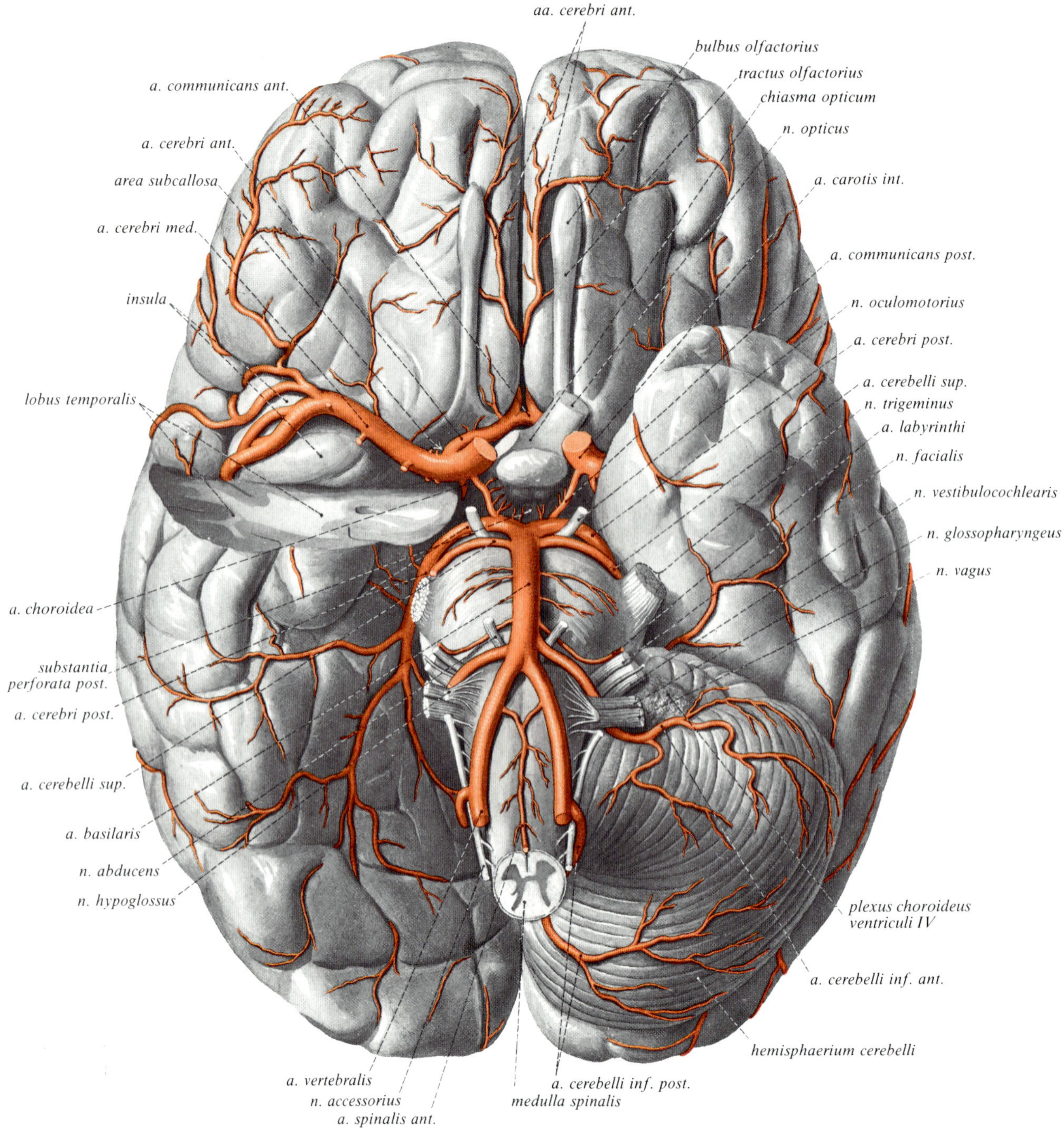

Abb. 85. Arterien der Hirnbasis, circulus arteriosus cerebri (Willis). Auf der rechten Seite des Präparats sind der n. opticus, der vordere Teil des Schläfenlappens und die Kleinhirnhemisphäre abgetragen.

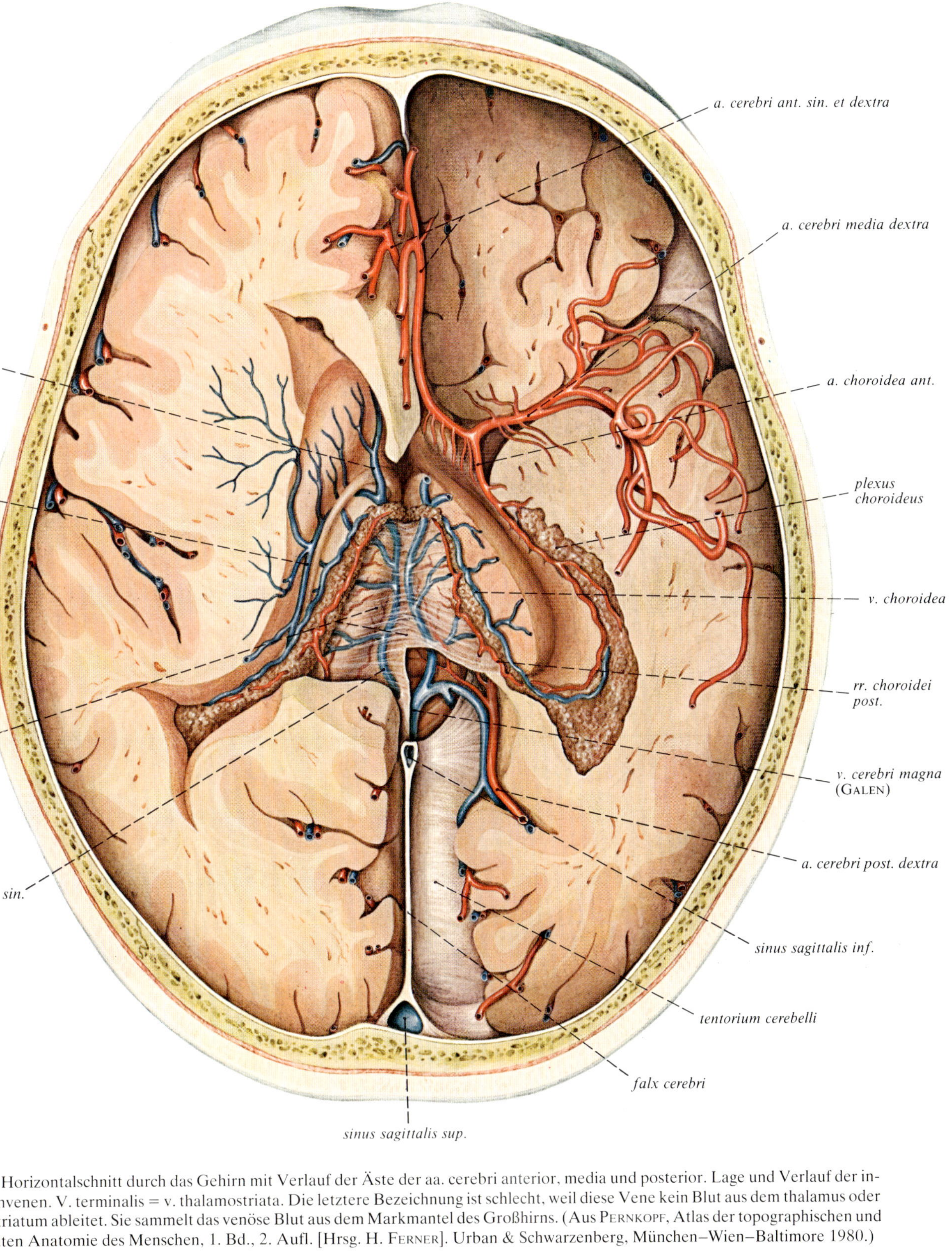

Abb. 86. Horizontalschnitt durch das Gehirn mit Verlauf der Äste der aa. cerebri anterior, media und posterior. Lage und Verlauf der inneren Hirnvenen. V. terminalis = v. thalamostriata. Die letztere Bezeichnung ist schlecht, weil diese Vene kein Blut aus dem thalamus oder aus dem striatum ableitet. Sie sammelt das venöse Blut aus dem Markmantel des Großhirns. (Aus PERNKOPF, Atlas der topographischen und angewandten Anatomie des Menschen, 1. Bd., 2. Aufl. [Hrsg. H. FERNER]. Urban & Schwarzenberg, München–Wien–Baltimore 1980.)

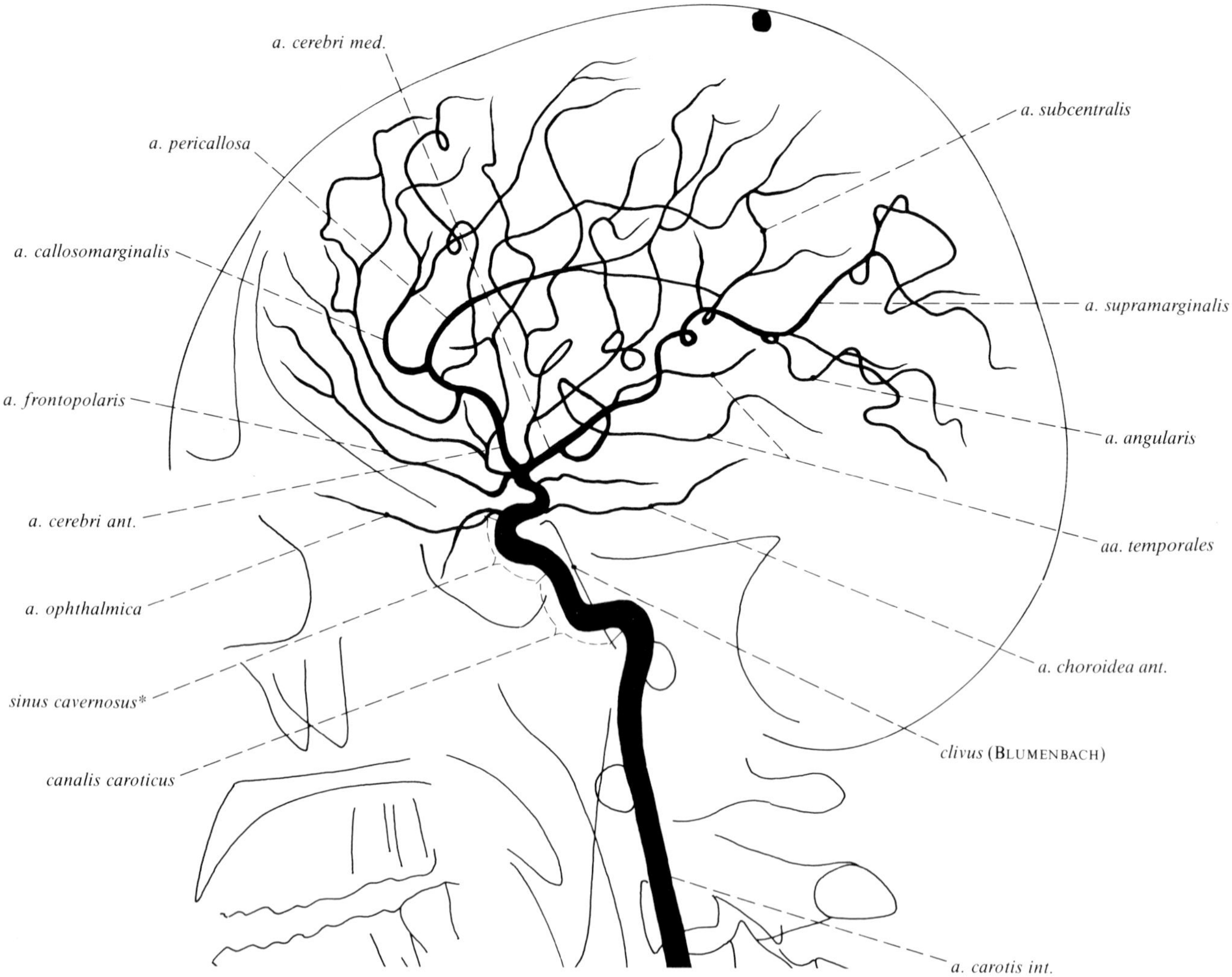

Abb. 87. Erklärende Strichzeichnung zur nebenstehenden Abbildung. (Aus WICKE: Atlas der Röntgenanatomie, 2. Aufl. Urban & Schwarzenberg, München–Wien–Baltimore 1980.) * Carotissiphon

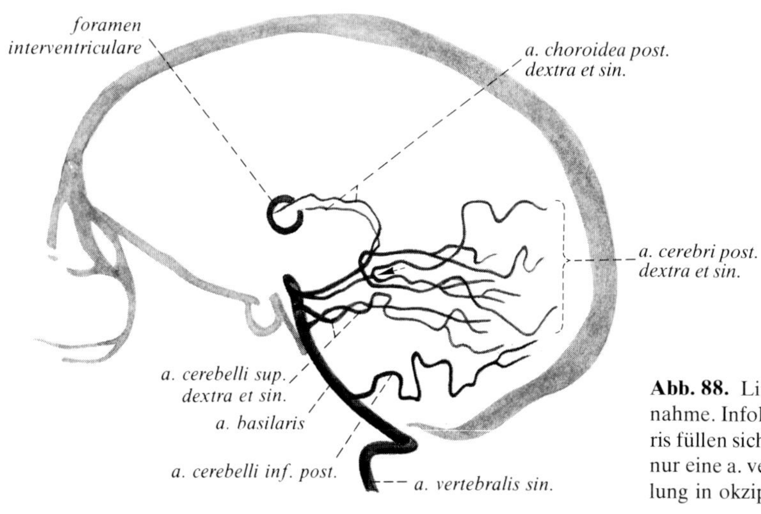

Abb. 88. Linksseitiges Vertebralis-Arteriogramm. Seitliche Aufnahme. Infolge der Vereinigung beider aa. vertebrales zur a. basilaris füllen sich die Äste der a. basilaris auf beiden Seiten, auch wenn nur eine a. vertebralis mit Kontrastmittel injiziert wurde. Pfeil: Teilung in okzipitalen und temporalen Hauptast.

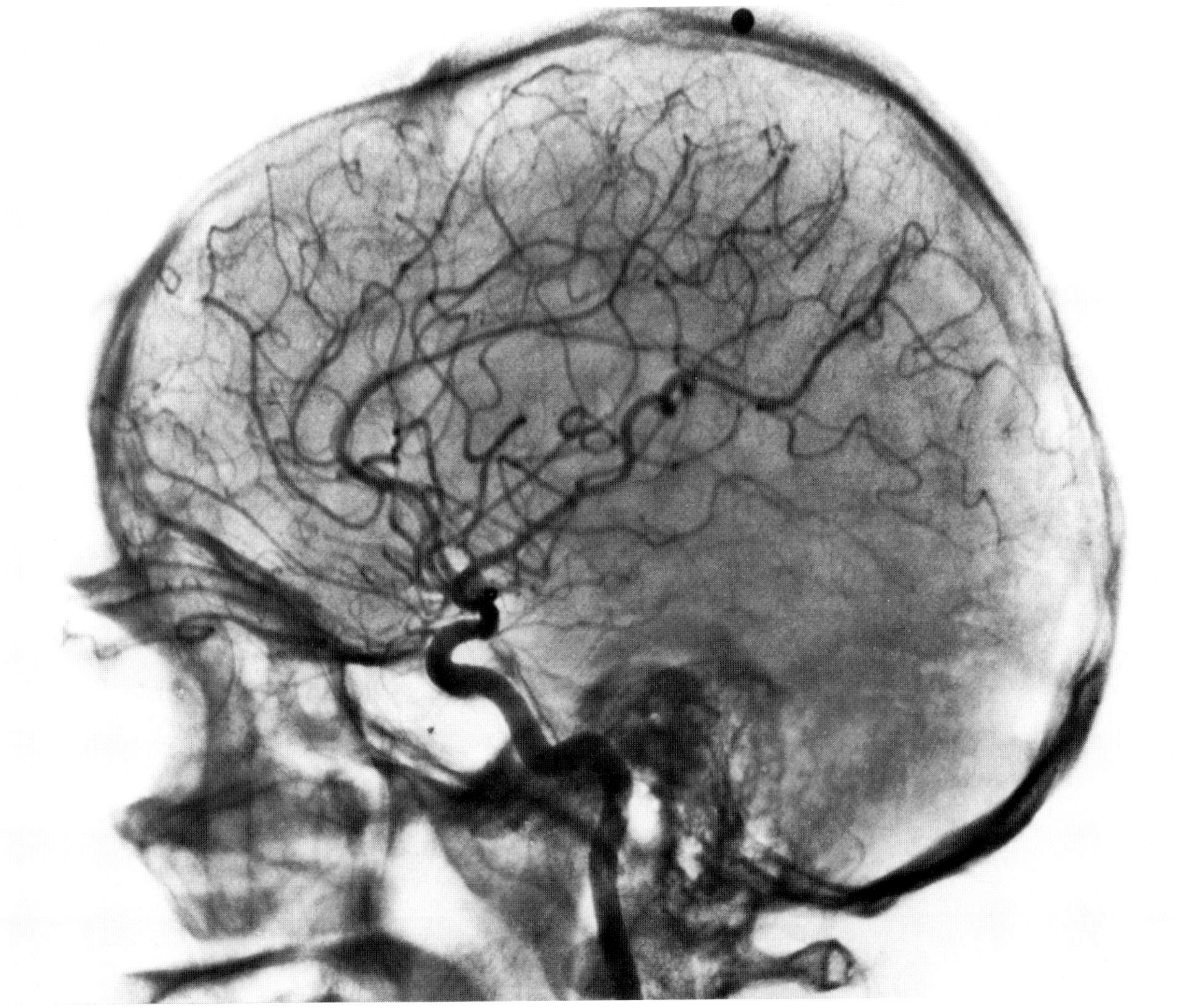

Abb. 89. Carotis-Angiogramm im seitlichen Strahlengang. Originalaufnahme (Aus WICKE, Atlas der Röntgenanatomie, 2. Aufl. Urban & Schwarzenberg, München–Wien–Baltimore 1980).
Gefüllt sind die beiden Endäste der a. carotis interna, d. i. die a. cerebri media mit der SYLVISchen Gefäßgruppe im Zentrum des Bildes und der a. cerebri anterior mit ihrem charakteristischen, nach vorne konvexen, die äußere Kontur des Balkens nachzeichnenden Verlauf.

Die a. carotis interna durchsetzt die knöcherne Schädelbasis im canalis caroticus im Apexbereich des Felsenbeins. Nach Verlassen des Knochenkanals an der Pyramidenspitze ist sie durch ein dünnes knöchernes oder bindegewebiges Septum vom über ihr liegenden ganglion trigeminale GASSERI geschieden, steigt in einer Furche der Seitenfläche des Keilbeinkörpers auf und ist hier dem frontalen Pol des GASSERschen Ganglions benachbart **(Ganglionabschnitt).** Die Arterie biegt sodann rostralwärts um und verläuft in sagittaler Richtung leicht ansteigend nach vorne gegen den Ursprung des processus clinoideus anterior. Dies ist der **»Sinus-cavernosus-Abschnitt«,** er reicht von der Pyramidenspitze bis zur Wurzel des vorderen Clinoidfortsatzes. Sie liegt dabei in einer seichten Furche der Seitenwand des Keilbeinkörpers. Unter der Wurzel des processus clinoideus anterior macht die carotis hierauf eine scharfe Krümmung, deren Konvexität nach vorne gerichtet ist **(»Carotisknie«),** tritt durch dura und arachnoidea hindurch, gelangt nunmehr wieder okzipitalwärts verlaufend unter den in das foramen opt. eintretenden n. opticus (Abb. 94). Ihr weiterer Verlauf ist im Subarachnoidealraum **(»Zisternenabschnitt«),** schließlich teilt sie sich in ihre Endäste (Teilungsabschnitt, **»Carotisgabel«).**
Röntgenologisch heißen die geschilderten, mit starken Krümmungen verlaufenden Strecken vom Ganglienabschnitt bis zur Carotisgabel »Carotissiphon«.

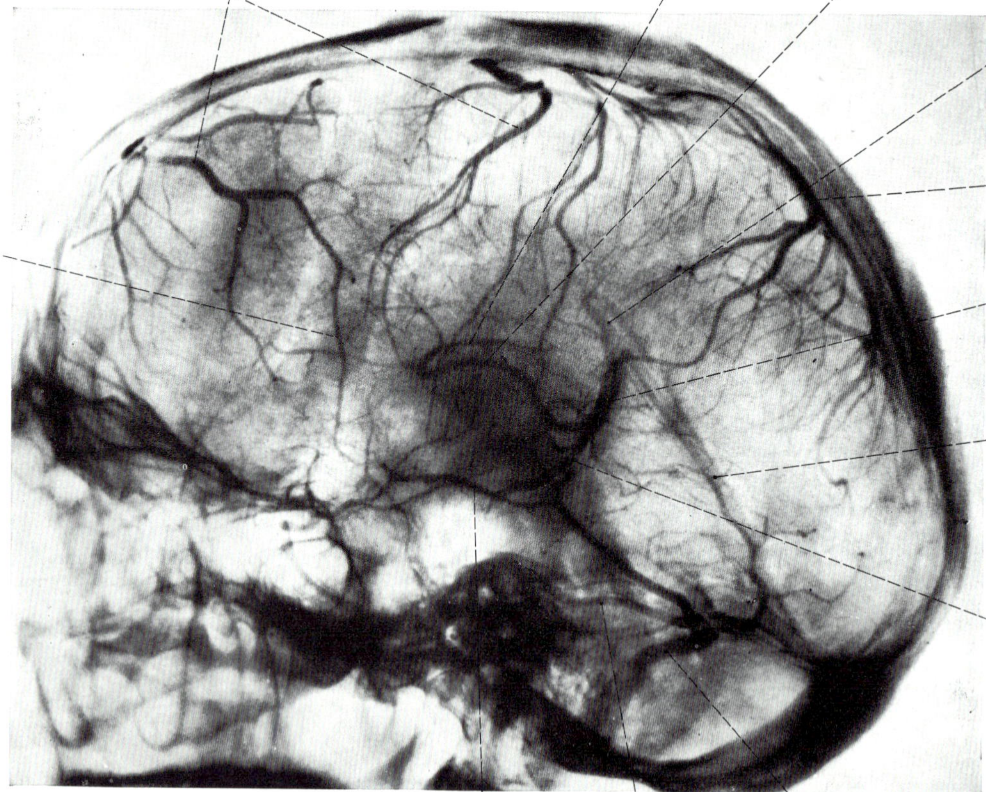

Abb. 90. Seitliches Phlebosinugramm. Man erkennt die zum sinus sagittalis superior aufsteigenden vv. cerebri superiores, zentral die v. cerebri interna und den Bogen der vena magna GALENI. (Aus PERNKOPF, Atlas der topographischen und angewandten Anatomie des Menschen, 1. Bd., 2. Aufl. [Hrsg. H. FERNER]. Urban & Schwarzenberg, München–Wien–Baltimore 1980.)

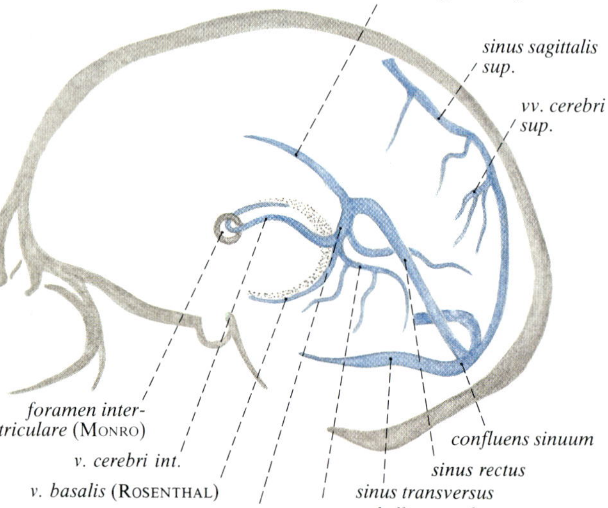

Abb. 91. Phlebo-Sinugramm. Seitliche Aufnahme, schematisch.

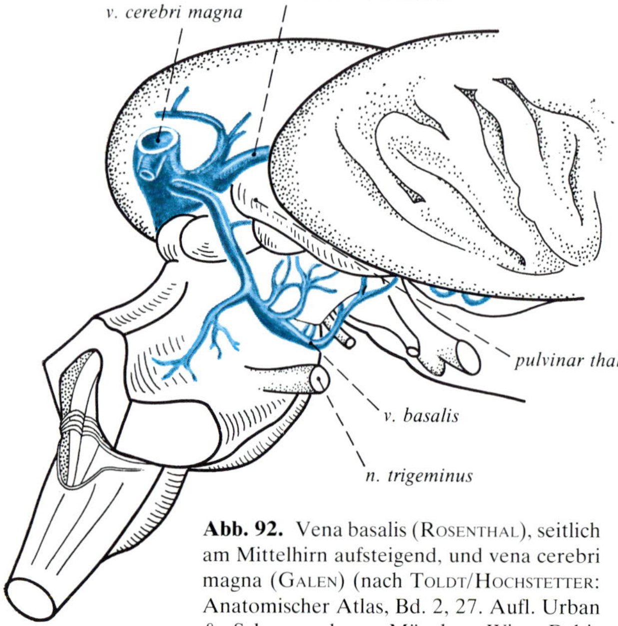

Abb. 92. Vena basalis (ROSENTHAL), seitlich am Mittelhirn aufsteigend, und vena cerebri magna (GALEN) (nach TOLDT/HOCHSTETTER: Anatomischer Atlas, Bd. 2, 27. Aufl. Urban & Schwarzenberg, München–Wien–Baltimore 1979).

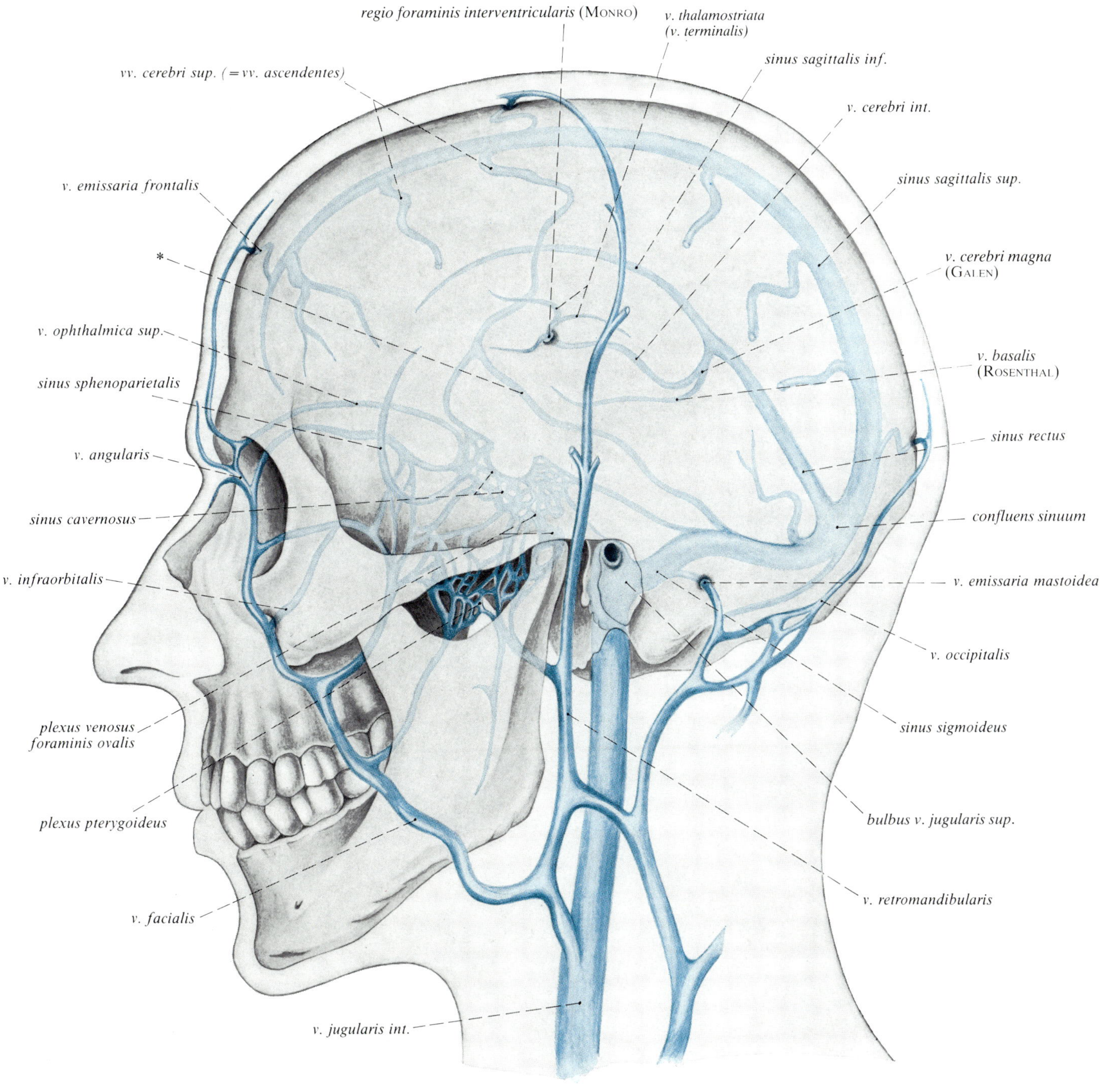

Abb. 93. Venenstämme des Kopfes und sinus durae matris, sowie Verbindungen zwischen beiden Venengebieten. Die sinus durae matris und von Knochen bedeckte Venen sind durchscheinend gezeichnet. (Nach FERNER/KAUTZKY, Handbuch der Neurochirurgie, 1. Bd., Springer 1959.) * sogenannte LABBÉsche Anastomose.

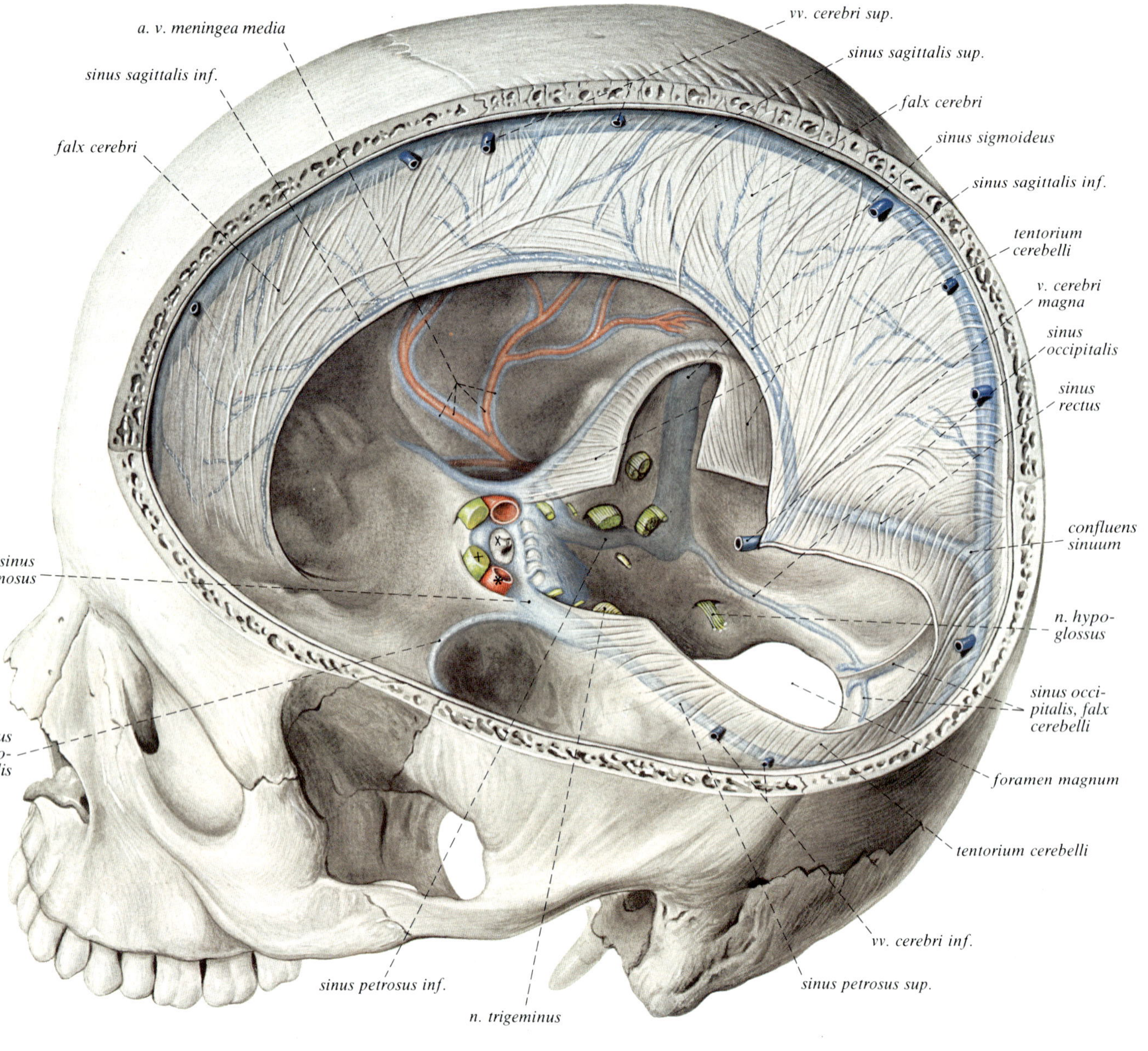

Abb. 94. Harte Hirnhaut und sinus durae matris in der Ansicht von links oben. Aus dem tentorium cerebelli links ein großer Teil, rechts ein schmaler Streifen herausgeschnitten. * a. carotis int.; × hypophysis cerebri; + n. opticus.

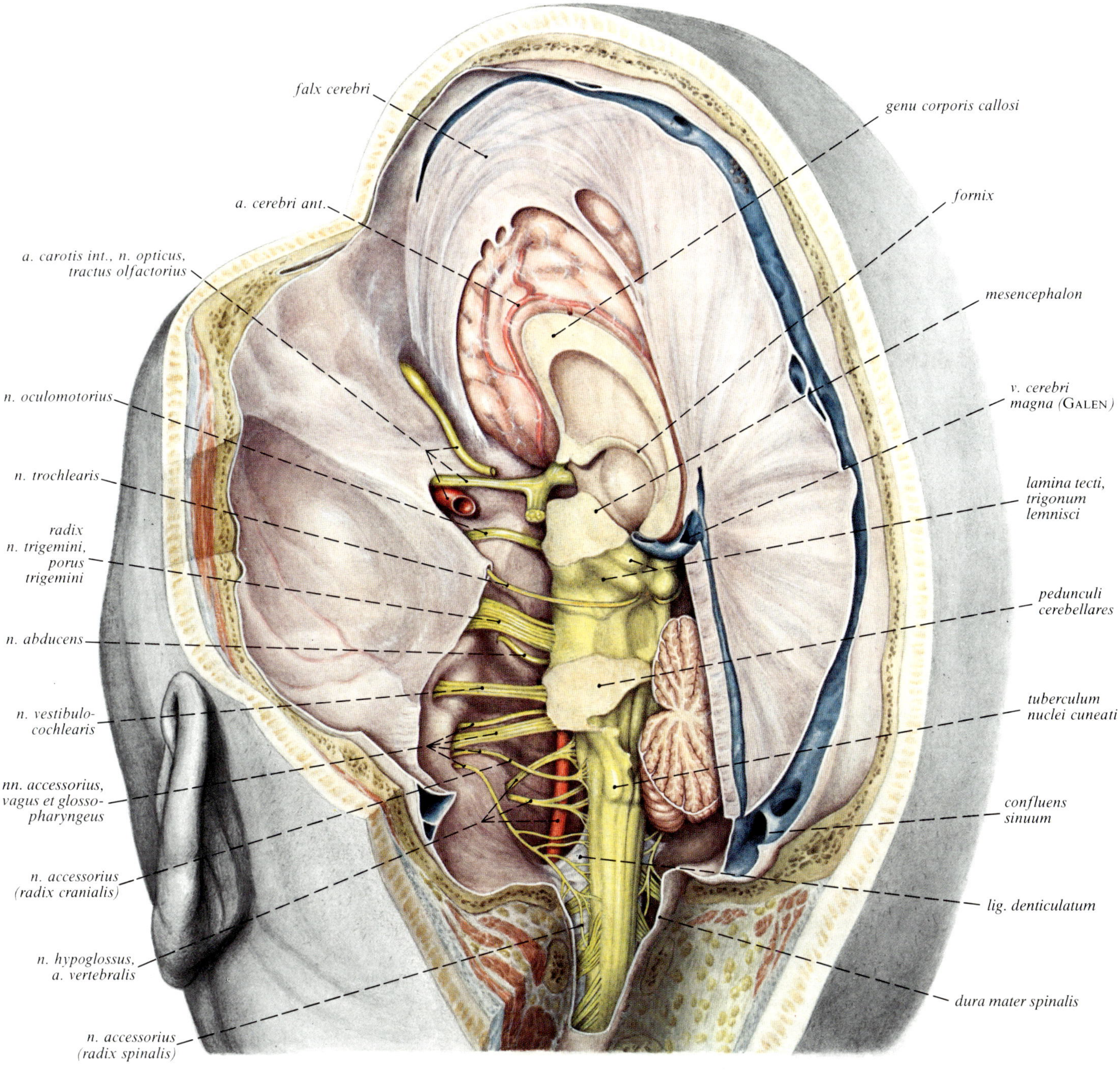

Abb. 95. Das Gehirn in situ. Wegnahme des linken hemisphaerium cerebri et cerebelli. Hirnstamm, truncus cerebri, in situ. Intrakraniale (leptomeningeale) Verlaufsstrecke aller 12 Hirnnerven (Aus PERNKOPF: Atlas der topographischen und angewandten Anatomie des Menschen, Bd. 1, 2. Aufl. [Hrsg. H. FERNER]. Urban & Schwarzenberg, München–Wien–Baltimore 1980).

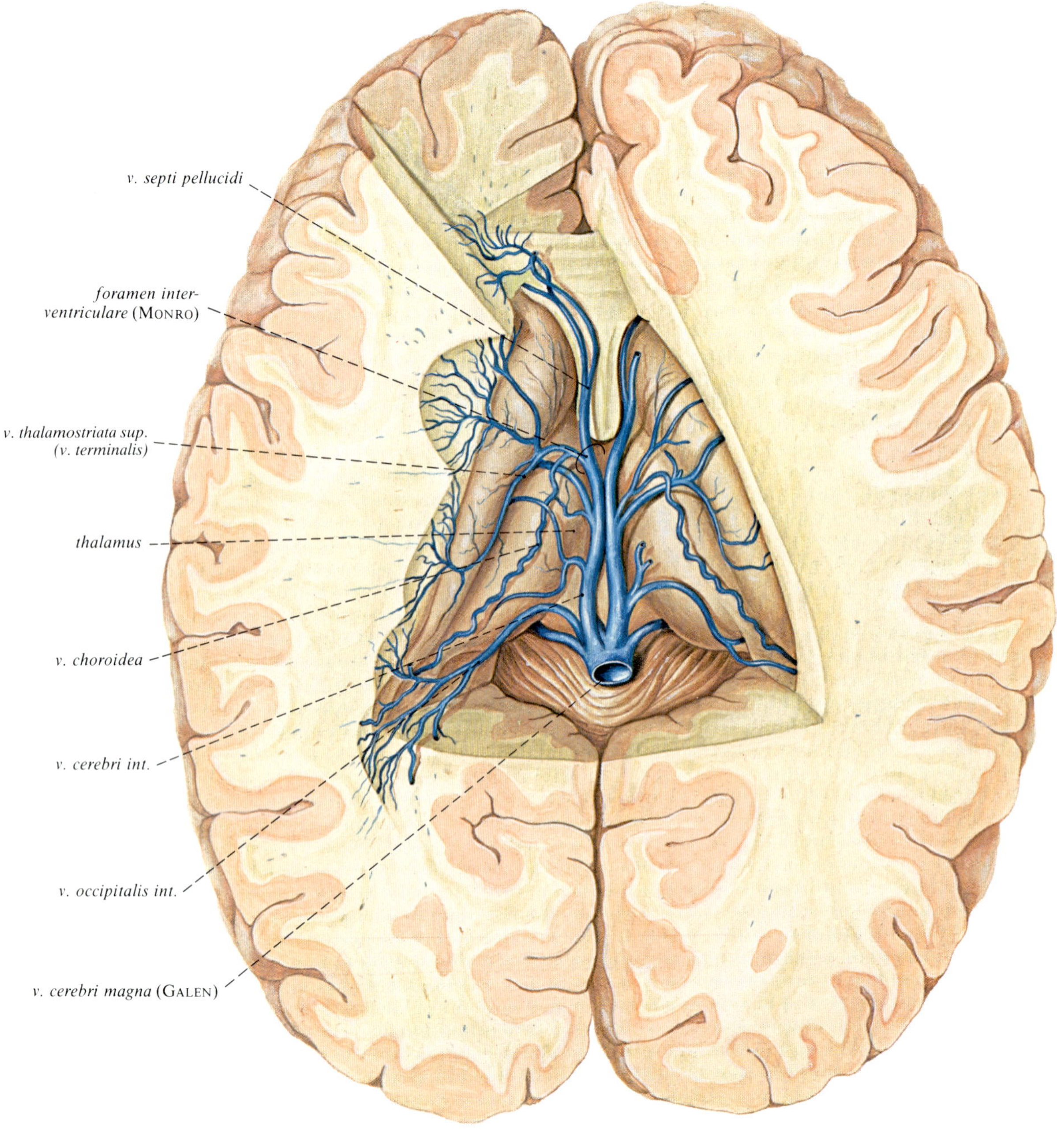

Abb. 96. Die inneren Hirnvenen des Menschen und ihre Zustromgebiete aus dem weißen Markmantel (staudenförmig). Rechts Varietät der Zusammenmündung (aus H. FERNER, Z. Anat. *120*, 1958).

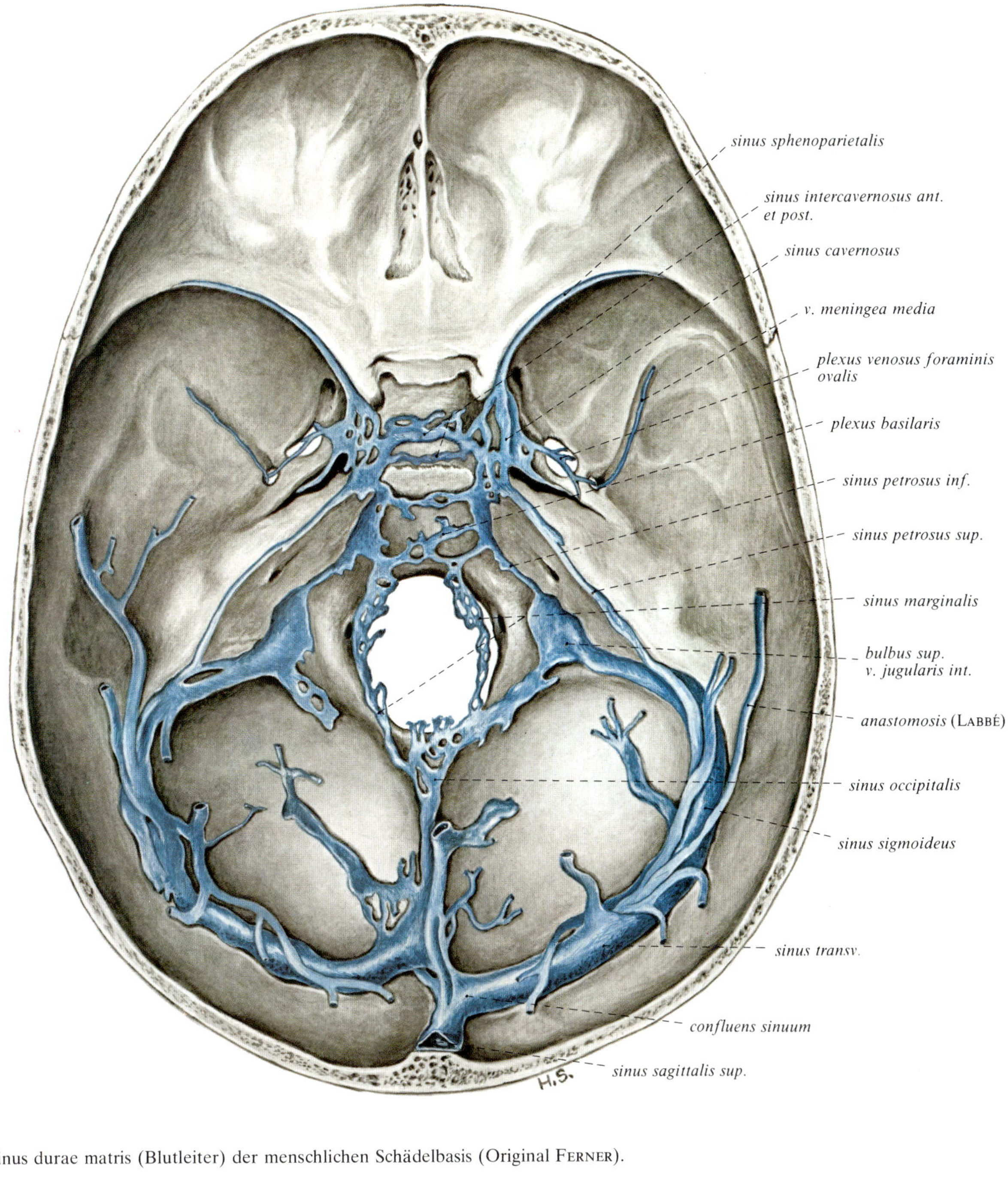

Abb. 97. Sinus durae matris (Blutleiter) der menschlichen Schädelbasis (Original FERNER).

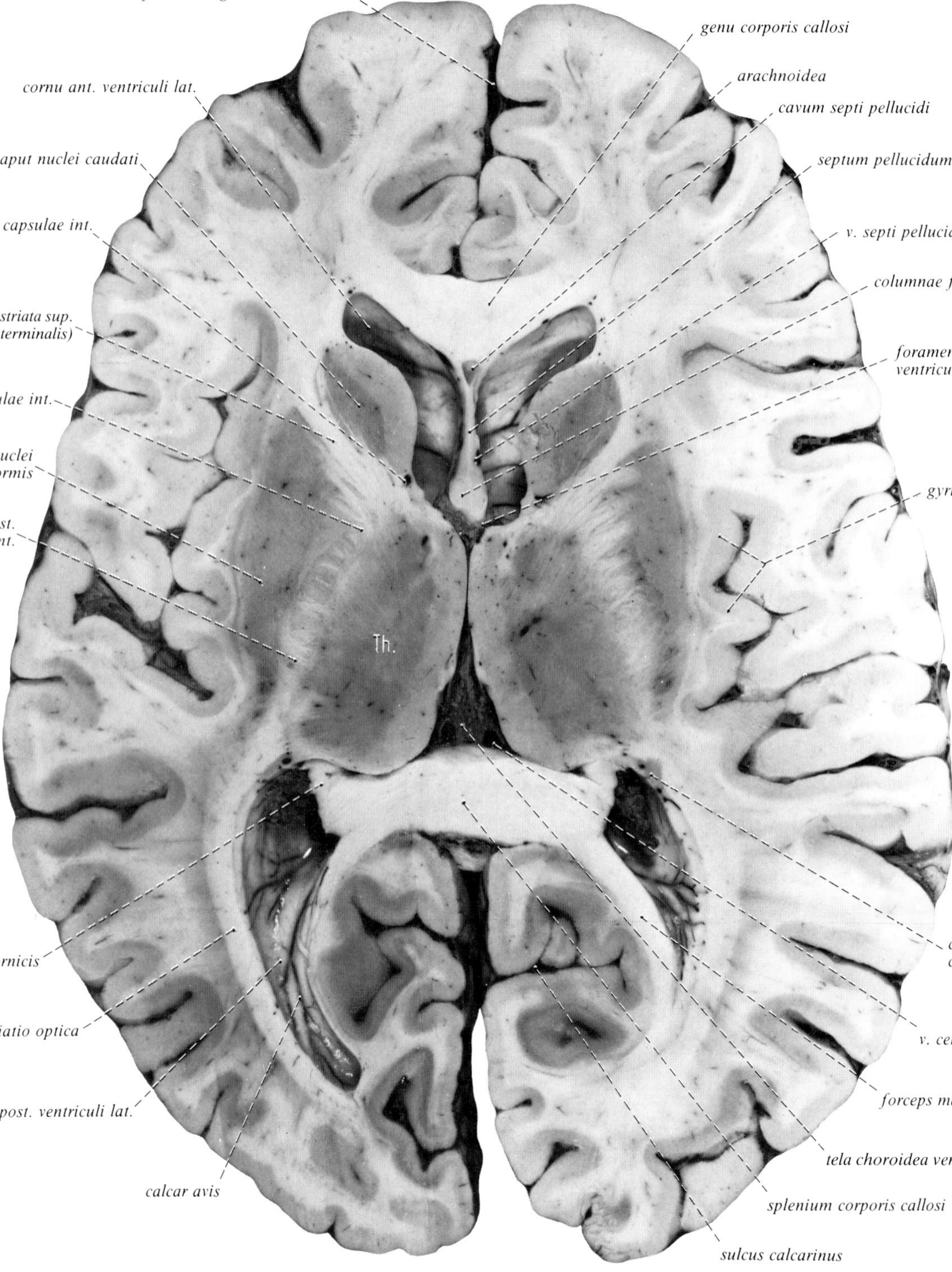

Abb. 98. Horizontalschnitt durch das Großhirn im Niveau der Stammganglien und der foramina interventricularia Monroi (vgl. nebenstehendes Bild). Th = Thalamus

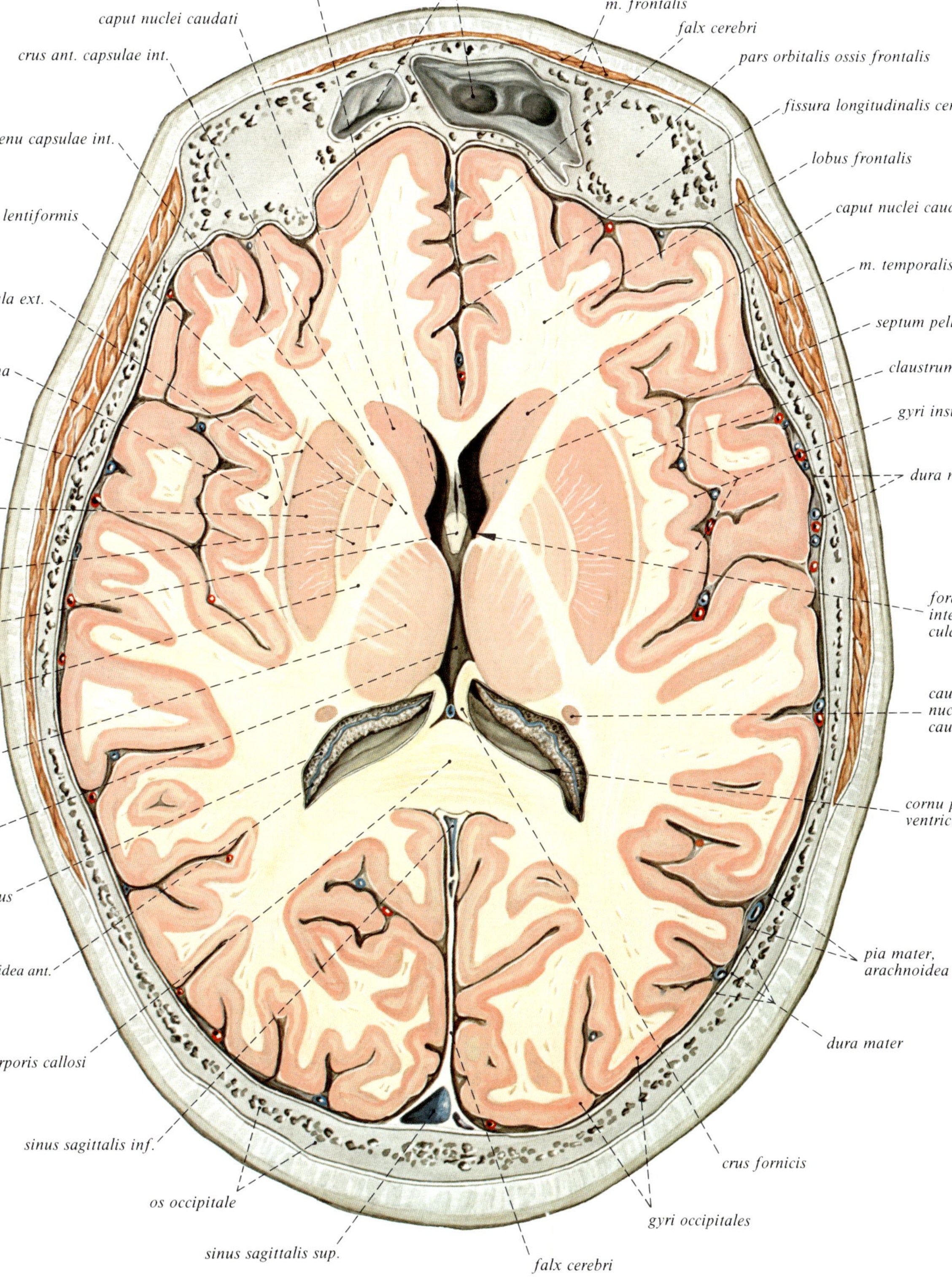

Abb. 99. Horizontalschnitt durch den Hirnschädel im Niveau der Stammganglien (subkortikale grisea) und der inneren Kapsel, capsula interna (griseus = grau).

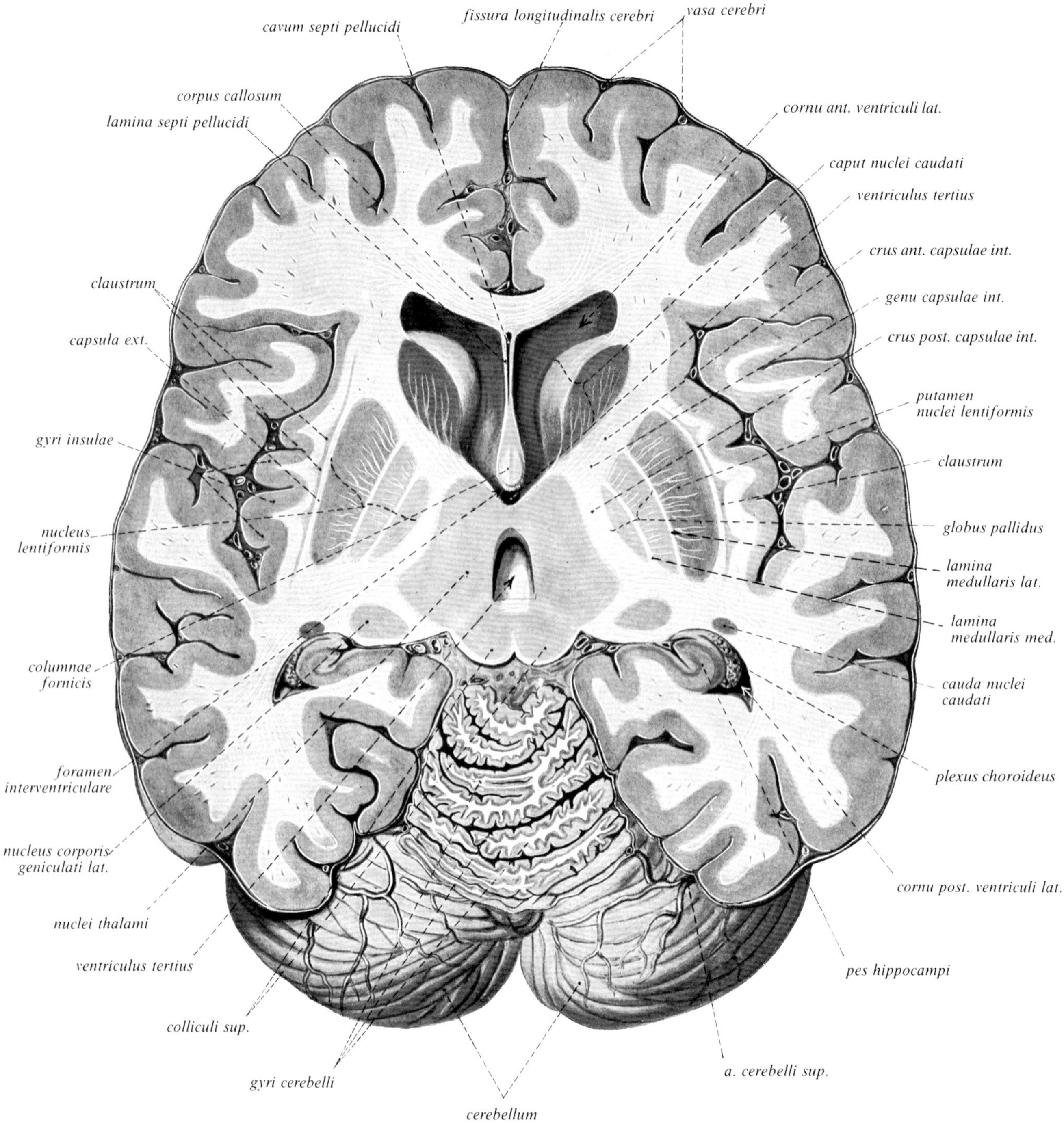

Abb. 100. Horizontalschnitt durch das Großhirn in Höhe der Stammganglien und der inneren Kapsel. Schnitt etwas tiefer als in Abb. 99, so daß das mesencephalon und der Wurm des Kleinhirns vom Schnitt erfaßt wurden.

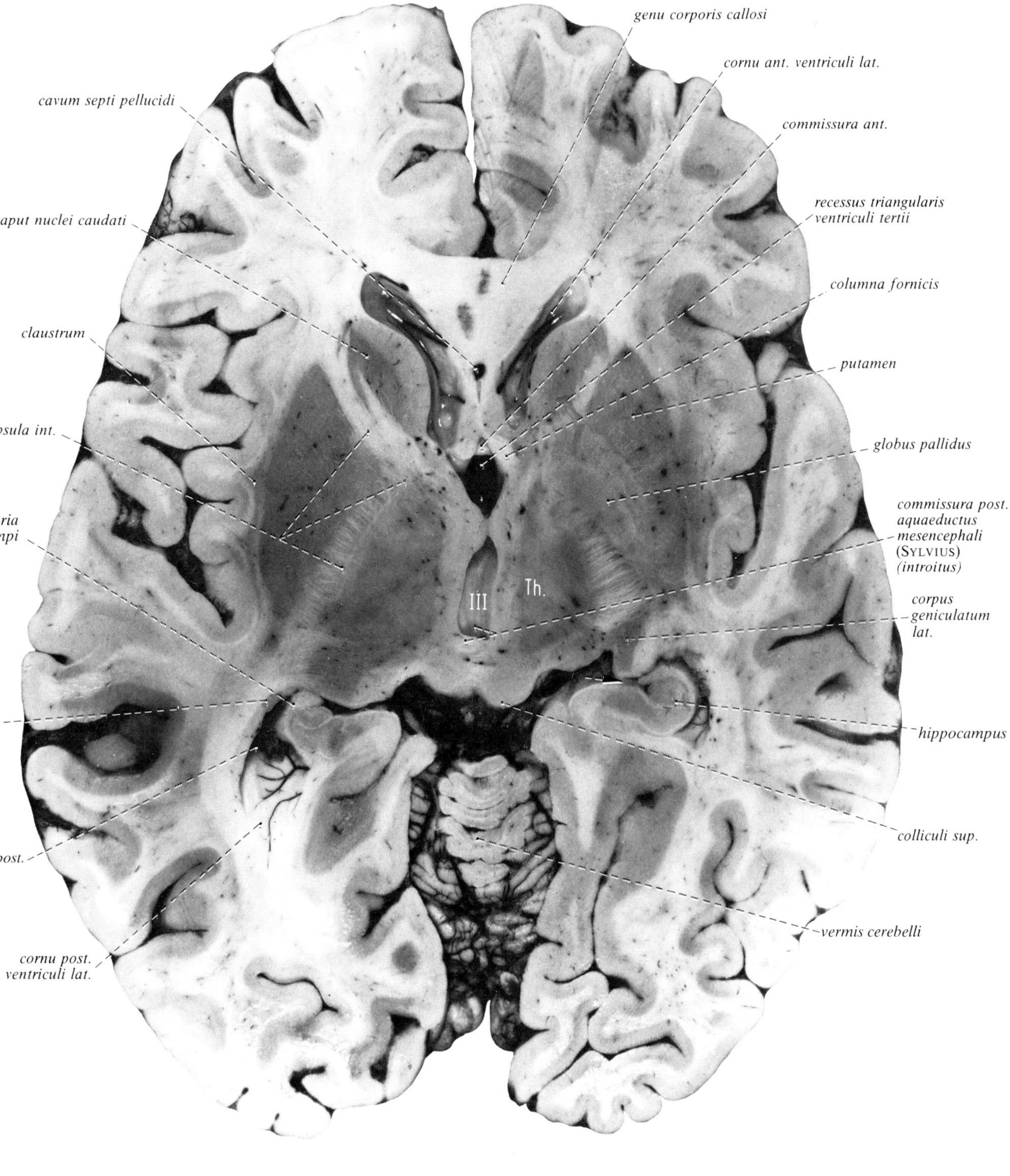

Abb. 101. Horizontalschnitt durch das menschliche Großhirn im Niveau der capsula interna und der colliculi superiores. Pfeil = fissura hippocampi, III = 3. Ventrikel, Th. = Thalamus

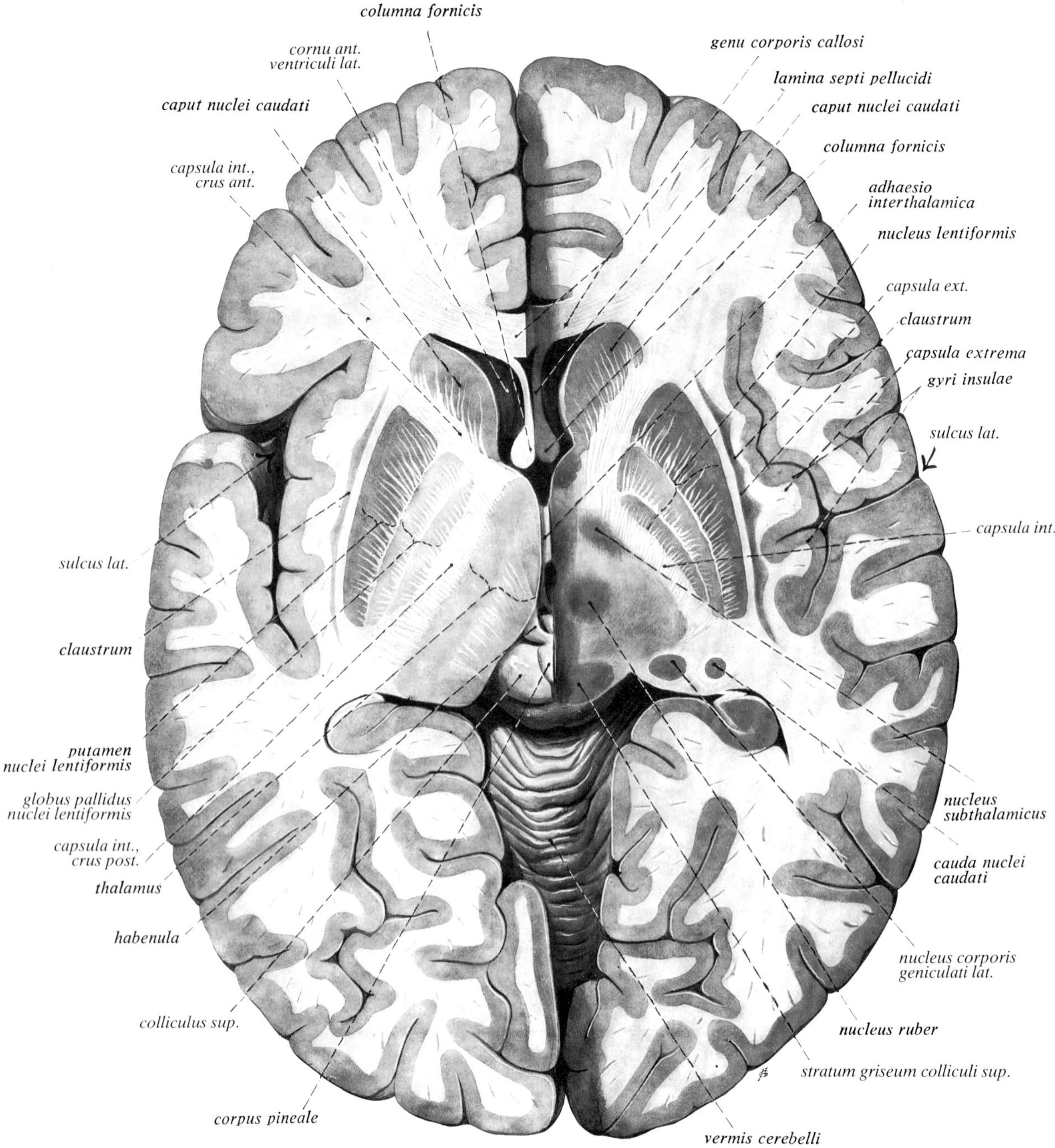

Abb. 102. Horizontalschnitt durch das Großhirn zur Darstellung der Stammganglien (thalamus, nucleus lentiformis, nucleus caudatus) und der inneren Kapsel, capsula interna. Die Schnittebene liegt links in Höhe des Thalamus, rechts hat sie, etwa 1 cm tiefer, die Vierhügel und den nucleus subthalamicus getroffen.

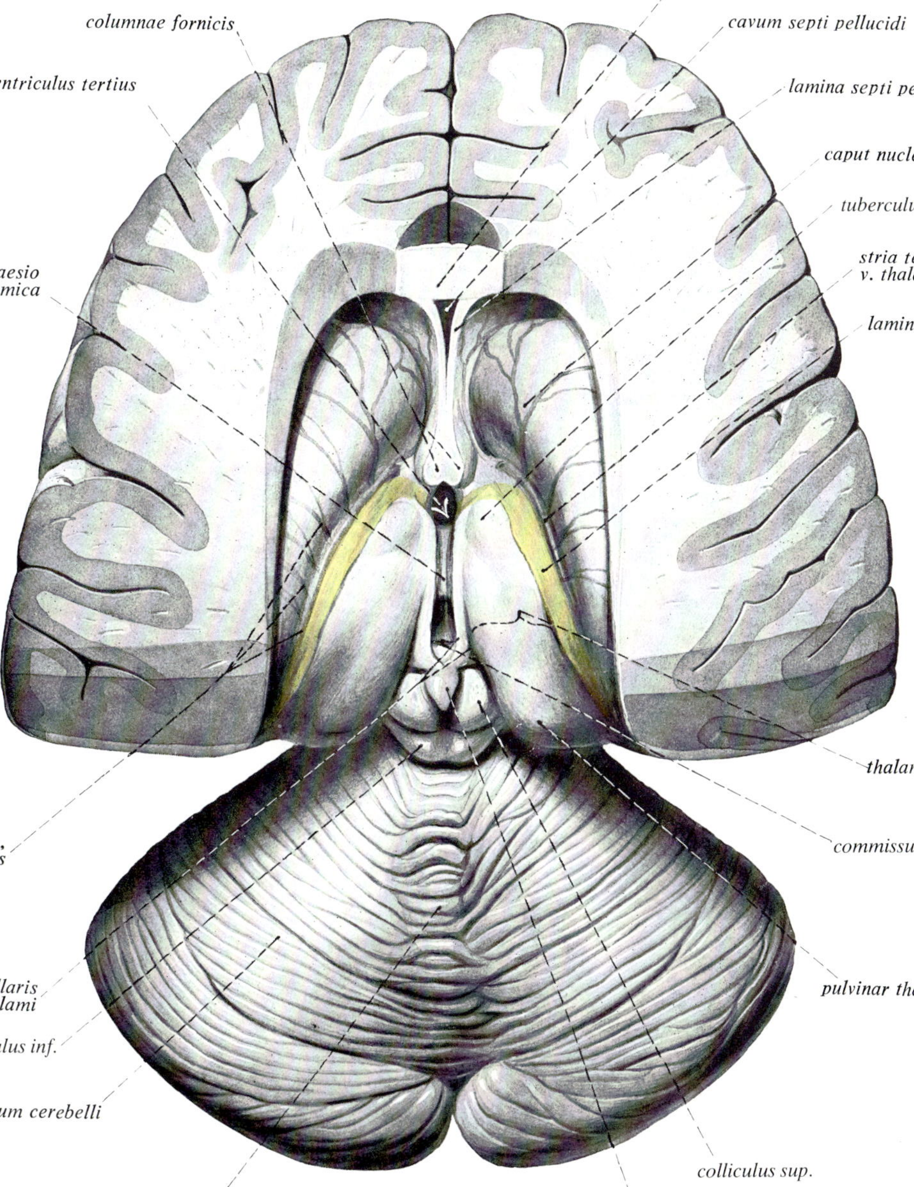

Abb. 103. Stammganglien des Großhirns (thalamus und nucleus caudatus), III. Ventrikel, Vierhügelplatte (lamina tecti), Zirbeldrüse, corpus pineale, Kleinhirn von oben freigelegt. Columnae fornicis, lamina choroidea ventriculi III sowie Schläfen- und Hinterhauptslappen der Großhirnhemisphären entfernt. Lamina affixa, das ist die hier ausnehmend dünne Wand des Endhirns, die dem Thalamus aufliegt, durch gelbe Farbe markiert.

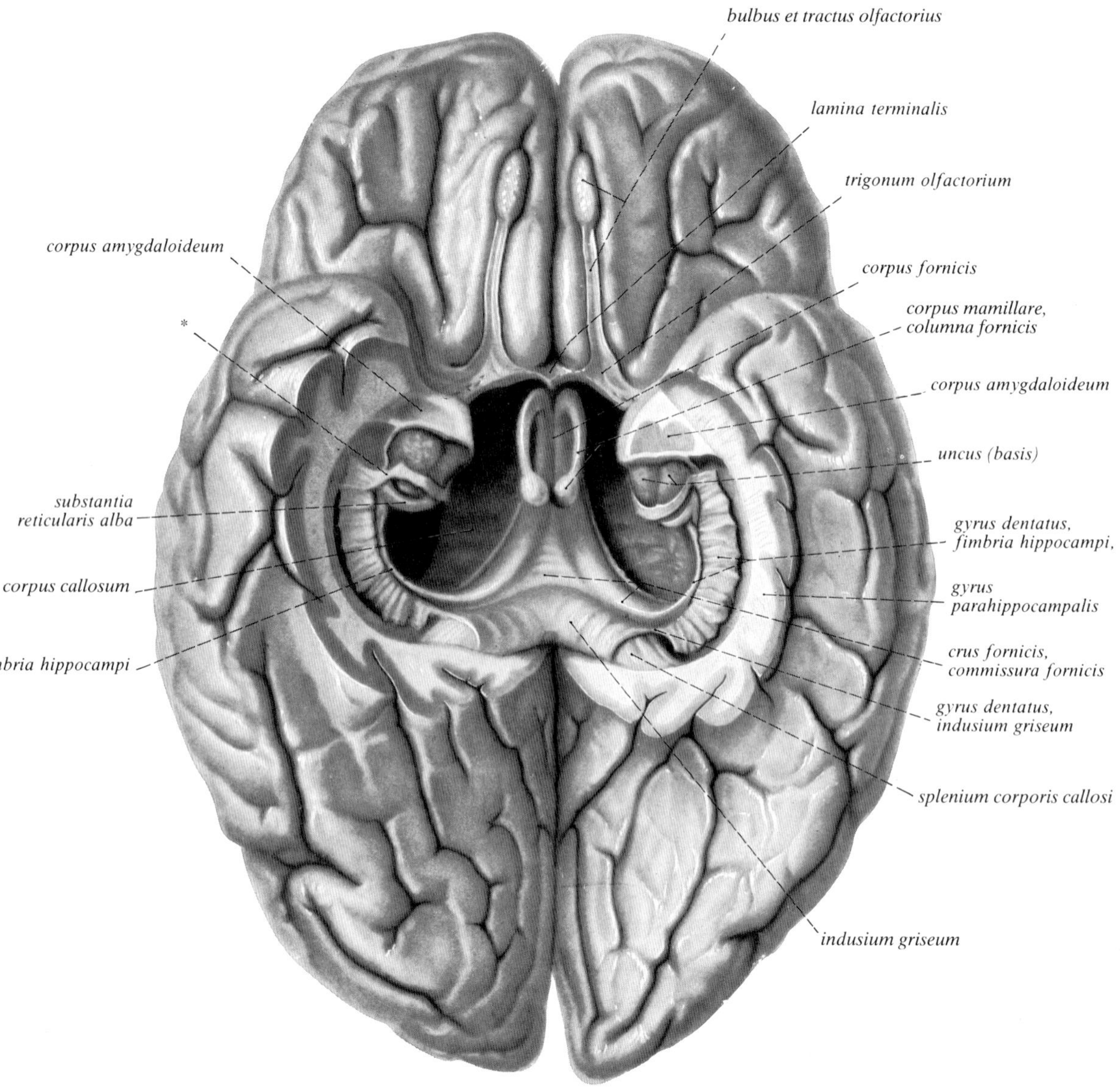

Abb. 104. Basalfläche des Großhirns. Präparation der beiden Gewölbe, fornices, von basal her (aus PERNKOPF, Atlas der topographischen und angewandten Anatomie des Menschen, Bd. 1, 2. Aufl. [Hrsg. H. FERNER]. Urban & Schwarzenberg, München–Wien–Baltimore 1980).
* Uncusbändchen.

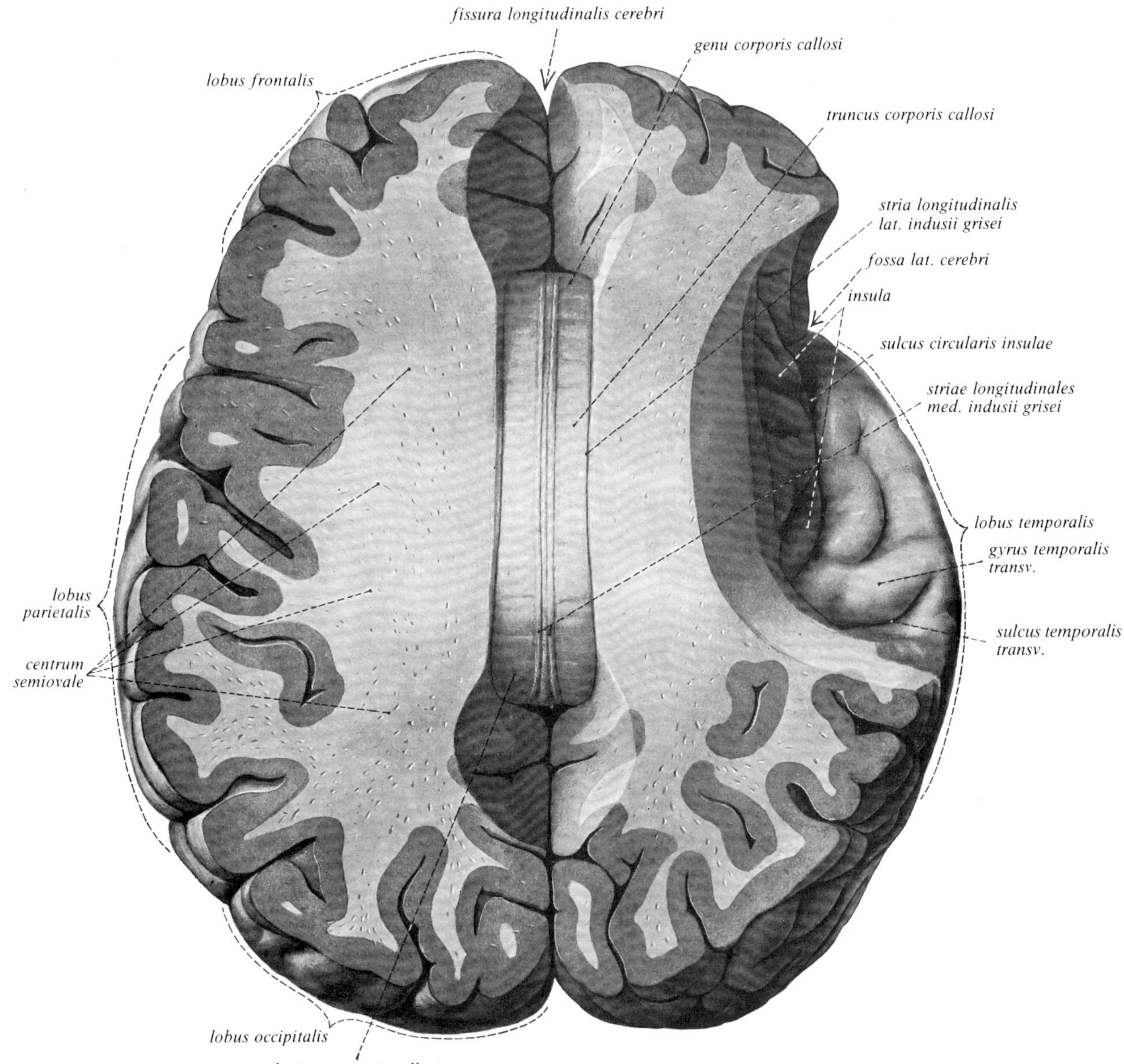

Abb. 105. Horizontalschnitt durch beide Hemisphären, Freilegung des Balkens, corpus callosum, Ansicht von oben. Rechts ist die Insel, insula, vorn sind Balkenknie, genu corporis callosi, und hinten Balkenwulst, splenium corporis callosi, freigelegt.

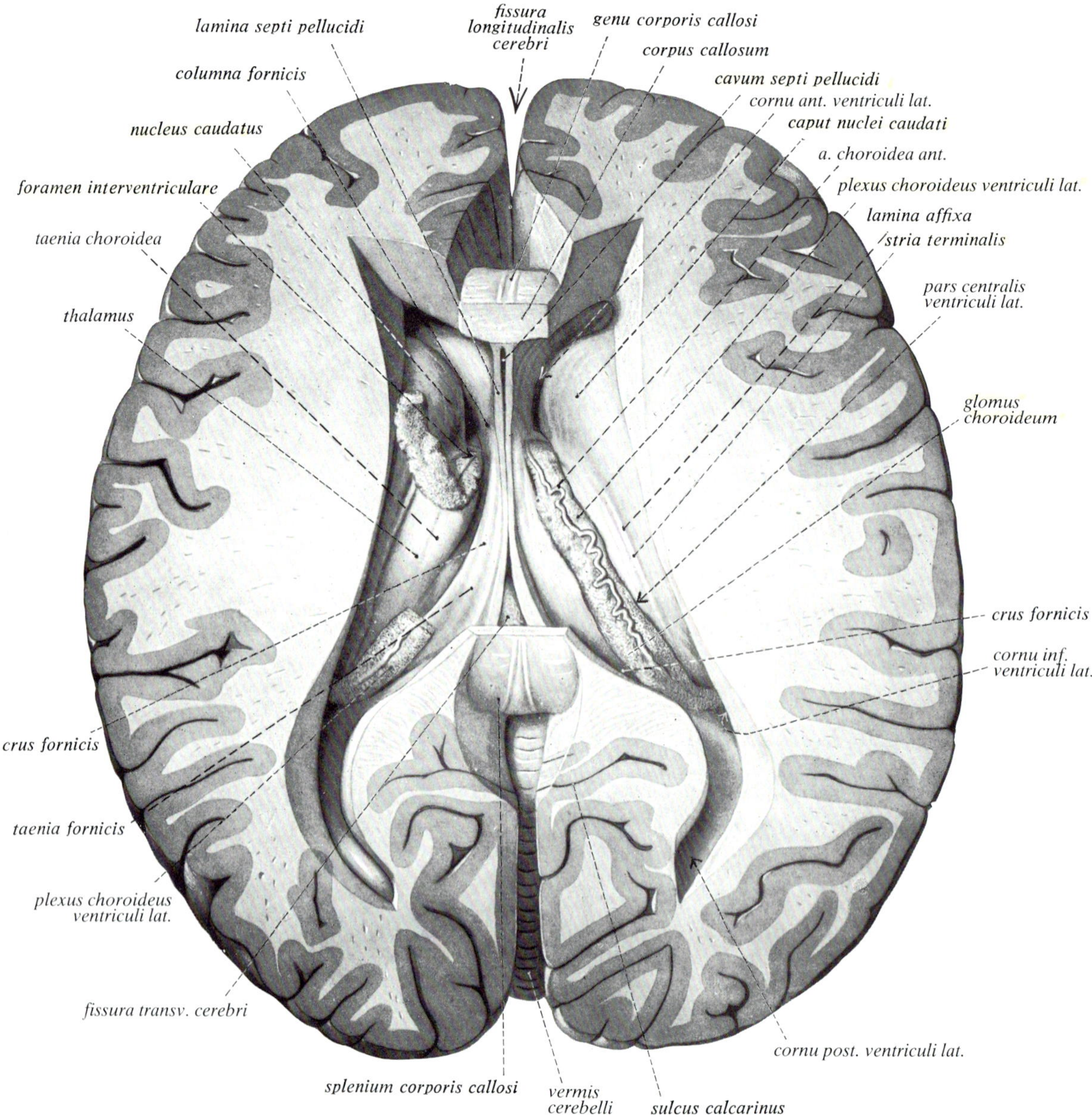

Abb. 106. Horizontalschnitt durch beide Hemisphären. Ansicht der von oben eröffneten Seitenventrikel. Gewölbe, fornix, und septum pellucidum nach teilweiser Abtragung des Balkens, corpus callosum. Links ist das Adergeflecht, plexus choroideus, durchgeschnitten und zurückgeklappt.

Abb. 107. Frontalschnitt durch das Großhirn rostral vom thalamus. Die Vorderhörner der Seitenventrikel, cornua anteriora, haben keinen plexus choroideus. ▷

Abb. 108. Gewölbe, fornix, in seiner natürlichen Lagerung, der ganzen Länge nach freigelegt. Das Gehirn ist in der Medianebene halbiert, der Hirnstamm mit dem Kleinhirn durch einen schräg durch das thalamencephalon geführten Schnitt entfernt. Der gyrus parahippocampalis ist so weit abgetragen, daß fimbria hippocampi und gyrus dentatus sichtbar sind.

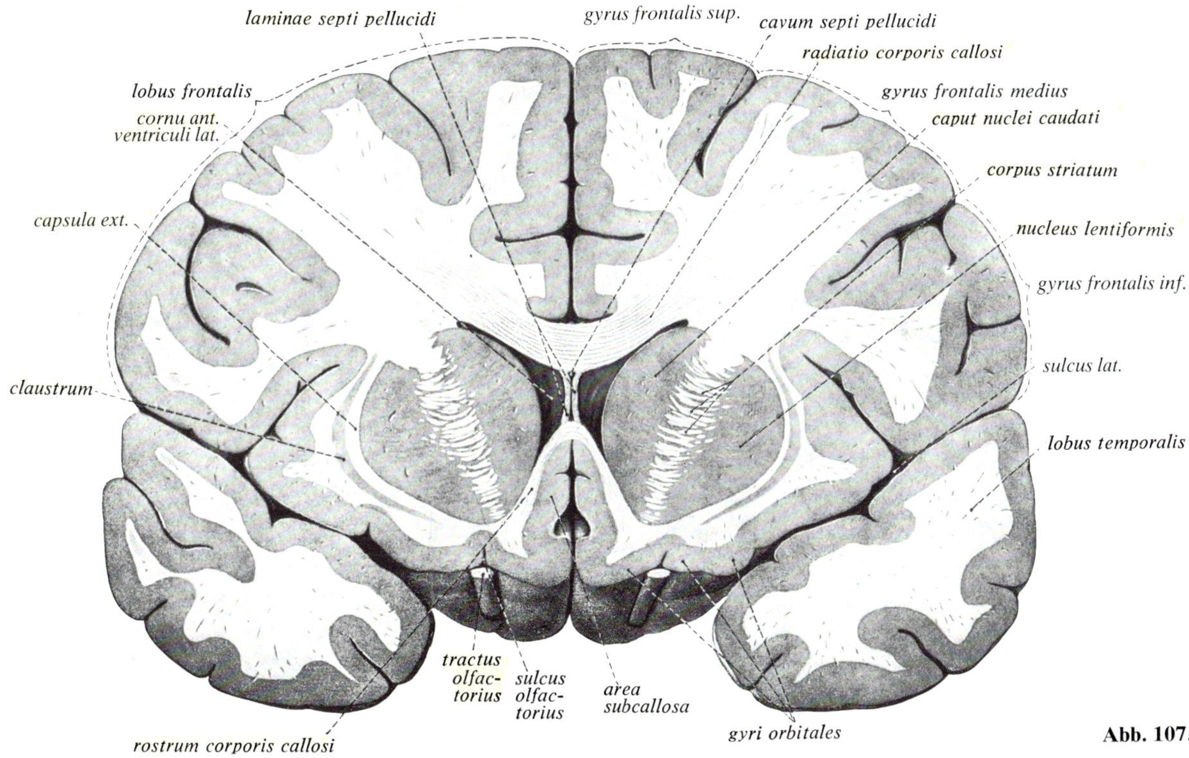

Abb. 107.

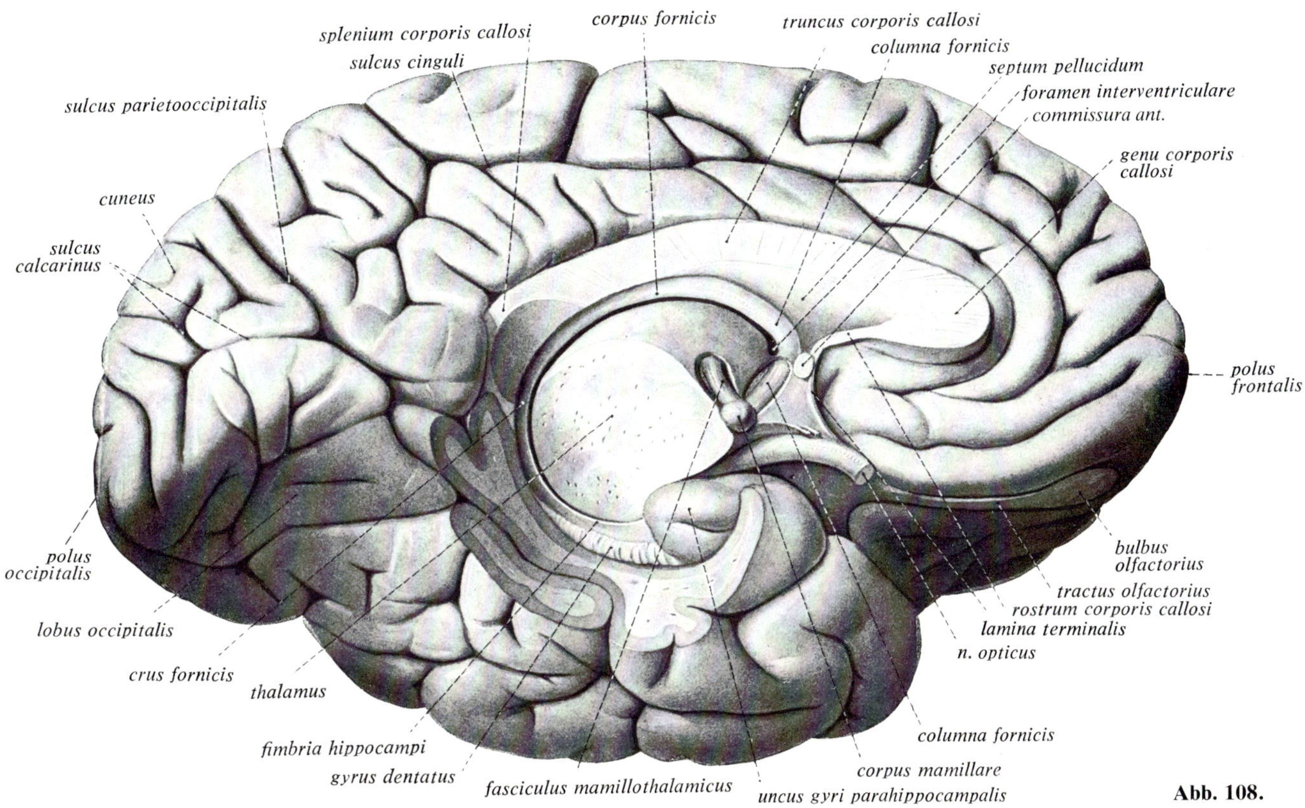

Abb. 108.

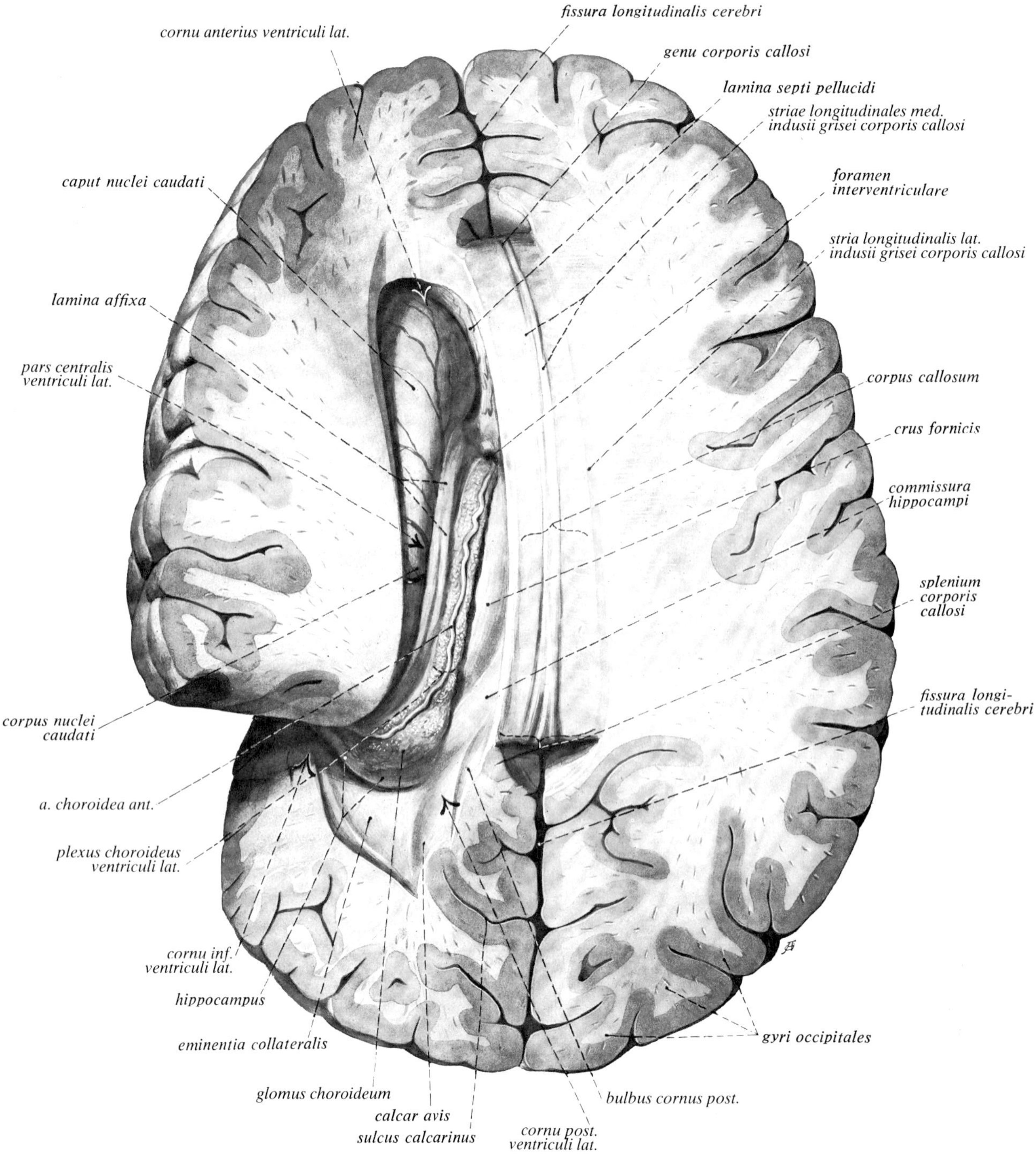

Abb. 109. Horizontalschnitt durch beide Hemisphären, Ansicht des Balkens, corpus callosum, und des linken Seitenventrikels, ventriculus lateralis sinister, von oben und etwas von links.

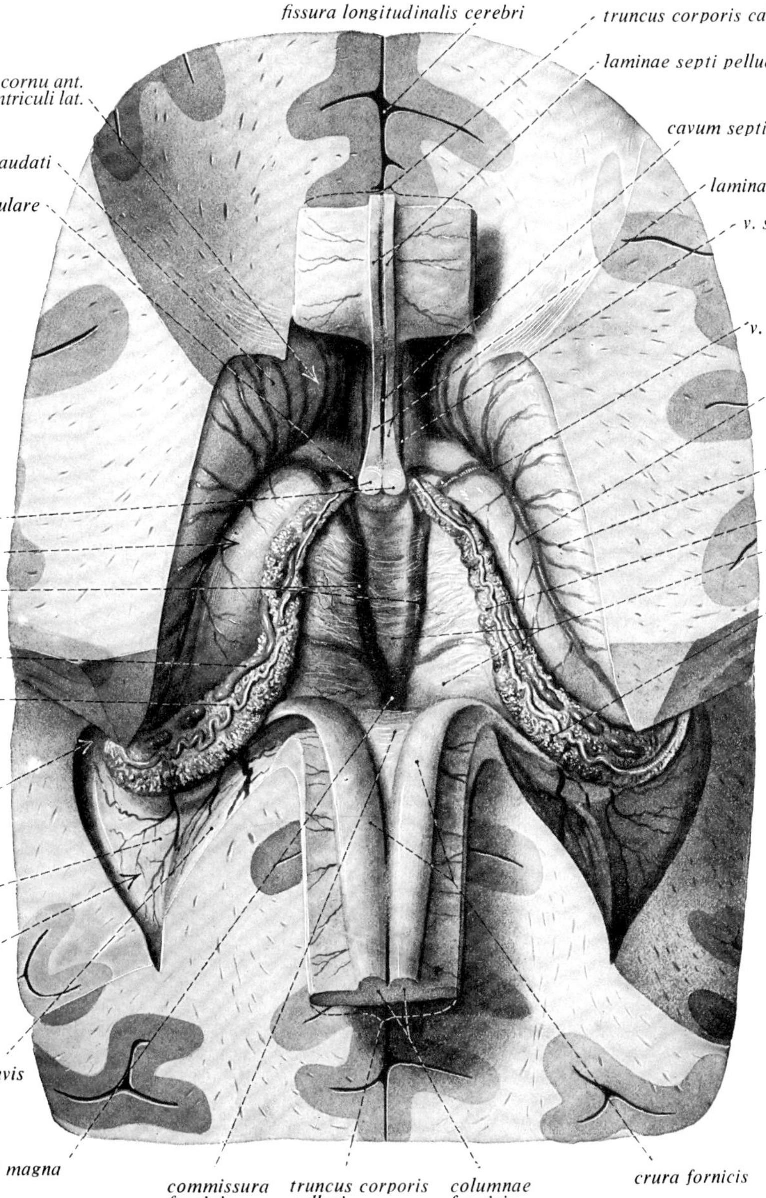

Abb. 110. Seitenventrikel von oben eröffnet, tela choroidea prosencephali. Balken und Gewölbe durchgeschnitten und nach hinten bzw. nach vorne umgeklappt.

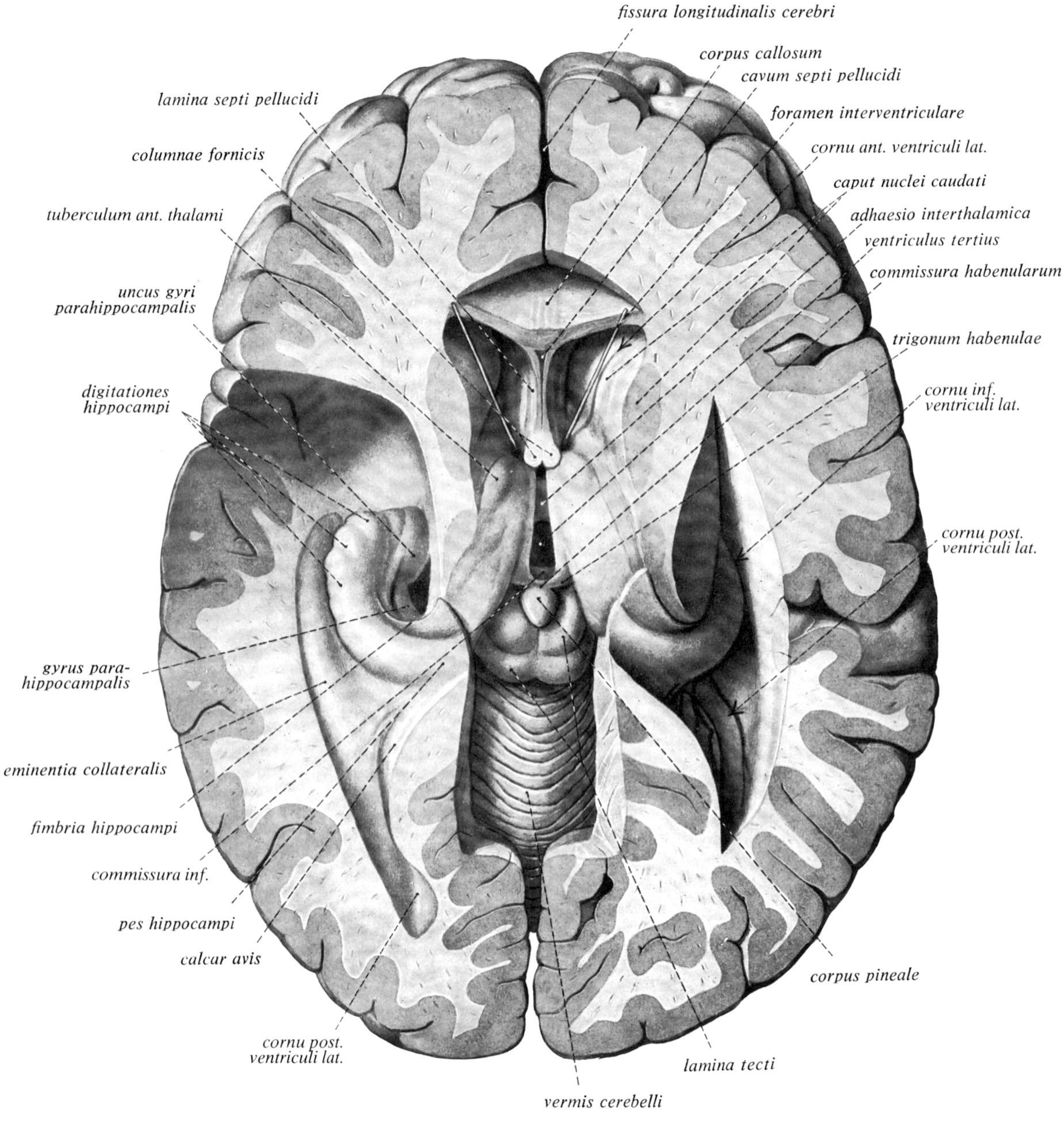

Abb. 111. Horizontalschnitt durch beide Hemisphären. Seitenventrikel und III. Ventrikel in der Ansicht von oben. Truncus und splenium corporis callosi, columnae fornicis und tela choroidea ventriculi III entfernt. Linker Schläfenlappen bis zur Spitze des cornu inferius ventriculi lateralis ausgehöhlt, Sonden in den foramina interventricularia.

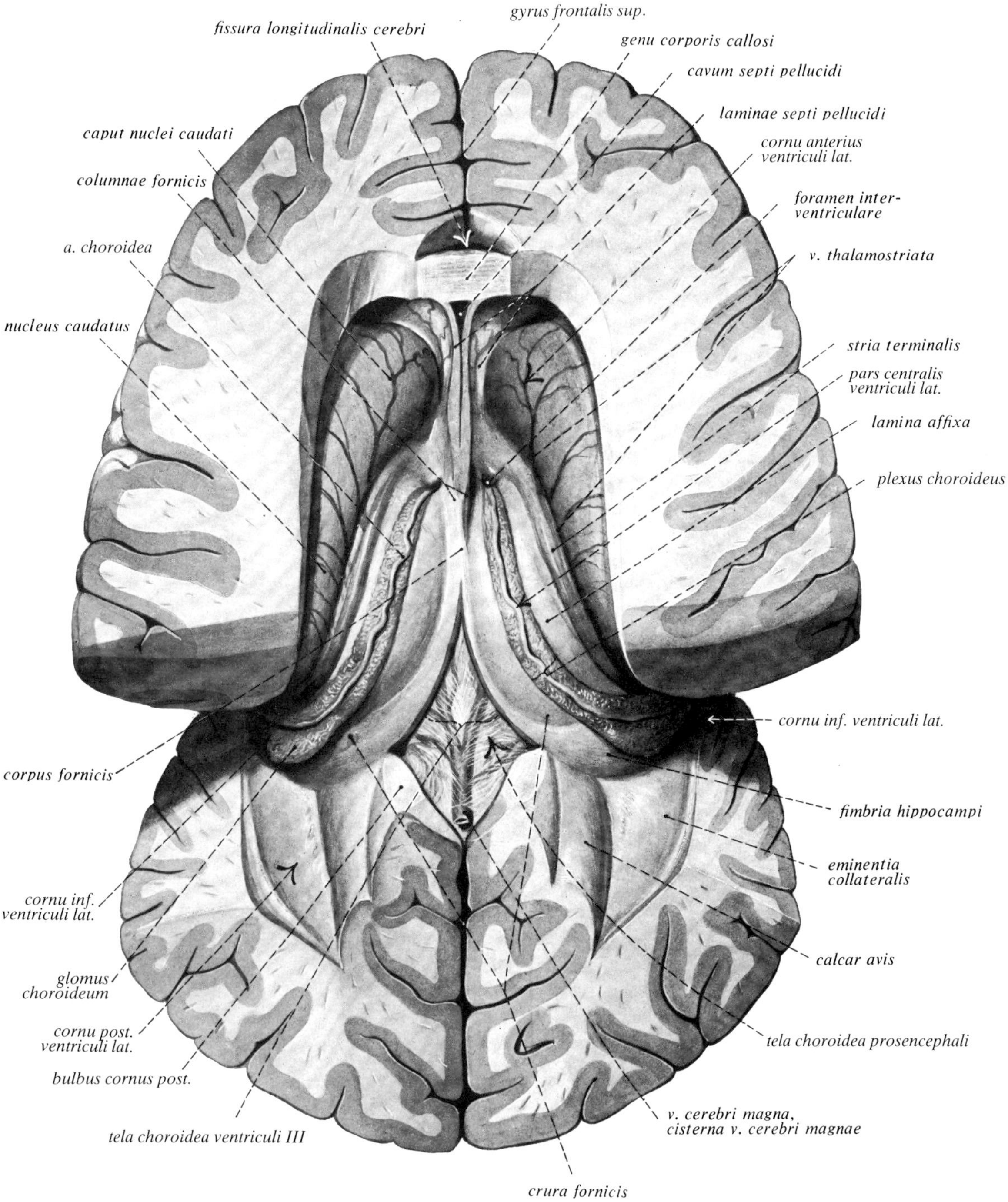

Abb. 112. Seitenventrikel von oben eröffnet. Corpus callosum weitgehend entfernt. Hinterhorn des Seitenventrikels beiderseits freigelegt.

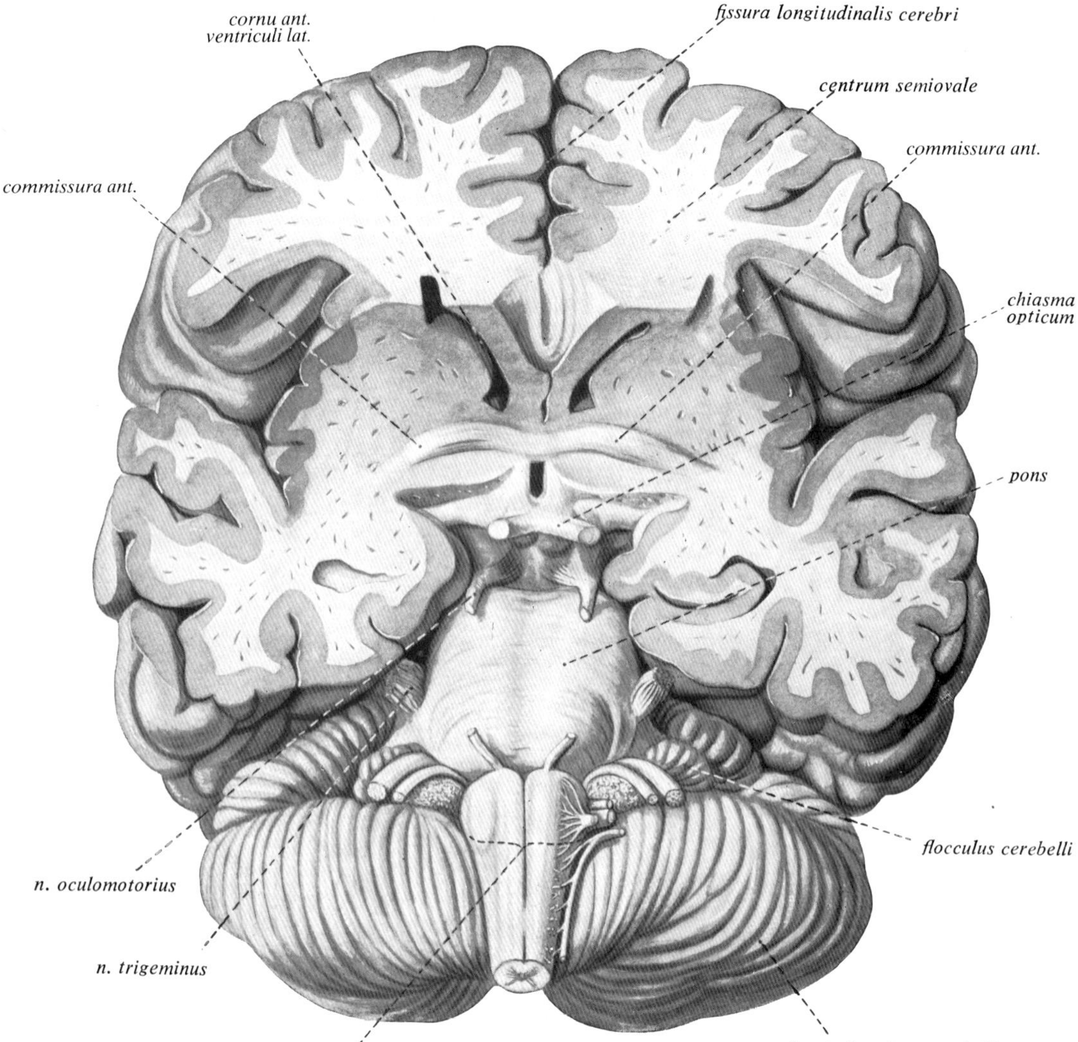

Abb. 113. Commissura anterior von der Hirnbasis aus durch einen bogenförmigen Schnitt freigelegt. in der Schnittfläche ist nur der mittlere Abschnitt der Kommissur getroffen, ihre Ausstrahlungen nach vorn und hinten sind nicht zu sehen.

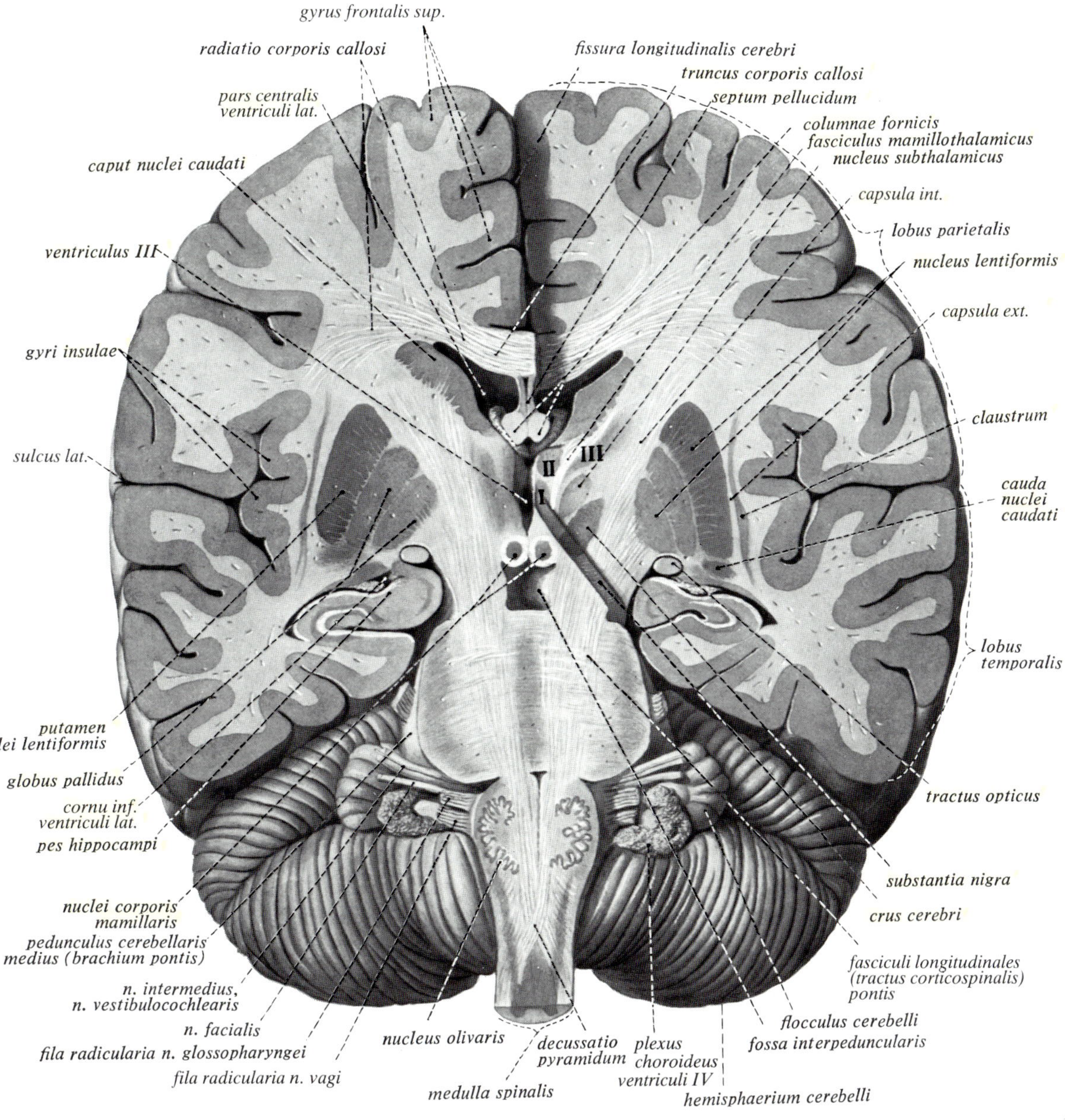

Abb. 114. Schnitt durch das Großhirn in Richtung der Hirnschenkel, crura cerebri. Ansicht von vorn. Rechts im Bild liegt der Schnitt bis ungefähr zur Mitte des Hirnschenkels (hier schräge Schnittfläche) etwas weiter oben als links. I–III = Thalamuskerne, nuclei thalami. I = nucleus medialis, II = nucleus anterior, III = nucleus lateralis.

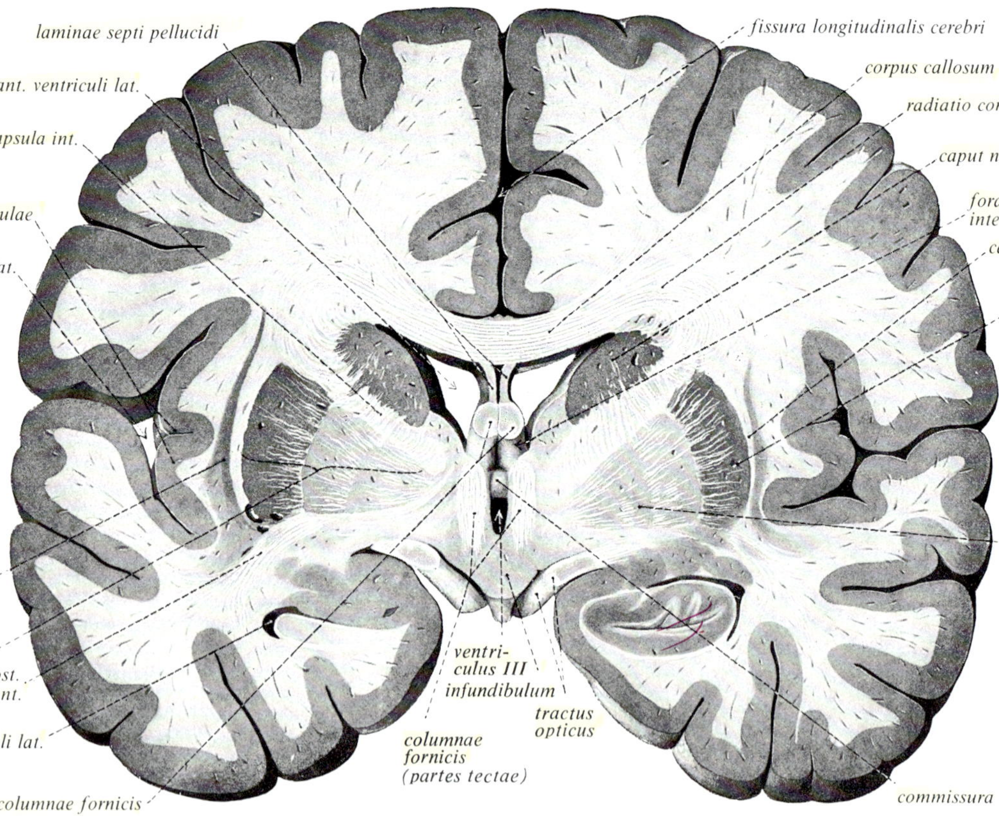

Abb. 115. Frontalschnitt durch das Großhirn unmittelbar hinter der commissura anterior.

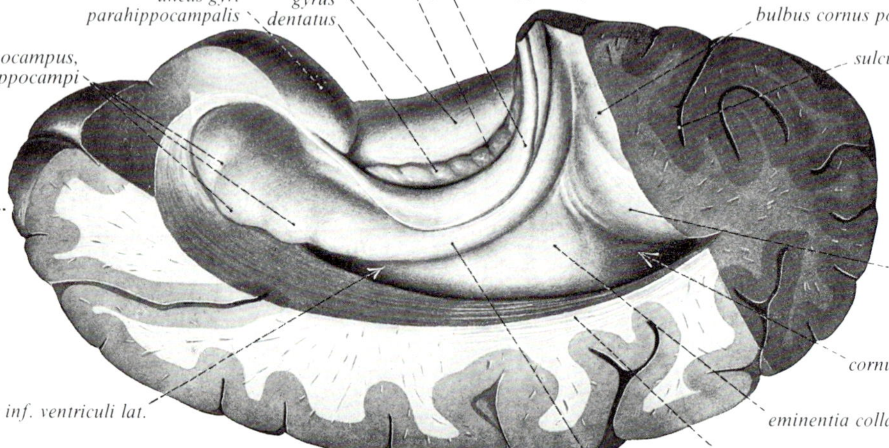

Abb. 116. Cornu posterius und cornu inferius des linken Seitenventrikels, von lateral eröffnet. Blick auf den hippocampus.

Abb. 117. Frontalschnitt durch das Großhirn in Höhe der corpora mamillaria und des thalamus. Bei den Abb. 115 und 117 sieht man auf ▷ die vordere Schnittfläche.

Abb. 118. Frontalschnitt durch das menschliche Großhirn, Aufsicht auf die Schnittfläche von okzipital her.

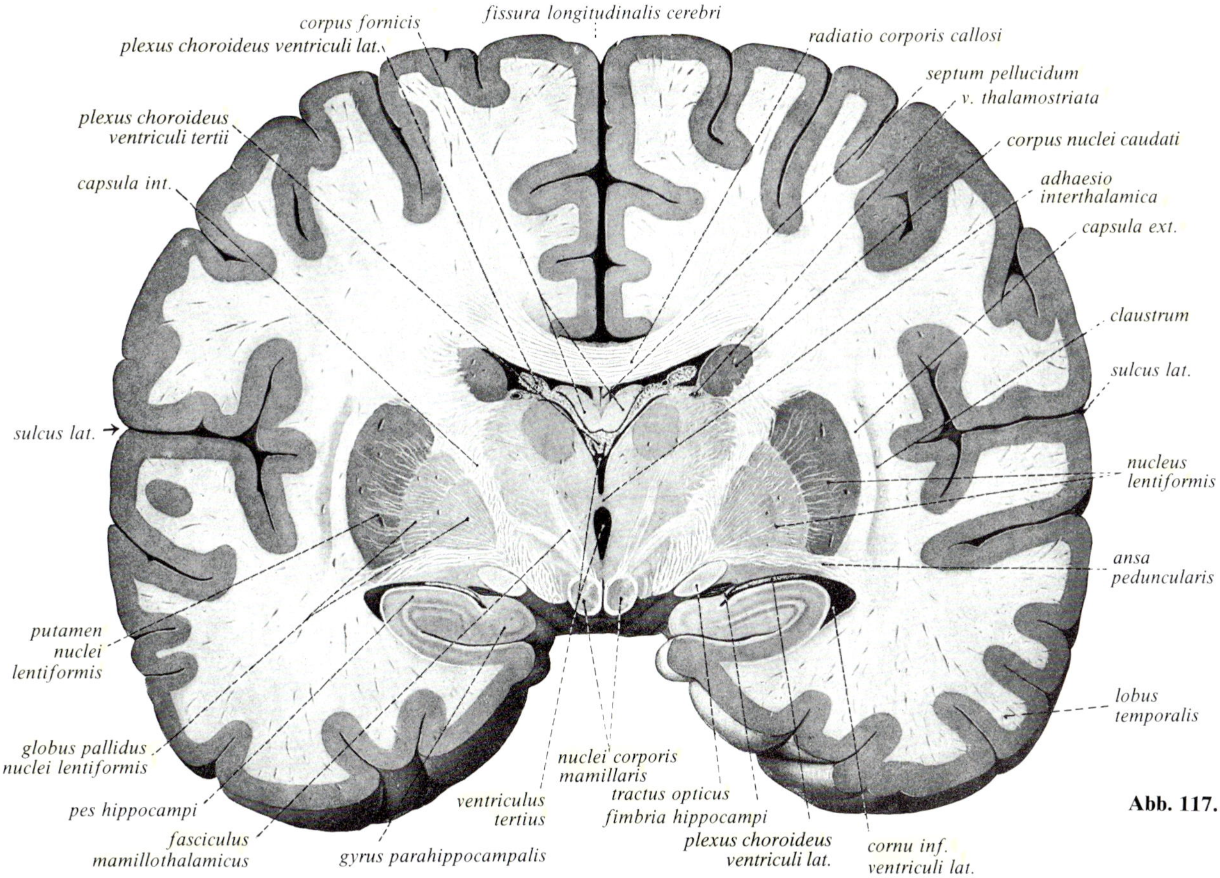

Abb. 117.

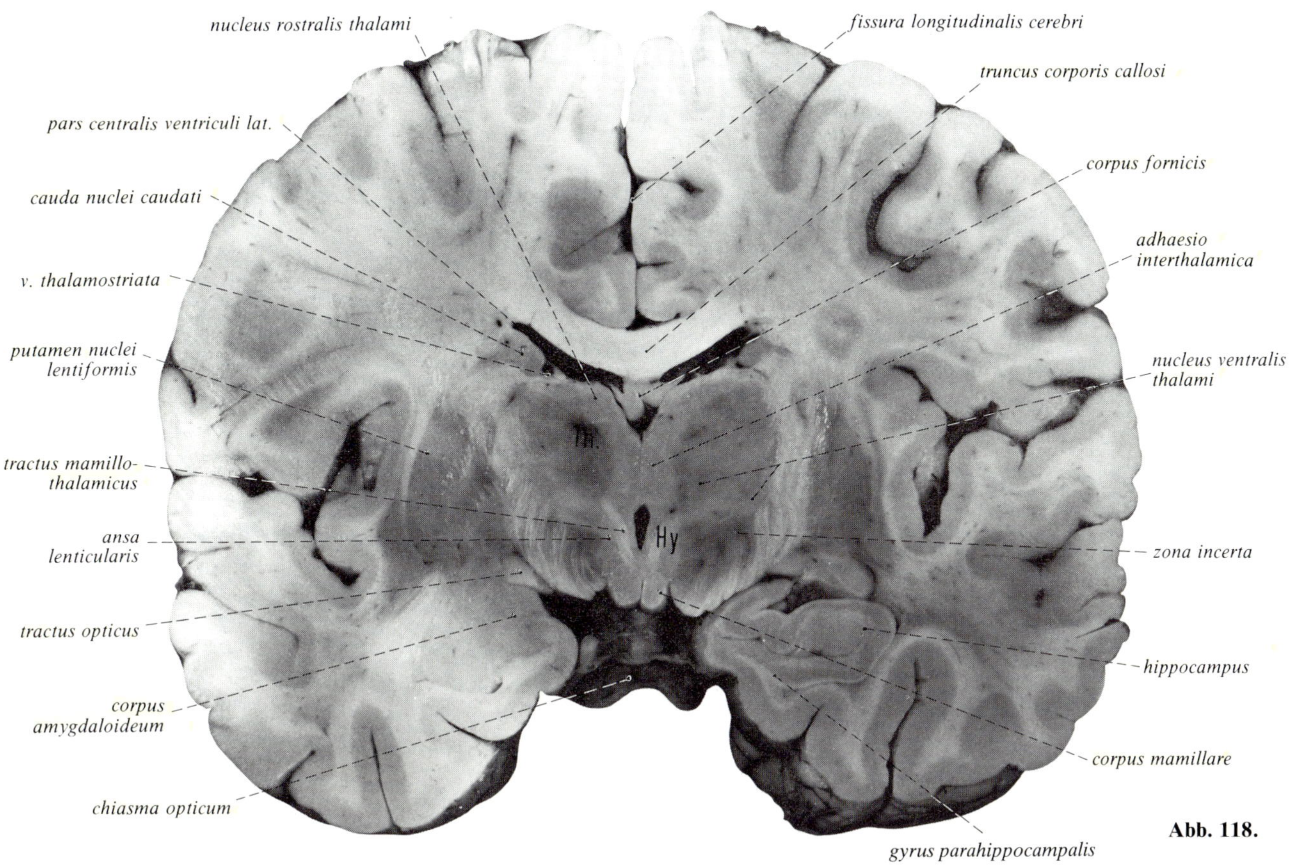

Abb. 118.

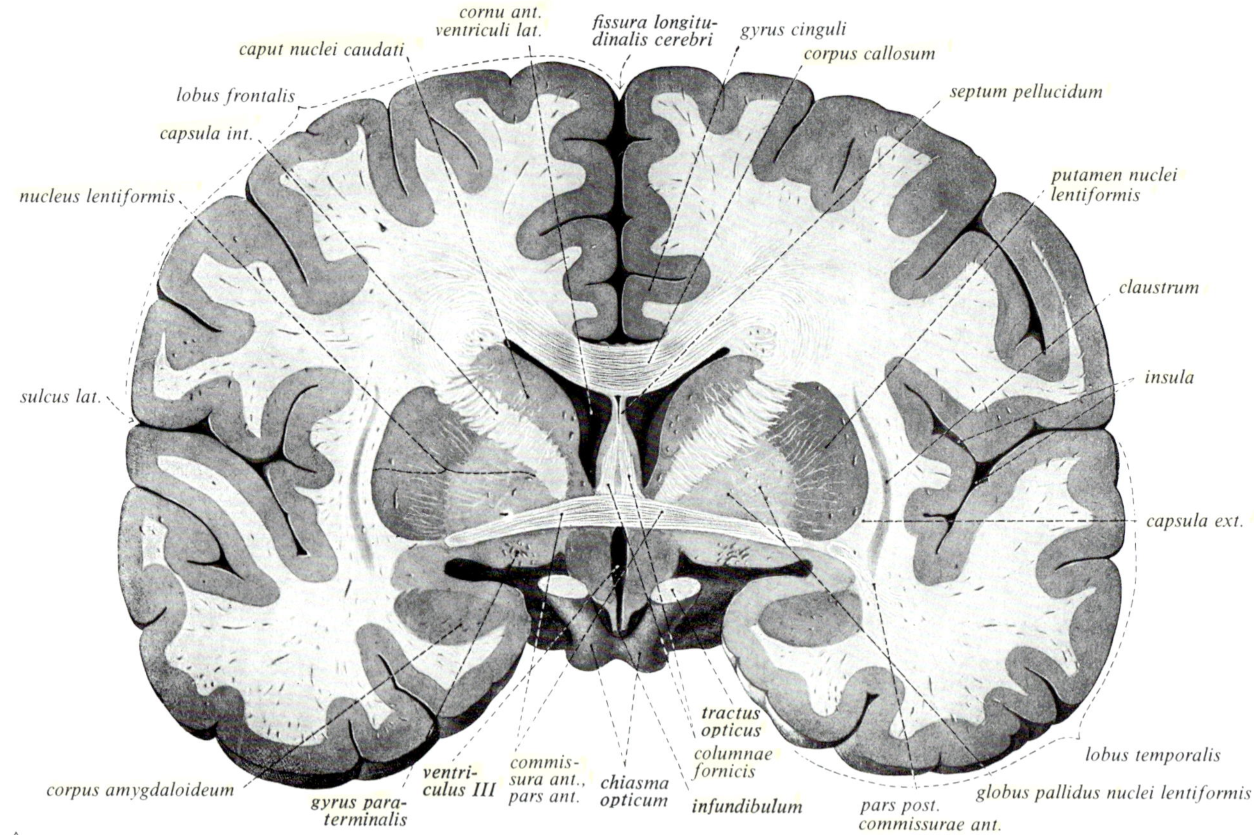

△

Abb. 119. Frontalschnitt durch das Großhirn in Höhe der commissura anterior.

Abb. 120. Frontalschnitt durch das Großhirn vor dem thalamus und vor dem chiasma opticum, vor dem foramen Monroi, Vorderhorn des Seitenventrikels ohne Plexus. (Aus Pernkopf, Atlas der topographischen und angewandten Anatomie des Menschen, Bd. 1, 2. Aufl. [Hrsg. H. Ferner], Urban & Schwarzenberg, München–Wien–Baltimore 1980.)

▽

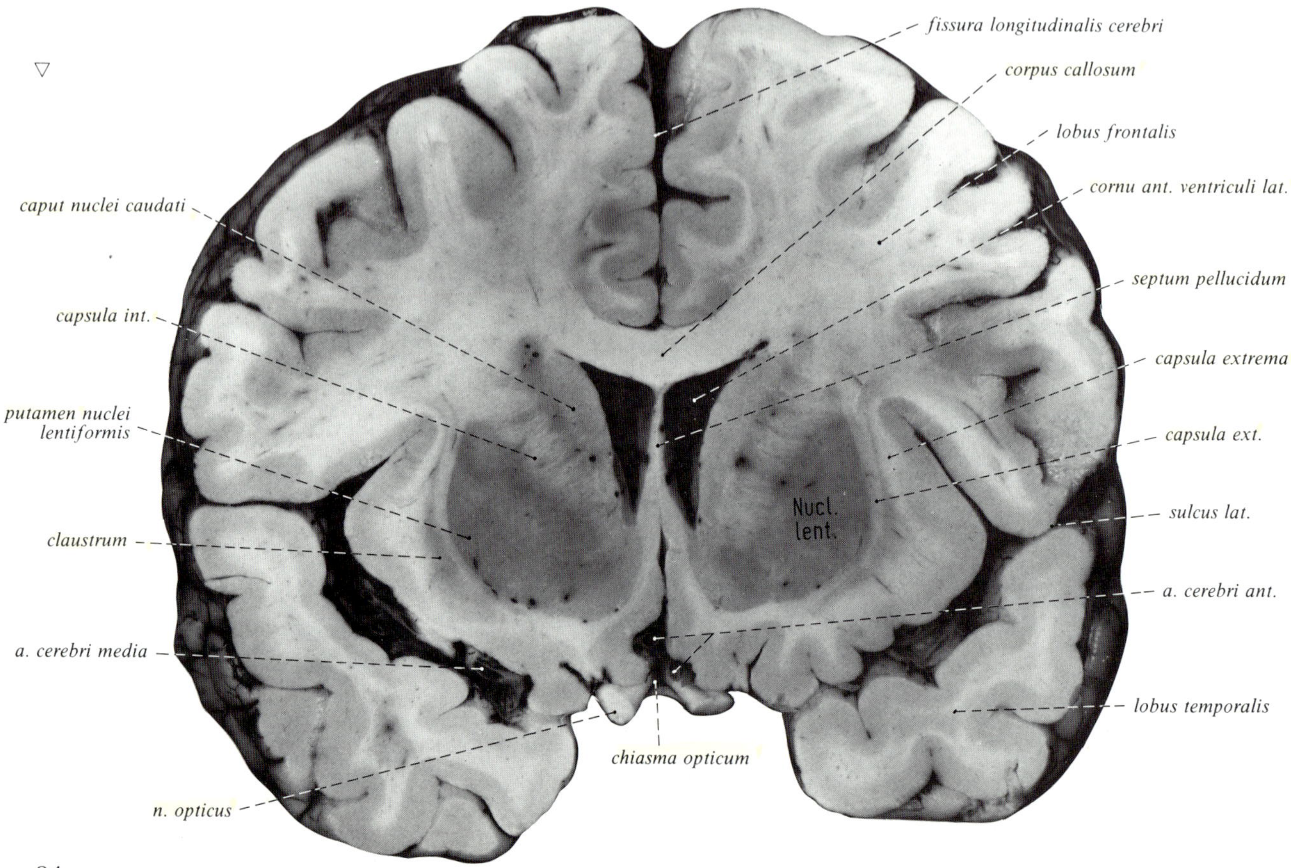

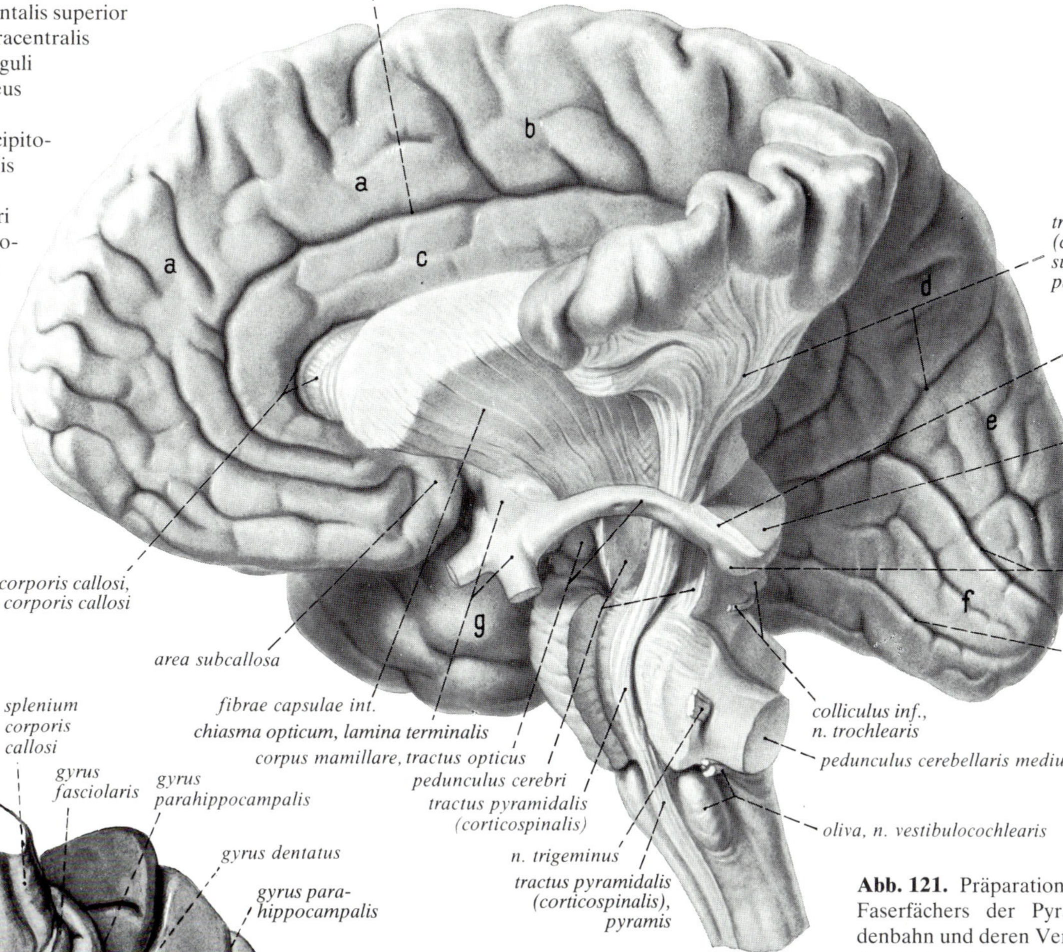

Abb. 121. Präparation des Faserfächers der Pyramidenbahn und deren Verlauf durch den Hirnstamm abwärts links.

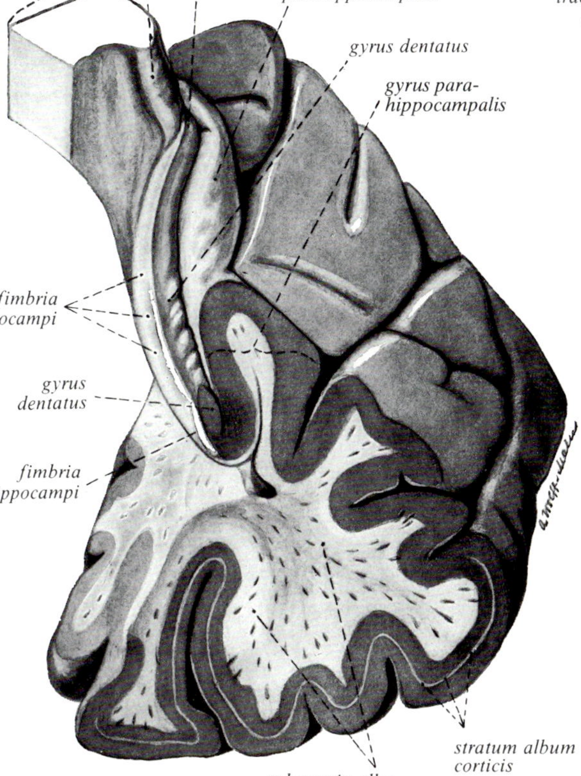

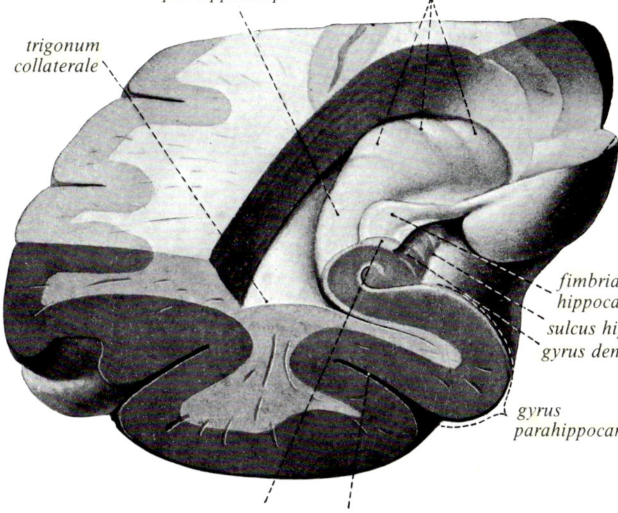

Abb. 122. Vorderes Ende des Schläfenlappens mit dem splenium corporis callosi. Ansicht von hinten und unten. Man sieht den Übergang des gyrus dentatus in den gyrus fasciolaris.

Abb. 123. Vorderes Ende des Schläfenlappens, lobus temporalis, nach Eröffnung des cornu inferius des Seitenventrikels durch Frontalschnitt. Ansicht von hinten und oben.

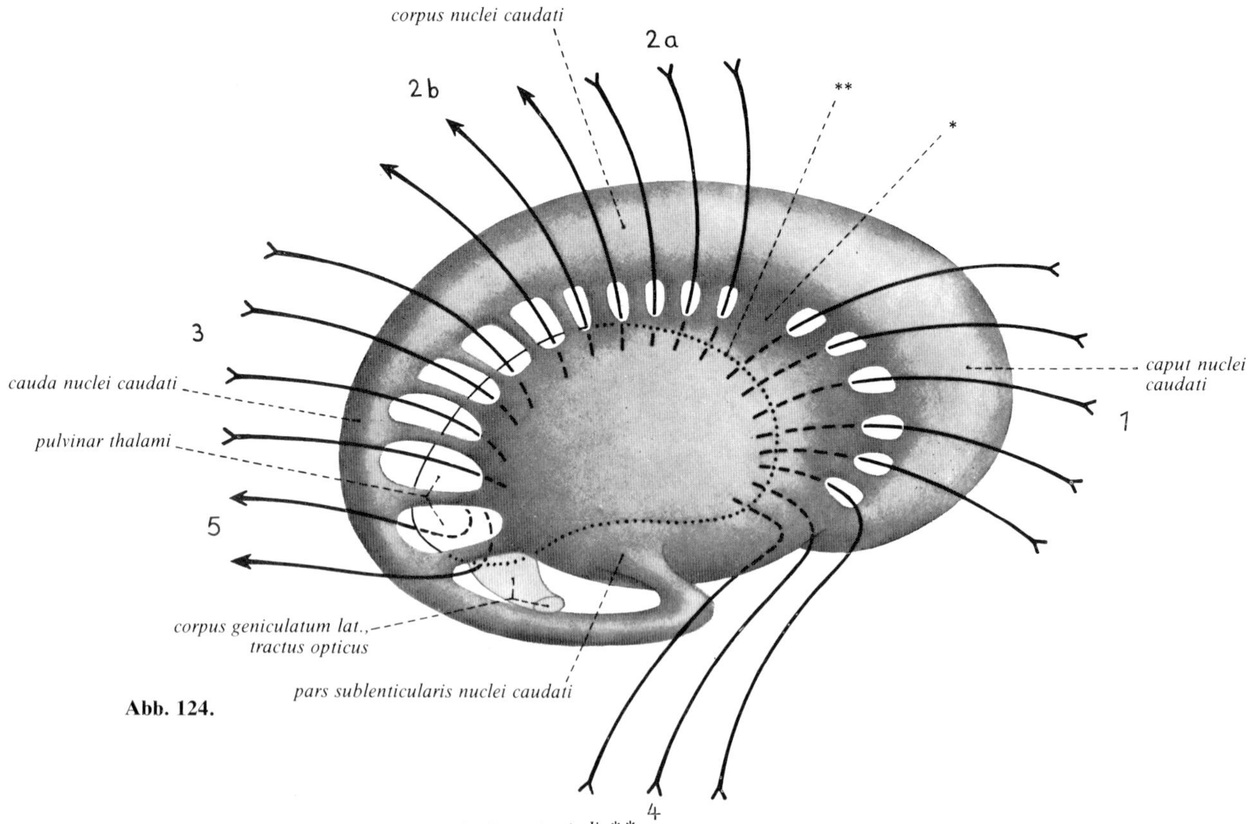

Abb. 124.

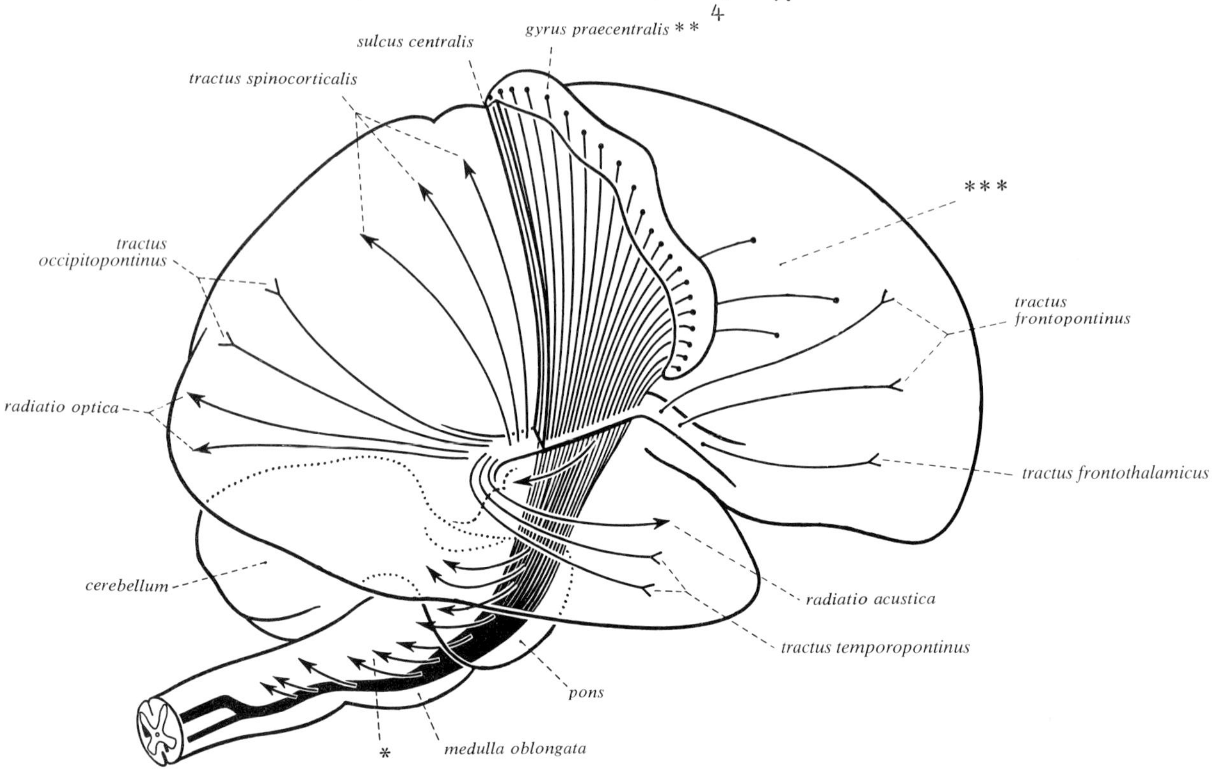

Abb. 125. Verlauf der langen Projektionsbahnen durch die innere Kapsel und den Hirnstamm. * Pfeile = ausscherende Fasern aus der Pyramidenbahn zu den Vierhügeln, tractus corticotectalis, zu den Kernen der Brücke, tractus corticopontinus, des Kleinhirns, tractus corticocerebellaris, und den Kernen des verlängerten Marks, tractus corticonuclearis. Weiterer Verlauf der Pyramidenbahn als gekreuzte Pyramidenseitenstrangbahn und ungekreuzte Pyramidenvorderstrangbahn, tractus pyramidalis [corticospinalis] lat. et ant. ** erstes Neuron der Pyramidenbahn, ihre Fasern laufen fächerartig zusammen und nehmen die vorderen zwei Drittel des hinteren Schenkels der inneren Kapsel ein (vgl. Abb. 126). *** motorische Bahnen aus dem gyrus frontalis medius.

◁ **Abb. 124.** Stabkranzfaserung, radiatio thalami, nucleus caudatus und putamen von lateral gesehen. Die Lage des medial gelegenen thalamus mit vorn punktierter, hinten durchgehender Linie gezeichnet. 1. Pedunculus frontalis, 2 a b. Pedunculus parietalis, 3. Pedunculus occipitalis, 4. Pedunculus inferior (gehört nicht zur eigentlichen Stabkranzfaserung), 5. Radiatio optica. * Verbindungsbrücken grauer Substanz zwischen nucleus caudatus und putamen. ** Die punktierte, hinten ausgezogene Linie entspricht der Grenze des medial vom Linsenkern gelegenen Thalamus, zwischen beiden liegt die capsula interna, durch welche die Fasern des Stabkranzes ihren Weg nehmen (Pfeile).

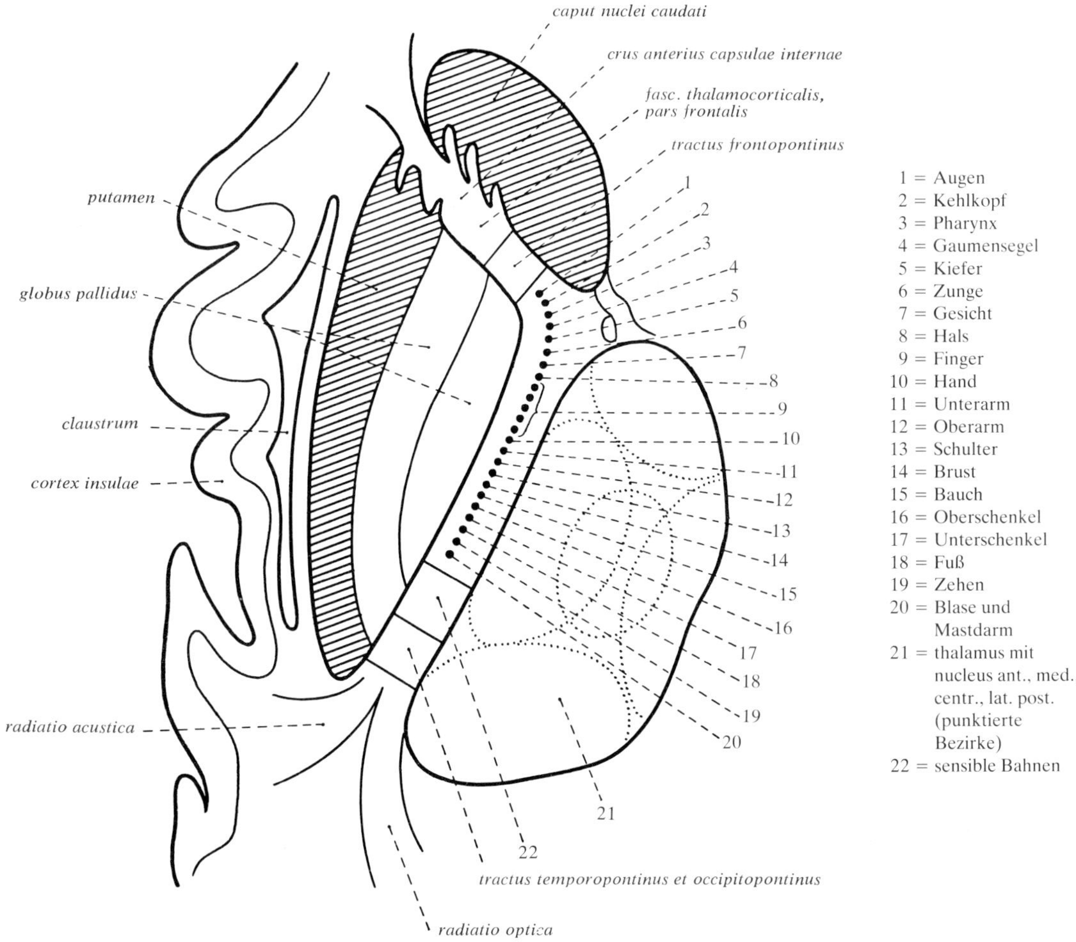

Abb. 126. Anordnung der Bahnsysteme in der inneren Kapsel des Linsenkerns mit besonderer Berücksichtigung der somatotopischen Gliederung der motorischen Bahnen (Pyramidenbahn).

Beachte: Fast alle langen Faserverbindungen zwischen cortex cerebri und tieferen Zentren des Hirnstammes sowie des Rückenmarks – absteigende (efferente) und aufsteigende (afferente) Bahnen – verlaufen zusammengedrängt zwischen dem lateral gelegenen Linsenkern, nucleus lentiformis, und den sich medial ausbreitenden Kerngebieten des thalamus und des nucleus caudatus. Die Gesamtheit dieser Fasern bildet die innere Kapsel, capsula interna, des Linsenkernes, an der man einen vorderen Schenkel, crus anterius, ein Knie, genu, und einen hinteren Schenkel, crus posterius, unterscheidet. Diese Bezeichnungen beziehen sich auf das Erscheinungsbild der capsula interna im Horizontalschnitt. Räumlich betrachtet werden außerdem eine pars sublentiformis und eine pars retrolentiformis capsulae internae beschrieben. Im vorderen Schenkel der inneren Kapsel verlaufen die frontalen Thalamus- und Brückenbahnen, im Knie liegt die motorische Hirnnervenbahn, tractus corticonuclearis, und im hinteren Schenkel ziehen in der Anordnung von rostral nach kaudal die Pyramidenbahn, sensible Fernbahnen (tractus thalamocorticales), die temporooccipitalen Brückenbahnen sowie die Hör- und Sehstrahlung.

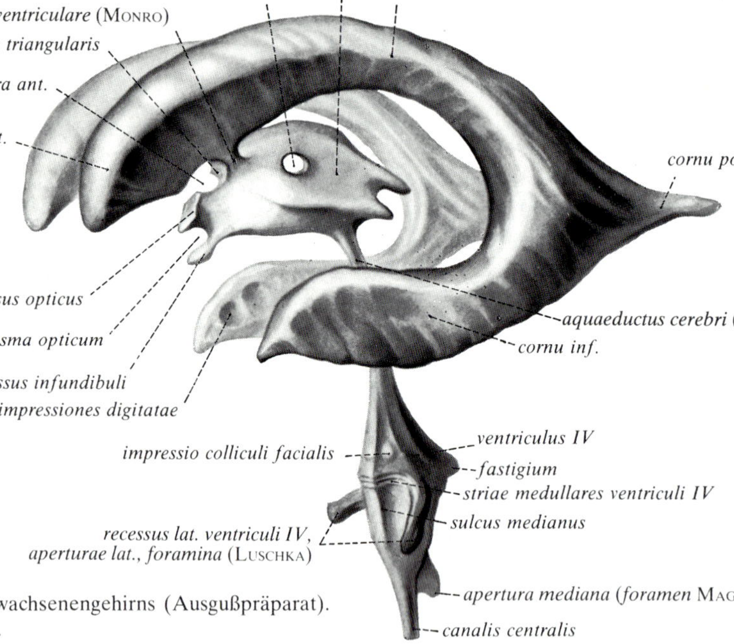

Abb. 127. Ventrikel des Erwachsenengehirns (Ausgußpräparat). Ansicht von der linken Seite.

Beachte: Verschlußgefährdet sind vor allem die Engpässe des Ventrikelsystems: foramen interventriculare, aquaeductus cerebri und aperturae mediana et laterales. Bei ihrer Verlegung kann es zur Entwicklung eines hydrocephalus internus (occlusus) kommen.

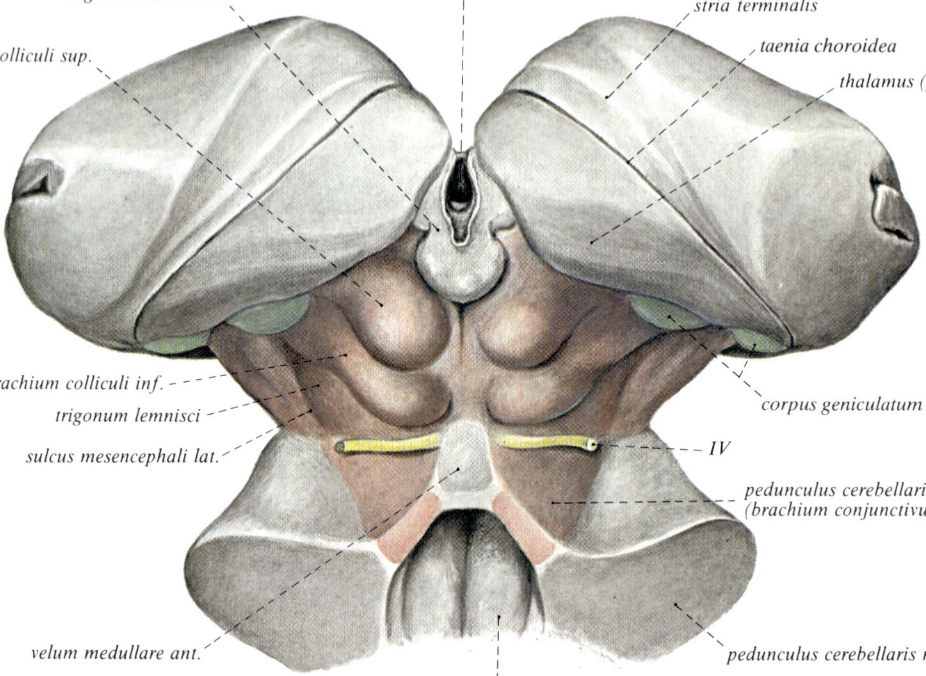

Abb. 128. Mittelhirn (rot), mesencephalon, von oben (dorsal) gesehen. Blick auf die Vierhügelplatte (lamina quadrigemina, tectum); corpus geniculatum mediale et laterale grün.

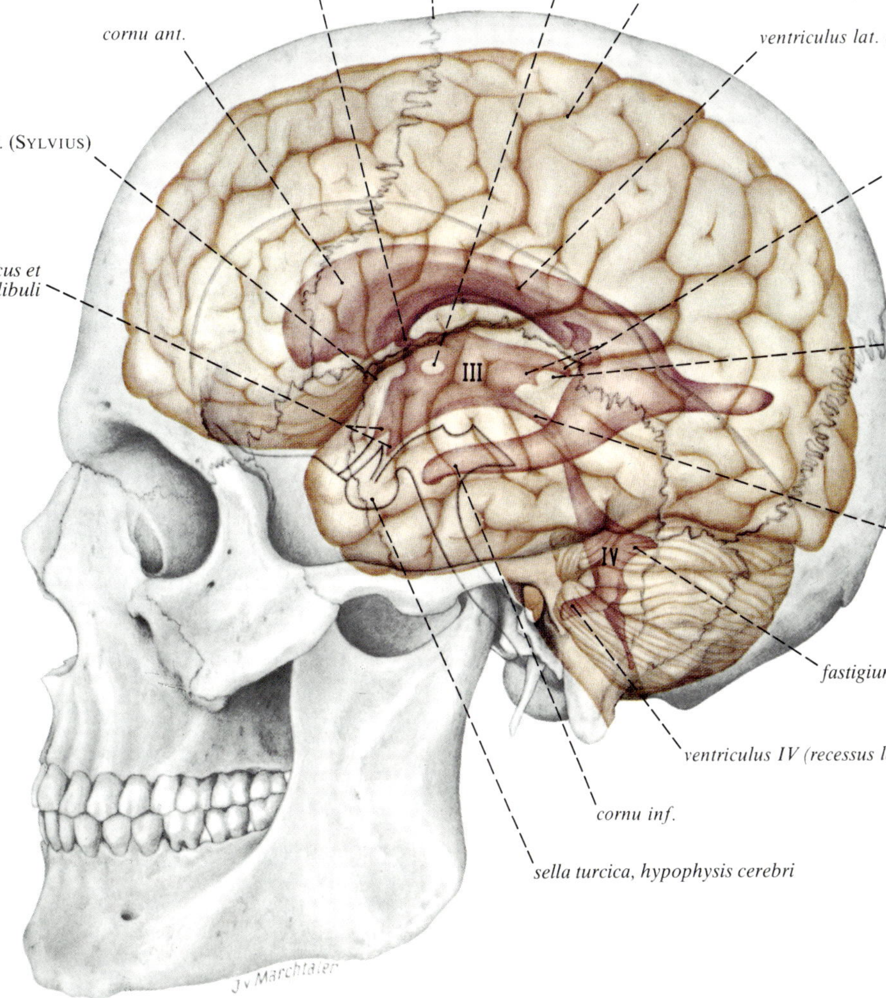

Abb. 129. Die Hirnventrikel von der Seite in ihrer topographischen Lage innerhalb des Gehirns und des knöchernen Schädels. Das Vorderhorn überschreitet normalerweise die Kranznaht frontalwärts nicht. Die basale Kontur des Hirnstammes sowie die Mediankontur der Schädelbasis sind durch eine einfache Linie gekennzeichnet (Präparat von FERNER und KAUTZKY, aus PERNKOPF, Atlas der topographischen und angewandten Anatomie des Menschen, 1. Bd., 2. Aufl. [Hrsg. H. FERNER]. Urban & Schwarzenberg, München–Wien–Baltimore 1980).

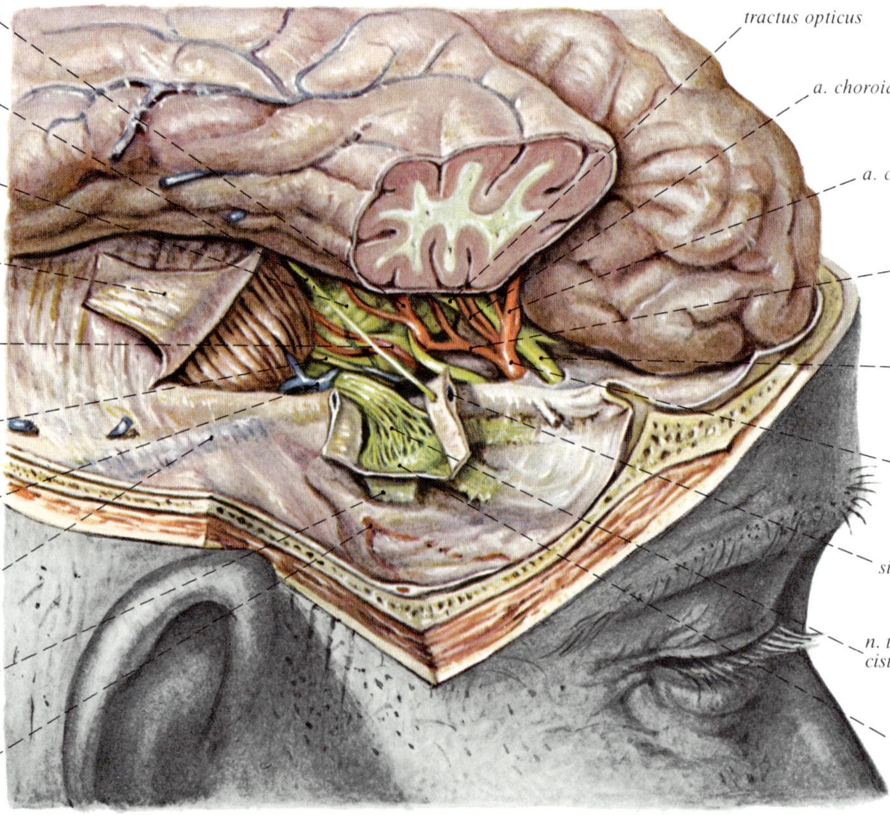

Abb. 130. Die mittlere Schädelgrube und der intrakraniale Trigeminus. Der Durabeutel (= cavum MECKELI), in welchem das ganglion trigeminale und der distale Teil der Trigeminuswurzel von arachnoidea und liquor umgeben (Trigeminuszisterne) gelegen sind, ist eröffnet. Am porus trigemini ist der sinus petrosus superior durchgeschnitten, der Schläfenlappen des Gehirns ist hochgehoben. (Aus FERNER und KAUTZKY, Handbuch der Neurochirurgie. Springer, Heidelberg 1959.)

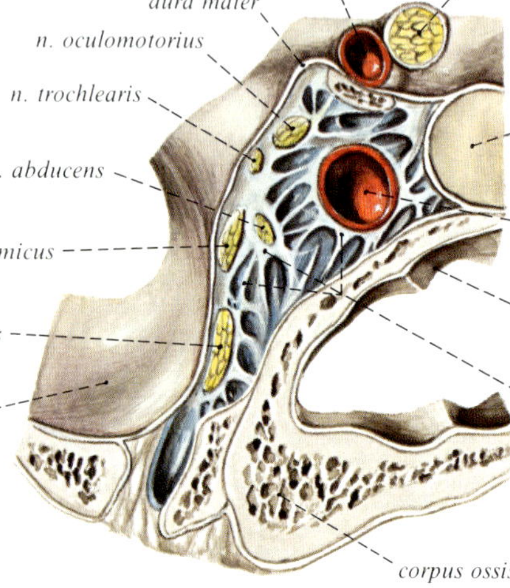

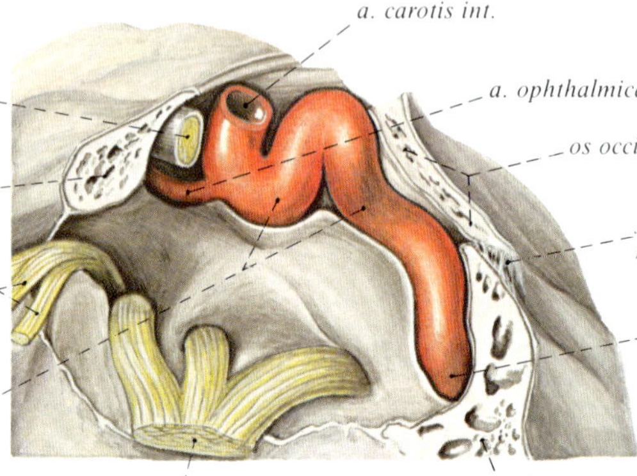

△

Abb. 132. Intrakranieller Verlauf der a. carotis interna sinistra. Die Arterie liegt in einer Furche der Seitenwand des Keilbeinkörpers. Beachte den Abgang der a. ophthalmica am »Karotisknie« sowie ihre S-förmige Krümmung (»Karotissiphon«) im sulcus caroticus neben der sella turcica. N. trigeminus sowie nn. oculomotorius, trochlearis und abducens zur Seite geklappt.

△

Abb. 131. Frontalschnitt durch den linken sinus cavernosus in Höhe der Hypophyse. Die a. carotis interna ist im »Sinus-cavernosus-Abschnitt« (unterer Querschnitt) von den venösen Kammern des Sinus umgeben. Sie beschreibt hierauf das »Karotisknie«, von dem die a. ophthalmica abgeht (vgl. Abb. 132), durchbricht die dura mater und erscheint unter dem aus dem canalis opticus eintretenden n. opticus (oberer Querschnitt). Auf dieser Strecke ist sie von liquor cerebrospinalis umgeben (»Zisternenabschnitt«). Infolge des Abgangs der a. ophthalmica sind die Kaliber der beiden Querschnitte durch die a. carotis interna verschieden groß.

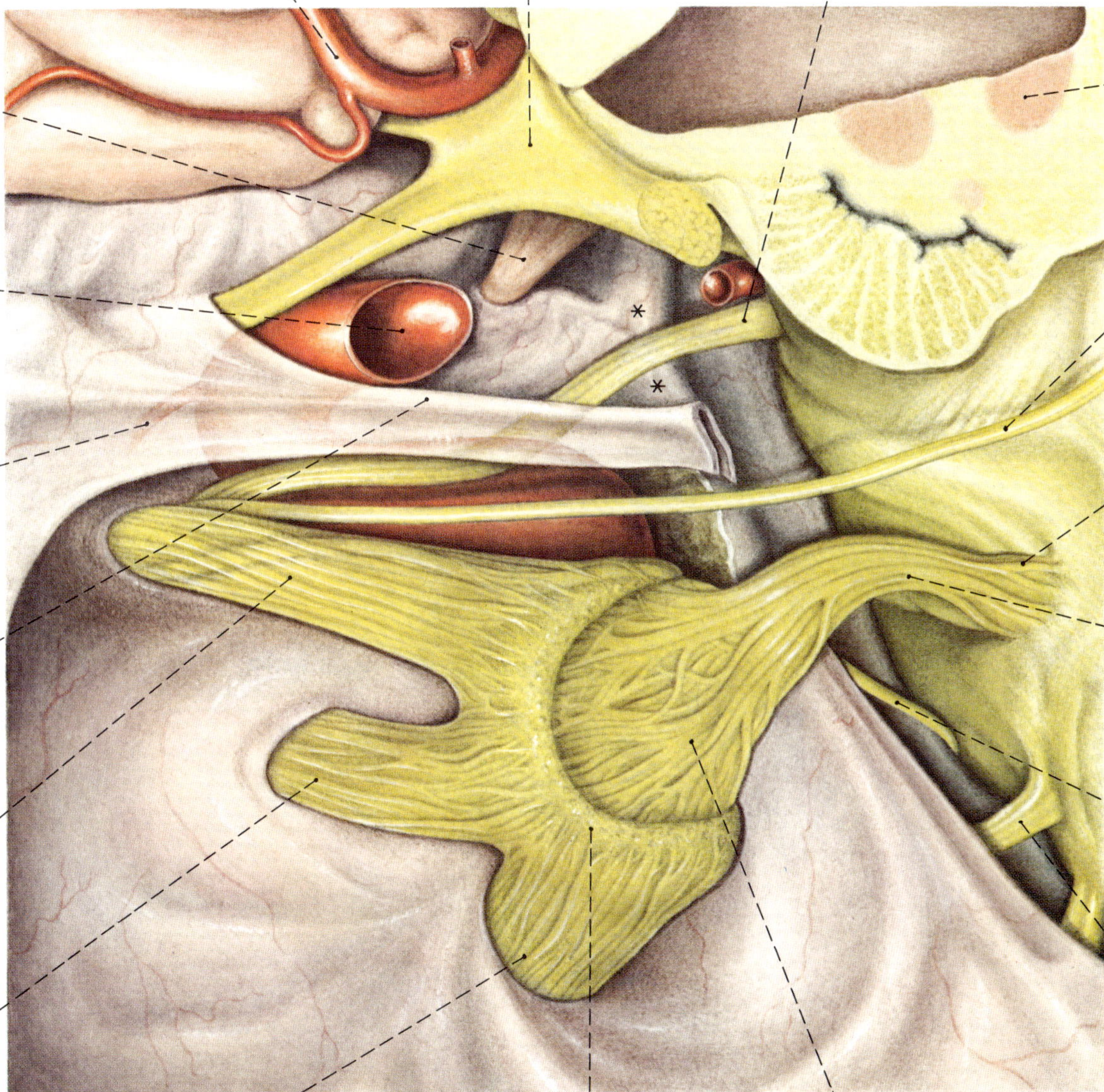

Abb. 133. Topographie der Sellaregion und der intrakranialen Trigeminusanteile (linke Seite, Blick von lateral und oben). Die seitliche Durawand des sinus cavernosus unterhalb der plica petroclinoidea anterior, die Dura über dem ganglion trigeminale und seinen Ästen sowie das tentorium sind abgetragen. Man erkennt den Ganglienabschnitt, den Sinus-cavernosus-Abschnitt und den Zisternenabschnitt der a. carotis interna. Der n. oculomotorius zieht über die »Clivuskante« hinweg. Beachte die Lage des infundibulum, die Neigung des Hypophysenstiels und seine Beziehung zum chiasma. Der 3. Ventrikel ist eröffnet, hinter dem tractus opticus Querschnitt des Mittelhirns. (Aus Ferner und Kautzky, Handbuch der Neurochirurgie, Springer, Heidelberg 1959.)

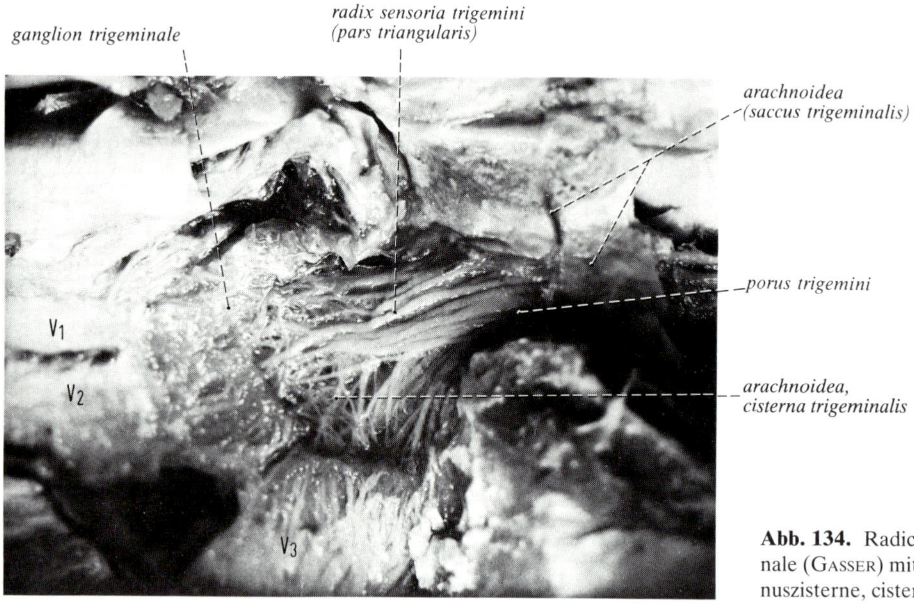

Abb. 134. Radices trigemini und ganglion trigeminale (GASSER) mit arachnoidealem Beutel; Trigeminuszisterne, cisterna trigeminalis (nach FERNER).

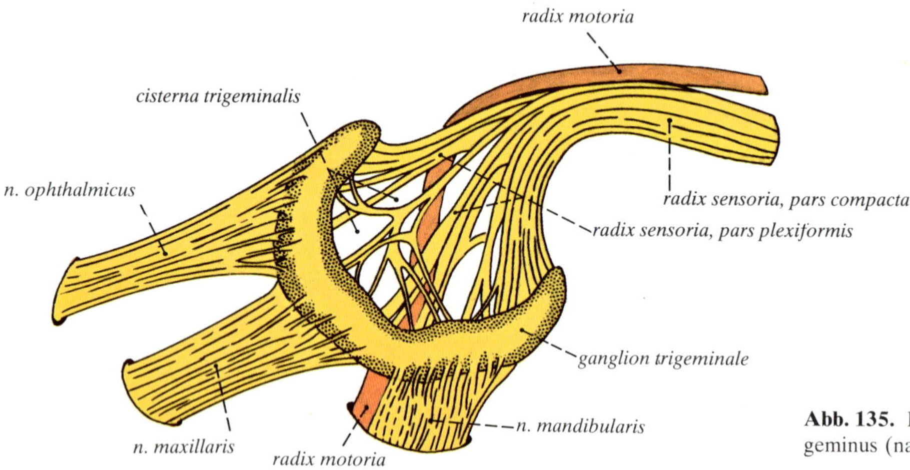

Abb. 135. Die intrakranialen Abschnitte des n. trigeminus (nach FERNER).

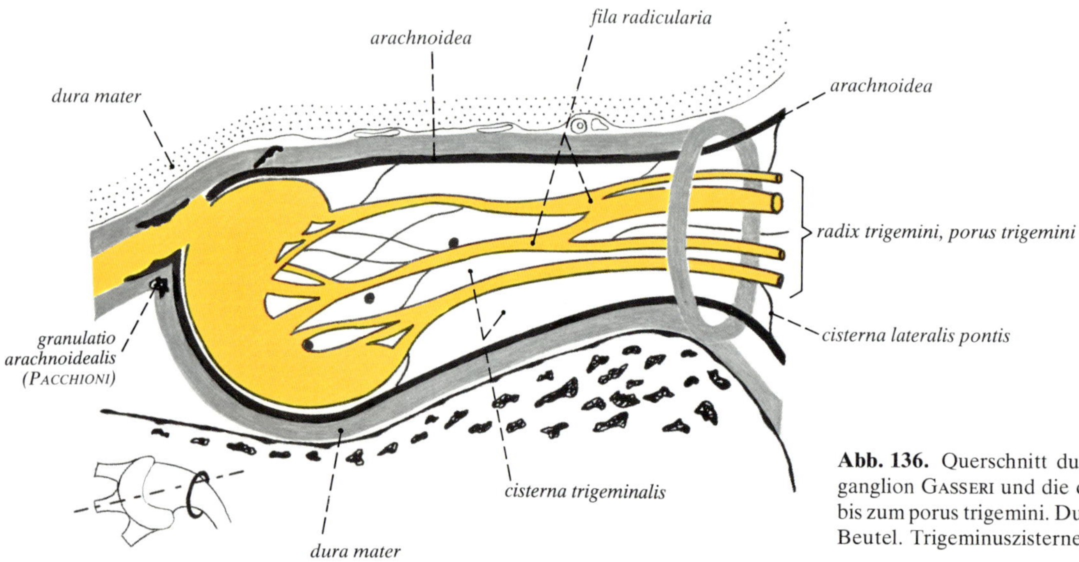

Abb. 136. Querschnitt durch das bananenförmige ganglion GASSERI und die distale Trigeminuswurzel bis zum porus trigemini. Duraler und arachnoidealer Beutel. Trigeminuszisterne (nach FERNER).

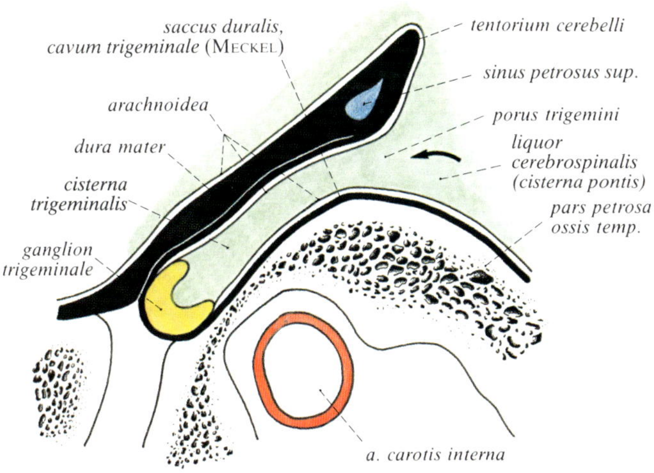

Abb. 136 a. Frontalschnitt durch die Trigeminuszisterne, cisterna trigeminalis, und die Liquorkommunikation durch den porus trigemini zwischen cisterna pontis und cisterna trigeminalis. Liquor grün (nach FERNER).

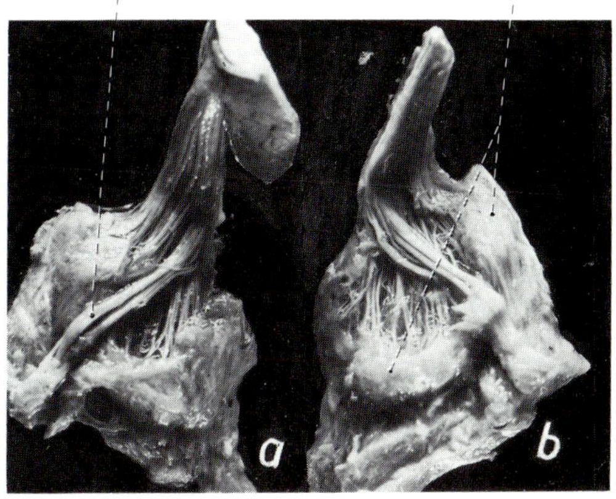

Abb. 137. Das linke und rechte ganglion trigeminale mit der sensiblen und der kompakten motorischen Wurzel von der Knochenfläche her gesehen (nach FERNER).

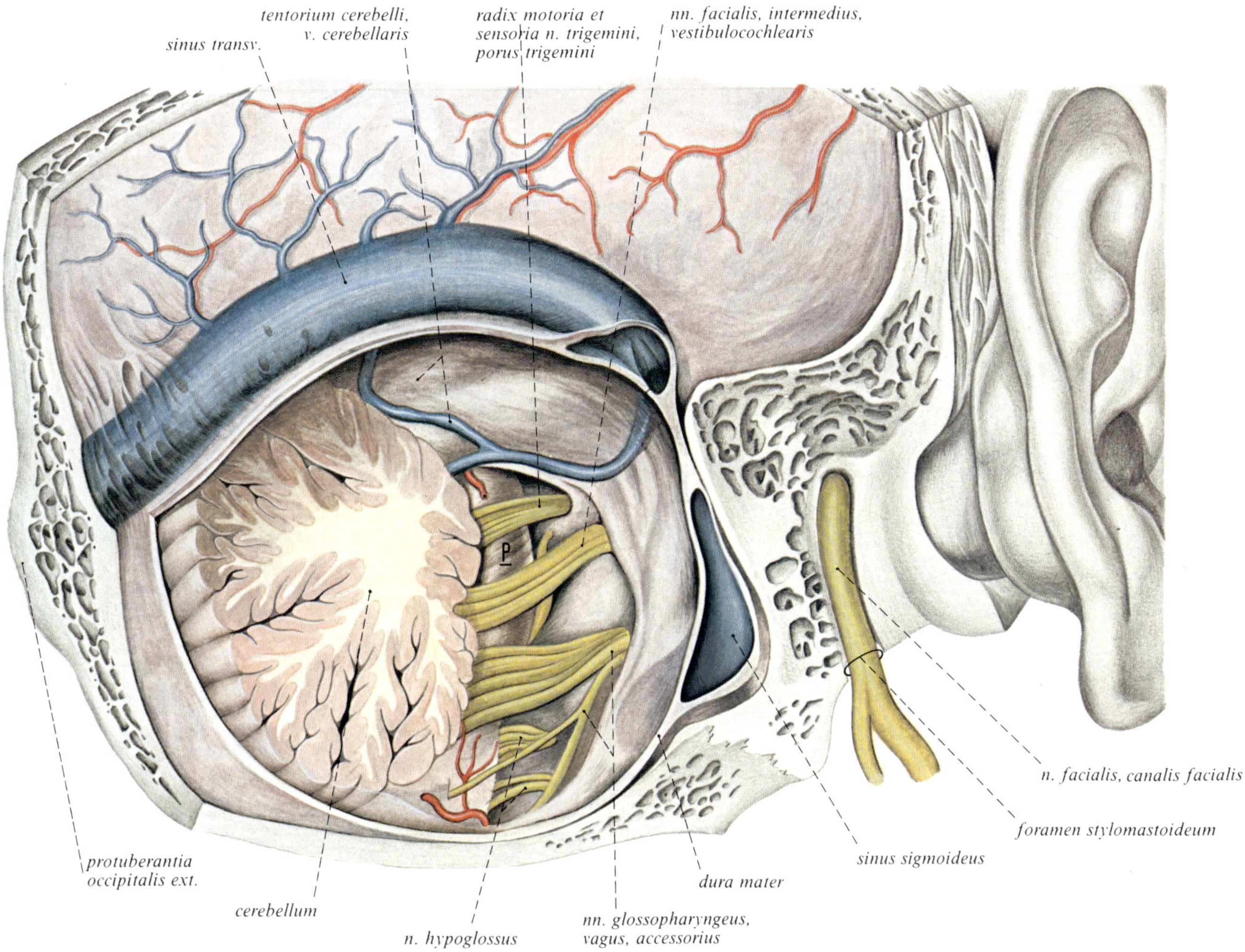

Abb. 138. Anatomie des subtentoriellen Raumes nach teilweiser Wegnahme der rechten Kleinhirnhemisphäre. P = Brücke, pons.

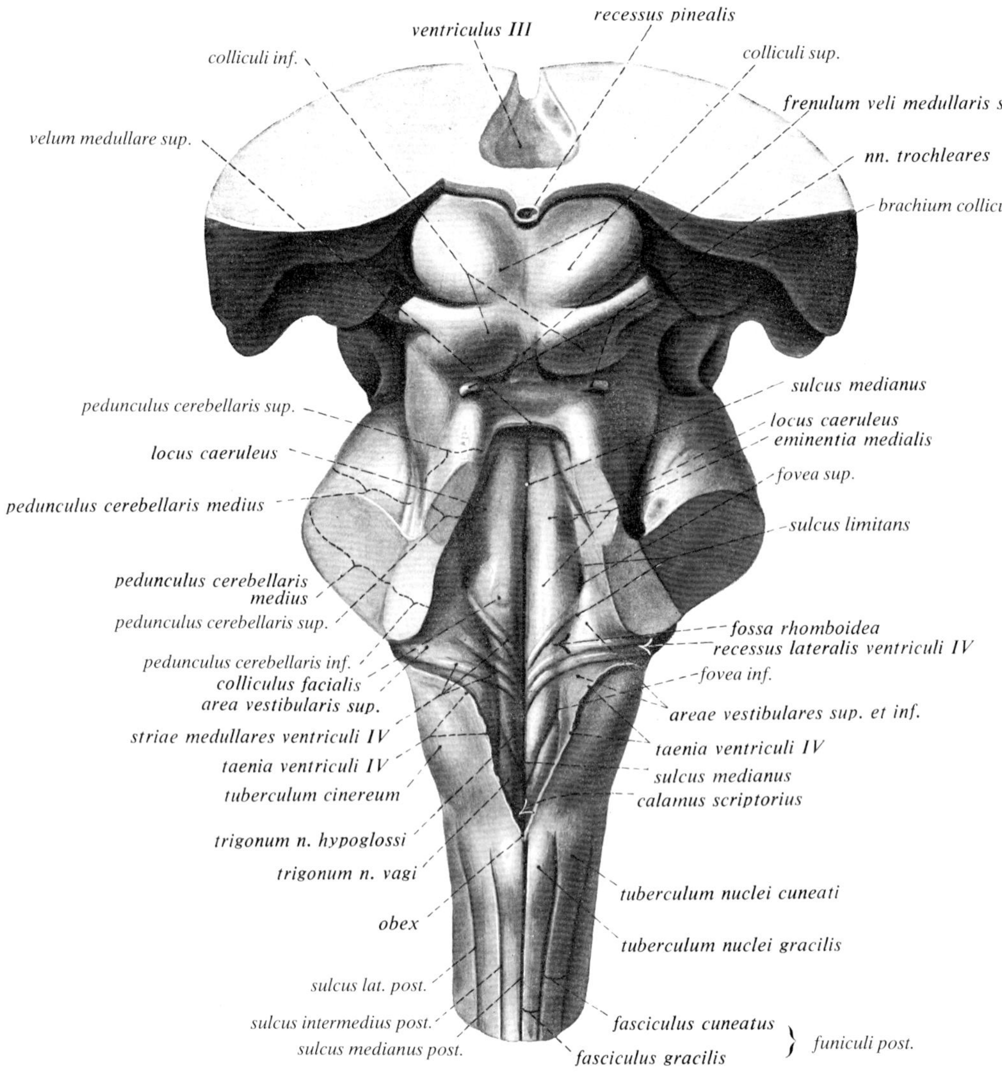

Abb. 139. Boden des IV. Ventrikels (Rautengrube, fossa rhomboidea). Dorsalansicht der Vierhügelplatte, lamina tecti. Kleinhirn, cerebellum, und Zirbeldrüse, corpus pineale, abgetrennt.

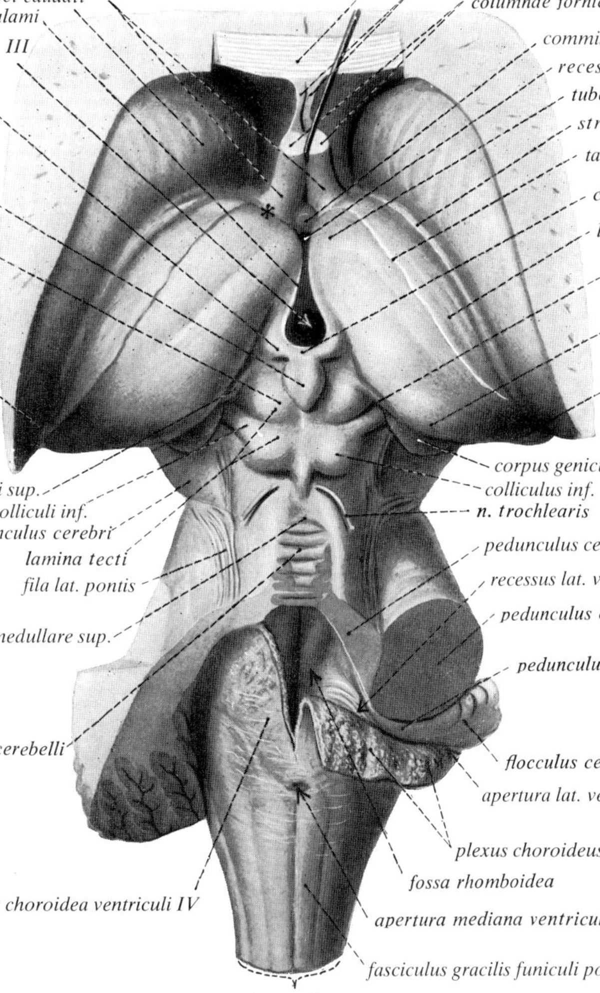

Abb. 140. Hirnstamm von dorsal und oben. Nuclei caudati, thalami und dritter Ventrikel sind nach Entfernung von corpus callosum, fornices und tela choroidea ventriculi III sichtbar. Kleinhirn – mit Ausnahme des flocculus auf der rechten Seite, eines Teils des corpus medullare und der Hemisphäre auf der linken Seite – abgetragen. Die tela choroidea ventriculi IV ist in der Mittellinie gespalten und rechts zurückgeklappt. * foramen interventriculare

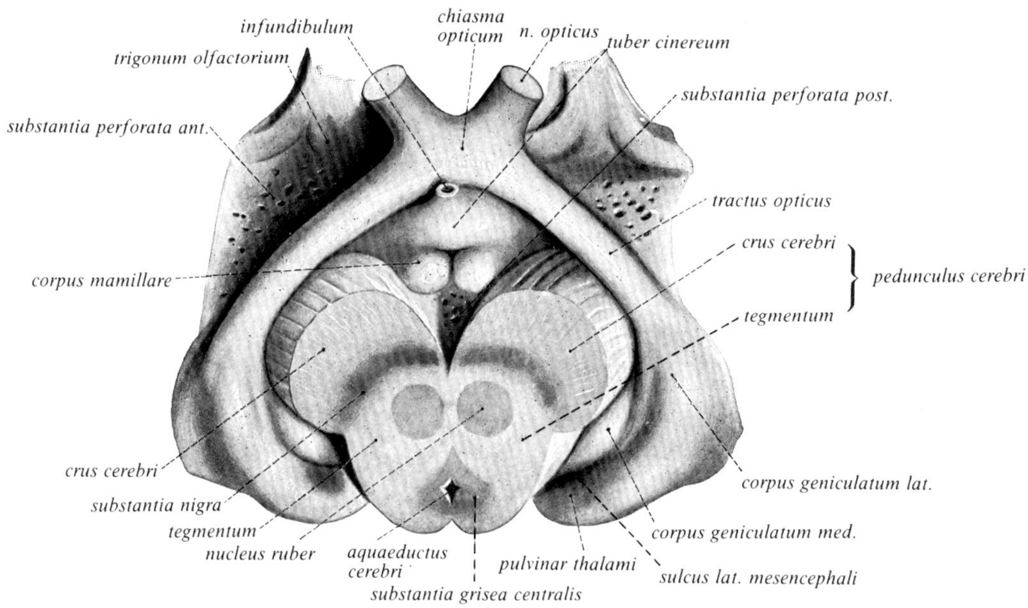

Abb. 141.

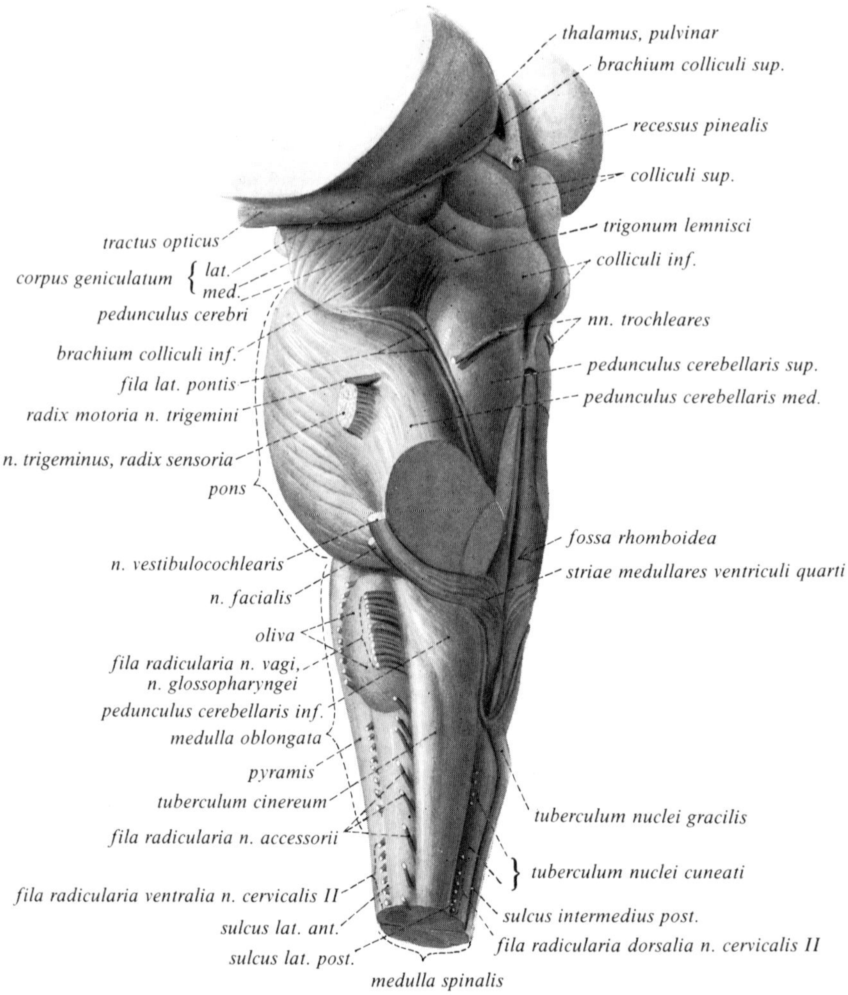

Abb. 142. Hirnstamm. Ansicht von links und etwas dorsal.

◁ **Abb. 141.** Schnitt durch das Mittelhirn, Blick auf die Schnittfläche von okzipital. Tractus opticus, corpora geniculata, hypothalamus. Vergleiche mit Abb. 143.

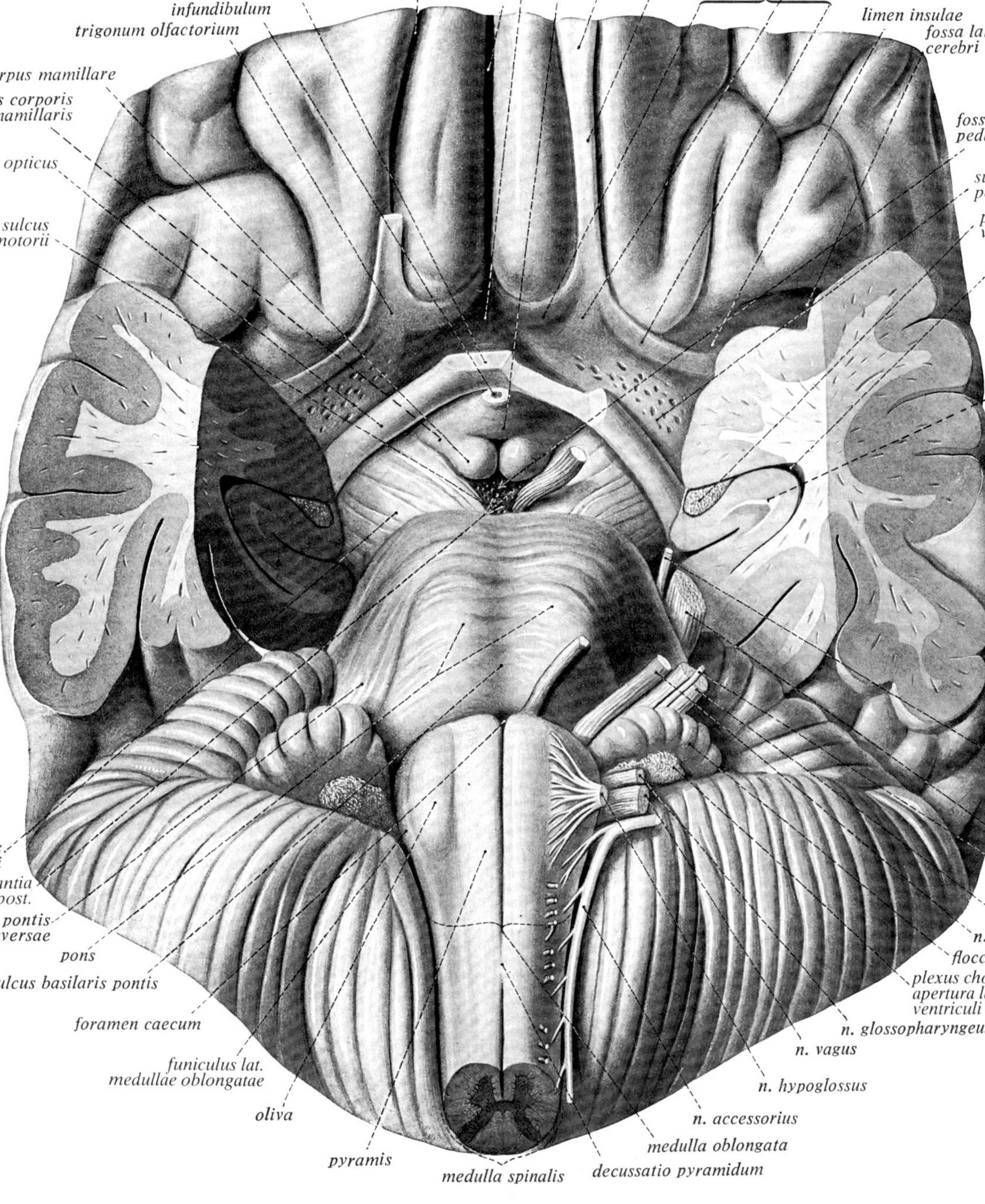

Abb. 143. Hirnstamm von basal mit benachbarten Hirnteilen: Zwischenhirn, diencephalon, Mittelhirn, mesencephalon, Brücke, pons, und verlängertes Mark, medulla oblongata (bulbus). Pole der Schläfenlappen abgetragen. Die austretenden Hirnnerven sind links erhalten, rechts entfernt. Etwas vergrößerte Darstellung. * BOCHDALEKsches Blumenkörbchen = plexus chorioideus in der apertura lateralis des IV. Ventrikels.

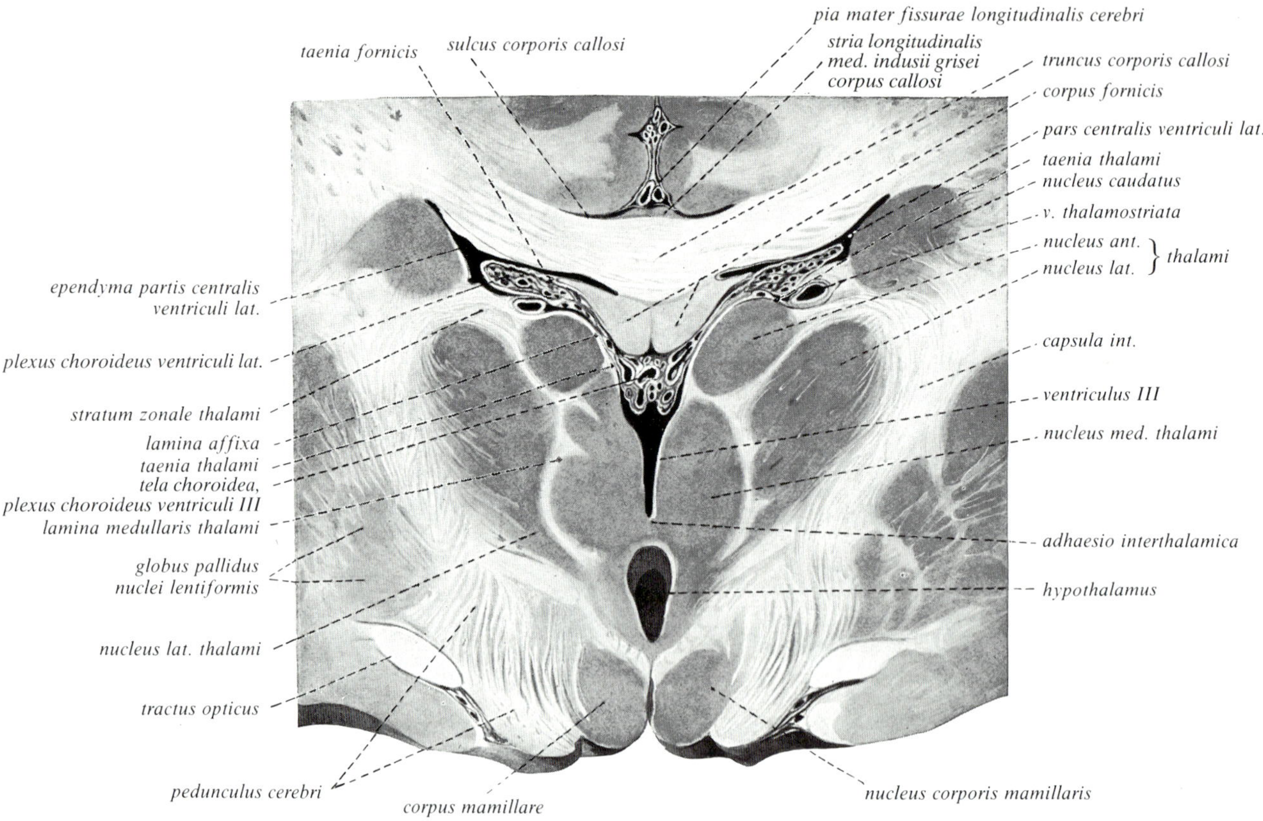

Abb. 144. Frontalschnitt durch Seitenventrikel, III. Ventrikel, Balken, Gewölbe und Hypothalamus in Höhe der corpora mamillaria.

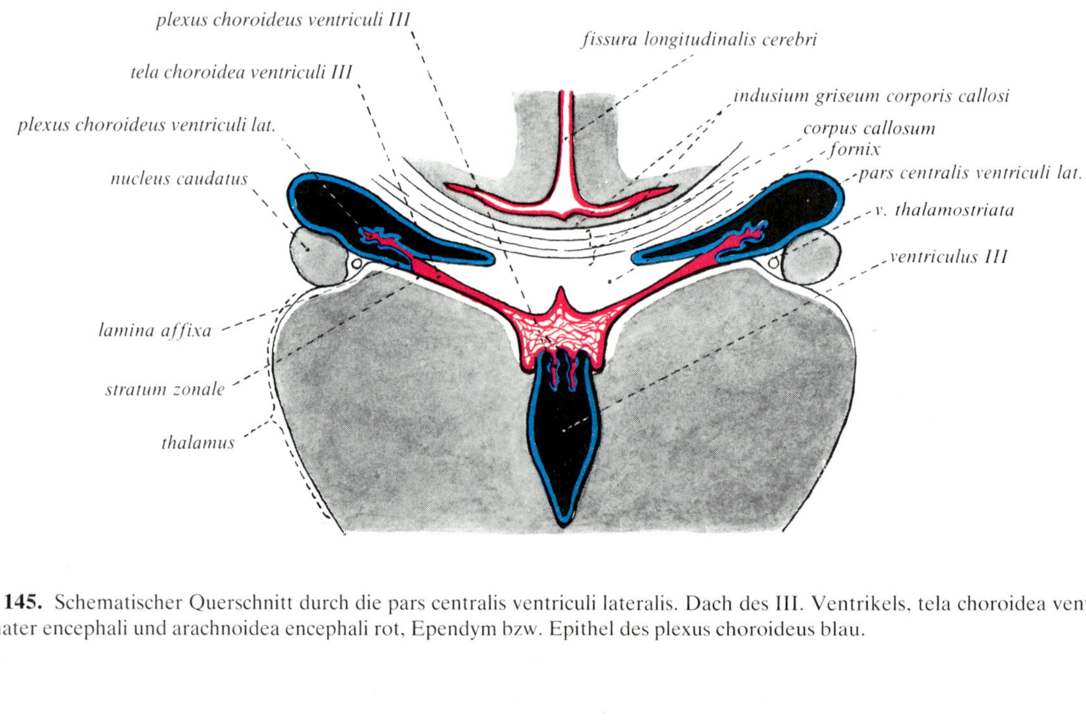

Abb. 145. Schematischer Querschnitt durch die pars centralis ventriculi lateralis. Dach des III. Ventrikels, tela choroidea ventriculi III. Pia mater encephali und arachnoidea encephali rot, Ependym bzw. Epithel des plexus choroideus blau.

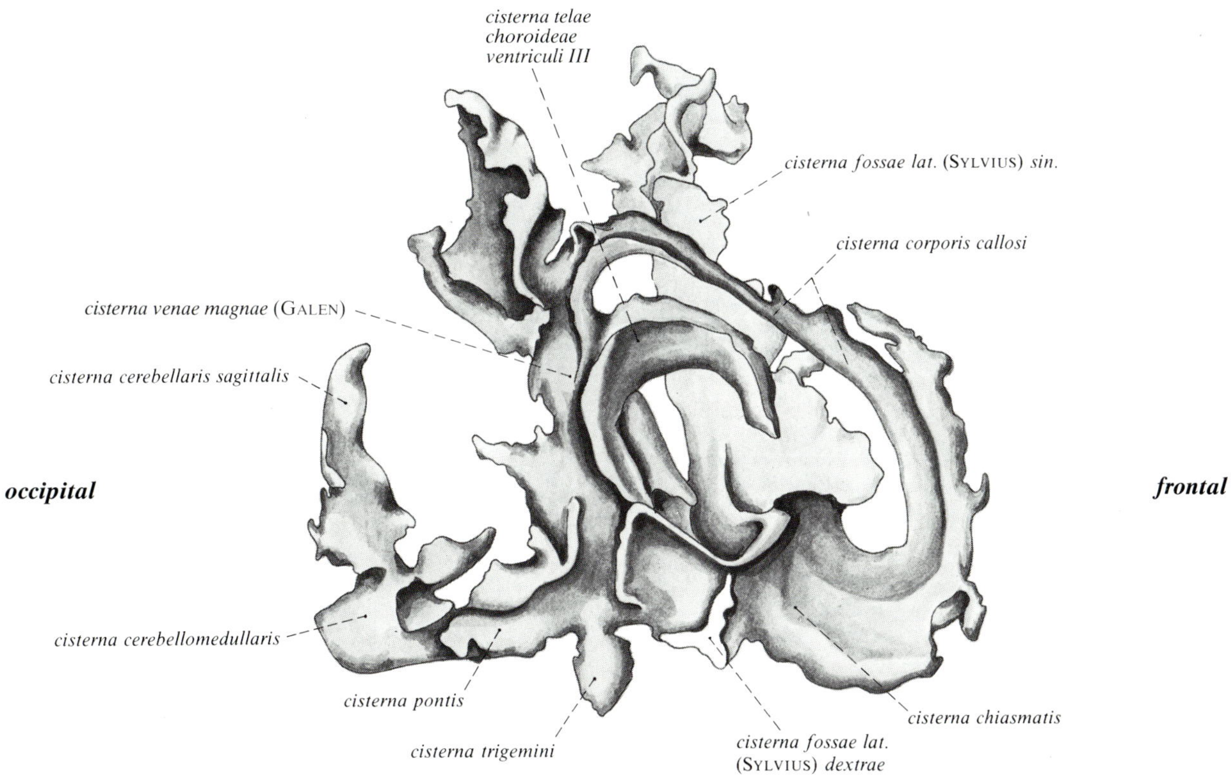

Abb. 146. Ausguß der Zisternenräume um das menschliche Gehirn nach NAFFZIGER. Extrazerebrale Liquorräume.

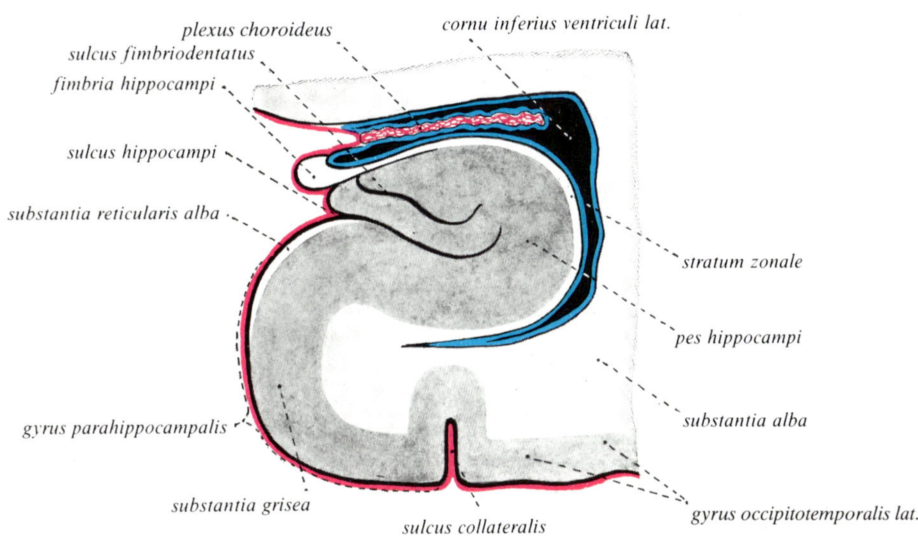

Abb. 147. Schematischer Frontalschnitt durch das cornu inferius ventriculi lateralis. Pia mater encephali rot, Ependym bzw. Epithel des plexus choroideus blau. Vgl. mit Abb. 102.

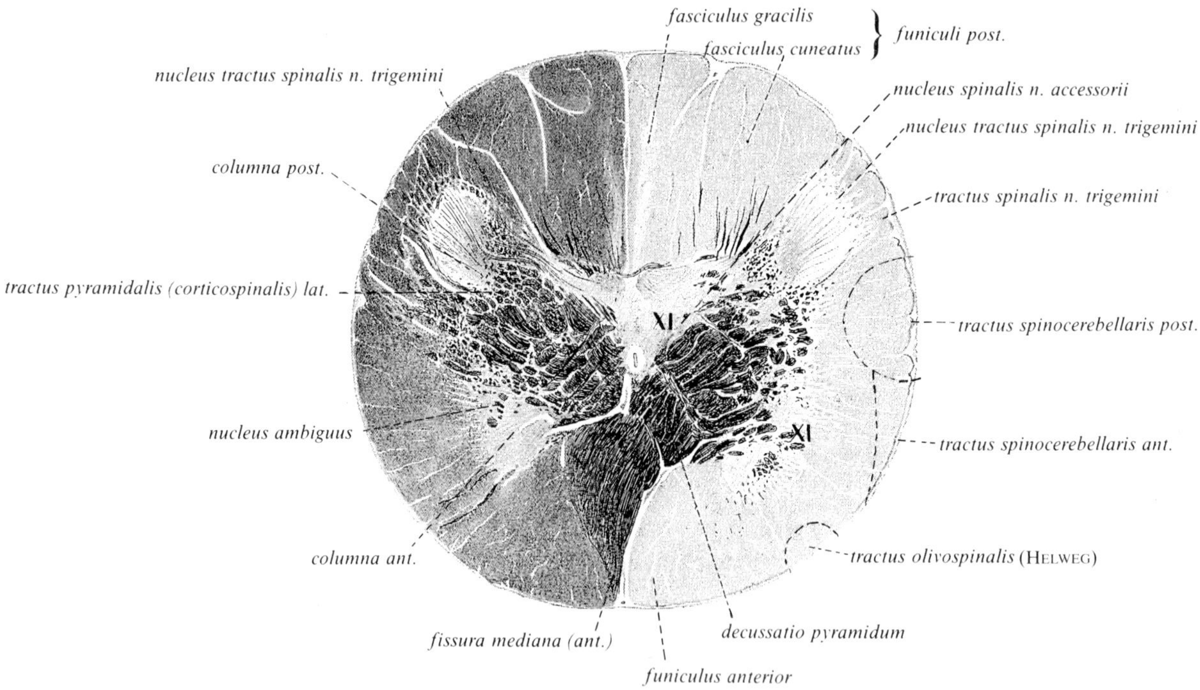

Abb. 148. Querschnitt durch die medulla oblongata im Niveau des unteren Abschnitts der Pyramidenkreuzung, decussatio pyramidum.

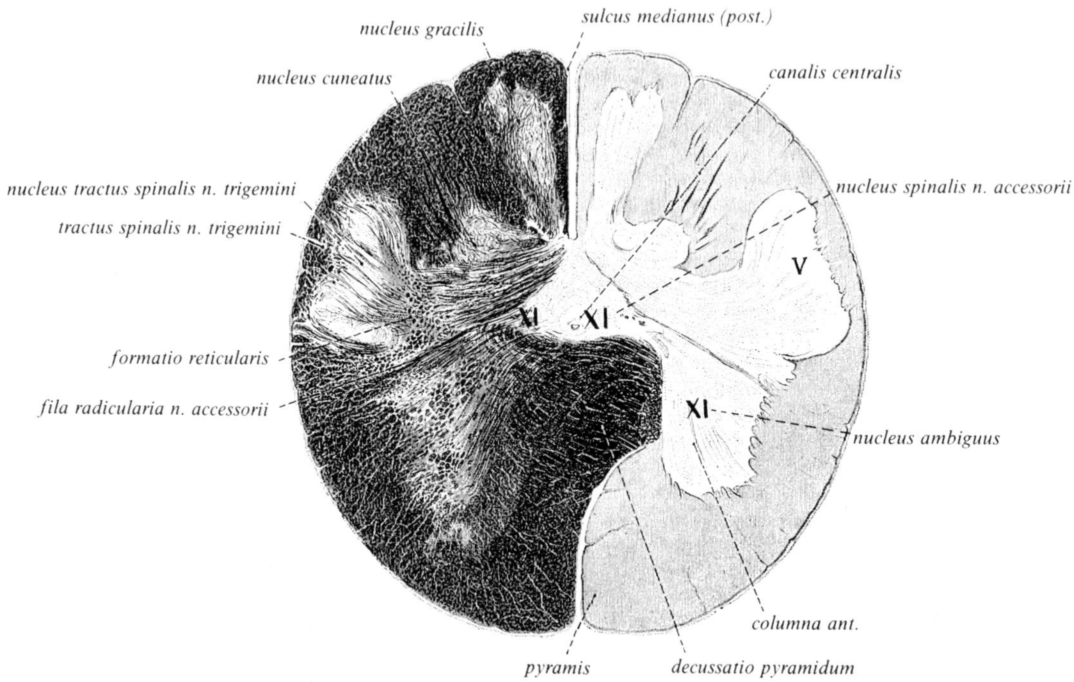

Abb. 149. Querschnitt durch die medulla oblongata im Bereich des oberen Teils der Pyramidenkreuzung. Die römischen Ziffern kennzeichnen die entsprechenden Hirnnervenkerne.

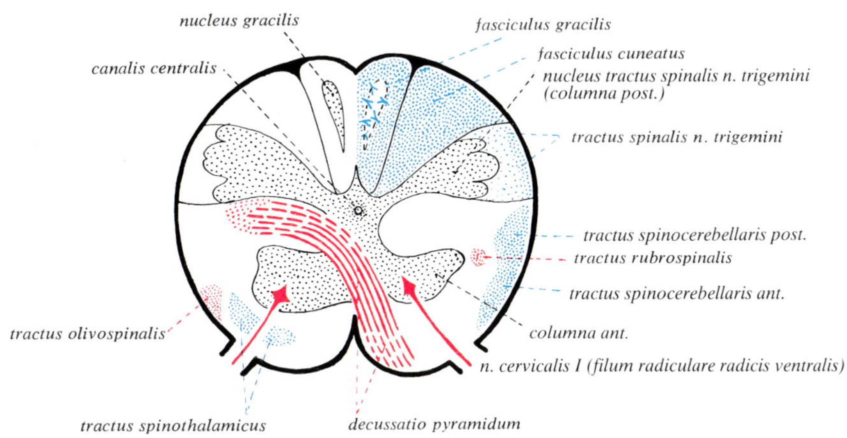

Abb. 150. Architektonik der medulla oblongata im Niveau der Pyramidenkreuzung, schematischer Schnitt.

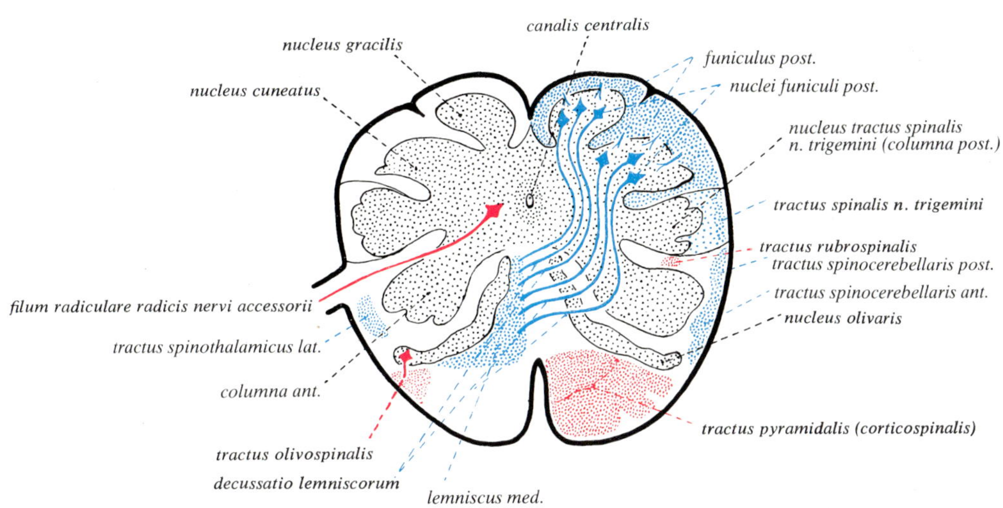

Abb. 151. Architektonik der medulla oblongata im Niveau der Schleifenkreuzung, decussatio lemniscorum (schematisch).

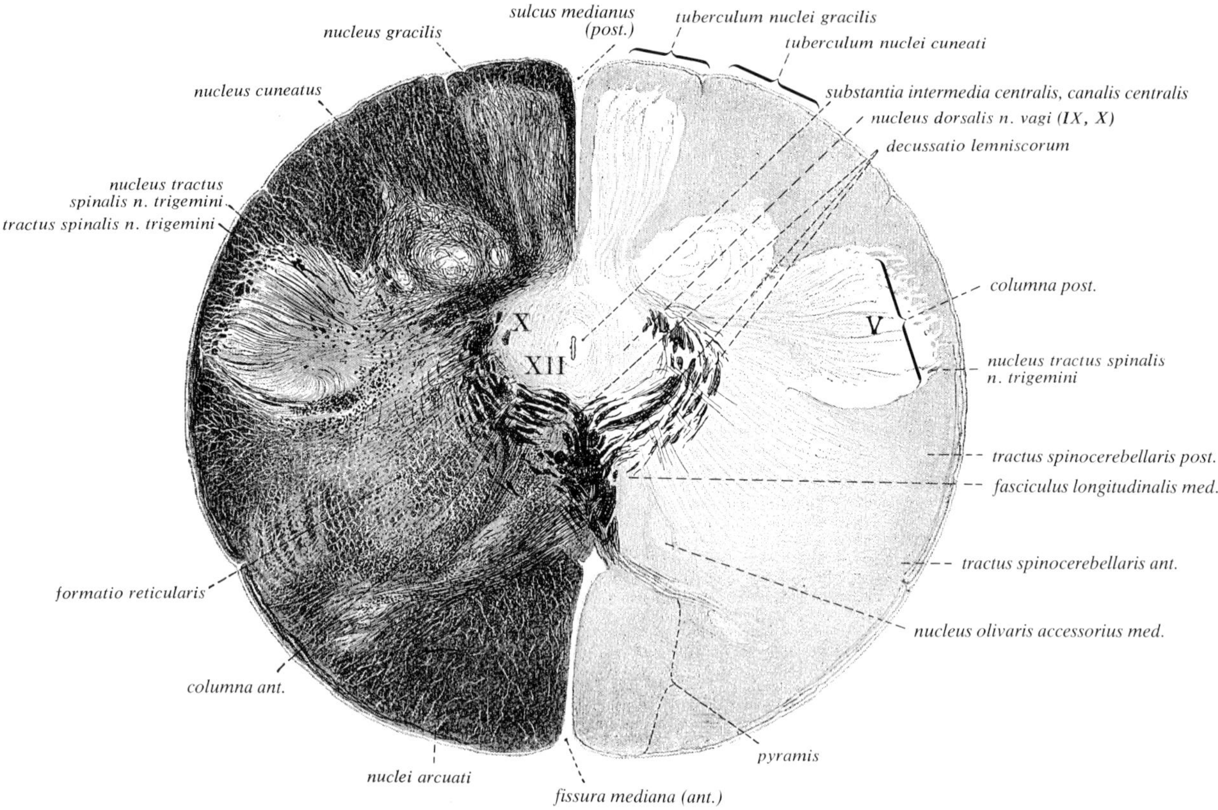

Abb. 152. Querschnitt durch die medulla oblongata in Höhe der Schleifenkreuzung, decussatio lemniscorum.

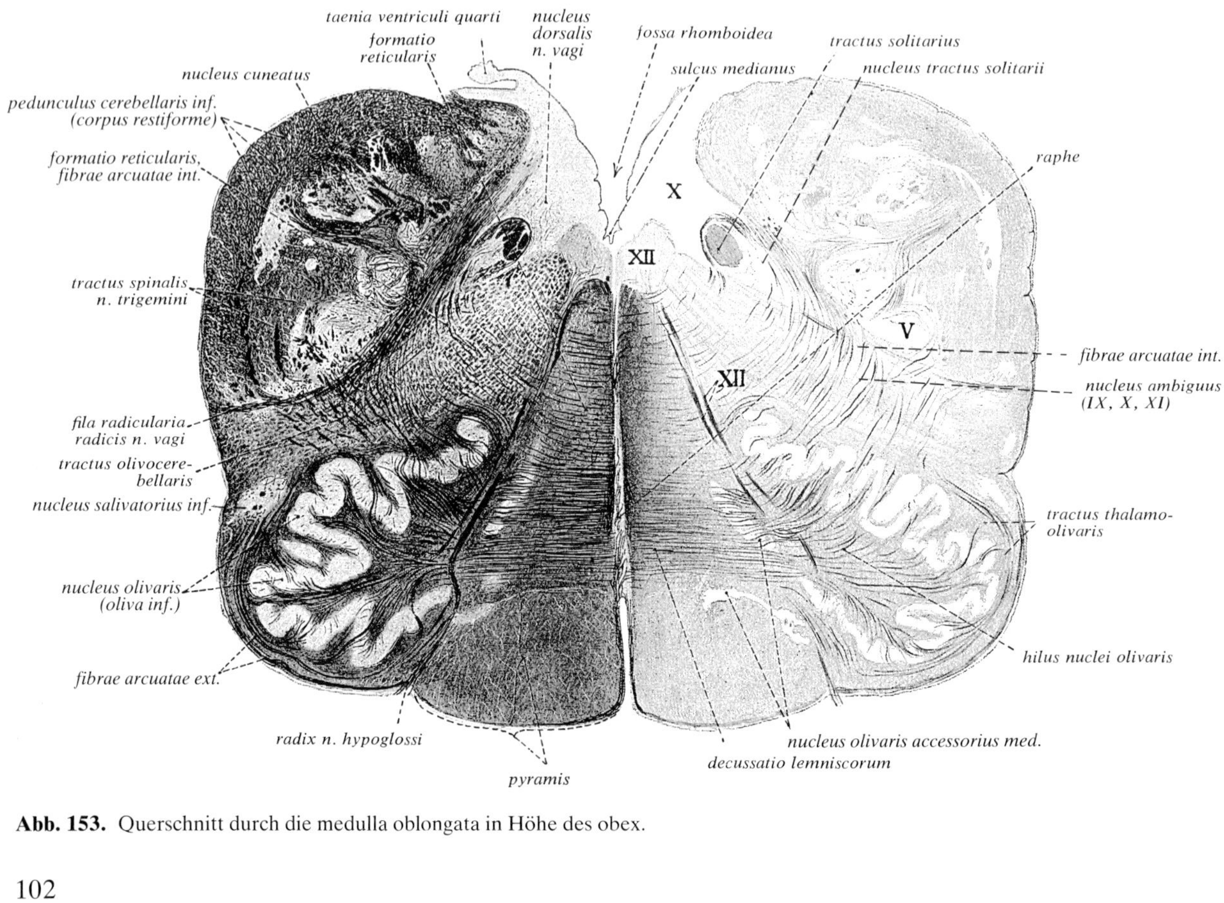

Abb. 153. Querschnitt durch die medulla oblongata in Höhe des obex.

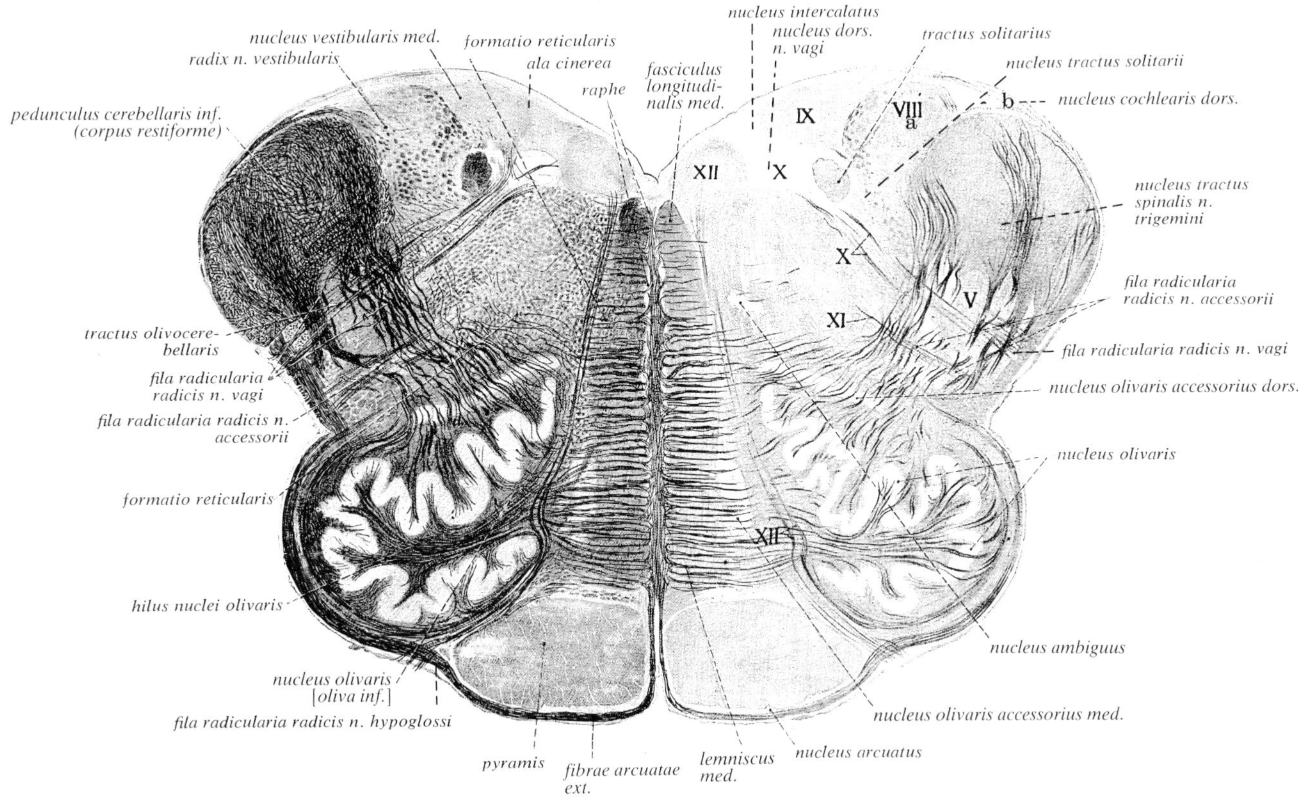

Abb. 154. Querschnitt durch die medulla oblongata im Bereich des kaudalen Teils der Rautengrube, fossa rhomboidea, und in Höhe des hilus nuclei olivaris. Die römischen Zahlen beziehen sich auf die Kerne der entsprechenden Hirnnerven. VIII a = Vestibulariskern, b = Cochleariskern.

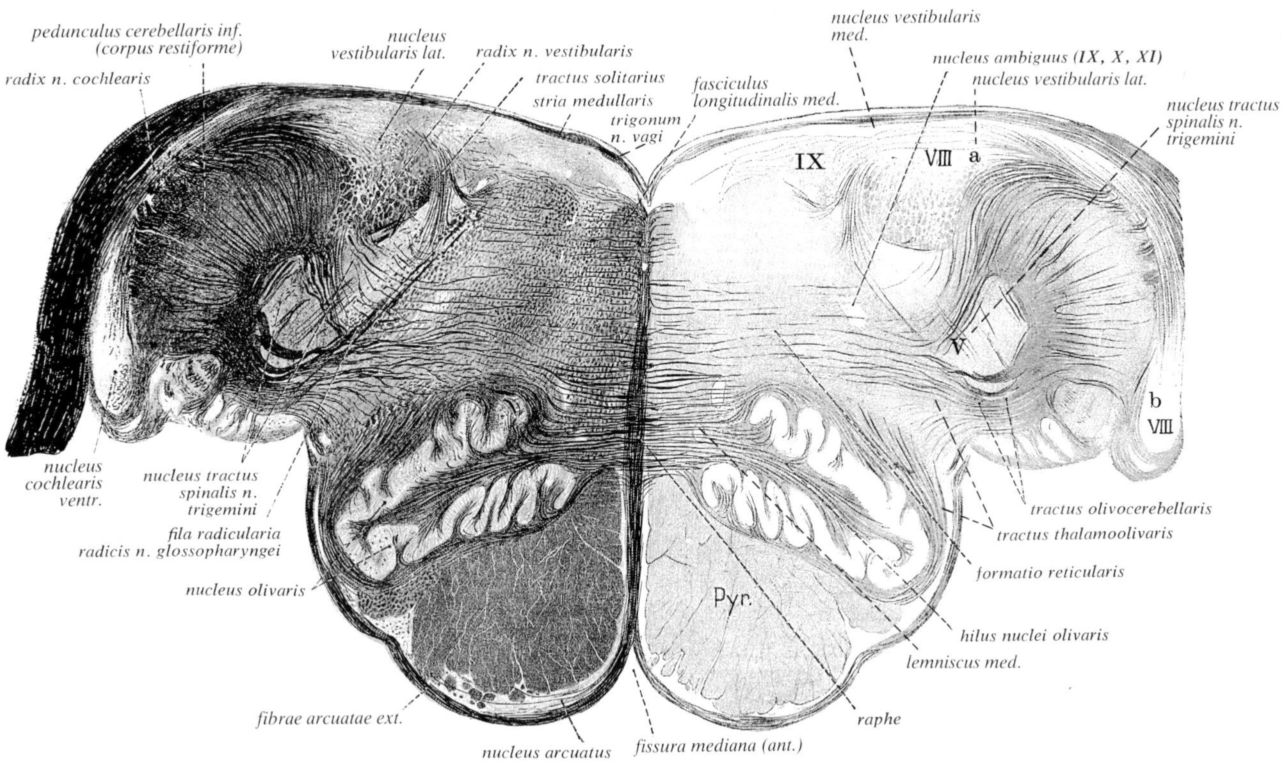

Abb. 155. Querschnitt durch die medulla oblongata im Bereich des mittleren Teils der Rautengrube und in Höhe der radix nervi cochlearis. Die römischen Zahlen beziehen sich auf die Kerne der entsprechenden Hirnnerven. VIII a = Vestibulariskern, VIII b = Cochleariskern.

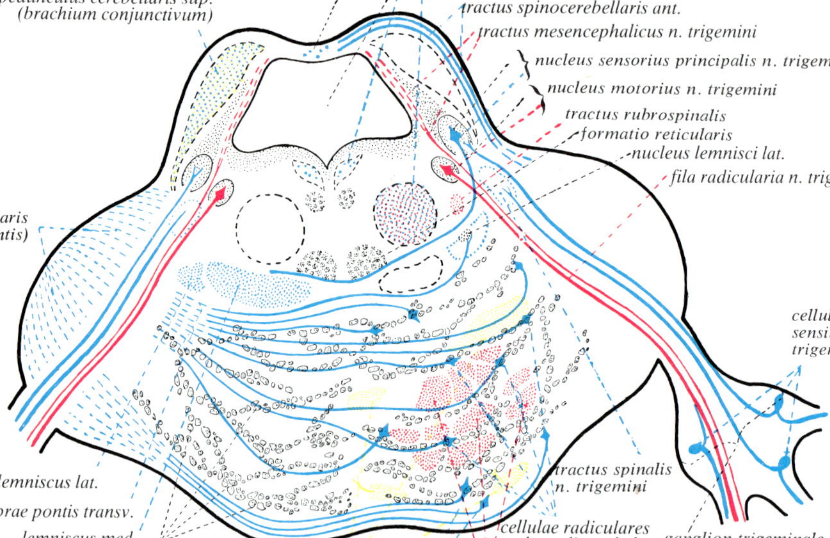

Abb. 156. Aufbau der Brücke in Höhe der Trigeminus-Kerne. Schematischer Querschnitt.*

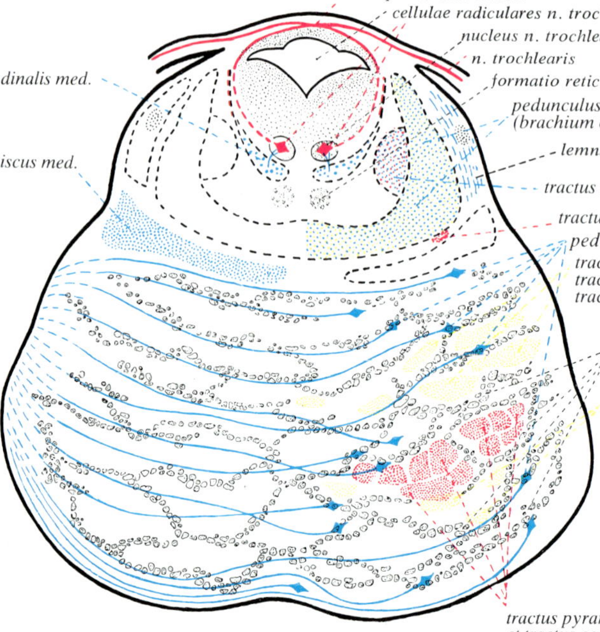

Abb. 157. Aufbau der Brücke in Höhe der Trochlearis-Kerne. Schematischer Querschnitt.*
* Absteigende Bahnen im allgemeinen rot oder gelb, aufsteigende blau, ** zentrale Haubenbahn.

Abb. 158. Lage und Ausdehnung der motorischen und parasympathischen Hirnnervenkerne in der Haubenregion, tegmentum, des unteren Hirnstammes (nach *M. Clara,* 1942). ▷

Abb. 159. Die sensiblen Hirnnervenkerne in der Haubenregion des Hirnstammes (Lage und Ausdehnung).

Abb. 160. Lage und Ausdehnung der Hirnnervenkerne im Hirnstamm (schematisch). Auf der linken Seite die motorischen (rot) und parasympathischen Kerne (gelb); auf der rechten Seite die sensiblen und sensorischen Kerngebiete der Hirnnerven (blau).

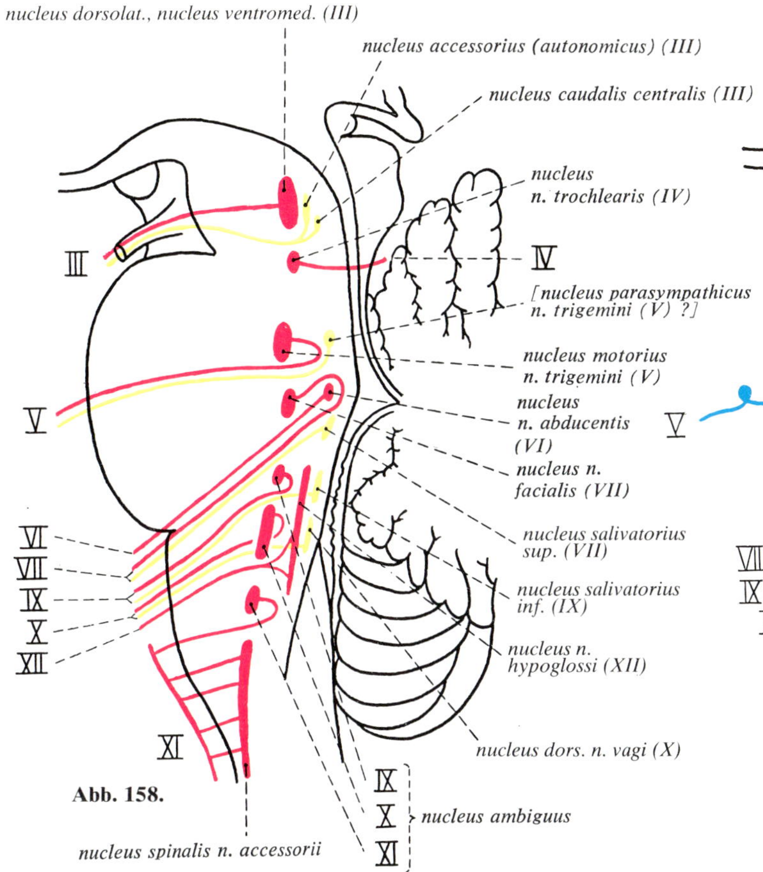

Abb. 158.

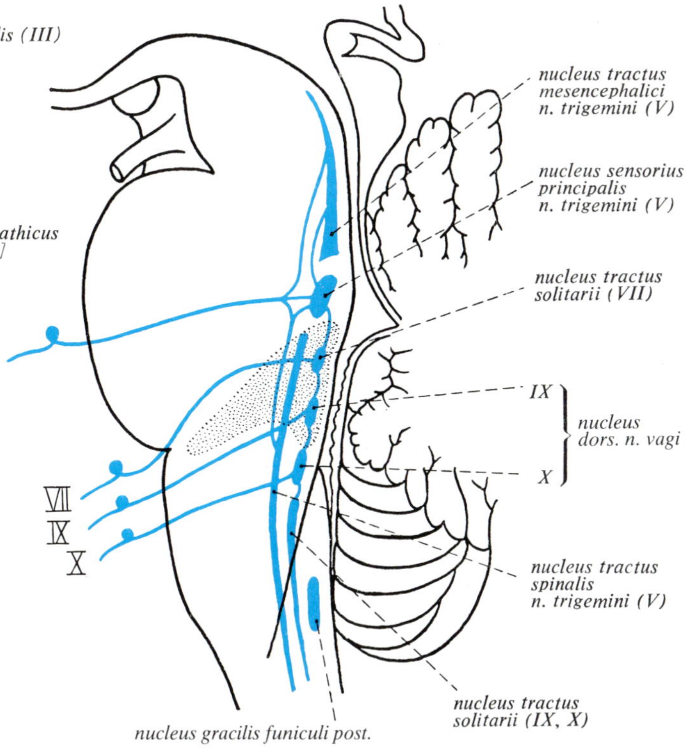

Abb. 159

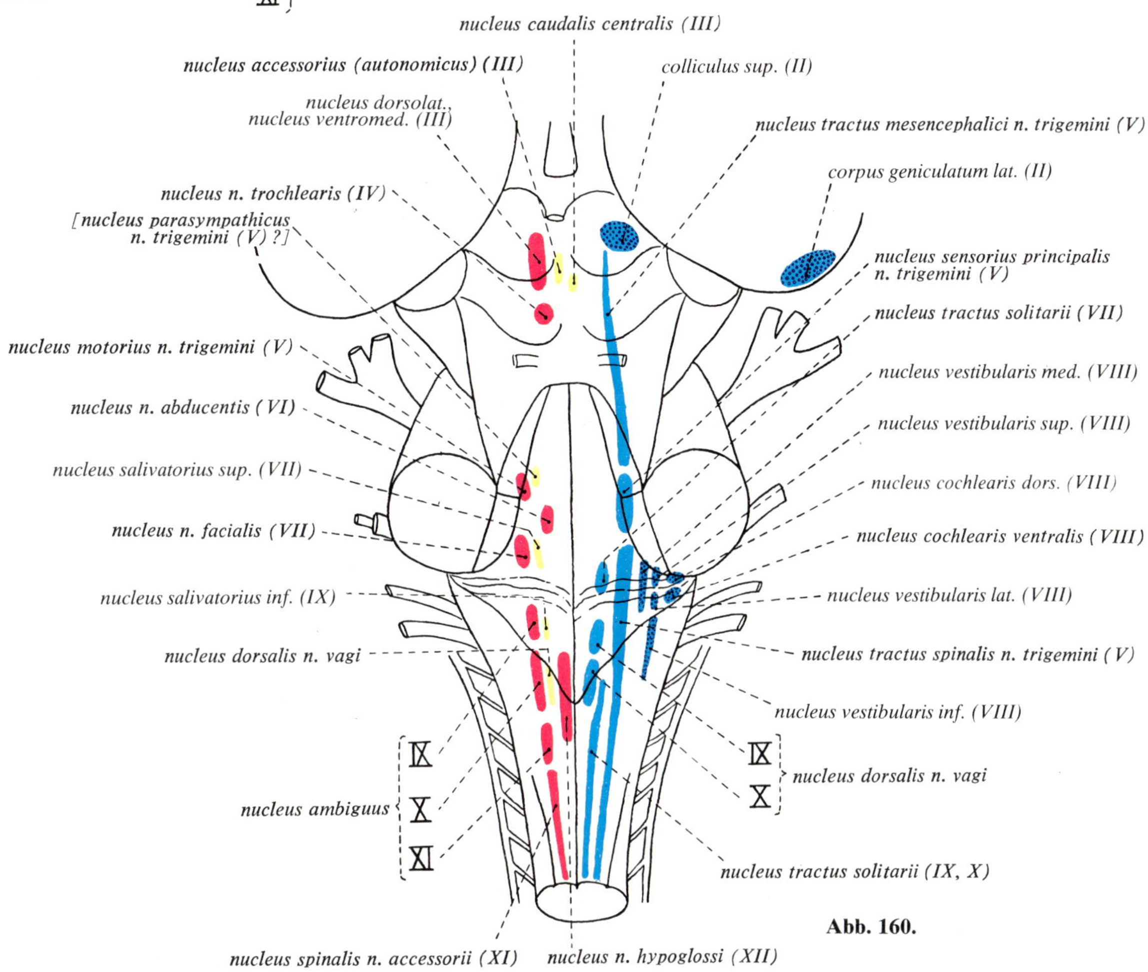

Abb. 160.

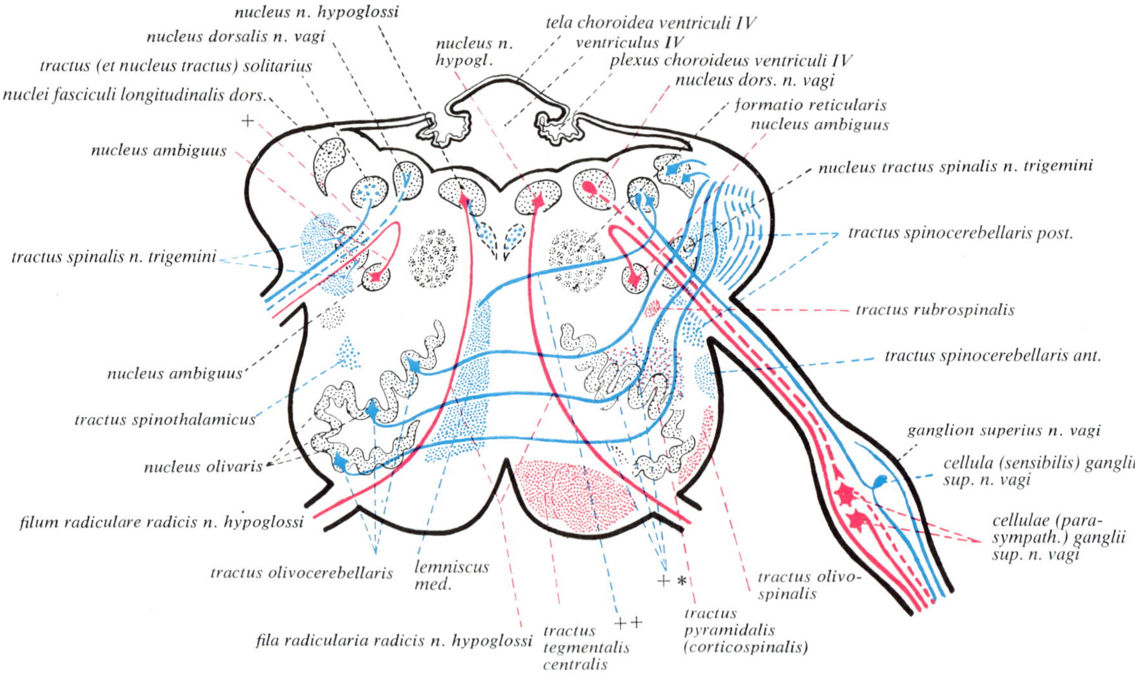

Abb. 161. Aufbau der medulla oblongata im Bereich des kaudalen Teils der Rautengrube. Schematischer Querschnitt; vgl. mit Abb. 154. Absteigende Bahnen rot, aufsteigende blau.

+ * = *fibrae olivocerebellares* + = *afferente Faser zum nucleus dorsalis n. vagi* + + = *Faser vom nucleus tractus solitarii zur medialen Schleife*

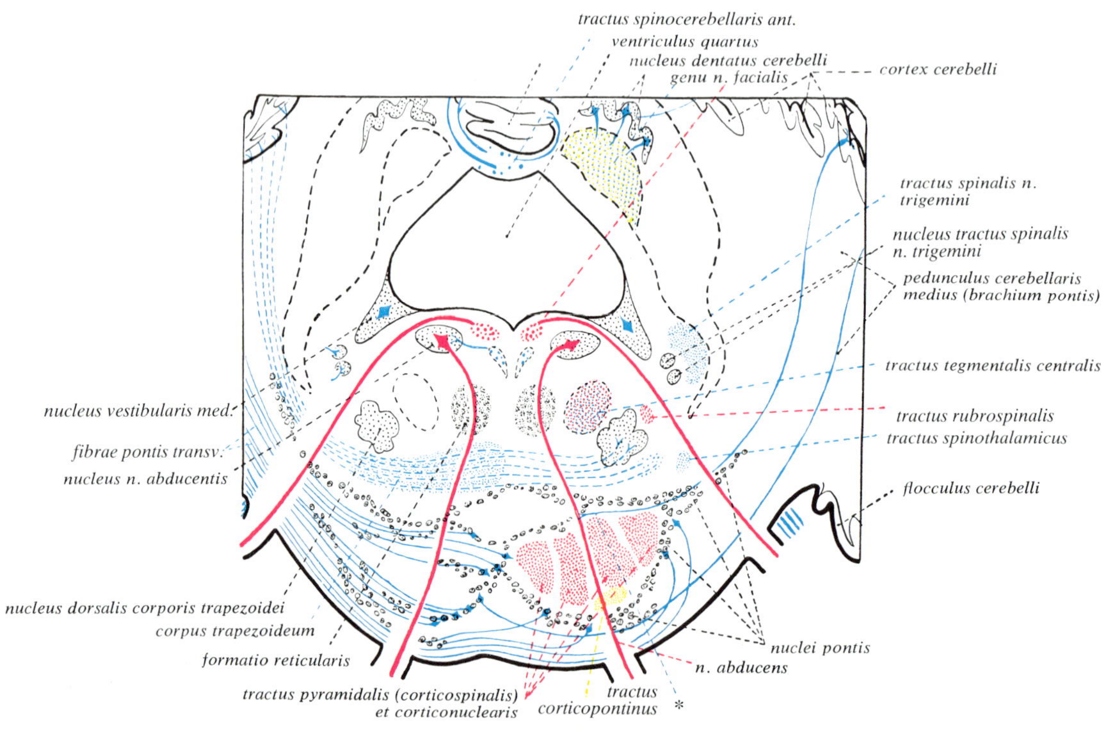

Abb. 162. Aufbau des kaudalen Abschnitts der Brücke, pons. Schematischer Querschnitt. Absteigende Bahnen rot oder gelb, aufsteigende blau. * Faser von der Kleinhirnrinde zu den Brückenkernen.

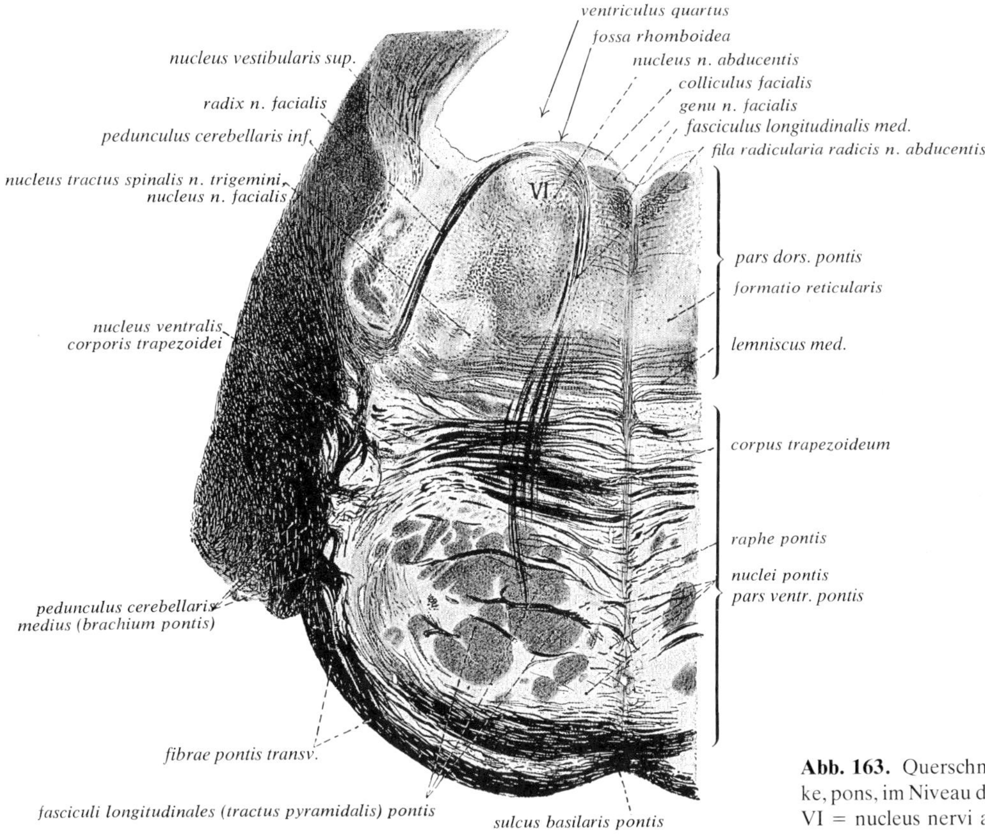

Abb. 163. Querschnitt durch die Brücke, pons, im Niveau des colliculus facialis. VI = nucleus nervi abducentis.

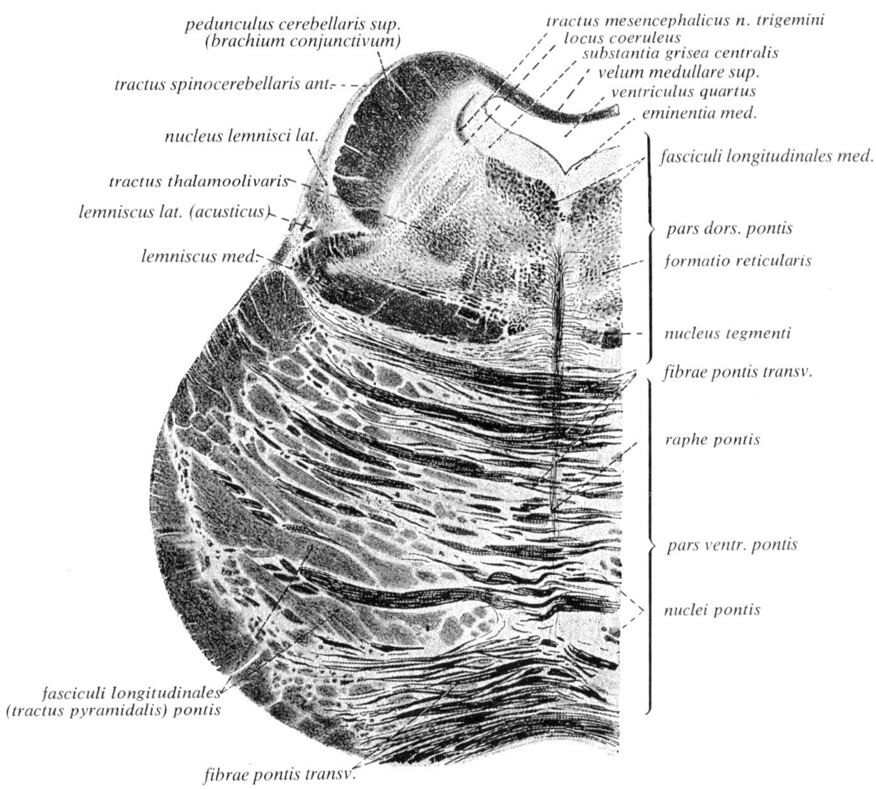

Abb. 164. Querschnitt durch die mittlere Portion der Brücke, pons.

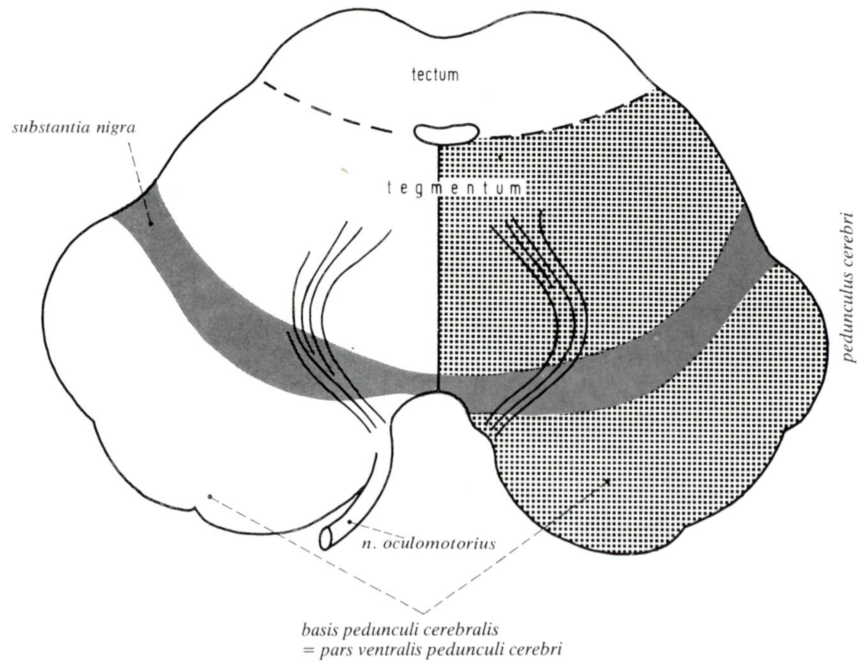

Abb. 165. Die Einteilung des Mittelhirns: tectum, Haube, tegmentum, und Hirnschenkel, pedunculi cerebralis (gerastert).

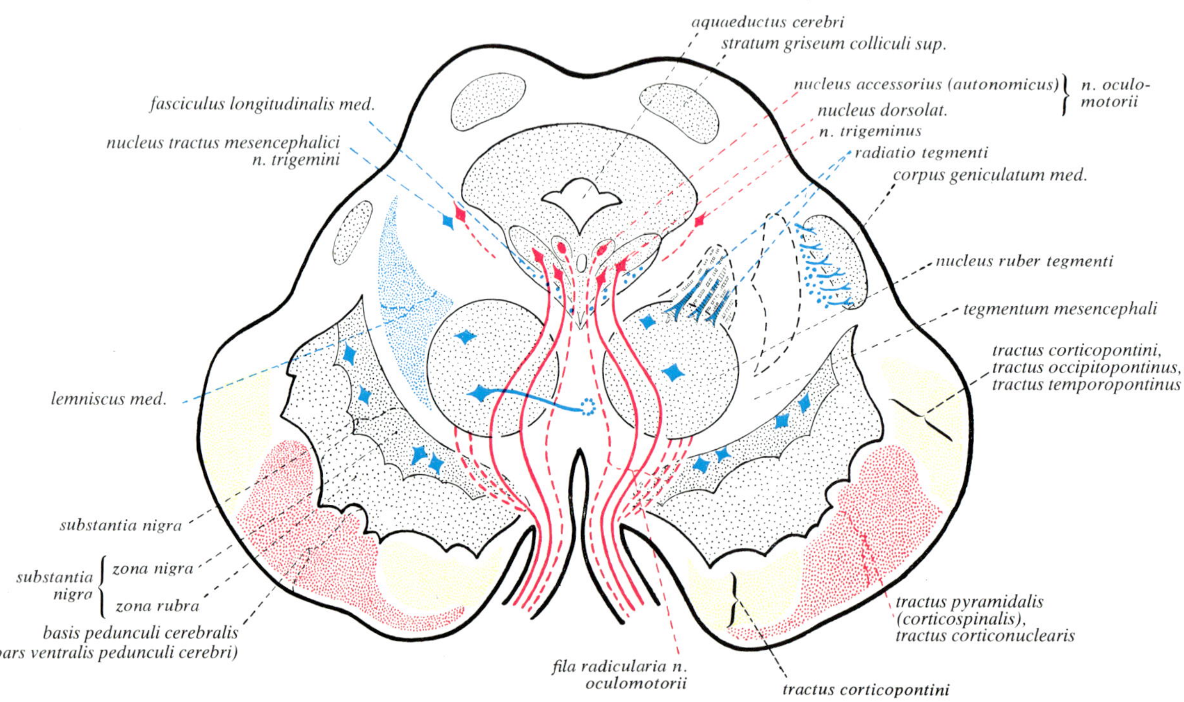

Abb. 166. Kern- und Faserarchitektonik des Mittelhirns.

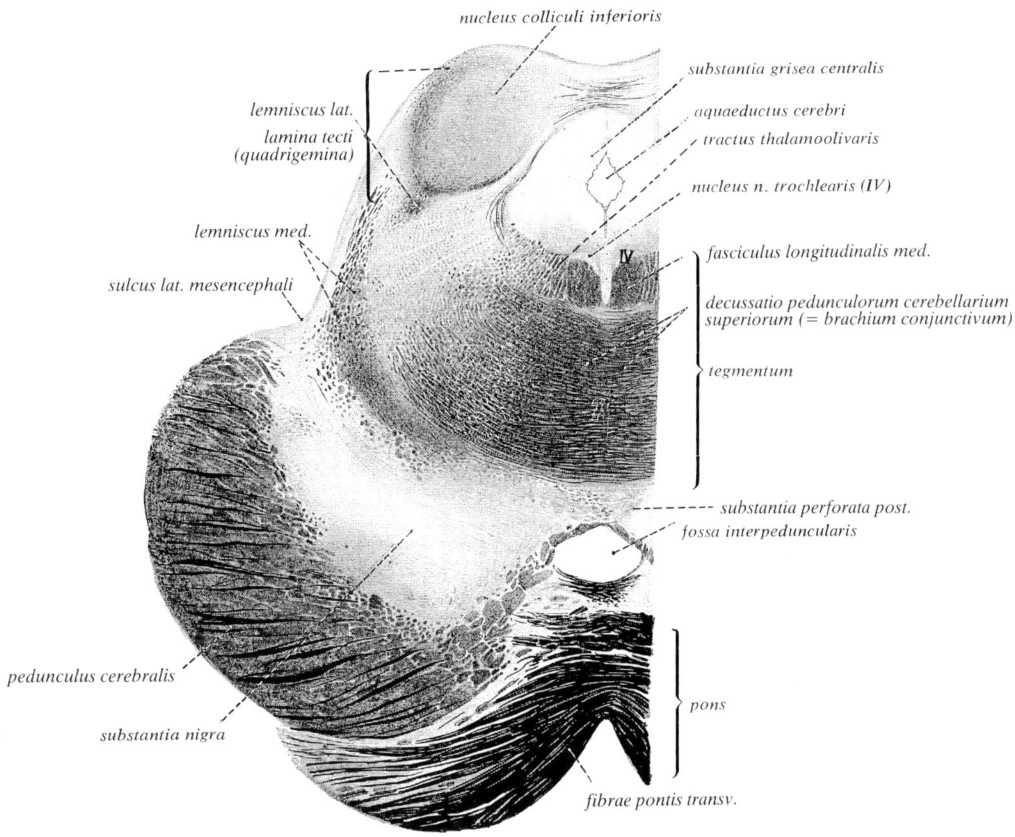

Abb. 167. Querschnitt durch das Mittelhirn im Niveau der unteren Vierhügel, colliculi inferiores.

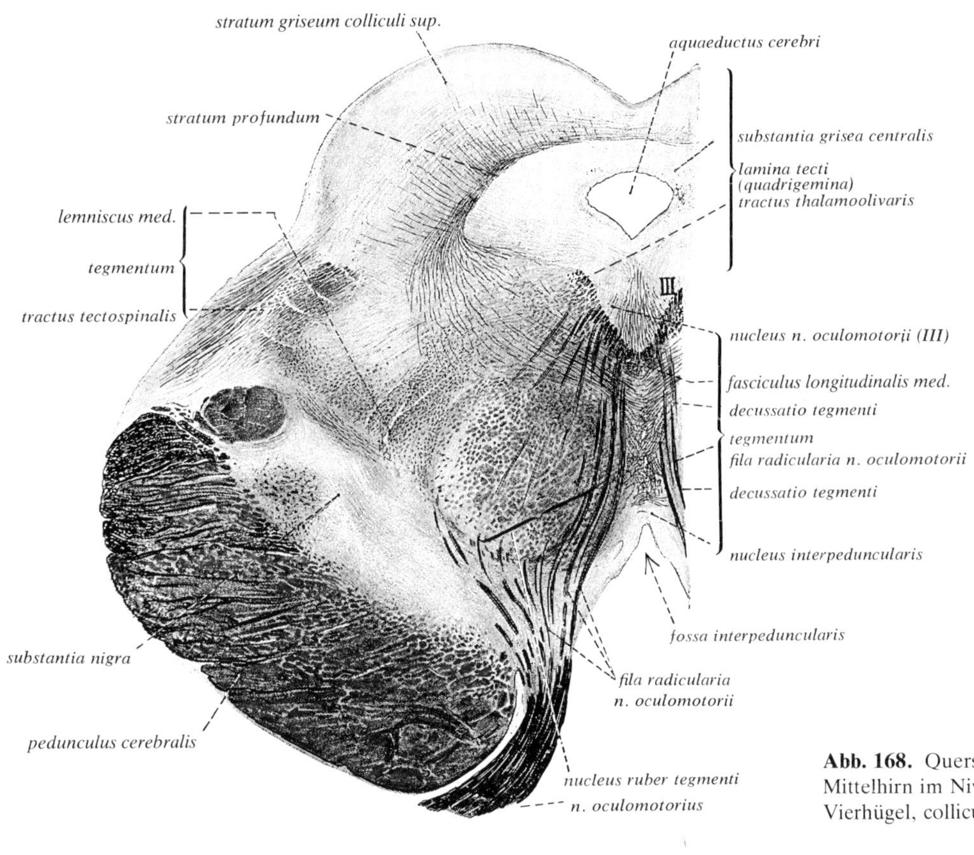

Abb. 168. Querschnitt durch das Mittelhirn im Niveau der oberen Vierhügel, colliculi posteriores.

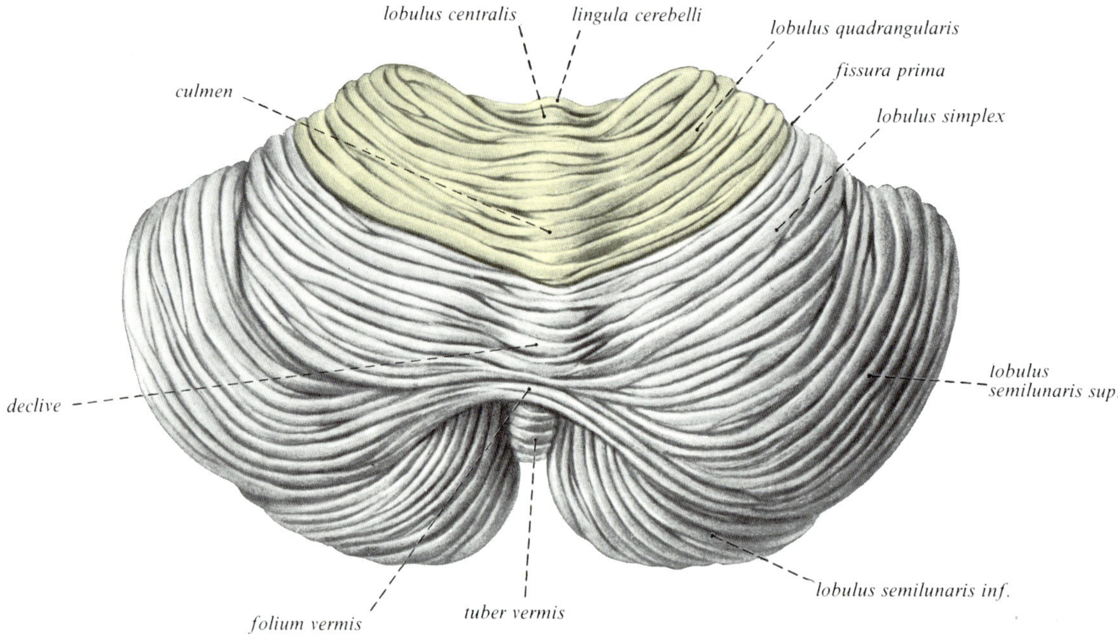

Abb. 169. Kleinhirn, cerebellum. Ansicht von oben und hinten (facies superior). Anteile des Urkleinhirns gelb.

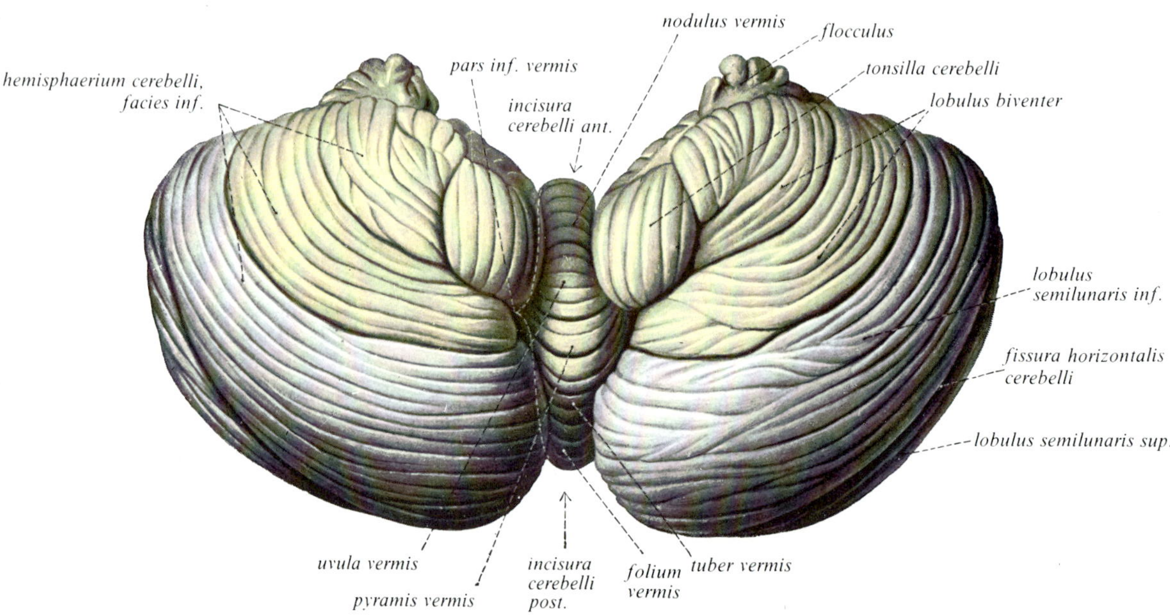

Abb. 170. Kleinhirn in der Ansicht von unten (facies inferior). Anteile des Urkleinhirns gelb.

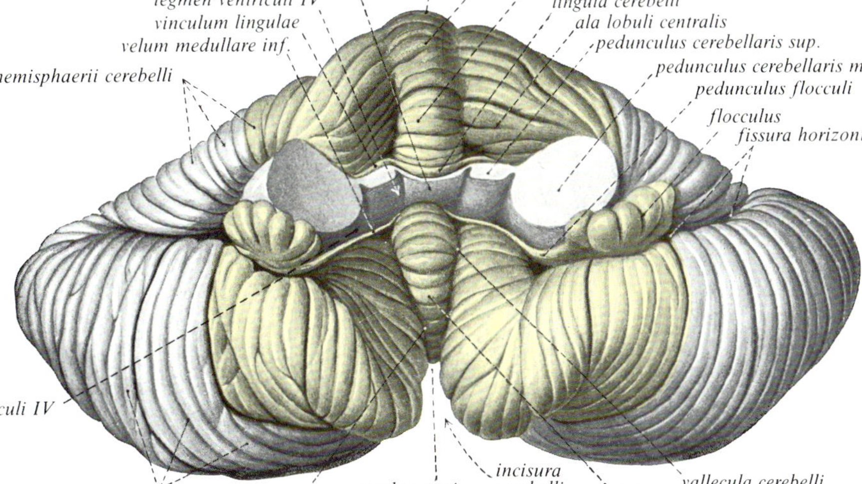

Abb. 171. Kleinhirn. Ansicht von vorne. Schnittflächen der Kleinhirnstiele.

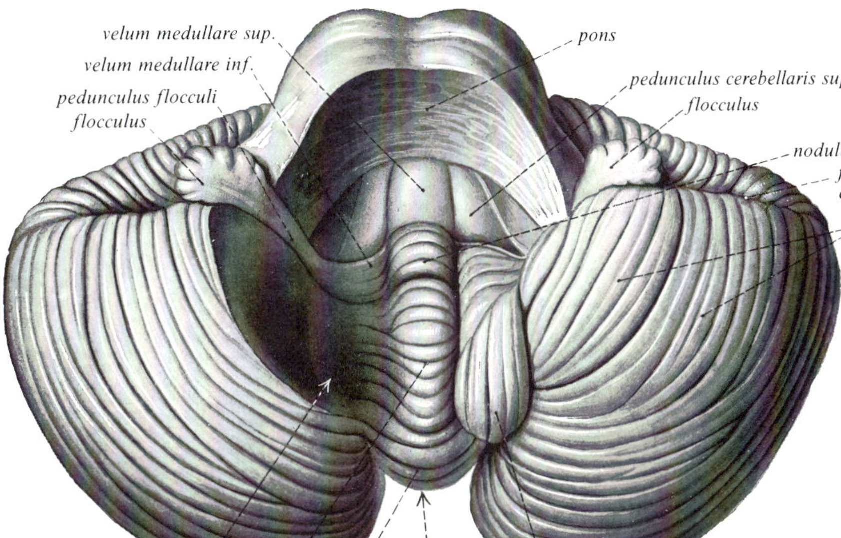

Abb. 172. Kleinhirnunterfläche nach Entfernung der rechten Tonsille und eines Teils des lobulus biventer. Querdurchtrennung der Brükke, pons. Blick von unten auf das Dach des IV. Ventrikels.

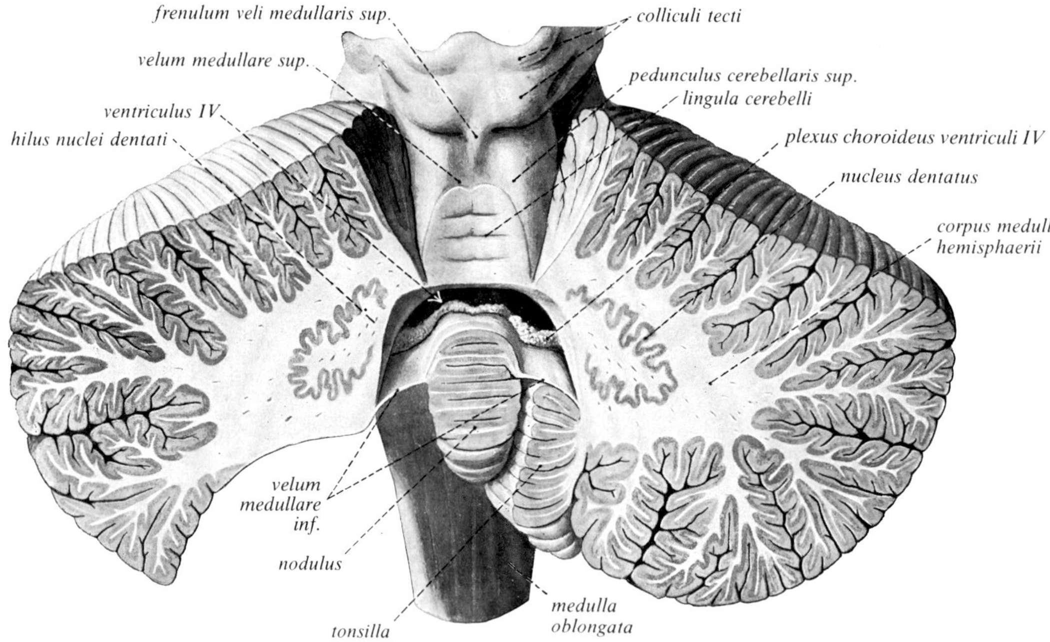

Abb. 173. Transversalschnitt durch das Kleinhirn mit Eröffnung des IV. Ventrikels.

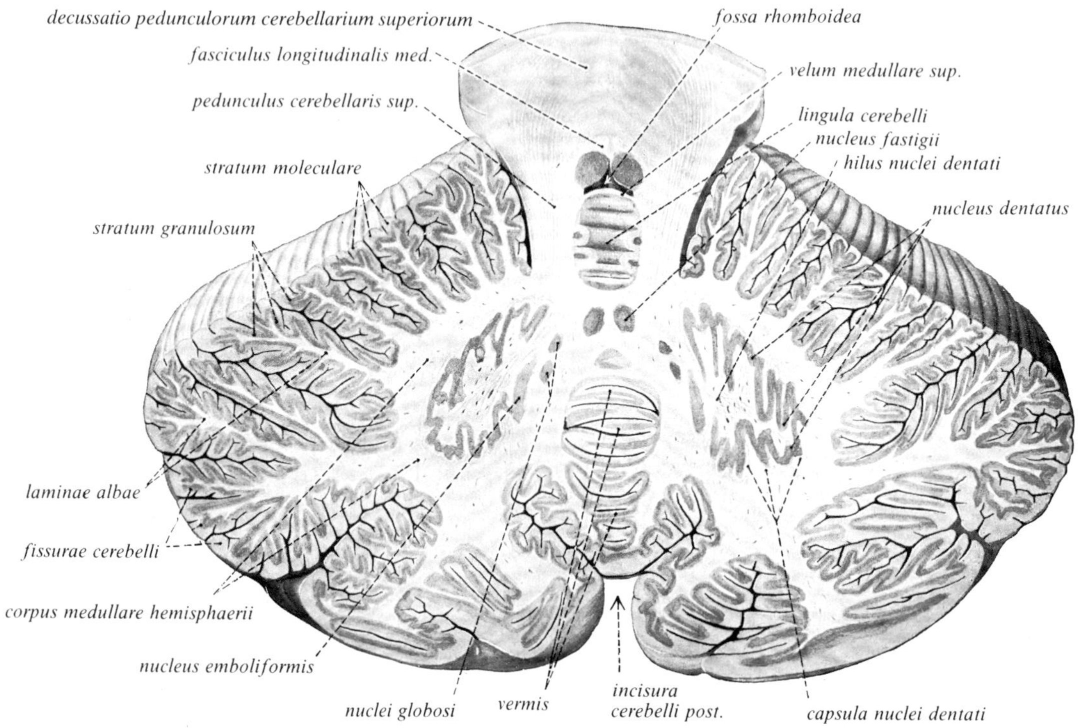

Abb. 174. Schnitt durch das Kleinhirn in Richtung der pedunculi cerebellares superiores. Kleinhirnkerne.

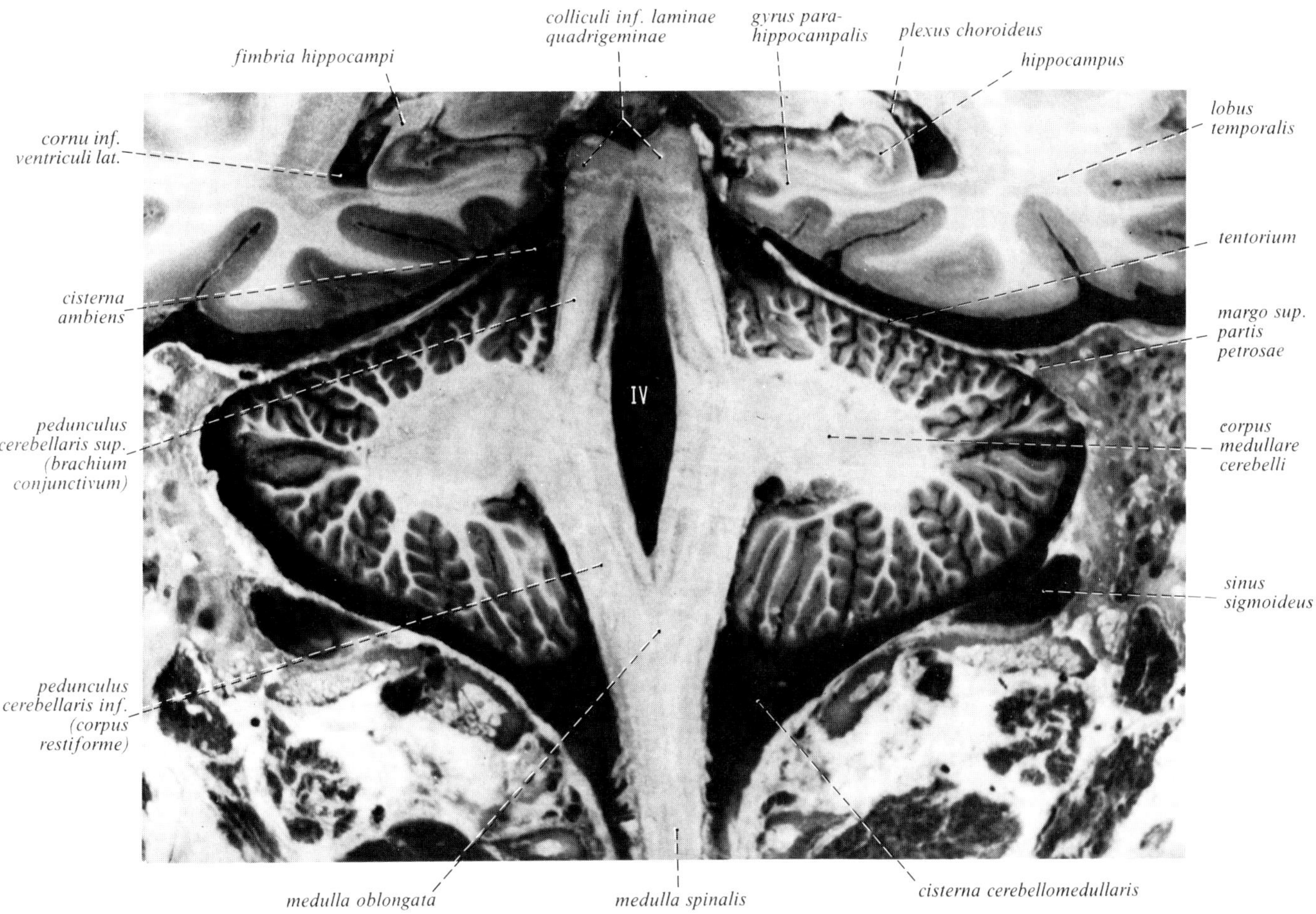

Abb. 175. Frontalschnitt durch das rhombencephalon im infratentoriellen Raum. Beachte, daß das Mittelhirn, von der cisterna ambiens umgeben, im Bereich der incisura tentorii gelegen ist: Isthmus rhombencephali (aus Ferner-Kautzky, Springer, Heidelberg 1959).

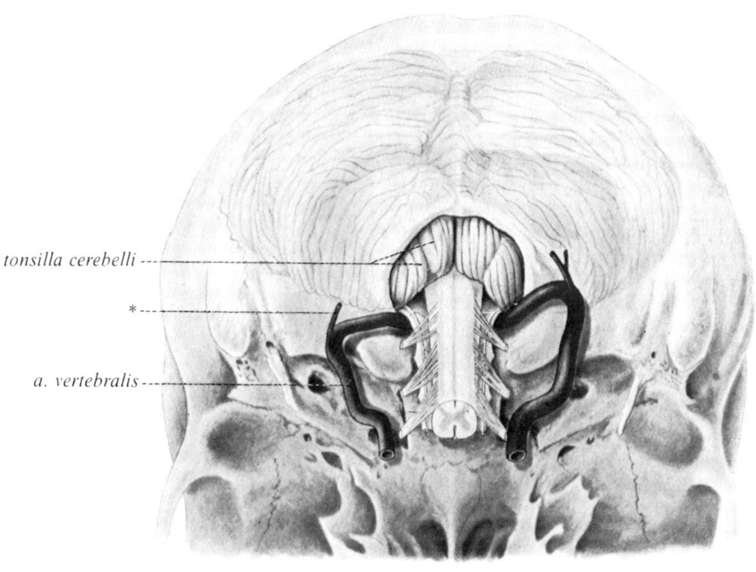

Abb. 176. Die Hirnteile im Bereiche des großen Hinterhauptslochs. Einblick von kaudal. Das Rückenmark ist nach ventral geklappt (aus Ferner-Kautzky, 1959). * Muskelast (Kollateralen!).

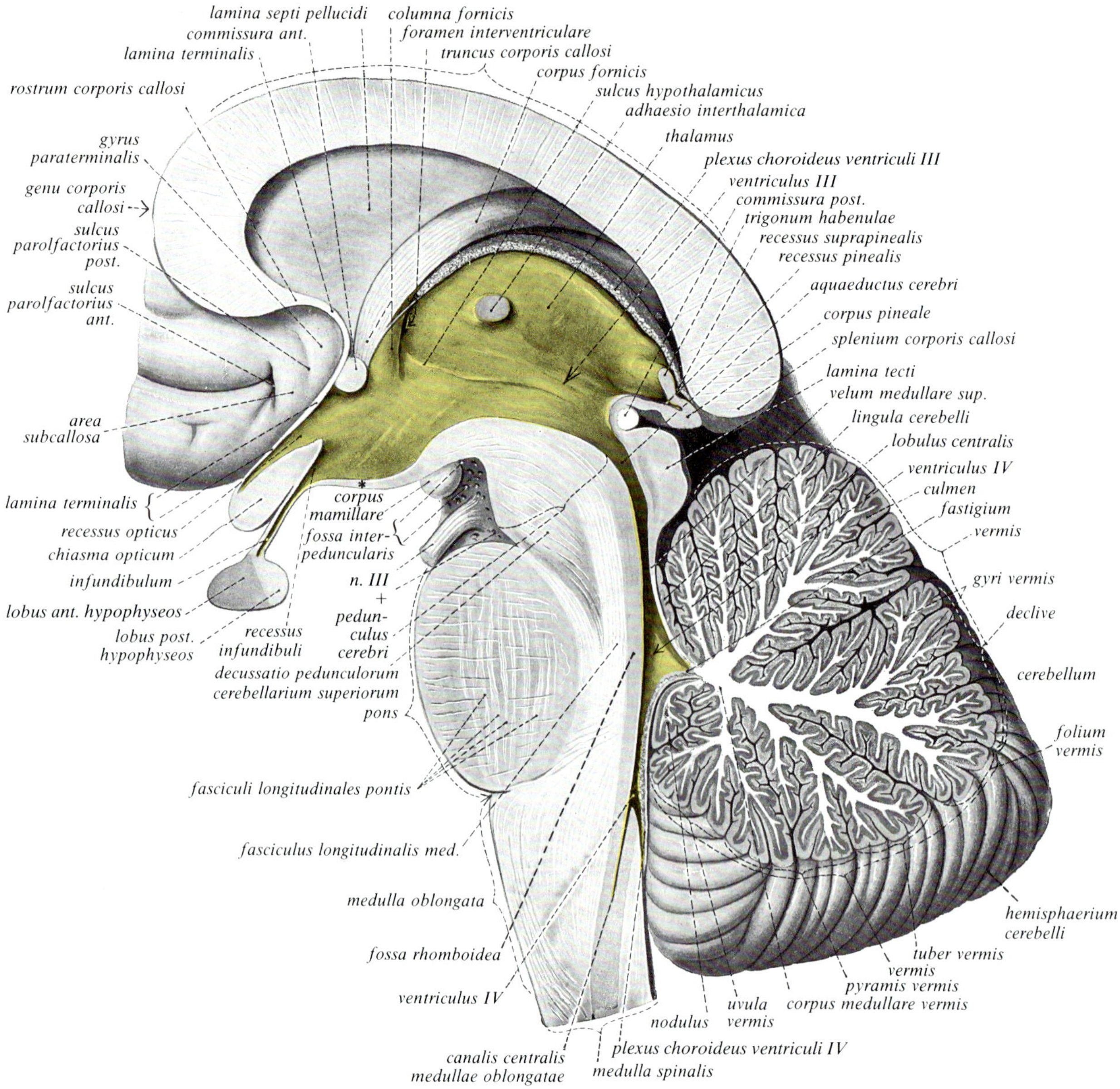

Abb. 177. Mediansagittalschnitt durch den Hirnstamm. Schnittfläche der rechten Hälfte. Wand des III. und IV. Ventrikels sowie des aquaeductus cerebri gelb. * = tuber cinereum; + = fossa interpeduncularis.

Abb. 178. Paramedianer Sagittalabschnitt durch ein menschliches Gehirn. WEIGERTsche Markscheidenfärbung (markhaltige Bahnen schwarz). Vgl. mit Abb. 177. Die markhaltigen Faserbahnen sind als schwarze Regionen deutlich zu erkennen, z. B. Balken, Markzone des Kleinhirns, Pyramidenbahn, lemniscus medialis, chiasma opticum u. a. Die Rindengebiete und die subkortikalen nuclei sind hell (Cortex um den Balken infolge des paramedianen Schnittes, thalamus, hypothalamus). Gemischt sind Kerngebiete mit reichlichen Faserzuflüssen wie z. B. die Brücke, nuclei pontis einerseits und tractus corticopontini und pontocerebellares andererseits. Gemischt sind auch der thalamus und andere Kerngebiete. (Aus KAUTZKY-FERNER, 1959.) ▷

Abb. 179. Subokzipitalpunktion, anatomische Situation. Der Pfeil gibt die Richtung der Punktionsnadel bei Ausführung des Stiches an. (Aus PERNKOPF, Atlas der topographischen und angewandten Anatomie des Menschen, 1. Bd., 2. Aufl. [Hrsg. H. FERNER]. Urban & Schwarzenberg, München–Wien–Baltimore 1980.)

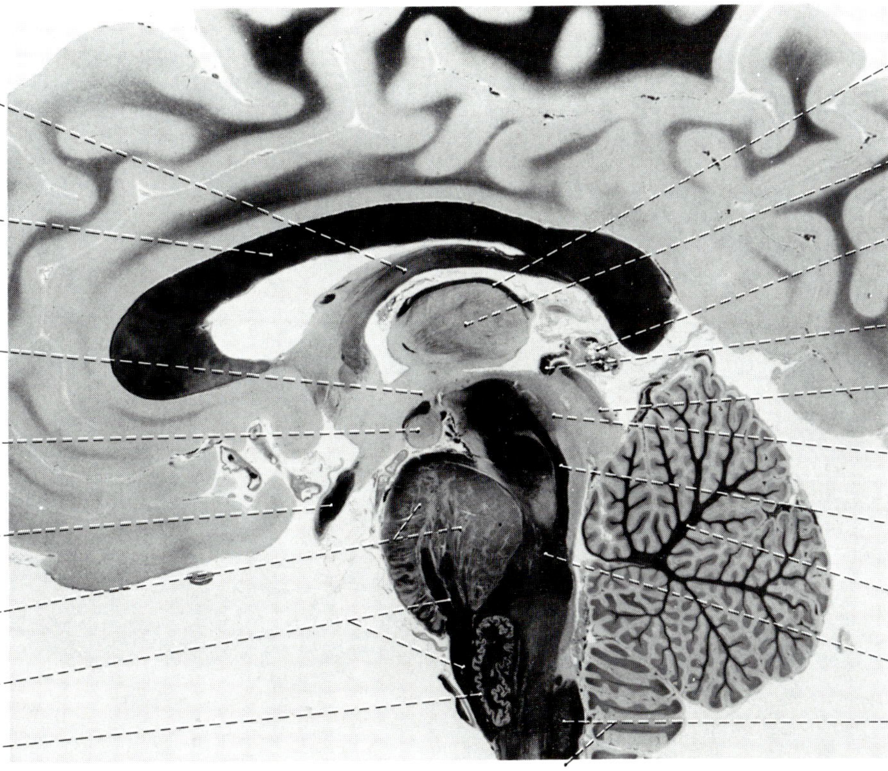

Abb. 178.

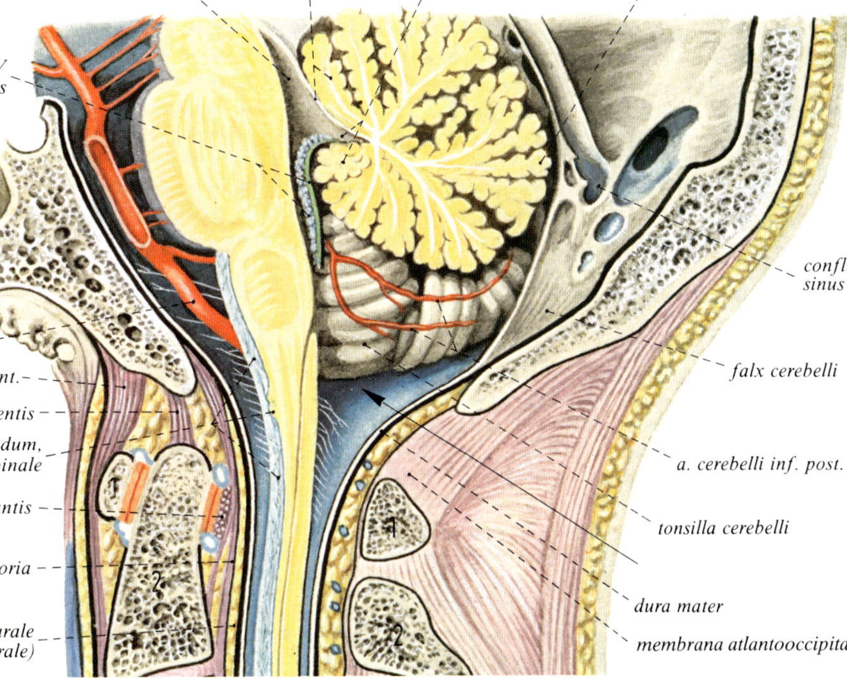

Abb. 179.

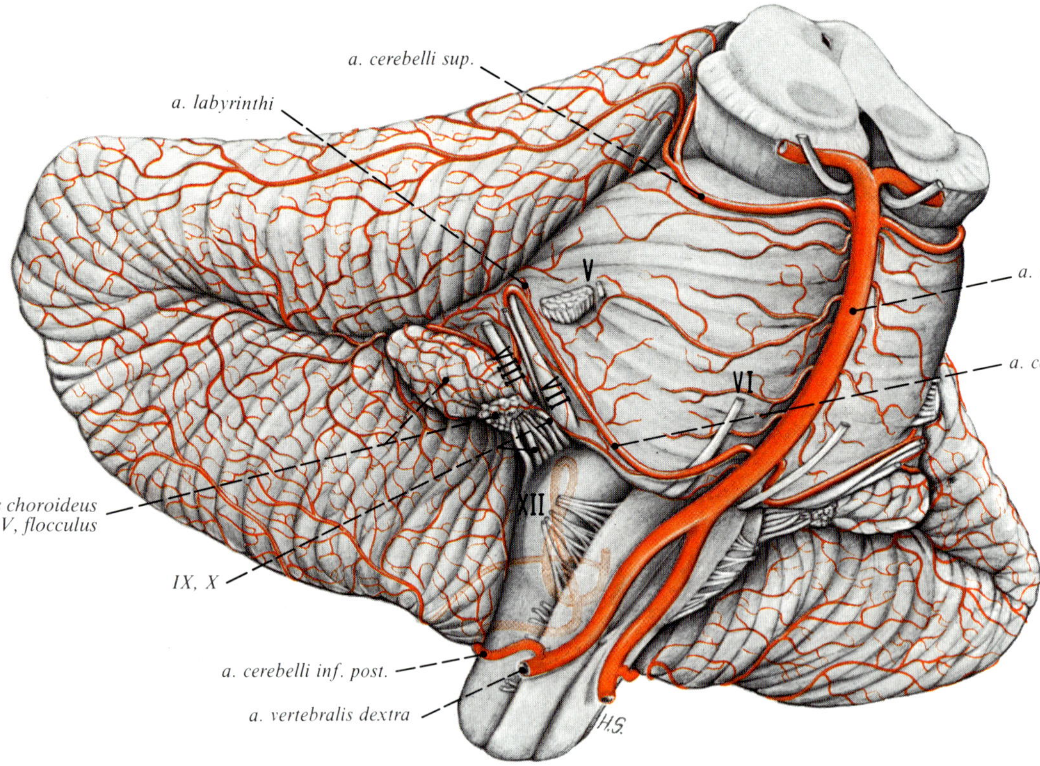

Abb. 180. Arterien des rhombencephalon (Originalpräparat Dozent Dr. Tschabitscher, Wien).

Kleinhirnarterien, aa. cerebelli

Das Kleinhirn wird von drei paarigen Arterien versorgt:
1. a. cerebelli inferior posterior aus der a. vertebralis
2. a. cerebelli inferior anterior
3. a. cerebelli superior, die beiden letzteren aus der a. basilaris. Sie sind beidseitig durch Anastomosen verbunden. Charakteristisch für die Kleinhirnarterien ist der Verlauf in einem Bogen von ventral um den Hirnstamm herum nach dorsal. Die Äste verlaufen entlang der folia, um in die Fissuren einzudringen. Die Arterien unterkreuzen die größeren Venenstämme.

1. **a. cerebelli inferior posterior.** Sie entspringt 1 bis 3 cm kaudal von der Vereinigung der beiden aa. vertebrales und liegt zwischen den Wurzelfäden der Vagusgruppe, biegt um das verlängerte Mark und gelangt auf die tela choroidea ventriculi IV (Äste versorgen den plexus choroideus), liegt dann an der Unterfläche des Kleinhirns und umschlingt die Tonsille. Versorgungsgebiet ist die untere Kleinhirnfläche.

2. **a. cerebelli inferior anterior.** Aus der a. basilaris entspringend, kreuzt sie den n. abducens, macht dann eine Schlinge, deren Scheitel bis in den meatus acusticus internus reichen kann. Der abführende Schenkel der Schlinge liegt dabei parallel zum n. facialis und vestibulocochlearis. Meist entspringt aus ihr auch die a. labyrinthi. Mit ihren Endästen erreicht die a. cerebelli inferior anterior den flocculus und das Bochdaleksche Blumenkörbchen.

3. **a. cerebelli superior.** Sie entspringt aus der a. basilaris ganz vorne vor der Endaufteilung, zieht in der cisterna ambiens am Vorderrand der Brücke um die Hirnschenkel nach dorsal und ist in ihrem Anfangsteil durch den n. oculomotorius von der hinteren Großhirnarterie getrennt. Die obere Kleinhirnarterie teilt sich in zwei Hauptäste, die parallel zum n. trochlearis beieinander liegen und die Vierhügelplatte erreichen. Sie versorgt die obere Fläche des Kleinhirns, die Kleinhirnkerne (nucleus dentatus) usw.

Rückenmark, Spinalnerven und Grenzstrang

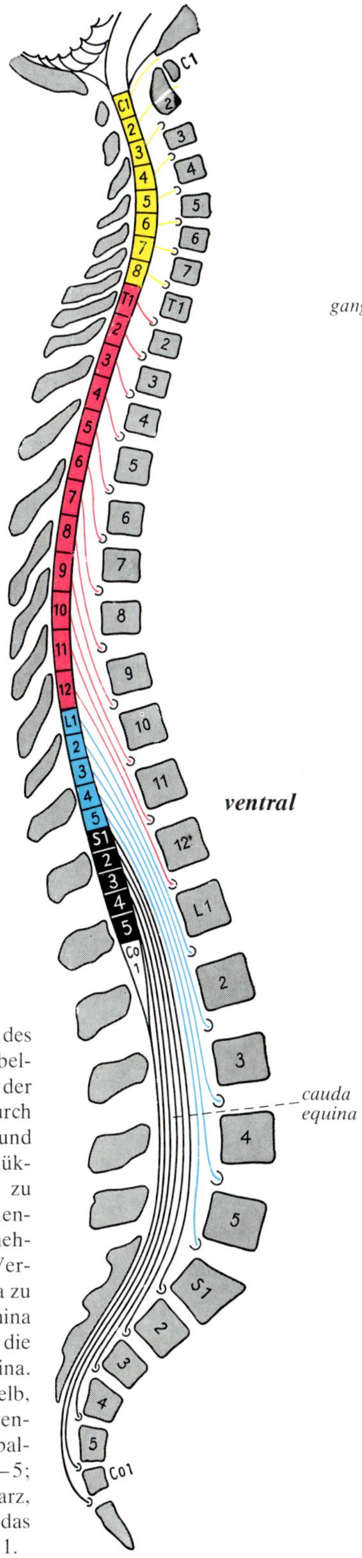

Abb. 181. Lage des Rückenmarks im Wirbelkanal, Kennzeichnung der neuralen Segmente durch verschiedene Farben und das Verhältnis der Rückenmarkssegmente zu den vertebralen Segmenten. Beachte den zunehmend absteigenden Verlauf der fila radicularia zu den zugehörigen foramina intervertebralia und die Bildung der cauda equina. Zervikalsegmente gelb, C 1–8; Thorakalsegmente rot, T 1–12; Lumbalsegmente blau, L 1–5; Sakralsegmente schwarz, S 1–5, und weiß das Coccygealsegment Co 1.

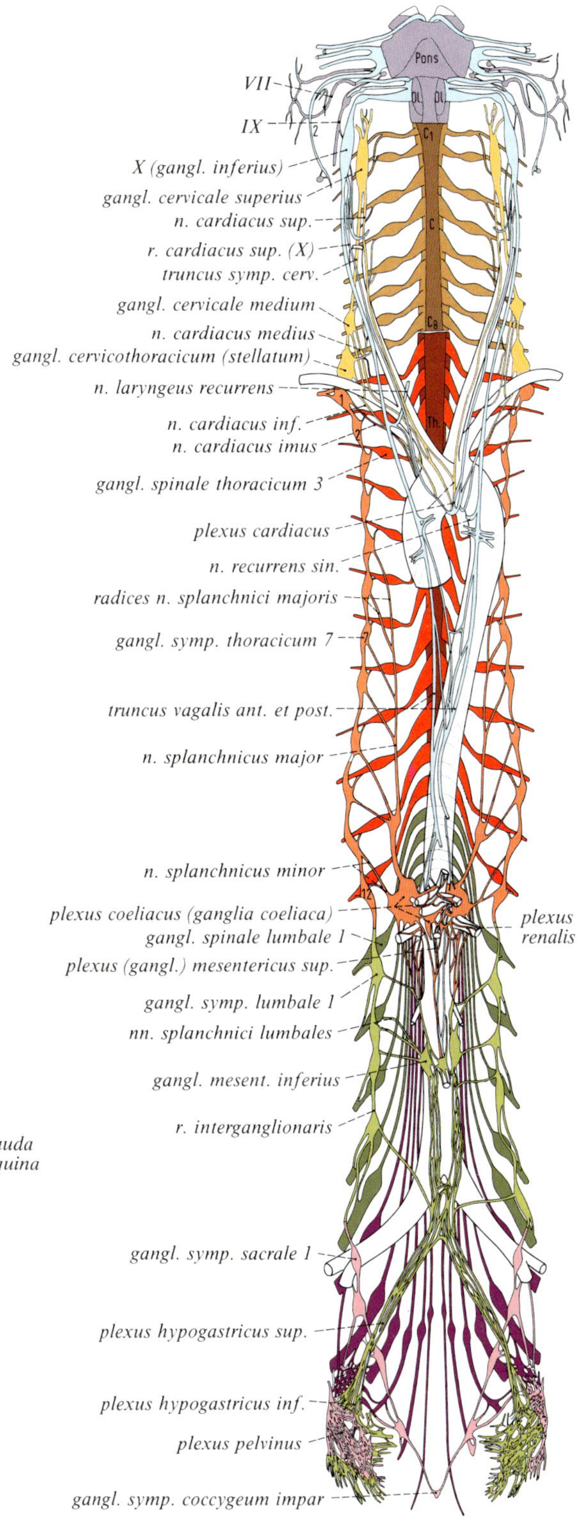

Abb. 182. Der Grenzstrang, truncus sympathicus, seine Beziehungen zu den Spinalnerven und seine Äste.

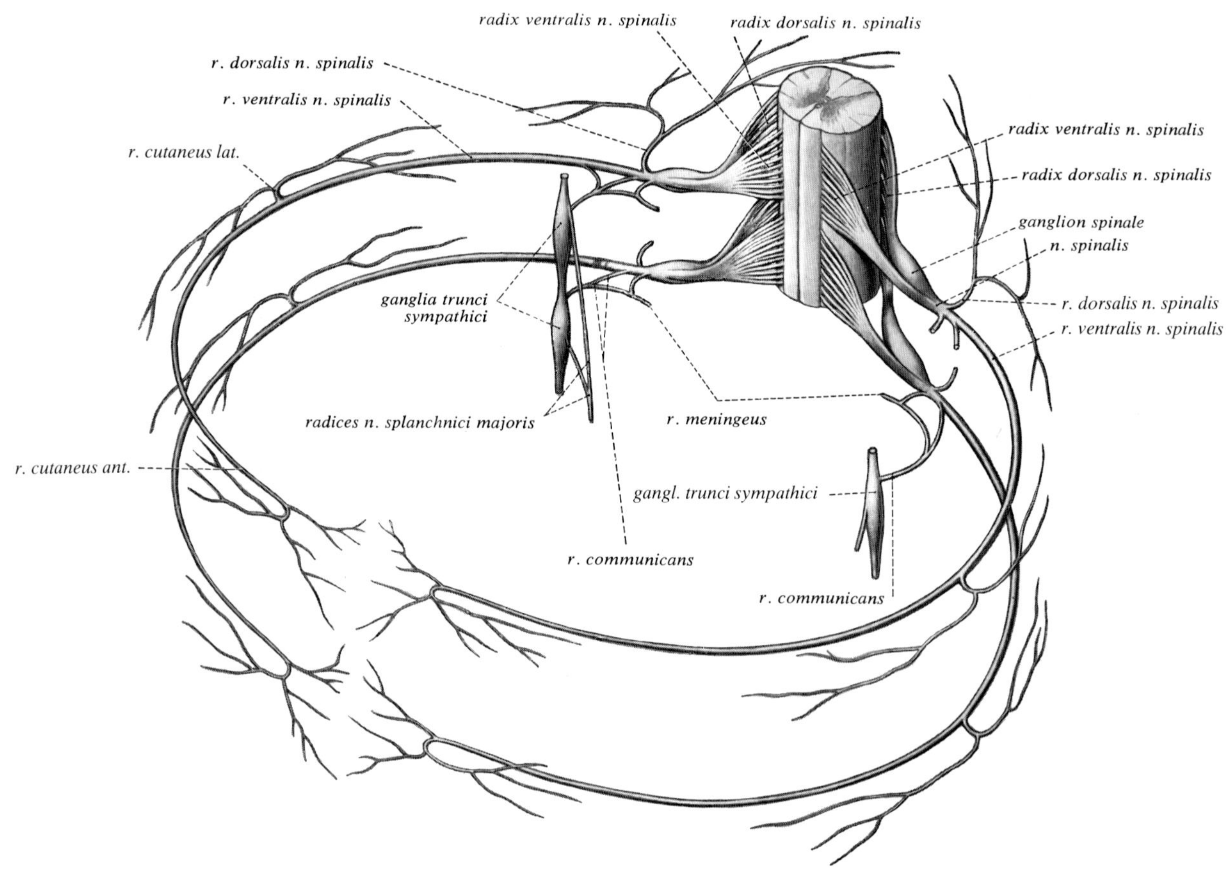

Abb. 183. Darstellung zweier Rückenmarkssegmente mit den entsprechenden segmentalen Spinalnerven und ihren Ästen. Die beiden Segmente entstammen der Thorakalregion. Abgebildet sind weiter die Verbindungen der Spinalnerven mit dem Grenzstrang. Der Spinalnerv hat drei Wurzeln (radix ventralis, dorsalis und sympathica) und drei Äste (ramus ventralis, ramus dorsalis und ramus communicans albus).

Erläuterung

Ein **»Rückenmarkssegment« (neurales Segment)** ist jene gedachte Scheibe Rückenmark, die durch die Höhe des austretenden Fächers der fila radicularia für einen Spinalnerven gegeben ist. Die Rückenmarkssegmente werden durch Buchstaben C_1 bis C_8, Th_1 bis Th_{12}, L_1 bis L_5, S_1 bis S_5, und Co_1 gekennzeichnet. Es gibt also 8 Hals-, 12 Brust-, 5 Lenden-, 5 Sakralsegmente und 1 Coccygealsegment des Rückenmarks. Letzteres liegt in der Höhe des zweiten Lendenwirbels.

Hingegen entsprechen die **»vertebralen Segmente«** den Wirbelkörpern. Da das *Rückenmark nur bis zum zweiten Lendenwirbel reicht,* entsprechen die Rückenmarkssegmente topisch nicht den vertebralen Segmenten. Die Lagedifferenz wird absteigend immer größer. So entspricht etwa dem achten Brustwirbel das zehnte thorakale Rückenmarkssegment, und das fünfte neurale Sakralsegment der Lage des ersten Lendenwirbels. Es müssen daher die fila radicularia, also die Wurzelfäden eines Rückenmarkssegments, zu ihren entsprechenden foramina intervertebralia kaudalwärts zunehmend absteigen.

Der **Pferdeschweif, cauda equina.** Da der Dural- und Arachnoidealsack nicht mit dem Rückenmark enden, sondern bis zum zweiten Sakralwirbel reichen, liegen die absteigenden fila radicularia anteriora et posteriora, welche aus den lumbalen und sakralen Segmenten kommen, in diesem Sack um das zentrale filum terminale. Dabei sind sie von liquor cerebrospinalis umspült. Ihre Gesamtheit ist die cauda equina.

Bei der **Lumbalpunktion** wird zwischen drittem und viertem Lendenwirbel in den Liquorsack der cauda equina mit einer langen Nadel eingestochen, entweder um Liquor zu diagnostischen Zwecken zu gewinnen oder um ein Lokalanästhetikum, z. B. Novocain, zum Zwecke einer temporären Leitungsunterbrechung einzuspritzen, womit eine Schmerzfreiheit unterhalb des Nabels erreicht wird **(Lumbalanästhesie).**

Als **»peripheres Segment«** wird jenes gesamte Körperareal bezeichnet, welches *ein einzelner Spinalnerv in den verschiedenen Geweben versorgt,* nämlich

1. das Hautgebiet (cutis, subcutis, epidermis) eines Spinalnerven ist das **Dermatom.** Die Dermatome sind gürtelförmige bzw. streifenförmige Hautareale, besonders deutlich im Rumpfgebiet erkennbar. Dort entspricht der Verlauf der nervi intercostales den Dermatomen, weil es im Thorakalgebiet bei den vorderen Ästen der Spinalnerven zu keiner Plexusbildung kommt.
2. Das Einflußgebiet eines Spinalnerven auf Skelettmuskeln = **Myotom.**
3. Das Einflußgebiet eines Spinalnerven auf Eingeweide = **Enterotom.**

Die Mehrzahl der Skelettmuskeln ist mehrwurzelig innerviert; nur einzelne, jeweils im Zentrum eines Myotoms gelegene Muskeln sind praktisch vornehmlich auf diese einzelne Spinalnervenwurzel angewiesen. Solche Muskeln heißen »Segmentkennmuskeln«, z. B. das Zwerchfell für C_3, C_4, der musculus deltoideus für C_5, der musculus extensor hallucis longus für L_5.

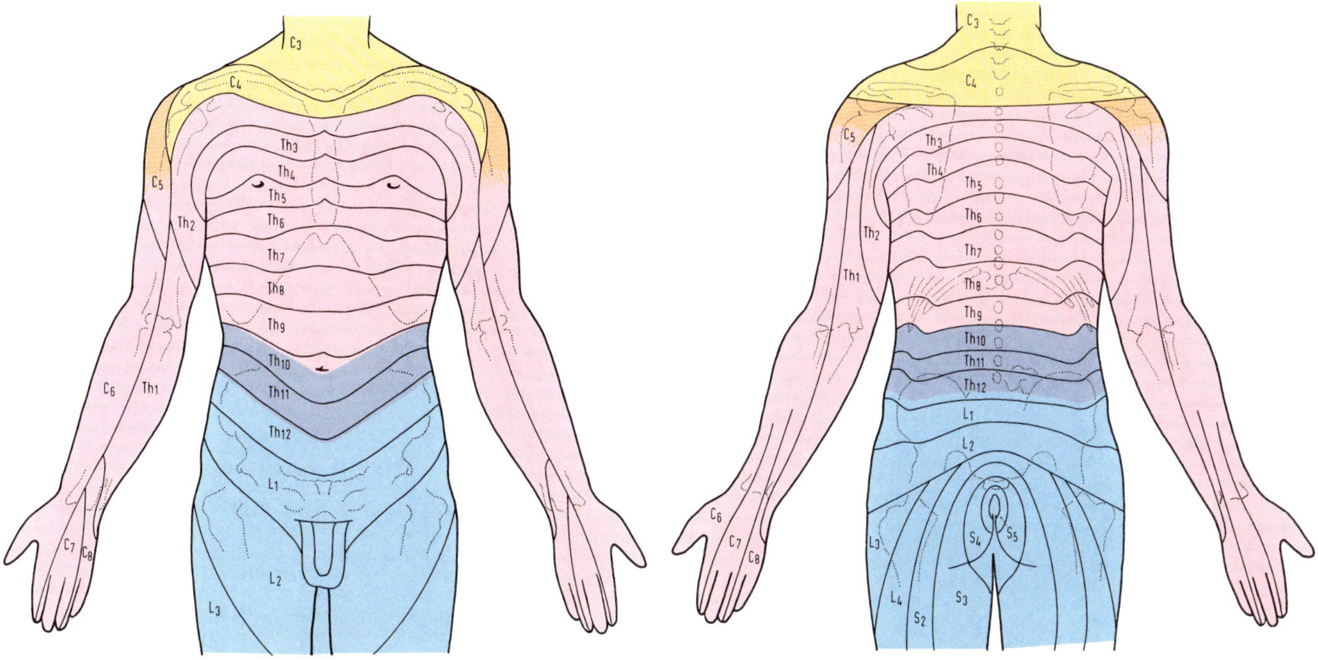

Abb. 184. Segmentale Verteilung der Dermatome an der Vorderseite und Rückseite der Körperwand. Die Buchstaben und Zahlen bedeuten die Zuordnung zu den Rückenmarkssegmenten. (Verbessertes Schema von HANSEN und SCHLIACK.)

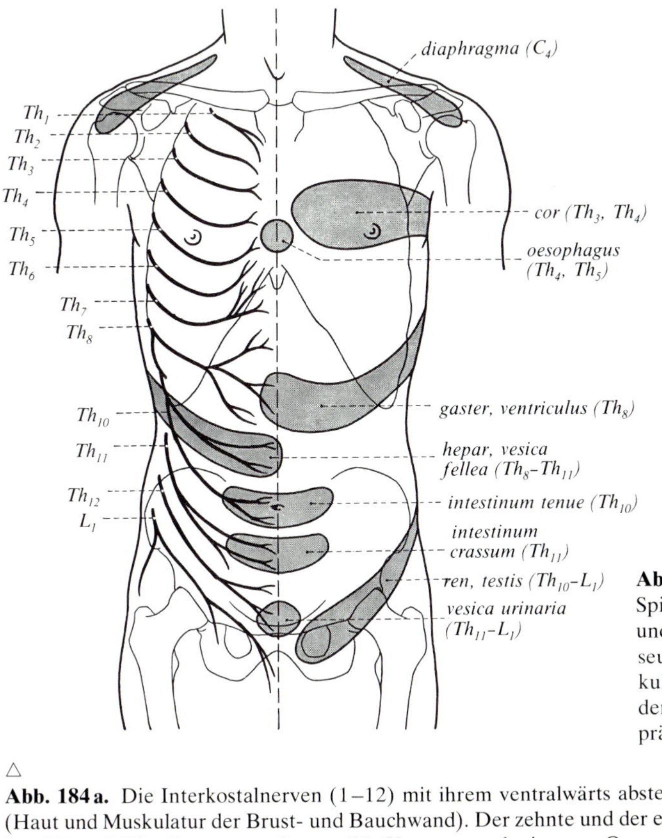

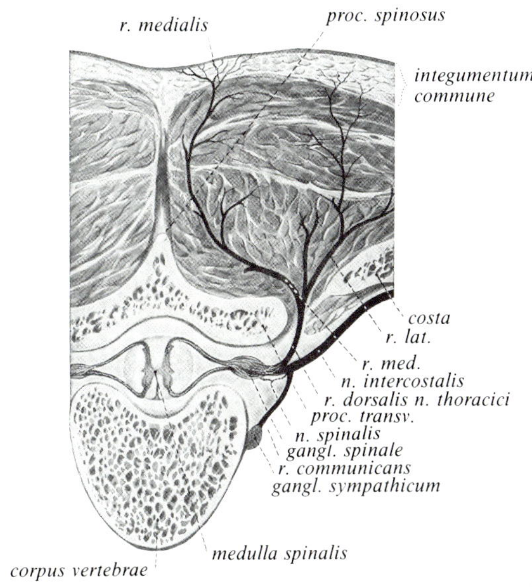

△
Abb. 185. Schematische Darstellung der Wurzeln und Äste eines Spinalnerven in der Thorakalregion. Die Wurzeln sind die vordere und hintere sowie die sympathische, der ramus communicans griseus. Die Äste des Spinalnerven sind der ramus dorsalis für Muskulatur und Haut am Rücken, der ramus ventralis, hier identisch mit dem nervus intercostalis, und der ramus communicans albus für die präganglionären Fasern zum Sympathikus.

△
Abb. 184a. Die Interkostalnerven (1–12) mit ihrem ventralwärts absteigenden Verlauf für die Innervation der vorderen Körperwand (Haut und Muskulatur der Brust- und Bauchwand). Der zehnte und der elfte Interkostalnerv erreichen z. B. die Nabelregion. Auf der linken Körperhälfte die segmentale, sensible Versorgung der inneren Organe (Eingeweide). Bei Erkrankung innerer Organe besteht oft eine Überempfindlichkeit und Schmerzhaftigkeit (Hyperästhesie und Hyperalgesie) der zugehörigen segmentalen Hautbezirke. Erklärung: Die afferenten hinteren Wurzeln der Spinalnerven führen nicht nur Fasern der Hautsegmente (Dermatome), sondern auch afferente, vegetative Fasern aus den zugehörigen Organbezirken. Die überempfindlichen und schmerzhaften Hautbezirke heißen HEADsche Zonen (HEAD, englischer Neurologe, 1861–1940). Praktisch wichtig für die Diagnose innerer Organerkrankungen.

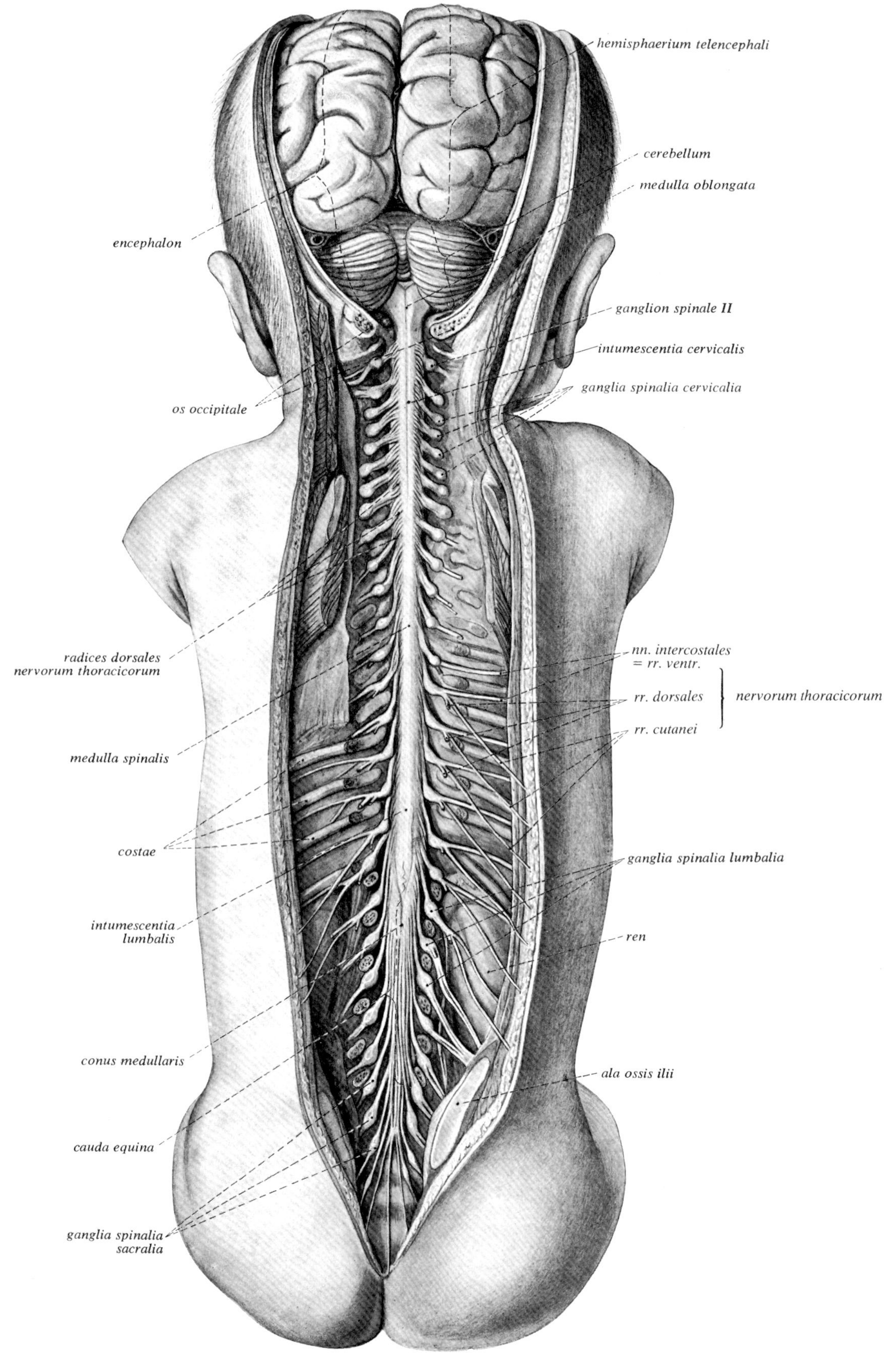

Abb. 186. Zentrales Nervensystem (Gehirn und Rückenmark) eines neugeborenen Kindes von dorsal her freigelegt. Die dura mater des Rückenmarkskanals ist völlig entfernt. Präparation der Spinalganglien und der Spinalnerven.

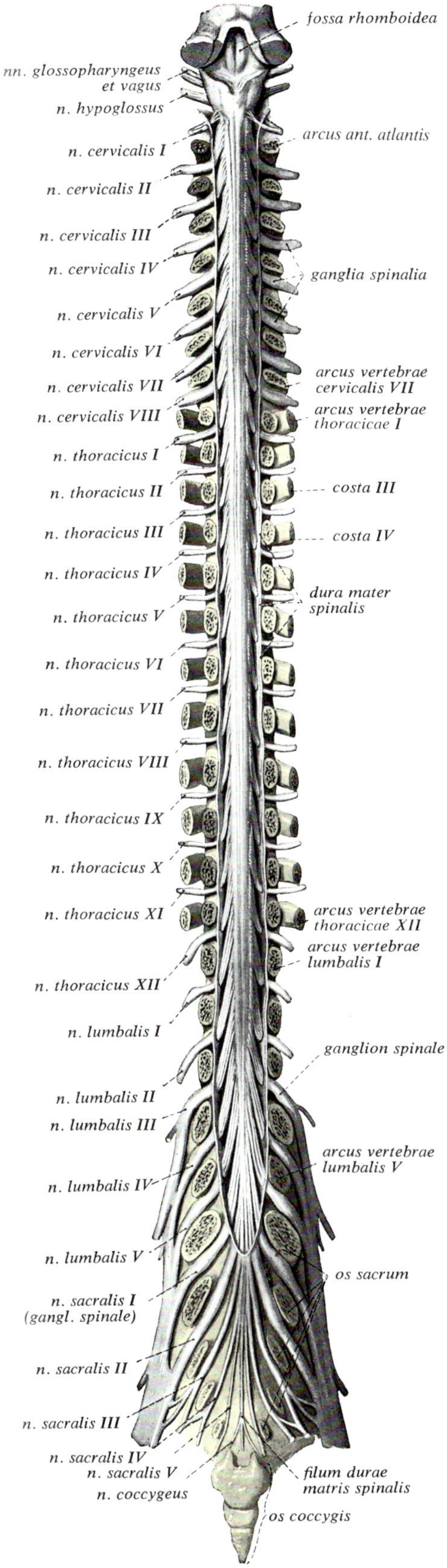

Abb. 187. Rückenmark, medulla spinalis, im Wirbelkanal, canalis vertebralis, von dorsal. Wirbelbögen und dura mater spinalis weitgehend entfernt, Knochen gelb getönt.

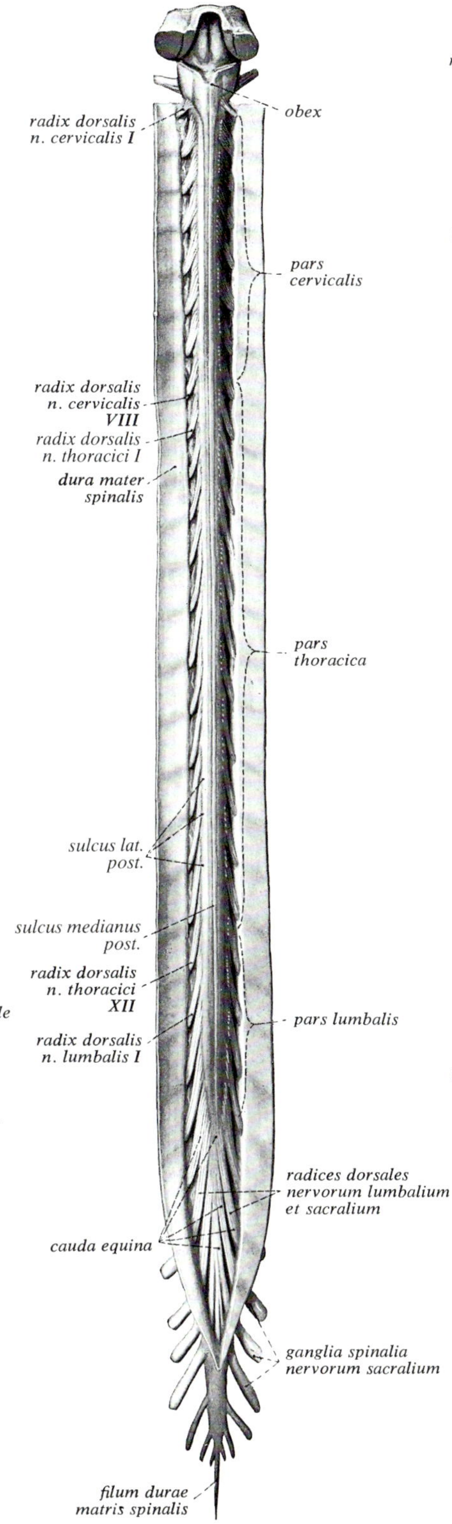

Abb. 188. Rückenmark mit Spinalnervenwurzeln, radices dorsales nervorum spinalium, von dorsal. Dura mater spinalis der Länge nach gespalten und aufgeklappt.

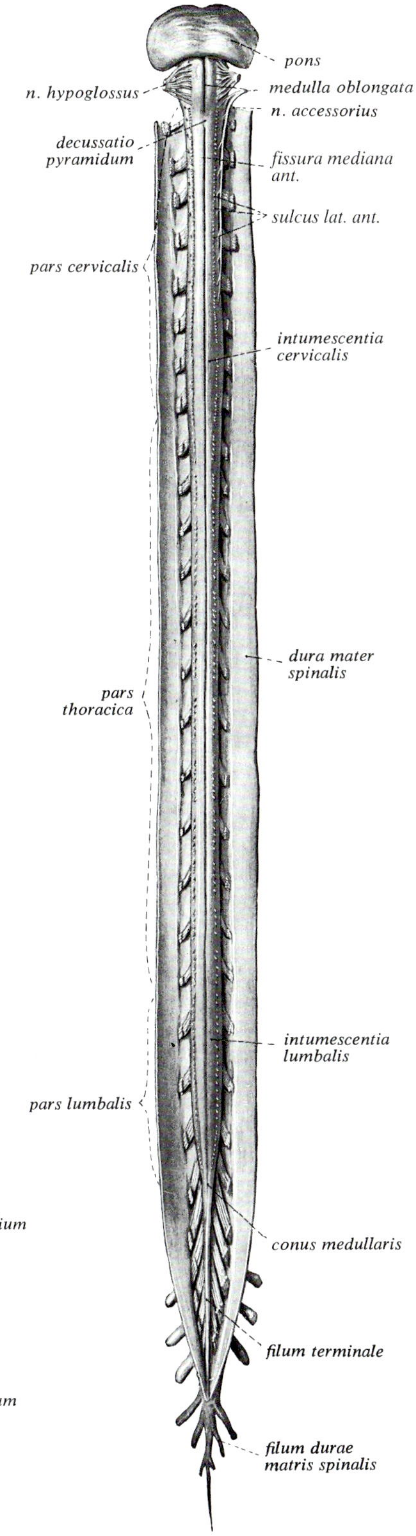

Abb. 189. Rückenmark von ventral. Dura mater spinalis der Länge nach gespalten. Vordere Wurzeln der Rückenmarksnerven unmittelbar am Ursprung aus dem Mark abgetrennt, dorsale Wurzeln sichtbar.

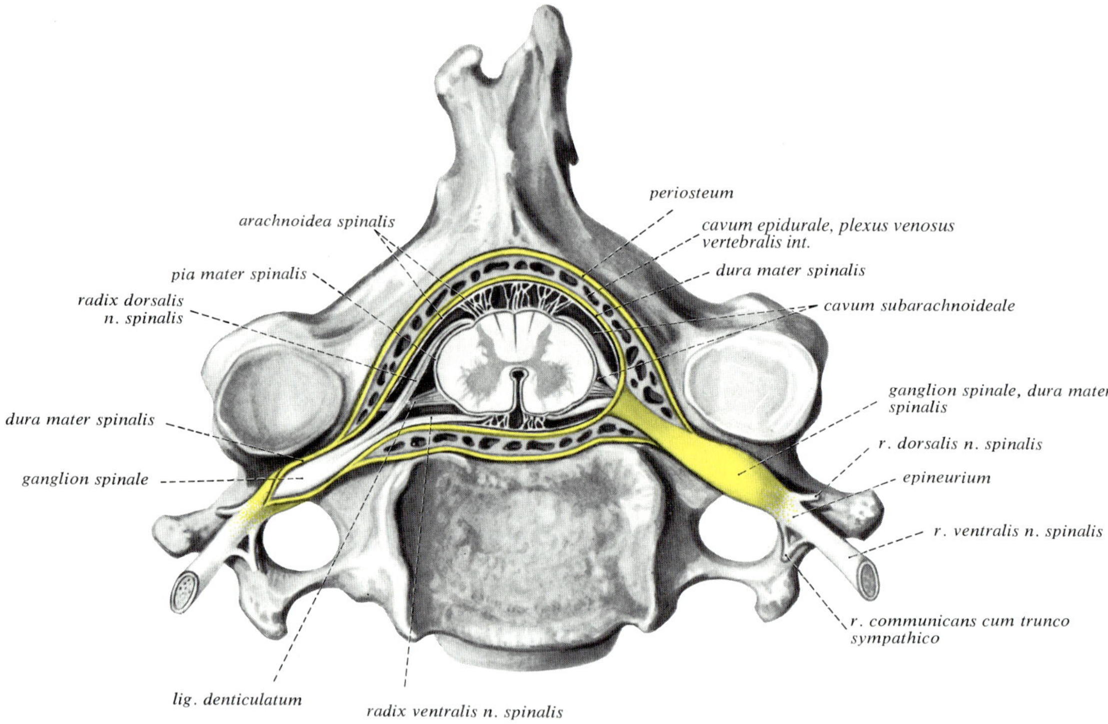

Abb. 190. Rückenmark mit Hüllen im Wirbelkanal. Halswirbelsäule. Links im Bild ist die dura mater spinalis zur Darstellung des Spinalganglions eröffnet. Dura und Periost des Wirbelkanals gelb.

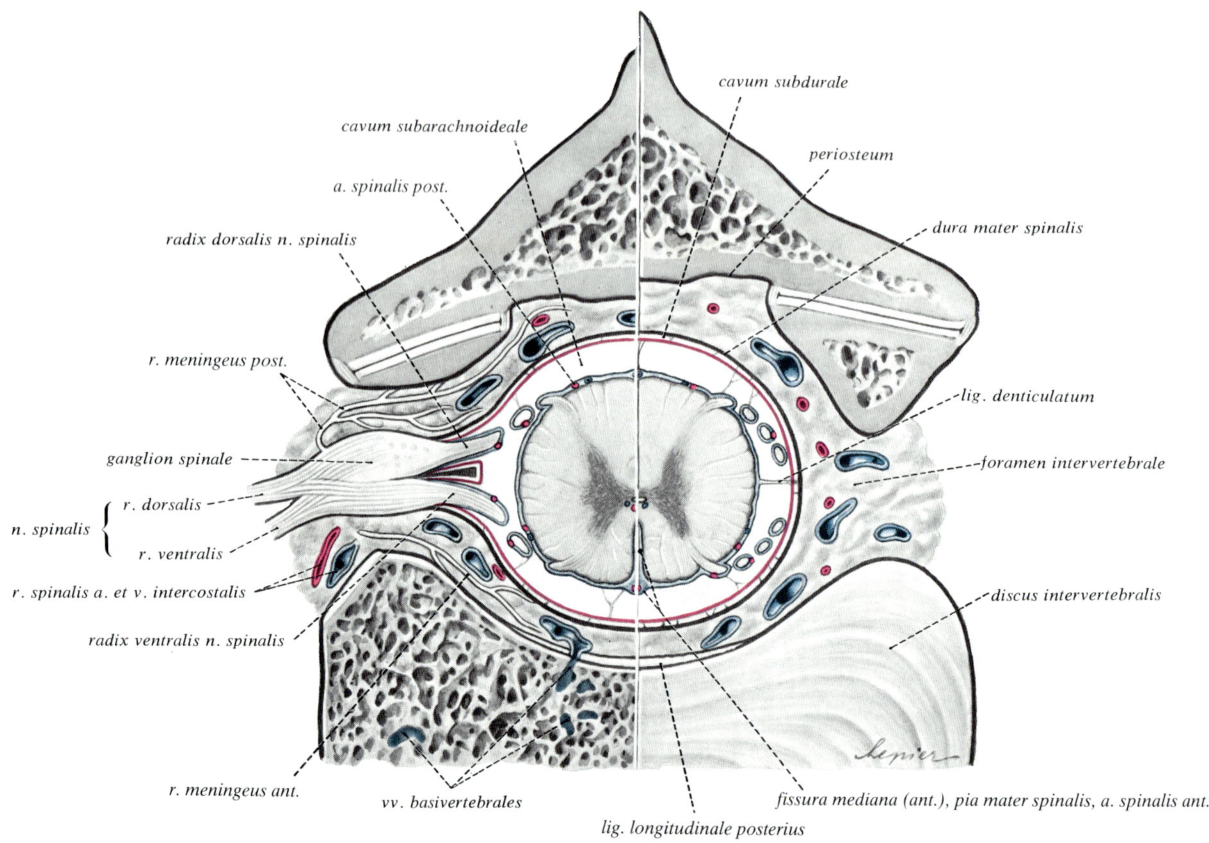

Abb. 191. Inhalt des Wirbelkanals in Höhe der Brustwirbeldäule. Querschnitt rechts im Bild durch eine Zwischenwirbelscheibe, links durch einen Wirbelkörper. Dura mater spinalis schwarz, arachnoidea spinalis rot, pia mater spinalis hellblau, Arterien rot, Venen blau markiert. (In Anlehnung an PERNKOPF/FERNER: Atlas der topographischen und angewandten Anatomie des Menschen, 2. Bd. Urban & Schwarzenberg, München–Berlin 1964.)

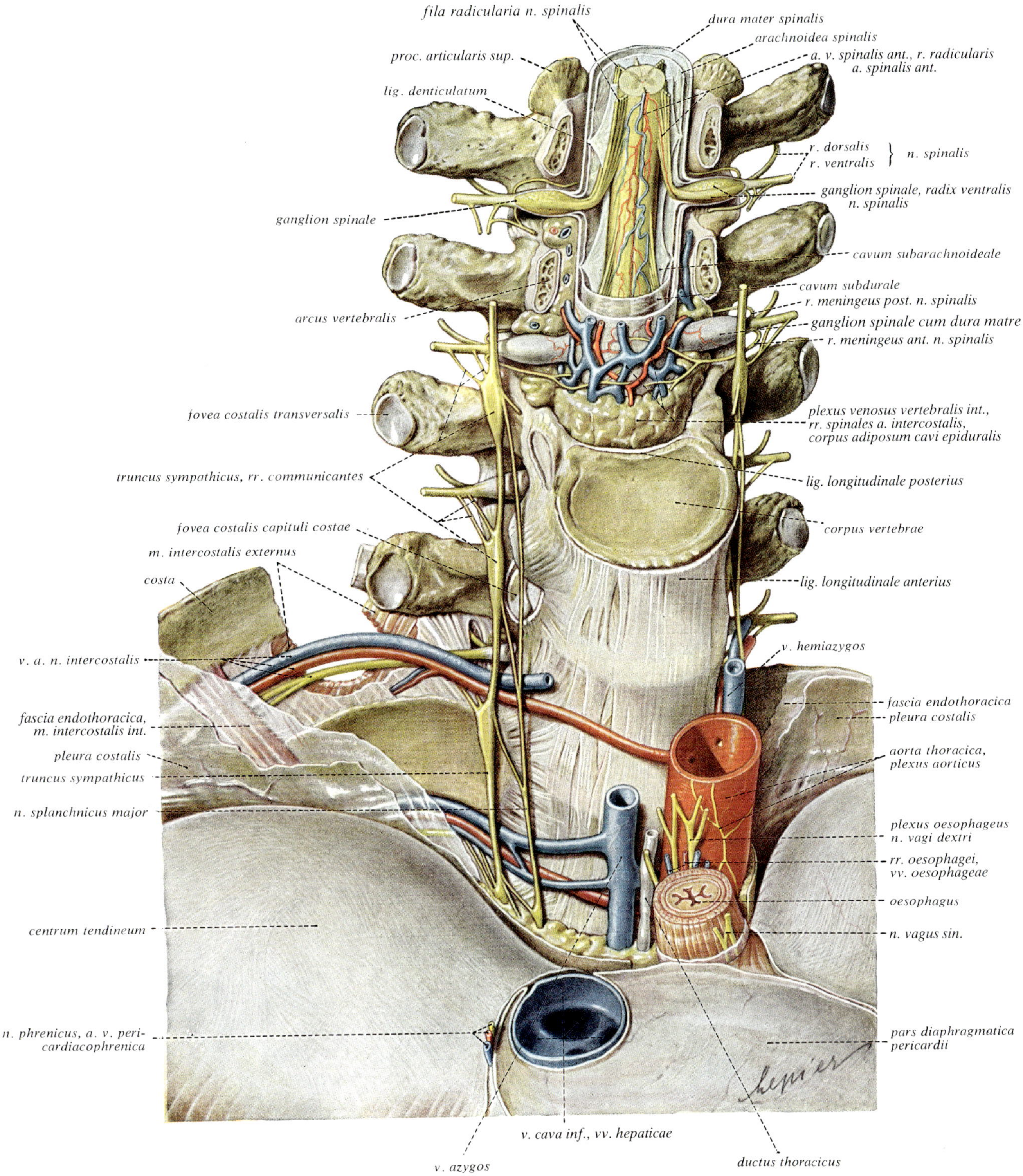

Abb. 192. Rückenmark, medulla spinalis, Rückenmarkshäute, meninges spinales, und die übrigen Bestandteile des Wirbelkanals, canalis vertebralis, in der unteren Thorakalregion.

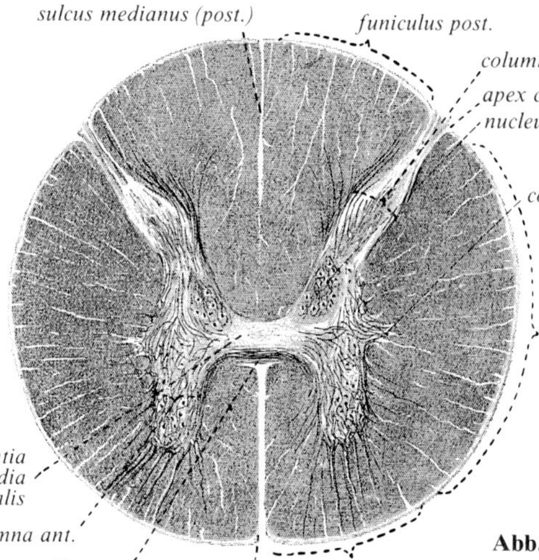

Abb. 193.

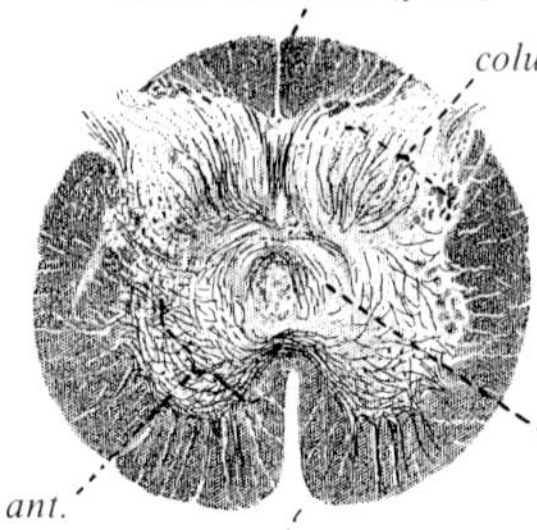

Abb. 194.

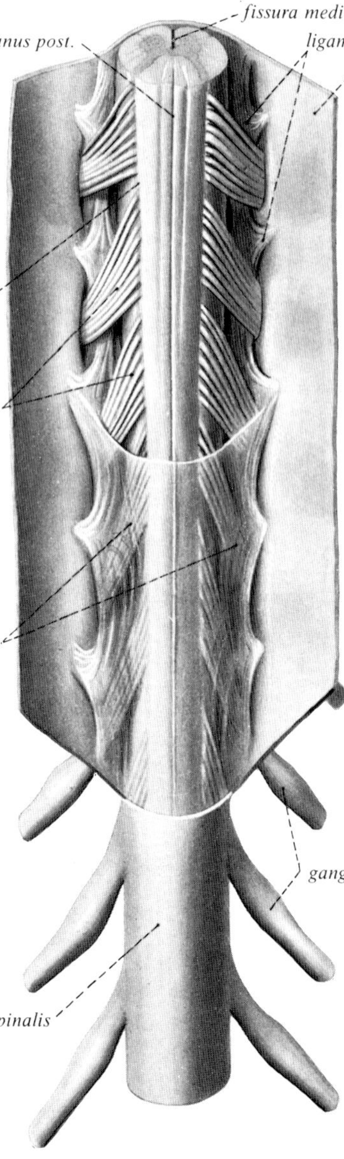

Abb. 195.

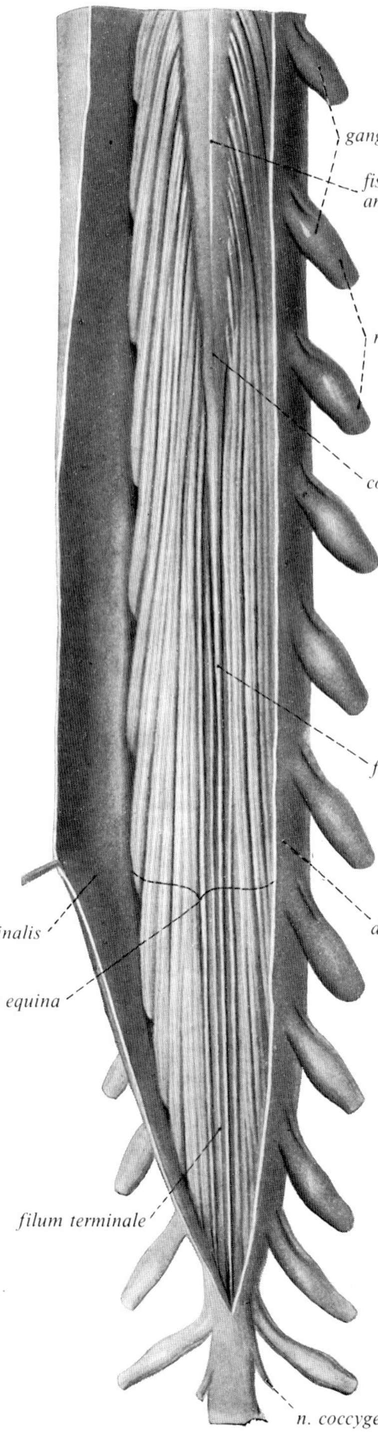

Abb. 196.

◁ **Abb. 193.** Querschnitt durch die Thorakalregion des Rückenmarks, Markscheidenfärbung.

Abb. 194. Querschnitt durch das Rückenmark in Höhe des conus medullaris, Markscheidenfärbung.

Abb. 195. Rückenmark mit Häuten von dorsal. Im unteren Drittel ist die dura mater spinalis geschlossen dargestellt, im oberen die arachnoidea spinalis entfernt.

Abb. 196. Kaudaler Teil des Rückenmarks von ventral. Dura mater spinalis der Länge nach eröffnet. Cauda equina = radices ventrales et dorsales der lumbalen und sakralen Spinalnerven.

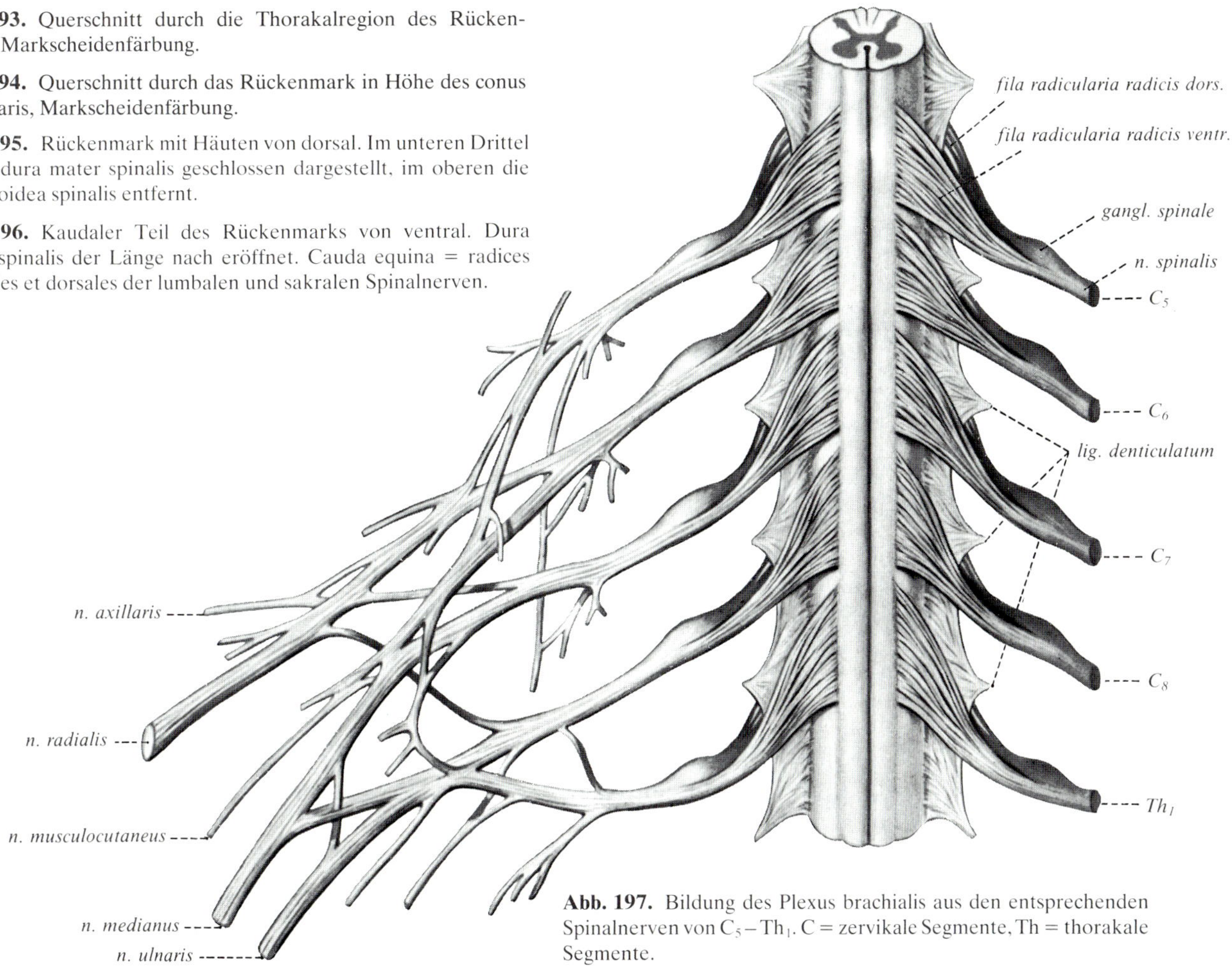

Abb. 197. Bildung des Plexus brachialis aus den entsprechenden Spinalnerven von $C_5 - Th_1$. C = zervikale Segmente, Th = thorakale Segmente.

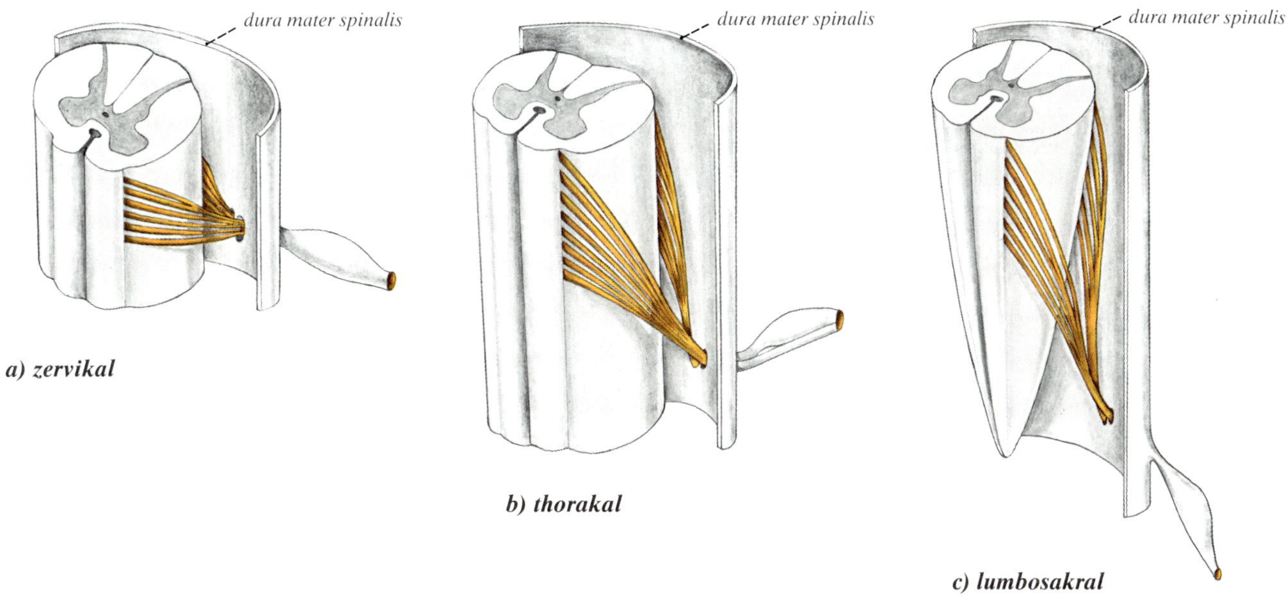

Abb. 198 a–c. Das Verhältnis der Spinalnervenwurzeln, fila radicularia, zur Dura und ihr Durchtritt durch die dura mater spinalis. △

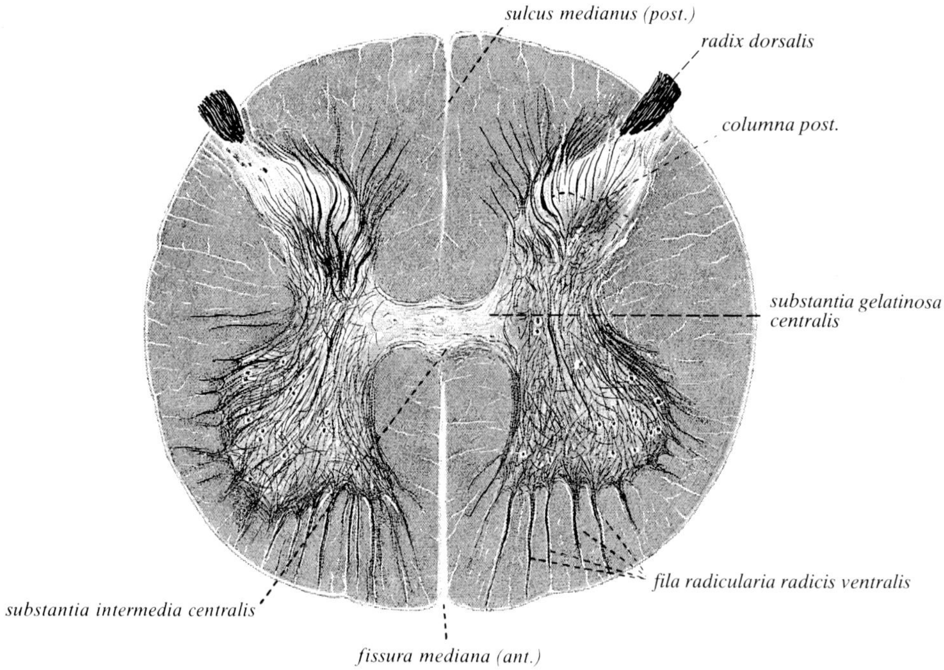

Abb. 199. Querschnitt durch das Rückenmark im Niveau der Lendenanschwellung, intumescentia lumbalis.

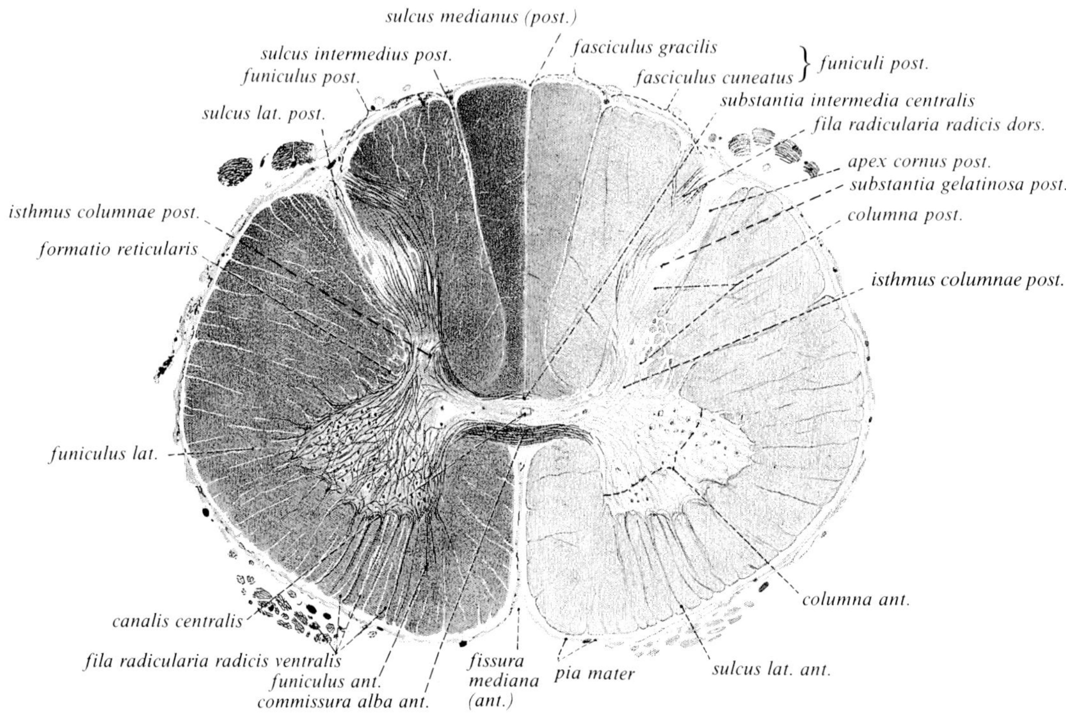

Abb. 200. Querschnitt durch das Rückenmark im Niveau des Halsmarks (Silbertechnik).

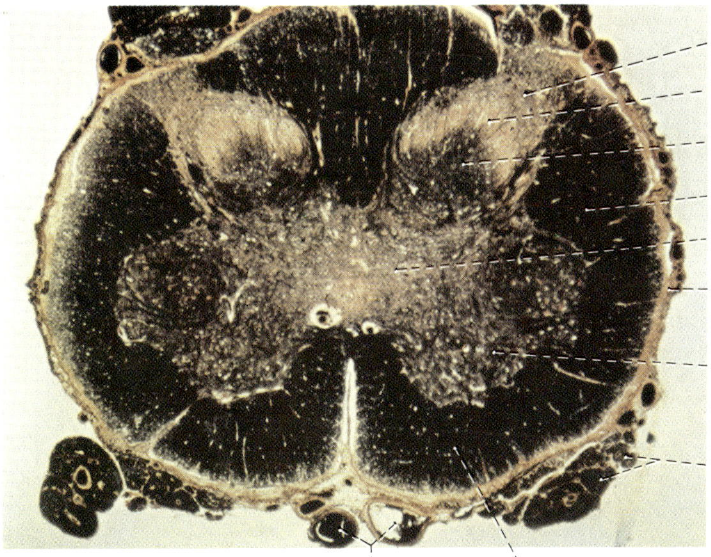

Abb. 201. Querschnitt durch das Rückenmark eines erwachsenen Menschen im Bereich der Lendenanschwellung, intumescentia lumbalis, WEIGERTsche Markscheidenfärbung (Präparat FERNER).

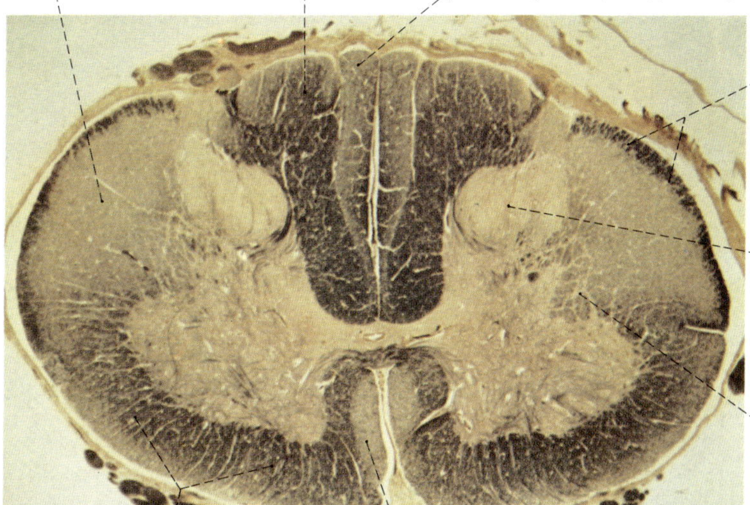

Abb. 202. Rückenmark, medulla spinalis, eines Neugeborenen, Halsmark, histologischer Schnitt; Vergr. 12 ×, WEIGERTsche Markscheidenfärbung (Kerngebiete gelb, Bahnen braunschwarz). Die Pyramidenseitenstrangbahn, tractus corticospinalis lateralis, und die Pyramidenvorderstrangbahn, tractus corticospinalis anterior, sind noch nicht markreif, daher erscheinen sie als helle Areale. Beispiel für die Myelogenese. (Präparat FERNER.)

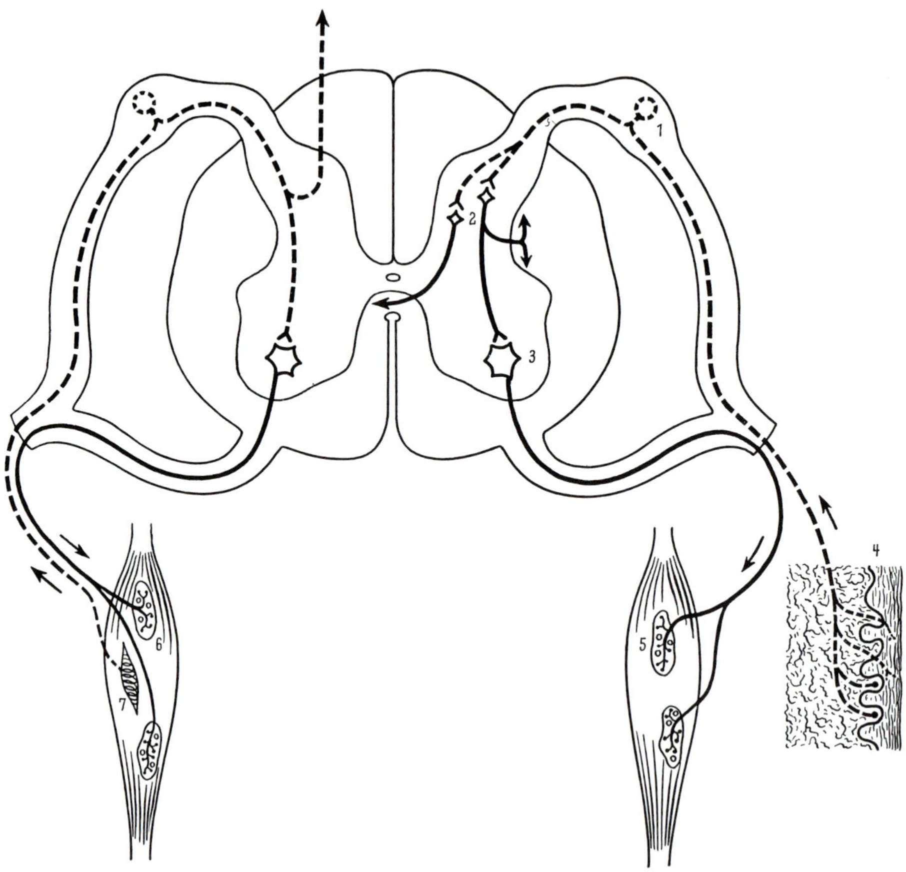

Abb. 203. Links Eigenreflexbogen (monosynaptisch) und rechts Fremdreflexbogen (polysynaptisch) des Rückenmarks. Afferenter Schenkel gestrichelt, efferenter Schenkel ausgezogen. 1 Spinalganglion, 2 Zwischenneurone, 3 motorische Vorderhornzelle, 4 Haut, 5, 6 motorische Endplatte, 7 Muskelspindel. Zum Elementarapparat des Rückenmarks gehören: 1. Der direkte, einfache, propriozeptive bineuronale monosynaptische Reflex (Beispiel Patellarsehnenreflex). 2. Der ausgebreitete plurineuronale, polysynaptische oder Fremdreflex, bei dem mehrere Neuronen der gleichen oder beider Seiten beteiligt sind (Fußsohlenreflex, Kremasterreflex, Bauchdeckenreflex, Schleimhautreflexe). 3. Der fasciculus longitudinalis medialis, absteigende Äste der Hinterstrangfasern u. a.

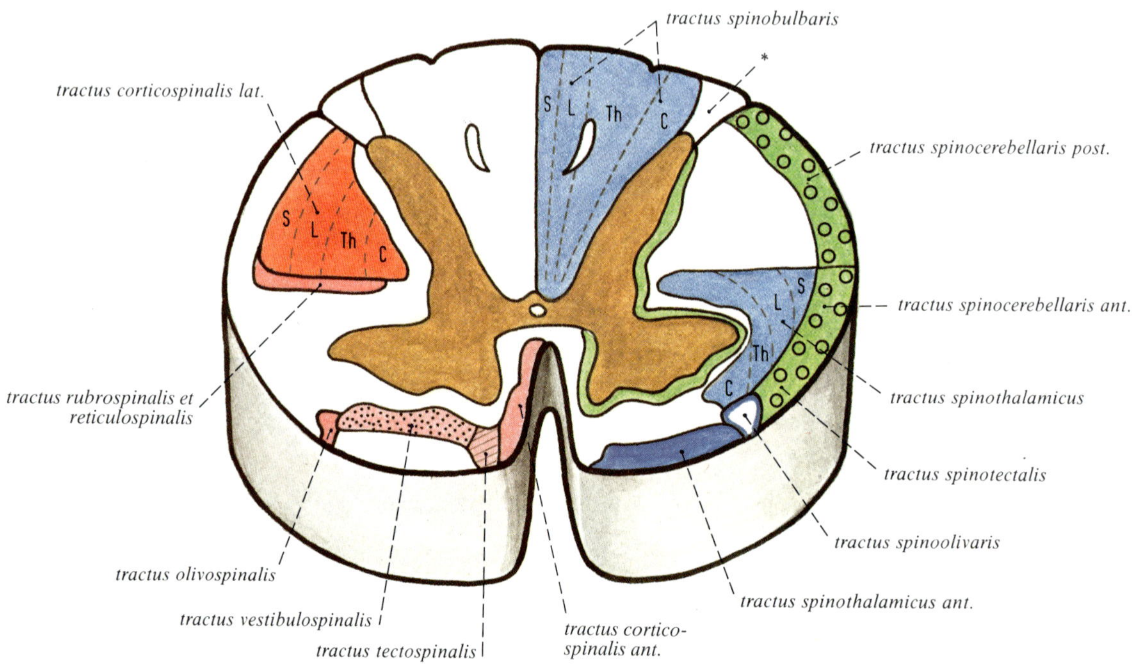

Abb. 204. Rückenmarksquerschnitt. Topik der langen Bahnen (rot: motorische Bahnen; blau und grün: sensible afferente Bahnen). * Hinterwurzeleintrittszone.

Abb. 205. Vordere Arterien des Rückenmarks (a. spinalis anterior) und ihre Herkunft. 1–7 Halswirbel, I–XII Brustwirbel, 1–5 Lendenwirbel (nach K. Piscol: Blutversorgung des Rückenmarks und ihre klinische Relevanz. Schriftenreihe Neurologie, 8. Bd., Springer, München–Berlin–New York 1972). ▷

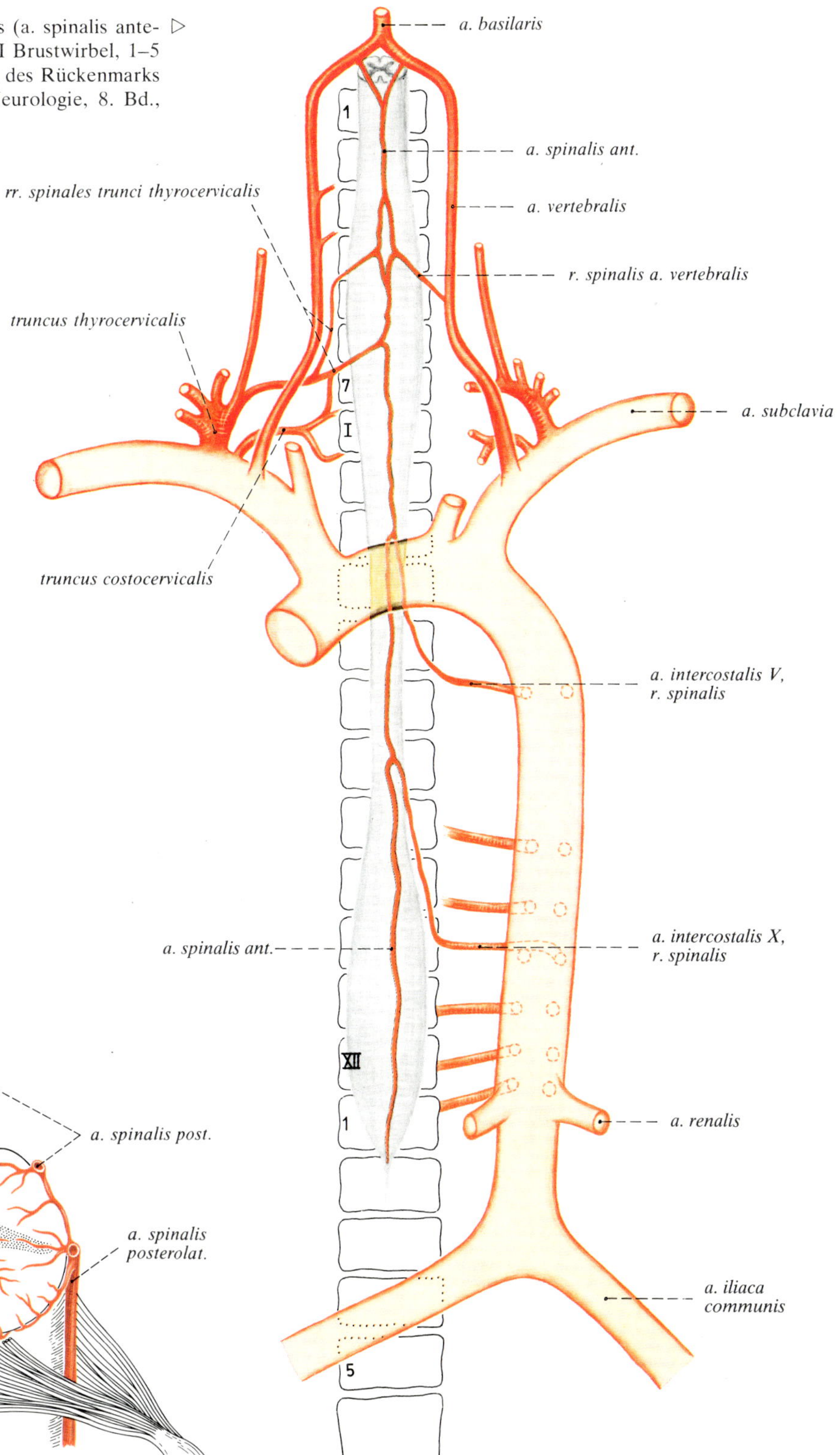

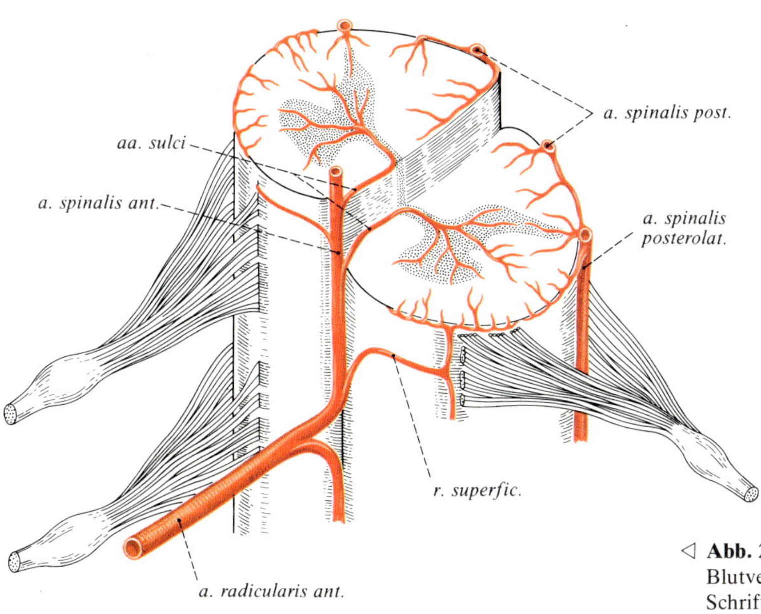

◁ **Abb. 206.** Arterienversorgung des Rückenmarks (nach K. Piscol: Blutversorgung des Rückenmarks und ihre klinische Relevanz. Schriftenreihe Neurologie, 8. Bd., Springer, München–Berlin–New York 1972).

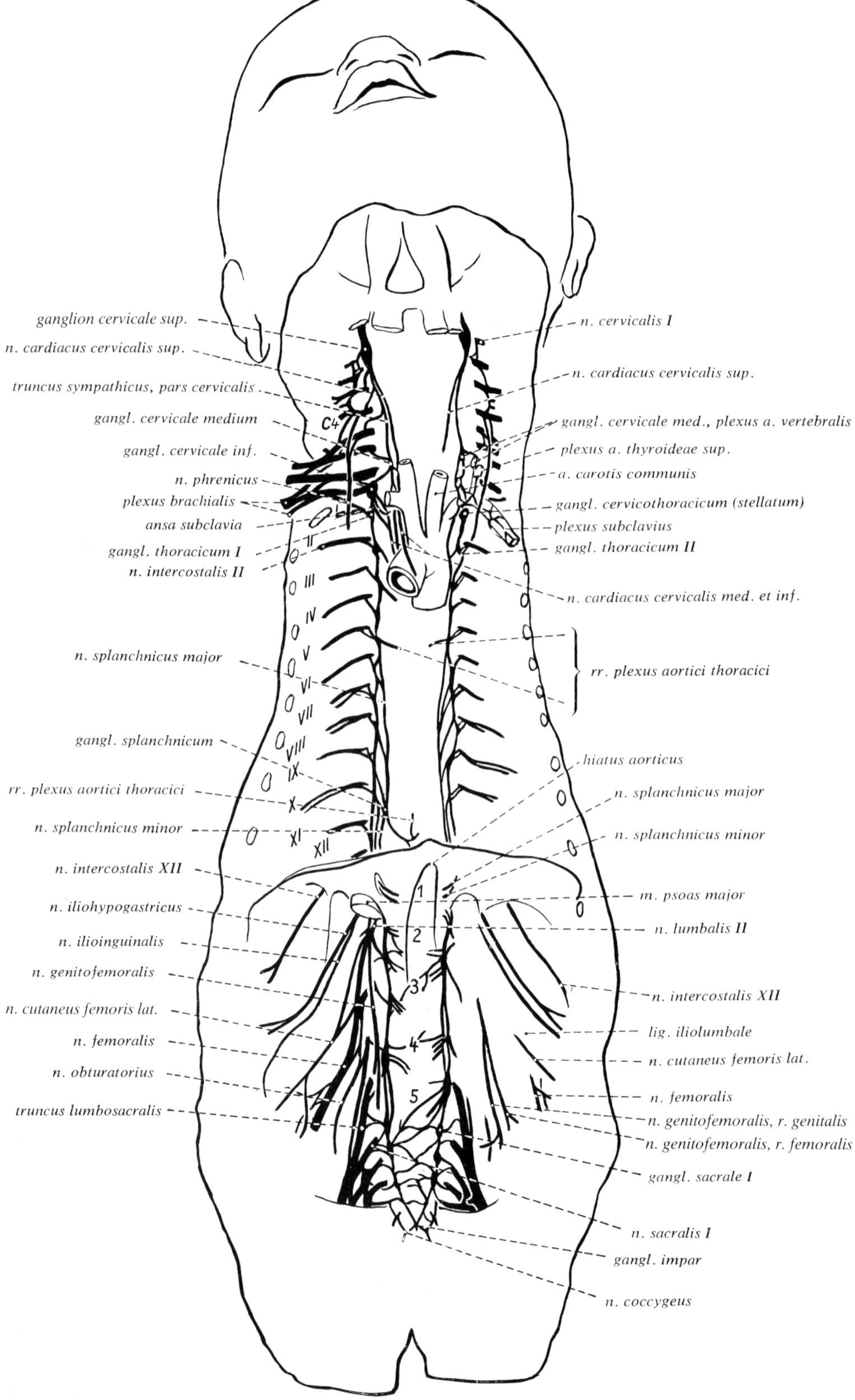

Abb. 207. Grenzstrang des Sympathikus und seine Verbindungen mit dem spinalen Nervensystem vom Neugeborenen. Ergänzungsbild zu Abb. 208.

Der **Grenzstrang, truncus sympathicus,** ist ein paariger Nervenstrang, welcher beiderseits der Wirbelsäule von der Schädelbasis bis zur Steißbeinspitze verläuft und durch knotenförmige Verdickungen, *ganglia paravertebralia,* gekennzeichnet ist. An der Schädelbasis geht er hirnwärts in das sympathische Geflecht um die a. carotis interna und ihrer Äste über und nimmt auch andere Verbindungen zu Hirnnerven auf (plexus caroticus internus, nervus caroticotympanicus, nervus petrosus profundus). Über a. carotis und a. ophthalmica gelangen sympathische Nervenfasern in die orbita und zum Augapfel, bulbus oculi (musculus dilatator pupillae etc.). Man hat vom »Kopfteil« des Sympathikus gesprochen.

Der Grenzstrang wird topographisch in einen Hals-, Brust-, Bauch- und Beckenteil unterschieden. Am Hals liegt er hinter der fascia praevertebralis auf dem musculus longus colli. Im Brustbereich wird er von der pleura costovertebralis und im Bauch und Becken vom Peritoneum bedeckt.

Der **Halsteil** des Grenzstrangs hat drei Ganglien, ein oberes, mittleres und unteres (ganglion cervicale superius, medium und inferius). Das obere ganglion ist 2 cm lang, liegt in der Höhe von atlas und axis. Von seinem unteren Pol entspringt der sympathische obere Herzast *(nervus cardiacus cervicalis superior),* verläuft entlang der a. carotis communis zum Herzen. Das mittlere Halsganglion liegt in der Umgebung der Querstrecke der a. thyreoidea inferior, es ist nicht konstant. Von ihm geht der stärkste Herzast ab *(nervus cardiacus cervicalis medius).* Das untere ganglion liegt im Niveau der oberen Thoraxapertur hinter dem Anfangsstück der a. vertebralis und entsendet zum Herzen den *nervus cardiacus cervicalis inferior.* (Die Herzäste des nervus vagus werden **rami** cardiaci benannt.) Zwischen mittlerem und unterem Halsganglion bildet der Grenzstrang um die a. subclavia eine Schlinge, die *ansa subclavia Vieusseni.* Meist ist das untere Halsganglion mit dem 1. Brustganglion, welches auf dem Köpfchen der 1. Rippe liegt, zu einem großen gemeinsamen Knoten vereinigt *(ganglion stellatum* oder *cervicothoracicum).* Die **12 Brustganglien des Grenzstrangs** liegen jeweils annähernd auf den Rippenköpfchen und sind durch rami interganglionares verbunden. Mit den segmentalen Spinalnerven sind sie durch einen oder mehrere rami communicantes verbunden. Vom 5. bis 10. Brustganglion gehen außerdem nach medial Äste ab, welche sich zum **nervus splanchnicus major,** vom 10. bis 12. solche, die sich zum **nervus splanchnicus minor** vereinigen und durch Lücken in der pars lumbalis des Zwerchfells in den Bauchraum absteigen und sich in dem prävertebralen **ganglion coeliacum** einsenken. Direkte Äste erreichen die Aorta und den Bronchialbaum.

Vom 2. bis 4. Brustganglion entspringen für das Herz die **nervi** *cardiaci thoracici,* die auch Schmerzfasern führen.

Im Bauch und Beckenteil liegt der Grenzstrang zunächst in der Rinne zwischen Wirbelkörpern und musculus psoas major. Die lumbalen und sakralen Ganglien sind nicht mehr streng segmental. Die rami splanchnici lumbales und sacrales erreichen die prävertebralen Ganglien an der Aorta und ihren Ästen. Am ersten Steißwirbel enden die beiden Grenzstränge mit einem gemeinsamen Ganglion impar (Abb. 208).

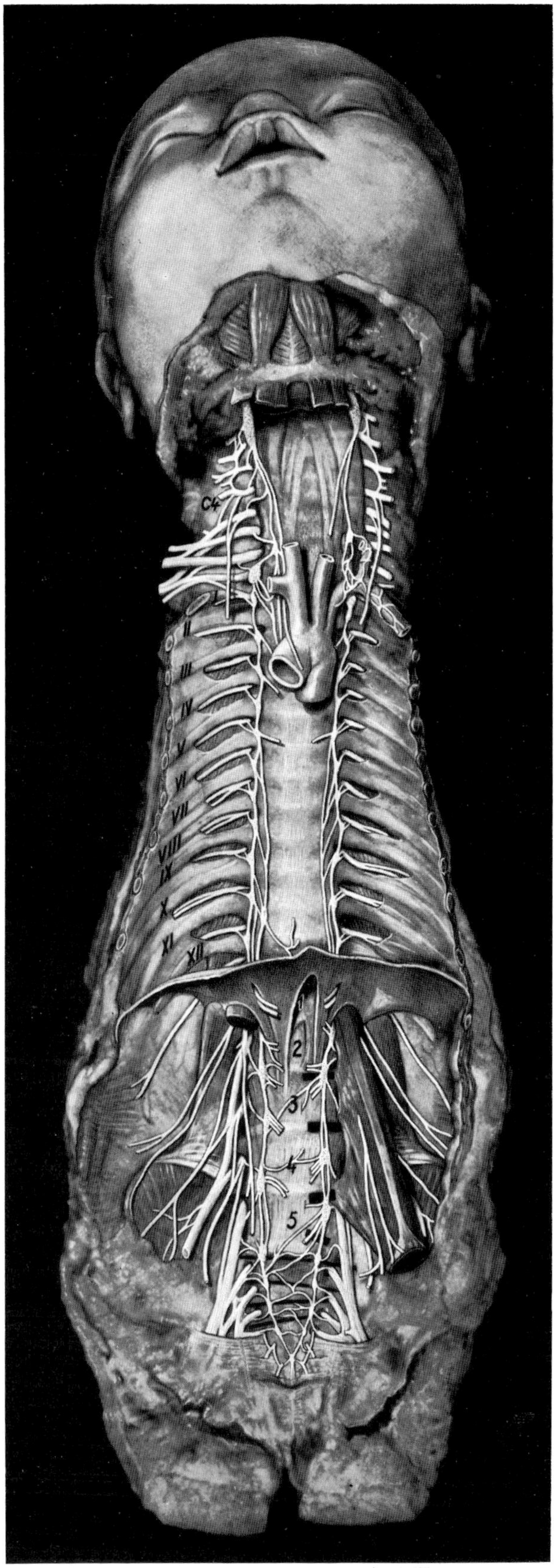

Abb. 208. Grenzstrang des Sympathikus, truncus sympathicus, vom Neugeborenen. Auf der rechten Seite des Präparates sind die Stämme des plexus brachialis und des plexus lumbosacralis dargestellt. Auf der linken Seite sind der Grenzstrang und seine Ganglien in pars lumbalis und pars sacralis unterlegt (Präp. Anat. Inst. Münster).

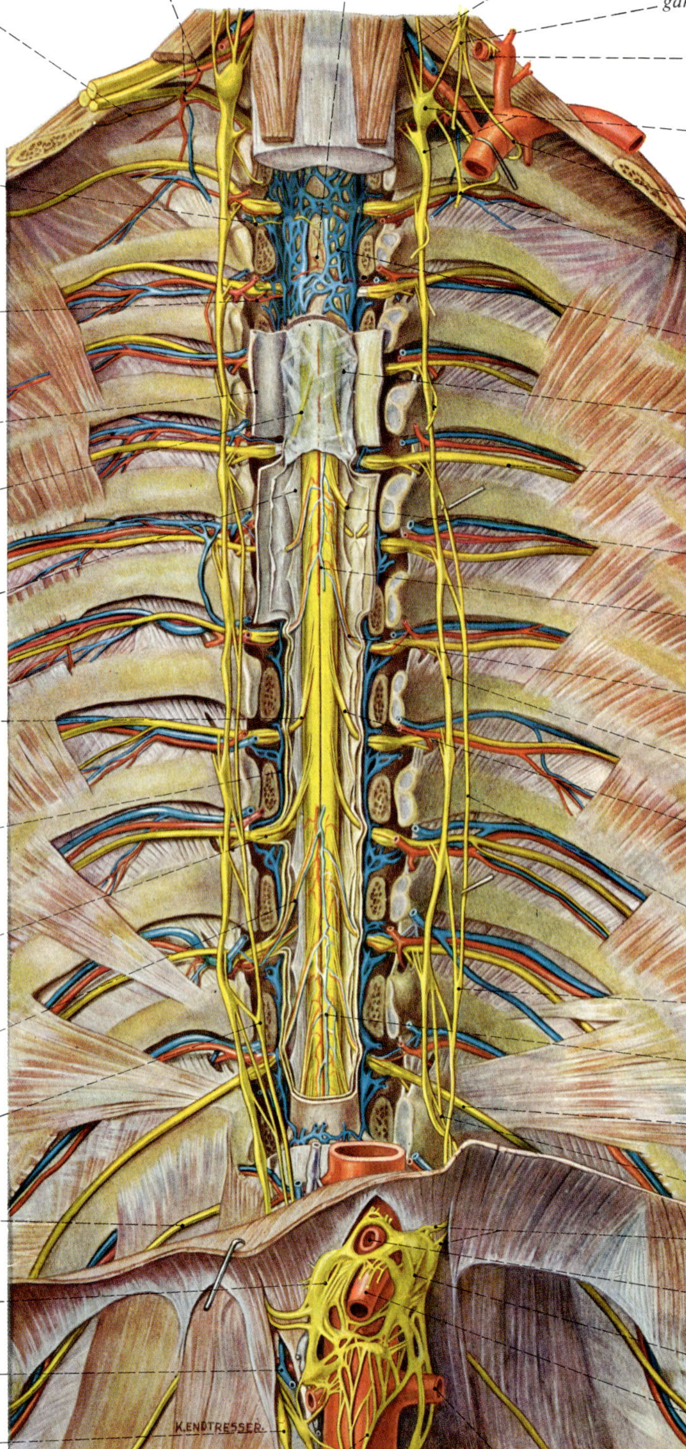

Abb. 209. Der Wirbelkanal im Brustbereich von vorn her eröffnet, die Dura aufgeschnitten, so daß die Spinalnerven, ihre Wurzeln, fila radicularia, ihre Äste, rami anteriores und posteriores, die Spinalganglien und deren Verbindungen mit dem Grenzstrang, truncus sympathicus, zu erkennen sind (Aus Pernkopf: Atlas der topographischen und angewandten Anatomie des Menschen, Bd. 2, 2. Aufl. [Hrsg. H. Ferner]. Urban & Schwarzenberg, München–Wien–Baltimore 1980).

Oberflächliche und tiefe Gesichtsregion

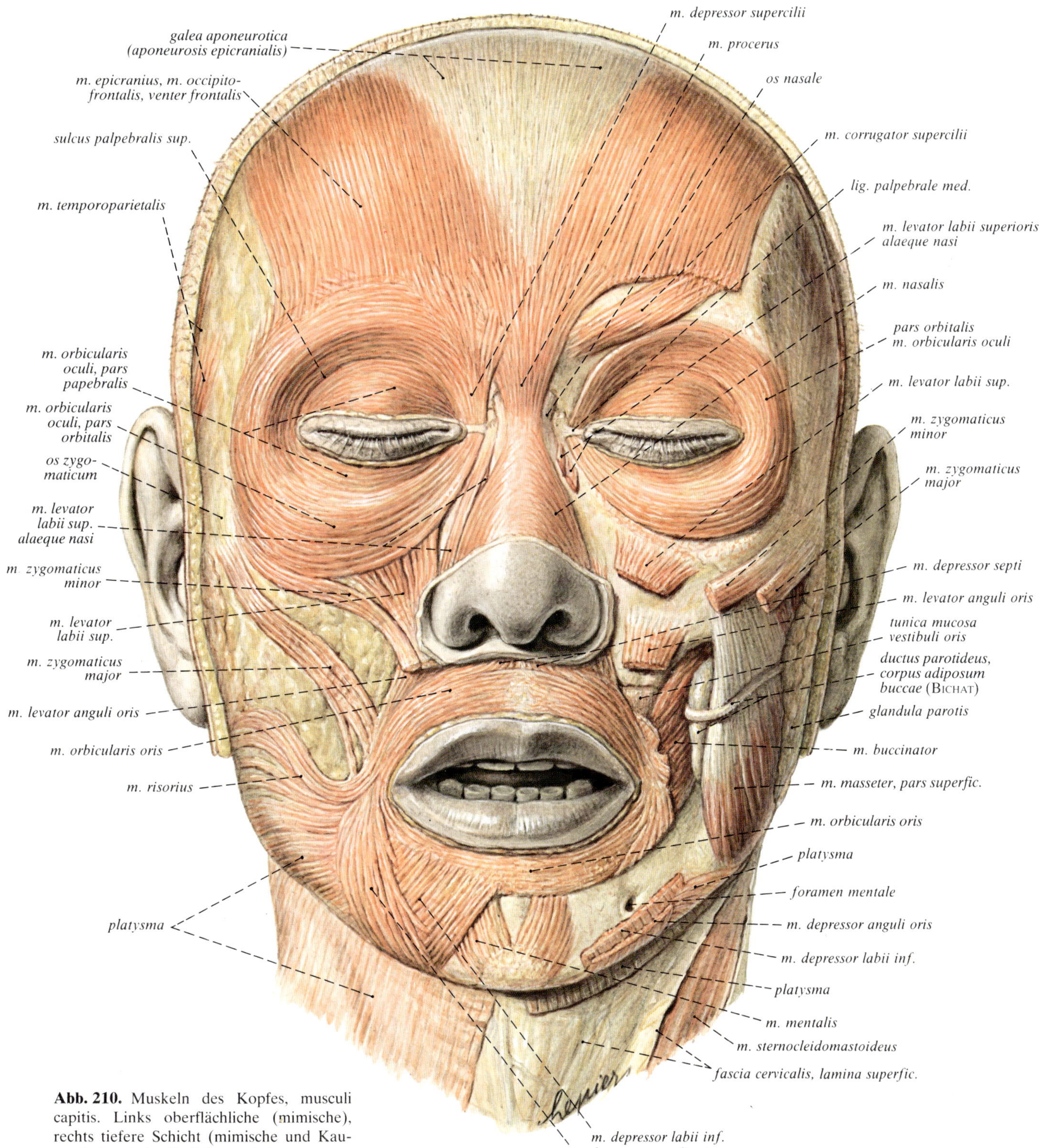

Abb. 210. Muskeln des Kopfes, musculi capitis. Links oberflächliche (mimische), rechts tiefere Schicht (mimische und Kaumuskulatur) der Gesichtsmuskulatur.

Gesichtsmuskeln

Name	*Ursprung*	*Ansatz*
1. m. levator labii superioris alaeque nasi	geht aus der Muskelmasse des m. orbicularis oculi hervor (processus frontalis maxillae)	Nasenflügel und Oberlippe
2. m. levator labii superioris	geht aus der Muskelmasse des m. orbicularis oculi hervor (margo infraorbitalis)	Nasenflügel und Oberlippe
3. m. zygomaticus minor	geht aus dem m. orbicularis oculi hervor (facies malaris ossis zygomatici)	Mundwinkel
4. m. zygomaticus major	facies lateralis ossis zygomatici	Mundwinkel
5. m. risorius (meist Teil des platysma oder von 6)	fascia masseterica	Mundwinkel
6. m. depressor anguli oris	basis mandibulae	Mundwinkel und Unterlippe
7. m. levator anguli oris	fossa canina maxillae	Muskulatur der Oberlippe und Mundwinkel
8. m. depressor labii inferioris	basis mandibulae	Unterlippe
9. m. orbicularis oris	ergibt sich aus der Bezeichnung: pars marginalis pars labialis	Mundspalte
10. m. buccinator	corpus mandibulae, hinteres Ende des proc. alveolaris maxillae, fascia buccopharyngea	Mundwinkel
11. m. mentalis	jugum alveolare des unteren lateralen Schneidezahns	Haut des Kinnes

Innervation: n. facialis (Abb. 218)

Funktion: Bewegungen der Lippen, der Nasenflügel, der Wangen und der Kinnhaut

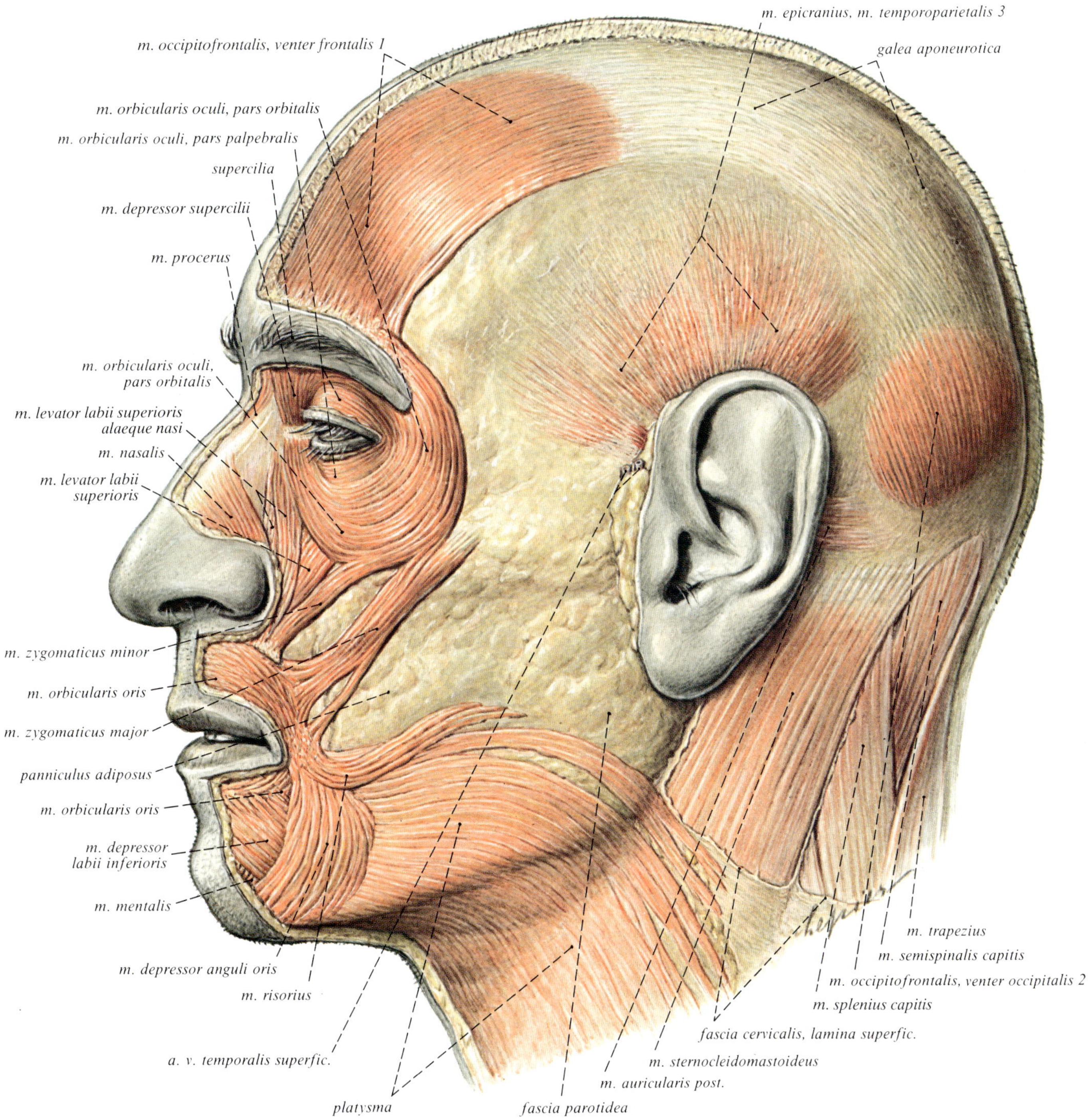

Abb. 211. Seitenansicht des Kopfes mit mimischer Muskulatur und oberflächlicher Schicht der Nackenmuskulatur. Mit 1–2–3 sind die drei Anteile des m. epicranius gekennzeichnet.

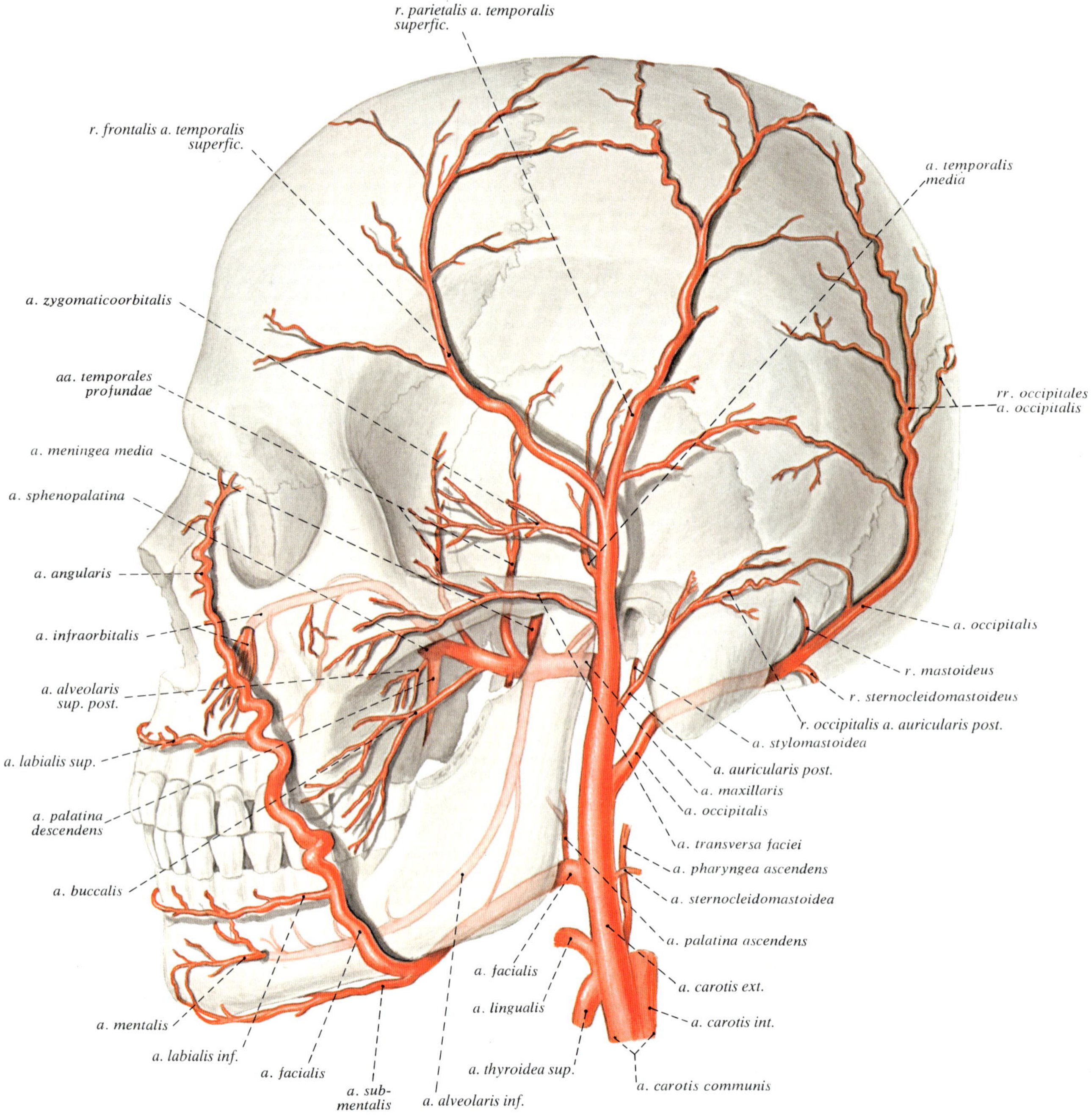

Abb. 212. Verzweigung der arteria carotis externa am Kopf.

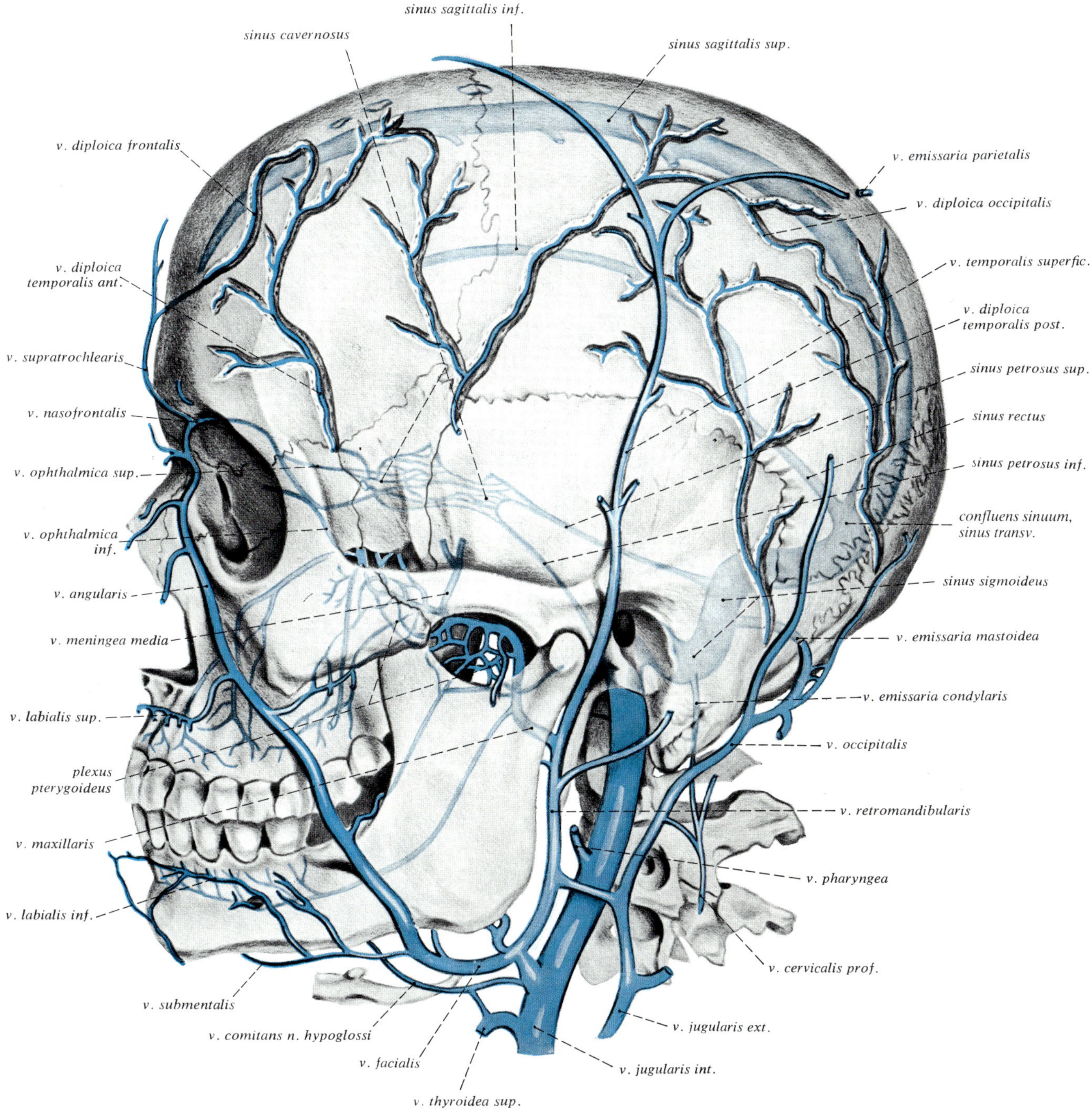

Abb. 213. Diploë-Venen und große Venen des Kopfes. Von Knochen bedeckte Venen und sinus durae matris heller gezeichnet. (Nach PERNKOPF: Atlas der topographischen und angewandten Anatomie des Menschen, Bd. 1, 2. Aufl. [Hrsg. H. FERNER]. Urban & Schwarzenberg, München–Wien–Baltimore 1980.)

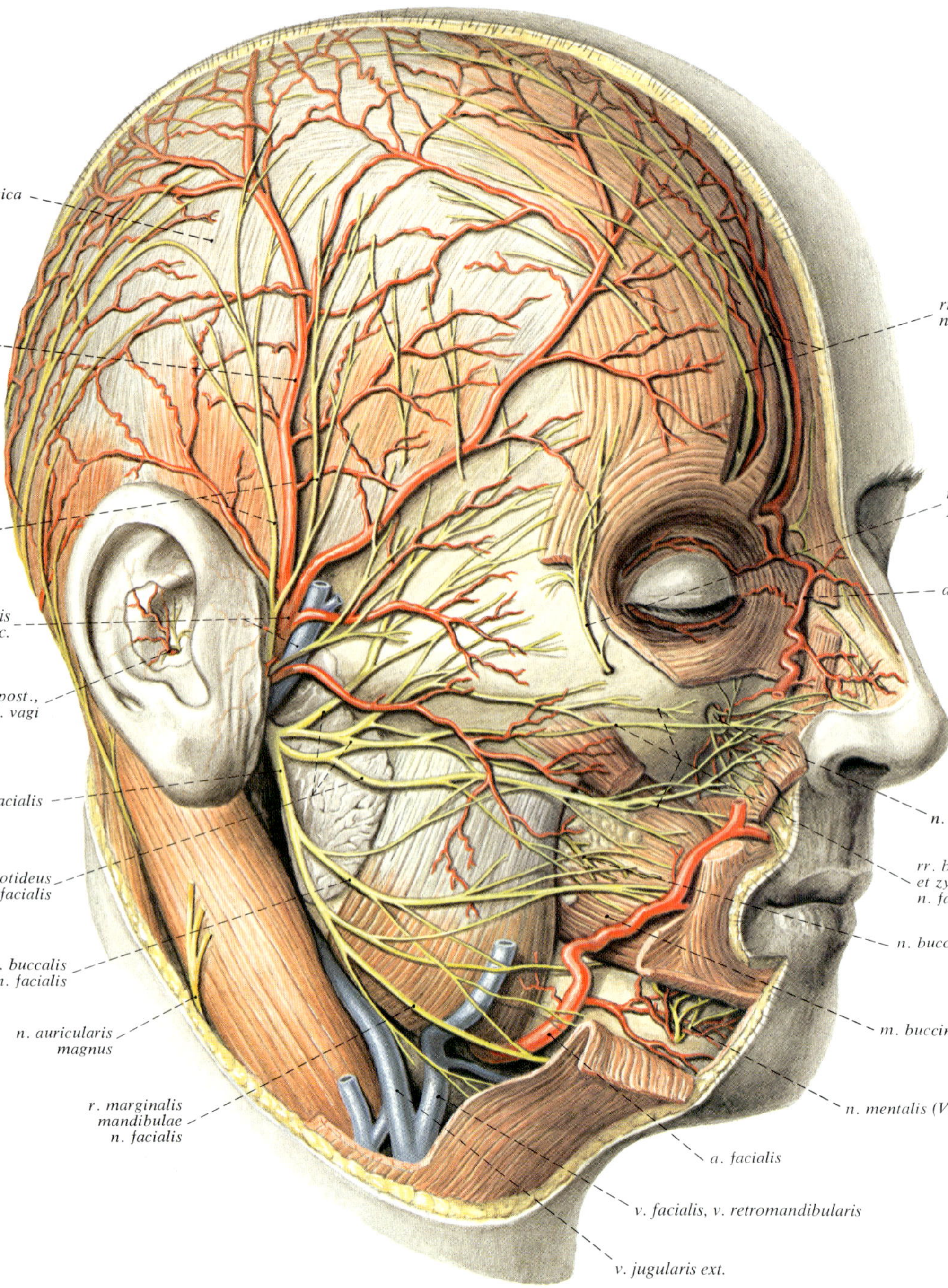

Abb. 214. Nerven und Arterien des Kopfes, mittlere Schicht. Oberflächliche Teile der glandula parotis entfernt, so daß Facialisstamm und plexus parotideus des n. facialis sichtbar sind.

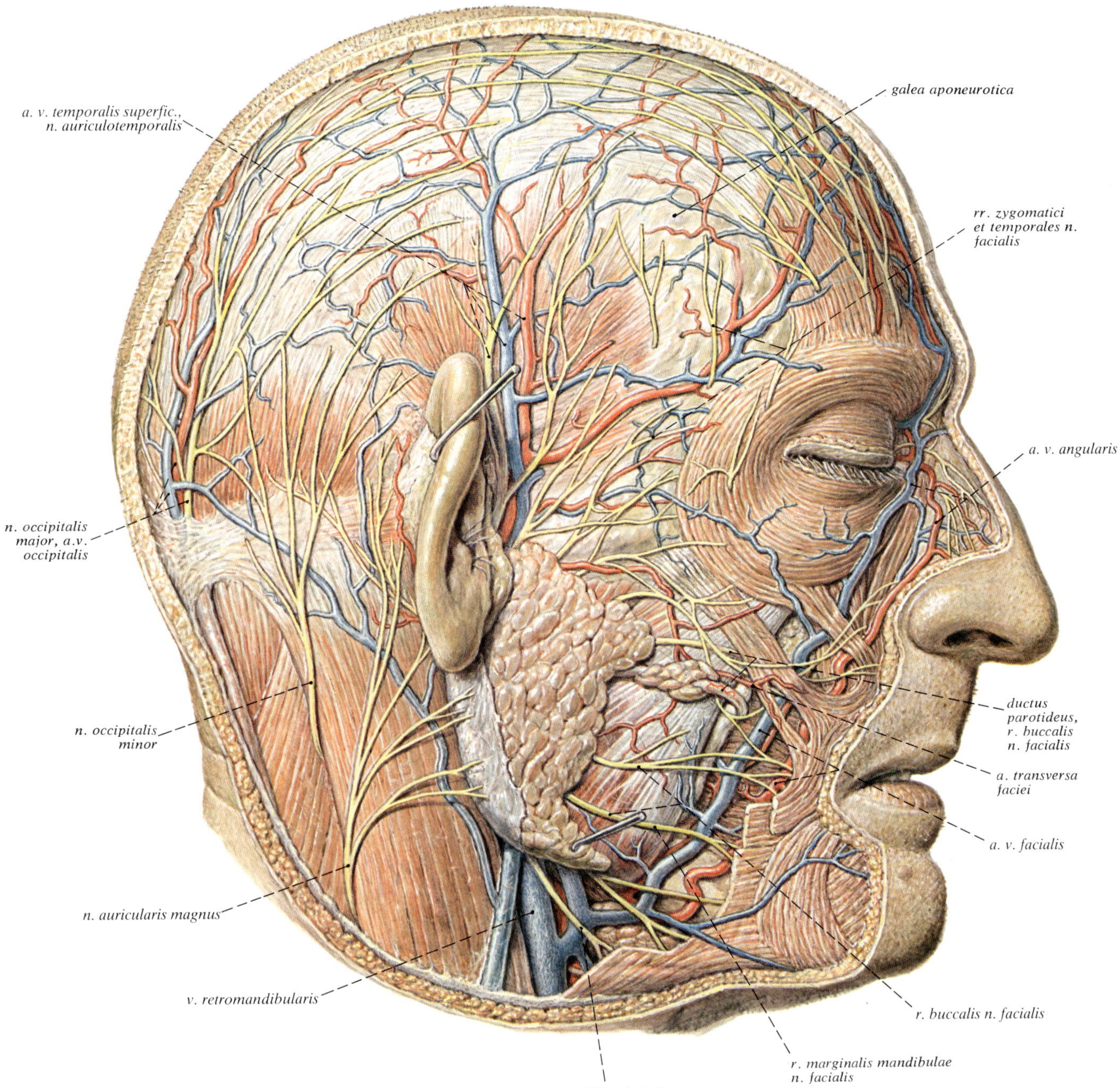

Abb. 215. Nerven und Gefäße des Kopfes, oberflächliche Schicht.

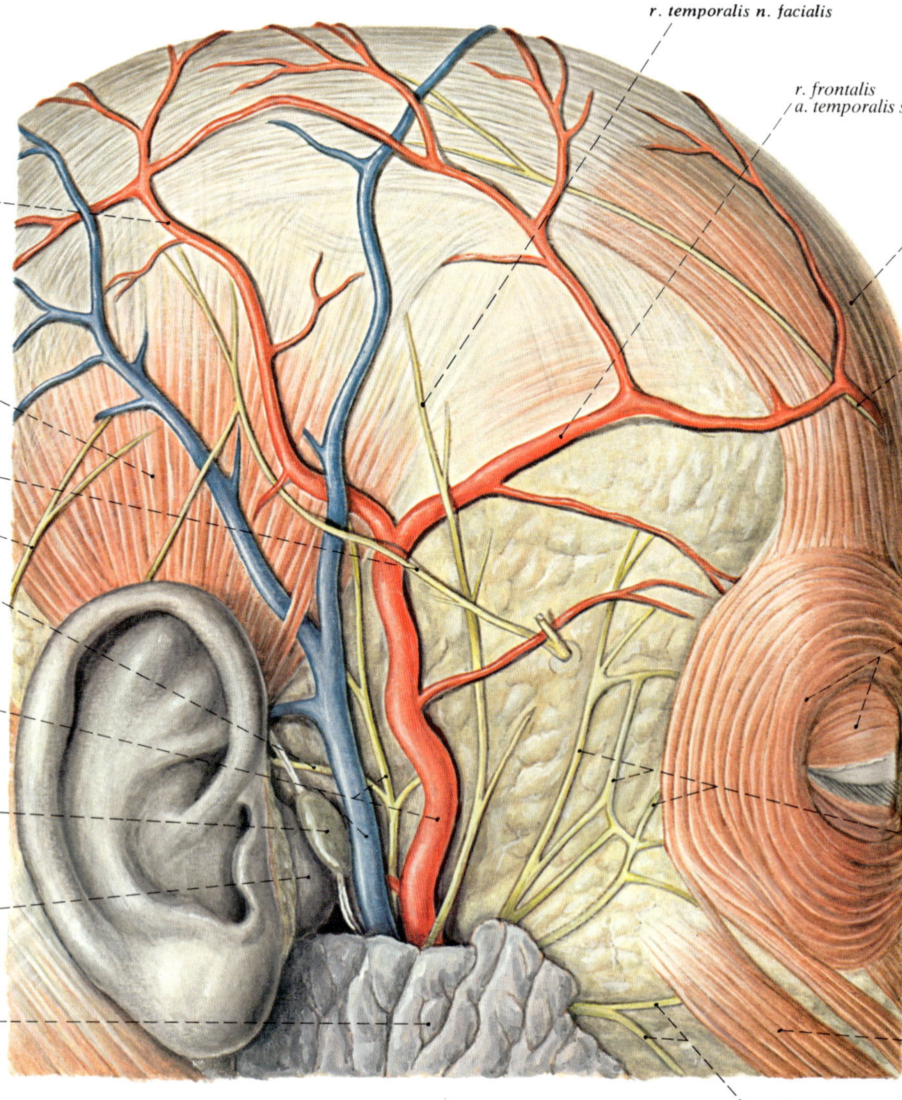

Abb. 216. Schläfengegend, regio temporalis, oberflächliche Schicht. Regio praeauricularis: a. temporalis superficialis, n. auriculotemporalis, Facialisäste, r. zygomaticotemporalis nervi zygomatici.

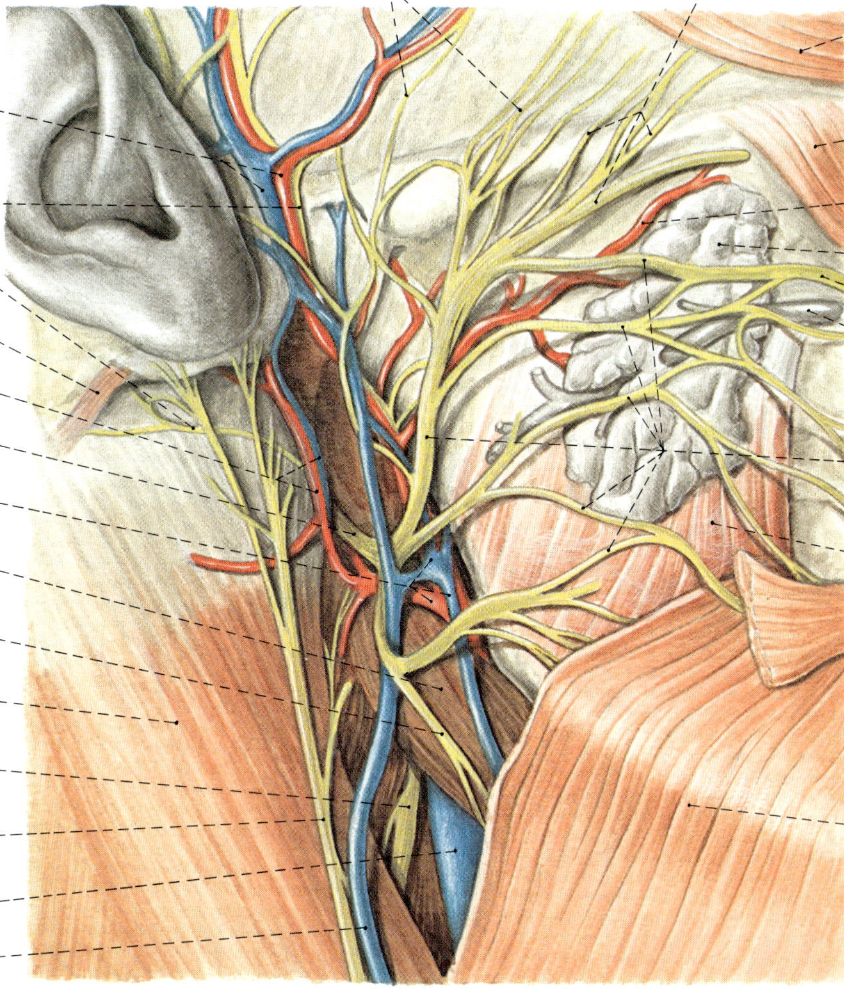

Abb. 217. Blutgefäße und Nerven im Bereich der fossa retromandibularis und der regio parotideomasseterica. Der größte Teil der glandula parotis ist entfernt. Beachte die Aufteilung des Facialisstamms in den plexus parotideus und die radiär ausstrahlenden Äste für die Gesichtsmuskeln.

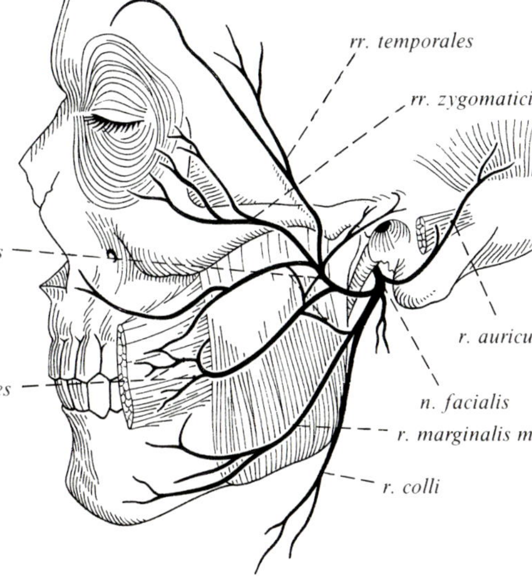

Abb. 218. Facialisäste für die Gesichtsmuskulatur (rr. temporales, ▷ zygomatici, buccales, Feneis [1967]).

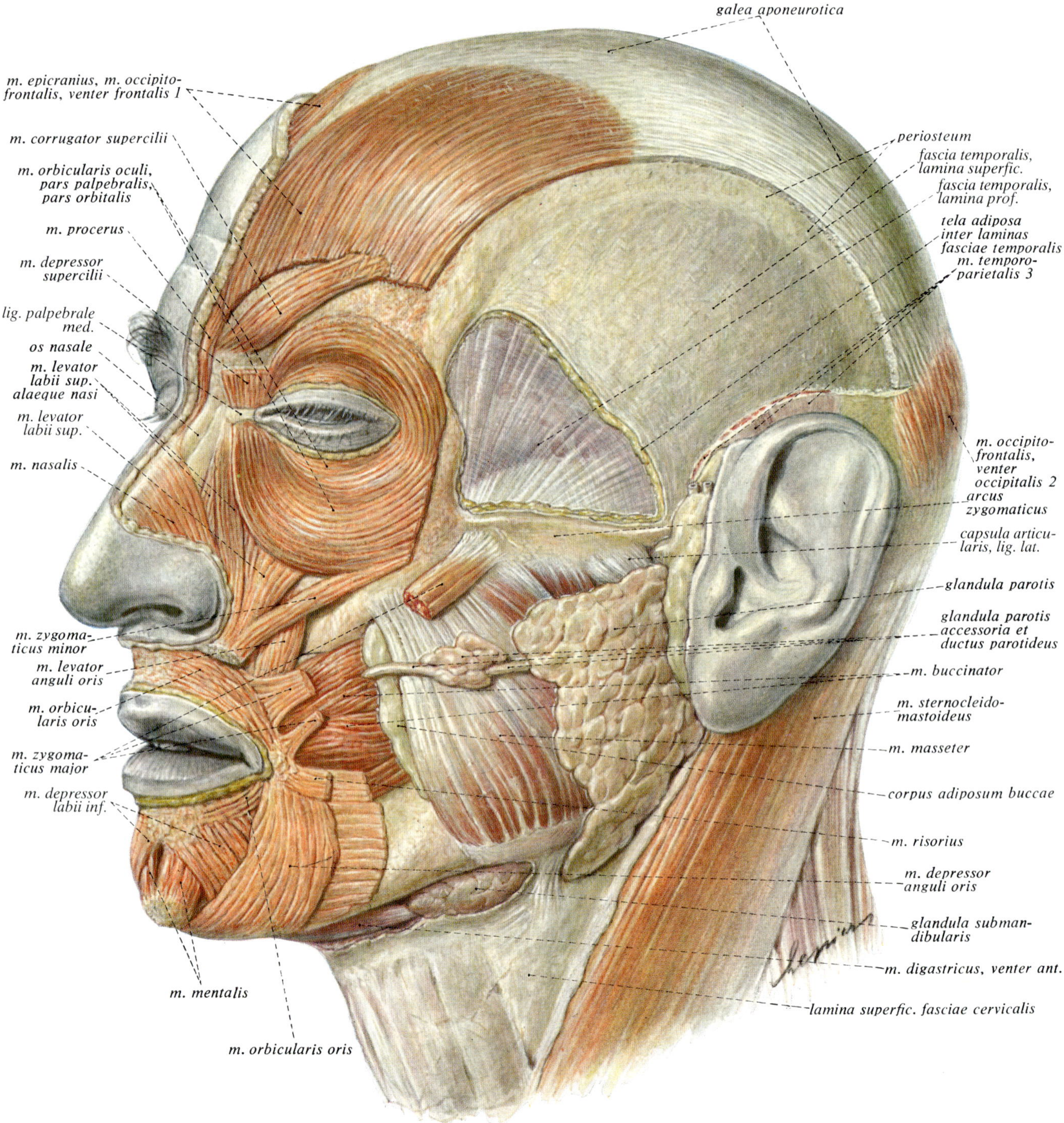

Abb. 219. Ansicht des Kopfes und der oberen Halsgegend von der linken Seite. Mimische Muskulatur, Kaumuskulatur, Speicheldrüsen, m. sternocleidomastoideus. Mit 1–2–3 sind die drei Anteile des m. epicranius gekennzeichnet.

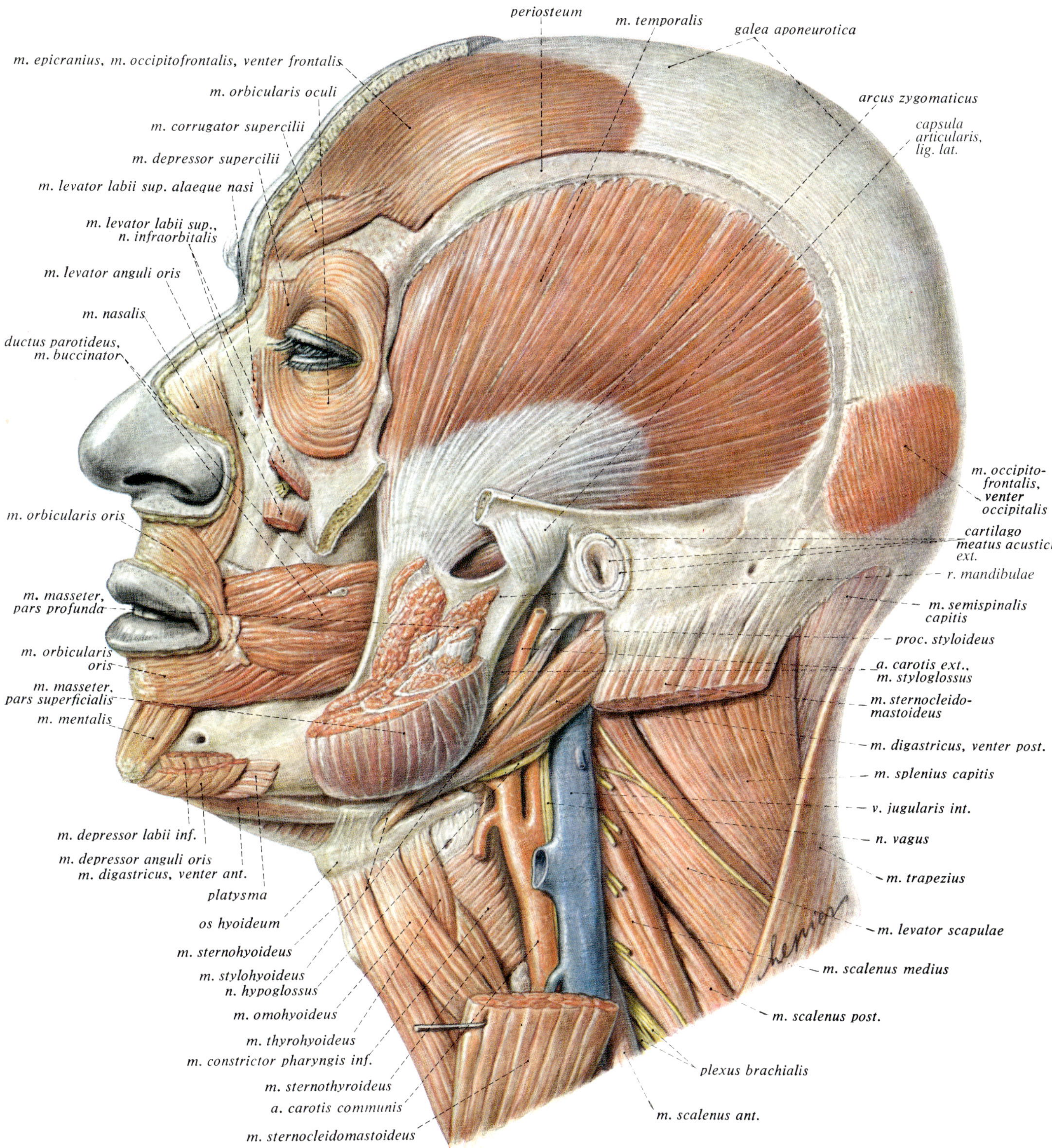

Abb. 220. Seitenansicht des Kopfes und des oberen Halsteils mit mimischer und Kaumuskulatur. Ohrmuschel entfernt, ebenso ein Teil des arcus zygomaticus. Aus dem m. sternocleidomastoideus ein breites Stück der oberen Hälfte herausgetrennt zur Sichtbarmachung der großen Halsgefäße. Der m. masseter z. T. abgetragen zur Darstellung seiner sehnigen Durchsetzung zwischen den Muskelbündeln. Einige mimische Muskeln sind in der Nähe des Ursprungs durchgeschnitten.

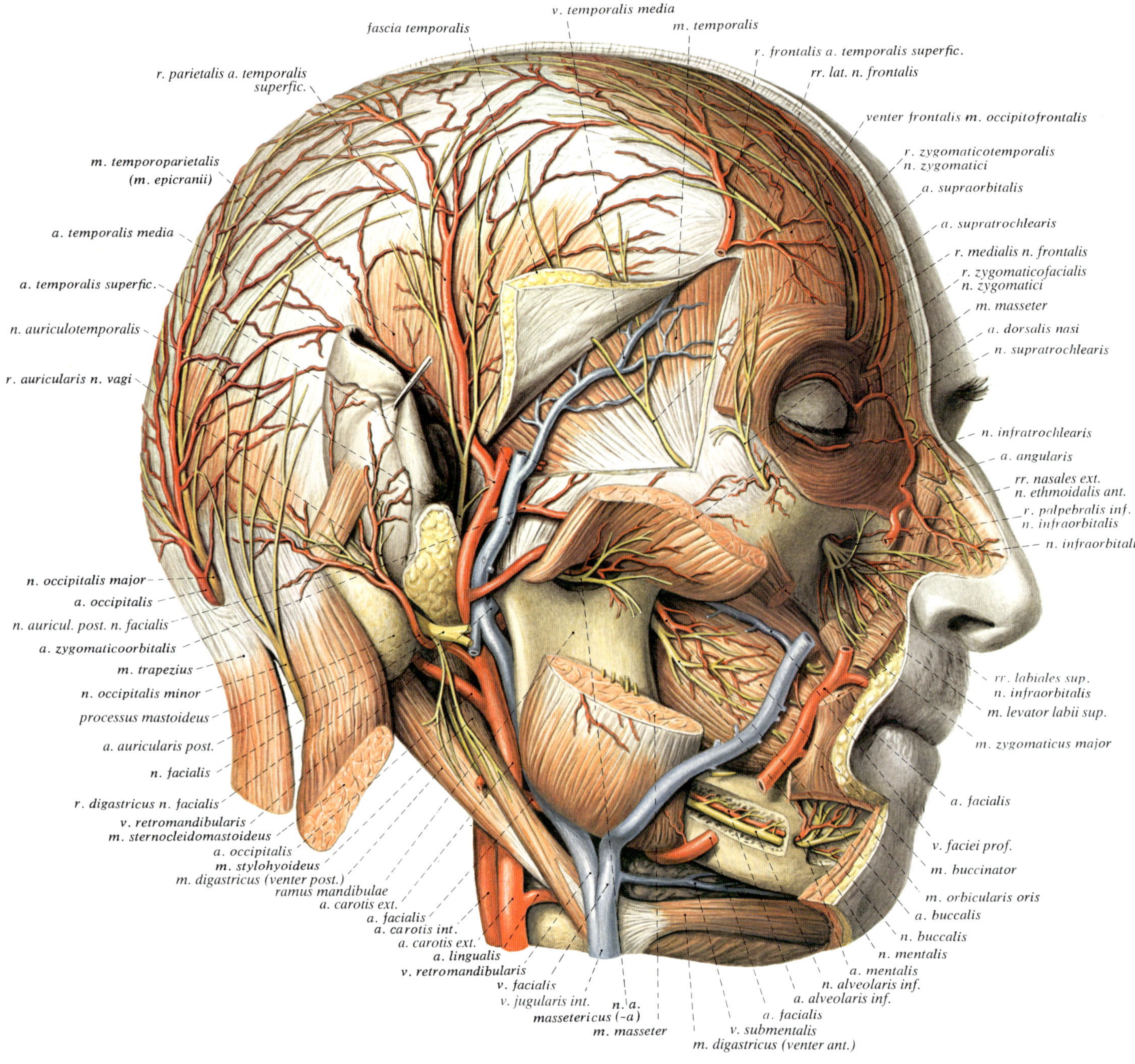

Abb. 221. Nerven und Gefäße der rechten Kopfseite, 3. Schicht. Der m. masseter ist in der Mitte durchgeschnitten und nach beiden Seiten zurückgeklappt, die beiden Blätter der fascia temporalis sind vom oberen Rand des Jochbogens zurückgeschlagen, glandula parotis und n. facialis sind entfernt, mehrere Gesichtsmuskeln teilweise abgetragen, der canalis mandibulae eine Strecke weit aufgemeißelt.

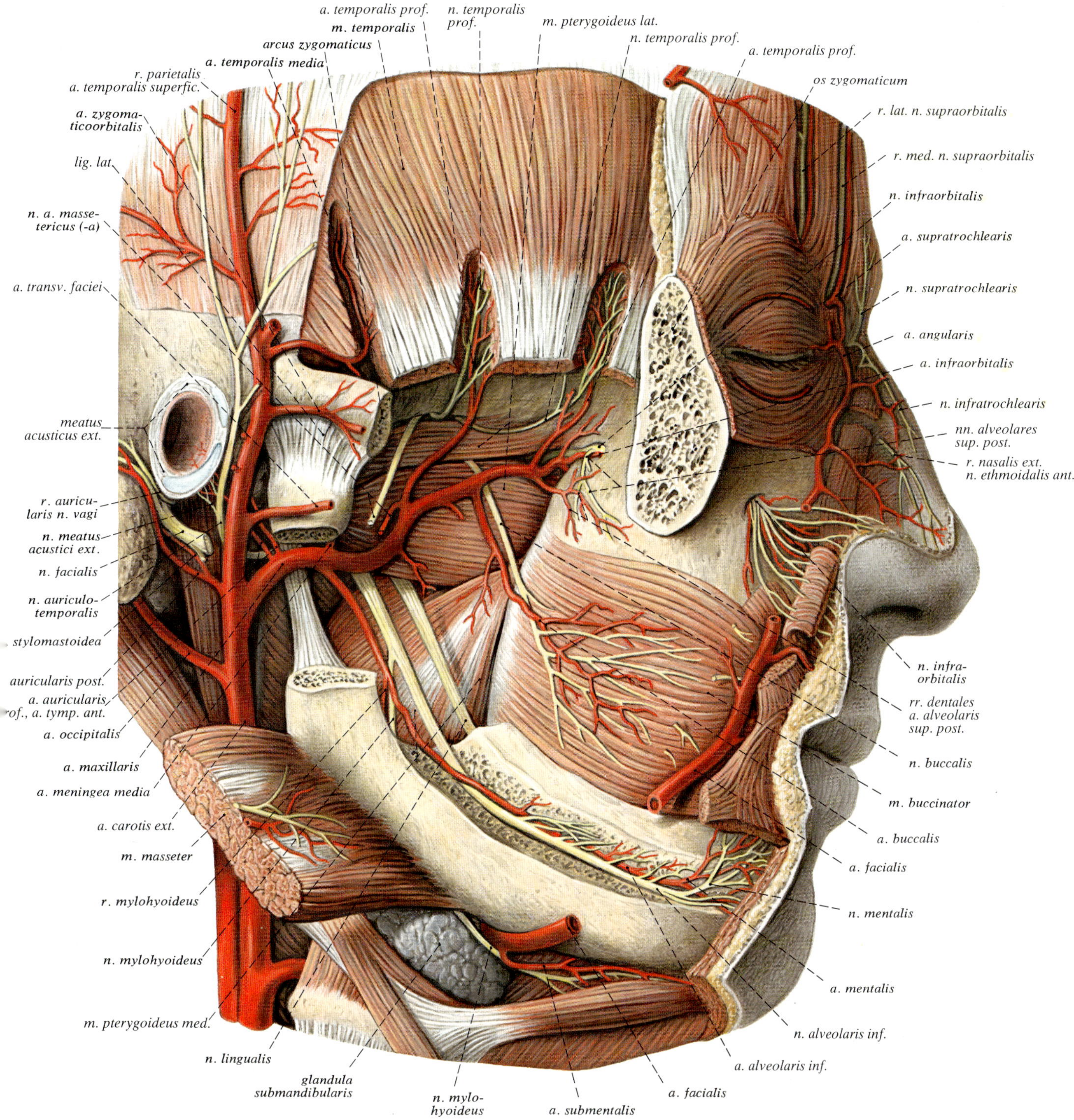

Abb. 222. Nerven und Gefäße der rechten Gesichtsseite, tiefe Schicht: a. maxillaris und ihre Äste. Präparation wie in Abb. 221, jedoch Ansatz des m. temporalis mit processus coronoideus mandibulae abgetragen und aa. temporales profundae freigelegt.

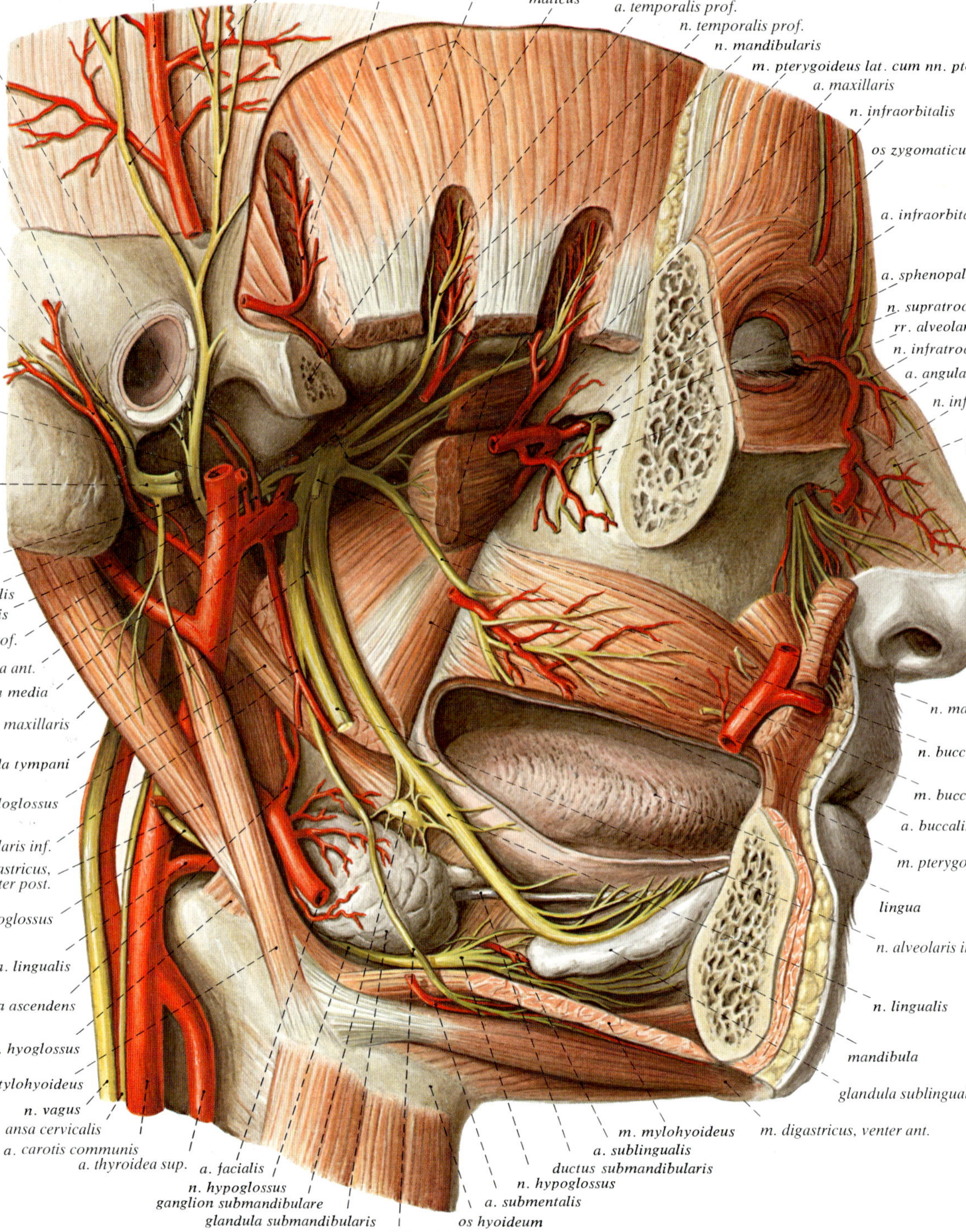

Abb. 223. Nerven und Gefäße der rechten Gesichtsseite, tiefe Schicht: n. mandibularis und seine Äste. Präparation wie in Abb. 222, jedoch processus condylaris mandibulae aus dem Gelenk gelöst und mit dem Rest der rechten Unterkieferhälfte entfernt; untere Hälfte des m. buccinator mit der darunterliegenden Mundhöhlenschleimhaut abgetragen.

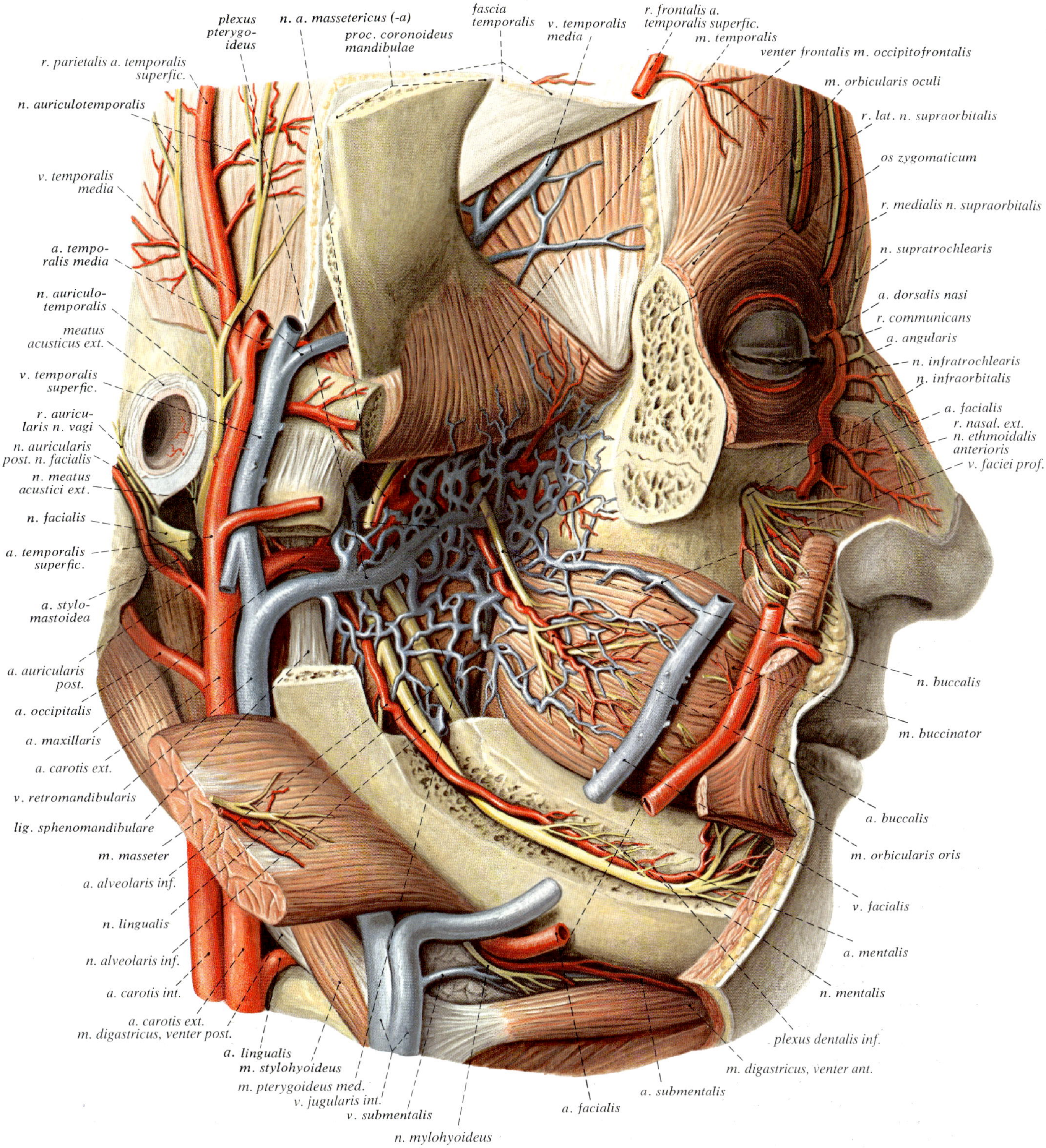

Abb. 224. Nerven und Gefäße der rechten Gesichtsseite, 4. Schicht. Jochbogen und collum mandibulae abgetragen, canalis mandibulae eröffnet, m. temporalis mit processus coronoideus mandibulae nach oben geschlagen. Beachte den venösen plexus pterygoideus zwischen den mm. pterygoidei.

Musculi epicranii

Name	*Ursprung*	*Ansatz*
m. occipitofrontalis, venter frontalis	margo supraorbitalis	galea aponeurotica
m. occipitofrontalis, venter occipitalis	linea nuchae suprema	galea aponeurotica
m. temporoparietalis	fascia temporalis, lamina superficialis	Haut bzw. Temporalfaszie oberhalb und vor der Ohrmuschel
Innervation: n. facialis		
Funktion: Bewegung der Kopfhaut		

Nasenmuskeln

Name	*Ursprung*	*Ansatz*
1. m. nasalis		
pars transversa	Feld über der Eckzahnwurzel	Sehnenplatte auf dem Nasenrücken
pars alaris	Feld über dem seitlichen Schneidezahn	Ränder der nares
2. m. depressor septi	Feld über dem mittleren Schneidezahn	knorpeliges Nasenseptum
Innervation: n. facialis		
Funktion: geringe Bewegung der Nase, namentlich des Nasenflügels		

Muskeln der Lidspalte

Name	*Ursprung*	*Ansatz*
1. m. orbicularis oculi		
pars orbitalis	processus frontalis maxillae, medialer Augenwinkel, ligamentum palpebrale mediale	umgibt sphinkterartig den aditus orbitae; geht z. T. an die Augenbraue
pars palpebralis	ligamentum palpebrale mediale	raphe palpebralis lateralis
pars lacrimalis	crista lacrimalis posterior	umschließt Tränenröhrchen und Tränensack
2. m. depressor supercilii	pars nasalis ossis frontalis	Haut der Augenbraue
Innervation: n. facialis, rami temporales et zygomatici		
Funktion: Schluß der Lider, Kompression des Tränensacks, Bewegung der Augenbrauen		
3. m. corrugator supercilii	pars nasalis ossis frontalis	Haut der Augenbraue
4. m. procerus	knöcherner Nasenrücken	Haut der glabella
Innervation: n. facialis, rami temporales		
Funktion: wirken auf die Haut von Stirn und Augenbraue		

Nase, Nasenhöhle und Nasennebenhöhlen

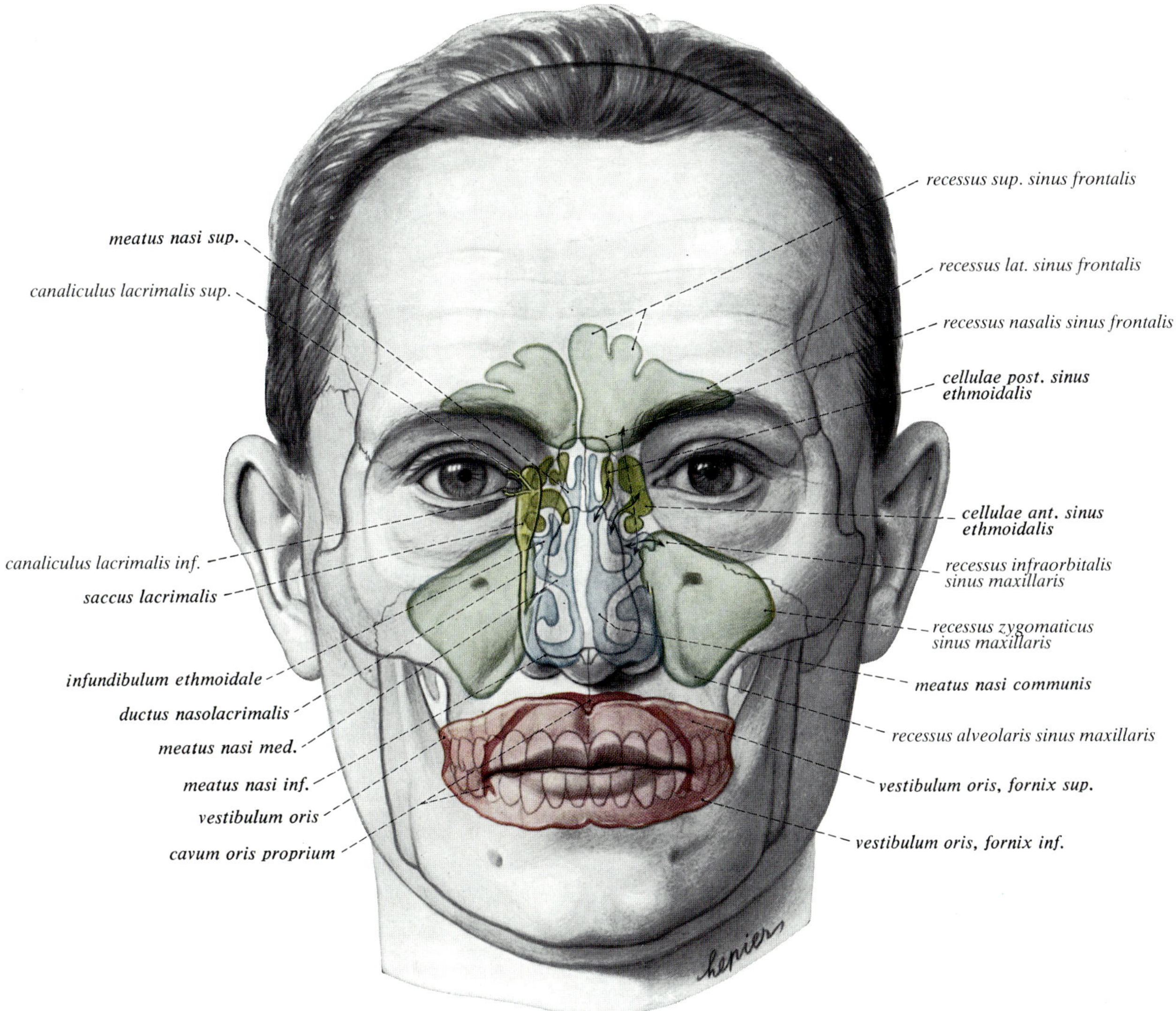

Abb. 225. Schleimhauträume des Gesichtsschädels in Sagittalprojektion. Ansicht von ventral. Konturen der Mund- und Nasenhöhle sowie der Nasennebenhöhlen in verschiedenen Farben dargestellt. (Aus Pernkopf: Atlas der topographischen und angewandten Anatomie des Menschen, Bd. 1, 2. Aufl. [Hrsg. H. Ferner]. Urban & Schwarzenberg, München–Wien–Baltimore 1980.)

Nasenhöhle, cavum nasi, Übersicht: Die Nasenhöhle ist ein paariger schmaler Raum in der Mitte des Gesichtsschädels, der sich in sagittaler Richtung von den Nasenlöchern bzw. der apertura piriformis bis zu den Choanen, choanae, ausbreitet. Die rechte und linke Nasenhöhle werden durch das Nasenseptum, septum nasi, getrennt. Die laterale Wand der Nasenhöhle ist durch die drei Nasenmuscheln, conchae nasales, gegliedert. Der Raum unmittelbar neben dem septum ist der meatus nasi communis. Unter jeder Muschel liegt der obere, mittlere und untere Nasengang, meatus nasi superior, medius und inferior. Die Nasenhöhle hat einen Boden (Oberseite des Gaumens) und ein Dach, welches durch die lamina cribrosa mit dem Hirnschädel in Verbindung steht. Von jeder Nasenhöhle gehen mehrere paarige Nasennebenhöhlen ab, welche mit Schleimhaut ausgekleidet und luftgefüllt sind. Es sind dies die Oberkieferhöhle, sinus maxillaris, die Stirnhöhle, sinus frontalis, die Keilbeinhöhle, sinus sphenoidalis, und die Siebbeinzellen, sinus ethmoidales.

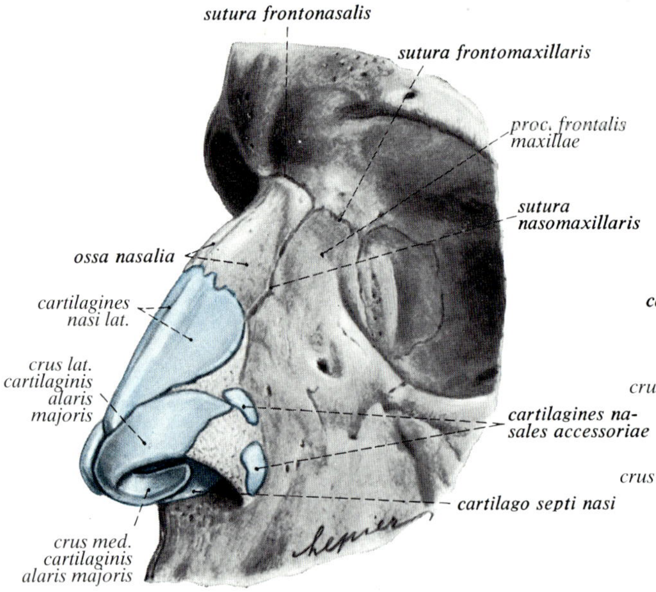

Abb. 226. Skelett, Knorpel und Knochen der äußeren Nase, nasus externus. Ansicht von links, Nasenknorpel, cartilagines nasi, blau.

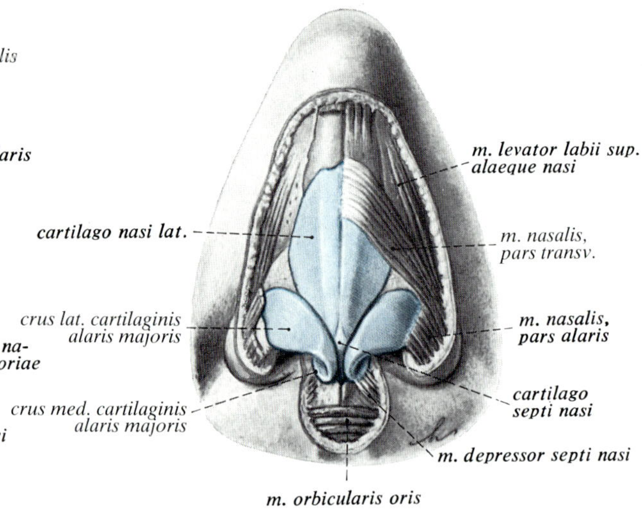

Abb. 227. Skelett, Knorpel und Muskeln der äußeren Nase, nasus externus. Ansicht von vorn, Nasenknorpel, cartilagines nasi, blau.

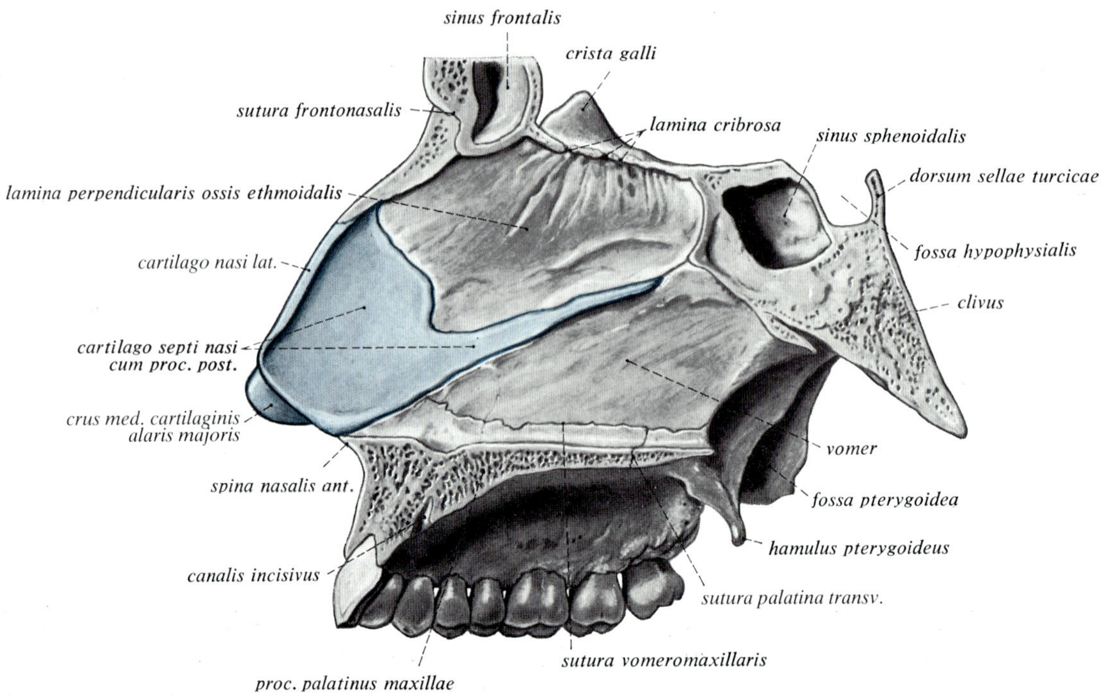

Abb. 228. Nasenscheidewand, septum nasi, mit pars membranacea und pars ossea. Knorpel blau.

Nasennerven: für die Motorik Fasern des *n. facialis;* für die Sensibilität *Trigeminusfasern:* n. ethmoidalis ant. mit rr. nasales für septum nasi, seitliche Nasenwand, Nasenspitze und -flügel (r. nasalis externus), n. ethmoidalis post. für Keilbeinhöhle und hintere Siebbeinzellen, n. supraorbitalis für Stirnhöhle, rr. nasales post. sup. lat. für die beiden oberen Muscheln und für hintere Siebbeinzellen, rr. nasales post. inf. lat. für die untere Muschel und die beiden unteren Nasengänge, rr. nasales post. sup. med. für das obere Septum, rr. alveolares sup. post. für die Kieferhöhle, rr. nasales ext. für die Außenseite der Nasenflügel; für den Geruchssinn die *nn. olfactorii* [fila olfactoria] (vgl. Abb. 229, 232).

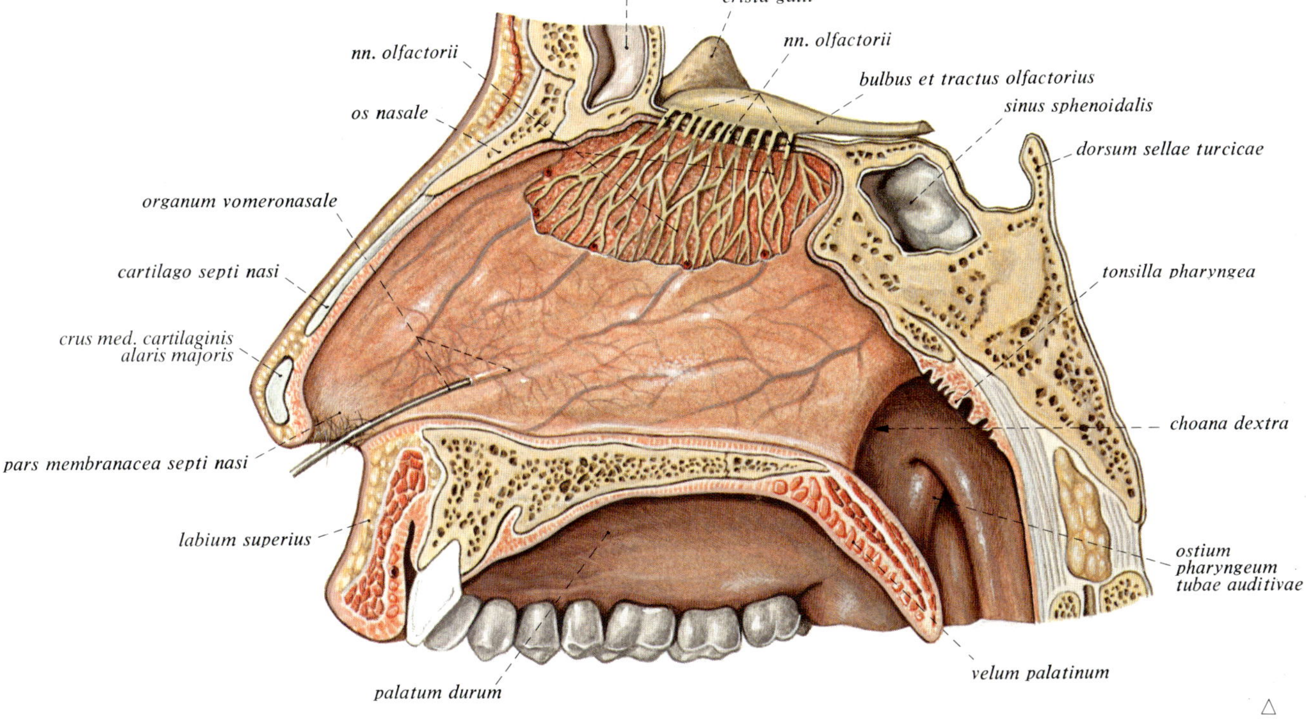

△

Abb. 229. Nasenseptum, septum nasi. Ansicht der linken Seite. Im oberen Teil ist die Schleimhaut der Nasenscheidewand zur Darstellung der medialen nn. olfactorii entfernt. Die lateral verlaufenden nn. olfactorii sind nach dem Durchtritt durch die lamina cribrosa durchgeschnitten. Der gelegentlich vorkommende, kurze, blind endende Gang des beim Menschen rudimentären organum vomeronasale (Jacobsonsches Organ) ist sondiert. Die aa. et vv. septi nasi schimmern durch die Schleimhaut.

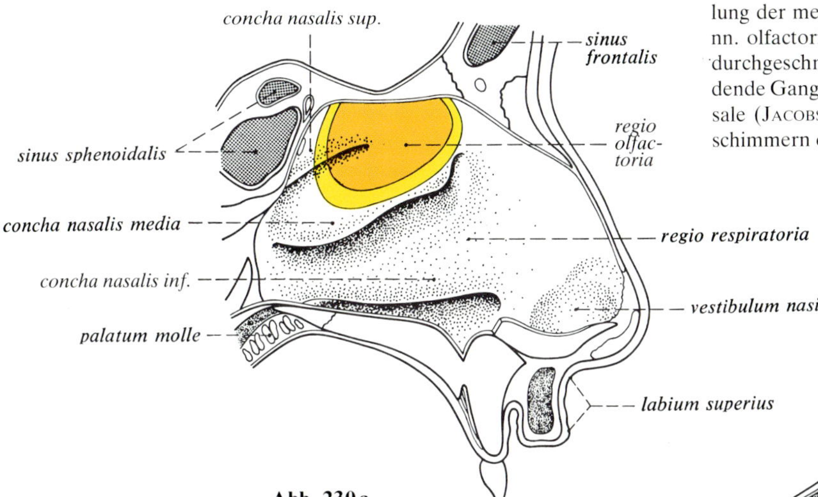

Abb. 230 a.

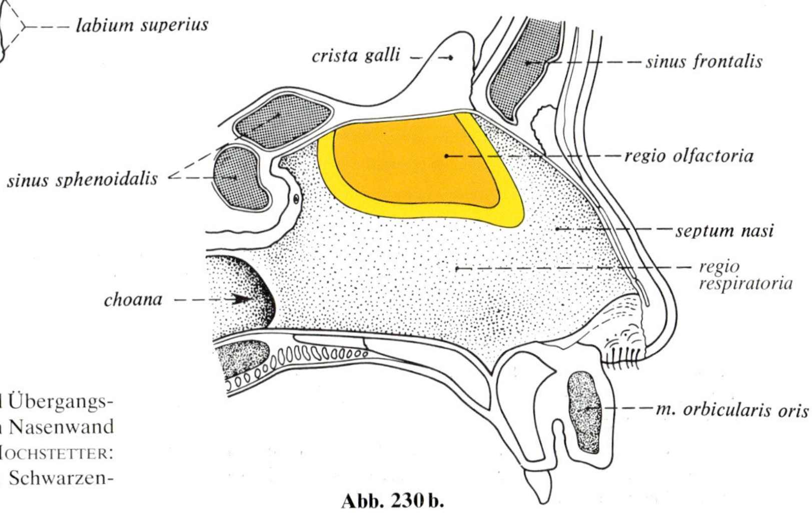

Abb. 230 b.

Abb. 230 a u. b. Riechfeld, regio olfactoria (gelb), und Übergangszone (hellgelb) zur regio respiratoria auf der seitlichen Nasenwand (a) und auf dem Nasenseptum (b). Nach Toldt-Hochstetter: Anatomischer Atlas, 1. Band, 27. Auflage. Urban & Schwarzenberg, München–Wien–Baltimore 1979.

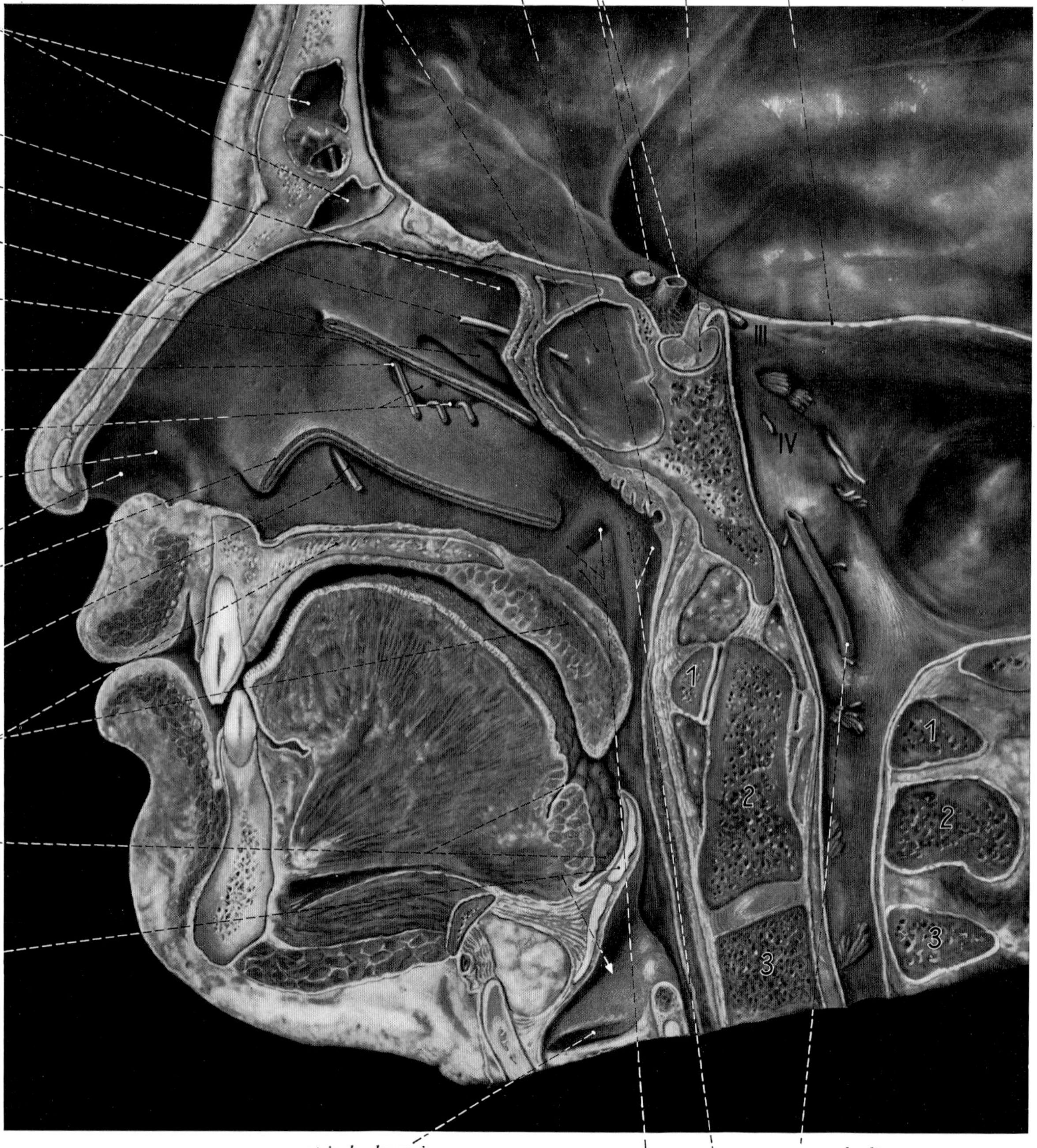

Abb. 231. Paramedianschnitt durch den Kopf, rechte Hälfte. Laterale Wand der Nasenhöhle, cavum nasi. Obere und mittlere Nasenmuschel, conchae nasales sup. et media, nahe ihrer Basis abgetrennt. Öffnungen der Nasennebenhöhlen, sinus paranasales, sondiert. * Sonden, * * HASNERsche Klappe.

1 atlas, 2 axis, 3 vertebra cervicalis tertia, III n. oculomotorius, IV n. trochlearis. Die weiteren Gehirn- und oberen Rückenmarksnerven sind nicht besonders bezeichnet. Sonden: apertura sinus sphenoidalis, apertura sinus frontalis, apertura sinus maxillaris (zwei Sonden), ostium ductus nasolacrimalis.

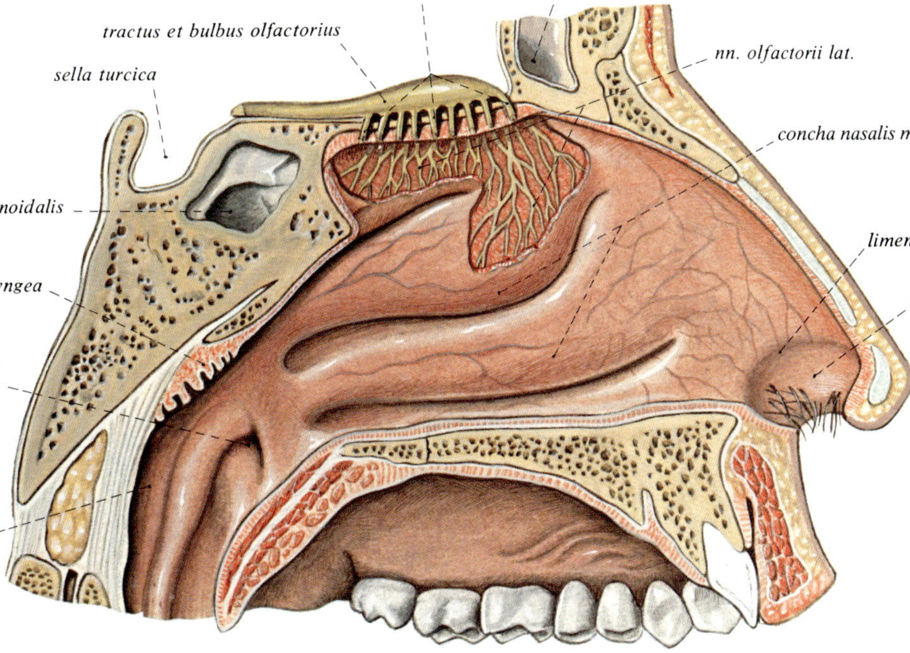

Abb. 232. Laterale Wand der linken Nasenhöhle, cavum nasi sinistrum. Die aus dem bulbus olfactorius kommenden nn. olfactorii mediales sind durchgetrennt, die Schleimhaut im Bereich der oberen und der mittleren Muschel z. T. entfernt und die laterale Reihe der nn. olfactorii präpariert.

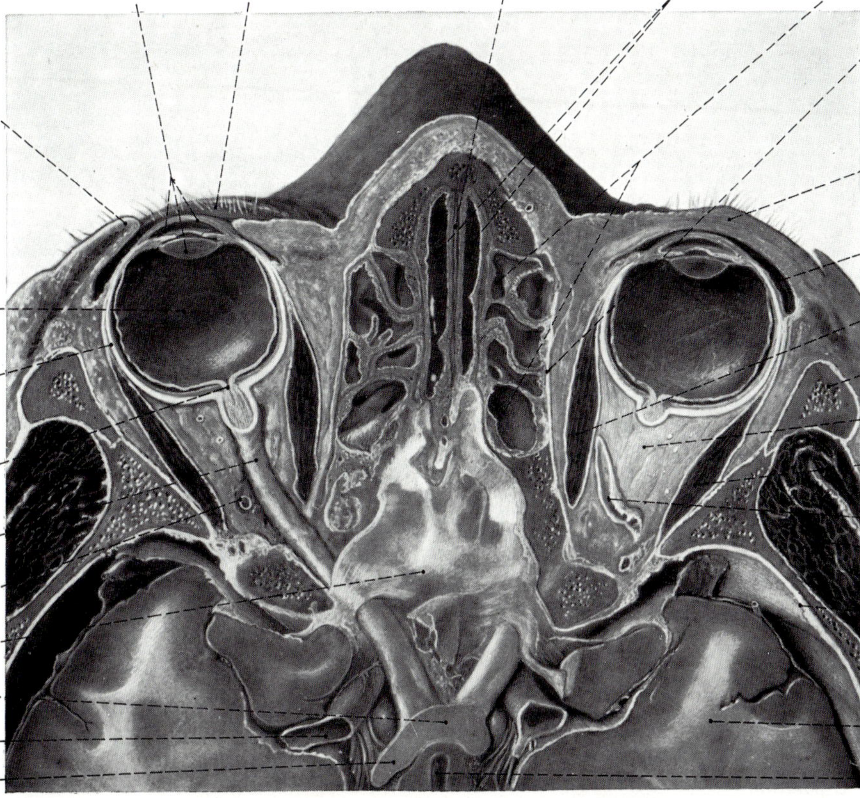

Abb. 233. Horizontalschnitt durch den Kopf in Höhe der Augäpfel, bulbi oculi, des Siebbeinlabyrinths, labyrinthus ethmoidalis, und der Sehnervenkreuzung, chiasma opticum. Ansicht von oben.

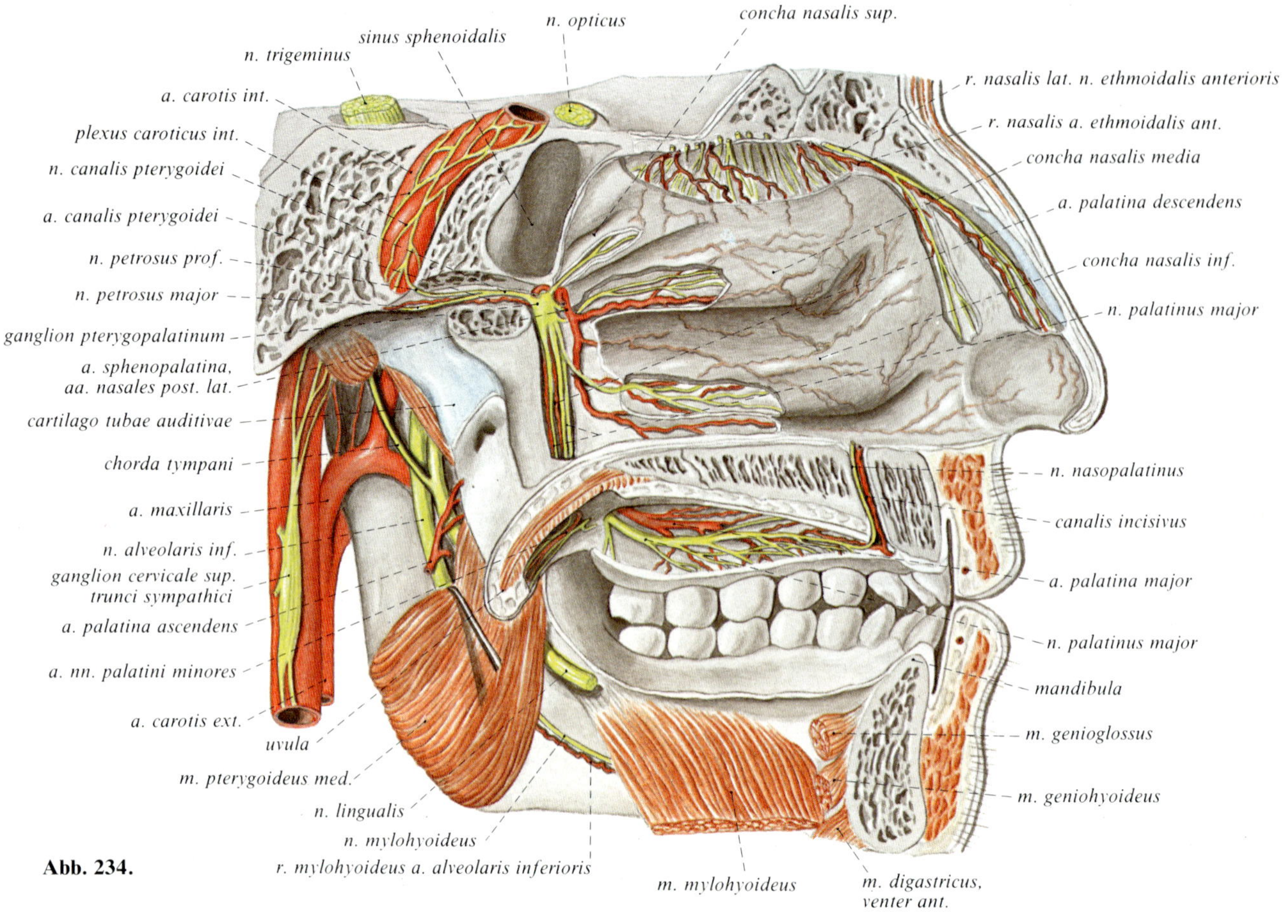

Abb. 234.

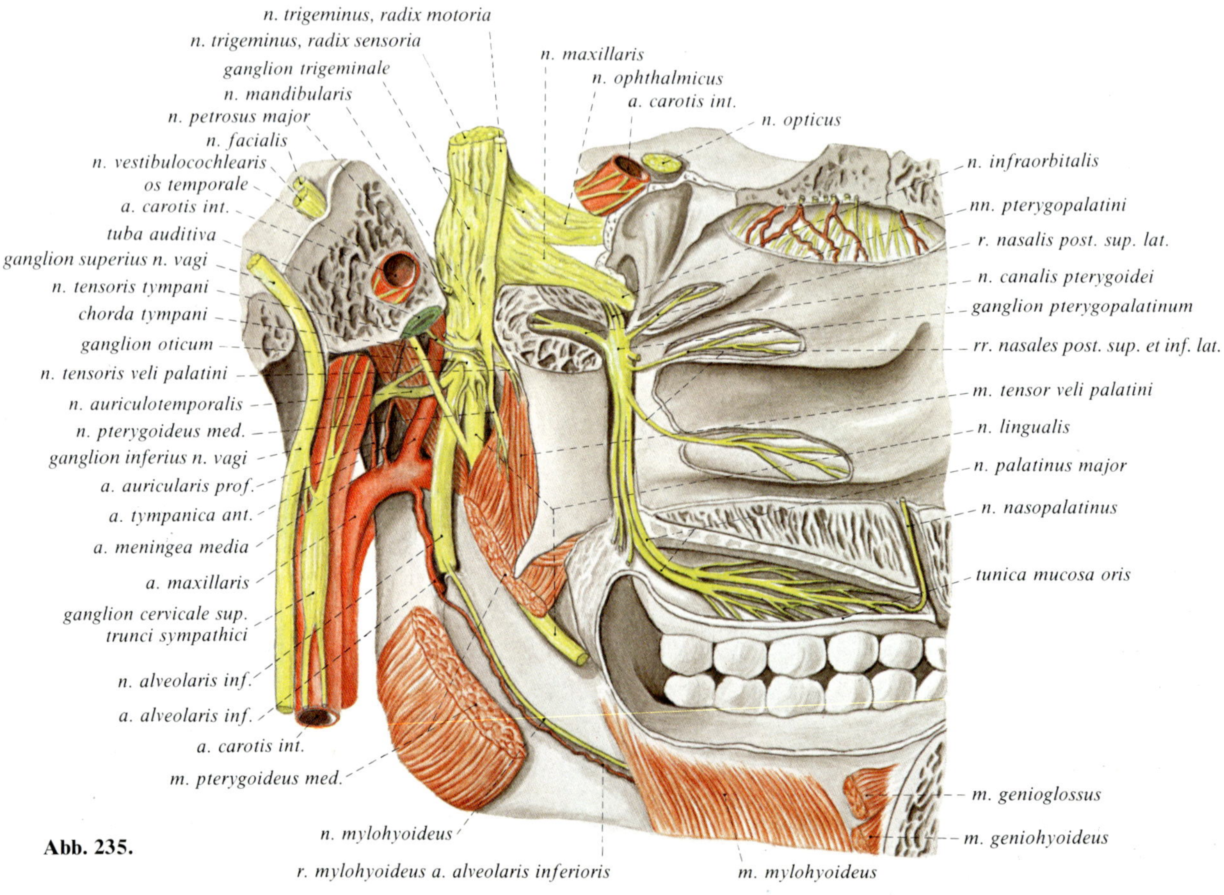

Abb. 235.

◁ **Abb. 234.** Nerven und Arterien der seitlichen Nasenwand und des Gaumens mit dem ganglion pterygopalatinum. Die canales caroticus, pterygopalatinus und pterygoideus sind eröffnet. Die Zunge ist entfernt.

Abb. 235. Trigeminusramifikation von medial her gesehen. N. maxillaris mit ganglion pterygopalatinum und n. mandibularis mit ganglion oticum. Corpus ossis sphenoidalis größtenteils entfernt.

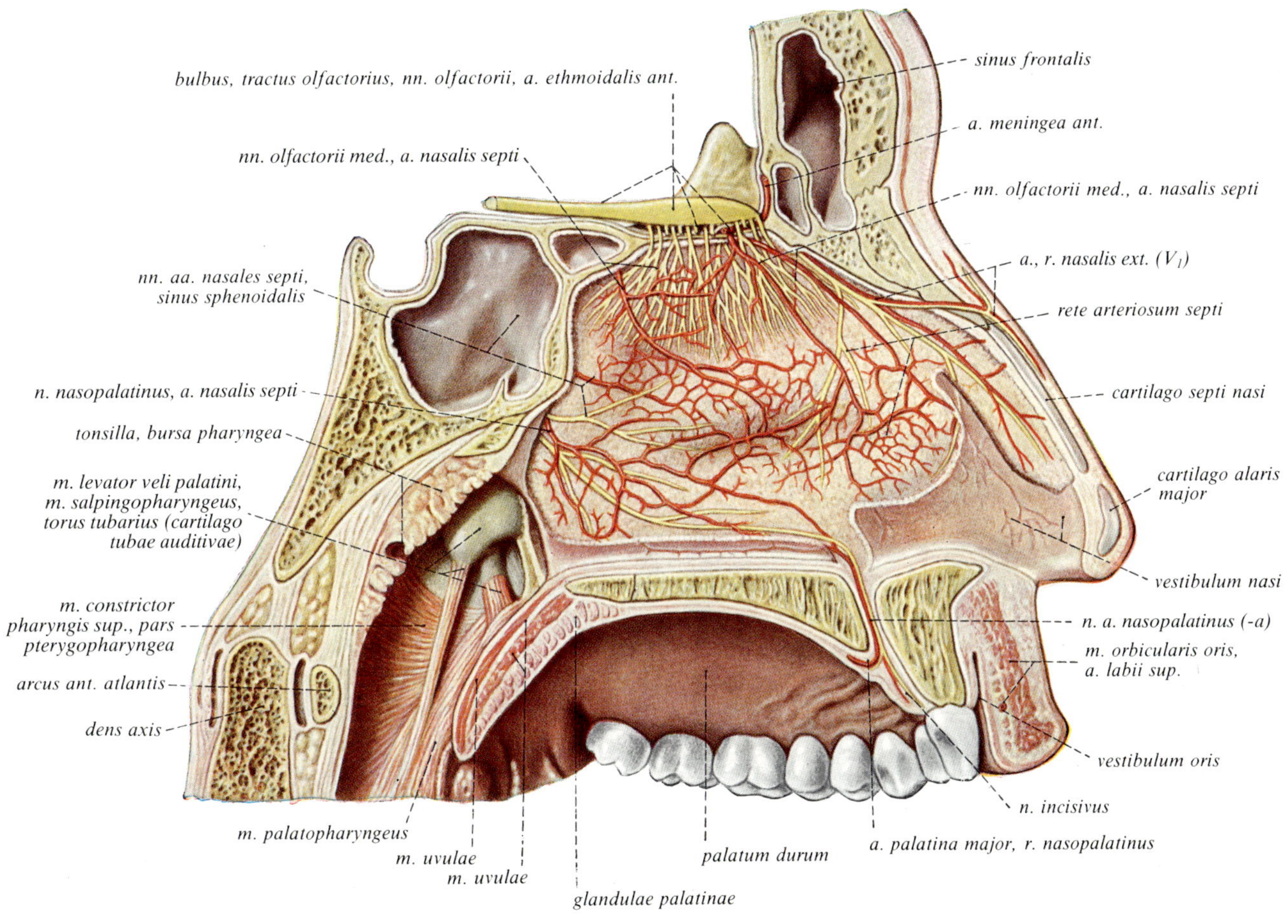

Abb. 236. Arterien und Nerven im Bereich des Nasenseptums, Schleimhaut entfernt. Muskulatur des Nasopharynx. (Aus Pernkopf: Atlas der topographischen und angewandten Anatomie des Menschen, Band 1, 2. Aufl. [Hrsg. H. Ferner]. Urban & Schwarzenberg, München–Wien–Baltimore 1980.)

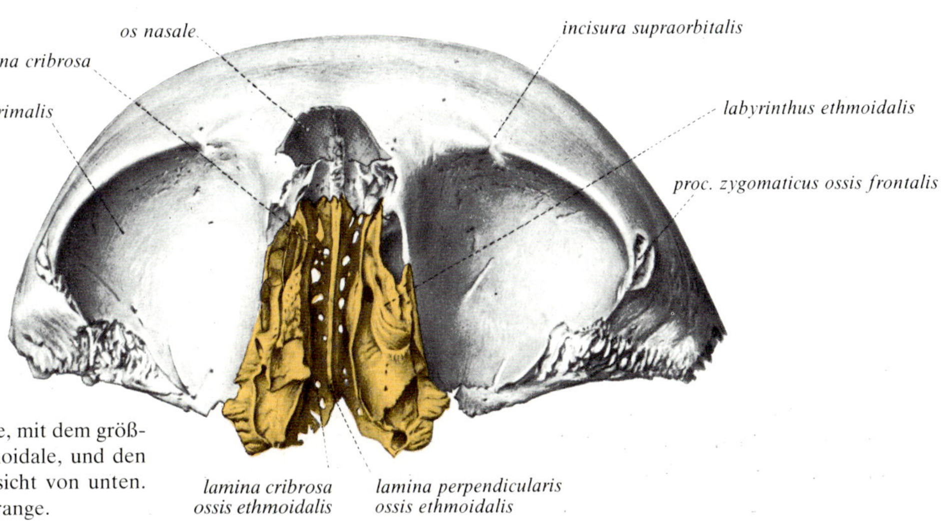

Abb. 237. Stirnbein, os frontale, mit dem größten Teil des Siebbeins, os ethmoidale, und den Nasenbeinen, ossa nasalia. Ansicht von unten. Stirnbein ungefärbt, Siebbein orange.

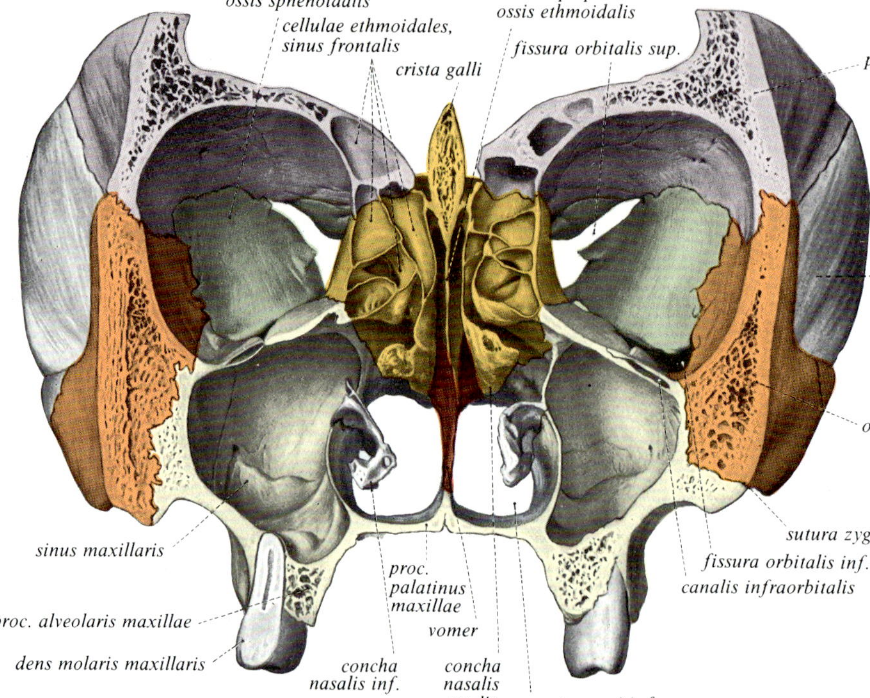

Abb. 238. Frontalschnitt durch den vorderen Teil des Schädels, cranium. Augenhöhle, orbita; Nasenhöhle, cavum nasi osseum; Kieferhöhle, sinus maxillaris; Siebbeinlabyrinth, labyrinthus ethmoidalis. Die einzelnen Knochen sind durch verschiedene Farben hervorgehoben.

Abb. 239. Knöcherne Nasenscheidewand, septum nasi, pars ossea. Ansicht von links, Siebbein os ethmoidale, orange; Pflugscharbein, vomer, rot.

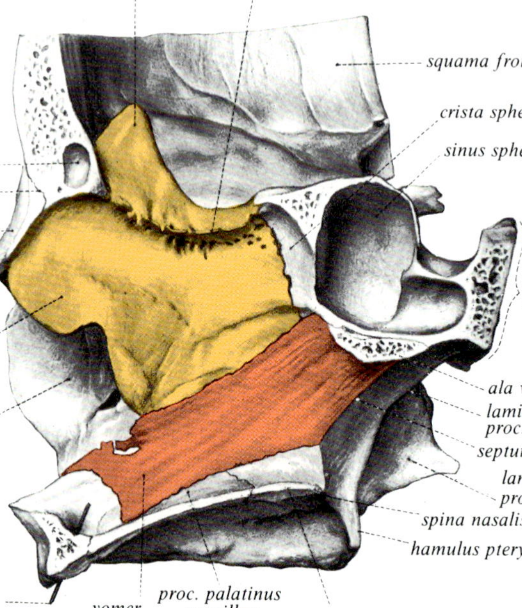

Sinus paranasales = die mit der Nasenhöhle offen verbundenen, lufthaltigen und mit Schleimhaut ausgekleideten Nasennebenhöhlen: Oberkieferhöhle, *sinus maxillaris* (HIGHMOREsche Höhle); Stirnhöhle, *sinus frontalis,* Keilbeinhöhle, *sinus sphenoidalis;* Siebbeinzellen, *sinus ethmoidales* (cellulae ant., mediae et post.), *bulla ethmoidalis.*

Abb. 240. Knochenpräparat der rechten Nasenhöhle mit Gaumen und Keilbein. Paramedianschnitt. Die einzelnen Knochen sind durch verschiedene Farben hervorgehoben.

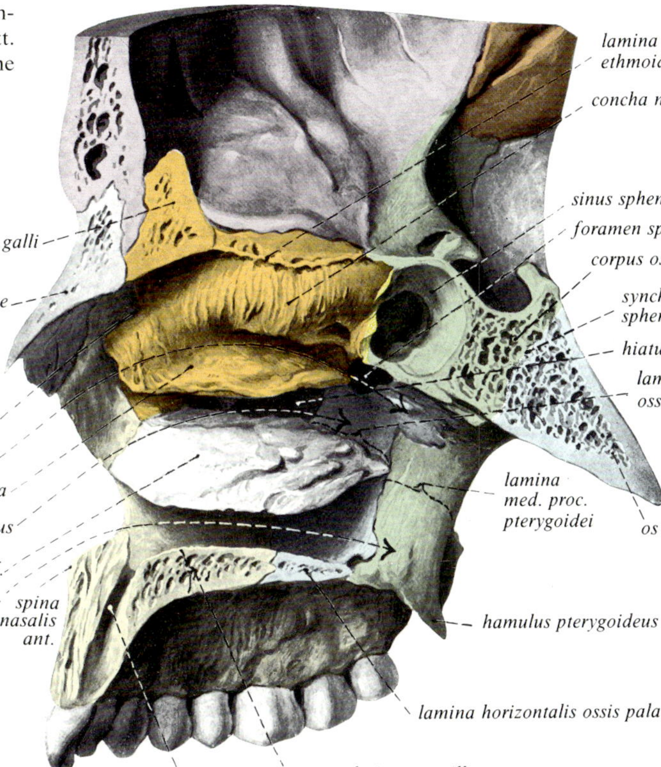

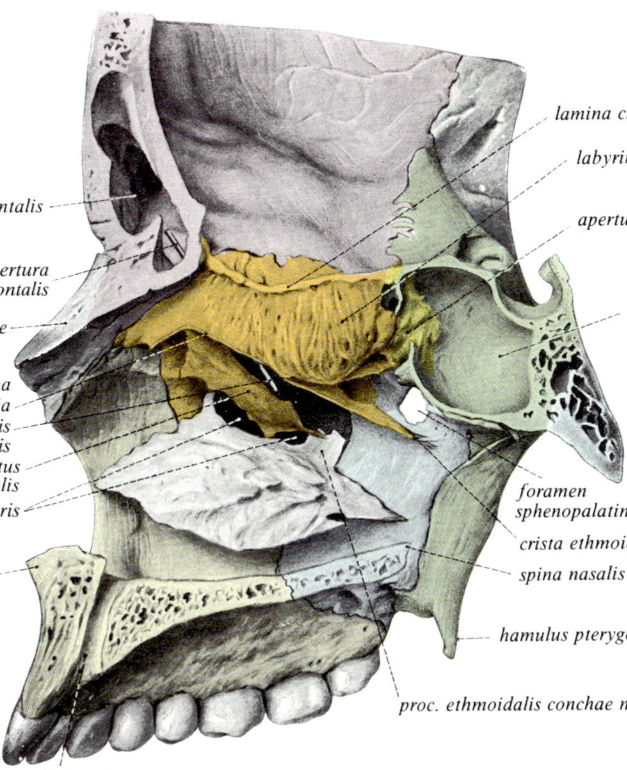

Abb. 241. Wie Abb. 240, indessen Abtragung der mittleren Muschel, so daß der Eingang in die Oberkieferhöhle, hiatus maxillaris, als sichelförmige Öffnung sichtbar wird. Die einzelnen Knochen sind durch verschiedene Farben hervorgehoben.

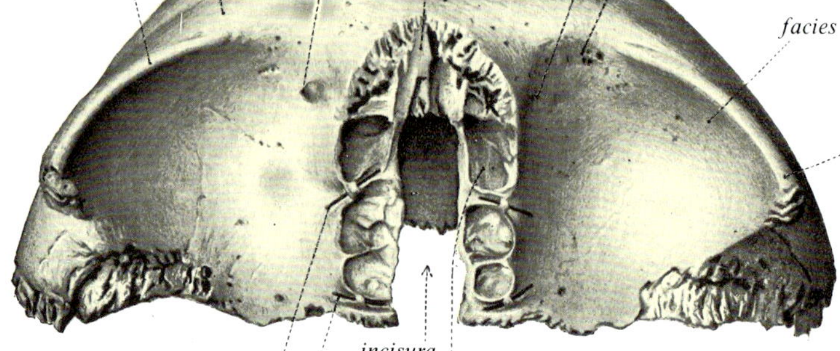

Abb. 242. Stirnbein, os frontale. Ansicht von unten auf die Orbitaldächer.

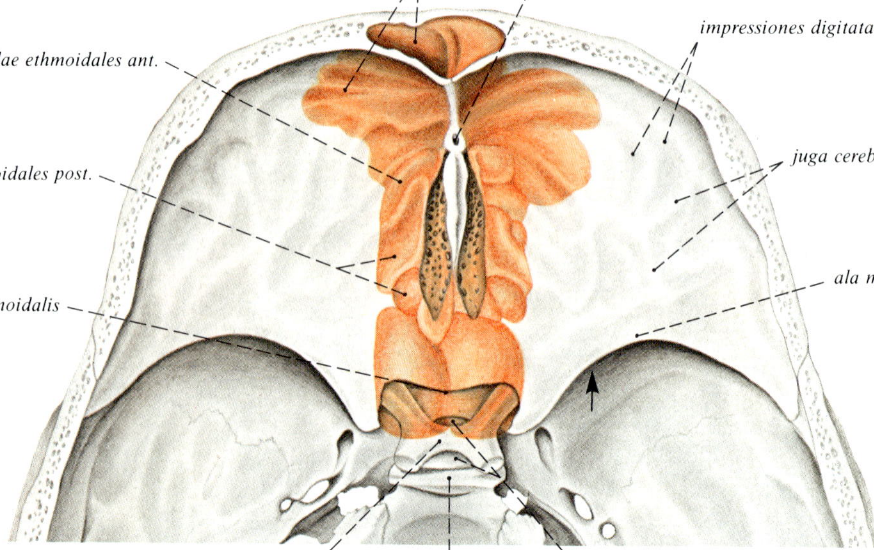

Abb. 243. Nasennebenhöhlen, sinus paranasales, und ihre Projektion auf die vordere Schädelgrube, von der sie teilweise nur durch dünne Knochenplättchen getrennt sind. Der Pfeil zeigt in den Eingang der fissura orbitalis superior.

Abb. 245. Untere Nasenmuschel mit knöcherner Grundlage und aufliegender, sehr dicker Schleimhaut mit Arterien und dichten Venengeflechten (Schwellkörper). ▷

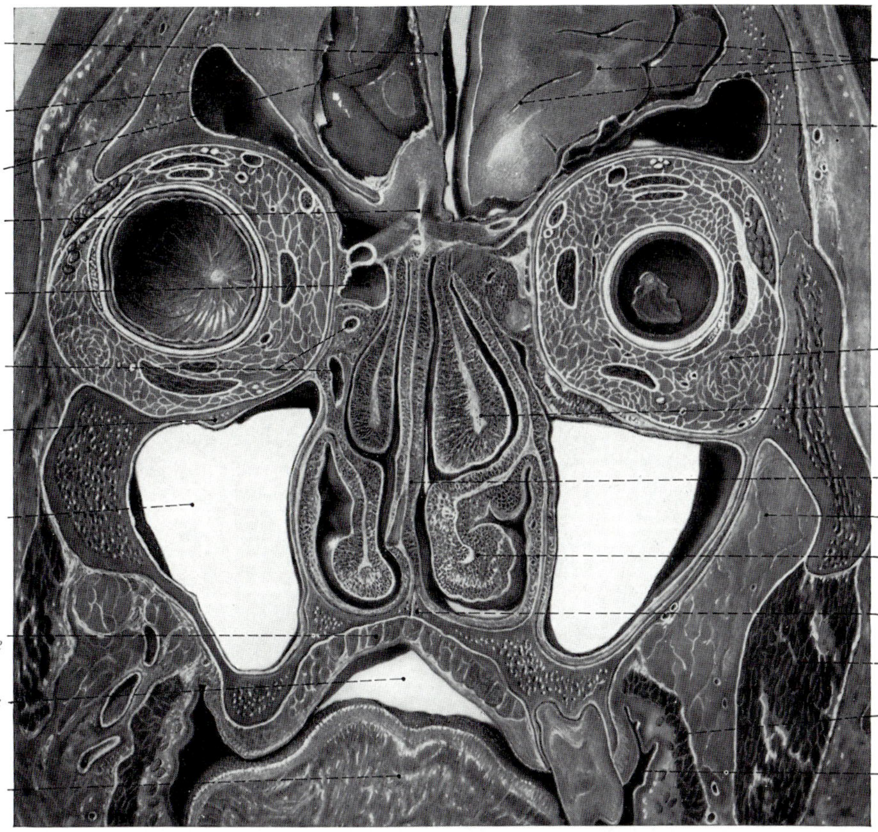

Abb. 244. Frontalschnitt durch einen Weichteil-Gesichtsschädel mit paariger orbita oben, Nasenhöhle, Oberkieferhöhle und Mundhöhlendach.

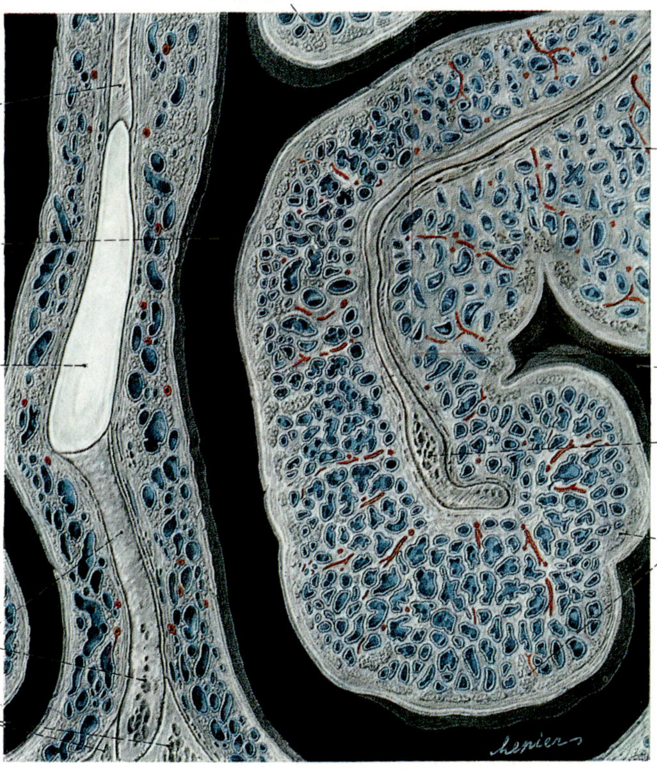

Abb. 245.

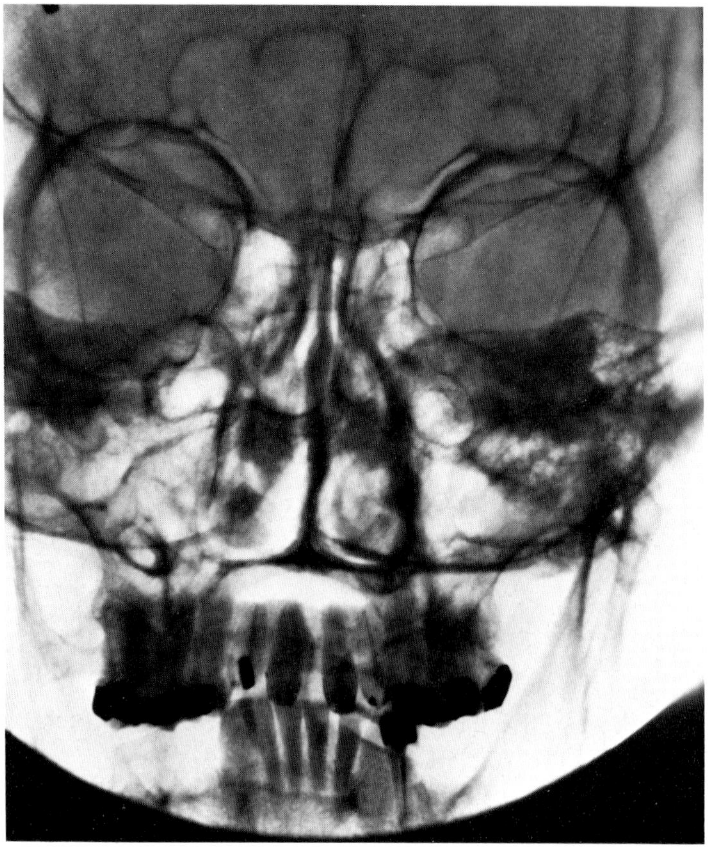

Abb. 246. Röntgenbild der Nasennebenhöhlen im sagittalen Strahlengang, Originalaufnahme. (Aus WICKE: Atlas der Röntgenanatomie, 2. Aufl. Urban & Schwarzenberg, München–Wien–Baltimore 1980.)

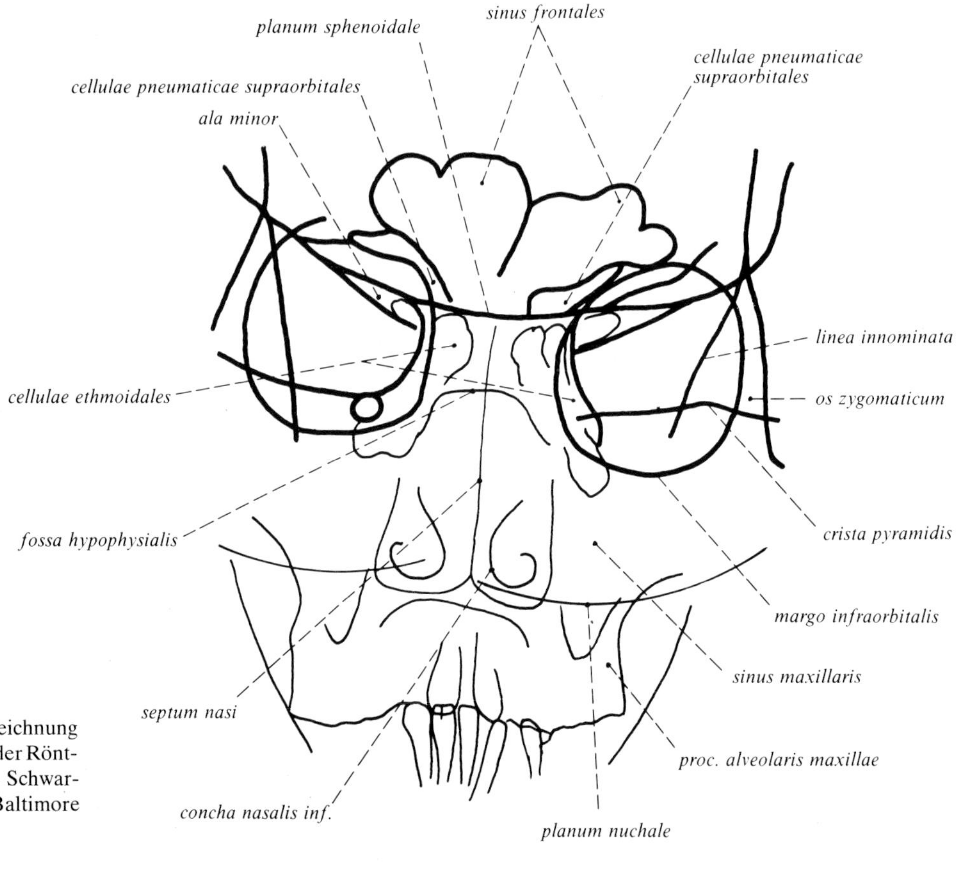

Abb. 247. Erklärende Strichzeichnung zu Abb. 246. (Aus WICKE: Atlas der Röntgenanatomie, 2. Aufl. Urban & Schwarzenberg, München–Wien–Baltimore 1980).

Mundhöhle, Zähne, Kausystem

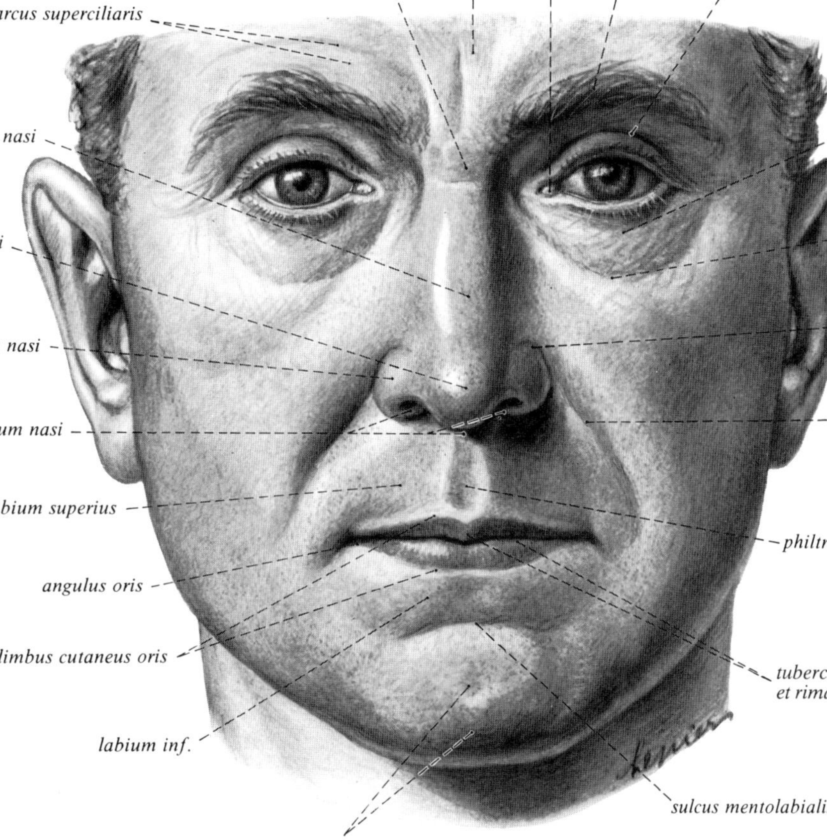

Abb. 248. Gesicht, facies.

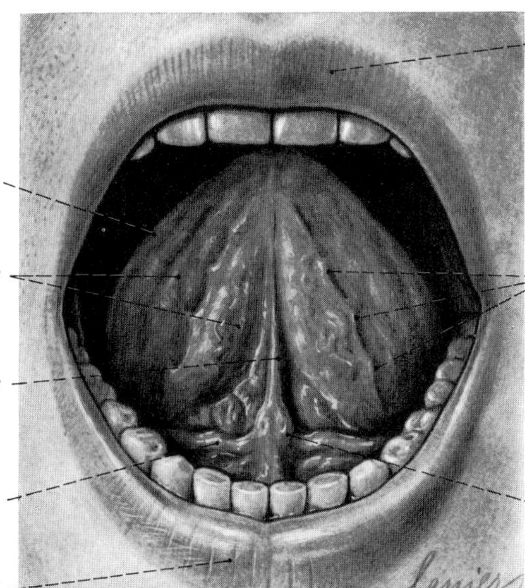

Abb. 249. Mundhöhle, cavitas oris, mit unterer Zungenfläche, facies inferior linguae, und Mundboden.

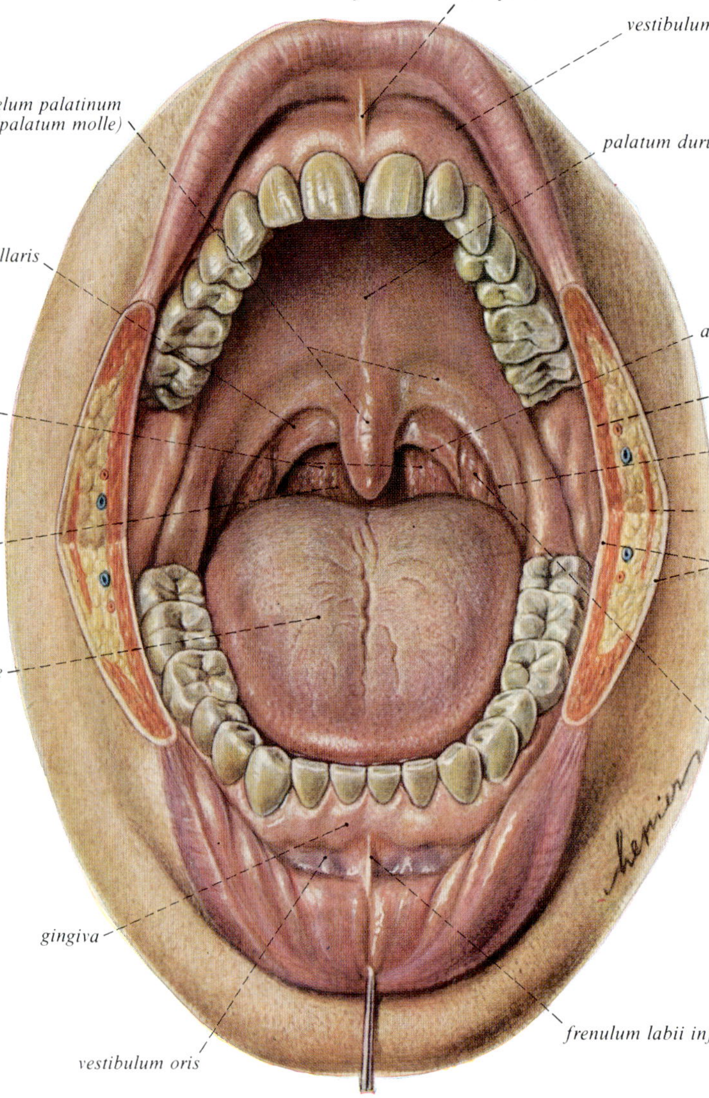

Abb. 250. Einblick in die Mundhöhle, cavitas oris, bei weit geöffneten Kiefern. Die Wangen sind eingeschnitten, Ober- und Unterlippe abgezogen, so daß der Vorhof, vestibulum oris, entfaltet ist. Vom Zungengrund und den Gaumenbögen wird die Rachenenge, isthmus faucium, begrenzt; durch die Rachenenge hindurch sieht man auf die hintere Wand des oropharynx. Zwischen den beiden Gaumenbögen erkennt man die Gaumenmandel, tonsilla palatina.

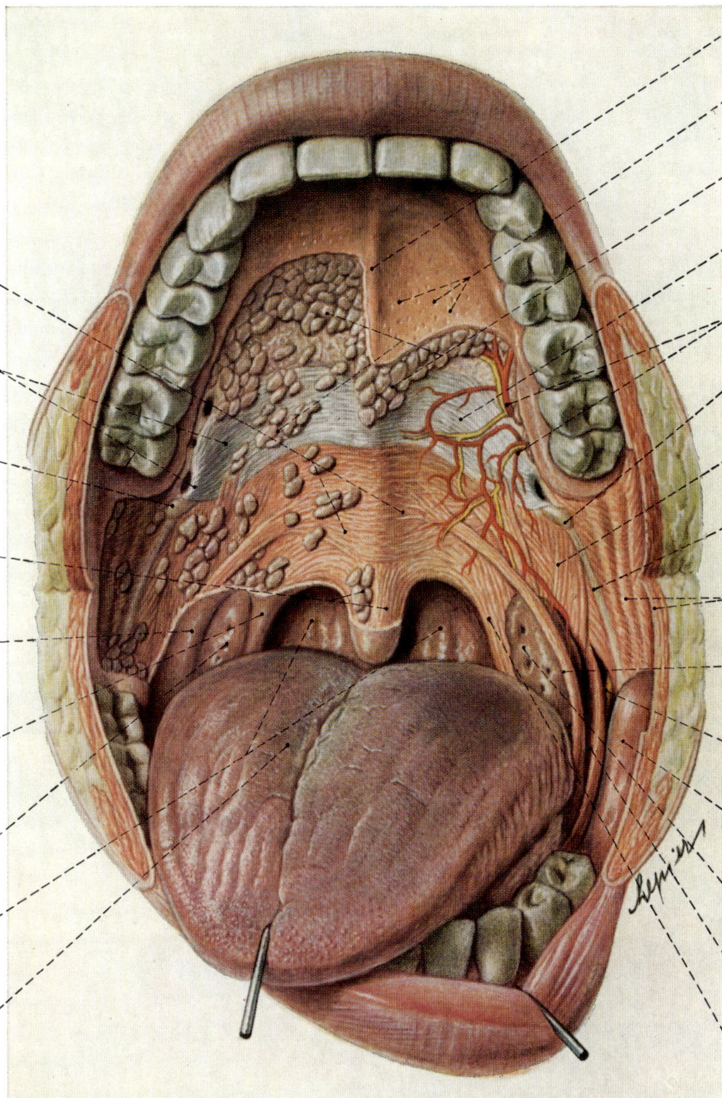

Abb. 251. Einblick in die Mundhöhle bei vorgezogener Zunge, Präparation des Gaumens. Beachte die geschlossene Schichte von Drüsen in der Schleimhaut des harten Gaumens vorne und die Muskeln des weichen Gaumens, deren Grundlage eine plattenförmige Sehne ist. Durch die foramina palatina treten die Blutgefäße und Nerven zum Gaumen und verlaufen in Knochenfurchen in der Tiefe der Schleimhaut.

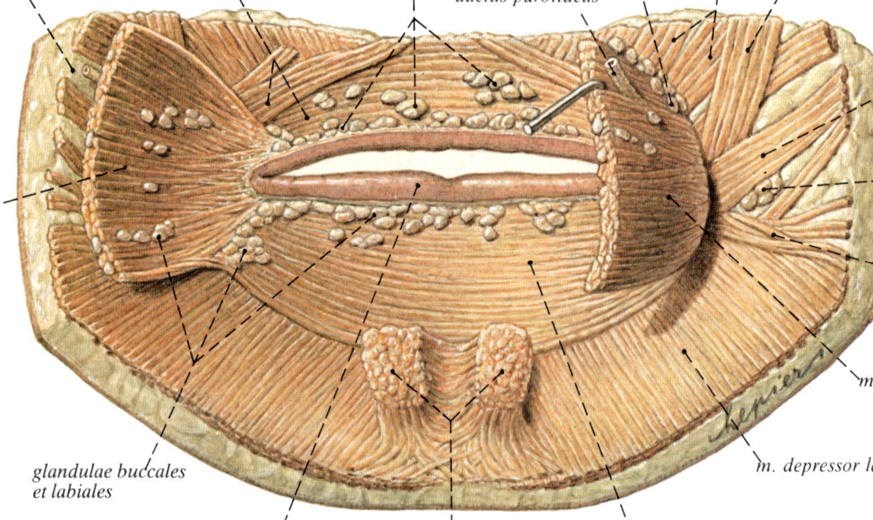

Abb. 252.

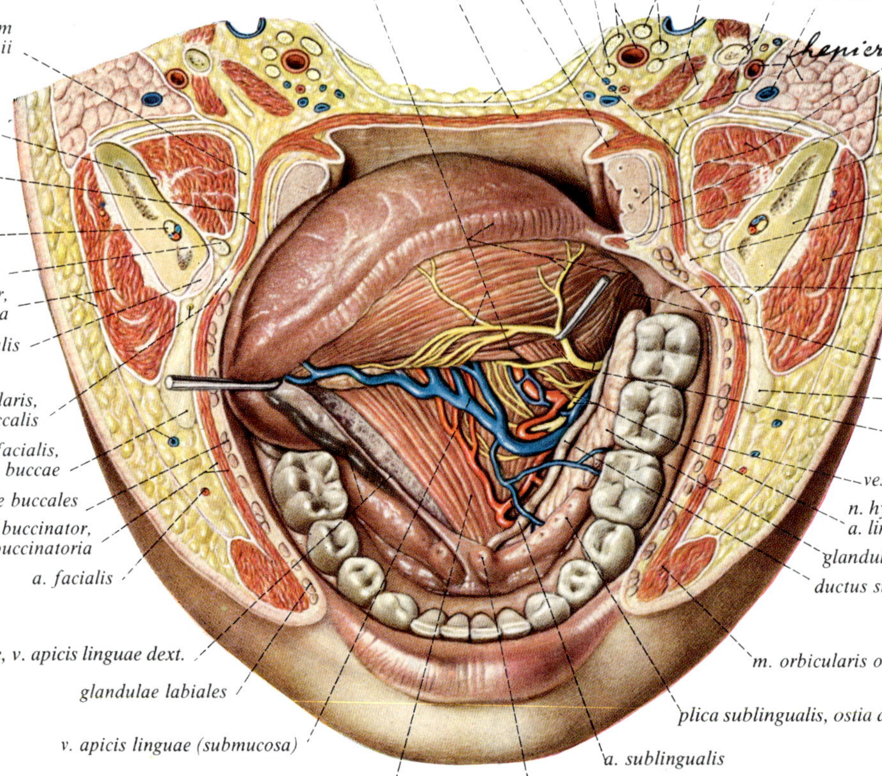

Abb. 253. Gefäße und Nerven des Mundhöhlenbodens und der Zunge auf der linken Seite. Querschnitt durch die Wände der Mundhöhle und des pharynx im Niveau der Kauebene (Aus Pernkopf: Atlas der topographischen und angewandten Anatomie des Menschen, Bd. 1, 2. Aufl. [Hrsg. H. Ferner]. Urban & Schwarzenberg, München–Wien–Baltimore 1980).

◁ **Abb. 252.** Mimische Muskulatur der Mundgegend, Lippen- und Wangendrüsen, glandulae labiales et buccales, in der Ansicht von innen nach Entfernung der Mundschleimhaut unmittelbar hinter dem Lippenrot.

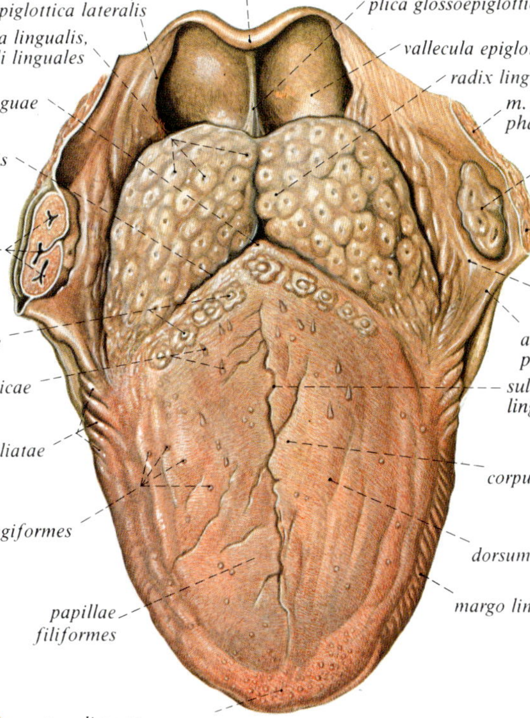

Abb. 254. Ansicht von Zungenrücken, dorsum linguae, Zungenwurzel, radix linguae, und Gaumenmandeln, tonsillae palatinae. ▷

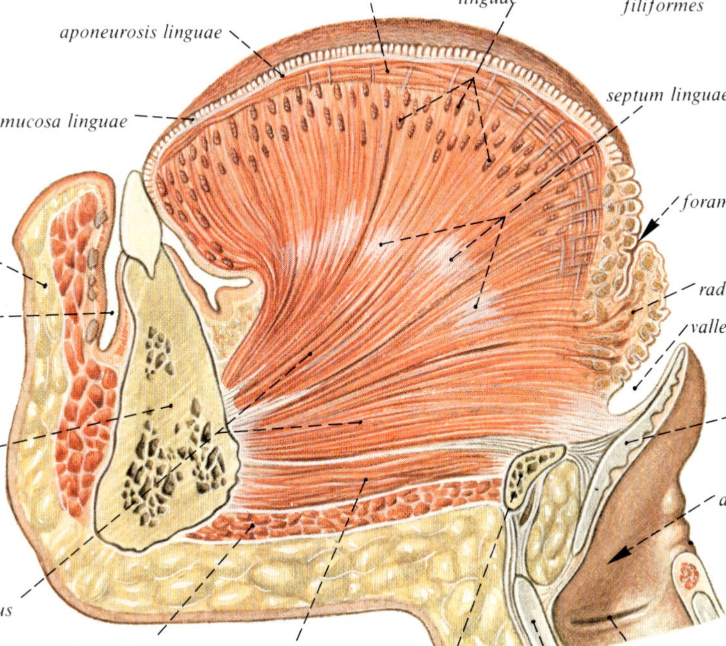

◁ **Abb. 255.** Mediansagittalschnitt durch Zunge, Unterkiefer und Lippe.

Innere Zungenmuskeln, mm. linguae interni

1. **m. longitudinalis inferior,** paarig, liegt als plattzylindrischer Muskel an der Unterfläche der Zunge zwischen m. genioglossus und m. hyoglossus und reicht von der Basis bis zur Spitze der Zunge.
2. **m. longitudinalis superior,** unpaare Faserzüge sagittaler Richtung dicht unter der Zungenoberfläche, die keinen geschlossenen Muskel darstellen, sondern aus Ausstrahlungen der mm. hyoglossus und styloglossus hervorgehen.
3. **m. transversus linguae,** quere, vom septum linguae zu den seitlichen Rändern der Zunge laufende Faserzüge; vorn (vor dem vorderen Ende des septum) unpaar; nach hinten gehen sie in den m. palatoglossus und die pars glossopharyngea musculi constrictoris pharyngis superioris über.
3. **m. verticalis linguae,** Sammelname für die senkrecht von der Zungenoberfläche zur Unterzungenschleimhaut laufenden Faserzüge.

Die *Funktion* dieser Muskelzüge ist aus ihrer Verlaufsrichtung zu verstehen, sie formen die Gestalt und Lage der Zunge, dienen beim Kauakt.

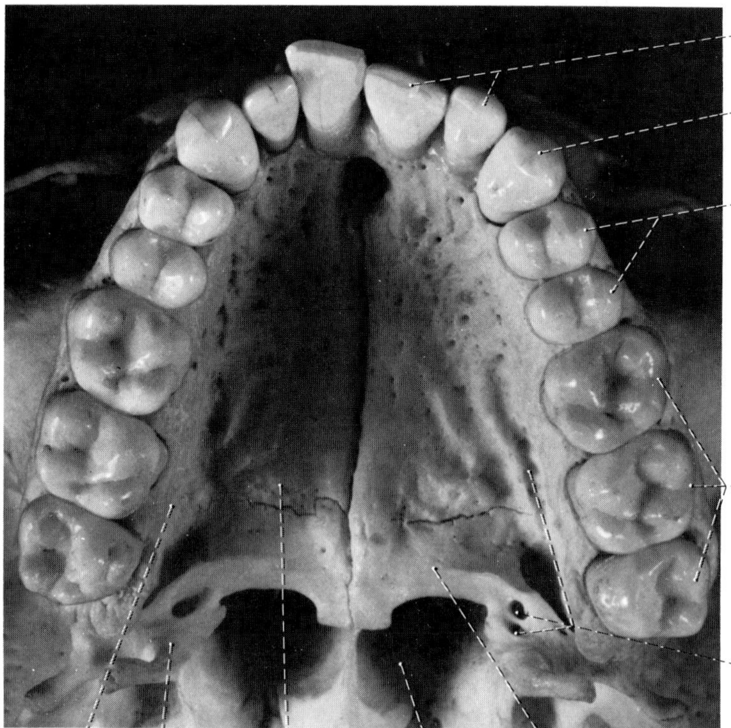

Abb. 256. Gaumen und Zahnbogen des Oberkiefers eines erwachsenen Menschen. Aufblick auf die Kauflächen der Zähne. Der Zahnbogen ist annähernd elliptisch (Original FERNER).

Abb. 257. Menschlicher Unterkiefer, rechte Hälfte ▷ mit den 8 dentes permanentes und Horizontalschnitt durch die Alveolar- und Wurzelregion. Erläuterung von Form, Anzahl und Lage der Zahnwurzeln (Original FERNER).

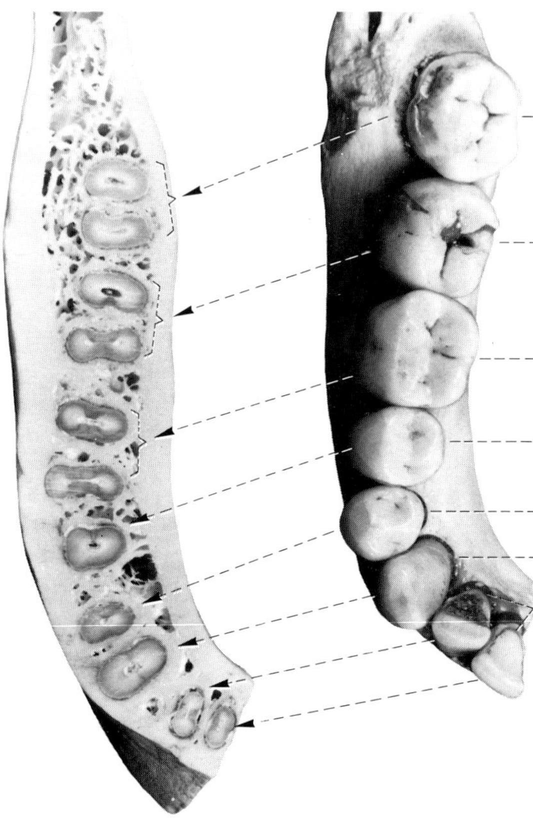

Beachte: die Zahnreihe des Unterkiefers steht bei den Frontzähnen außen (vestibular) an der pars alveolaris, die Molaren rücken immer mehr nach innen (nach lingual), besonders gut auf dem Schnitt durch die Wurzelregion zu erkennen. Der Zahnbogen des Unterkiefers ist eine Parabel. Der Umriß der facies occlusalis der Molaren des Unterkiefers ist mehr rechteckig (im Oberkiefer mehr rhomboid). Die Kauhöcker stehen vestibular und lingual. Die unteren Molaren haben zwei Wurzeln, eine mesiale und eine distale. Die Zahnwurzeln sind von einer dünnen Schale Alveolarknochen umgeben und zwischen den starken kortikalen Schalen des corpus mandibulae eingebettet.

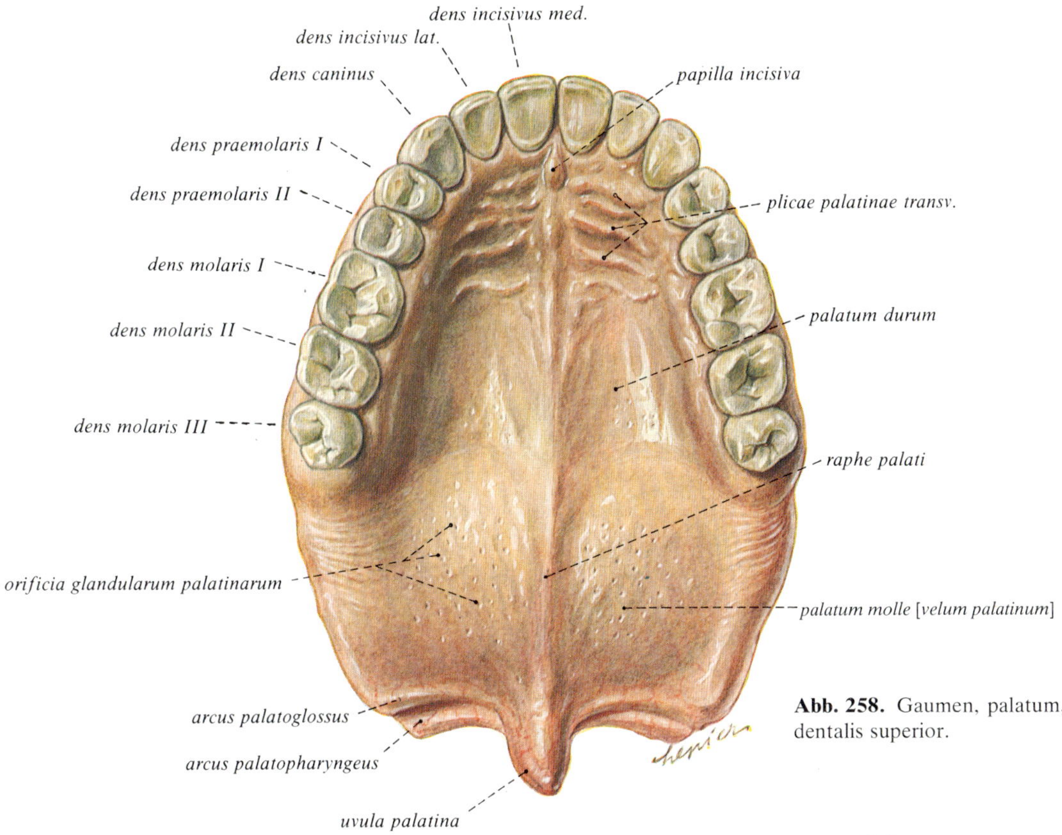

Abb. 258. Gaumen, palatum, mit arcus dentalis superior.

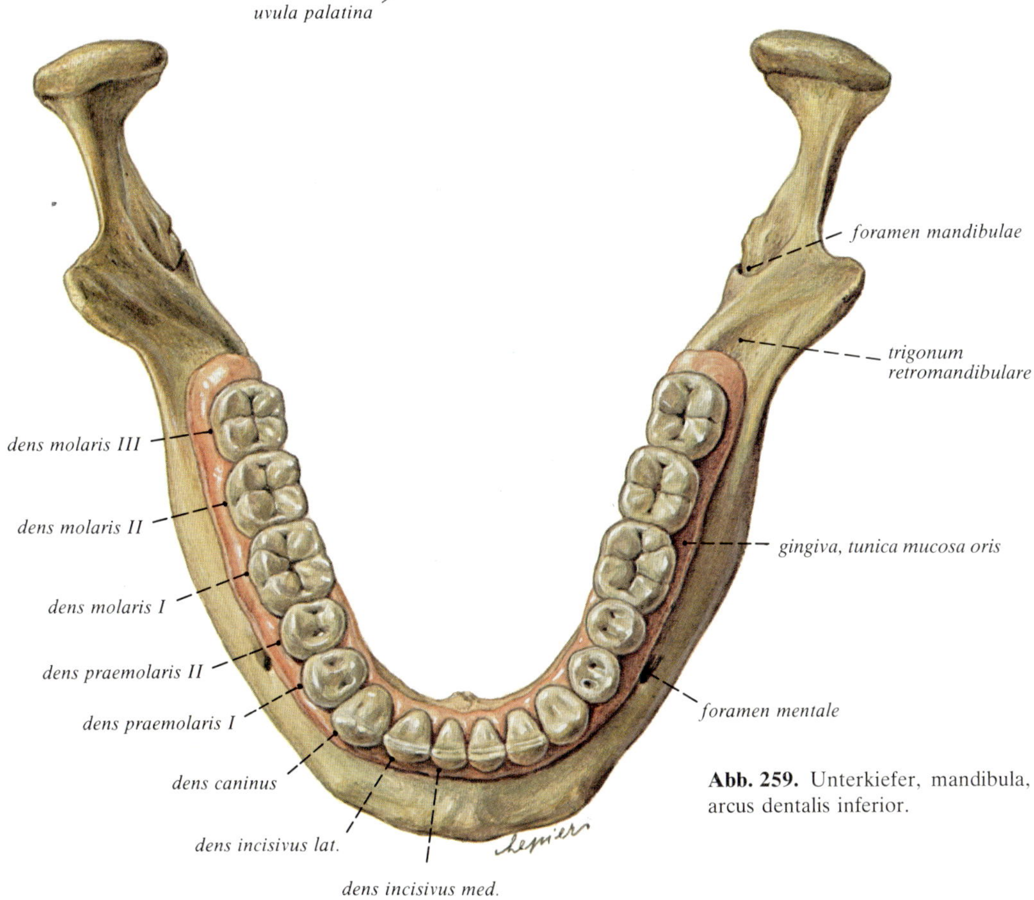

Abb. 259. Unterkiefer, mandibula, mit arcus dentalis inferior.

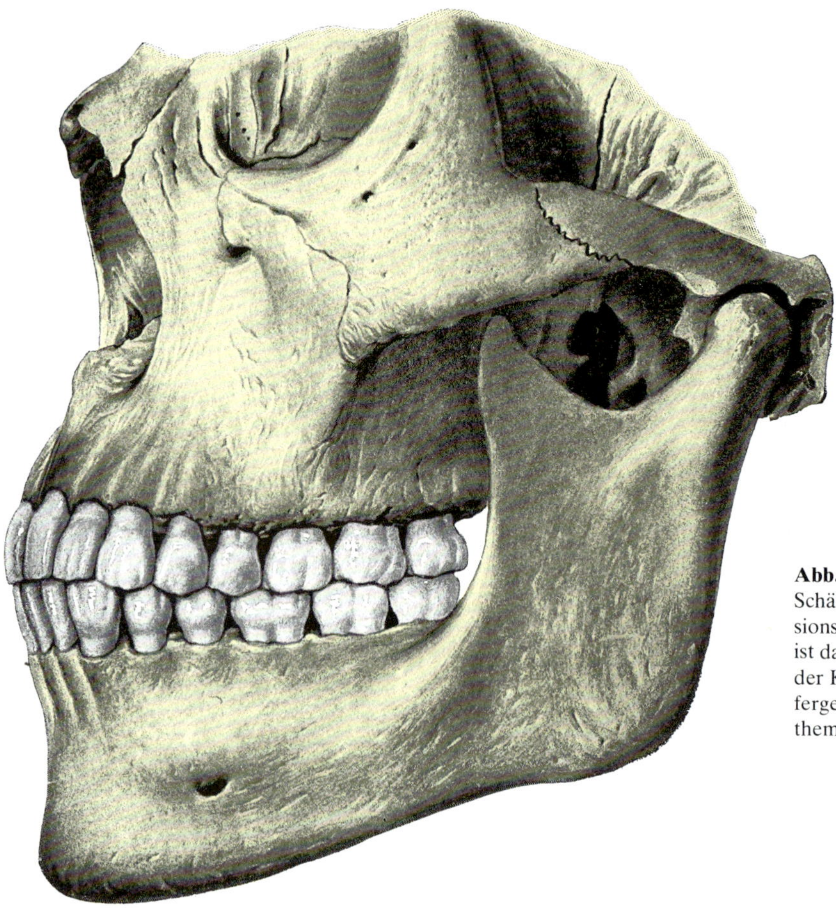

Abb. 260. Obere und untere Zahnreihe des Schädels eines 28jährigen Mannes in Okklusionsstellung (Schlußbißstellung). Artikulation ist das Übereinandergleiten der Kauflächen beider Kiefer im Verein mit der Funktion des Kiefergelenks beim Kauakt. Optimal bei eugnathem Gebiß. Dynamischer Vorgang.

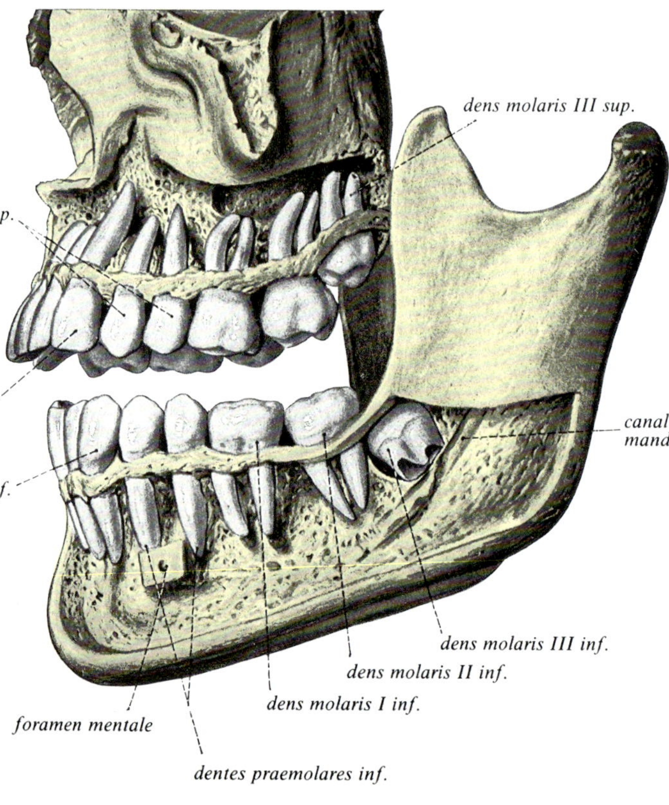

Abb. 261. Ober- und Unterkiefer, maxilla et mandibula, eines 20jährigen in Seitenansicht. Alle Zähne bis auf den dritten unteren Molaren sind durchgebrochen. Zahnwurzeln durch Wegmeißelung der Alveolarwände freigelegt. Die palatinalen Wurzeln der oberen Molaren sind bei dieser Ansicht verdeckt.

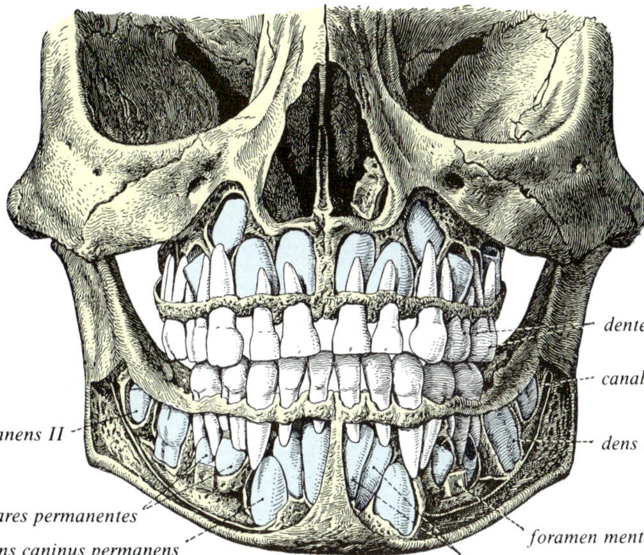

Abb. 262a. Schädel, cranium, eines 5jährigen Kindes mit Milchgebiß, dentes decidui, und Anlagen der bleibenden Zähne, dentes permanentes, durch Aufmeißeln der Alveolen freigelegt. Die Anlagen der bleibenden Zähne sind durch blaue Farbe gekennzeichnet.

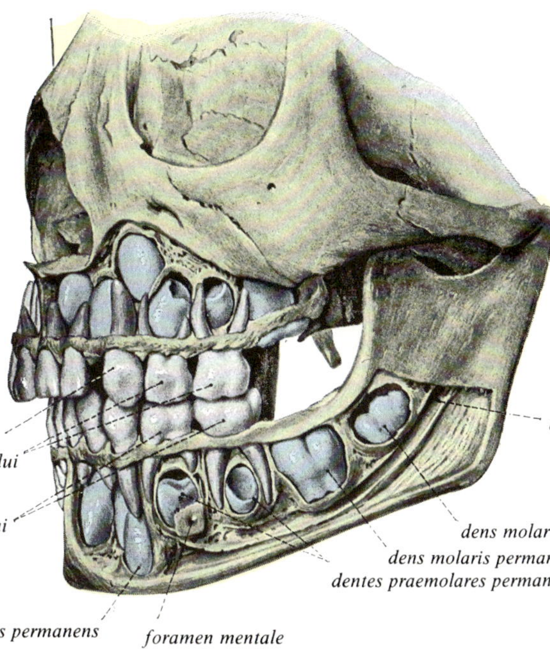

Abb. 262b. Ansicht des oben abgebildeten Präparats von der linken Seite. Bleibende Zähne bzw. Zahnanlagen blau.

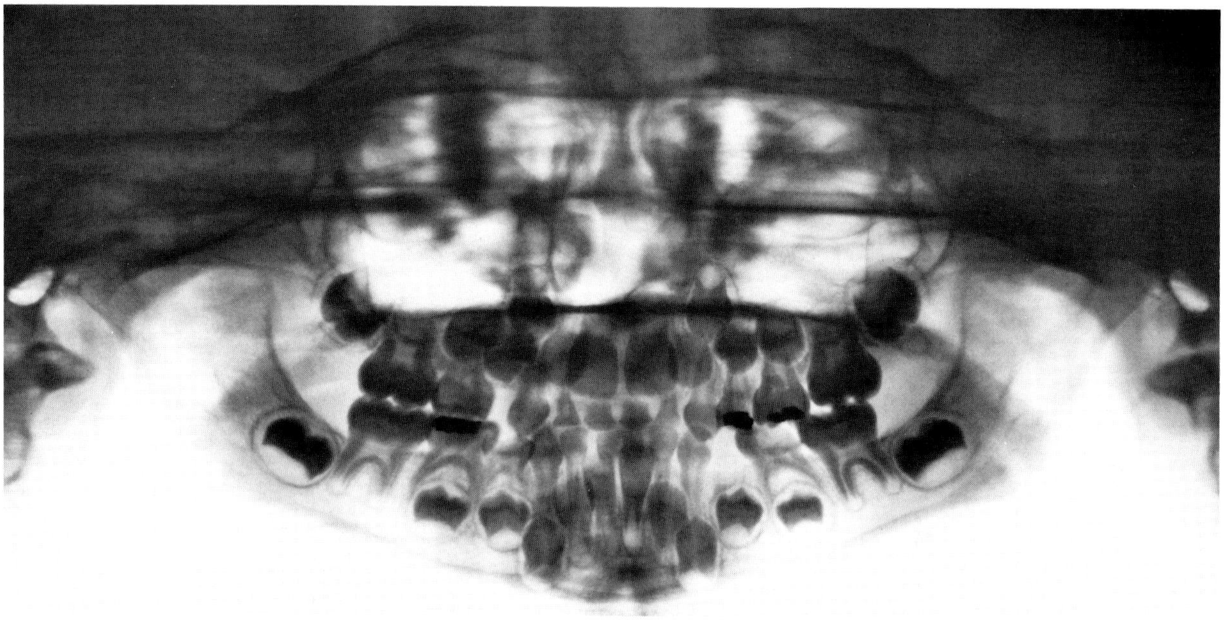

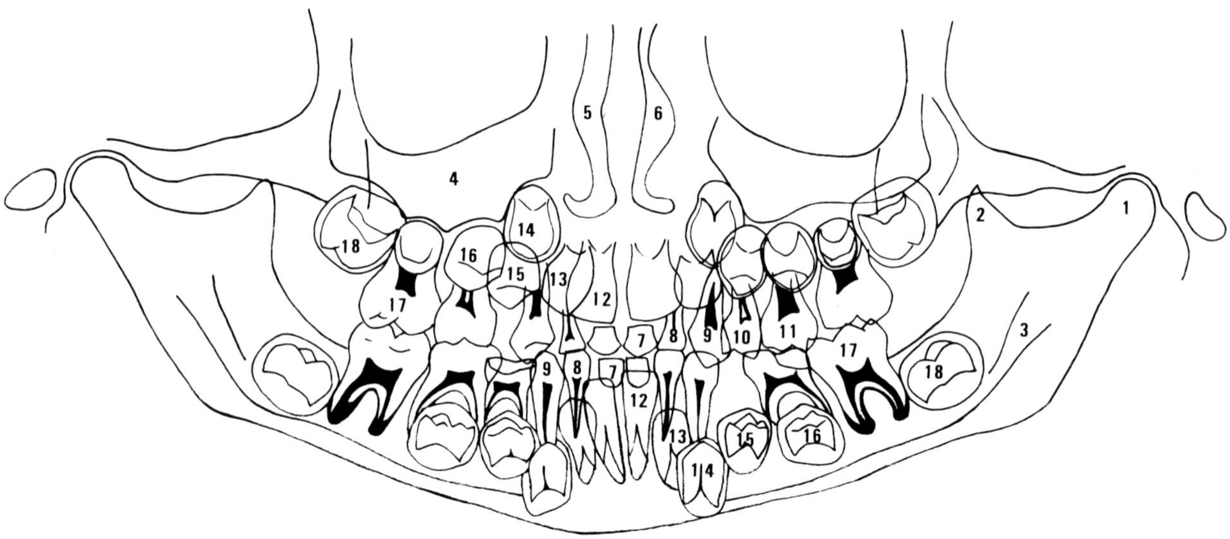

Abb. 263. Röntgendarstellung der Kiefer in der Panoramaschichtaufnahme. Wechselgebiß eines 7jährigen Kindes. Milchmolaren mit kariösen Defekten und Füllungen.
(Aufnahme Priv.-Doz. Dr. Dr. J. DÜKER, Zentrum Zahn-, Mund- und Kieferheilkunde, Universität Freiburg i. Brsg.)

1 *proc. condylaris*
2 *proc. coronoideus*
3 *canalis mandibulae*
4 *sinus maxillaris*
5 *cavum nasi*
6 *septum nasi*
7 *dens incisivus deciduus I*
8 *dens incisivus deciduus II*
9 *dens caninus deciduus*
10 *dens molaris deciduus I*
11 *dens molaris deciduus II*
12 *dens incisivus permanens I*
13 *dens incisivus permanens II*
14 *dens caninus permanens*
15 *dens praemolaris permanens I*
16 *dens praemolaris permanens II*
17 *dens molaris permanens I*
18 *dens molaris permanens II*

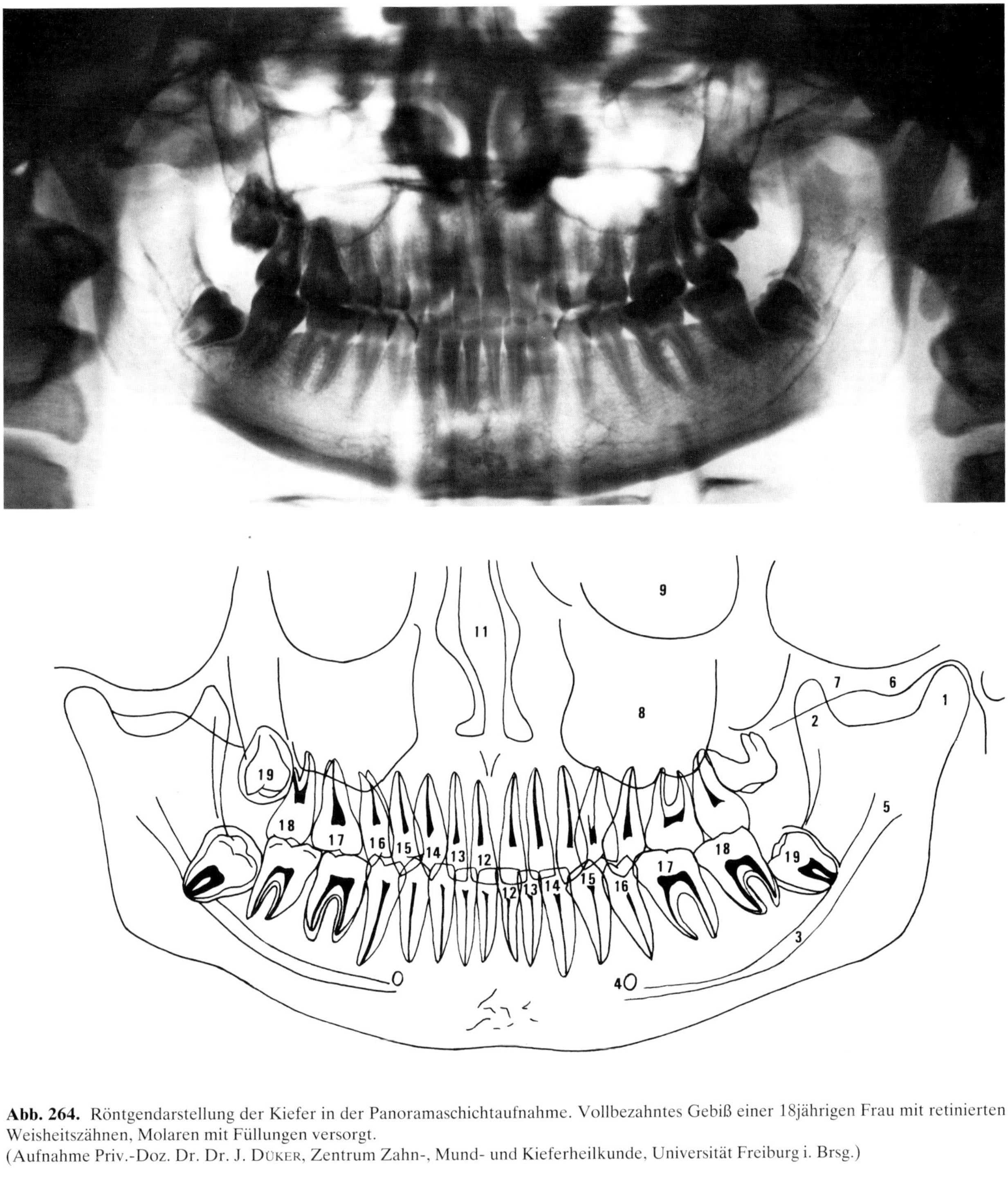

Abb. 264. Röntgendarstellung der Kiefer in der Panoramaschichtaufnahme. Vollbezahntes Gebiß einer 18jährigen Frau mit retinierten Weisheitszähnen, Molaren mit Füllungen versorgt.
(Aufnahme Priv.-Doz. Dr. Dr. J. Düker, Zentrum Zahn-, Mund- und Kieferheilkunde, Universität Freiburg i. Brsg.)

1 *proc. condylaris*
2 *proc. coronoideus*
3 *canalis mandibulae*
4 *foramen mentale*
5 *foramen mandibulae*
6 *tuberculum articulare*
7 *arcus zygomaticus*
8 *sinus maxillaris*
9 *orbita*
10 *cavum nasi*
11 *septum nasi*
12 *dens incisivus permanens I*
13 *dens incisivus permanens II*
14 *dens caninus permanens*
15 *dens praemolaris permanens I*
16 *dens praemolaris permanens II*
17 *dens molaris permanens I*
18 *dens molaris permanens II*
19 *dens molaris permanens III*

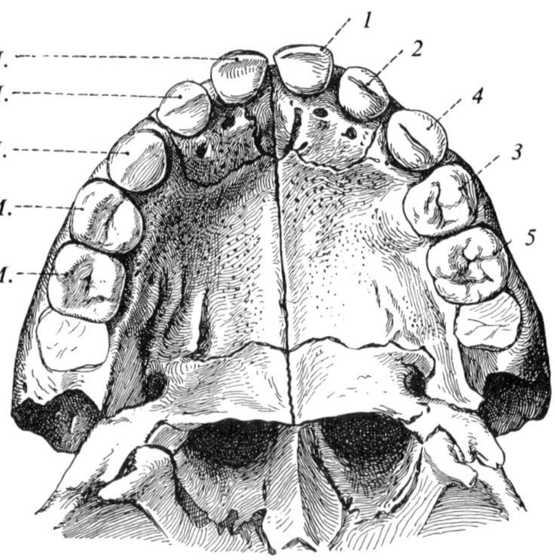

Abb. 265. Durchbruchszeiten der Milchzähne, dentes decidui, Oberkiefer. Die links stehenden Zahlen geben die Zeit des Durchbruchs, die rechts stehenden die Reihenfolge an (M. = Monat).

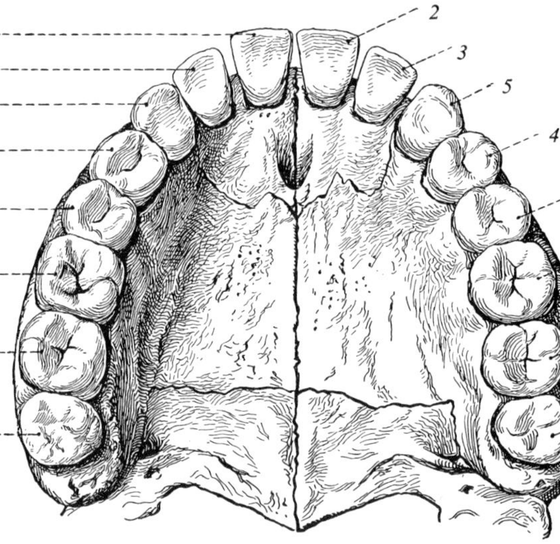

Abb. 266. Durchbruchszeiten der bleibenden Zähne, dentes permanentes, Oberkiefer. Die links stehenden Zahlen geben die Zeit des Durchbruchs, die rechts stehenden die Reihenfolge an (J. = Jahr).

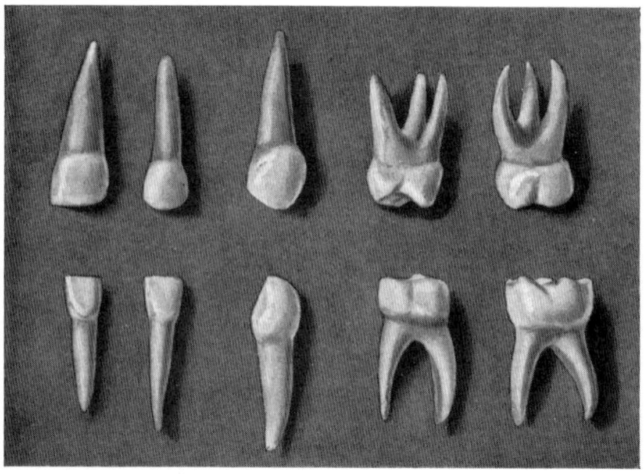

Abb. 267 a.

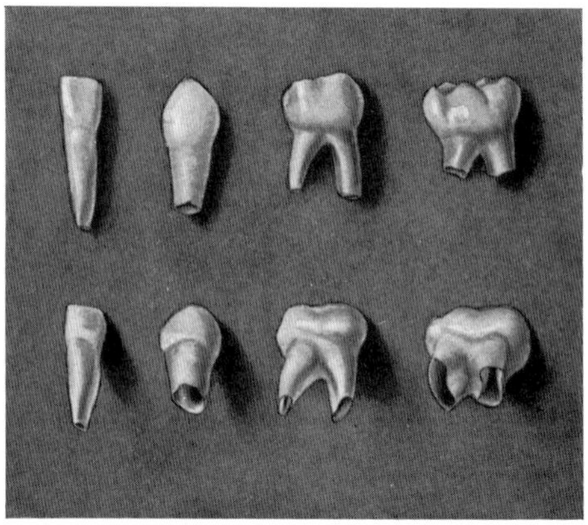

Abb. 267 b.

c = caninus, d = deciduus, in = incisivus, l = lateralis, m = medialis, mo = molaris

Abb. 267 a. Vollständiges Milchgebiß, dentes decidui, eines 3jährigen Kindes, von der vestibularen Fläche gesehen.

Abb. 267 b. Lateraler, unterer Milchincisivus, unterer Milchcaninus und untere Milchmolaren eines 2jährigen Kindes. Ansicht von der vestibularen Seite (obere Reihe) und schräg von dieser Seite und gleichzeitig von der Wurzel her gesehen (untere Reihe). Die Wurzeln sind noch nicht vollständig verkalkt und befinden sich in verschiedenen Stadien der Ausbildung.

Abb. 270. Rechter unterer bleibender Eckzahn, dens caninus dexter inferior permanens, 3⌉. Ansicht von vestibular. Die oberen und unteren Eckzähne besitzen die längsten Wurzeln aller Zähne. Die Wurzel der unteren Eckzähne ist gelegentlich zweigeteilt. ▷

Abb. 271. Linker unterer 2. bleibender Mahlzahn, dens molaris secundus sinister inferior permanens, ⌈7. Ansicht von vestibular. Die Kaufläche, facies occlusales, hat stets zwei bukkale und zwei linguale Höcker, cuspides. Die zwei kräftigen Wurzeln, radices, dieses Zahnes verlaufen leicht nach distal gekrümmt (typisches Wurzelmerkmal).

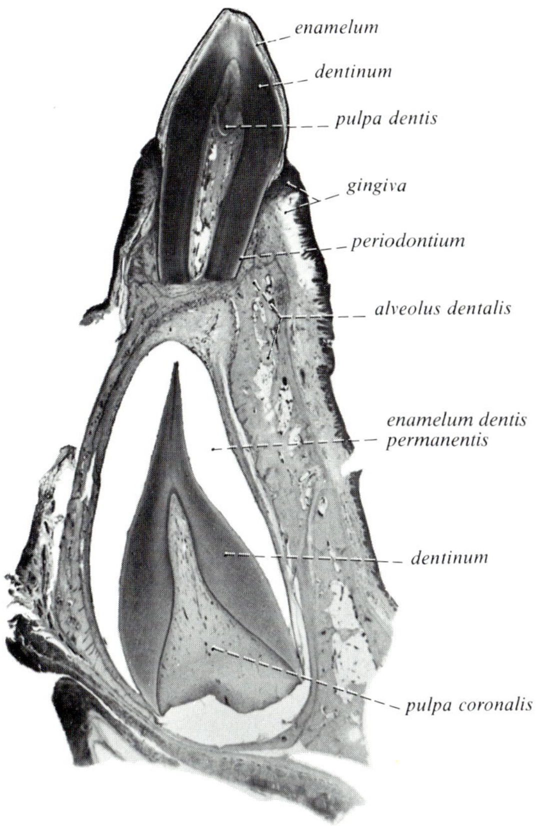

Abb. 268. Milchzahn, dens deciduus, mit resorbierter apikaler Wurzelregion und ebenso von unten her resorbierter Milchzahnalveole, welche nur noch eine geringe Tiefe hat. Die Resorption der Milchzahnwurzel (des Dentins und Zements) wird nach zervikal fortschreiten, so daß nur die Krone ausgehöhlt übrigbleibt (Zahnwechsel). Darunter der bleibende Zahn, von dem nur die Krone ausgebildet (Schmelzscherben, Dentinscherben), die Wurzel aber noch nicht entwickelt ist. Der bleibende Zahn befindet sich in einer eigenen knöchernen Alveole (Präparat Ferner).

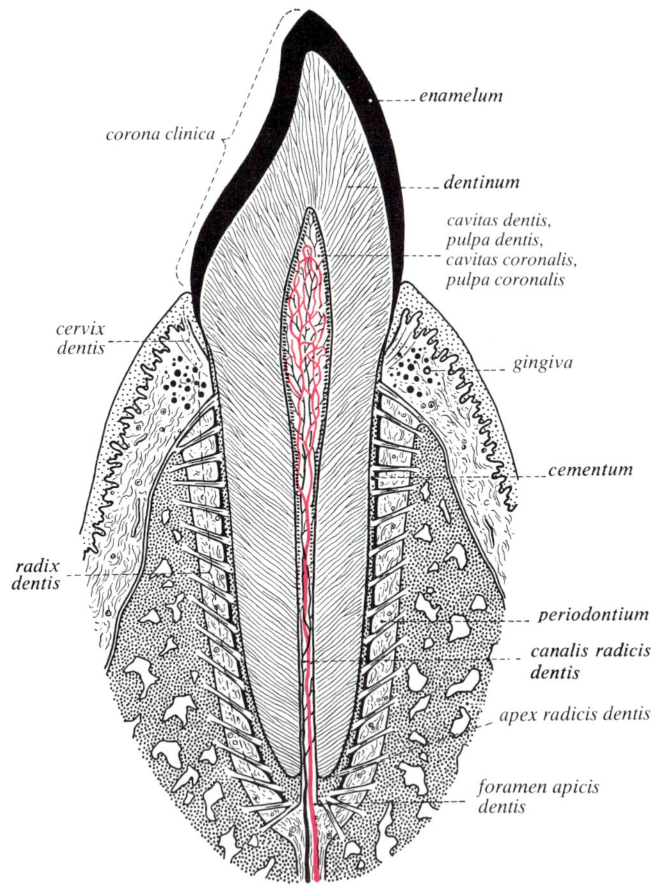

Abb. 269. Schematischer Längsschnitt durch einen Zahn in der Alveole mit Halteapparat. Corona dentis = Zahnkrone, der von Schmelz überzogene Teil des Zahnes; corona clinica = das Zahnfleisch überragender Teil des Zahnes. Radix dentis = Zahnwurzel, der von Zement überzogene Teil des Zahnes, radix clinica = der unterhalb des Zahnfleischrandes gelegene Teil des Zahnes.

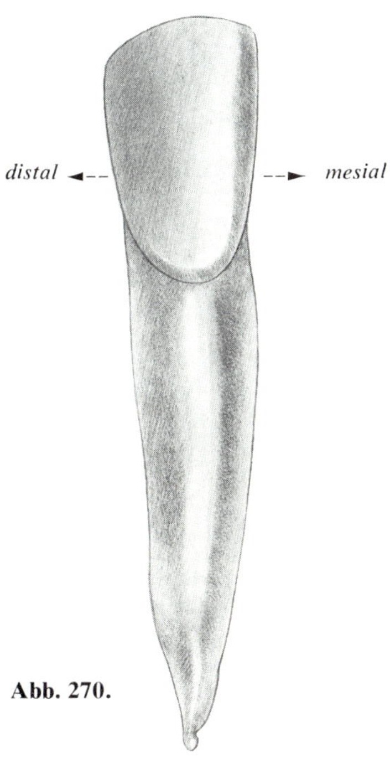

Abb. 270.

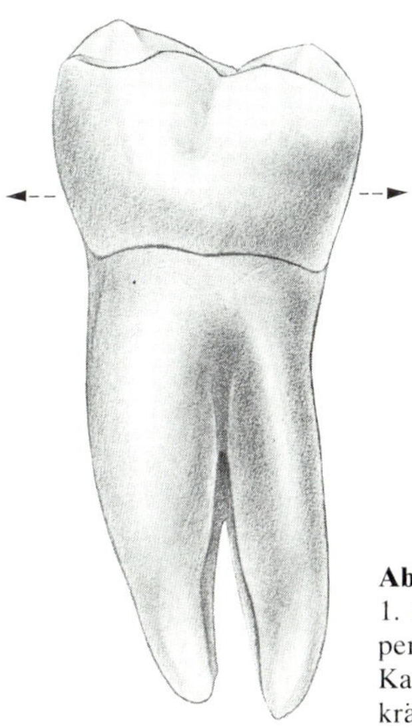

Abb. 271.

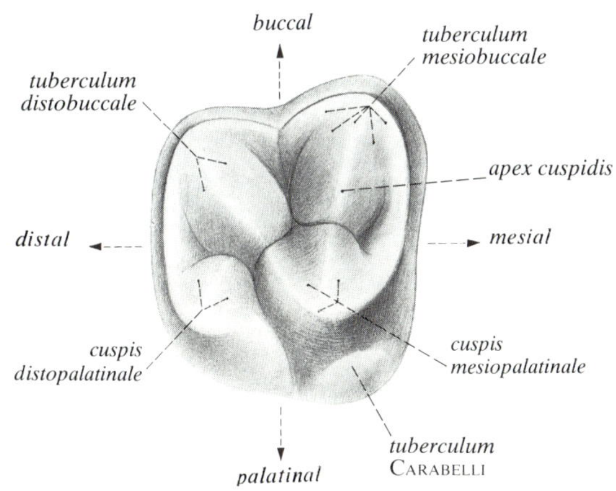

Abb. 272. Kauflächenansicht, facies occlusalis, des rechten oberen 1. bleibenden Mahlzahnes, dens molaris primus dexter superior permanens, 6|. Außer den typischen vier Höckern, cuspides, der Kaufläche, facies masticatoria, der Mahlzähne kommt bei dem kräftigen ersten Mahlzahn gelegentlich an der mesiopalatinalen Kronenfläche ein fünftes Höckerchen, tuberculum Carabelli, vor. Dieses Höckerchen kann sich auch am 2. oberen Milchmahlzahn, dens molaris secundus superior deciduus, in gleicher Weise finden.

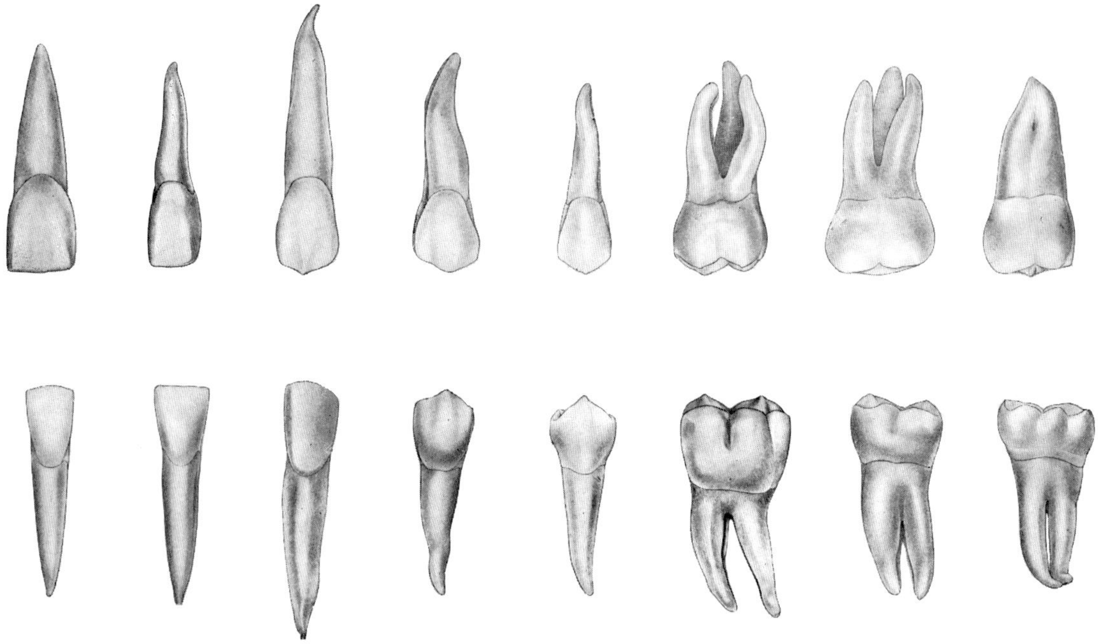

Abb. 273. Bleibende Zähne, dentes permanentes, des linken Ober- und Unterkiefers, Ansicht von vestibular. Reihenfolge der Zähne von links: 2 Schneidezähne, dentes incisivi, 1 Eckzahn, dens caninus, 2 Vormahlzähne (sog. kleine Backenzähne), dentes praemolares, 3 Mahlzähne (sog. große Backenzähne), dentes molares (dens serotinus = dens molaris tertius).

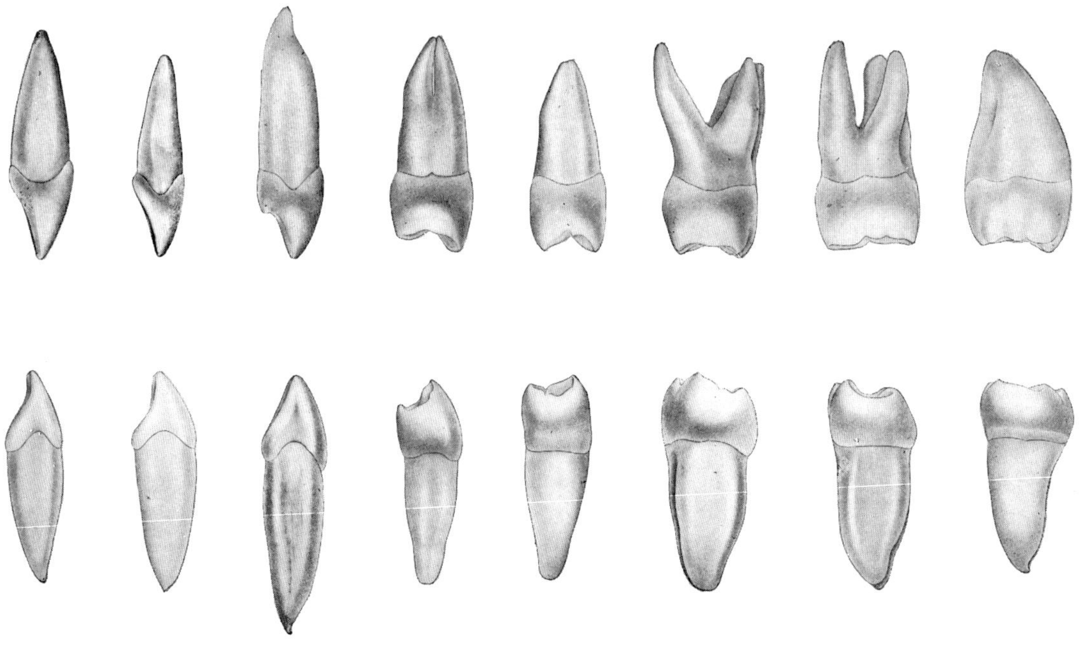

Abb. 274. Bleibende Zähne des linken Ober- und Unterkiefers, Ansicht von mesial. Reihenfolge der Zähne wie in Abb. 273.

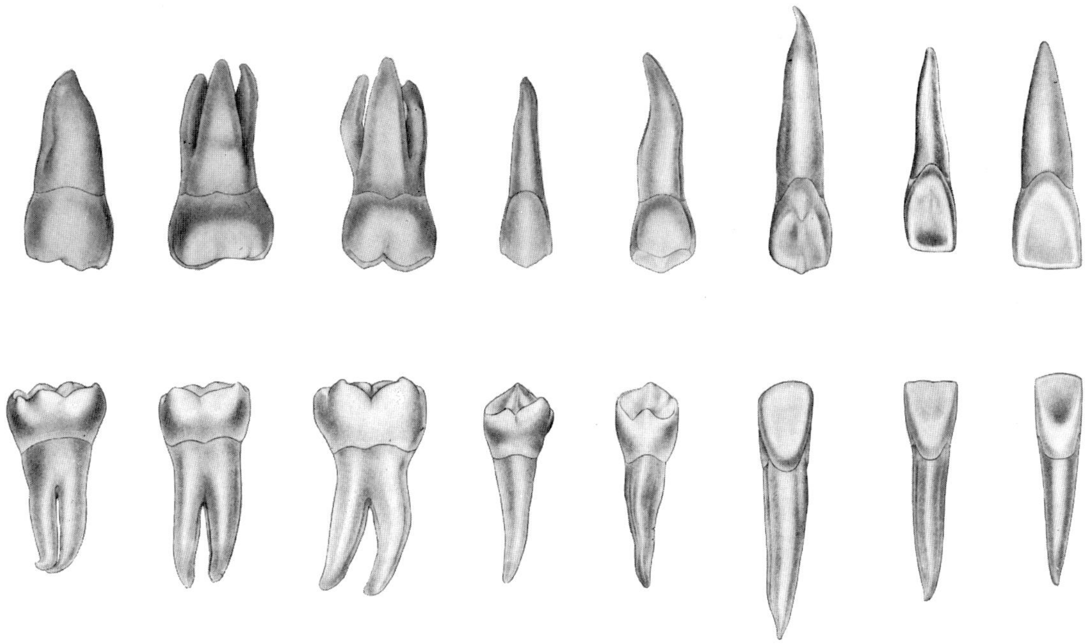

Abb. 275. Bleibende Zähne des linken Ober- und Unterkiefers, Ansicht von lingual (oral). Reihenfolge der Zähne von rechts: 2 Schneidezähne, dentes incisivi, 1 Eckzahn, dens caninus, 2 Vormahlzähne (sog. kleine Backenzähne), dentes praemolares, 3 Mahlzähne (sog. große Backenzähne), dentes molares (dens serotinus = dens molaris tertius).

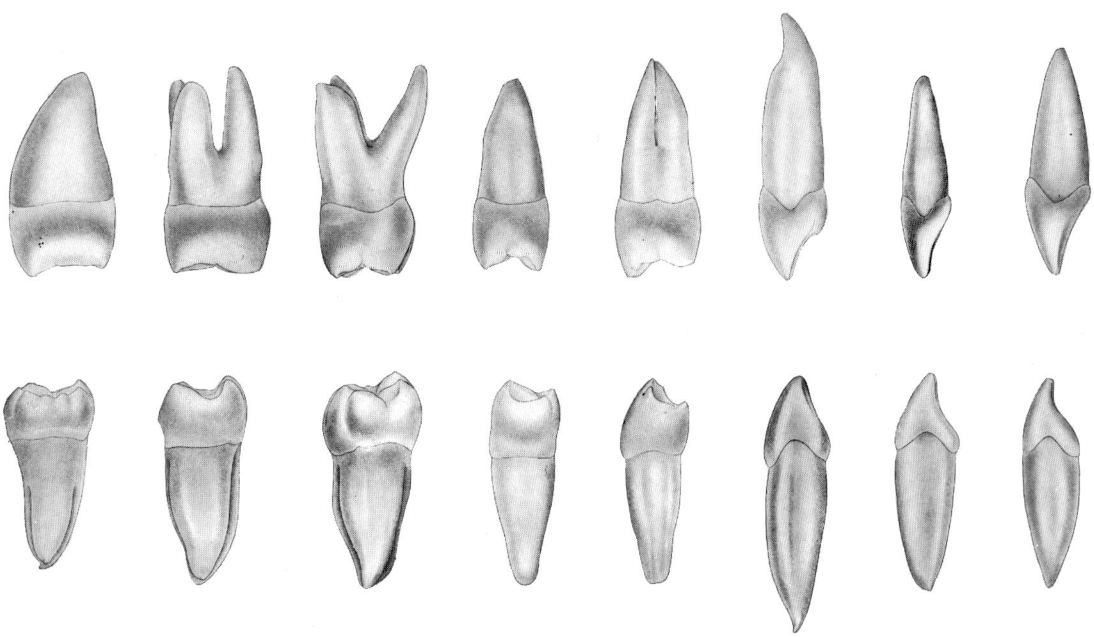

Abb. 276. Bleibende Zähne des linken Ober- und Unterkiefers, Ansicht von distal. Reihenfolge der Zähne wie in Abb. 275.

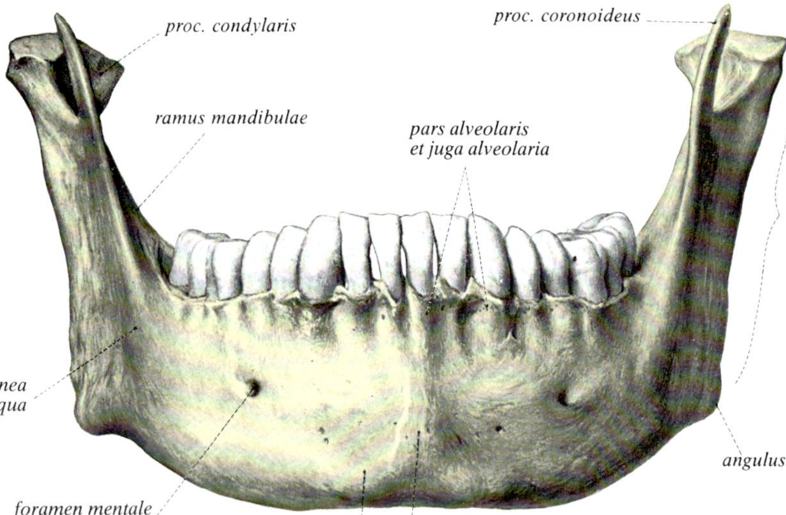

△
Abb. 277. Unterkiefer, mandibula, Vorderansicht.

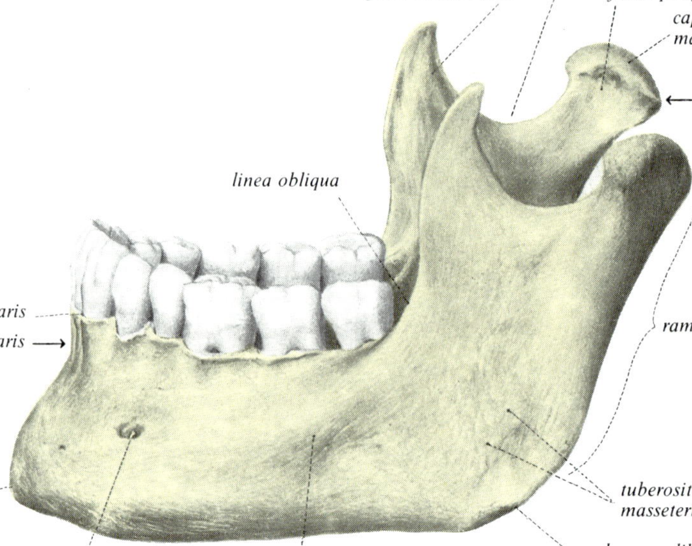

△
Abb. 278. Unterkiefer, mandibula, Seitenansicht.

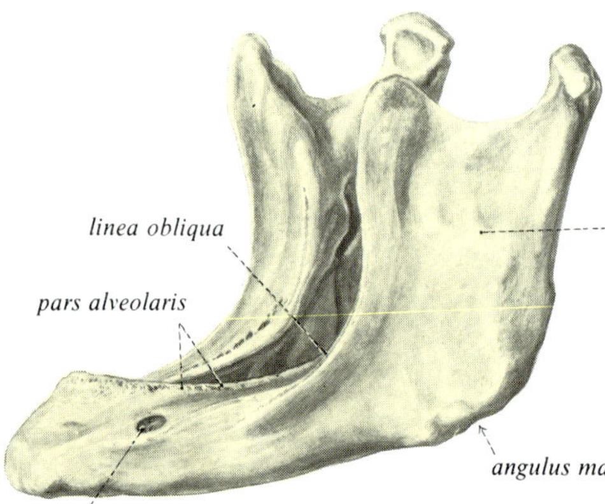

◁ **Abb. 279.** Unterkiefer, mandibula, einer Greisin.

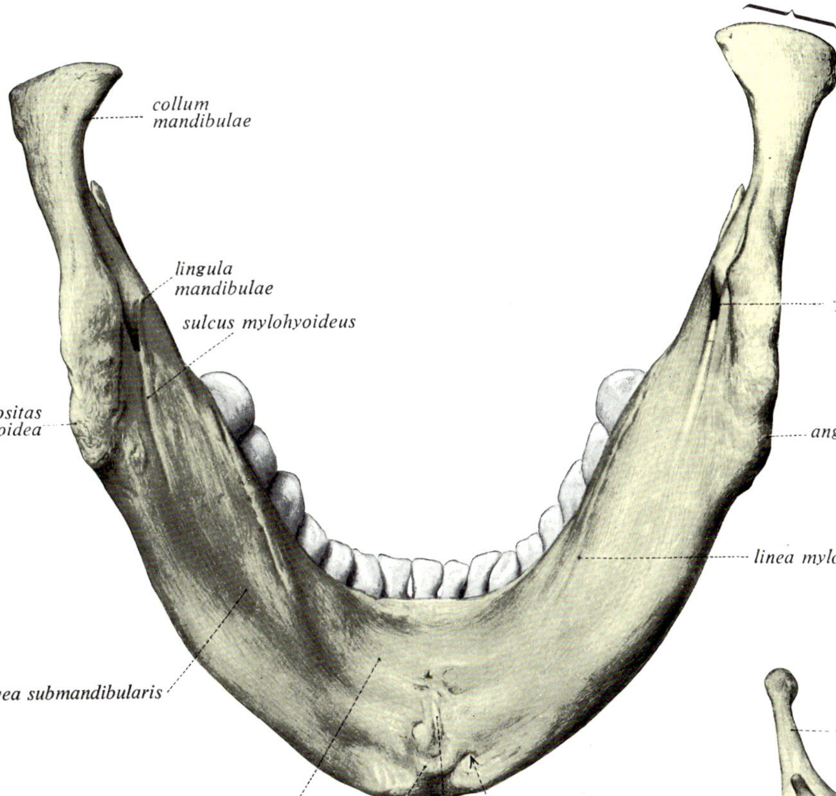

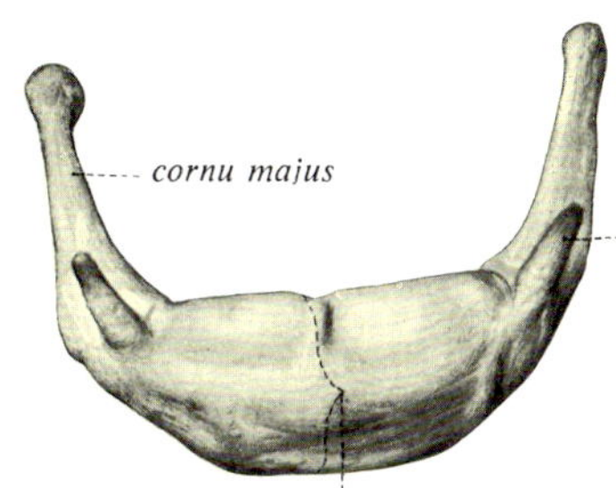

△

Abb. 280. Unterkiefer, mandibula, Unteransicht.

Abb. 281. Zungenbein, os hyoideum, von vorn und oben gesehen. ▷

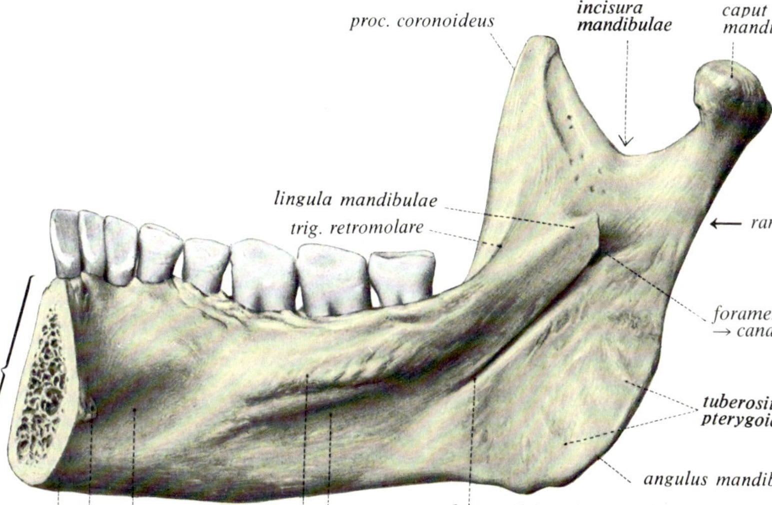

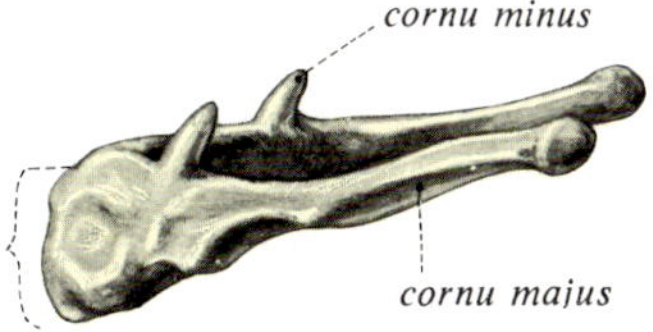

△

Abb. 282. Unterkiefer, mandibula, halbiert; Ansicht von medial.

Abb. 283. Zungenbein, os hyoideum, Seitenansicht. ▷

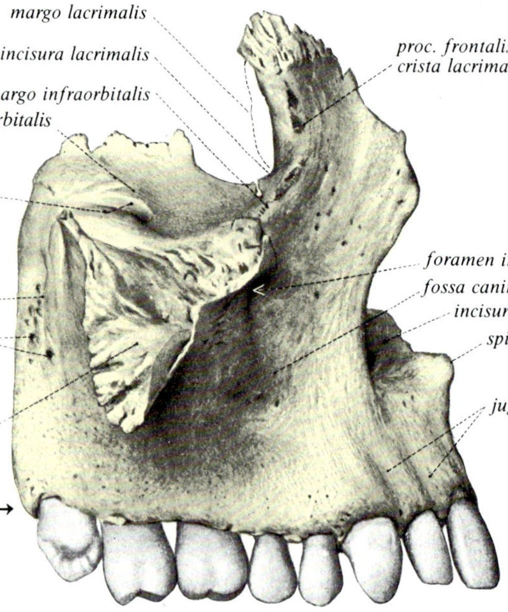

Abb. 284. Außen-(Lateral-)Ansicht des rechten Oberkiefers, maxilla.

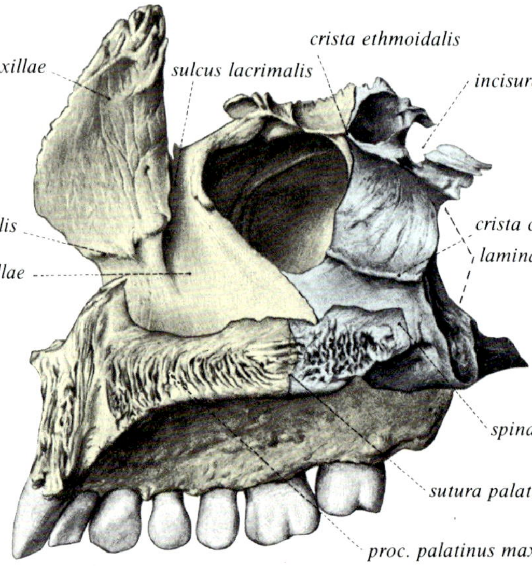

Abb. 285. (Rechter) Oberkiefer, maxilla, und (rechtes) Gaumenbein, os palatinum. Gaumenbein blau.

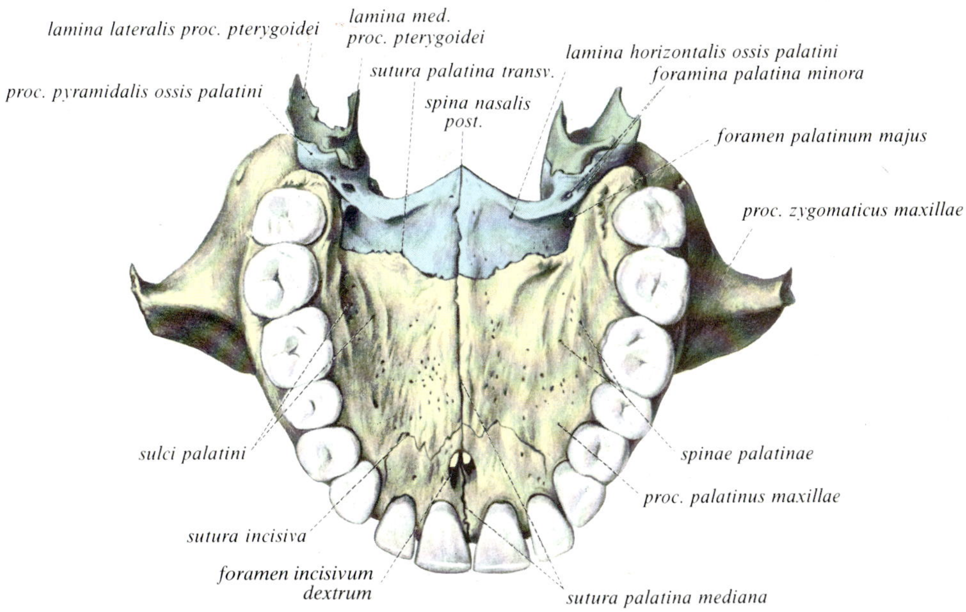

Abb. 286.

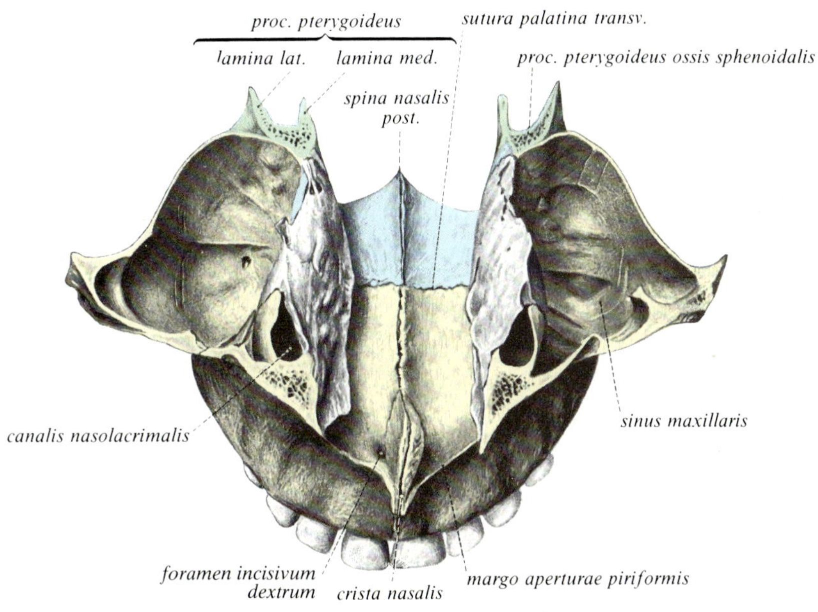

Abb. 287.

Abb. 286 u. 287. Harte Gaumenplatte, palatum durum. Abb. 286 Oralansicht. Oberkiefer, maxilla, gelb; Gaumenbein, os palatinum, blau; Keilbein, os sphenoidale, grün. Abb. 287 Nasalansicht (mit sinus maxillaris und unterer Muschel, grau). »Boden« der Nasenhöhle.

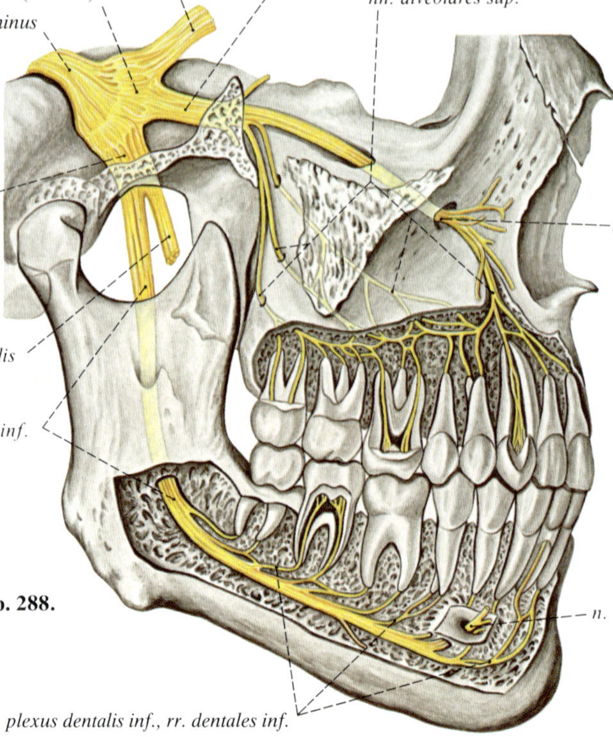

Abb. 288.

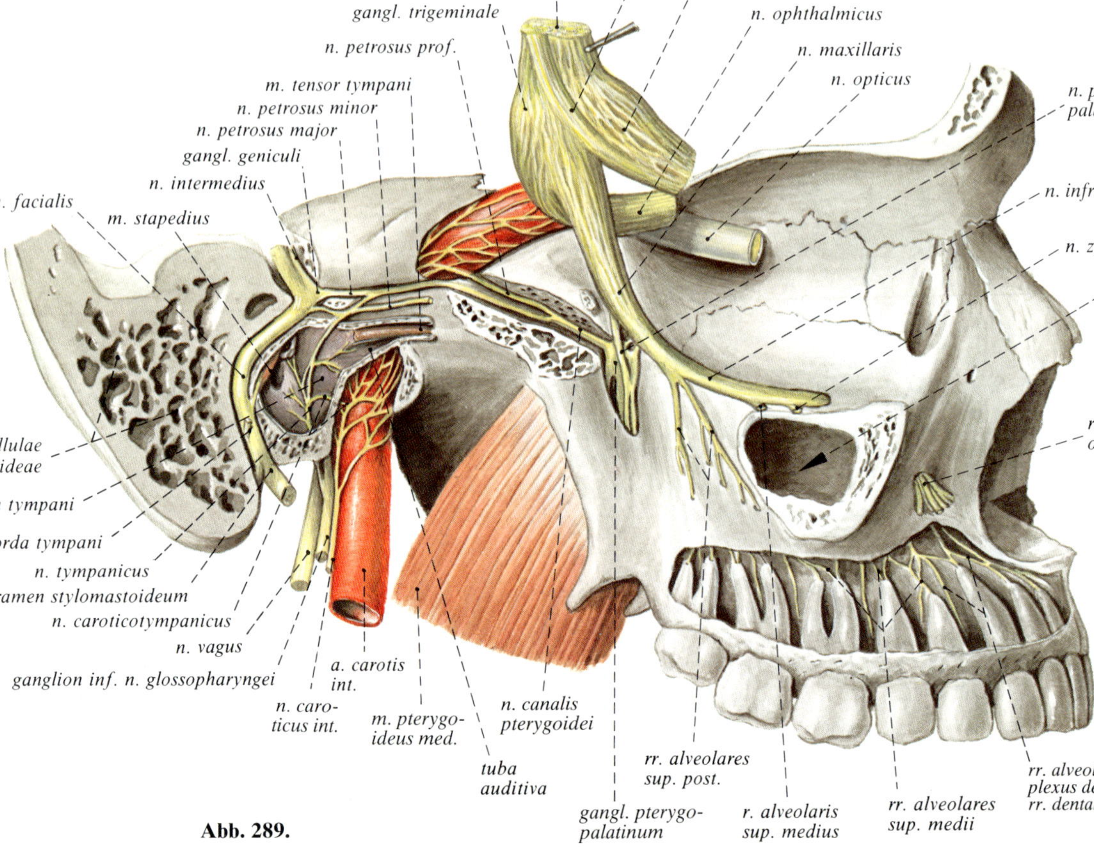

Abb. 289.

◁ **Abb. 288.** Innervation der Zähne durch den nervus maxillaris und nervus mandibularis.

Abb. 289. Nervus maxillaris, ganglion pterygopalatinum, nervus facialis (intrakraniell), nervus tympanicus. Augenhöhle, von lateral eröffnet, Inhalt entfernt, canalis pterygoideus, Paukenhöhle und canalis facialis eröffnet, Schläfenbein schräg durchgesägt. Blick auf paries labyrinthicus tympani, ganglion trigeminale nach oben gezogen.

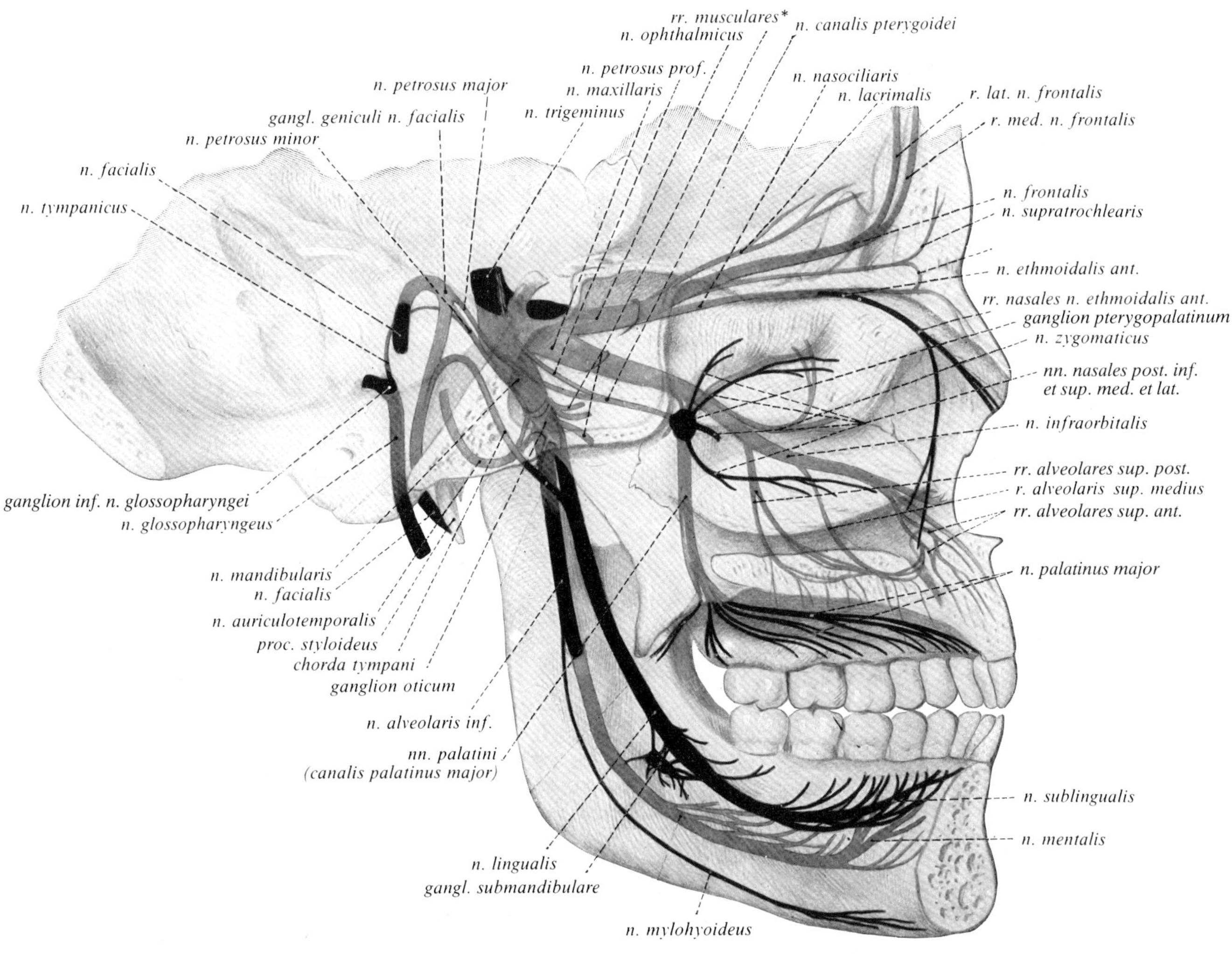

Abb. 290. Verzweigung des n. trigeminus und Verbindungen mit den nn. facialis und glossopharyngeus (schematisch auf den Medianschnitt des Schädels projiziert). Freiliegende Nerven schwarz, durchscheinende grau. * Früher als n. masticatorius bezeichnete Äste zur Kaumuskulatur.

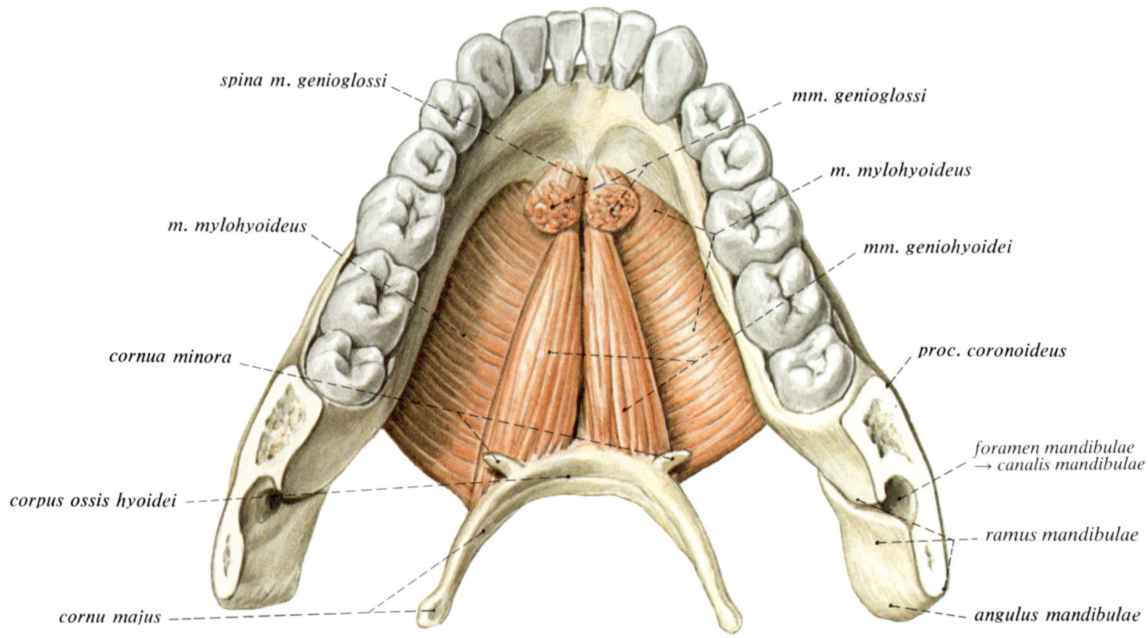

Abb. 291. Zähne des Unterkiefers, Ansicht der Kaufläche, facies occlusalis, diaphragma oris. Zungenbein, os hyoideum mit großem und kleinem Horn, mm. mylohyoidei und mm. geniohyoidei von der oralen Seite. Mm. genioglossi entfernt. Ursprungsteile erhalten.

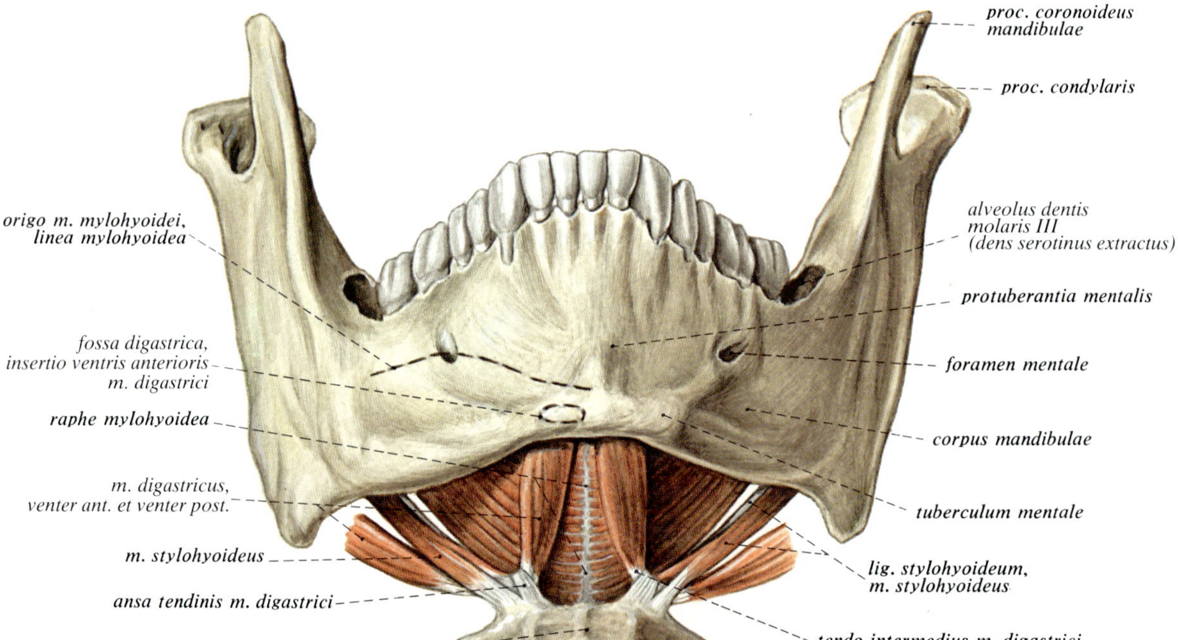

Abb. 292. Unterkiefer, mandibula, Zungenbein, os hyoideum, Zungenbeinmuskeln, mm. ossis hyoidei. Ansicht von vorn unten. Der Ursprung des m. mylohyoideus an der Kieferinnenfläche: gestrichelte Linie. Fossa digastrica: gestricheltes Oval.

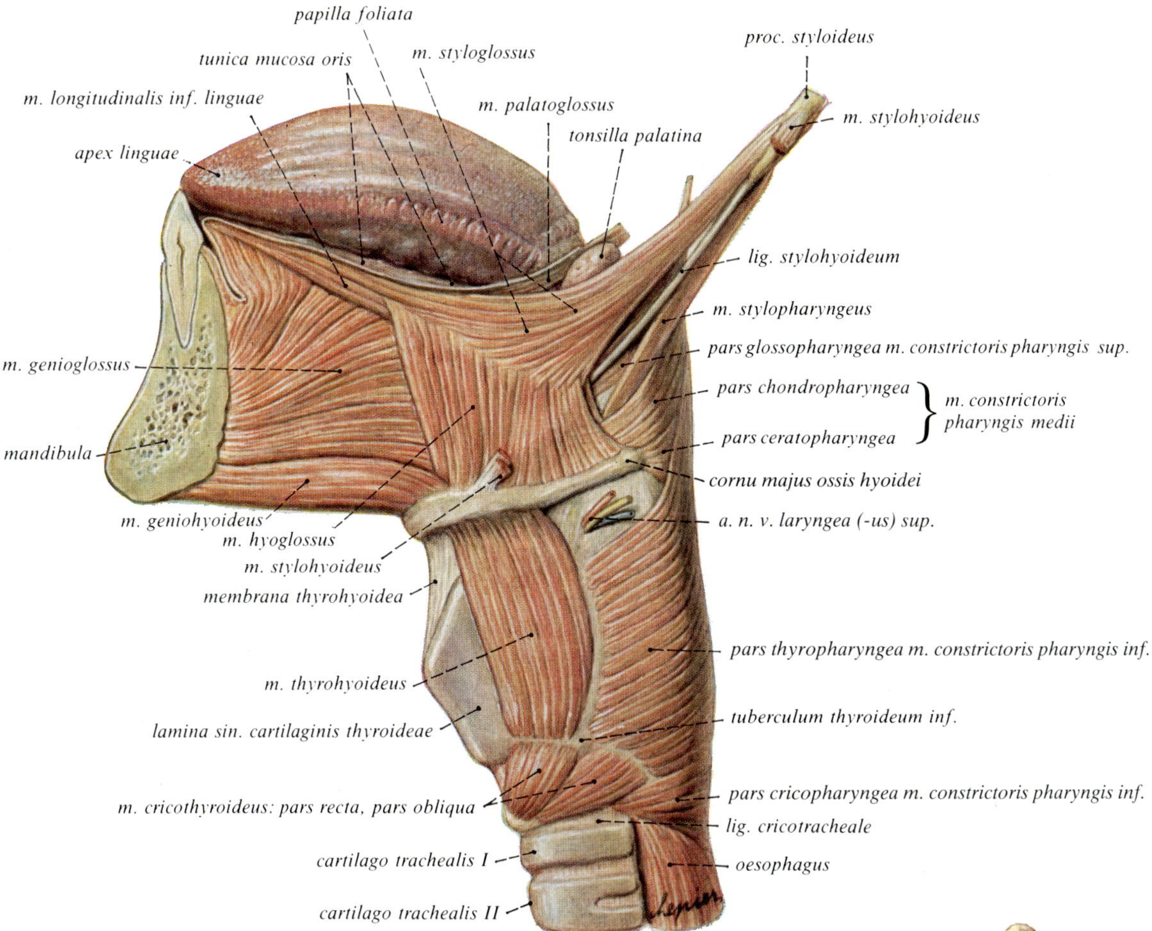

△
Abb. 293. Äußere Zungenmuskulatur sowie ein Teil der Schlund-, Zungenbein- und Kehlkopfmuskulatur. Ansicht von links.

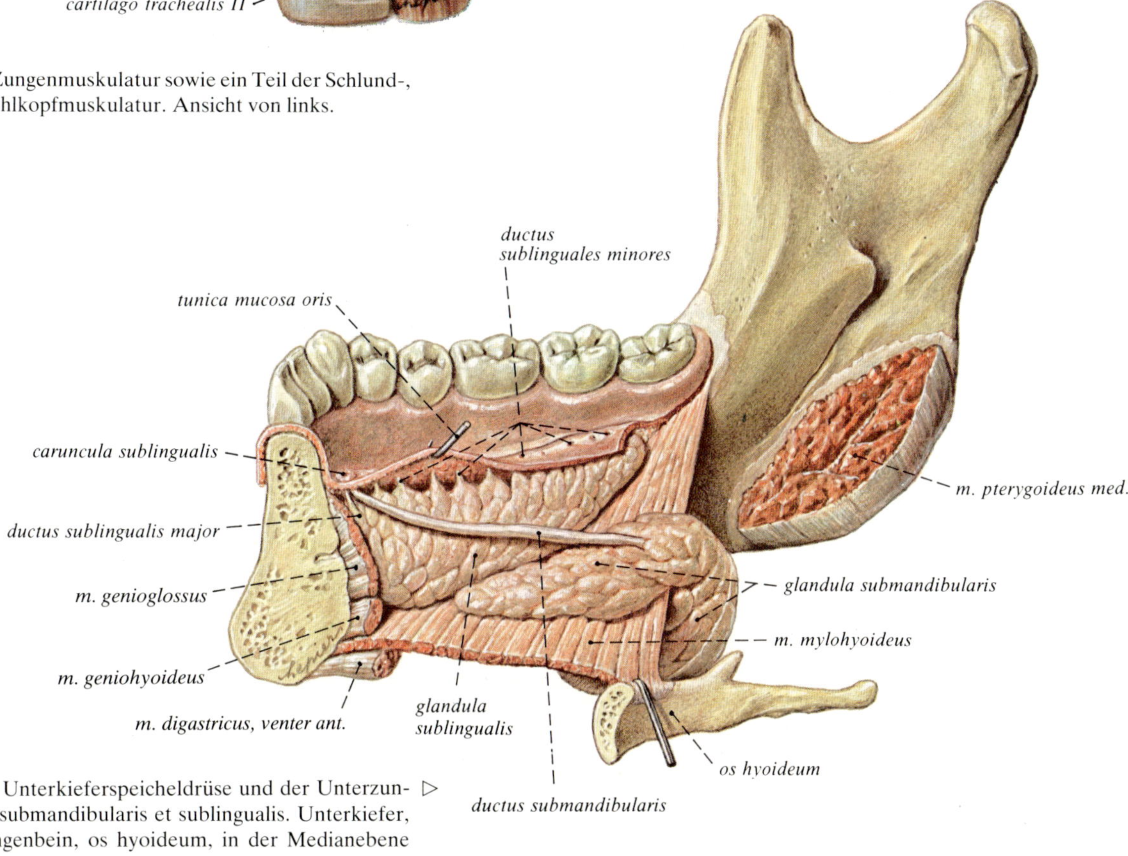

Abb. 294. Lage der Unterkieferspeicheldrüse und der Unterzungendrüse, glandulae submandibularis et sublingualis. Unterkiefer, mandibula, und Zungenbein, os hyoideum, in der Medianebene durchgesägt. ▷

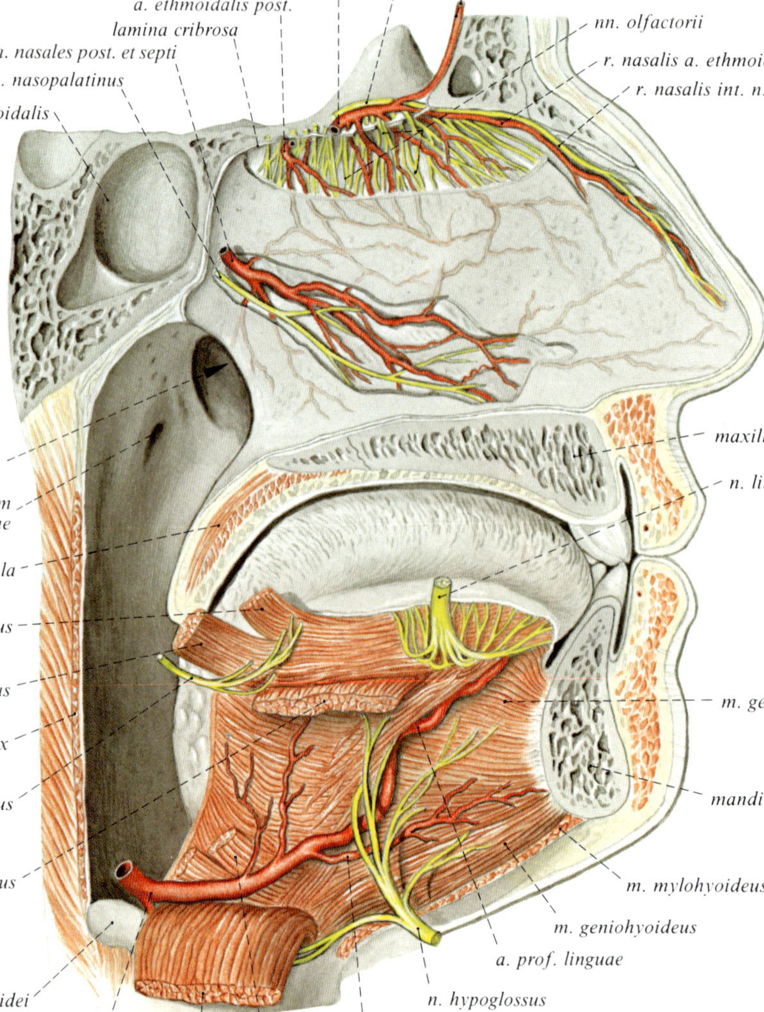

Abb. 295. Nerven und Arterien der Nasenscheidewand und der Zunge.

Äußere Zungenmuskeln, mm. linguae externi

Name	*Ursprung*	*Ansatz*	*Funktion*
1. m. genioglossus	spina mentalis mandibulae	fächerförmig zum Zungenkörper und aponeurosis linguae	zieht die Zunge nach vorn und unten, »Herausstrecker«
2. m. hyoglossus	corpus ossis hyoidei und cornu majus	seitliche Zungenpartien, aponeurosis linguae	zieht den Zungengrund nach unten und hinten
3. m. chondroglossus	cornu minus ossis hyoidei	seitliche Zungenpartien, aponeurosis linguae	wie 2.
4. m. styloglossus	processus styloideus ossis temporalis	in seitliche obere Zungenpartien von hinten oben einstrahlend	zieht die Zunge nach hinten oben (Saug- und Schluckakt)
5. m. palatoglossus	aponeurosis palati	hintere obere Zungenregion	Verengung des isthmus faucium

Innervation: alle Zungenmuskeln durch den n. hypoglossus

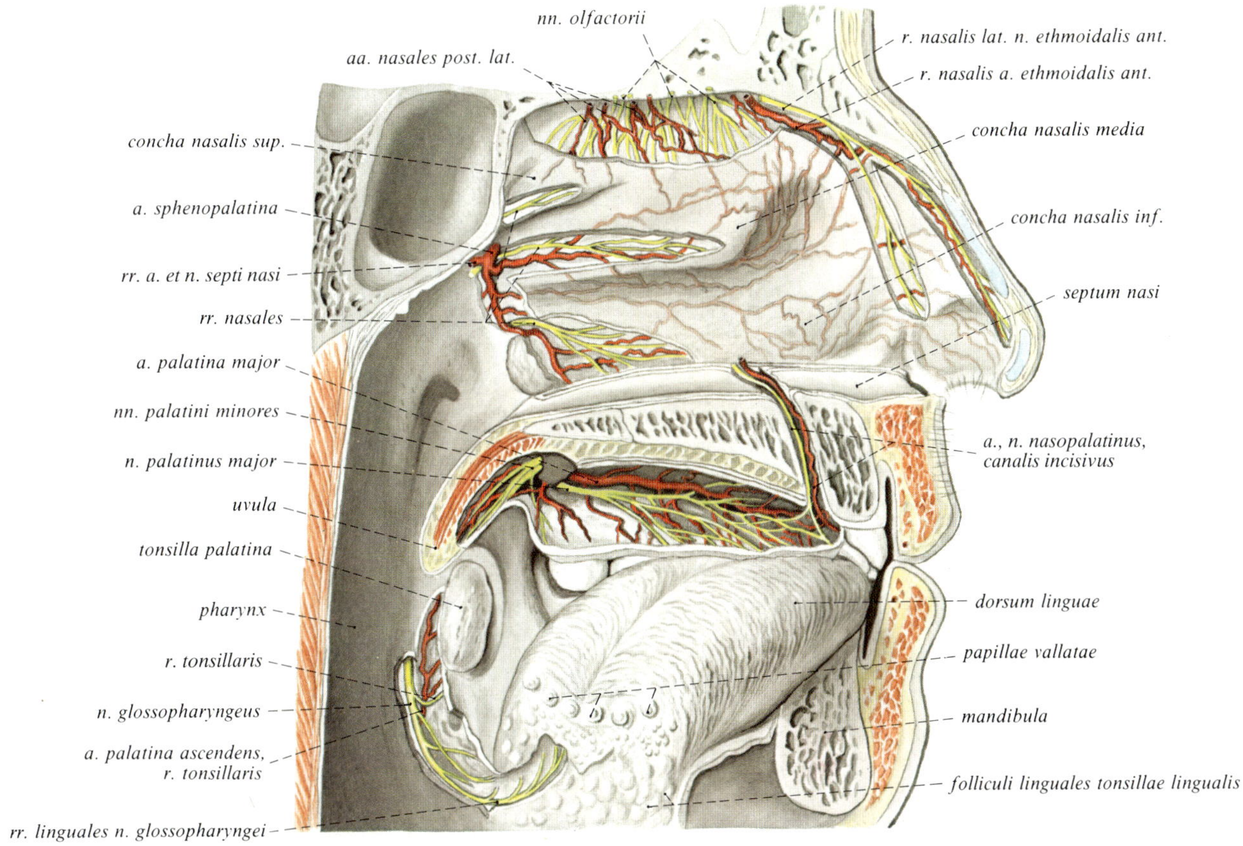

Abb. 296. Nerven und Arterien der lateralen Nasenwand und des Gaumens, oberflächliche Schicht. Zungengrund herausgezogen, Nasenscheidewand bis auf den unteren Teil entfernt, längs des n. glossopharyngeus und der a. palatina ascendens Schleimhaut des isthmus faucium gespalten.

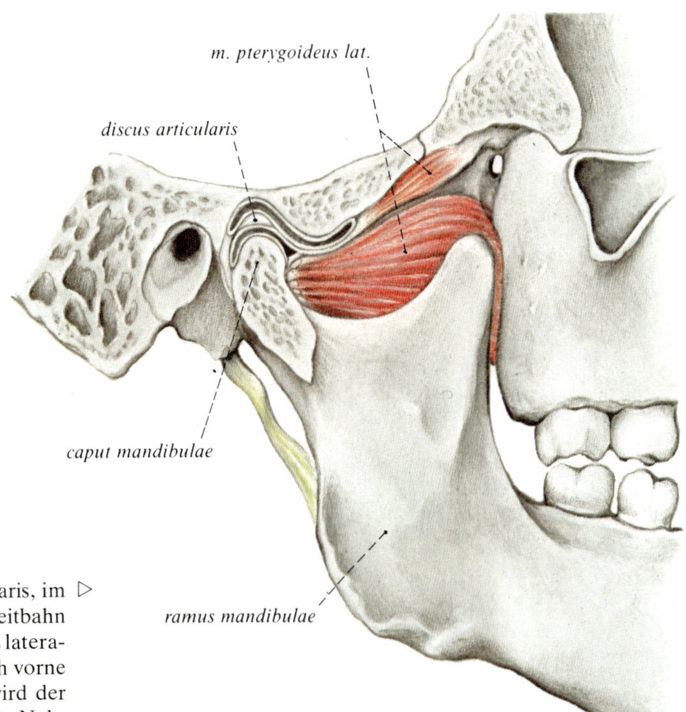

Abb. 297. Das Kiefergelenk, articulatio temporomandibularis, im ▷ Sagittalschnitt mit discus articularis und der S-förmigen Gleitbahn der fossa mandibularis ossis temporalis. Der m. pterygoideus lateralis zieht bei der Kieferöffnung den processus condylaris nach vorne bis auf das tuberculum articulare. Bei weiterem Öffnen wird der Kopf nach hinten bewegt (z. B. beim Schnappen) durch die Nakkenmuskeln. Das Kiefergelenk ist ein Drehgleitgelenk.

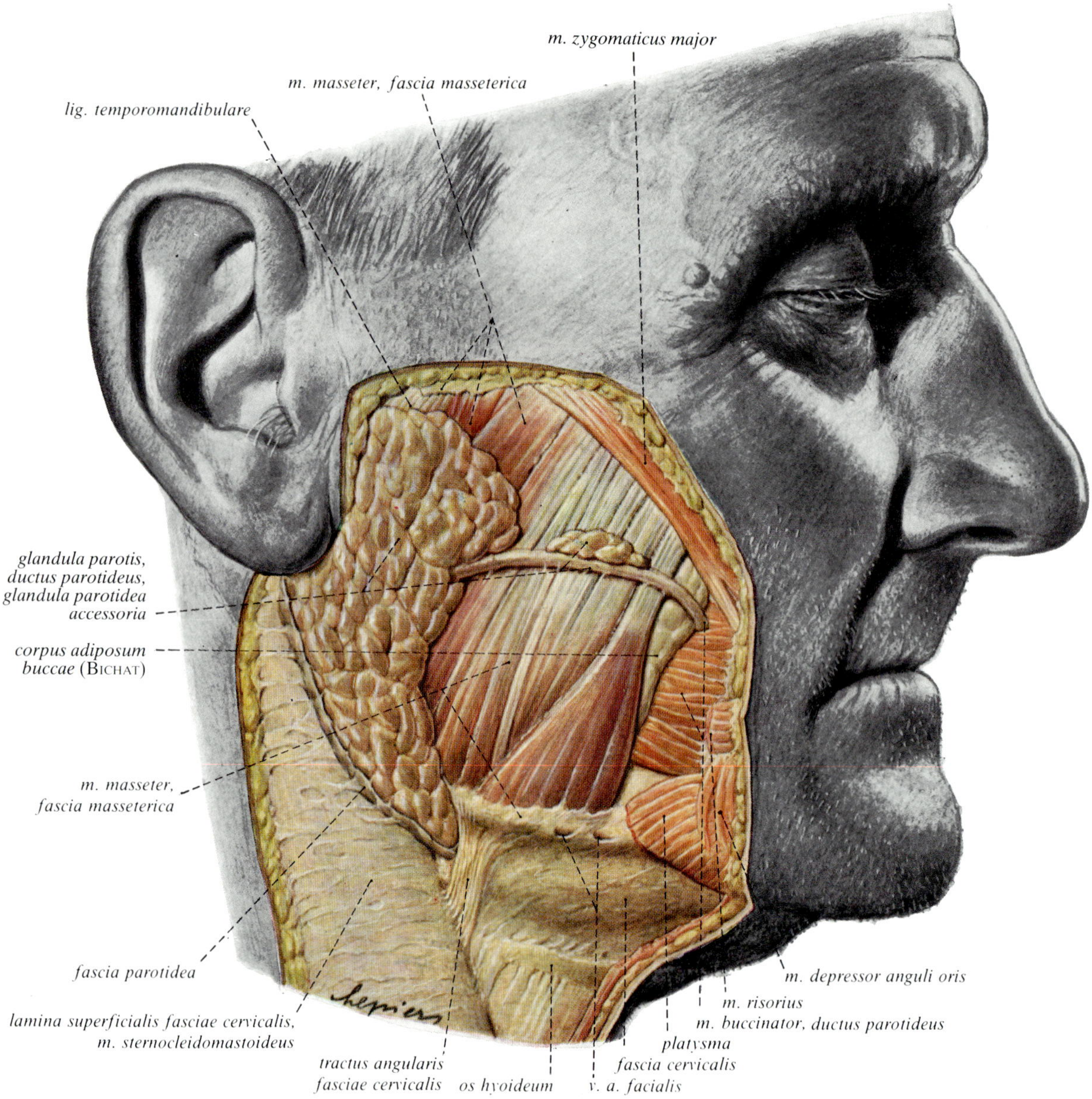

Abb. 298. Seitliche Gesichtsregion, oberflächlich. Regio parotideomasseterica nach Abziehen der gleichnamigen Faszie. Der ductus parotideus verläuft einen Querfinger unter dem Jochbogen über den m. masseter, biegt um dessen vorderen Rand und über den BICHATschen Fettkörper hinweg, durchbohrt den m. buccinator und mündet in das vestibulum oris gegenüber dem 2. oberen Molaren. Grundlage der Wange (bucca) ist der m. buccinator (nervus facialis).

Kaumuskeln

Sie stellen die einzige, der übrigen Skelettmuskulatur vergleichbare Gruppe der Kopfmuskeln dar, bei der es sich um scharf getrennte, kräftige und mit eigenen Faszien ausgestattete Muskeln handelt. Es sind die vier Muskeln *(m. masseter, m. temporalis* und die beiden *mm. pterygoidei),* welche den Unterkiefer im Kiefergelenk bewegen.

Name	*Ursprung*	*Ansatz*
1. m. masseter pars superficialis pars profunda	Jochbogen; oberflächliche Partie (sehnig): vom unteren Rand; tiefere Partie: vom hinteren Teil des unteren Randes und der inneren Fläche	laterale Fläche des ramus mandibulae von der Inzisur bis zum angulus (tuberositas masseterica)

Innervation: n. massetericus aus dem 3. Trigeminusast

Funktion: Schließen des Mundes (Scharnierbewegung)

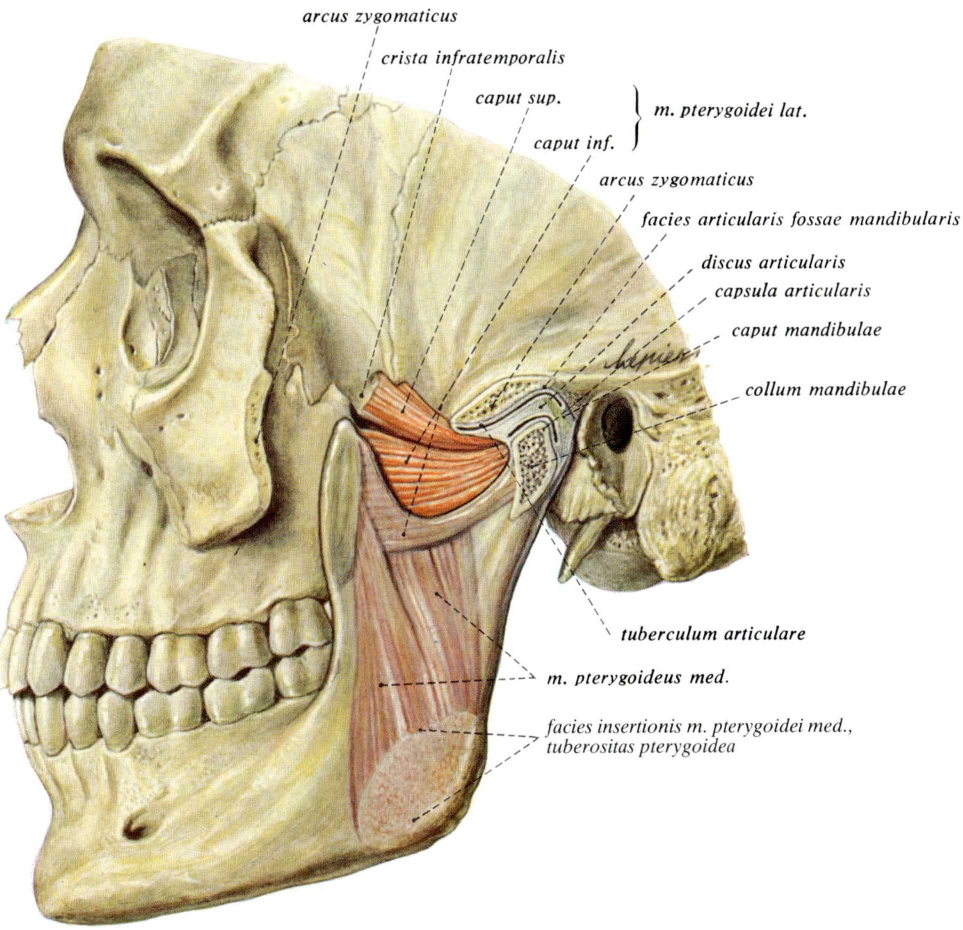

Abb. 299. Kiefergelenk, articulatio temporomandibularis, eröffnet, mm. pterygoidei lateralis et medialis. Der arcus zygomaticus durchgesägt. Der hintere Schnitt beim tuberculum articulare annähernd sagittal geführt, so daß das collum mandibulae und die Gelenkkapsel mit dem discus articularis zu sehen sind. Der ramus mandibulae ist durchsichtig dargestellt, um Ursprung, Verlauf und Ansätze der mm. pterygoidei lat. et med. zu zeigen.

Kaumuskeln *(Fortsetzung)*

Name	*Ursprung*	*Ansatz*
2. m. temporalis	planum temporale und fossa temporalis (unterhalb der linea temporalis inferior) und tiefes Blatt der fascia temporalis	Spitze und mediale Fläche des processus coronoideus mandibulae (bis herab zu dessen Basis)
Innervation: nn. temporales profundi aus dem 3. Trigeminusast		
Funktion: Schließen des Mundes (Scharnierbewegung) und Zurückziehen des Unterkiefers (hintere Portion)		
3. m. pterygoideus lateralis	Hauptkopf: Seitenfläche der lamina lateralis processus pterygoidei (auch tuber maxillae); akzessorischer Kopf: facies temporalis alae majoris ossis sphenoidalis	fovea pterygoidea processus condylaris mandibulae, discus articularis des Unterkiefergelenks
4. m. pterygoideus medialis	fossa pterygoidea ossis sphenoidalis, teilweise sehnig (z. T. auch processus pyramidalis ossis palatini und lamina lateralis processus pterygoidei)	mediale Fläche des angulus mandibulae gegenüber dem m. masseter (tuberositas pterygoidea)
Innervation: n. pterygoideus lateralis bzw. medialis aus dem 3. Trigeminusast		
Funktion: Schließen des Mundes und Vorwärtsbewegen des Unterkiefers bei beiderseitiger Innervation; seitliche Bewegungen der Kiefer gegeneinander bei ungleichseitiger Kontraktion		

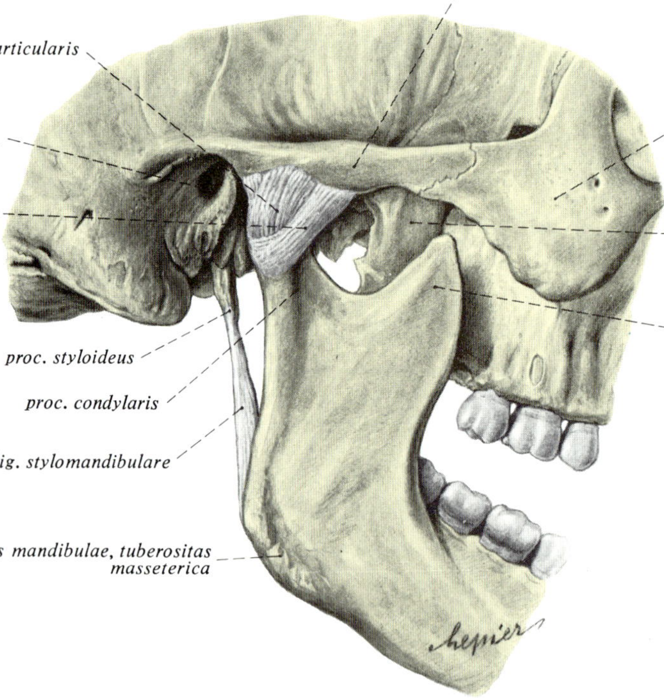

Abb. 300. Rechtes Kiefergelenk, articulatio temporomandibularis, mit Bändern. Lateralansicht.

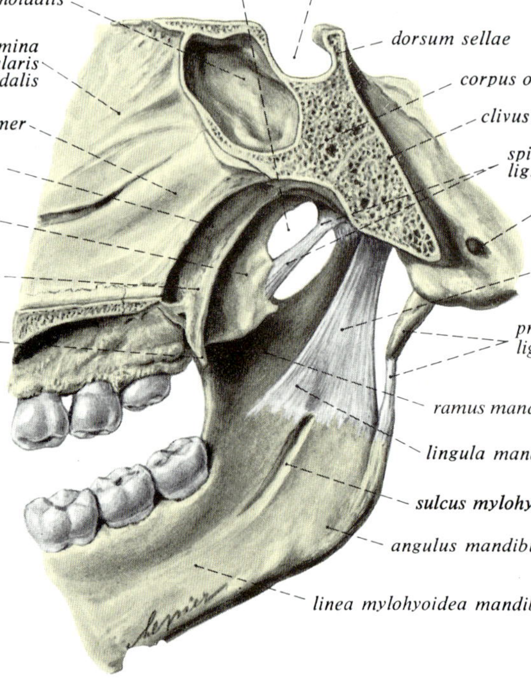

Abb. 301. Rechtes Kiefergelenk, articulatio temporomandibularis, mit Bändern. Medialansicht.

Abb. 302. Paramedianschnitt durch den Gesichtsteil des Kopfes und den Hals. Die Pfeile I–V geben operative Zugangswege zu Rachen, Kehlkopf und Luftröhre an: I pharyngotomia subhyoidea, II laryngotomia, III coniotomia zwischen Schildknorpel und Ringknorpel durch das ligamentum cricothyroideum, IV tracheotomia superior unterhalb des Ringknorpelbogens und oberhalb des isthmus glandulae thyroideae, V tracheotomia inferior unterhalb des isthmus glandulae thyroideae. ▷

Rachen

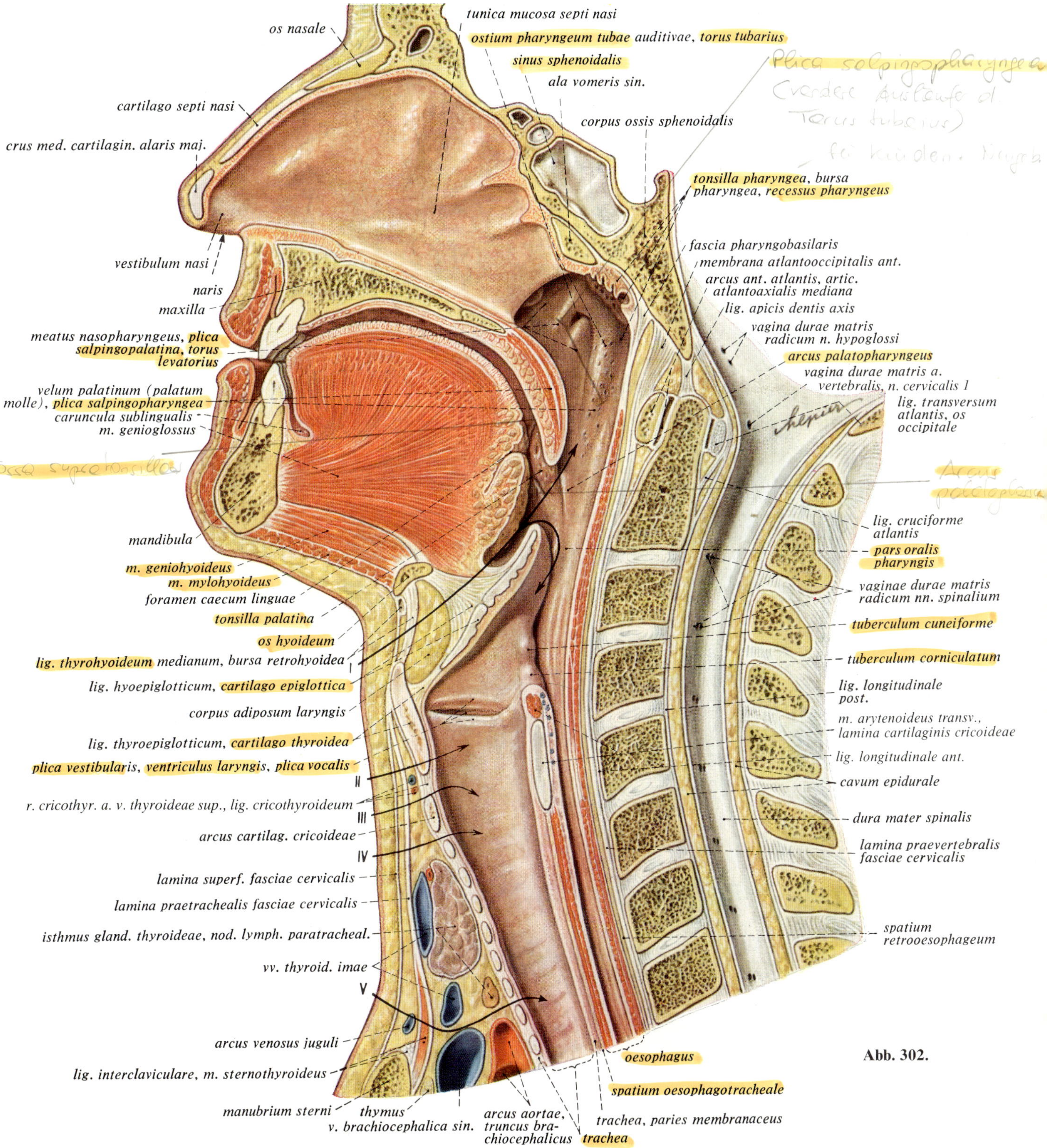

Abb. 302.

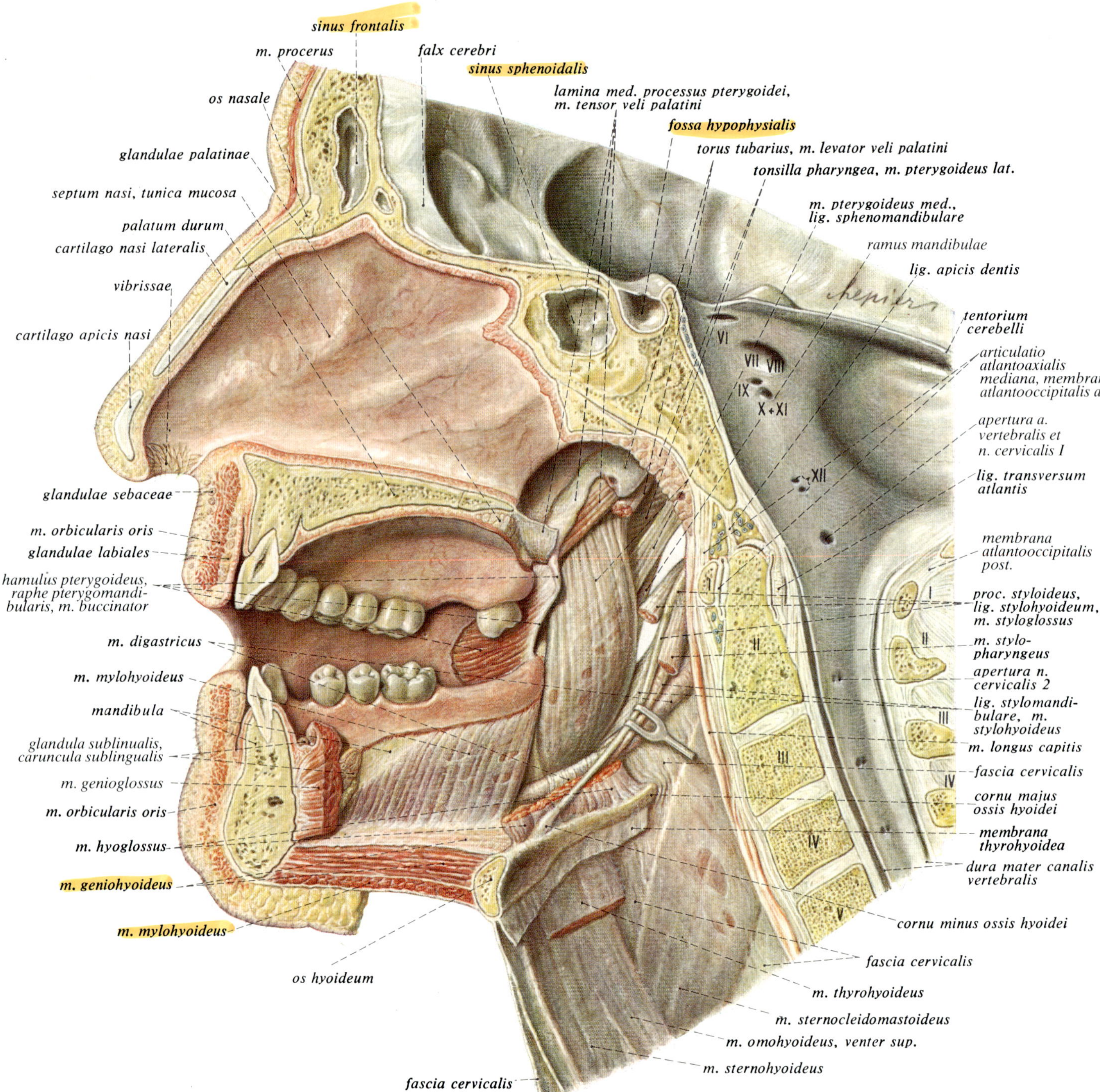

Abb. 303. Paramedianer Sagittalschnitt durch den Gesichtsteil des Kopfes mit Nasenhöhle, Mundhöhle sowie einigen Muskeln des Mundbodens und der oberen Halsgegend. I–V vertebrae cervicales, VI–XII entsprechen den Durchtrittsstellen des VI.–XII. Gehirnnerven durch die dura mater.

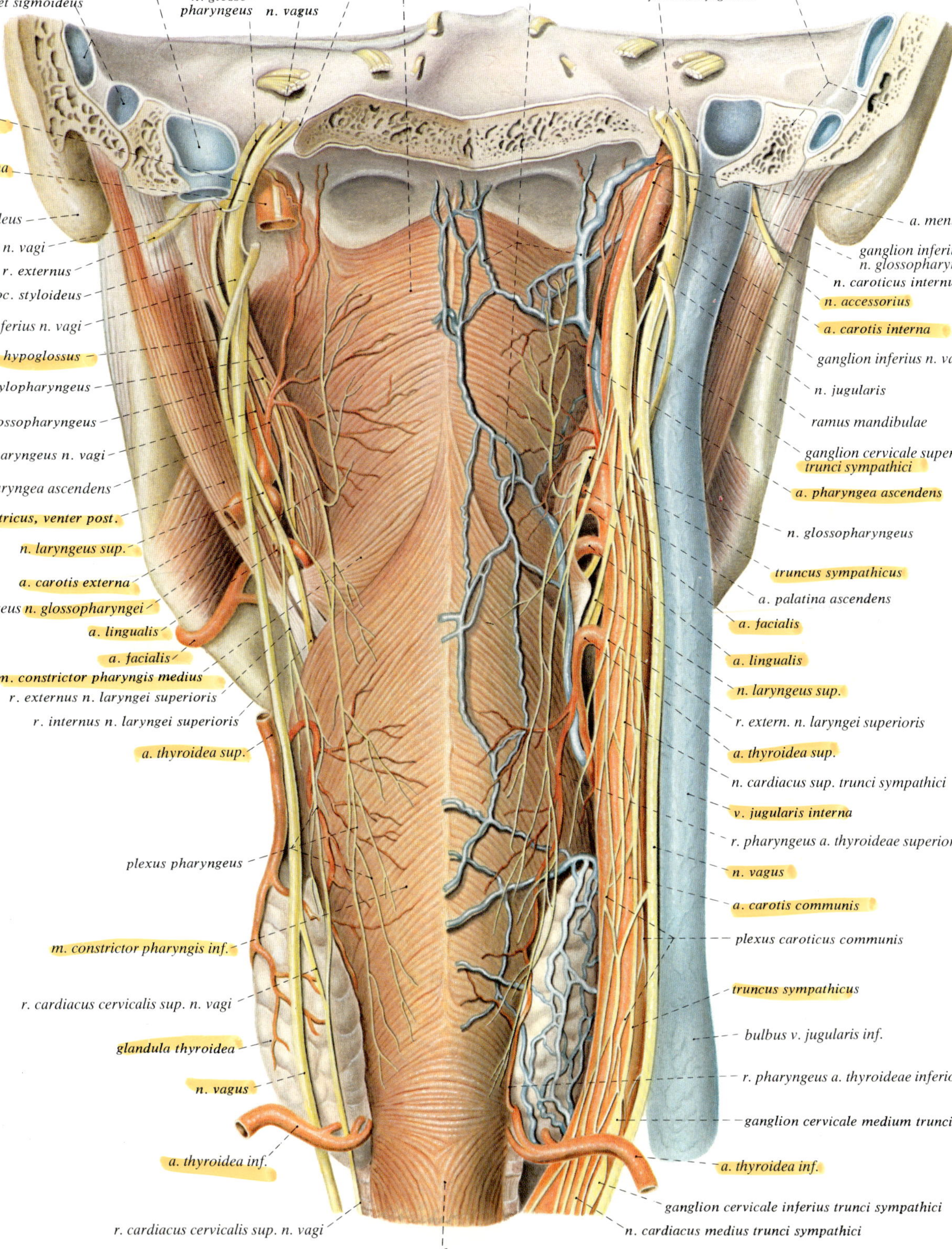

Abb. 304. Pharynxwand von dorsal. Nerven und Blutgefäße an der seitlichen und hinteren Pharynxwand. Gefäße und Nerven im Parapharyngealraum.

Die Konstriktoren des Pharynx, mm. constrictores pharyngis

Name	*Ursprung*	*Ansatz*
1. m. constrictor pharyngis superior		
pars pterygopharyngea	hamulus pterygoideus ossis sphenoidalis	fascia (membrana) pharyngobasilaris vereinigen und durchflechten sich in der raphe pharyngis
pars buccopharyngea	raphe pterygomandibularis	
pars mylopharyngea	linea mylohyoidea mandibulae	
pars glossopharyngea	m. transversus linguae	
2. m. constrictor pharyngis medius		
pars chondropharyngea	cornu minus ossis hyoidei	
pars ceratopharyngea	cornu majus ossis hyoidei	
3. m. constrictor pharyngis inferior		
pars thyropharyngea	linea obliqua cartilaginis thyroideae	
pars cricopharyngea	Außenrand der cartilago cricoidea	
4. m. stylopharyngeus	proc. styloideus ossis temporalis	laterale Pharynxwand
5. m. salpingopharyngeus	Tubenknorpel	laterale Pharynxwand

Innervation: 1, 2, 3 und 5 vom plexus pharyngeus der nn. glossopharyngeus (IX), vagus (X) und accessorius (XI); 4 vom n. glossopharyngeus (IX)

Funktion: 1–3 schnüren den Schlund, 1 wölbt Schleimhaut beim Schlucken vor (Abschluß des Nasenrachenraums durch Gaumensegel!), 4 hebt Schlund gegen Schädelbasis

Gaumenmuskeln, musculi veli palatini

Name	*Ursprung*	*Ansatz*
1. m. uvulae	aponeurosis palatina	stroma der uvula palatina
2. m. levator veli palatini (bildet unter der Schleimhaut den Levatorwulst)	facies inferior partis petrosae ossis temporalis, cartilago tubae auditivae	die Muskeln beider Seiten durchflechten sich im Gaumensegel; bilden keine Sehnen
3. m. tensor veli palatini (liegt hart auf der Faszie des m. pterygoideus medialis)	spina und fossa scaphoidea ossis sphenoidalis, cartilago tubae auditivae	läuft mit platter Sehne durch den sulcus hamuli pterygoidei, bildet mit der Sehne der anderen Seite die aponeurosis palatina (im oralen Bereich des Gaumensegels)

Innervation: 1 und 2 von nn. glossopharyngeus (IX) und vagus (X) (plexus pharyngeus), 3 vom dritten Ast des n. trigeminus

Funktion: 1 verkürzt das Zäpfchen, 2 hebt das Gaumensegel gegen die hintere Rachenwand, 3 spannt das Gaumensegel, erweitert die Tube

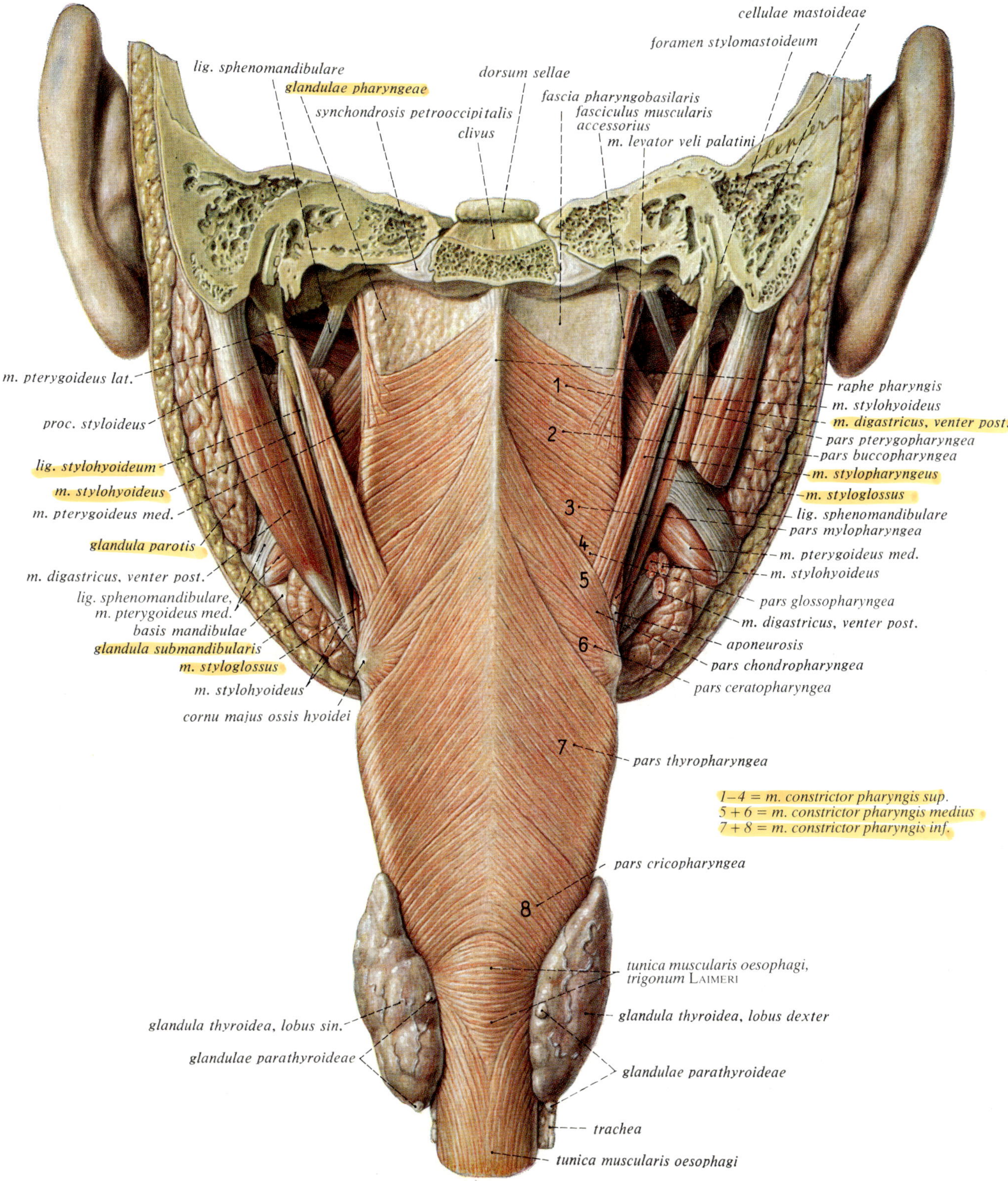

Abb. 305. Die muskuläre Pharynxwand von dorsal nach Abpräparation der fascia pharyngea. Muskulatur des oberen parapharyngealen Raumes. Die Ziffern sind durch die Hinweislinien erläutert. Beachte am Anfang des Oesophagus das muskelschwache LAIMERsche Dreieck (Pulsionsdivertikel).

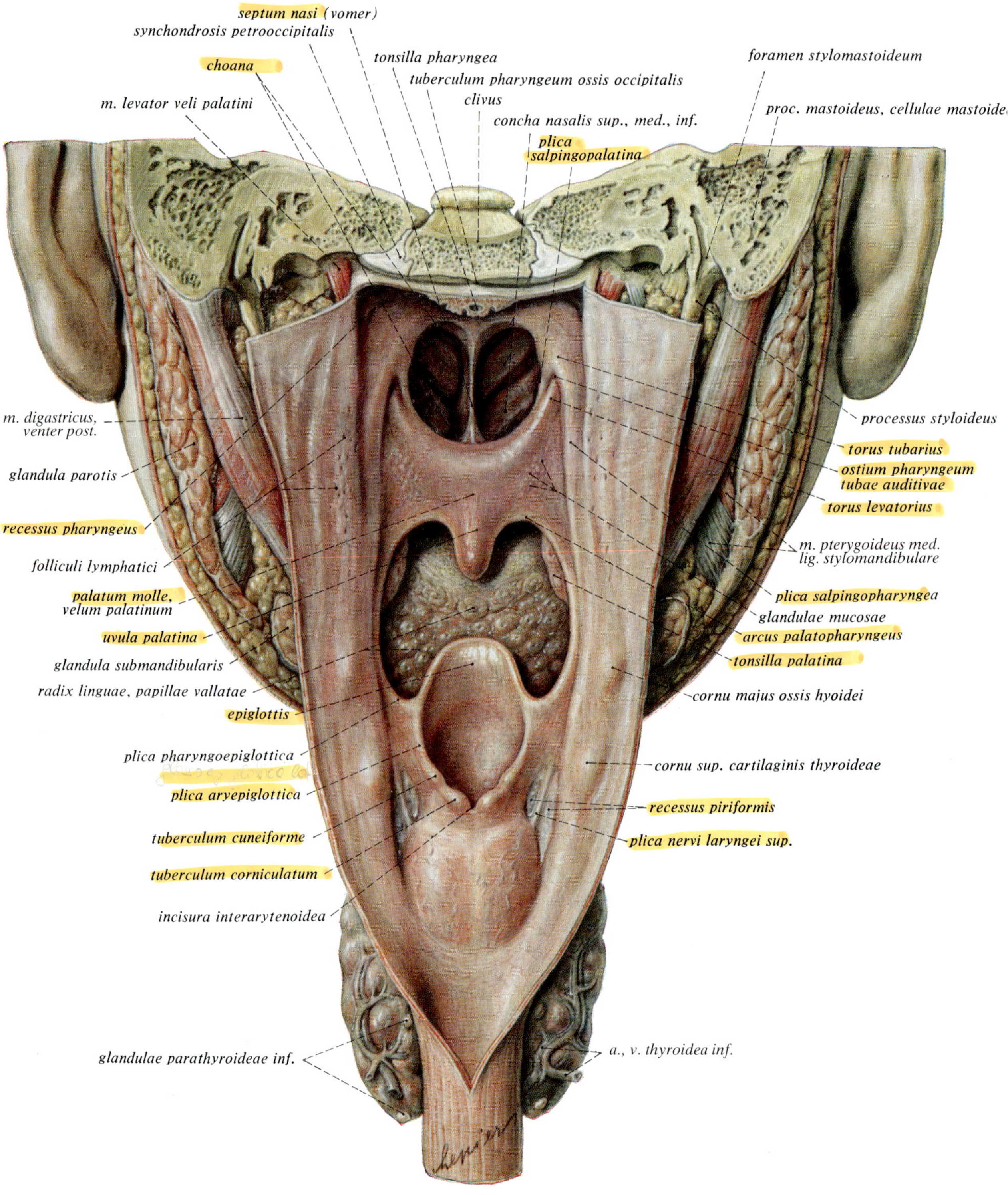

Abb. 306. Innenansicht des Rachens, pharynx. Dorsalwand durch einen Längsschnitt in der Mittellinie und durch einen Querschnitt dicht unter seinem Ursprung an der Schädelbasis eröffnet. Schädel frontal in der Ebene der Warzenfortsätze und des Clivus durchgesägt und Hinterhauptsteil entfernt.

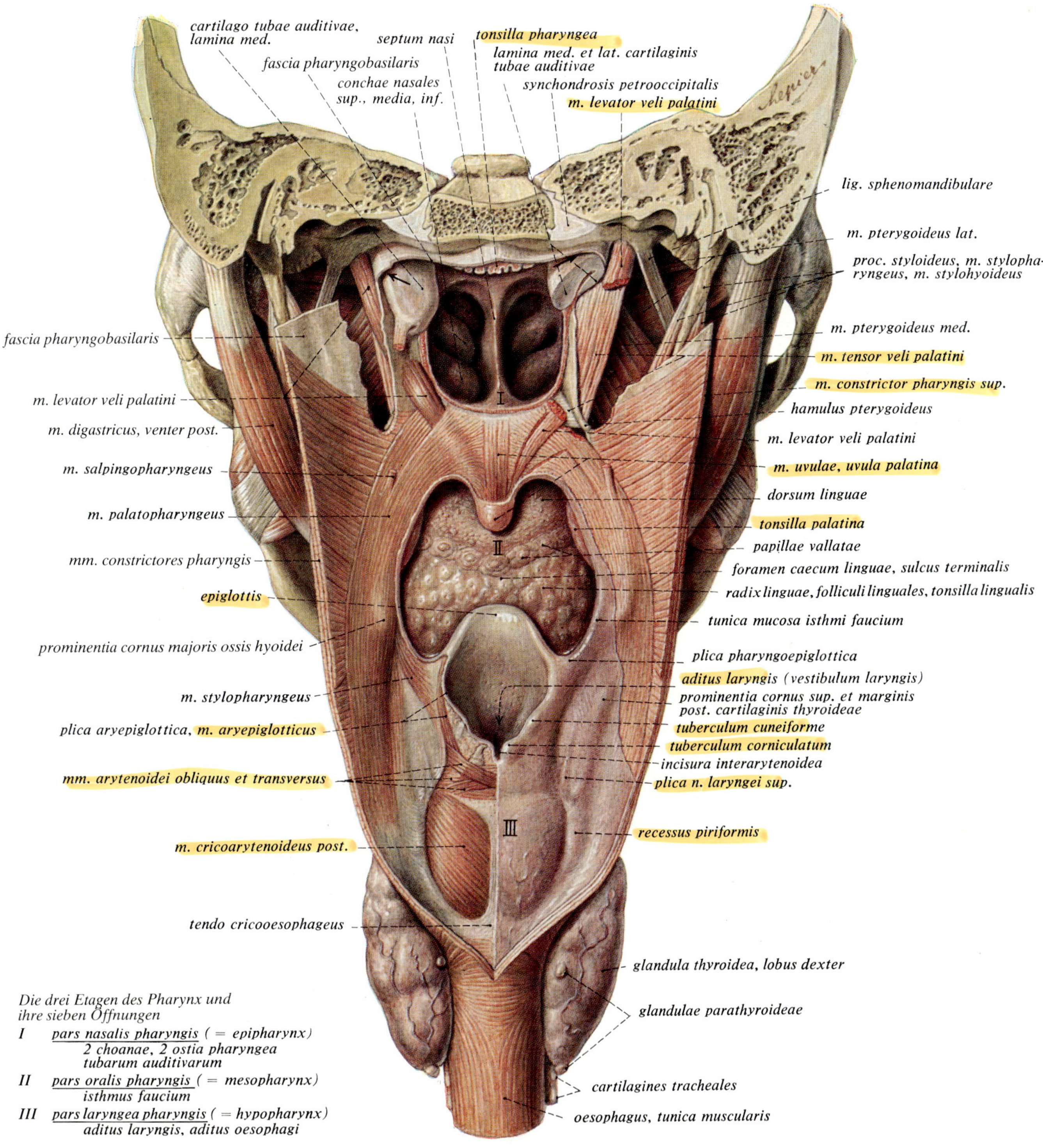

Abb. 307. Dasselbe Präparat wie in Abb. 306 nach weitgehender Ablösung der Pharynxschleimhaut. Durch die Eröffnung der Pharynxrückwand sind die drei Etagen des Schlundes mit ihren Begrenzungen und Öffnungen sichtbar. Die Muskulatur des weichen Gaumens, palatum molle, des Schlundes, pharynx, und der Dorsalseite des Kehlkopfes, larynx, ist dargestellt. Die tuba auditiva ist auf der rechten Seite durchgeschnitten, so daß die laminae lateralis et medialis des Tubenknorpels sowie die spaltförmige Öffnung der Gehörtrompete zu erkennen sind. Die Pfeile rechts und links am Pharynxdach zeigen in die paarigen recessus pharyngei (ROSENMÜLLER).

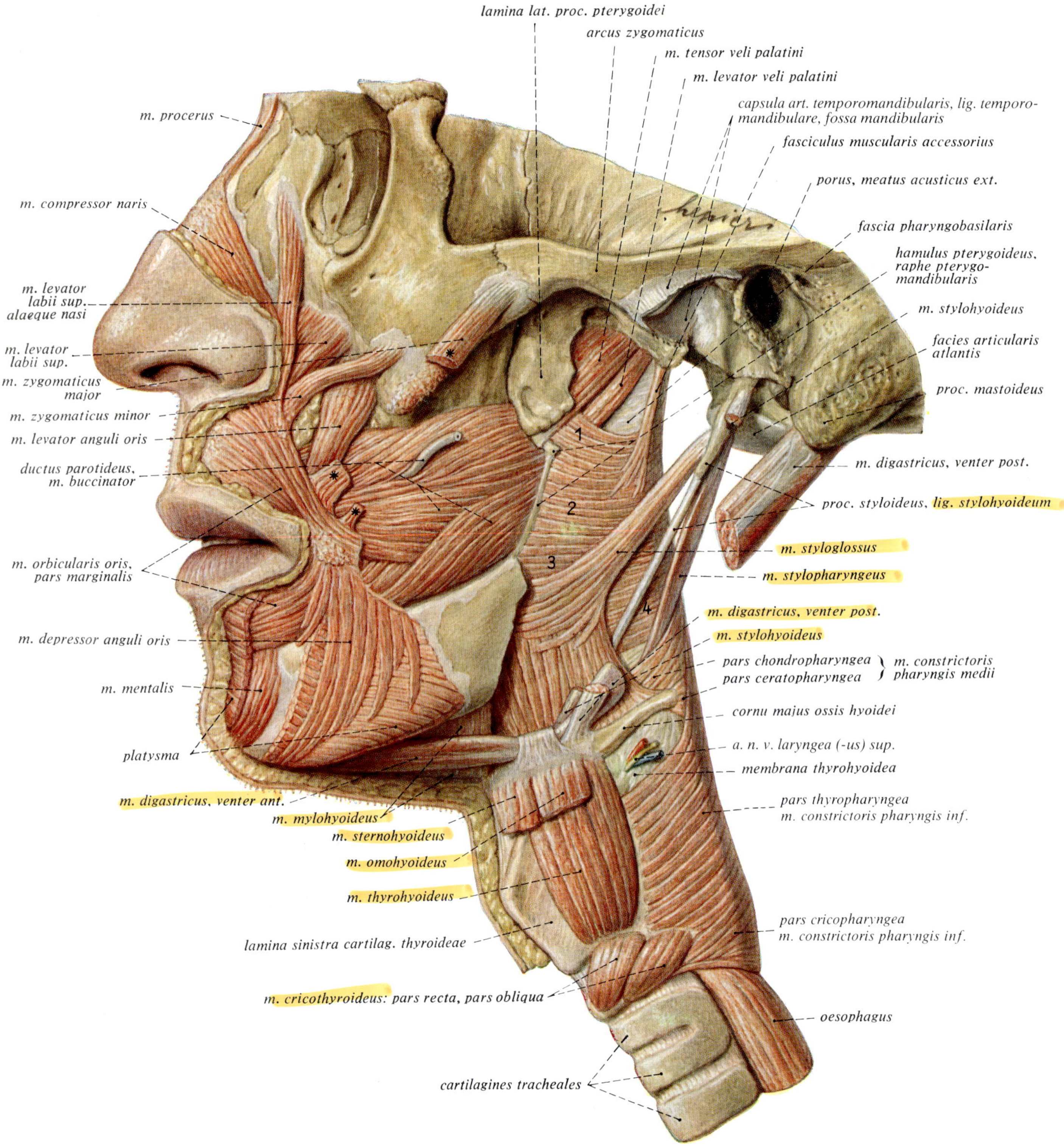

Abb. 308. Ansicht der Pharynxmuskulatur, mm. pharyngis, der äußeren Kehlkopfmuskeln, mm. laryngis externi, und eines Teiles der Gesichtsmuskulatur, mm. faciei, von der linken Seite. 1, 2, 3, 4 partes pterygopharyngea, buccopharyngea, mylopharyngea, glossopharyngea m. constrictoris pharyng. sup. * m. zygomaticus major

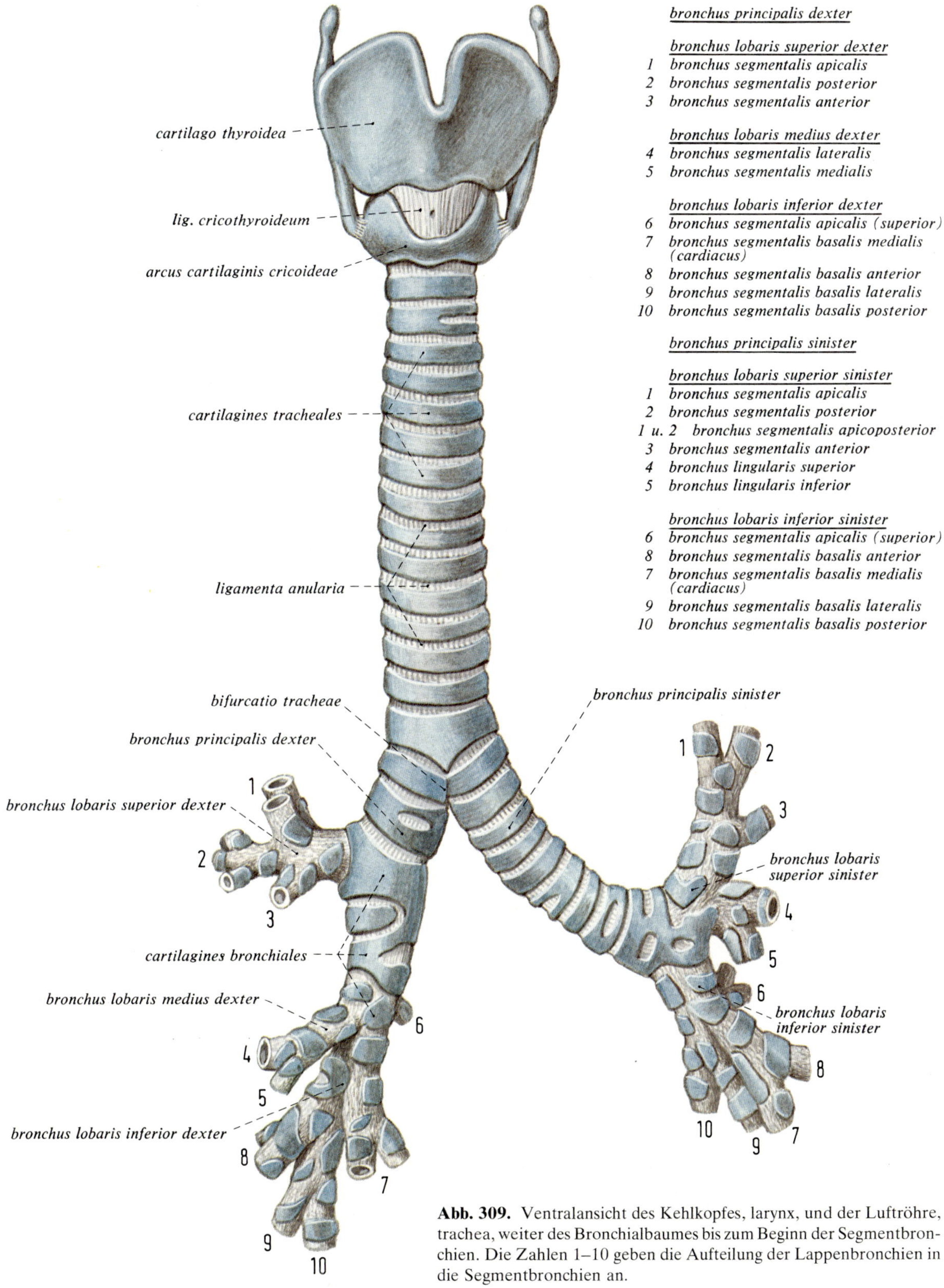

Abb. 309. Ventralansicht des Kehlkopfes, larynx, und der Luftröhre, trachea, weiter des Bronchialbaumes bis zum Beginn der Segmentbronchien. Die Zahlen 1–10 geben die Aufteilung der Lappenbronchien in die Segmentbronchien an.

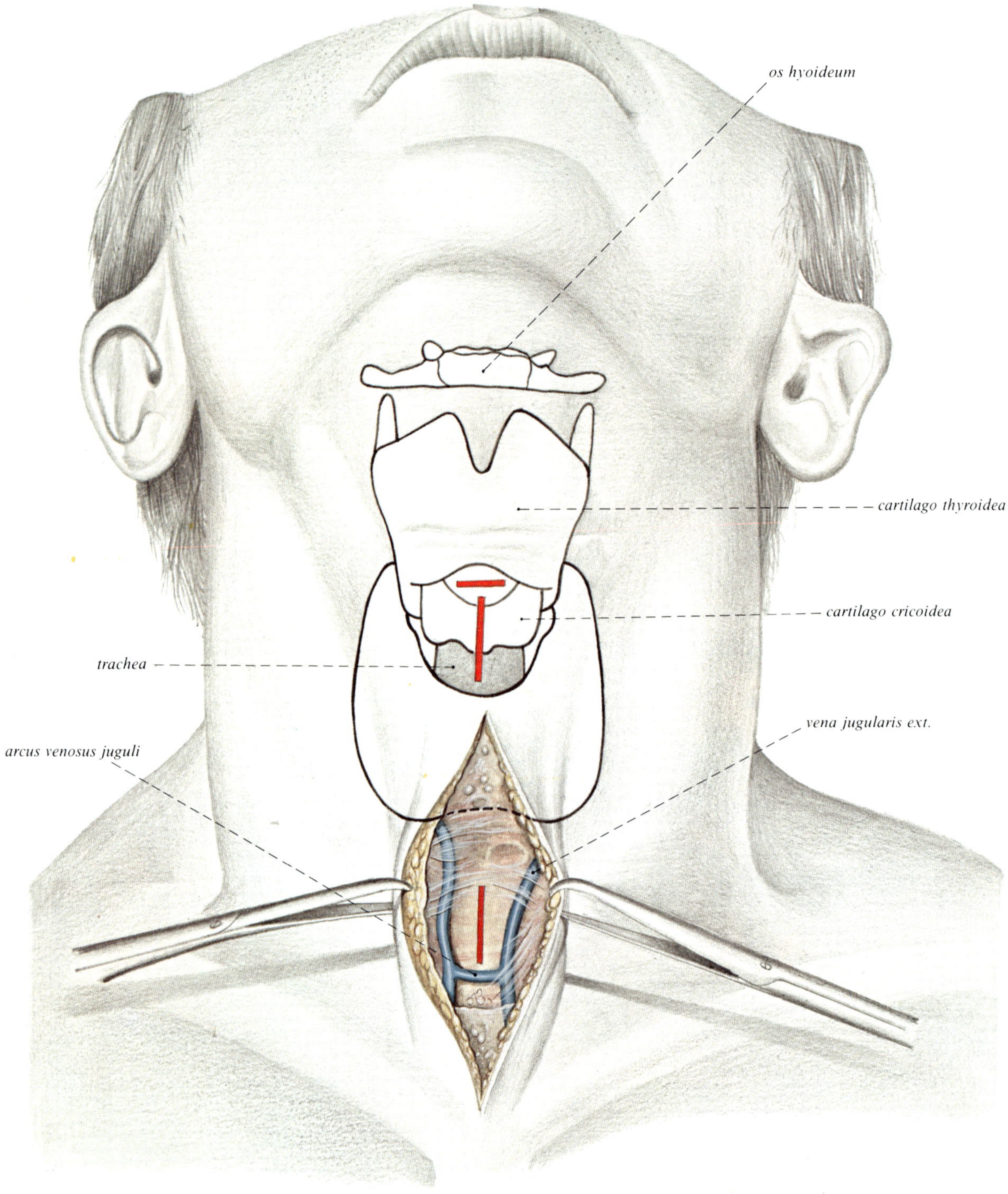

Abb. 310. Projektion des Kehlkopfskeletts, des Zungenbeins und der Schilddrüse auf die vordere Halsoberfläche. Eröffnung der Drosselgrube, fossa jugularis, durch einen medianen Längsschnitt und Zugang zum spatium suprasternale mit dem arcus venosus jugularis und beiderseits der vena jugularis anterior (erste Schicht bei der tracheotomia inferior). Die Luftröhre liegt hier im Bereich der Drosselgrube in einer Tiefe von 4–5 cm. Eingetragen ist weiter der Querschnitt für die Laryngotomie im Bereich des ligamentum cricothyreoideum (conus elasticus, daher auch Coniotomie). Längsschnitt durch den Bogen des Ringknorpels, Cricotomie. Bei der Coniotomie gelangt man in die Luftröhre ca. einen Zentimeter unterhalb des Stimmbands. Alle drei Zugänge zur Luftröhre rot markiert.

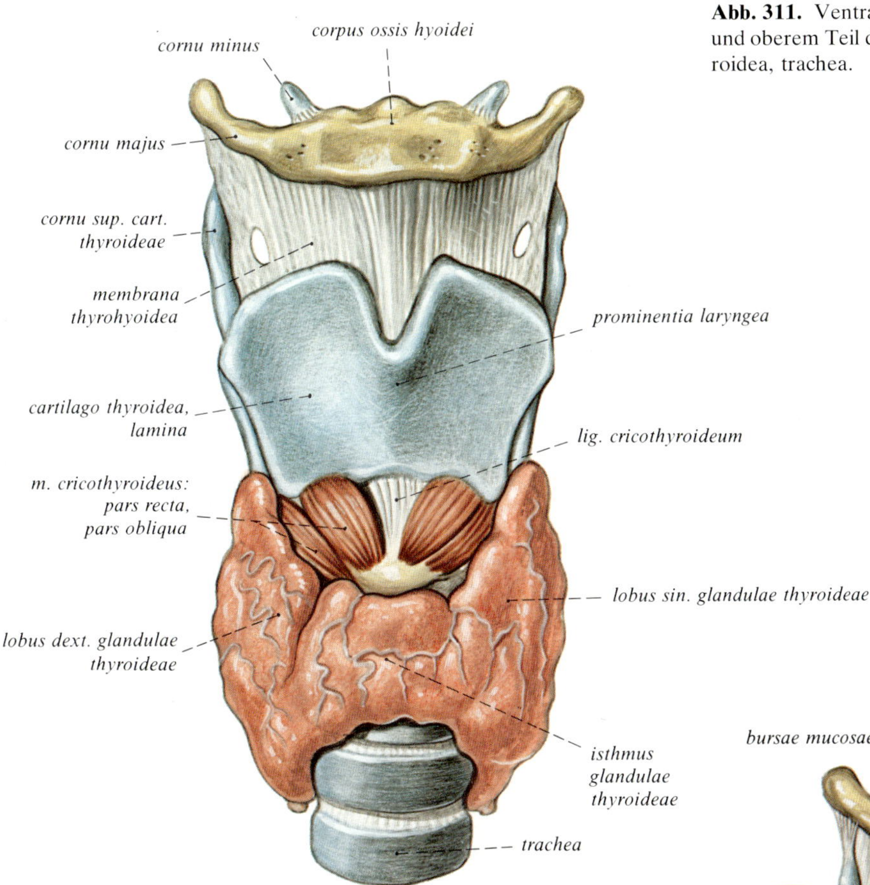

Abb. 311. Ventralansicht von Zungenbein, Kehlkopf, Schilddrüse und oberem Teil der Luftröhre, os hyoideum, larynx, glandula thyroidea, trachea.

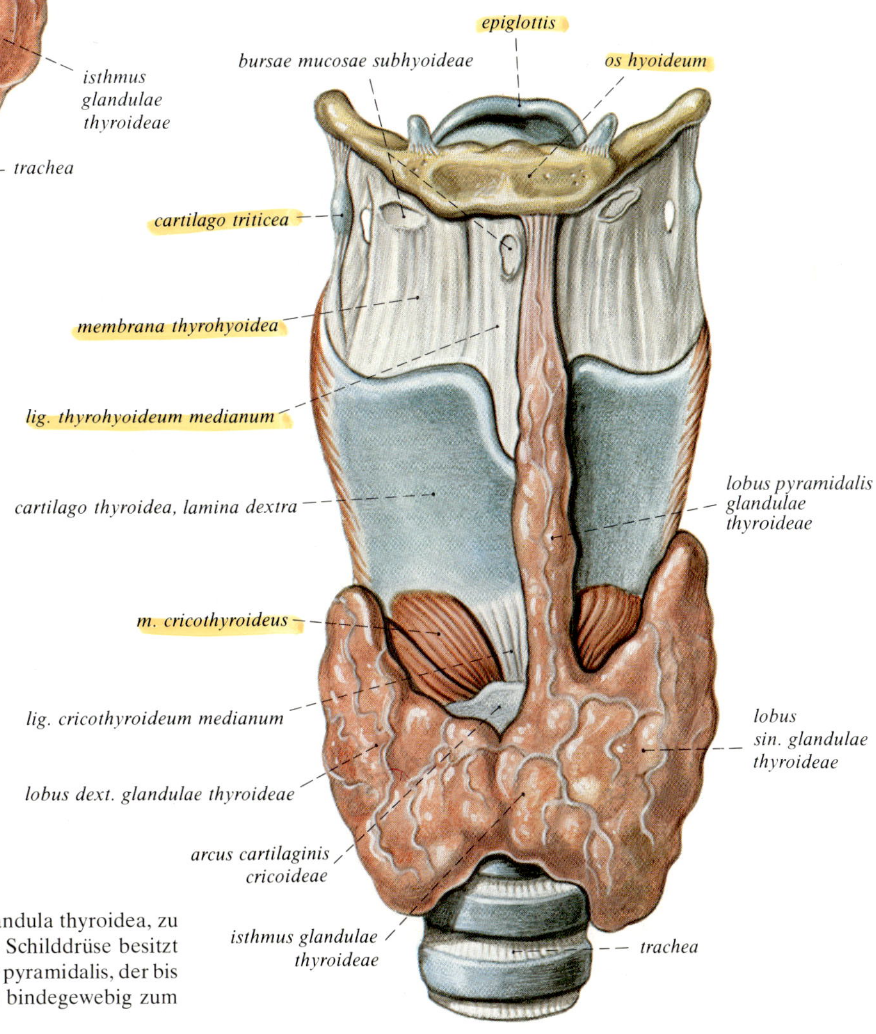

Abb. 312. Form und Lage der Schilddrüse, glandula thyroidea, zu Luftröhre, trachea, und Kehlkopf, larynx. Die Schilddrüse besitzt im vorliegenden Falle einen Mittellappen, lobus pyramidalis, der bis zum lig. thyrohyoideum medianum reicht und bindegewebig zum Körper des Zungenbeins ausläuft.

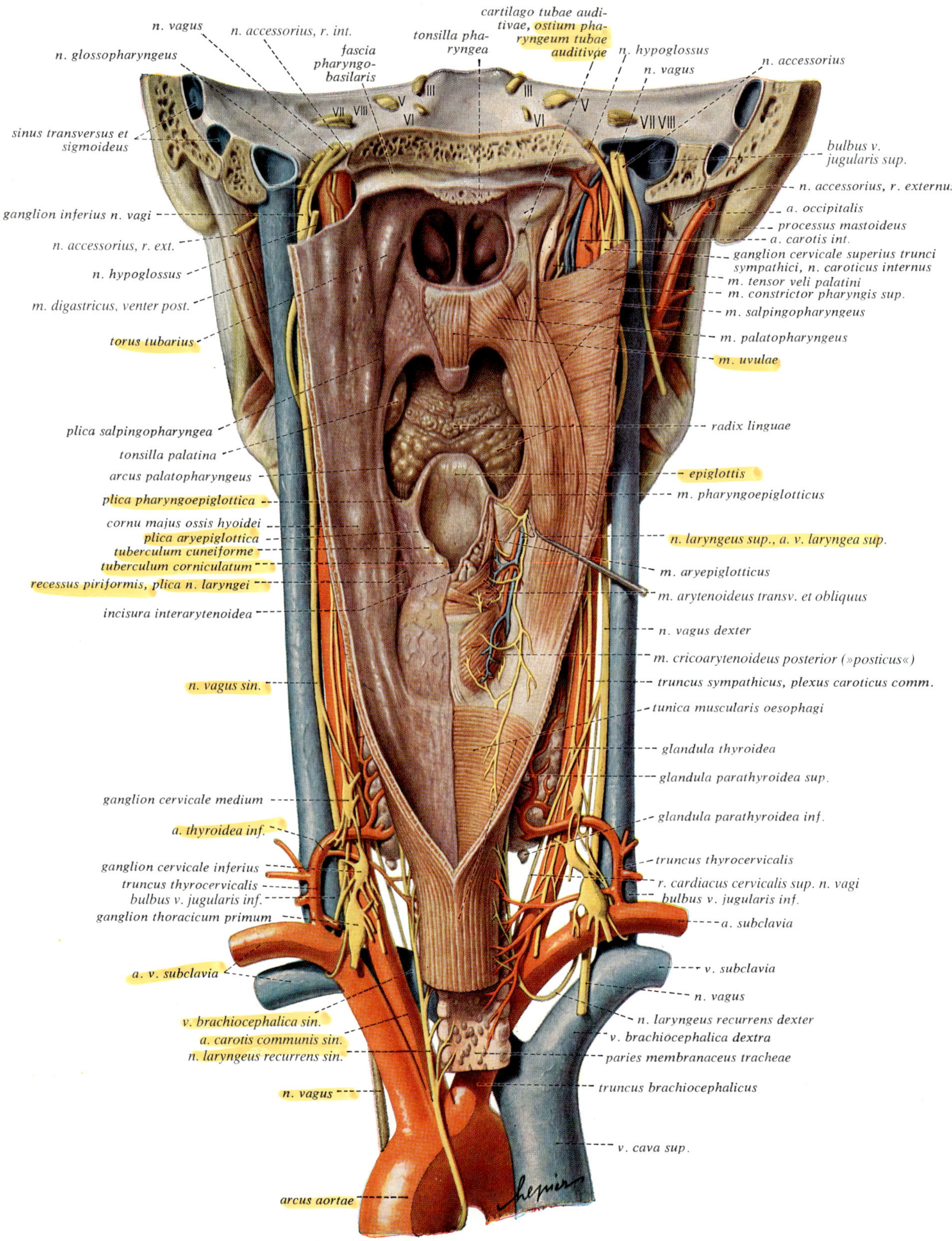

Abb. 313. Muskeln, Blutgefäße und Nerven des Kehlkopfes. Parapharyngeale Nerven und Gefäße. Ansicht des Schlundkopfes von dorsal nach Eröffnung der hinteren Pharynxwand. Rechts Schleimhaut des Schlundes entfernt. Hinterer Abschnitt des Schädels in Höhe der foramina jugularia abgetragen.

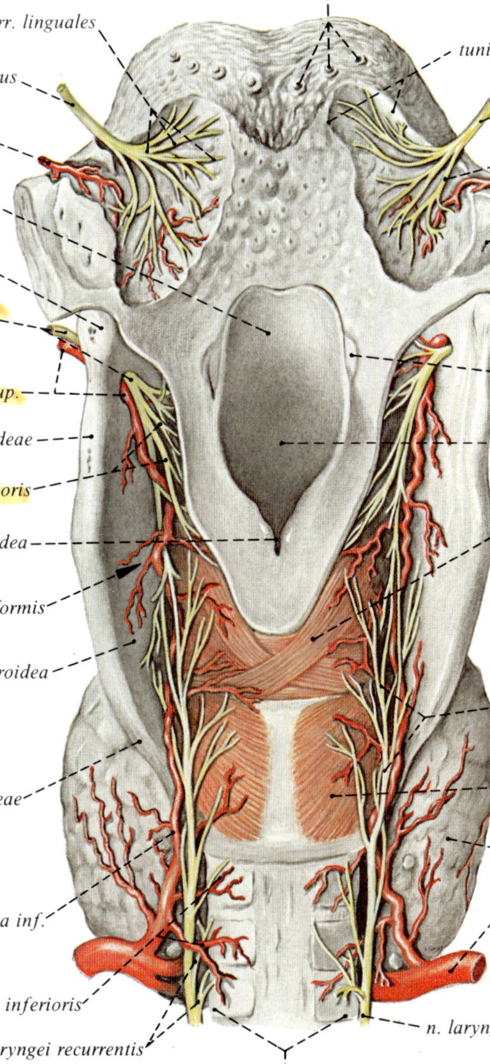

Abb. 314. Nerven und Arterien des larynx, der Zungenwurzel und der Gaumenmandelregion von dorsal.

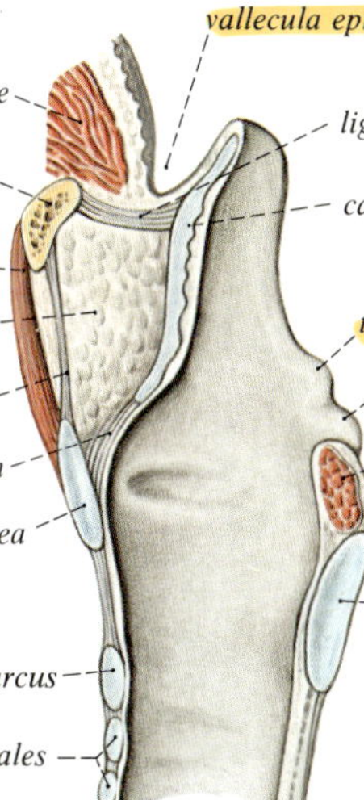

Abb. 315.

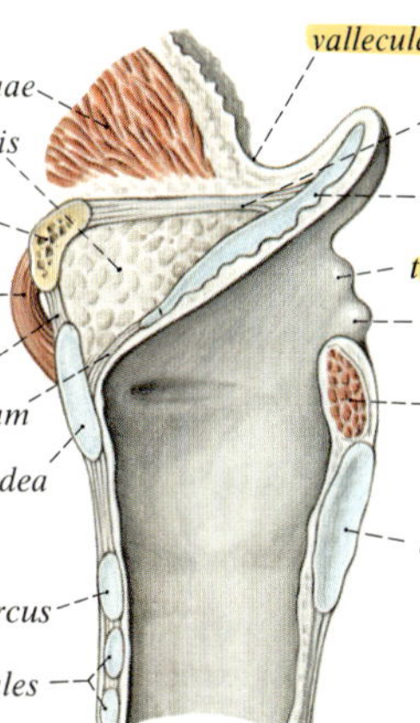

Abb. 316.

Abb. 315 u. 316. Stellung des Kehldeckels: a) in Atemstellung, b) in Schluckstellung. Beim Schlucken wird der Abstand zwischen Zungenbein und Schildknorpel verkürzt, und der Fettkörper drückt den Kehldeckel abwärts.

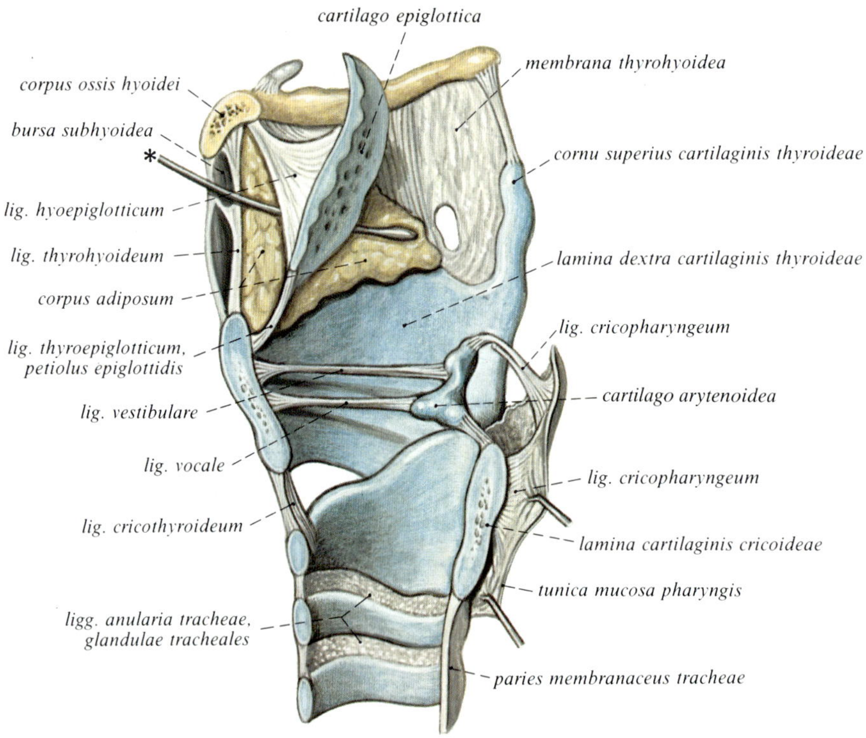

Abb. 317. Kehlkopfknorpel und -bänder, cartilagines et ligamenta laryngis, an einem Mediansagittalschnitt. Rechte Hälfte. * = Sonde zwischen epiglottis und corpus adiposum.

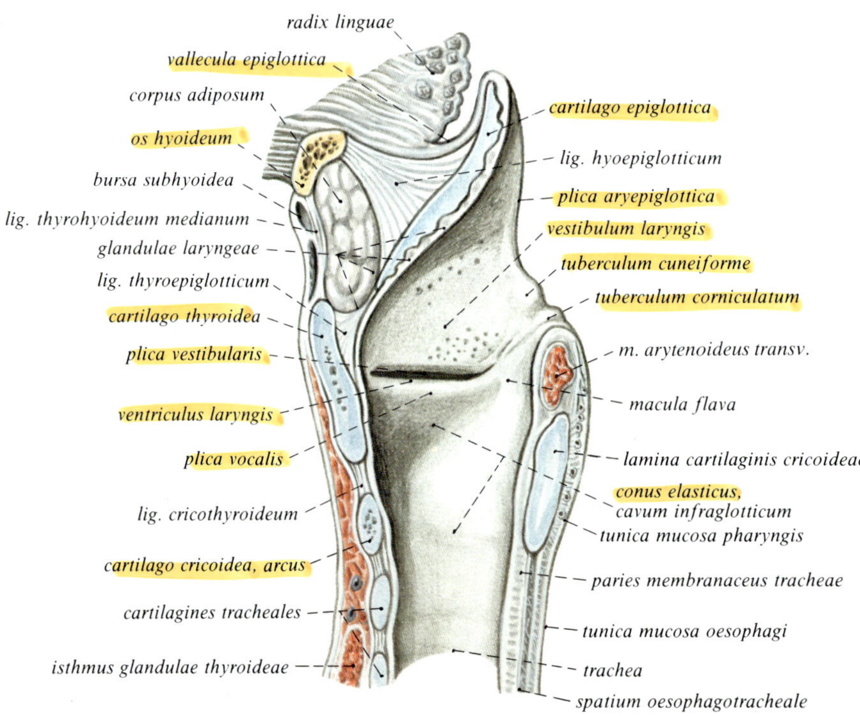

Abb. 318. Medianschnitt durch den Kehlkopf, larynx. Ansicht der rechten Hälfte.

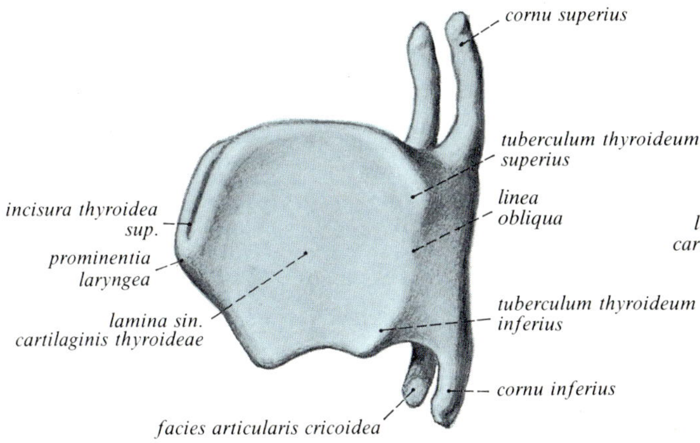

Abb. 319. Schildknorpel, cartilago thyroidea, von lateral.

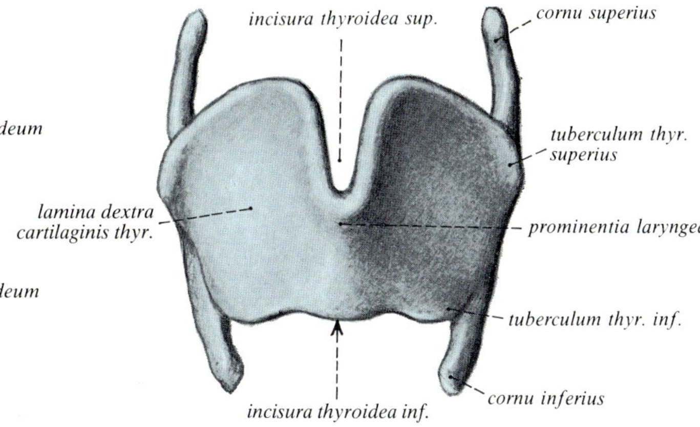

Abb. 320. Schildknorpel von ventral.

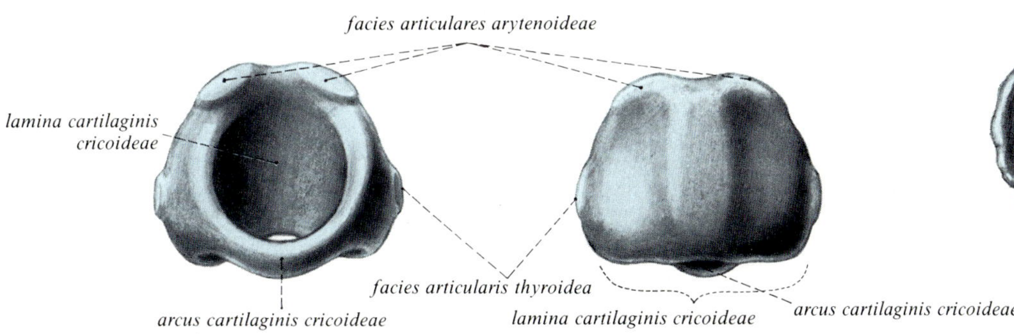

Abb. 321. Ringknorpel, cartilago cricoidea, von vorne und oben.

Abb. 322. Ringknorpel von dorsal, Blick auf die lamina.

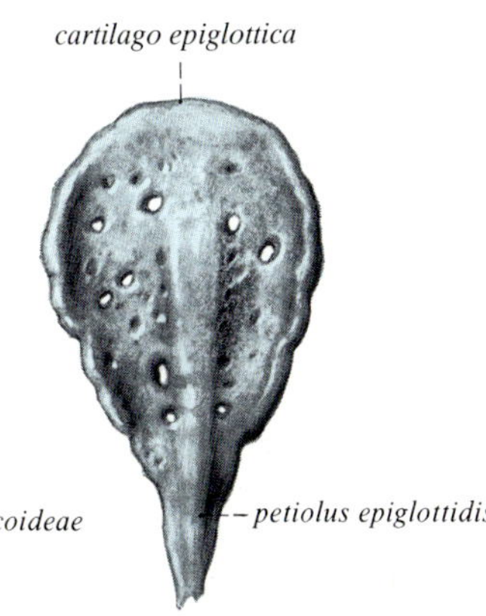

Abb. 323. Kehldeckelknorpel, cartilago epiglottica, von dorsal.

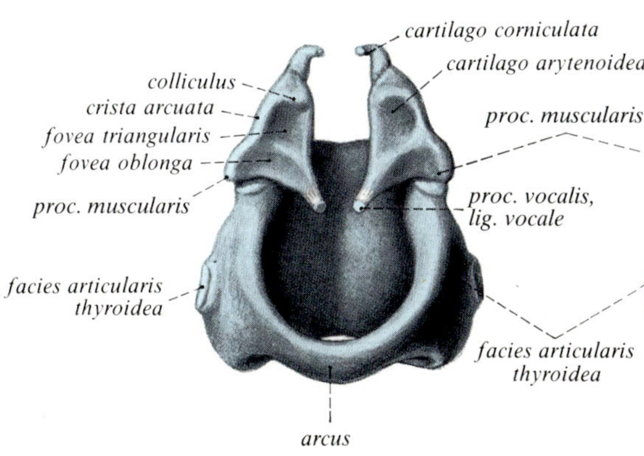

Abb. 324.

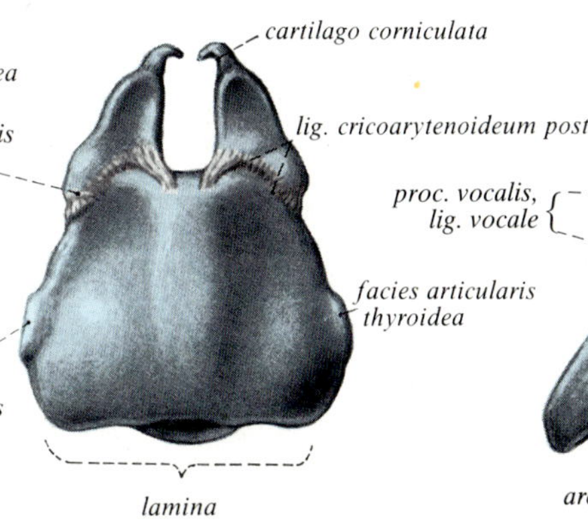

Abb. 325.

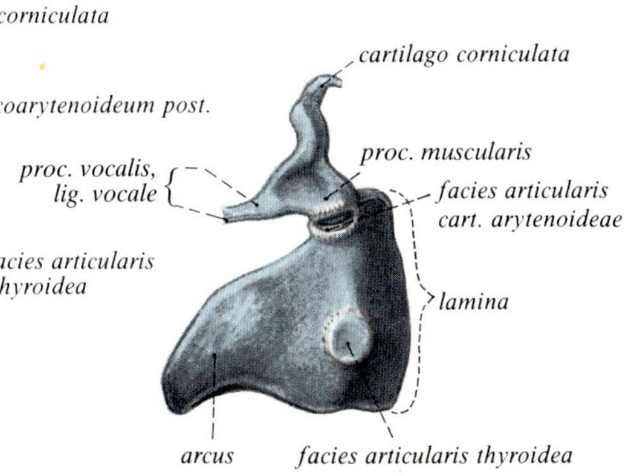

Abb. 326.

Abb. 324–326. Ringknorpel, cartilago cricoidea, Stellknorpel, cartilagines arytenoideae, mit Hörnchenknorpeln, cartilagines corniculatae. Abb. 324 von vorn oben, Abb. 325 von dorsal, Abb. 326 von der linken Seite.

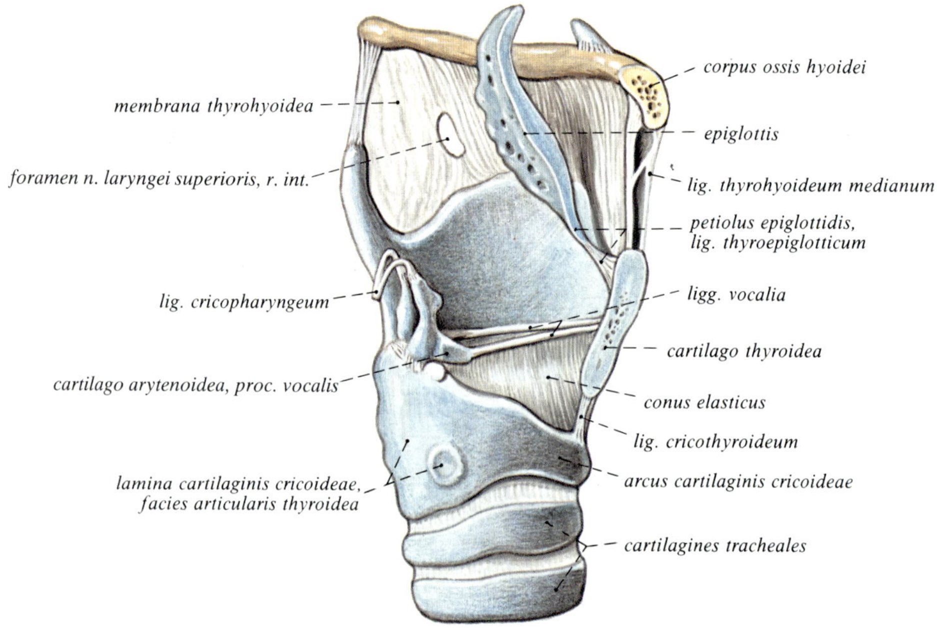

Abb. 327. Medianschnitt durch den oberen Teil des Kehlkopfes, larynx: rechte Hälfte des Zungenbeins, os hyoideum, des Kehldeckels, epiglottis, und des Schildknorpels, cartilago thyroidea, sind entfernt. Beide Stellknorpel, cartilagines arytenoideae, der Ringknorpel, cartilago cricoidea, und die zwei oberen Trachealknorpel, cartilagines tracheales, sind vollständig erhalten. Der conus elasticus spannt sich zwischen dem Stimmband, lig. vocale, den processus vocales der Stellknorpel einerseits und der Rückfläche des Schildknorpelwinkels und des lig. cricothyroideum aus.

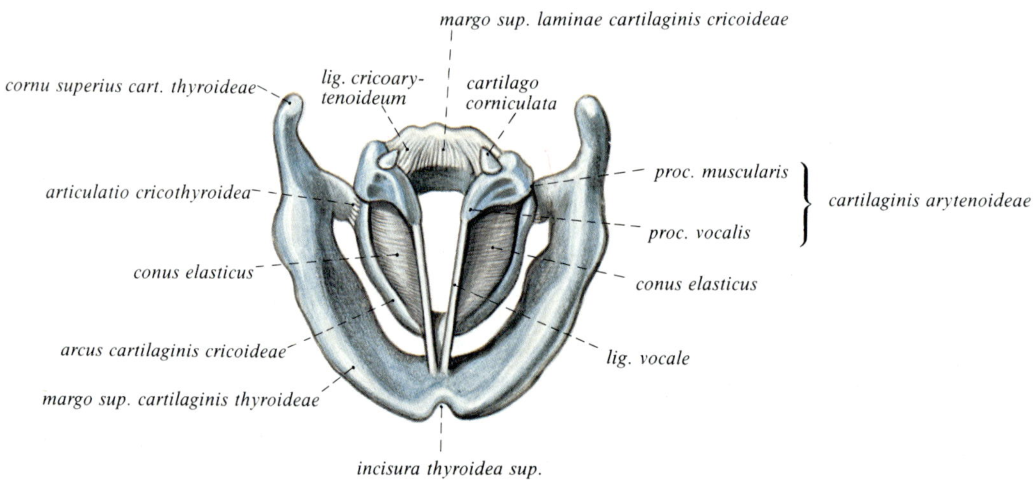

Abb. 328. Einblick in das knorpelige Kehlkopfgerüst, cartilagines laryngis, von oben mit lig. vocale und conus elasticus.

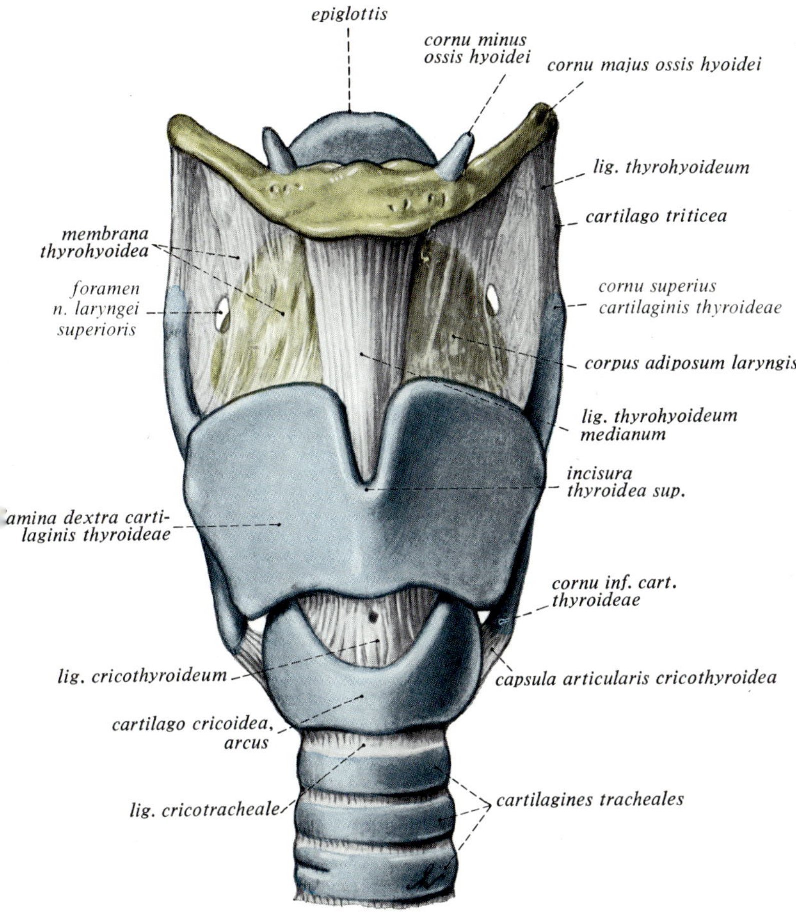

◁ **Abb. 329.** Knorpel, Bänder und Gelenke des Kehlkopfes, larynx, einschließlich des Zungenbeins, os hyoideum, und des oberen Teils der Luftröhre, trachea. Ventralansicht. Hyaliner Knorpel blau, verknöcherte Teile des Zungenbeins gelb. Beachte den Fettkörper (corpus adiposum laryngis) zwischen den Schichten der membrana thyrohyoidea.

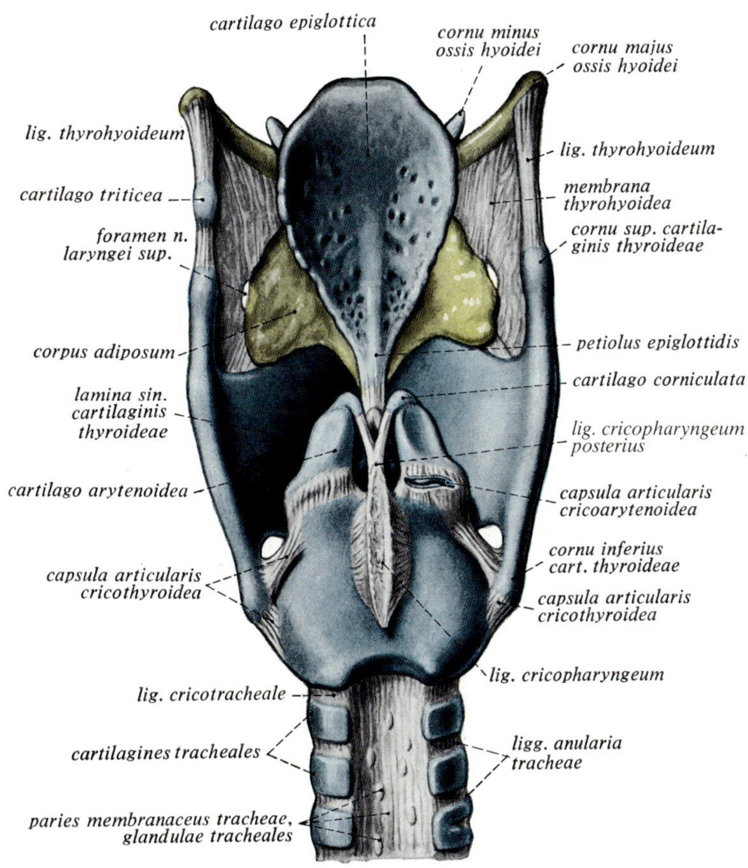

Abb. 330. Kehlkopfskelett. Knorpel, Bänder und Gelenke des Kehlkopfes, larynx, einschließlich des Zungenbeins, os hyoideum, und des oberen Teils der Luftröhre, trachea. Dorsalansicht. Verknöcherte Teile des Zungenbeins und corpus adiposum zwischen membrana thyrohyoidea und epiglottis gelb. Der in den Abb. 329 und 330 abgebildete Kehlkopf stammt von einem Jugendlichen. Nach der Pubertät kommt es fortschreitend zur Verkalkung und Verknöcherung der Kehlkopfknorpel. ▷

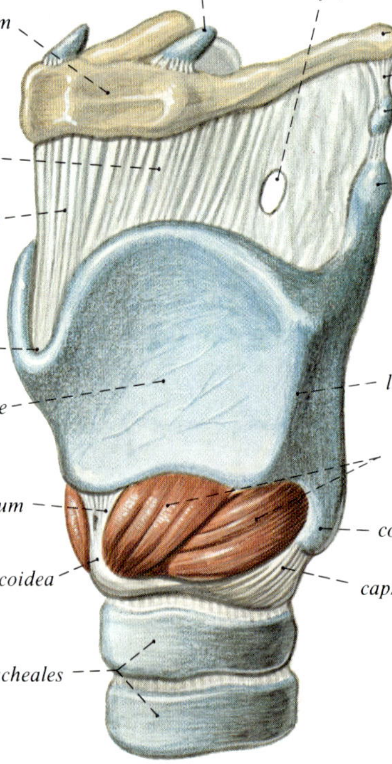

Abb. 331. Kehlkopf, larynx, von der linken Seite in Schrägansicht.

Kehlkopfmuskeln, musculi laryngis

Name	*Ursprung*	*Ansatz*
m. cricothyroideus (oberflächliche *pars recta* und tiefere *pars obliqua*)	äußere Fläche des Ringknorpelbogens	kaudaler Rand und cornu inferius cartilaginis thyroideae
m. cricoarytenoideus posterior (*»posticus«*)	Dorsalfläche der Ringknorpelplatte	processus muscularis cartilaginis arytenoideae
m. cricoarytenoideus lateralis	kranialer Rand des seitlichen Teils des Ringknorpelbogens	processus muscularis cartilaginis arytenoideae
m. arytenoideus transversus	laterale Kante und dorsale Fläche der cartilago arytenoidea	zu den gleichen Teilen der anderen Seite
m. arytenoideus obliquus	processus muscularis des einen Aryknorpels	Spitze des anderen Aryknorpels
m. aryepiglotticus	variabel ausgebildete Ausstrahlungen des m. arytenoideus obliquus in der plica aryepiglottica	
m. thyroarytenoideus	Innenfläche der medianen Schildknorpelleiste	processus muscularis und laterale Fläche der cartilago arytenoidea
m. vocalis	verläuft in der Stimmlippe	processus vocalis des Aryknorpels
m. thyroepiglotticus	Fortsetzungen des m. thyroarytenoideus in die plica aryepiglottica	

Innervation: Der m. cricothyroideus wird vom ramus externus des n. laryngeus superior, die übrigen Kehlkopfmuskeln werden vom n. laryngeus recurrens versorgt.

Funktion: Der m. cricothyroideus spannt die Stimmbänder; der m. cricoarytenoideus posterior erweitert, der m. cricoarytenoideus lateralis verengt die rima glottidis. Die übrigen wirken im wesentlichen als Sphinkteren des aditus laryngis und der rima glottidis oder als Regulatoren der Spannungsverhältnisse in der Stimmlippe selbst (m. vocalis).

Abb. 332. Die Muskeln der dorsalen Kehlkopffläche. ▷

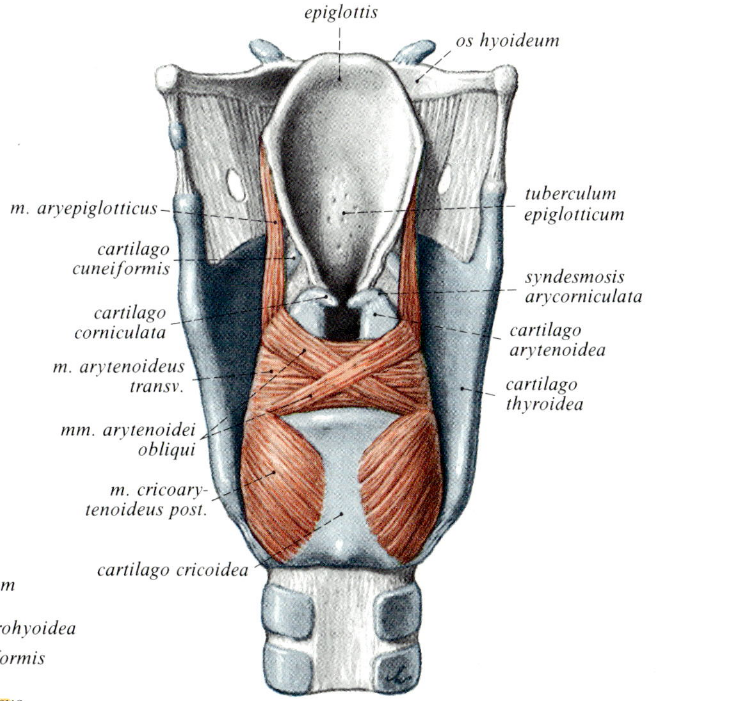

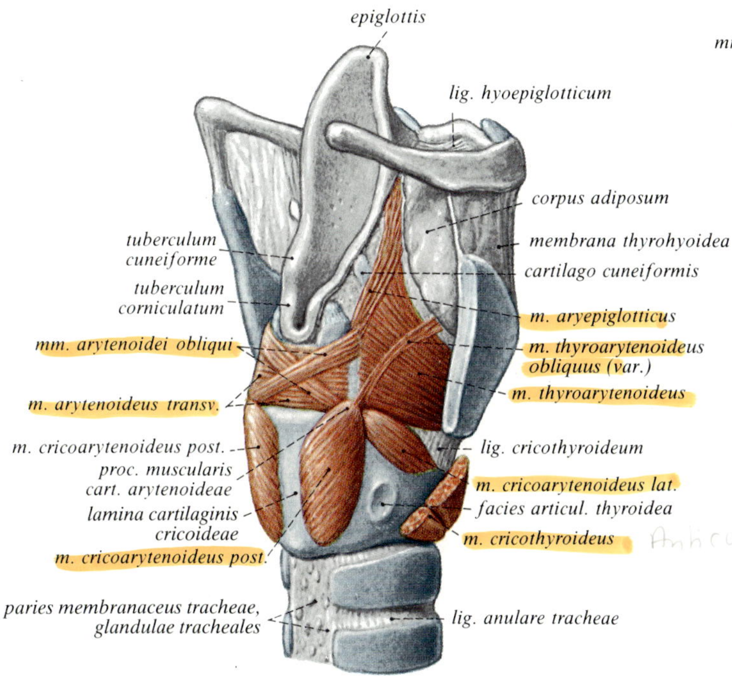

Abb. 333. Kehlkopfmuskulatur, mm. laryngis, schräg von unten und hinten gesehen.

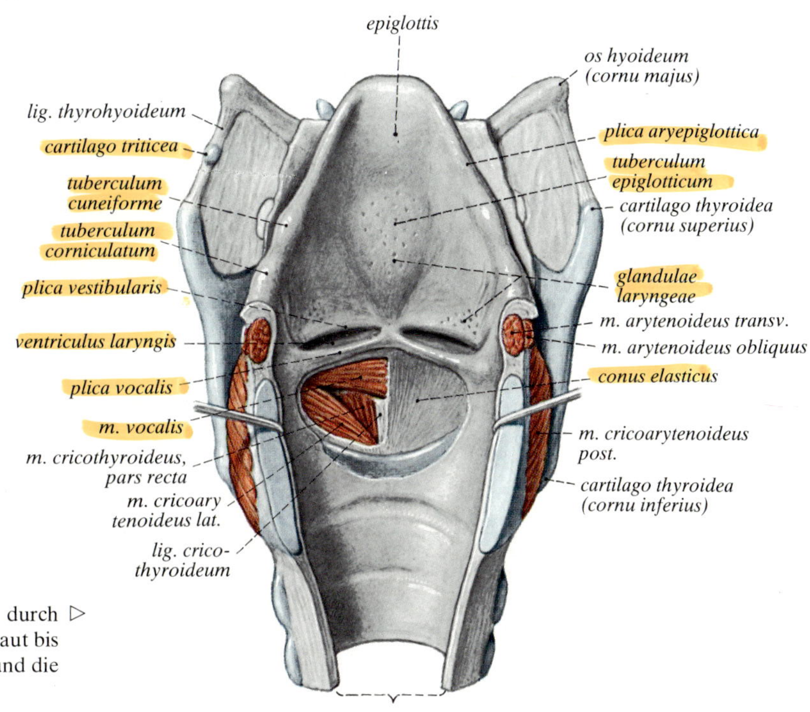

Abb. 334. Kehlkopf (larynx) dorsal median eröffnet und durch ▷ Haken gespreizt. Unterhalb der plica vocalis ist die Schleimhaut bis zum oberen Rand des arcus cartilaginis cricoideae entfernt und die Muskulatur auf der linken Seite von innen präpariert.

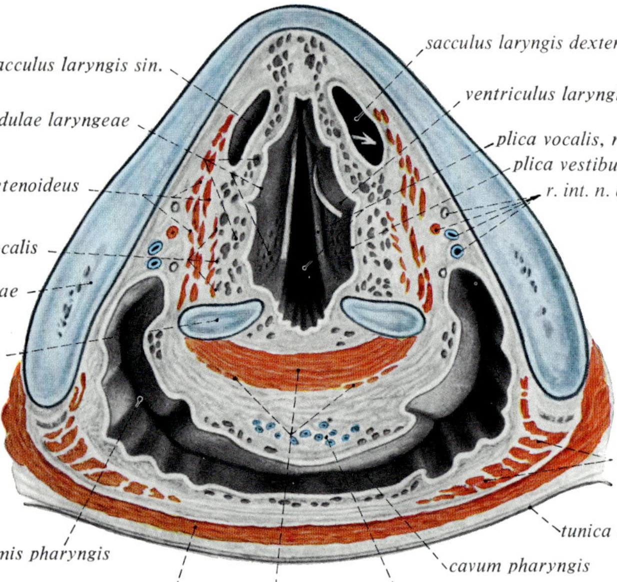

Abb. 335. Horizontalschnitt durch den Kehlkopf, larynx, in Höhe der plicae vestibulares. Ein weißer Pfeil zeigt den Zusammenhang des ventriculus laryngis mit dem sacculus laryngis.

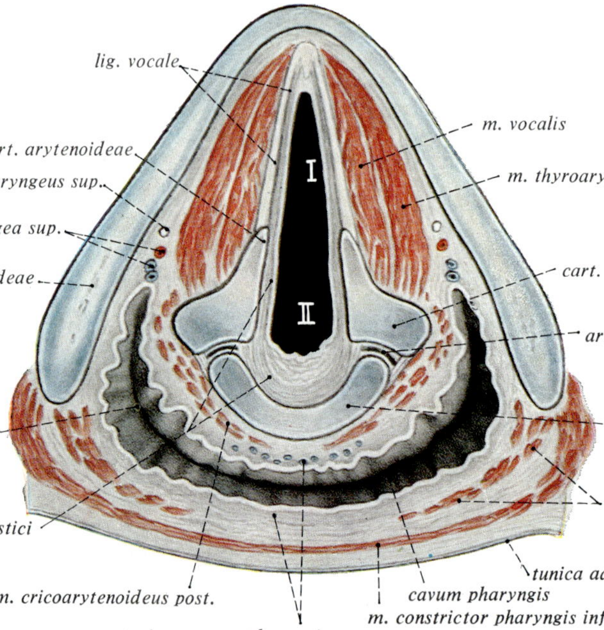

I = pars intermembranacea, II = pars intercartilaginea rimae glottidis

Abb. 336. Horizontalschnitt durch den Kehlkopf, larynx, in Höhe der Stimmritze, rima glottidis, und durch die pars laryngea pharyngis.

Abb. 337–340. Kehlkopfeingang, aditus laryngis, und Stimmritze, rima glottidis, bei verschiedenen Funktionsstadien im Kehlkopfspiegelbild. * Handgriff des Kehlkopfspiegels

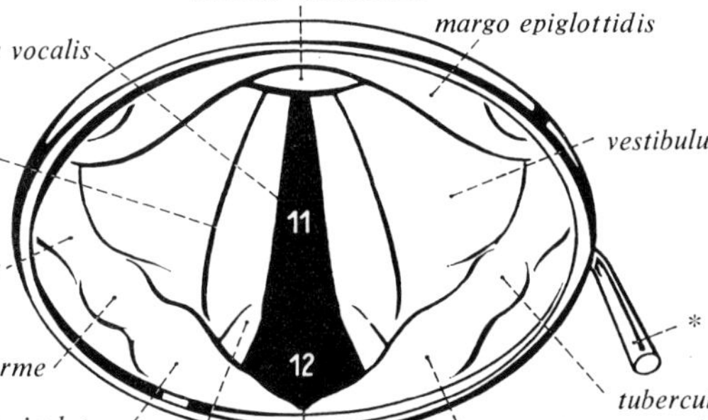

Abb. 337. Respirationsstellung, ruhige Atmung. 11 rima glottidis, pars intermembranacea, 12 rima glottidis, pars intercartilaginea.

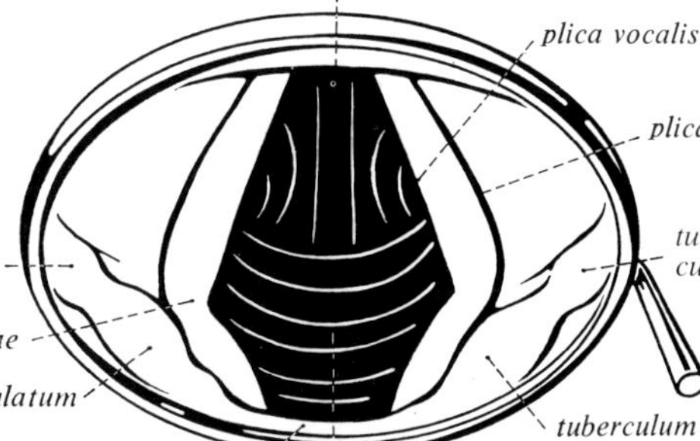

Abb. 338. Rima glottidis bei tiefer Einatmung.

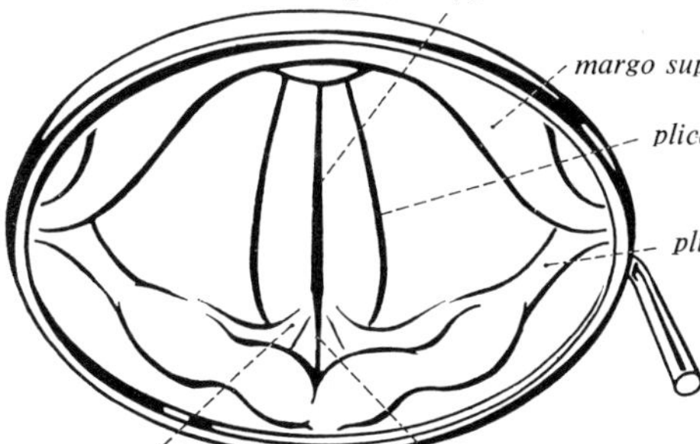

Abb. 339. Phonationsstellung bei hohen, schrillen Tönen, enge Stimmritze, gespannte Stimmbänder.

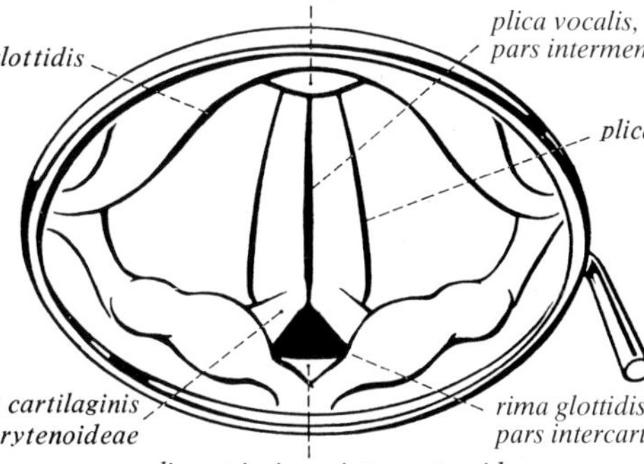

Abb. 340. Phonationsstellung bei Flüsterstimme.

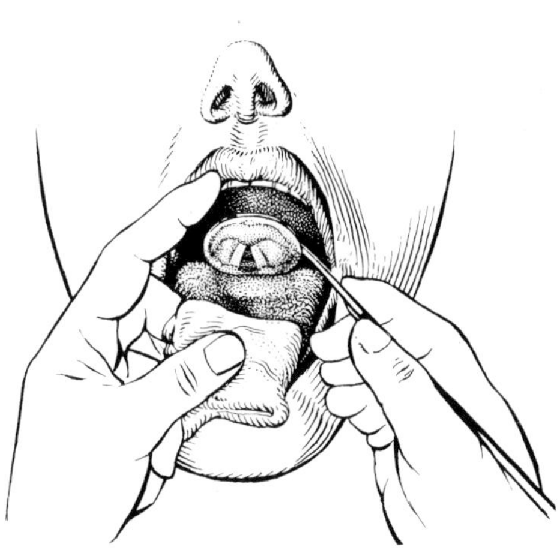

◁ **Abb. 341.** Kehlkopfspiegelung mit vorgezogener Zunge. Blick auf die Stimmbänder.

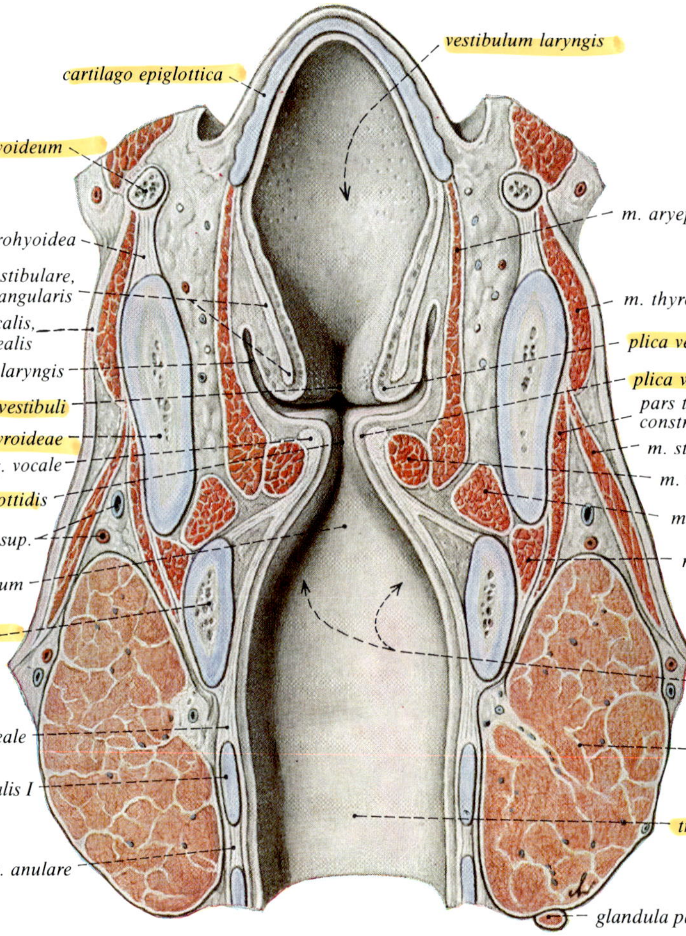

Abb. 342. Frontalschnitt durch den Kehlkopf, larynx, und die Schilddrüse, glandula thyroidea. Ansicht von dorsal. Schild- und Ringknorpel in den Innenzonen verknöchert.

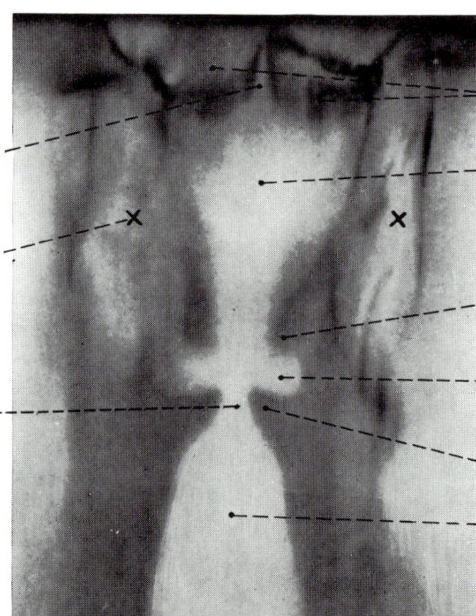

Abb. 343. Röntgenbild des Kehlkopfes, larynx, im sagittalen Strahlengang.

Auge und Augenhöhle

Abb. 344. Rechter Augapfel, bulbus oculi, bei geöffneten Lidern, palpebrae.

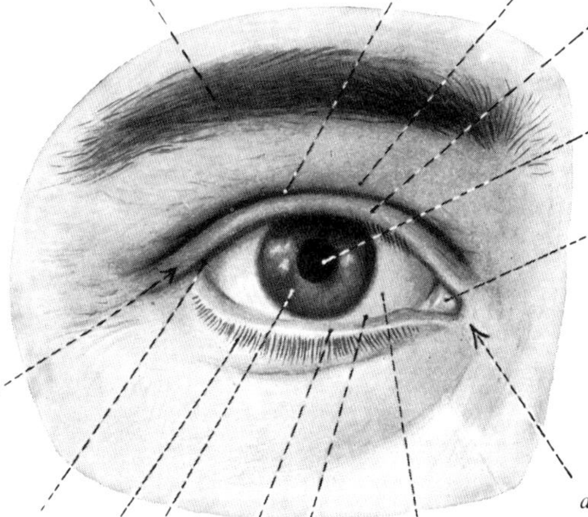

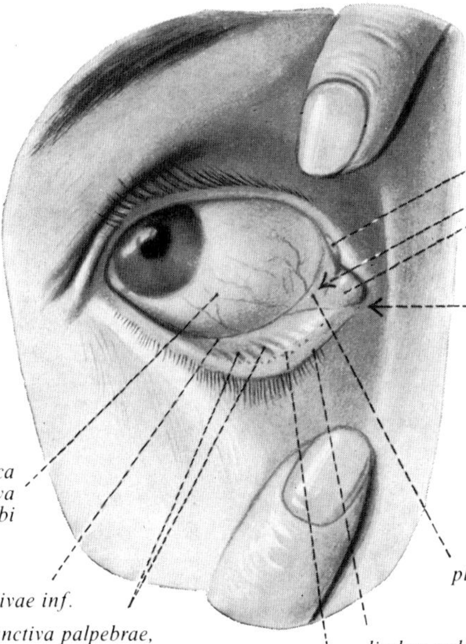

◁ **Abb. 345.** Rechte Lidspalte durch Auseinanderziehen der Lider stark geöffnet. Richtung des Blickes temporalwärts und nach oben.

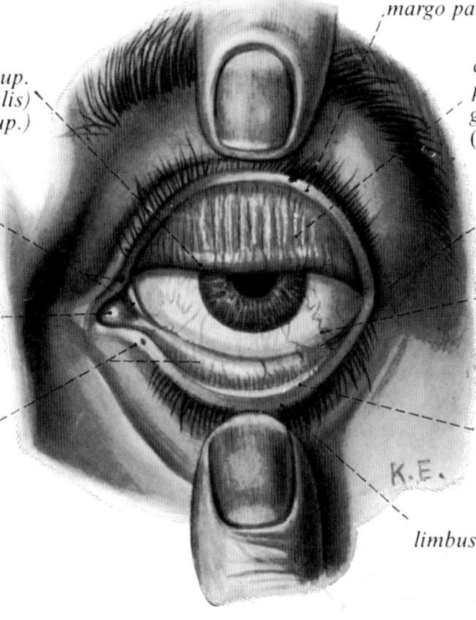

Abb. 346. Umstülpung des Oberlids (Ektropionieren) am linken Auge. Dies ▷ ist infolge der Steifheit des tarsus superior möglich. Man sieht durch die Konjunktivalschleimhaut die MEIBOMschen Drüsen durchschimmern. Maßnahme zur Entfernung von Fremdkörpern in der Konjunktiva. (Aus PERNKOPF: Atlas der topographischen und angewandten Anatomie des Menschen, Bd. 1, 2. Aufl. [Hrsg. H. FERNER]. Urban & Schwarzenberg, München–Wien–Baltimore 1980.)

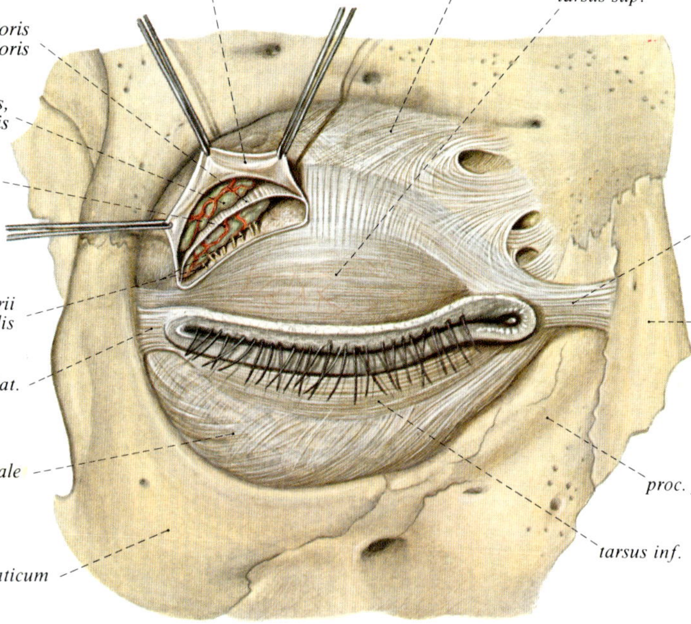

Abb. 347. Septum orbitale des rechten Auges von vorn. Im lateralen Teil des Oberlids ist das septum orbitale eingeschnitten und zurückgelegt, so daß pars orbitalis und pars palpebralis der glandula lacrimalis sichtbar sind. Zwischen den beiden Teilen die Sehne des m. levator palpebrae superioris.

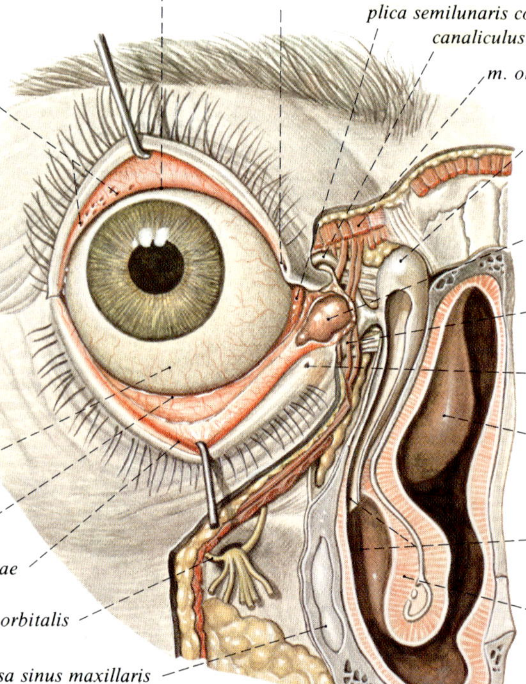

Abb. 348. Tränenleitungswege. Die Augenlider sind vom bulbus oculi abgezogen, so daß der Einblick in den saccus conjunctivae freiliegt. Am medialen Lidwinkel sind die canaliculi lacrimales und ihre Einmündung in den saccus lacrimalis präpariert. Beachte die Muskelbündel, die als Abspaltungen des m. orbicularis oculi die Tränenkanälchen umgeben. (Bei Kontraktion: Ansaugung der Tränenflüssigkeit in die Kanälchen.) Saccus lacrimalis und ductus nasolacrimalis bis zu seiner Mündung unter der concha nasalis inferior eröffnet. Äußere Nase und ein Teil der unteren Muschel entfernt.

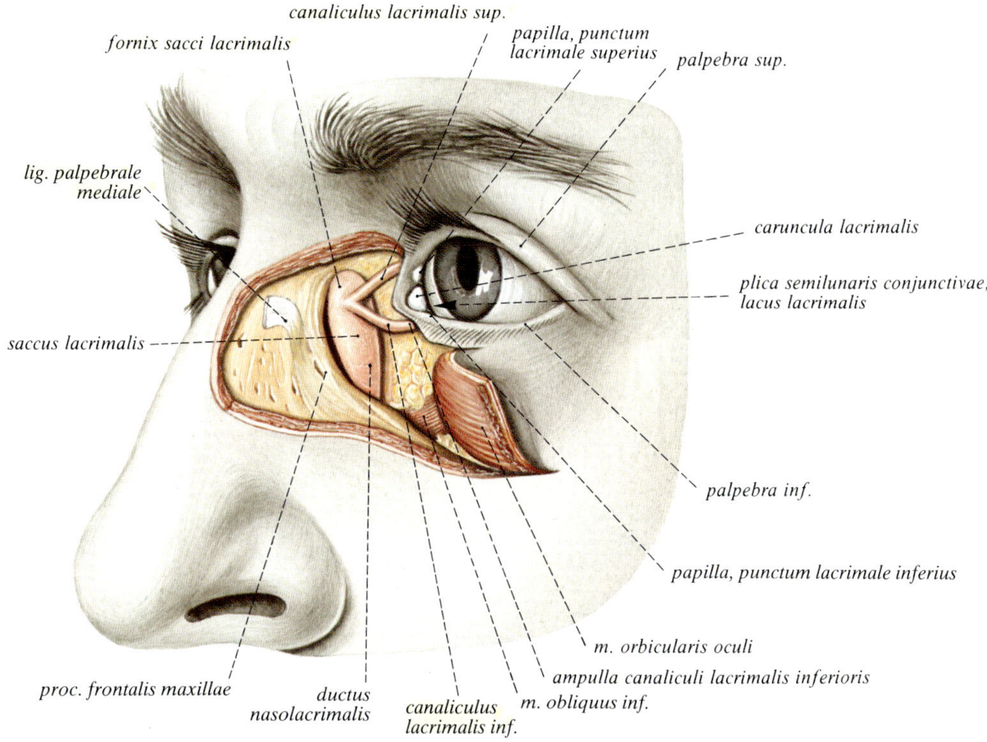

Abb. 349. Die Tränen ableitenden Organe des linken Auges. Tränenkanälchen und Tränensack, canaliculi lacrimales sup. et inf., saccus lacrimalis.

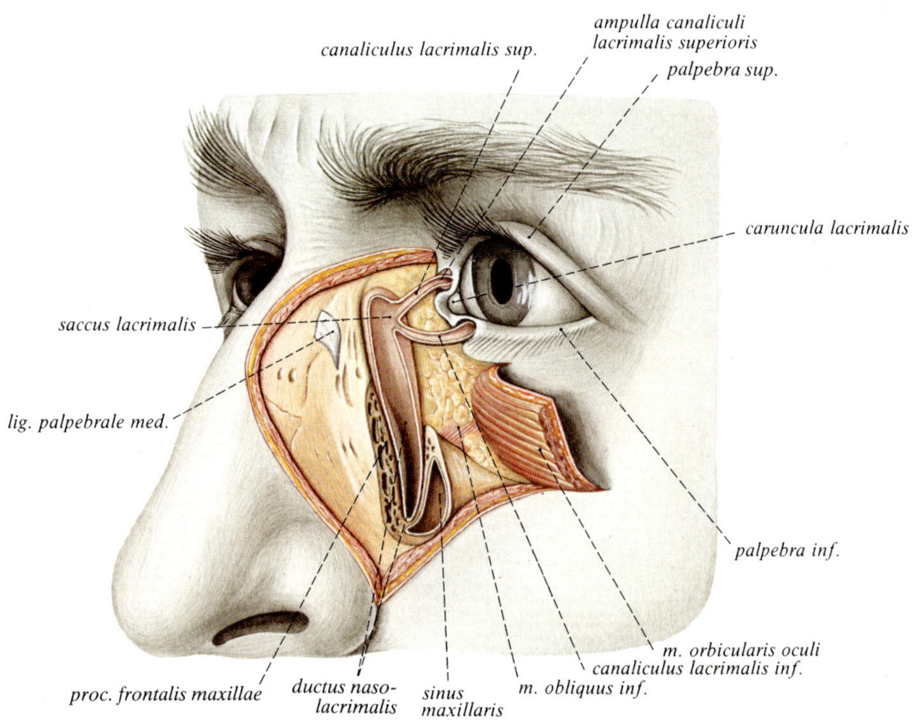

Abb. 350. Die ableitenden Tränenwege, längs eröffnet. Ductus nasolacrimalis (häutig) im canalis nasolacrimalis (Knochenkanal); im unteren Nasengang, meatus nasi inferior, mündend.

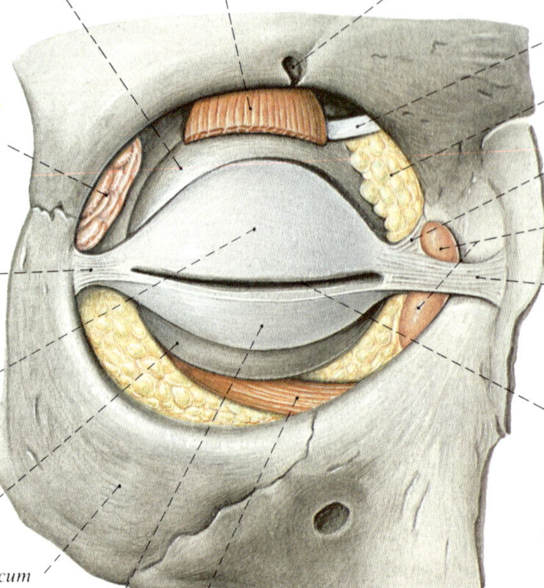

◁ **Abb. 351.** Die Tarsalplatten (tarsi) der Augenlider, das ligamentum palpebrale mediale, die raphe palpebralis lateralis und der Tränensack, saccus lacrimalis, bei einem rechten Auge. Die Augenlider sind abpräpariert, oben erkennt man den durchgeschnittenen Oberlidheber, m. levator palpebrae superioris.

Abb. 352. Die äußeren Augenmuskeln des linken Bulbus, von seitlich und vorne gesehen. Haut, Lider, Orbitalseptum usw. sind entfernt. ▷

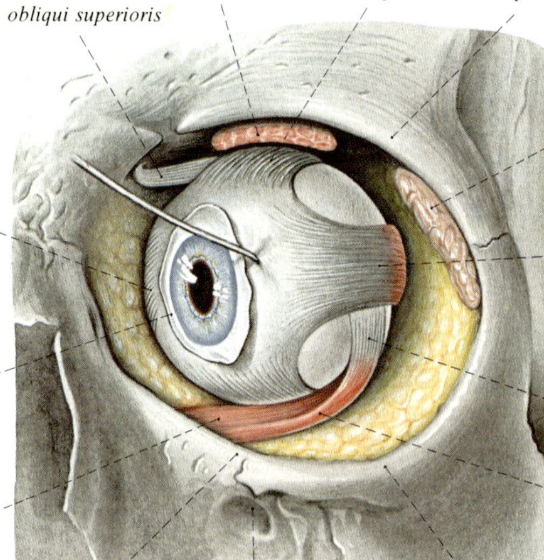

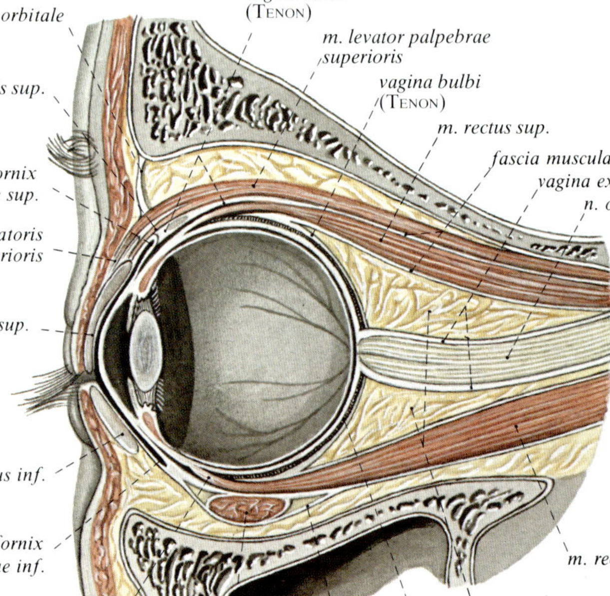

Abb. 353. Sagittalschnitt durch die Augenhöhle mit Inhalt (parallel zum n. opticus).

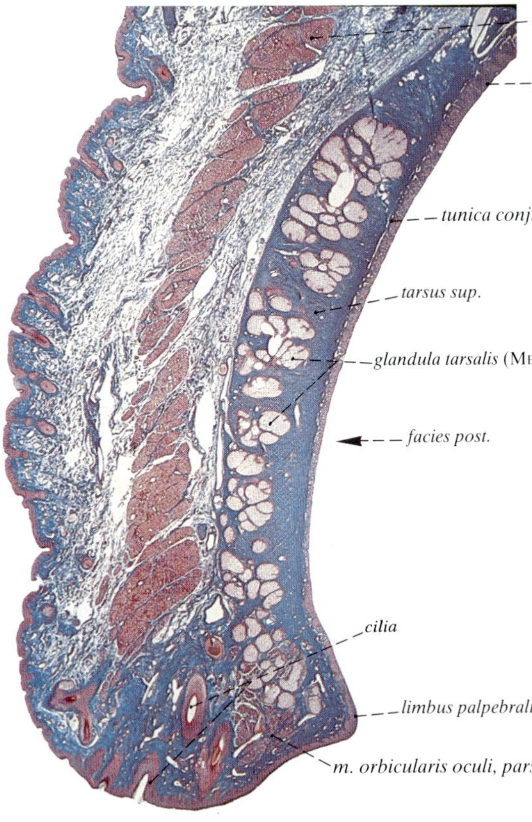

Abb. 354. Sagittalschnitt durch das Augenlid (Oberlid). Lupenvergrößerung. Mikrofoto.

Abb. 355. Die beiden Lider von der Hinterfläche, mit Natronglycerin durchsichtig gemacht; MEIBOM-sche Drüsen, glandulae tarsales. ▽

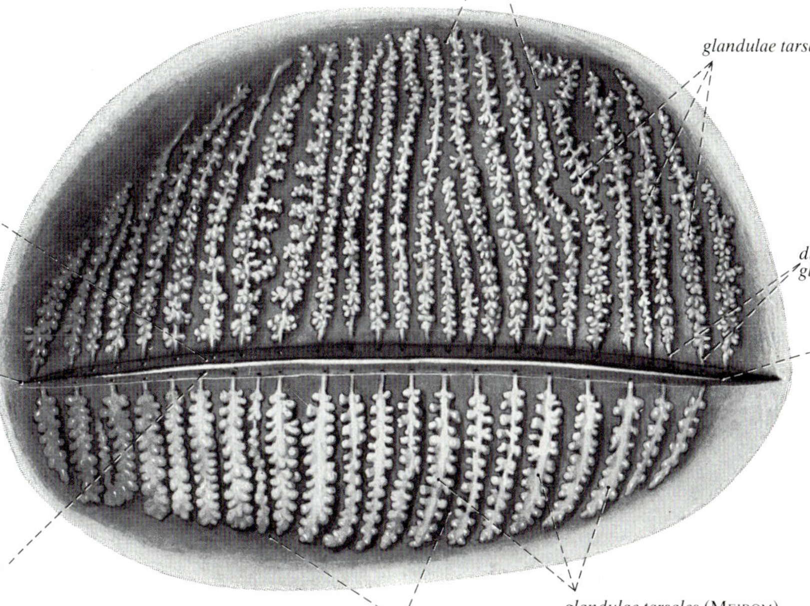

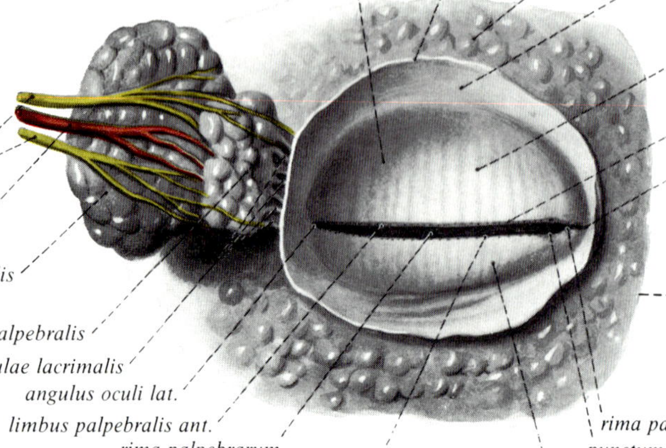

Abb. 356. Die Augenlider des linken Auges von innen und die Tränendrüse.

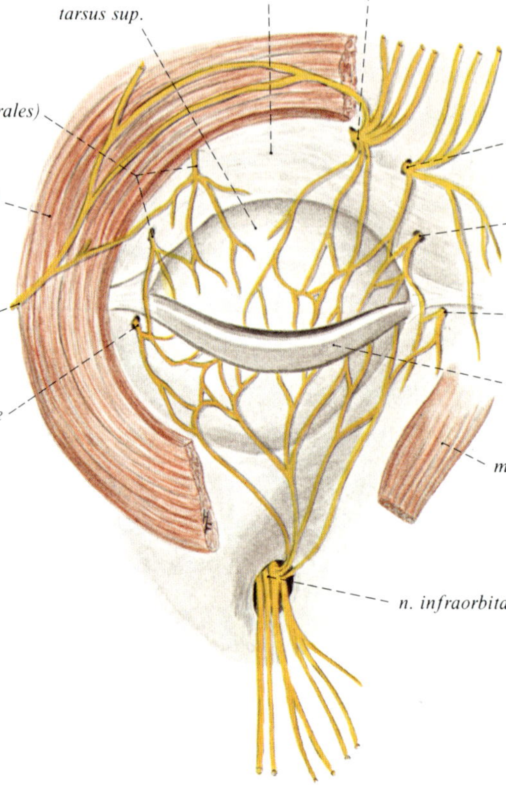

Abb. 357. Die reichliche und multiple Innervation der Augenlider (rechtes Auge).

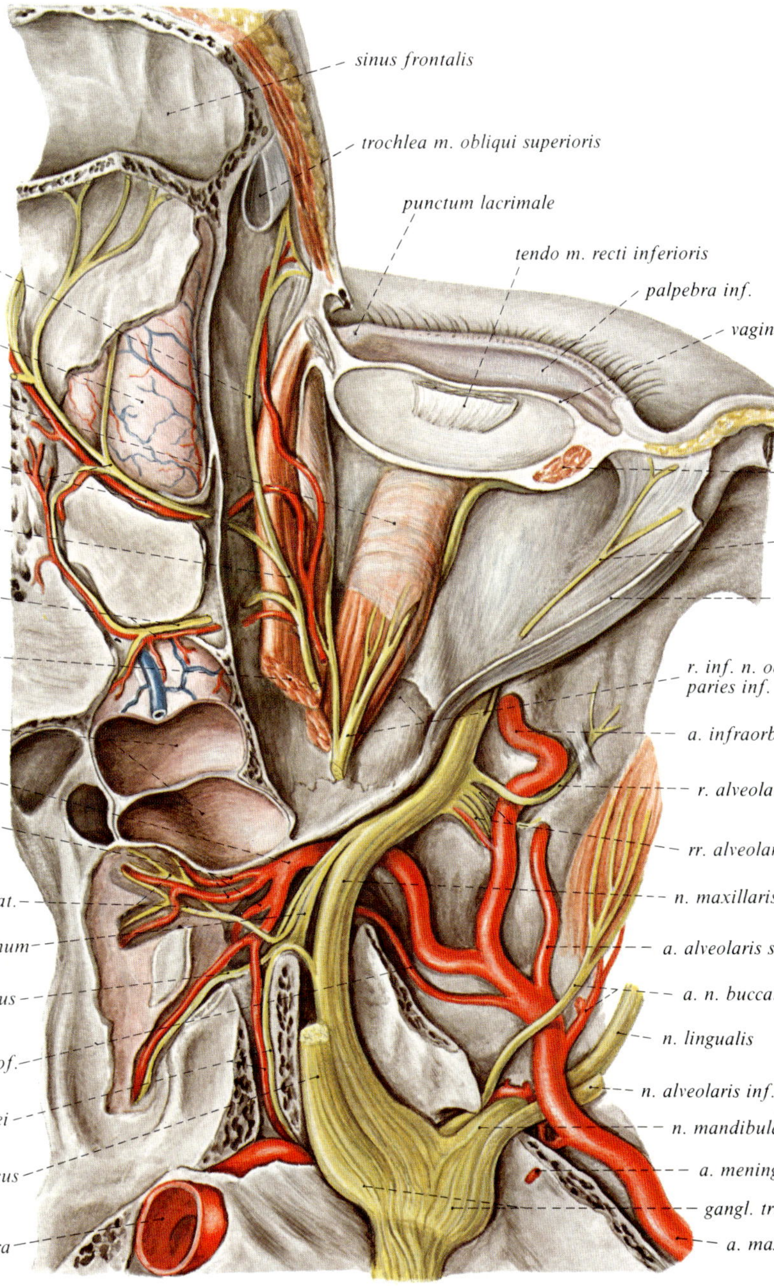

Abb. 358. Präparation der Orbita, des ganglion trigeminale mit den drei Hauptästen und der Endstrecke der a. maxillaris. Beachte die arterielle und nervöse Versorgung der Nasennebenhöhlen durch die Äste der a. ophthalmica und des nervus nasociliaris (a., n. ethmoidalis anterior et posterior), sowie Äste aus dem Bereich des ganglion pterygopalatinum (nervi nasales posteriores). Die Endaufteilung der a. maxillaris: nach links die a. sphenopalatina in die Nase und nach rostral lateral die a. infraorbitalis und a. alveolaris superior posterior. Beachte den Ursprung der a. meningea media.

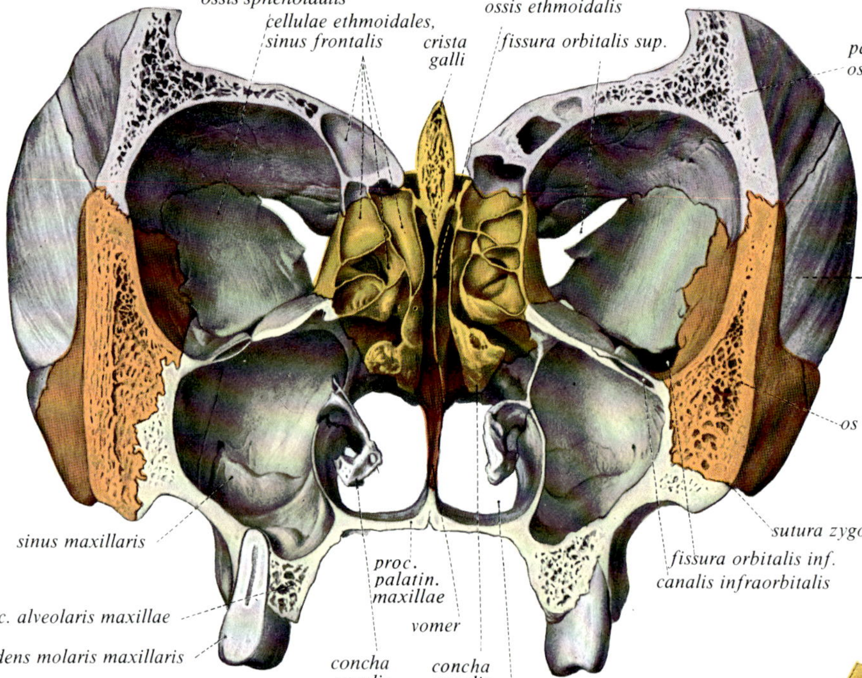

Abb. 359.

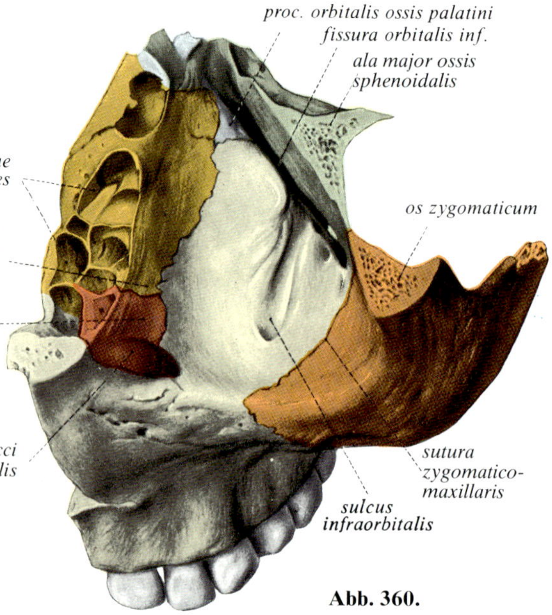

Abb. 360.

In **Abb. 359–361** sind Stirnbein, os frontale, violett; Siebbein, os ethmoidale, orange; Oberkiefer, maxilla, gelb; Keilbein, os sphenoidale, grün; Gaumenbein, os palatinum, blau; Pflugscharbein, vomer, und Tränenbein, os lacrimale, rot; untere Muschel, concha nasalis inferior, und Schläfenbein, os temporale, ungefärbt. Jochbein, os zygomaticum.

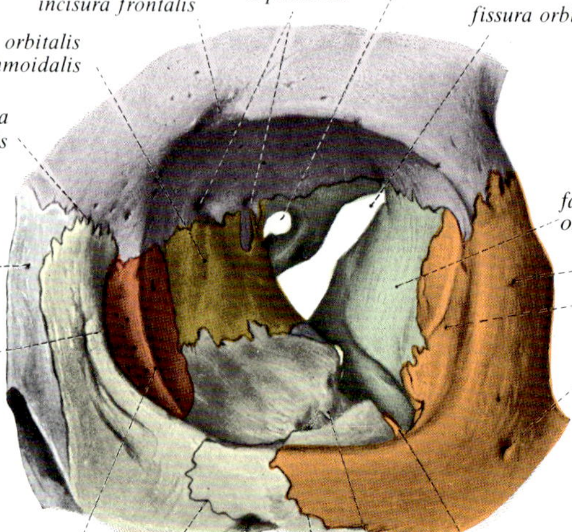

Abb. 361.

Abb. 359. Frontalschnitt durch den vorderen Teil des Gesichtsschädels, cranium, zur Erläuterung der Raumaufteilung. Augenhöhle, orbita; Nasenhöhle, cavum nasi osseum; Kieferhöhle, sinus maxillaris; Siebbeinlabyrinth, labyrinthus ethmoidalis.

Abb. 360. Untere Wand der linken Augenhöhle, orbita, obere Wand (Orbitaldach) abgesägt.

Abb. 361. Vorderansicht der linken Augenhöhle, orbita.

Abb. 362. Mediale Wand der linken Augenhöhle, orbita, und der ▷ Flügelgaumengrube, fossa pterygopalatina.

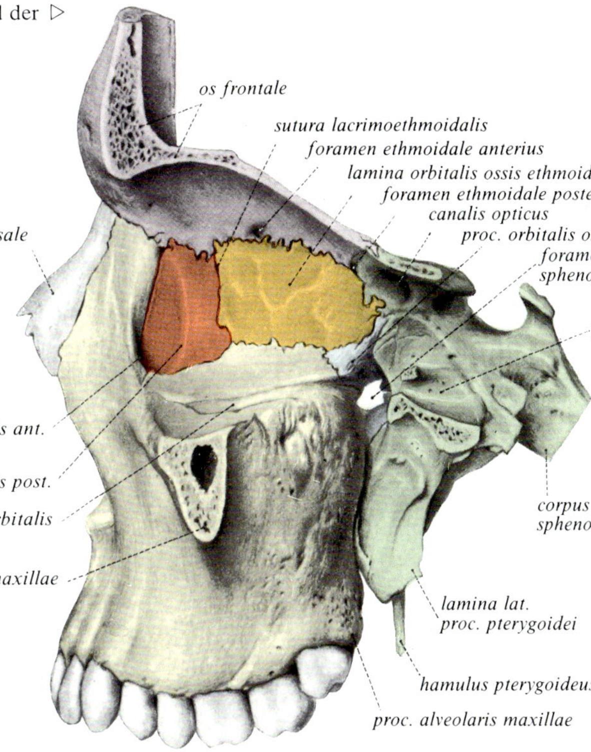

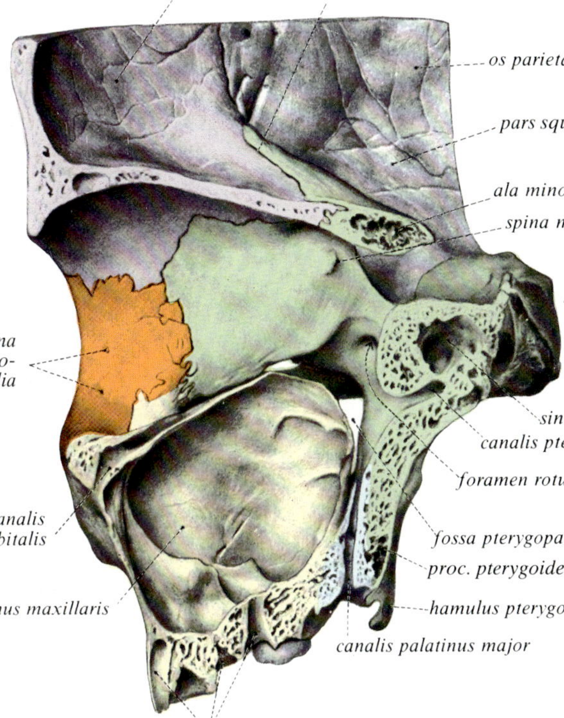

Abb. 363. Laterale Wand der rechten Augenhöhle, orbita, sinus maxillaris und fossa pterygopalatina.

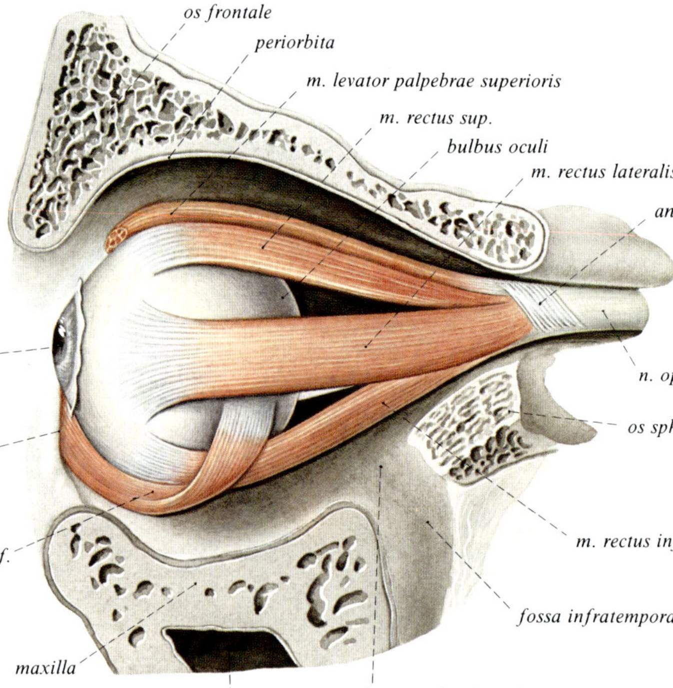

Abb. 364. Die äußeren Augenmuskeln des linken Auges in der Ansicht von lateral. Die laterale (temporale) Wand der linken Augenhöhle ist entfernt, der übrige Inhalt der Augenhöhle ausgeräumt, einschließlich der Faszien und Augenlider. Der m. levator palpebrae superioris ist größtenteils (bis auf das vordere Ende) erhalten.

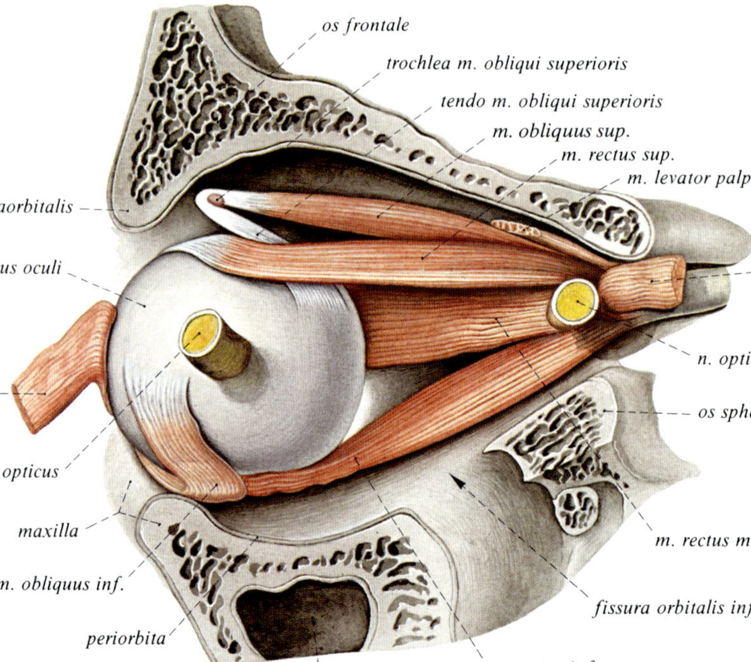

Abb. 365. Die äußeren Augenmuskeln des linken Auges von lateral. Der m. rectus lateralis und der n. opticus sind durchgeschnitten. Der Augapfel ist so gedreht, daß sein hinterer Pol mit dem Stumpf des n. opticus nach lateral sieht. M. levator palpebrae superioris größtenteils entfernt.

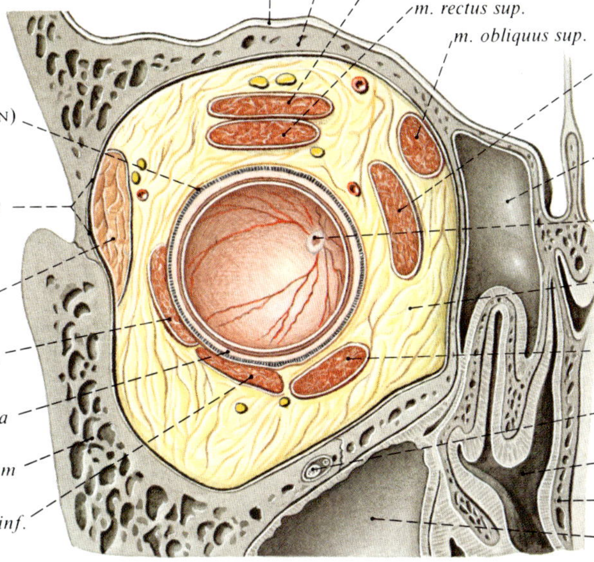

Abb. 366. Frontalschnitt durch die rechte Augenhöhle in der Gegend des hinteren Drittels des Augapfels. Ansicht von vorn.

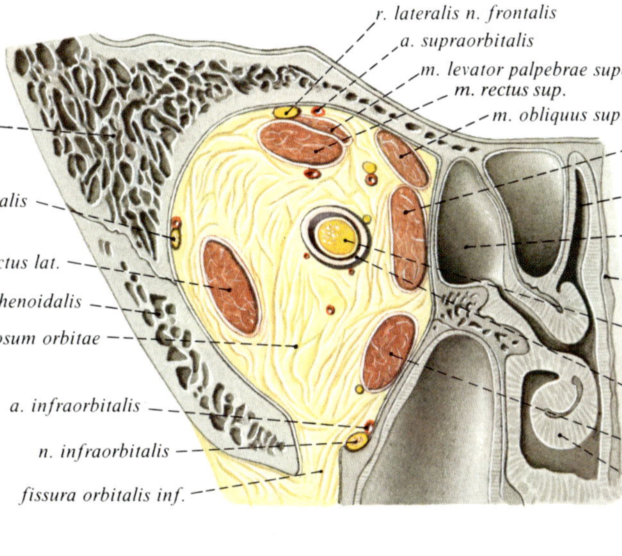

Abb. 367. Frontalschnitt durch die rechte Orbita mit Inhalt, unmittelbar hinter dem Augapfel, bulbus oculi.

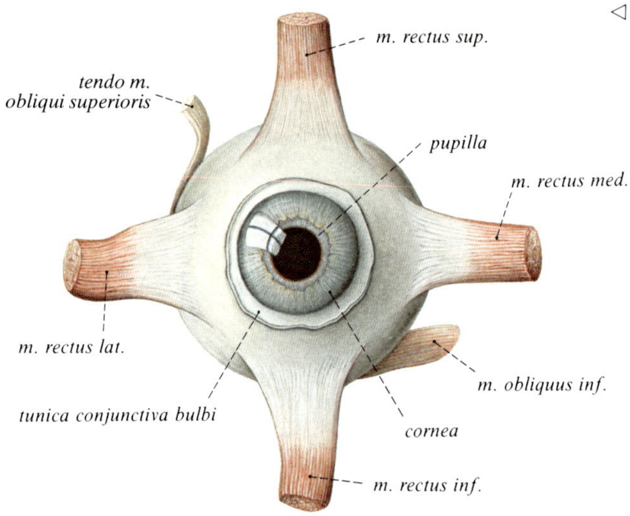

◁ **Abb. 368.** Augapfel und Stümpfe der Augenmuskeln (rechtes Auge); Ansicht von vorn.

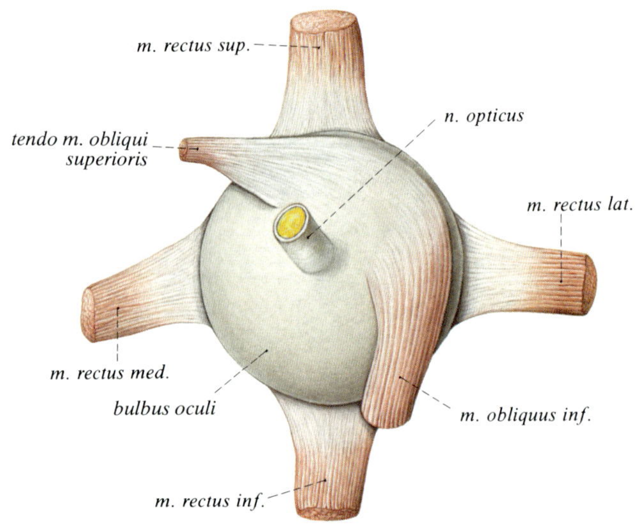

Abb. 369. Augapfel und Stümpfe der Augenmuskeln (rechtes Auge); Ansicht von hinten-unten.

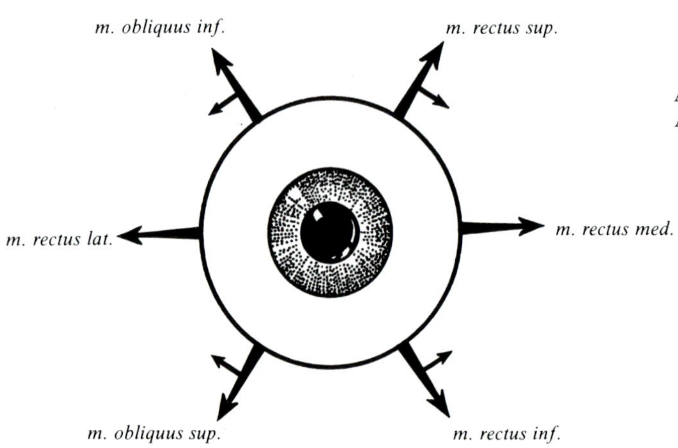

Abb. 370. Zugwirkung der Augenmuskeln. Schematisch, rechtes Auge.

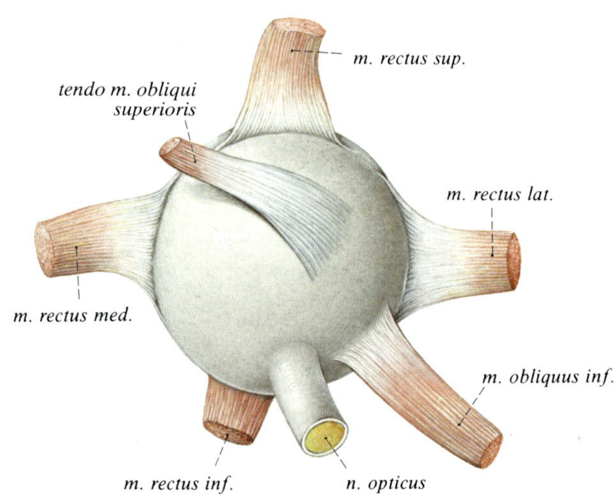

Abb. 371. Augapfel und Stümpfe der Augenmuskeln (rechtes ▷ Auge); Ansicht von hinten und oben. M. obliquus inferior vom Augapfel abgehoben.

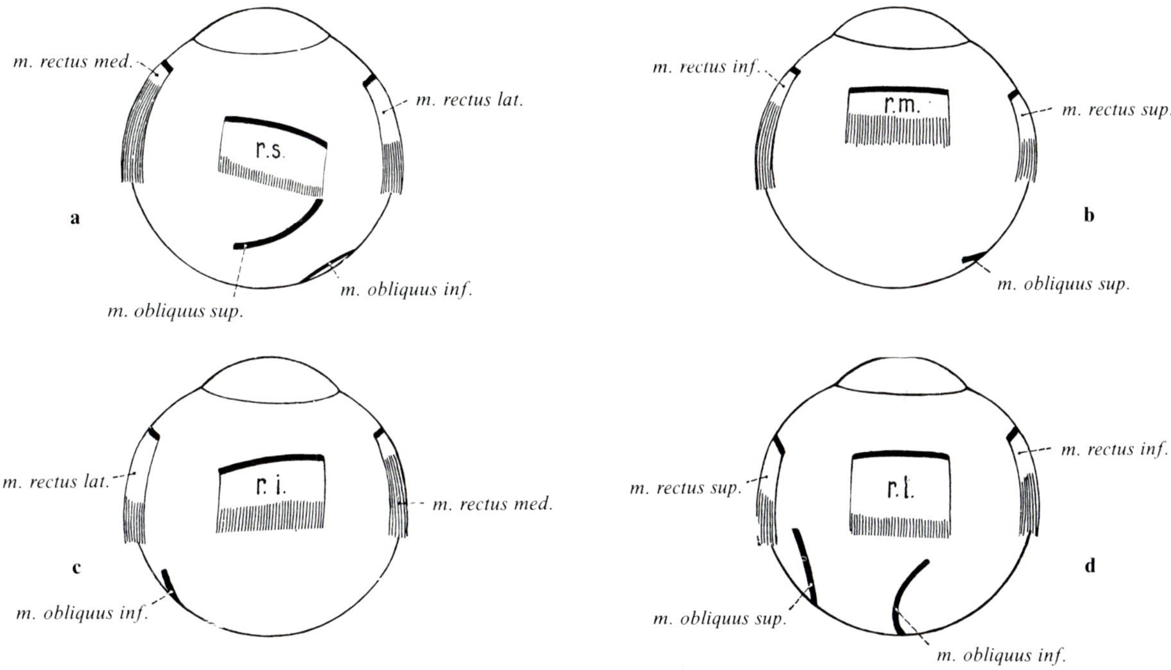

Abb. 372. Schema der Ansätze der sechs Augenmuskeln am rechten Auge. a) von oben, b) von medial, c) von unten, d) von lateral gesehen. r.i. = m. rectus inferior, r.l. = m. rectus lateralis, r.m. = m. rectus medialis, r.s. = m. rectus superior.

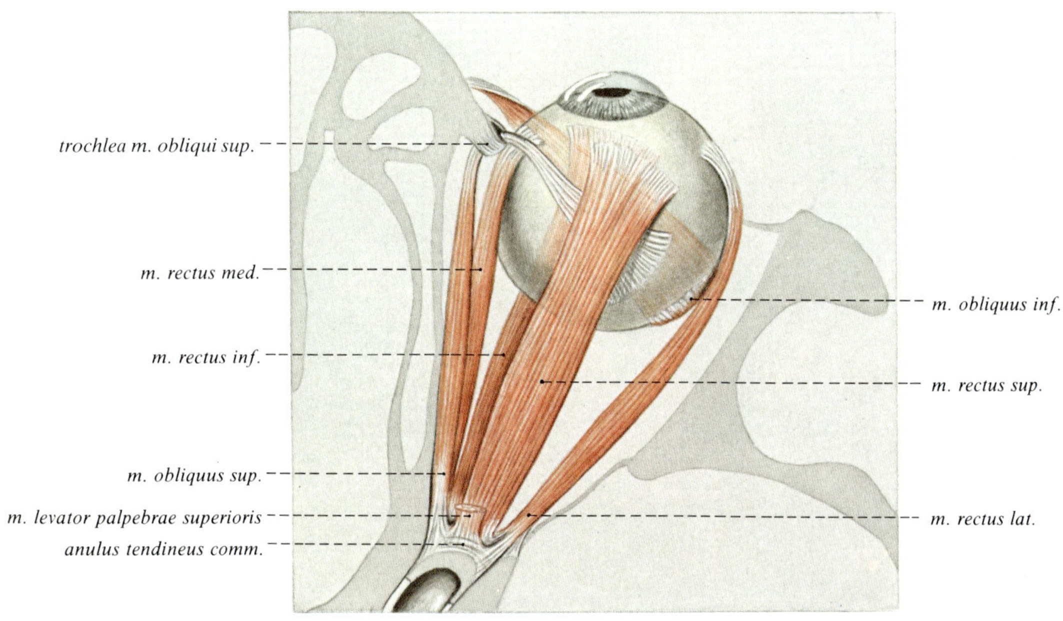

Abb. 373. Die Muskeln des rechten Auges schematisch in der Ansicht von oben. Muskeln zum Teil durchscheinend dargestellt. (Aus Pernkopf: Atlas der topographischen und angewandten Anatomie des Menschen. Bd. 1, 2. Aufl. [Hrsg. H. Ferner]. Urban & Schwarzenberg, München–Wien–Baltimore 1980.) Beachte den Winkel zwischen Bulbusachse und Muskelverlauf.

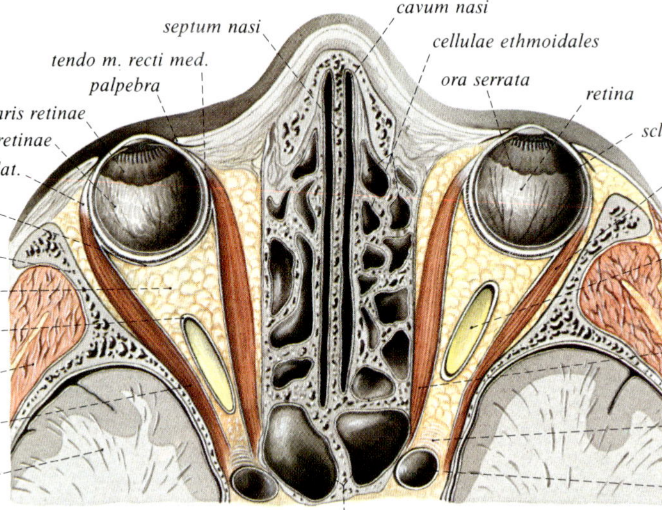

Abb. 374. Horizontalschnitt durch beide Orbitae und Nasenhöhle. Beachte den Winkel zwischen Bulbusachse und Muskulatur.

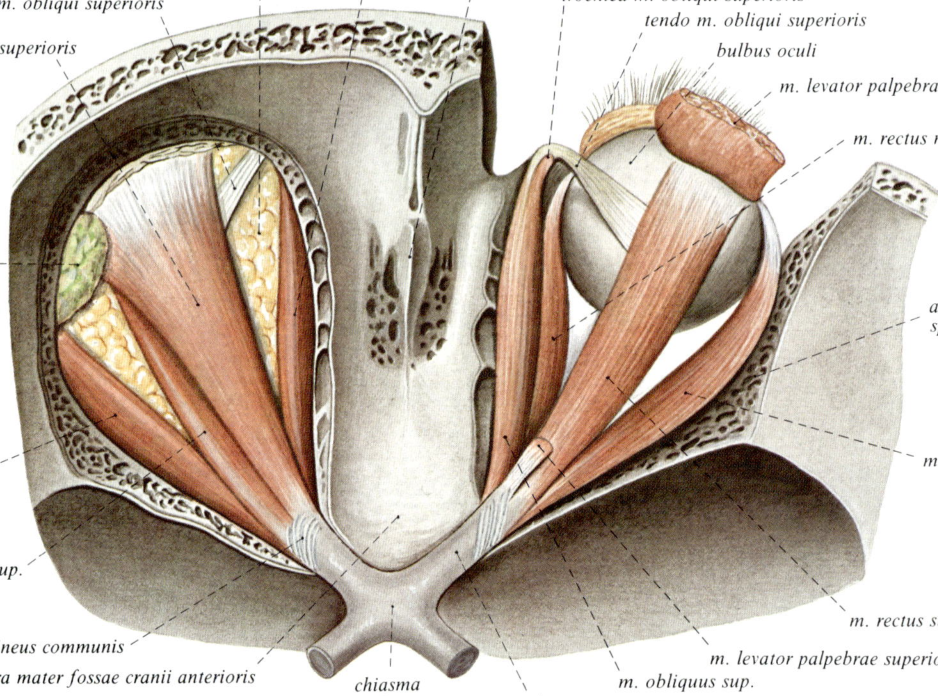

Abb. 375. Die äußeren Augenmuskeln, ihre Lage und ihr Verlauf in der Orbita. Rechts sind der m. levator palpebrae superioris und der orbitale Fettkörper, corpus adiposum orbitae (hungerfest), entfernt. Der Fettkörper bildet das Widerlager für die Bewegungen des Augapfels mit Hilfe der Tenonschen Kapsel, vagina bulbi.

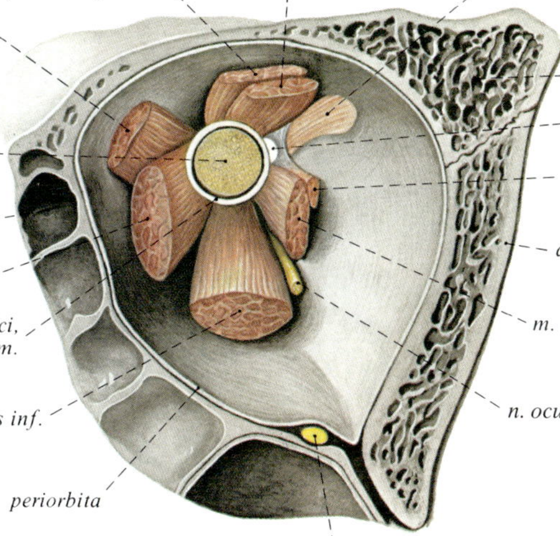

Abb. 376. Die Ursprünge der äußeren Augenmuskeln am anulus tendineus communis. Die Augenhöhle ist frontal durchgesägt. Man blickt von vorn auf die hintere Fläche. Der Sehnerv ist am canalis opticus abgeschnitten, die Stümpfe der um ihn gelegenen Muskeln sind erhalten. Von den Nerven in der orbita ist nur der untere Ast des n. oculomotorius sichtbar.

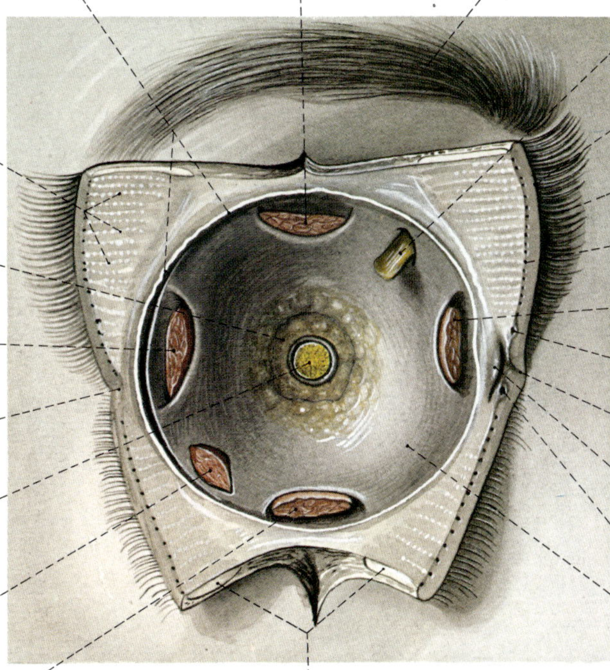

Abb. 377. Vagina bulbi (Tenonsche Kapsel) nach Entfernung des rechten bulbus oculi mit den Öffnungen für den Durchtritt der äußeren Augenmuskeln, welche dann an der sclera inserieren. Die vagina bulbi entspricht der Gelenkskapsel für die Bewegungen des bulbus.

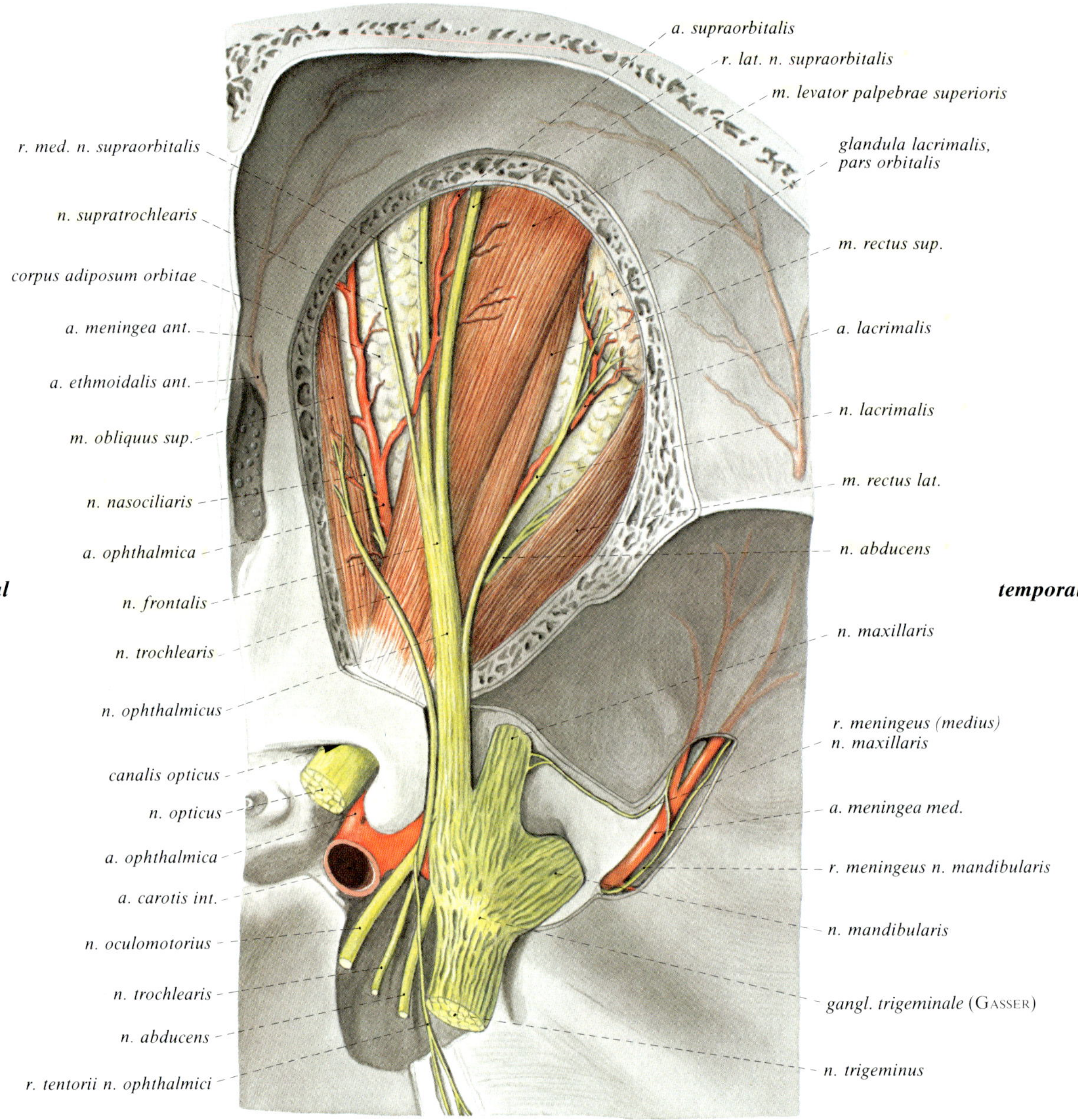

Abb. 378. Nerven und Arterien der rechten Augenhöhle, nach Abnahme des Orbitaldaches im Bereich der fossa cranii anterior präpariert. Dura mater längs der a. meningea media gespalten, im Bereich des ganglion trigeminale (= semilunare) und der Augenmuskelnerven abgelöst.

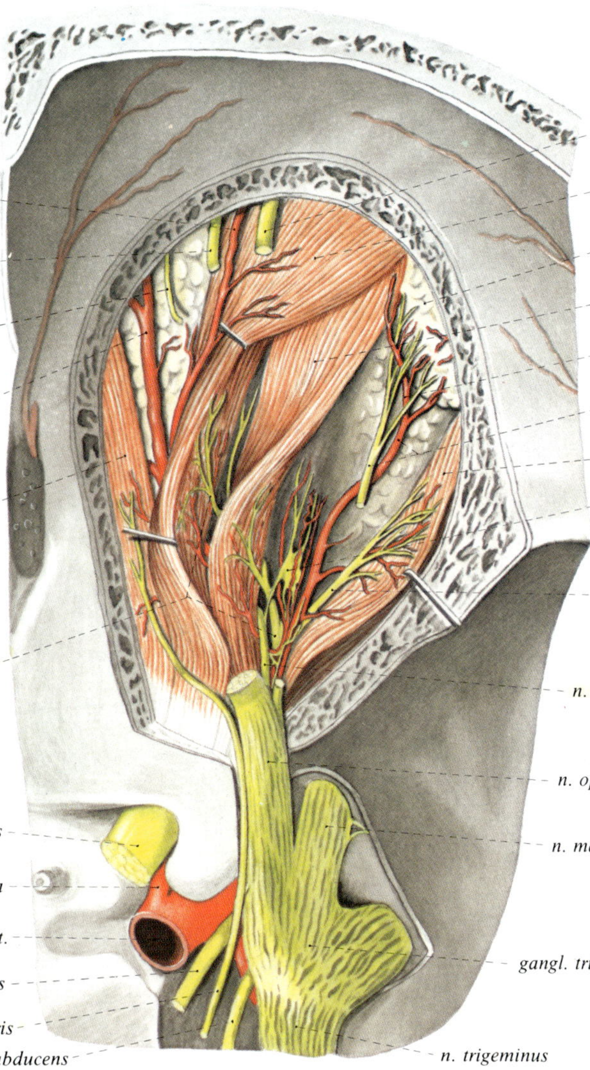

Abb. 379. Nerven und Arterien der rechten Augenhöhle von oben. 2. Schicht. Präparation ähnlich wie in Abb. 378. N. frontalis des n. ophthalmicus größtenteils abgetragen, Fett der Augenhöhle an der temporalen Seite teilweise entfernt, m. rectus superior und m. levator palpebrae superioris beiseite gezogen. Einblick auf das ganglion ciliare in dem Winkel zwischen n. opticus und m. rectus lateralis.

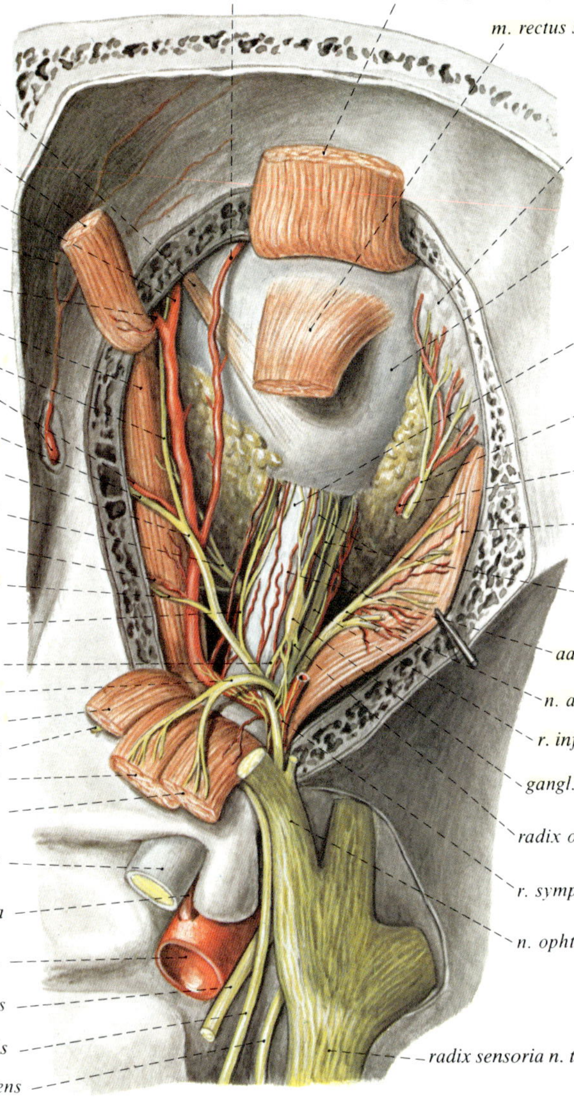

△

Abb. 380. Muskeln, Nerven und Arterien der rechten Augenhöhle, 3. Schicht. Präparat wie in Abb. 379. Zusätzlich durchgeschnitten: m. rectus superior, m. obliquus superior, m. levator palpebrae superioris. Beachte die Lage und die Nervenäste des ganglion ciliare.

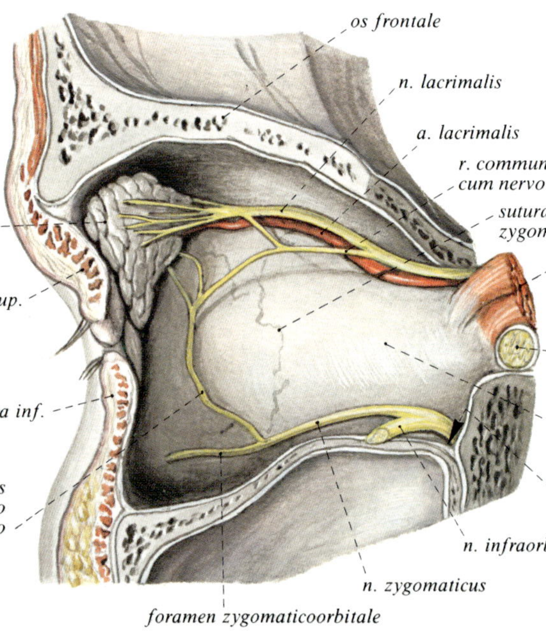

Abb. 381. Einblick auf die laterale Wand der ▷ ausgeräumten rechten Augenhöhle, orbita; Tränendrüse, glandula lacrimalis, und deren Innervation.

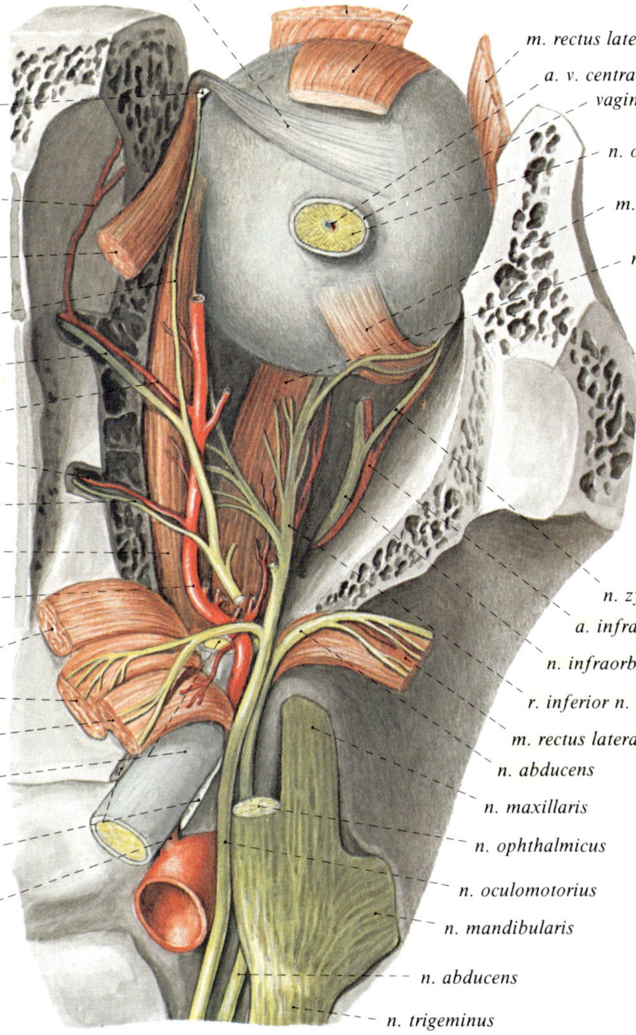

Abb. 382. Nerven, Arterien und Muskulatur in der rechten Orbita präpariert. Der n. opticus ist entfernt, ebenso ein Teil der äußeren Augenmuskeln. Insbesondere dargestellt ist der Verlauf und die Ramifikation des n. oculomotorius.

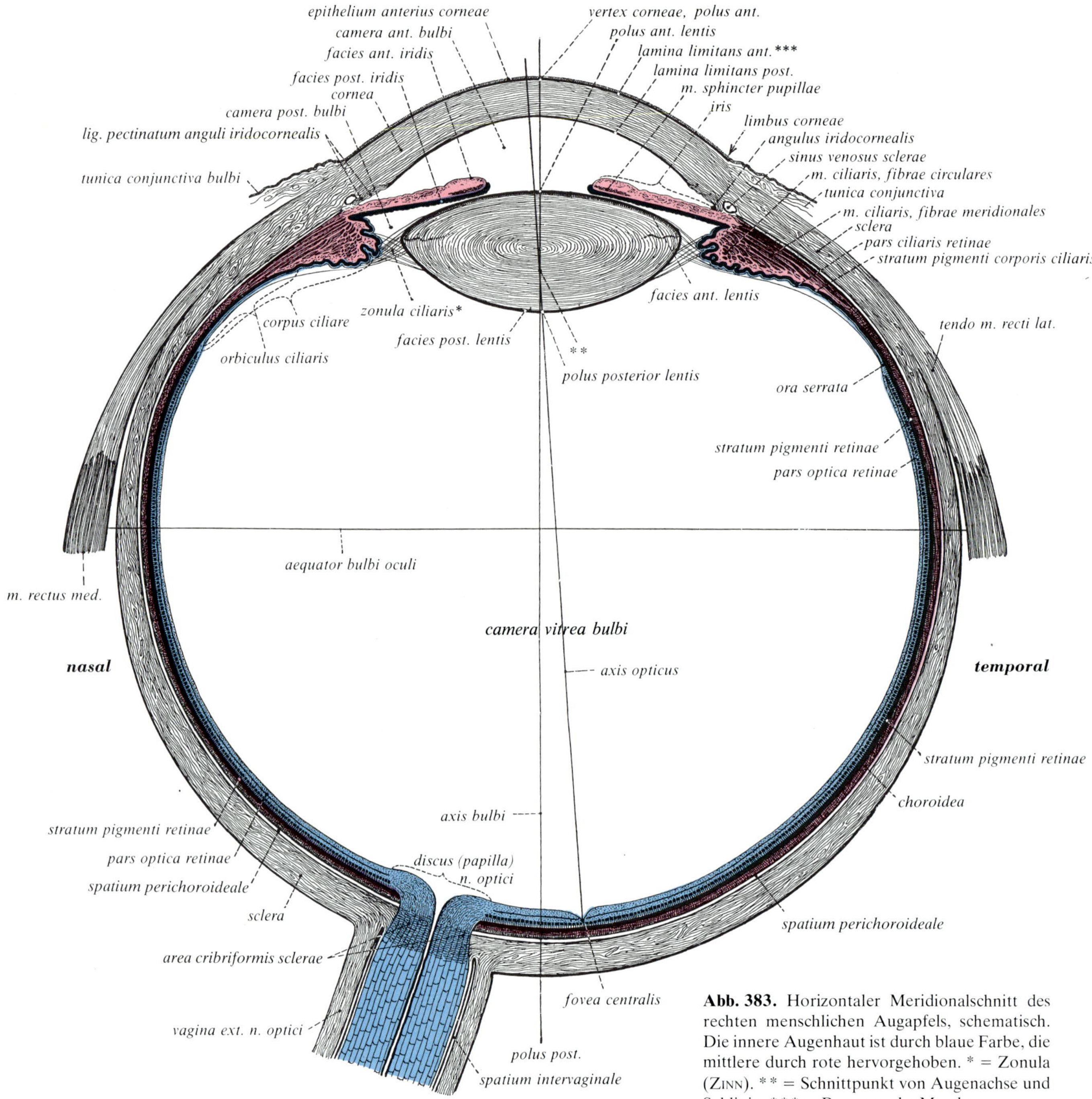

Abb. 383. Horizontaler Meridionalschnitt des rechten menschlichen Augapfels, schematisch. Die innere Augenhaut ist durch blaue Farbe, die mittlere durch rote hervorgehoben. * = Zonula (Zinn). ** = Schnittpunkt von Augenachse und Sehlinie. *** = Bowmansche Membran.

Maße des Augapfels (Durchschnittswerte nach der anatomischen und ophthalmologischen Literatur):

↕ äußere Augenachse, axis bulbi externus, 24,27 mm,
⌶ innere Augenachse, axis bulbi internus, 21,74 mm,
äquatorialer Durchmesser 24,32 mm,
vertikaler Durchmesser 23,60 mm,
Krümmungsradius der sclera 12,70 mm,
Krümmungsradius der cornea 7,75 mm,
Tiefe der vorderen Augenkammer 3 mm,
sagittale Achse der Linse 4 mm,
Durchmesser der Linse am Äquator 9–10 mm,
Entfernung von Linse zur Netzhaut 14,5 mm,
Augenabstand von Pupillenmitte rechts ⟵⟶ links 56–61 mm,
horizontaler Durchmesser der cornea 11,9 mm,
vertikaler Durchmesser der cornea 11,0 mm.

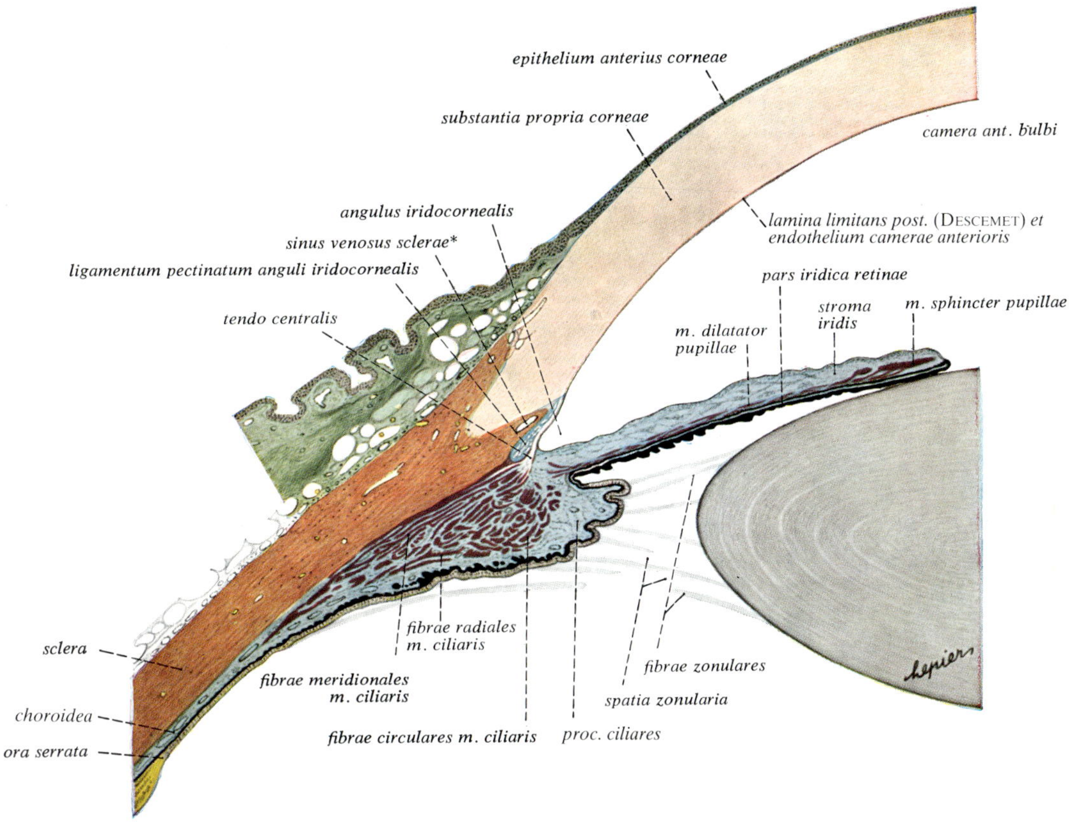

Abb. 384. Horizontalschnitt durch den vorderen Teil des Augapfels (aus PERNKOPF: Atlas der topographischen und angewandten Anatomie des Menschen, Bd. 1, 2. Aufl. [Hrsg. H. FERNER]. Urban & Schwarzenberg, München–Wien–Baltimore 1980.). * = SCHLEMMscher Kanal.

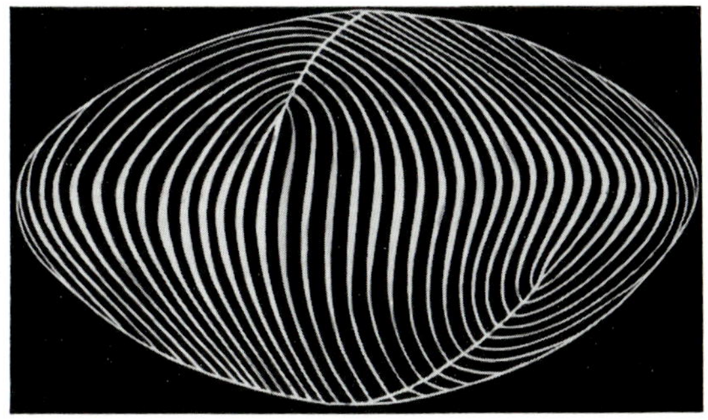

Abb. 385. Linse des Neugeborenen. (Äquatorialansicht.) Verlauf der Linsenfasern. Beachte ihren Beginn und ihr Ende am vorderen bzw. hinteren Linsenstern. Vgl. Abb. 402. Der vordere und der hintere Linsenstern sind gegeneinander verschoben. Die Linse der erwachsenen Menschen hat Linsensterne, die mehrstrahlig sind (vgl. Abb. 399).

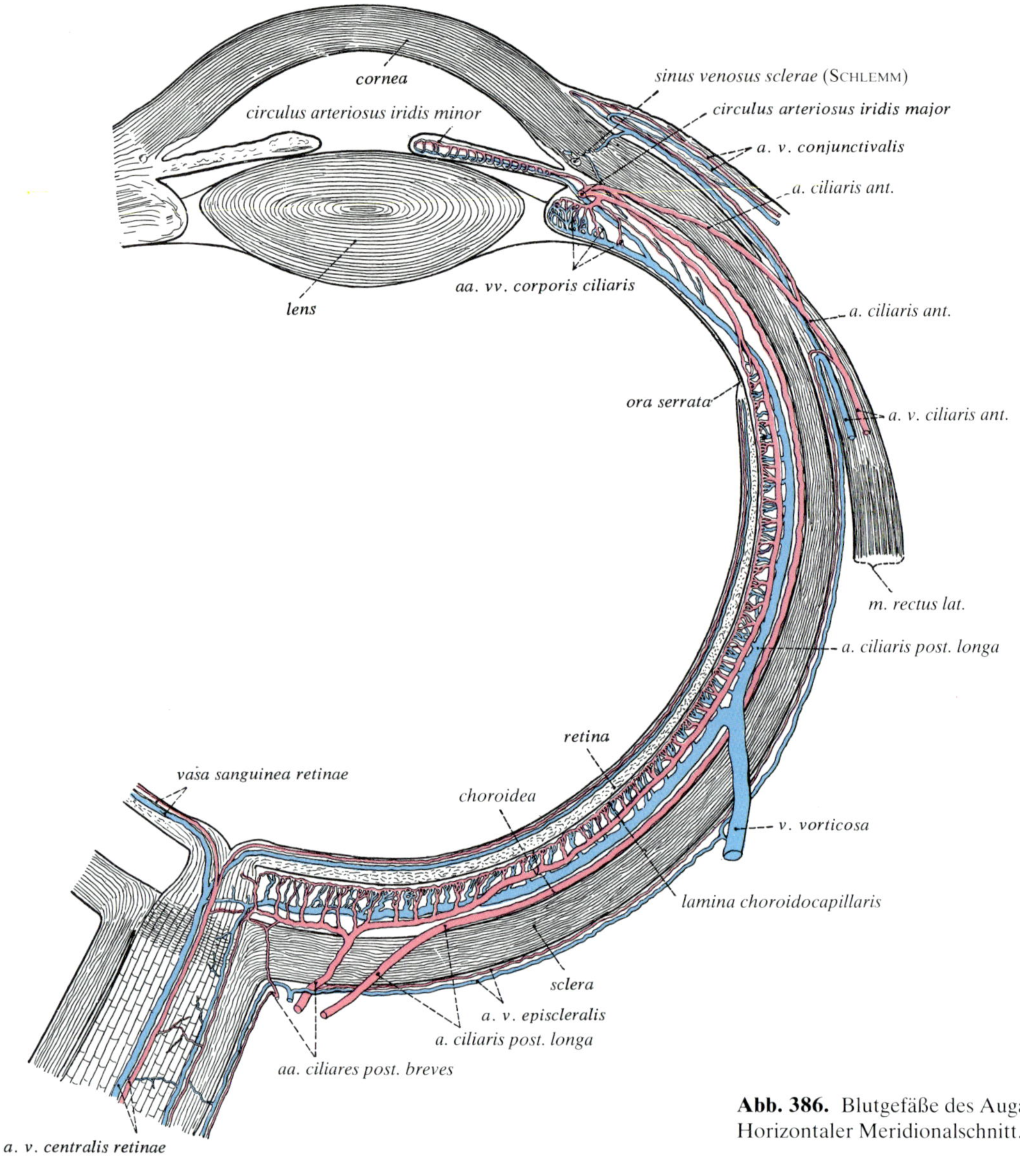

Abb. 386. Blutgefäße des Augapfels. Horizontaler Meridionalschnitt.

Augenhäute

Übersicht und Einteilung der Augenhäute, *tunicae bulbi:*

I. Äußere Augenhaut, *tunica fibrosa bulbi*

a) cornea, Hornhaut, vorderer kleinerer Anteil (1/5), stärker gewölbt, glasklar.

b) sclera, Lederhaut, weiße Augenhaut, größerer Anteil (4/5), weniger gewölbt, undurchsichtig, beim Kinde bläulich-weiß, im Alter gelblich-weiß (bei »Gelbsucht«, Ikterus, gelb).

II. Mittlere Augenhaut, Gefäßhaut, *tunica vasculosa bulbi, uvea*

a) iris, Regenbogenhaut, mit zentraler, runder Öffnung der Pupille.

b) corpus ciliare mit m. ciliaris, processus ciliares, zonula ciliaris (ZINN).

c) choroidea, Aderhaut.

III. Innere Augenhaut, Netzhaut, *tunica interna bulbi, retina* (inneres Blatt des Augenbechers)

a) pars caeca vom margo pupillaris iridis bis zur ora serrata.
   1. pars iridica retinae; einschichtiges, stark pigmentiertes Epithel.
   2. pars ciliaris retinae; einschichtiges, unpigmentiertes Epithel.

b) pars optica retinae; mehrschichtig. Drei-Neuronen-System. 1. Neuron nach außen gelegen, an das Pigmentepithel angrenzend, Neuroepithel, Stäbchensehzellen, Zapfensehzellen, frei von Blutgefäßen. 2. und 3. Neuron bilden die Gehirnschichten und führen Blutgefäße. Besondere Stellen im hinteren Bulbussegment: macula lutea (gelber Fleck) mit fovea centralis (Stelle des schärfsten Sehens), discus (papilla) n. optici (blinder Fleck, Eintrittsstelle des Sehnerven und der Zentralgefäße).

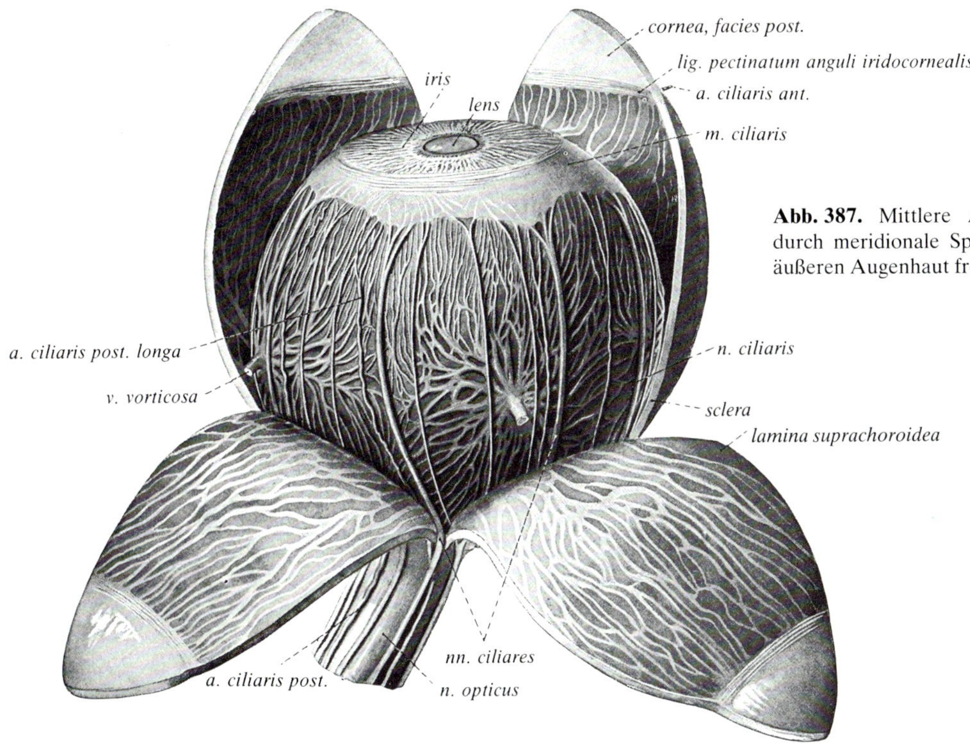

Abb. 387. Mittlere Augenhaut durch meridionale Spaltung der äußeren Augenhaut freigelegt.

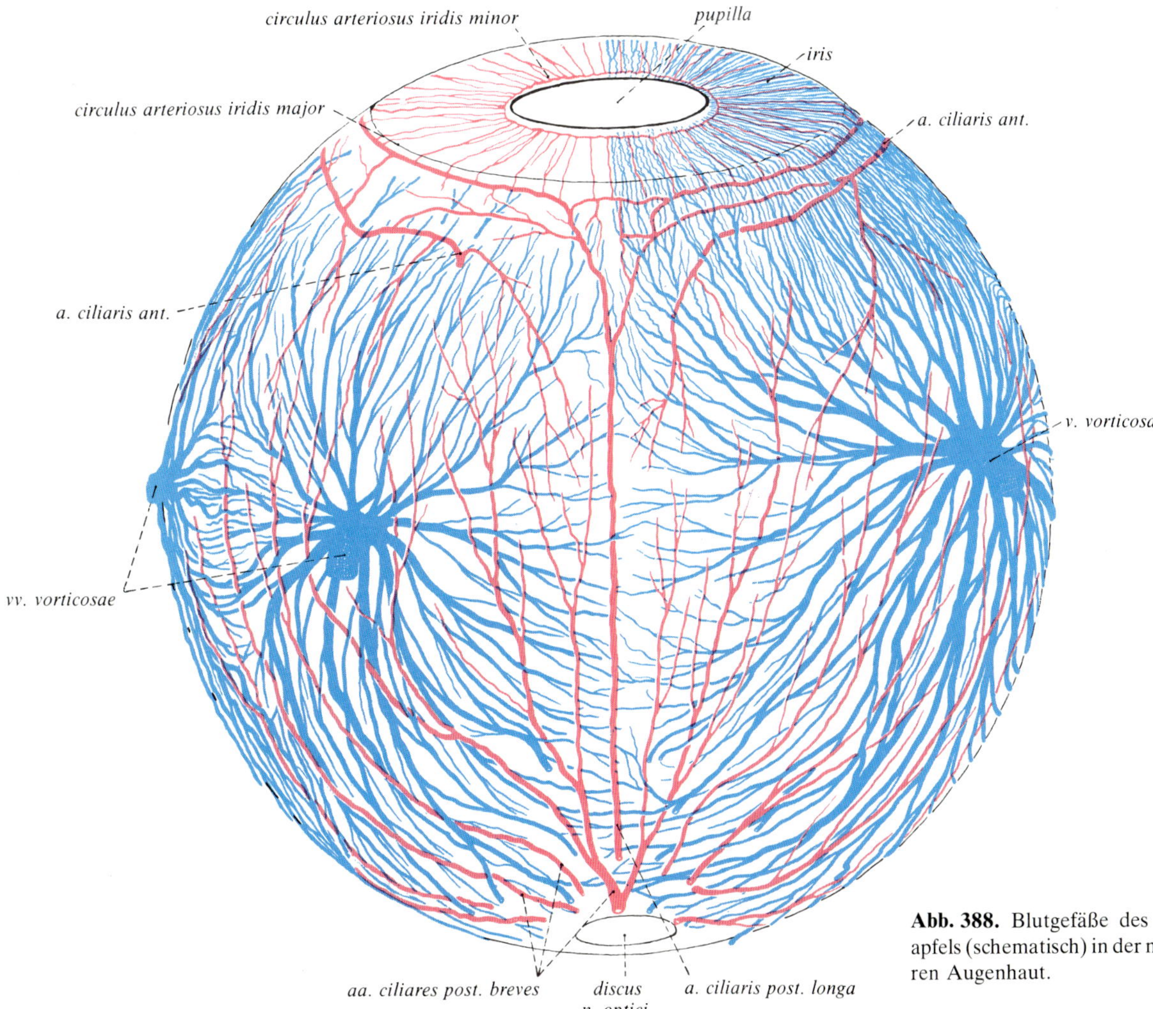

Abb. 388. Blutgefäße des Augapfels (schematisch) in der mittleren Augenhaut.

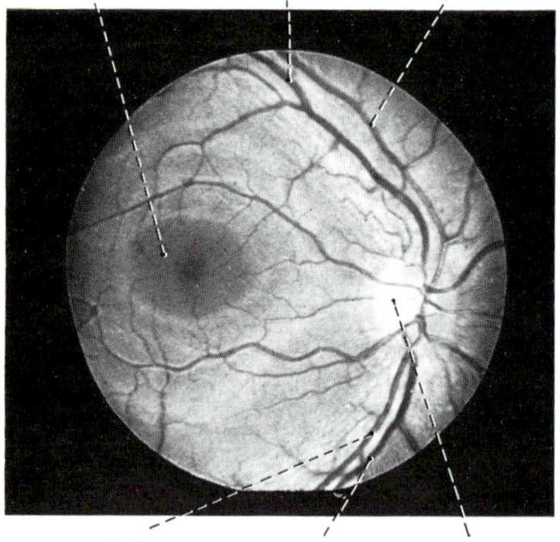

Abb. 389. Normaler zentraler Fundus des rechten Auges. Ophthalmoskopisches Bild. Originale der Abb. 389–392 von Priv.-Doz. Dr. med. R. UNSÖLD. Univ.-Augenklinik Freiburg i. Brsg.

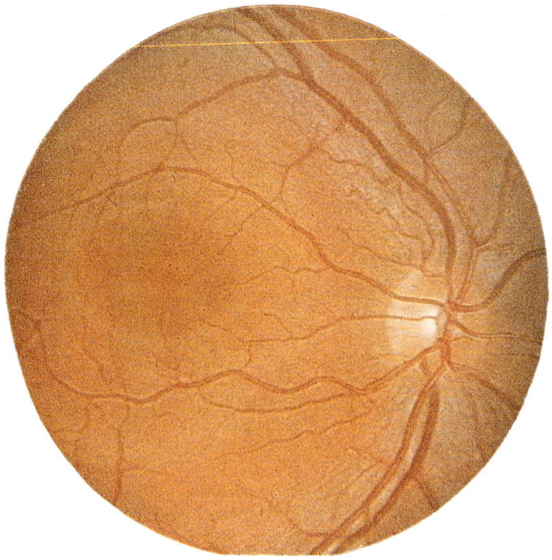

Abb. 390, wie 389.

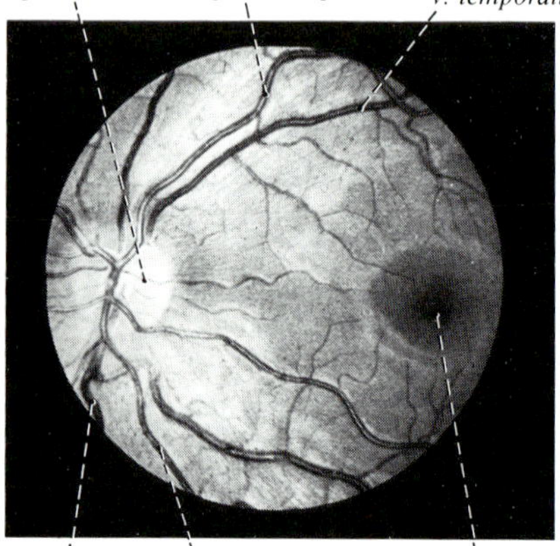

Abb. 391. Normaler zentraler Fundus des linken Auges. Ophthalmoskopisches Bild.

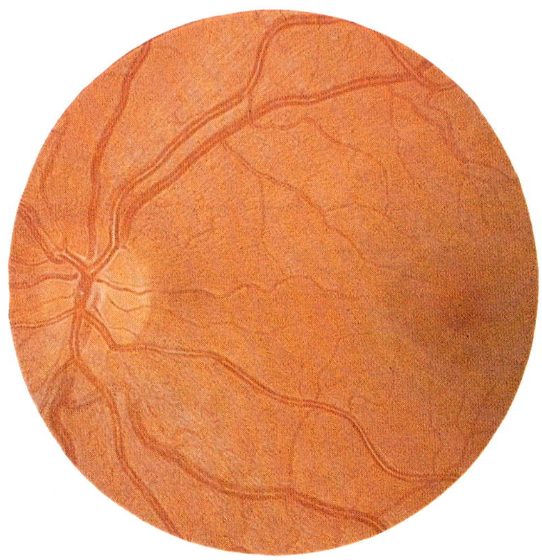

Abb. 392, wie 391.

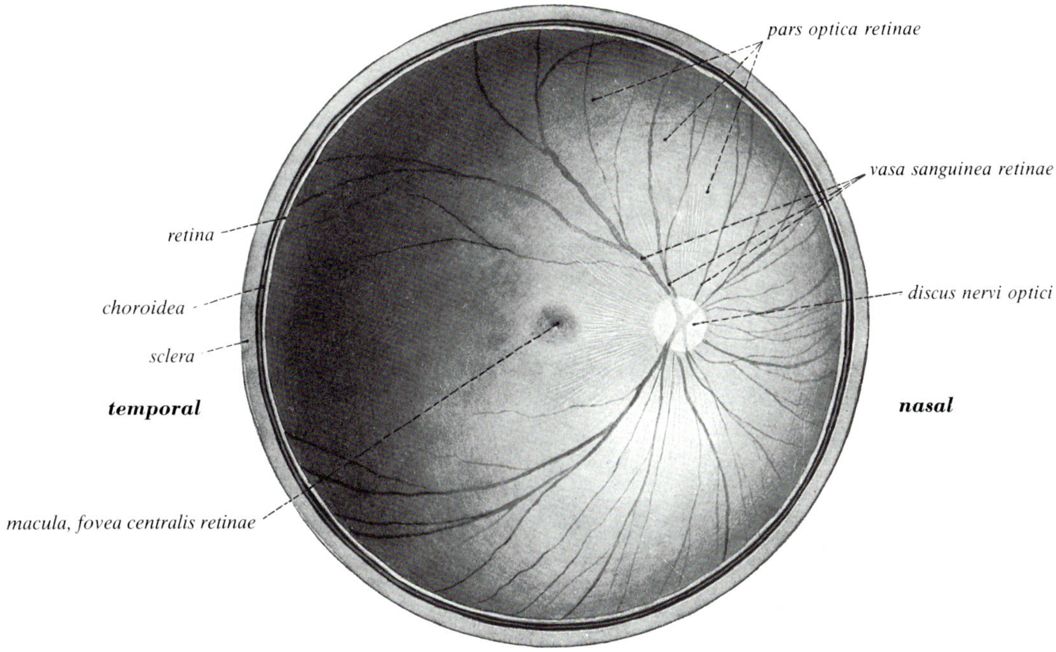

Abb. 393. Äquatorial halbierter rechter Augapfel. Hintere Hälfte. Ansicht von vorn auf die Papille (weiß, »blinder Fleck«) und die fovea centralis (grau). Glaskörper entfernt.

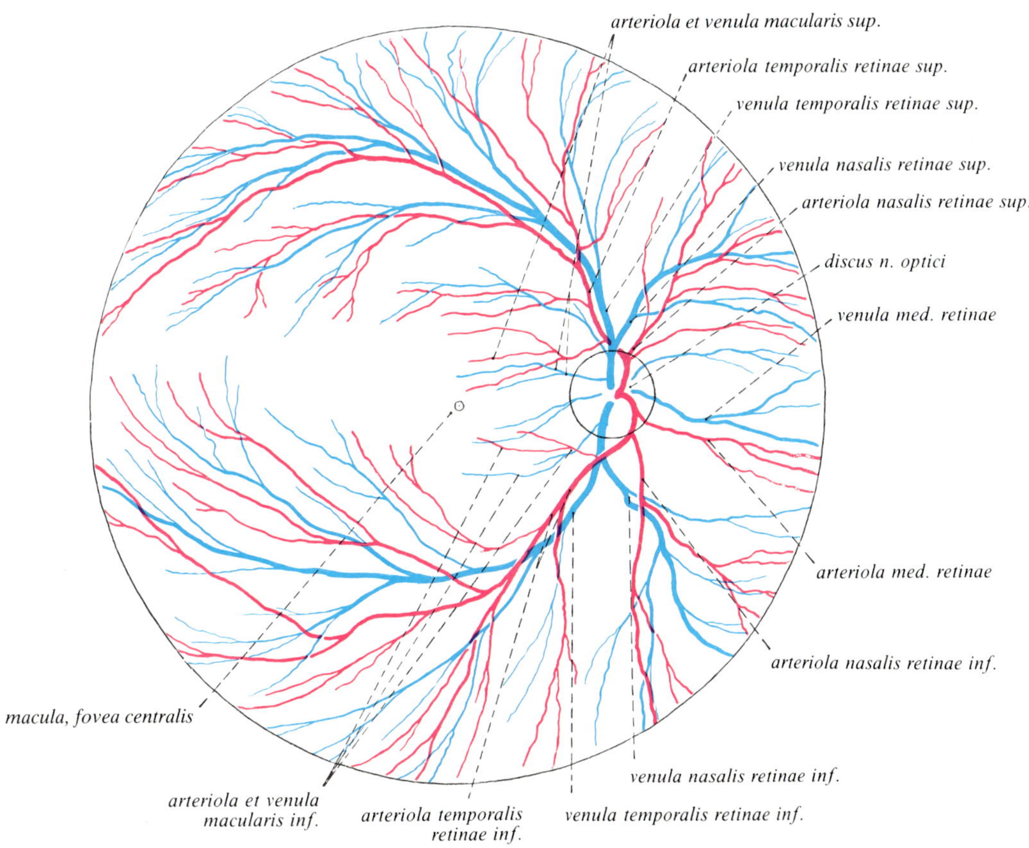

Abb. 394. Blutgefäße der Netzhaut des rechten Auges. Blick auf den Augenhintergrund. Schema.

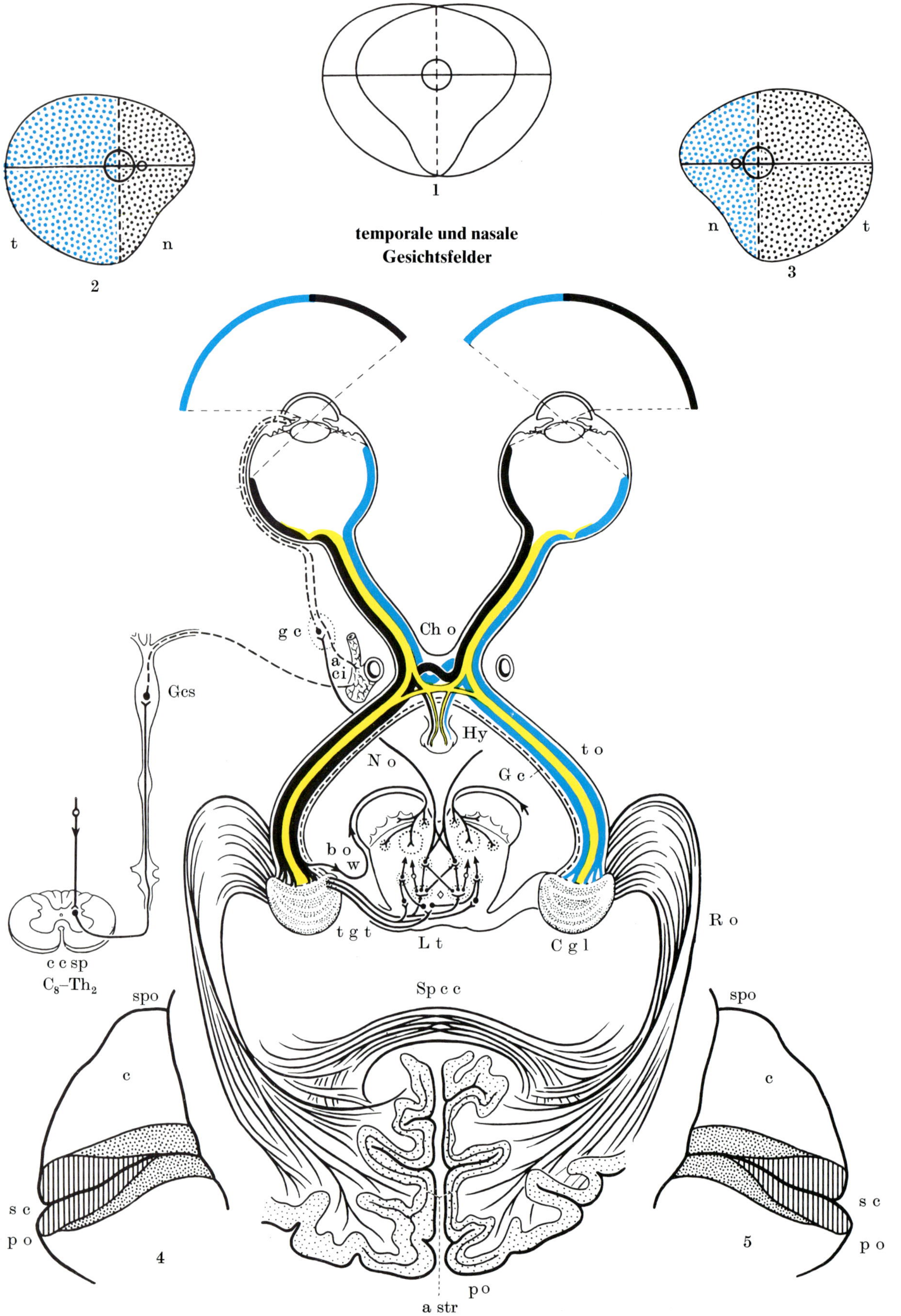

Abb. 395. Die Sehbahn, tractus retino-geniculo-corticalis. Verlauf des Pupillenreflexes über das Mittelhirn, den n. oculomotorius und das ganglion ciliare.

Sehbahn

Licht

↓

pars optica retinae

Die pars optica retinae besteht aus einem Drei-Neuronen-System:

1. Lichtempfindliche Sehzellen, Stäbchensehzellen, Vermittler des Dämmerungssehens, und Zapfensehzellen, Vermittler des Tages- und Farbensehens (= Photorezeptoren).
2. *ganglion retinae,* Schalt- und Verknüpfungssystem vorwiegend bipolarer Ganglienzellen.
3. *ganglion nervi optici,* multipolare Ganglienzellen, deren Neuriten durch den *discus (papilla) nervi optici* in den Sehnerv, *nervus opticus,* übertreten. Diese Stelle entspricht dem »blinden Fleck«. Die Stelle des deutlichsten Sehens ist die fovea centralis mit ihrer Umgebung, der *macula (lutea),* »gelber Fleck«. Die von einem Gegenstand ausgehenden Lichtstrahlen, den wir mit der Blickrichtung fixieren, fallen auf die *fovea centralis,* in deren Bereich nur Zapfensehzellen vorhanden sind.

↓

nervi optici

↓

chiasma opticum

Teilkreuzung der Fasern. Etwa 60% kreuzen, 40% bleiben ungekreuzt. Die nasalen Fasern verlaufen gekreuzt, die temporalen ungekreuzt, die Fasern aus der fovea centralis gekreuzt und ungekreuzt.

↓

tractus optici

↓

sekundäre Optikuszentren

1. *corpus geniculatum laterale.* Verbindung beider seitlicher Kniehöcker durch die GUDDENsche Kommissur
2. *pulvinar thalami*
3. *nucleus colliculi superioris*

↓

Verknüpfung zu den Augenmuskelkernen, zum Akkommodationsmuskel und m. sphincter pupillae sowie zum centrum ciliospinale (Pupillenreflex).

radiatio optica, GRATIOLETsche Sehstrahlung. Dieses mächtige Fasersystem nimmt unter fächerförmigem und spiraligem Verlauf seinen Weg durch den hinteren Teil des *crus posterius* der inneren Kapsel über das corpus amygdaloideum hinweg in einem lateral und vorn konvexen Bogen, seitlich vom Hinterhorn des Seitenventrikels, und erreicht mit erneuter Abknickung das Rindengebiet des Okzipitallappens im

Rindensehzentrum,

area striata, in den Nachbarwindungen des *sulcus calcarinus.* Die area striata stellt die Repräsentation der Netzhaut auf der Hirnrinde dar, unter genauer Punkt-zu-Punkt-Projektion der Sehzellen auf diese Rindenareale (17, 18 nach BRODMAN). Dabei kommt der fovea centralis der größte Teil des Rindenfeldes der area striata zu. Die regio optica besitzt eine weitere Ausdehnung auf das Gebiet des cuneus und den gyrus occipitotemporalis medialis sowie auf die laterale Fläche des Okzipitallappens. Durch das splenium des Balkens sollen Verbindungen der Sehstrahlungen und der areae striatae beider Hemisphären bestehen.

◁ **Abb. 395.** Verlauf und Stationen der Sehbahn.

Schema.

1	Binokulares Gesichtsfeld
2	Gesichtsfeld des linken Auges
3	Gesichtsfeld des rechten Auges
n	nasal
t	temporal
4, 5	mediale Fläche des lobus occipitalis des Großhirns
Ch o	chiasma opticum
a c i	arteria carotis interna mit sympathischem plexus caroticus
g c	ganglion ciliare
Hy	Hypophyse
t o	tractus opticus
G c	GUDDENsche Kommissur, Verbindung der seitlichen Kniehöcker
b o w	basale optische Wurzel, Reflexleitung um die pedunculi cerebri zu Kerngebieten des Mittelhirns
L t	lamina tecti
t g t	tractus geniculotectalis
N o	nervus oculomotorius
C g l	corpus geniculatum laterale
R o	radiatio optica (GRATIOLET)
Sp c c	splenium corporis callosi mit vermutlichen Verbindungen der Sehstrahlung beider Hemisphären
a str	area striata
p o	polus occipitalis
s c	sulcus calcarinus; vertikal schraffiert: das Projektionsgebiet der fovea centralis, des papillomakulären Bündels der oberen und unteren Hälfte der gegenseitigen Sehstrahlung; gepunktet: das Projektionsgebiet der Netzhautperipherie des oberen und unteren Quadranten
c	cuneus
spo	sulcus parietooccipitalis
Gcs	ganglion cervicale superius
c c sp	centrum ciliospinale C_8–Th_2 (Pupillenerweiterung)

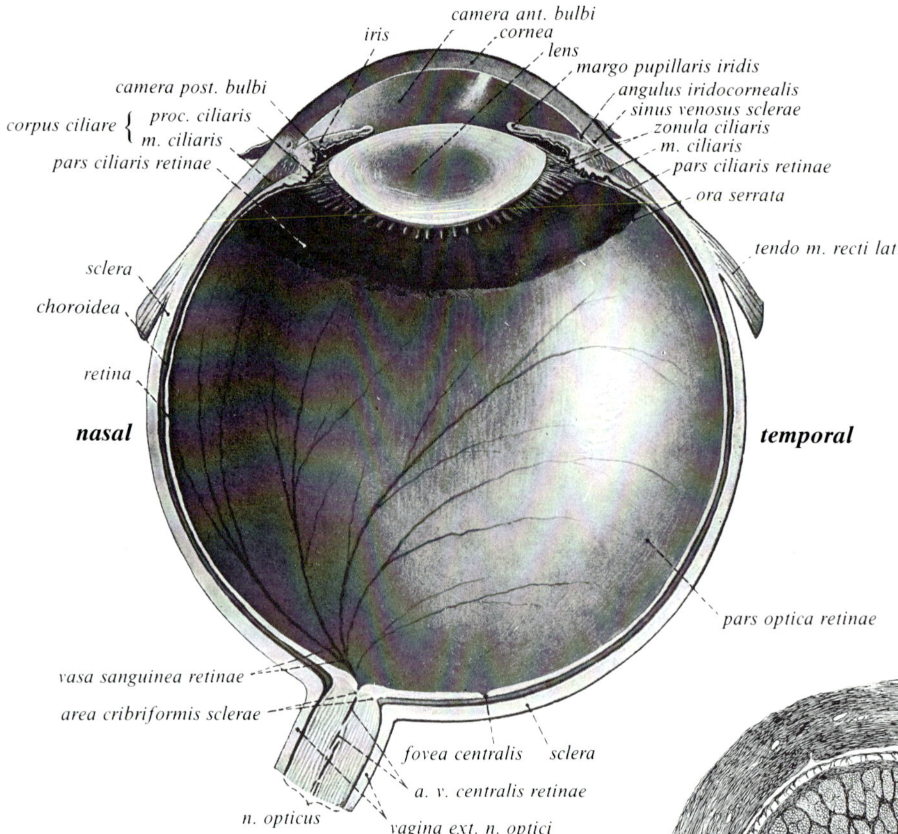

△
Abb. 396. Rechter Augapfel. Horizontaler Meridionalschnitt. Glaskörper entfernt.

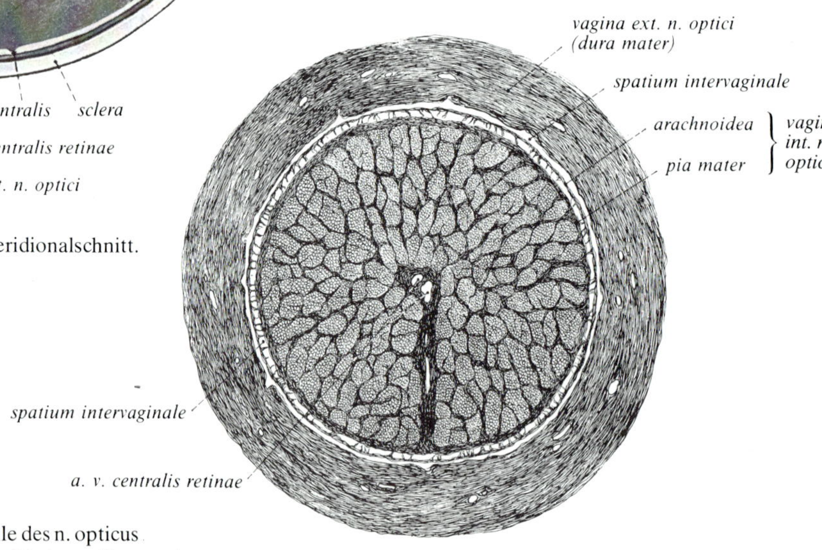

△
Abb. 397. Querschnitt durch den n. opticus im bulbusnahen Teil.

Abb. 398. Horizontalschnitt durch die Austrittsstelle des n. opticus aus dem Augapfel. Die drei Augenhäute sind in verschiedenen Farben gehalten. (Aus Pernkopf: Atlas der topographischen und angewandten Anatomie des Menschen, Bd. 1, 2. Aufl. [Hrsg. H. Ferner]. Urban & Schwarzenberg, München–Wien–Baltimore 1980.)
▽

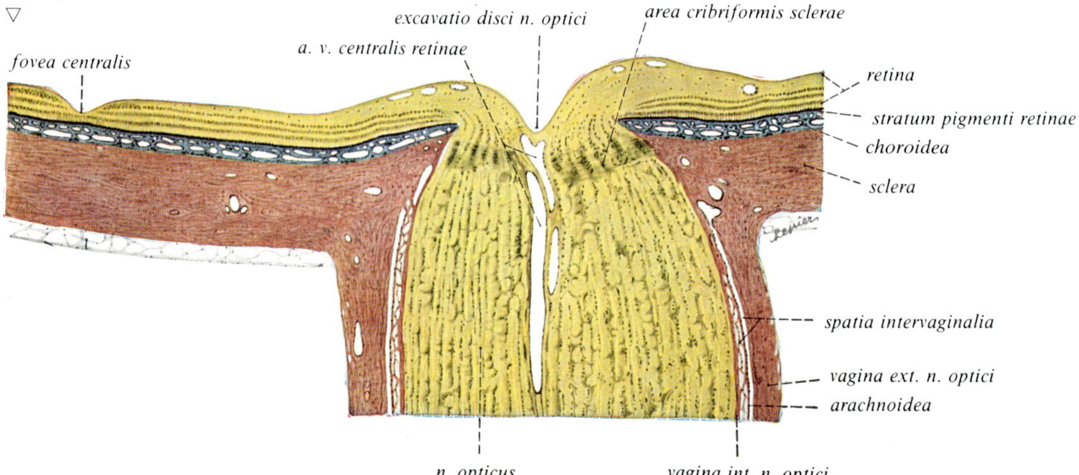

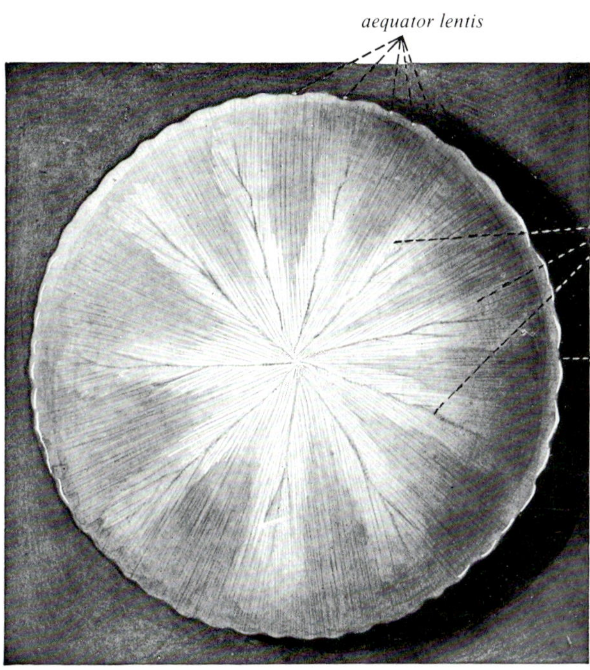

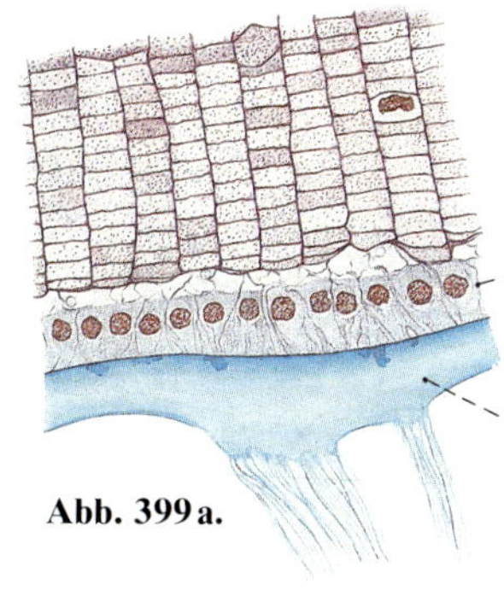

Abb. 399a.

Abb. 399. Linse des Erwachsenen in der Ansicht von vorn; mehrstrahliger Stern.

Abb. 399a. Linsenkapsel. Einstrahlen der Zonulafasern.

Abb. 400. Linse, äquatorial halbiert, die Kapsel zum Teil abgehoben. ▷

Abb. 401. Linse vom Äquator aus gesehen. ▽

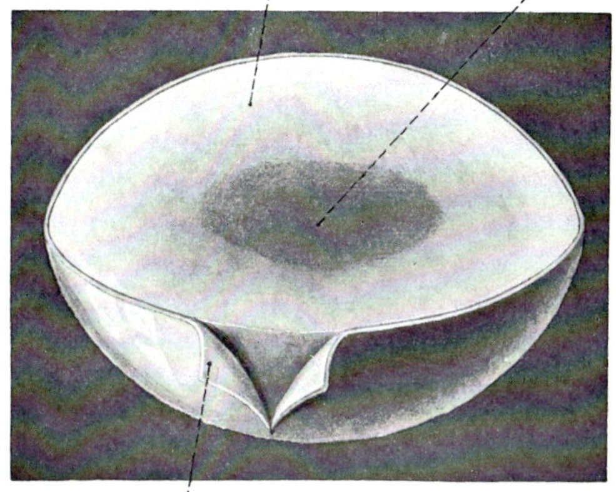

Abb. 400.

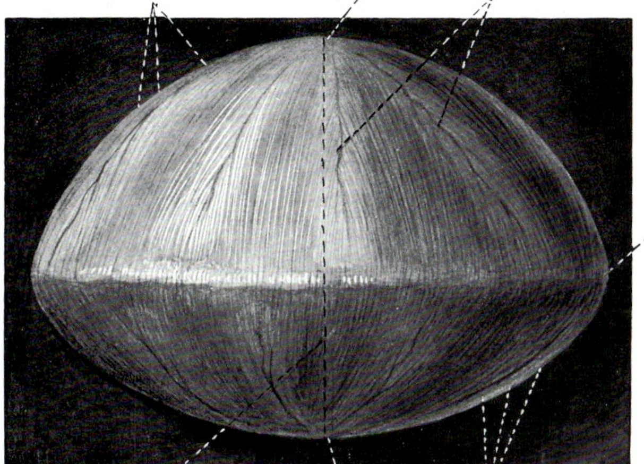

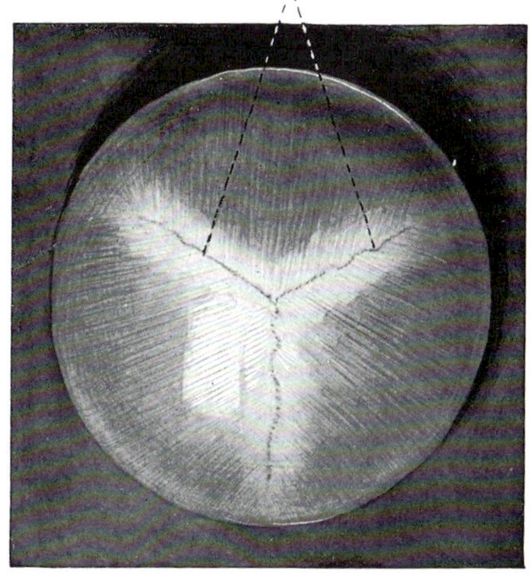

Abb. 402. Linse des Kindes in der Ansicht von vorn; dreistrahliger Stern.

Beachte: Der ringförmige Aufhängeapparat, das sog. Strahlenbändchen der Linse, besteht aus meridionalen, sehr zarten, starren Fäserchen. Sie nehmen ihren Ursprung von der ganzen Breite des orbiculus ciliaris und aus den Tälern zwischen den Ziliarfortsätzen, fibrae zonulares (sog. Zonulafasern). Die feinen Fasern sammeln sich zu gröberen und bilden dichte Bündel. Sie ziehen durch die Täler zwischen den Ziliarfortsätzen gegen die Linse, wo sich in der Gegend des Äquators die von vorn nach hinten und die von hinten nach vorn verlaufenden Faserzüge zum Teil kreuzen, ehe sie vor und hinter ihm an der Linsenkapsel, zum kleinen Teil auch am Linsenäquator selbst, ansetzen; dabei erzeugen sie an ihm deutliche, durch flache Hervorwölbungen getrennte Kerben. Zwischen den Hauptbündeln der Fasern bleiben feine Zwischenräume, spatia zonularia.

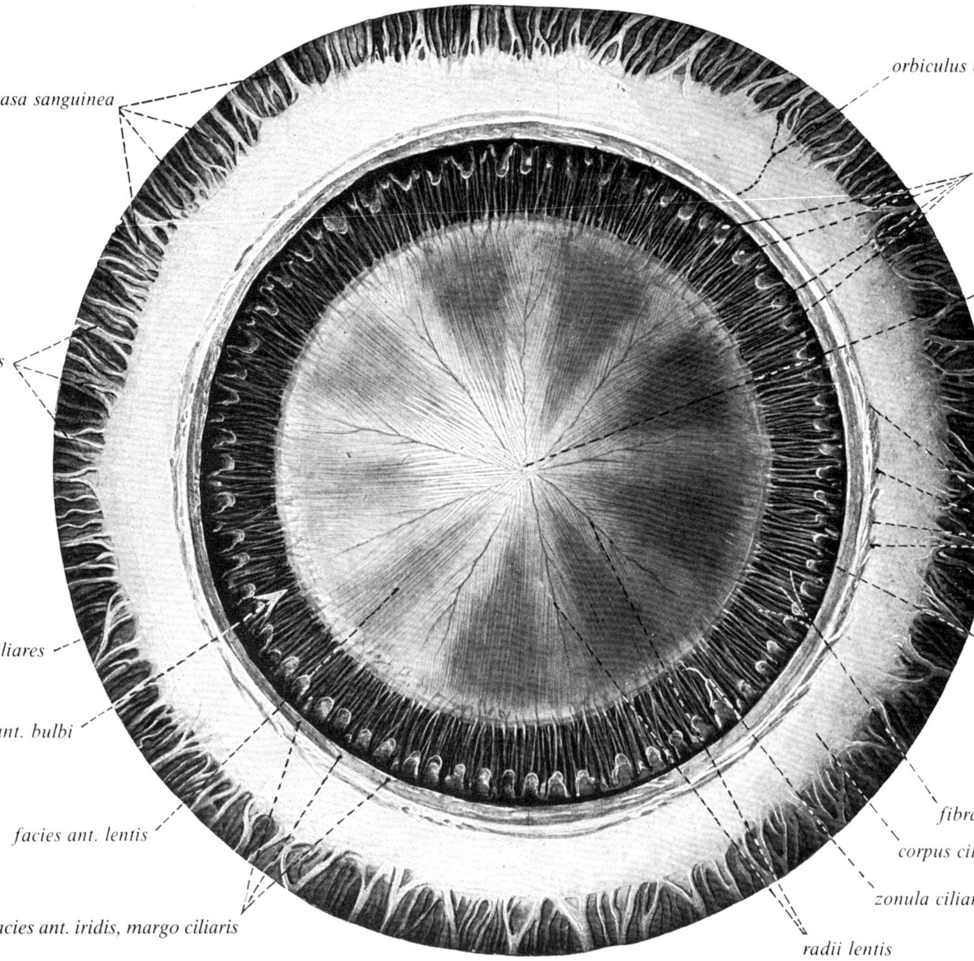

Abb. 403. Aufhängeapparat der Linse in der Ansicht von vorn. Cornea und iris abgetragen. Man sieht die vorderen Enden der Ziliarfortsätze, processus ciliares, mit den zwischen ihnen hervortretenden Fasern, fibrae zonulares, des Aufhängeapparats der Linse, die am Linsenäquator sowie an der Vorder- und Hinterfläche der Linsenkapsel, capsula lentis, ansetzen. An der Linse sind die Linsenfasern, fibrae lentis, sowie der sog. Linsenstern zu erkennen.

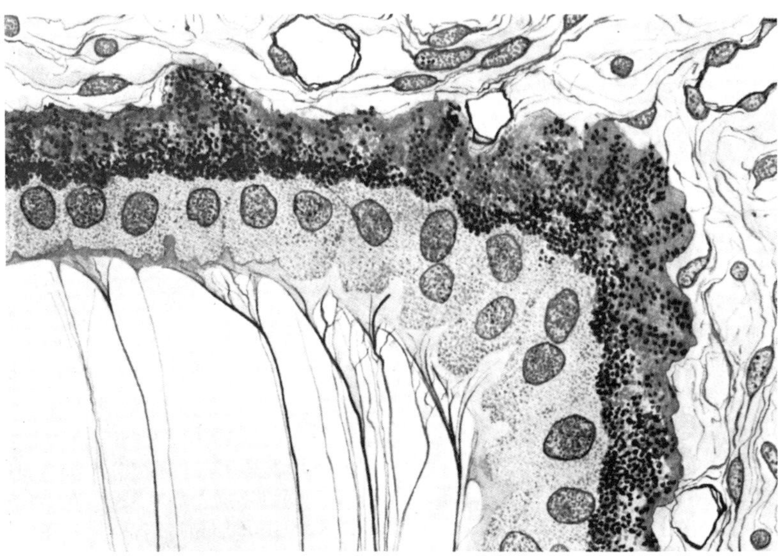

Abb. 404. Ursprung der Zonulafasern am Epithel des Ziliarkörpers. Beginn an der Cuticula des inneren Epithels (nach Ferner: Zschr. Zellforschg. 45, 1957).

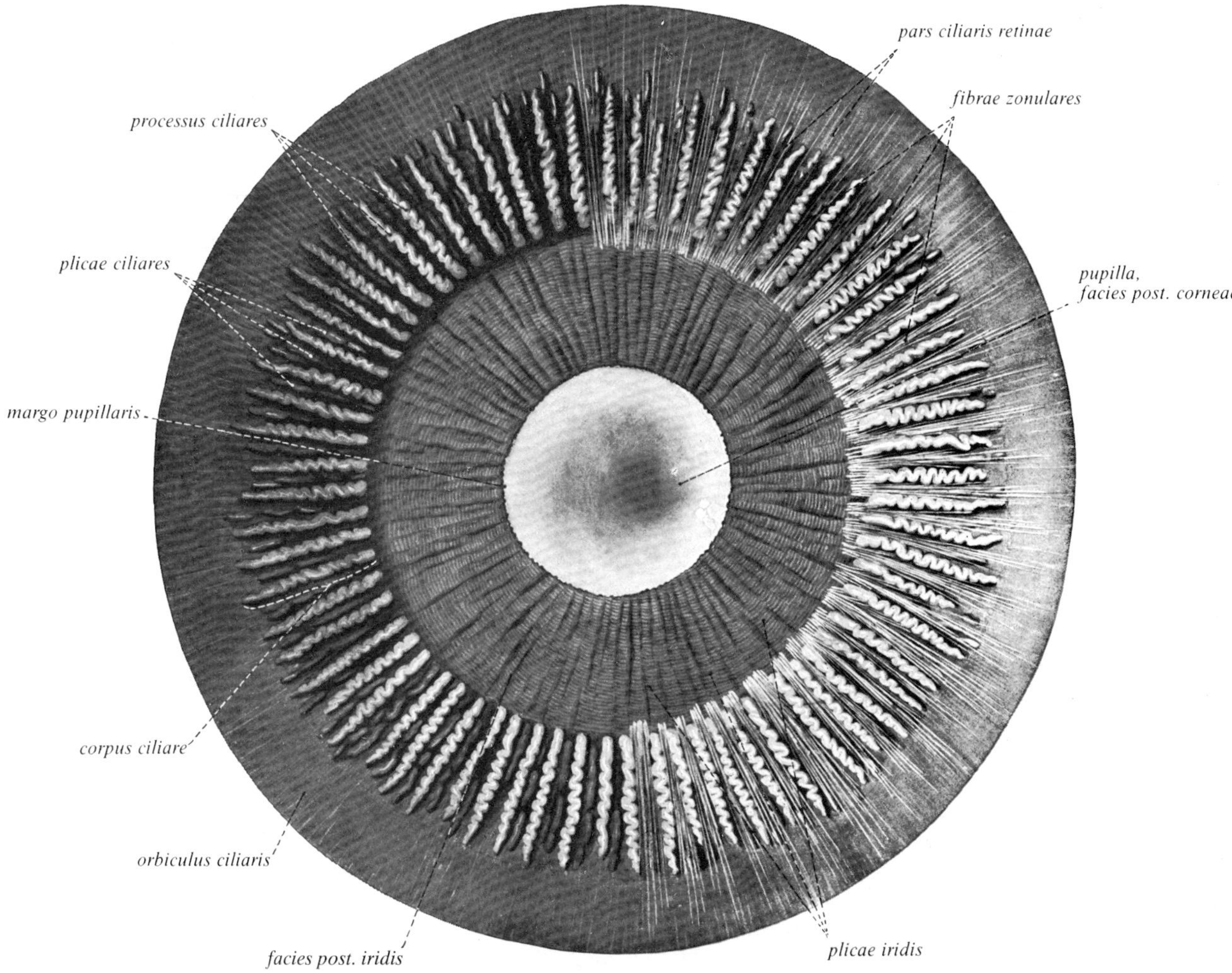

Abb. 405. Hinterfläche der iris und des corpus ciliare nach Entfernung der Linse. Links sind die Zonulafasern weggenommen, rechts sind sie nahe dem Ziliarkörper abgeschnitten; in der Pupille ist die Hinterfläche der Hornhaut sichtbar.

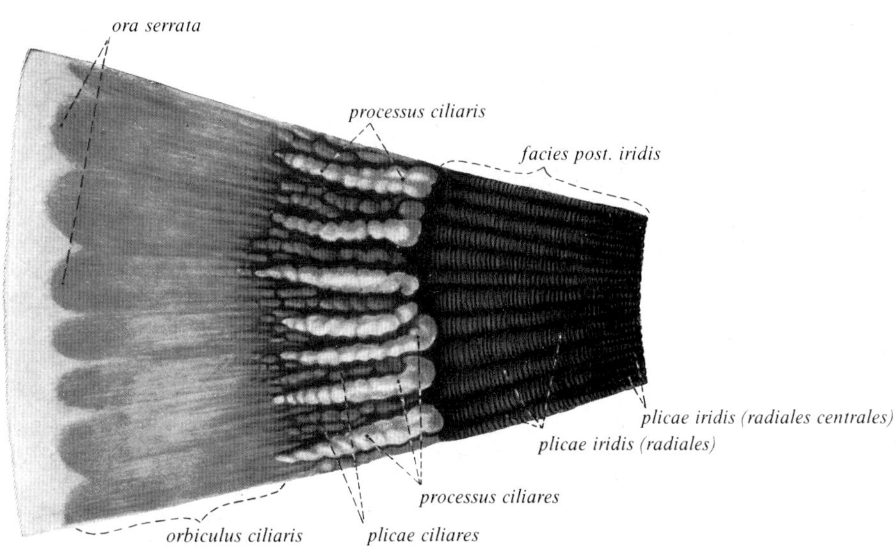

Abb. 406. Sektor aus Abb. 405 bei stärkerer Vergrößerung. Links die ora serrata; darauf der orbiculus ciliaris, dann die corona ciliaris mit processus ciliares und plicae ciliares, schließlich die dunkle Hinterfläche der iris mit ihrem Relief.

Abb. 407. Mittlere Augenhaut, tunica ▷ vasculosa bulbi, in der Ansicht von vorn nach völliger Abtragung von Hornhaut, cornea, und sclera sichtbar gemacht.

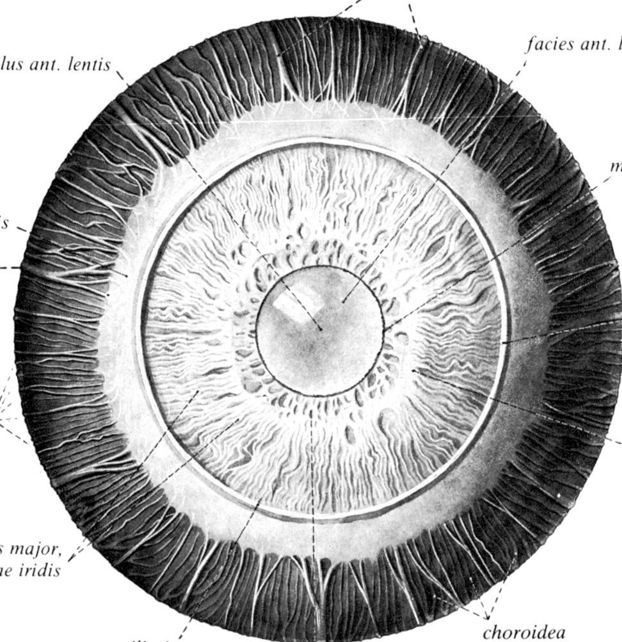

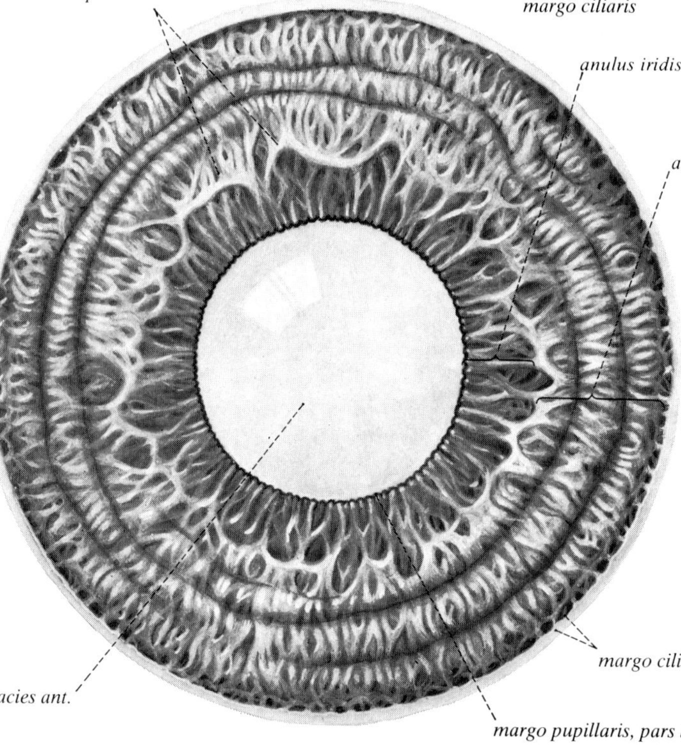

Abb. 408. Vorderfläche der menschlichen Iris.

Abb. 410. Die Bestandteile des Mittelohres, auris media. 1. Paukenhöhle, cavum tympani, 2. Ohrtrompete, tuba auditiva, 3. Mastoidzellen, cellulae mastoideae. (Aus PERNKOPF: Atlas der topographischen und angewandten Anatomie des Menschen, Bd. 1, 2. Aufl. [Hrsg. H. FERNER]. Urban & Schwarzenberg, München–Wien–Baltimore 1980.) ▷

Abb. 411. Topographische Übersicht über die innerhalb des Schläfenbeins, os temporale, lokalisierten Teile des Gehör- und Gleichgewichtsorgans, organum vestibulocochleare, der rechten Kopfseite. Rot: meatus acusticus externus; grün: auris media (cavum tympani), canalis musculotubarius, antrum mastoideum, cellulae mastoideae, ossicula auditus; blau: auris interna: labyrinthus membranaceus, ductus cochlearis. (Aus PERNKOPF: Atlas der topographischen und angewandten Anatomie des Menschen, Bd. 1, 2. Aufl. [Hrsg. H. FERNER]. Urban & Schwarzenberg, München–Wien–Baltimore 1980.)

Gehör- und Gleichgewichtsorgan

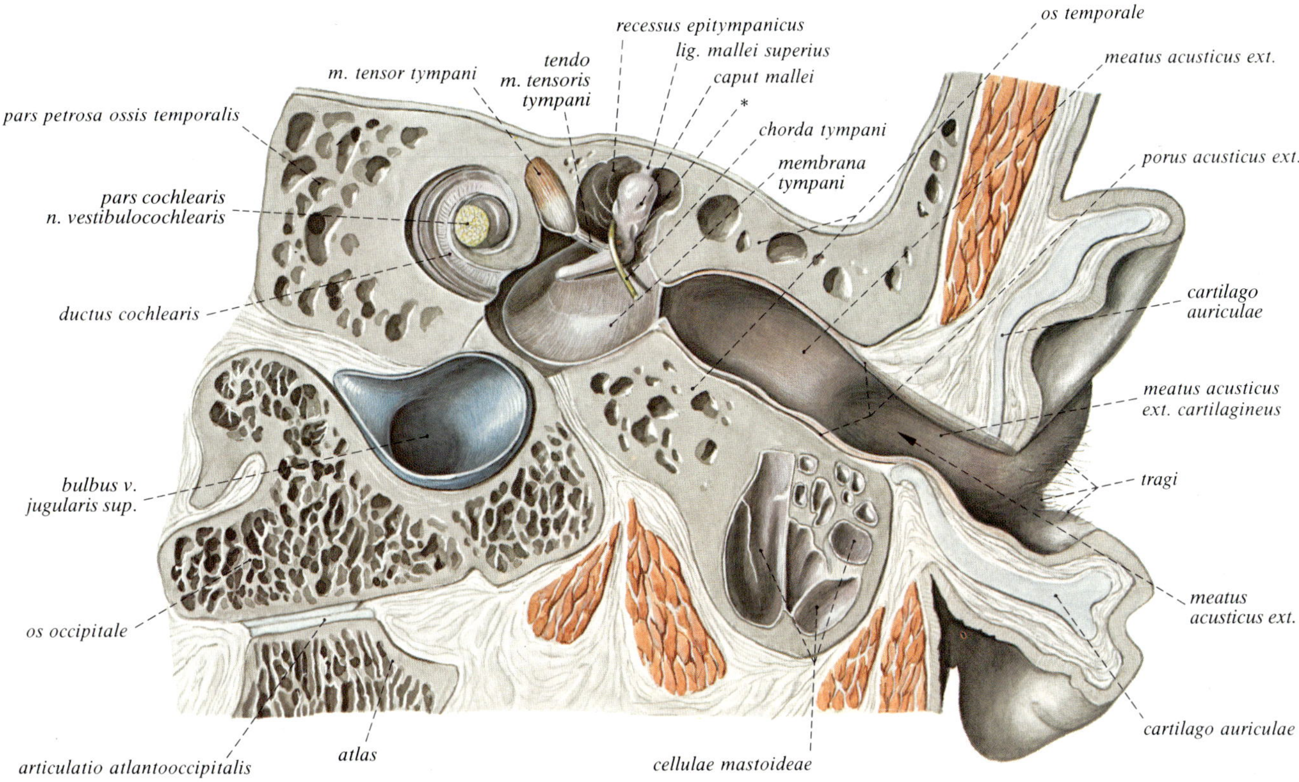

△
Abb. 409. Frontalschnitt durch das Gehörorgan: Schnecke, Mittelohr und äußeres Ohr in ihrer topischen Lage zueinander erkennbar.
* pars cupularis recessus epitympanici

Rot = meatus acusticus ext.
Grün = cavum tympani, ossicula auditus
Blau = auris interna

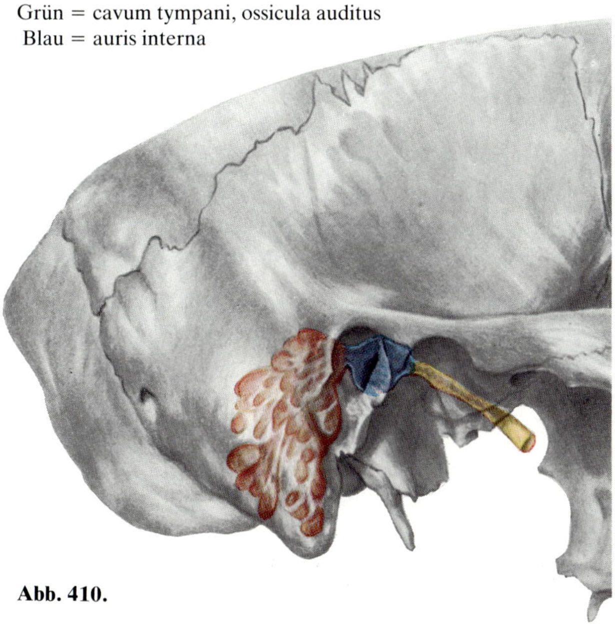

Abb. 410.

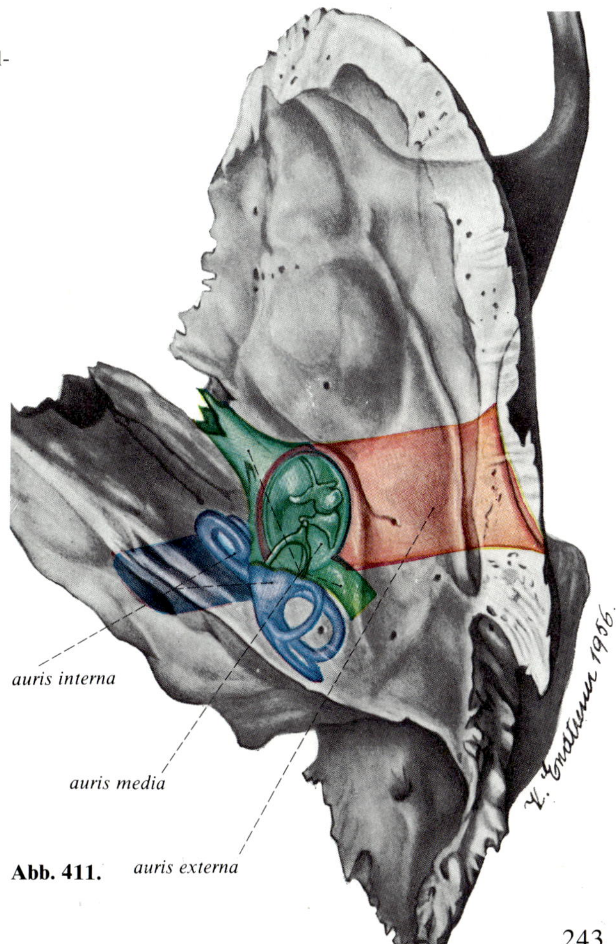

Abb. 411.

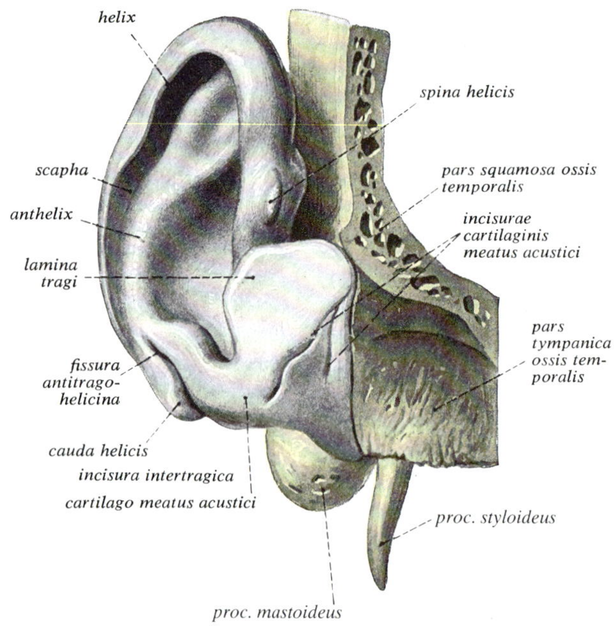

Abb. 412. Der Knorpel des rechten äußeren Ohres, auris externa, in der Ansicht von vorn.

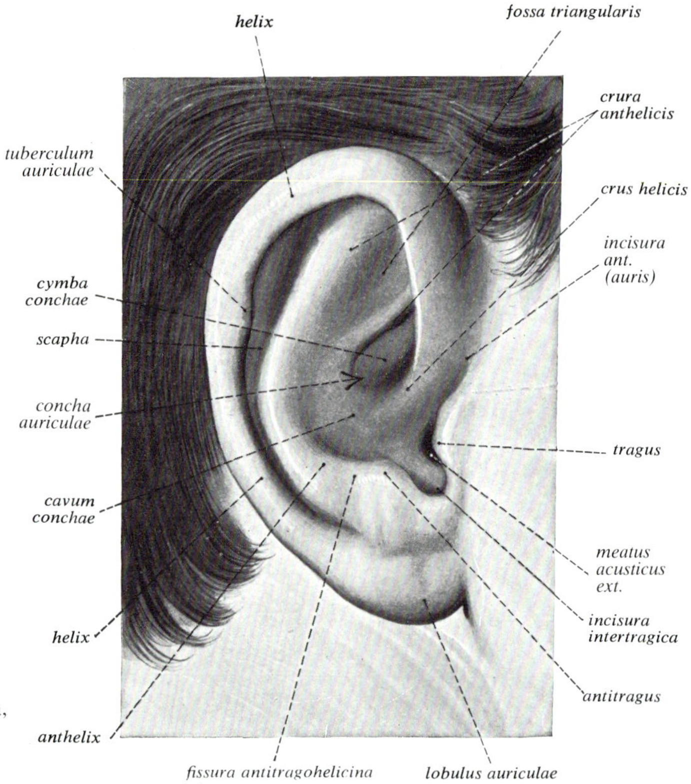

Abb. 413. Das rechte äußere Ohr von lateral.

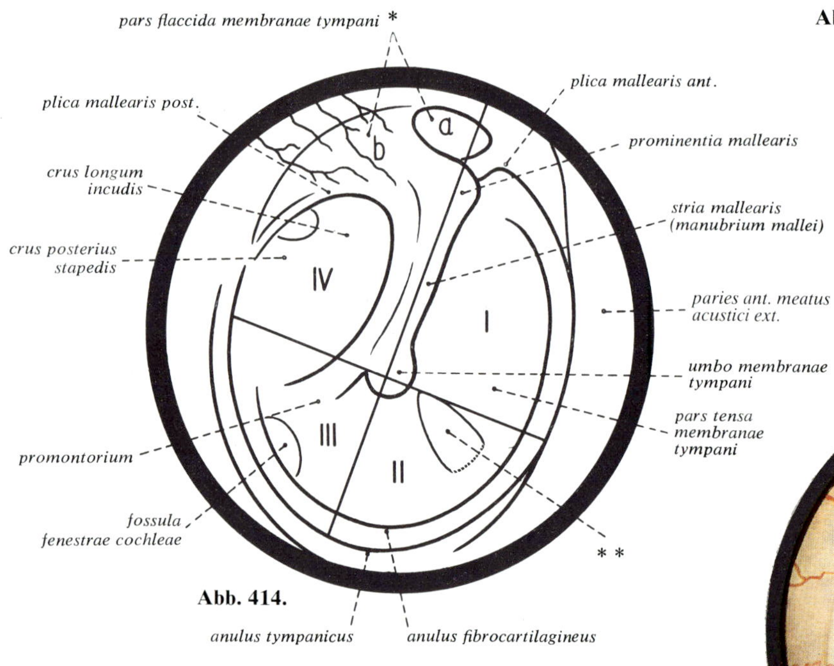

Abb. 414.

◁ **Abb. 414.** Erklärung zu Abb. 415. Aus praktischen Gründen teilt man die Oberfläche des Trommelfells in vier Quadranten (I–IV) ein. Im Ohrenspiegelbild des normalen Trommelfells findet sich ein glänzender, dreieckiger Lichtreflex vor dem umbo im Bereich des II. Quadranten (* *). * = SHRAPNELL-sche Membran (a, b).

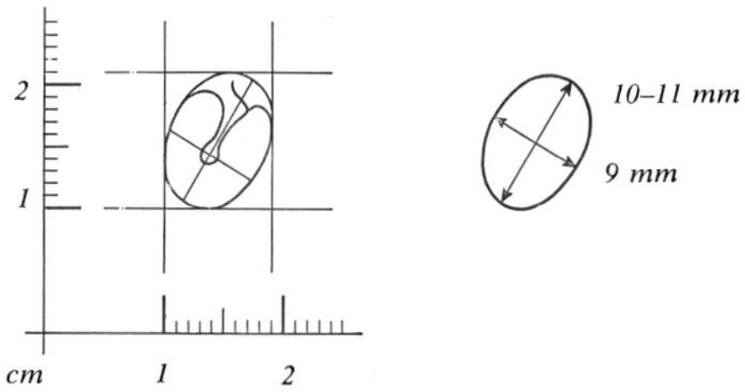

Natürliche Größe des Trommelfells beim erwachsenen Menschen.

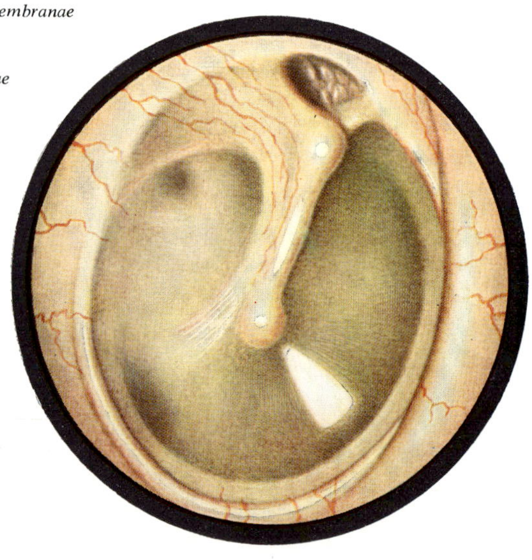

Abb. 415. Rechtes Trommelfell von außen. Ohrenspiegelbild vom Lebenden. Vergrößerung etwa 6fach.

Abb. 416. Das rechte äußere Ohr abgetrennt und von medial gesehen. ▷

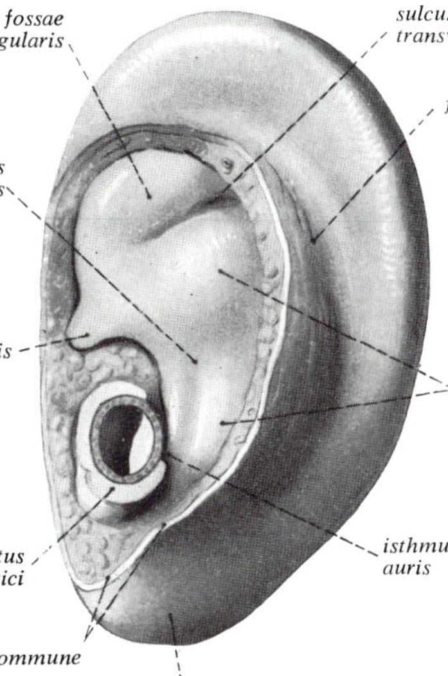

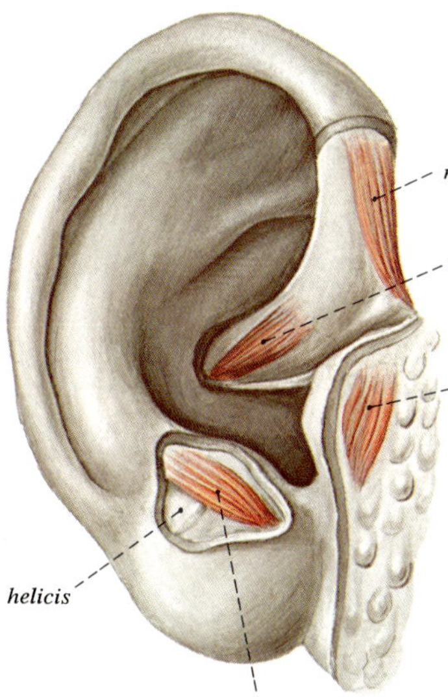

Abb. 417. Die Muskeln der äußeren Fläche der Ohrmuschel.

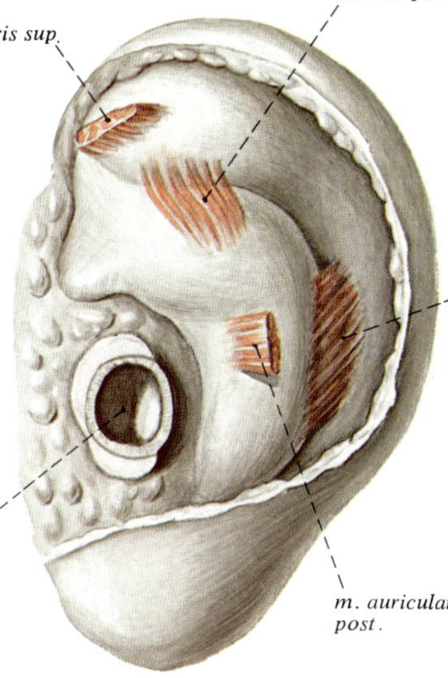

Abb. 418. Die Muskeln der Ohrmuschel. Anstelle der mm. auriculares superior und posterior finden sich häufig ligamenta (gleichen Namens).

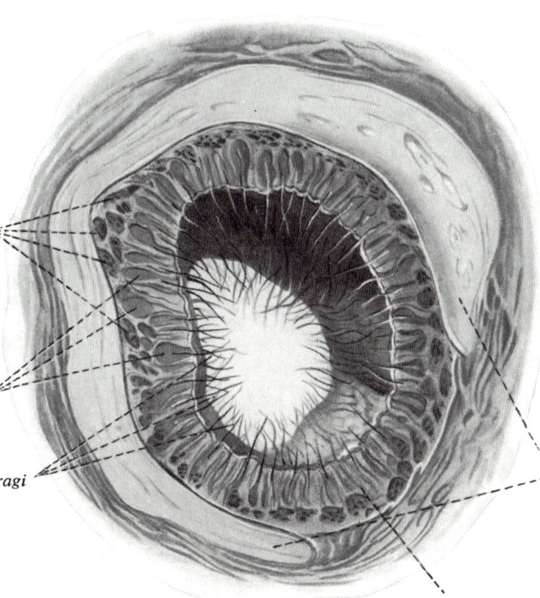

◁ **Abb. 419.** Querschnitt des äußeren Gehörgangs, knorpliger Teil. Vergrößerung etwa 8fach.

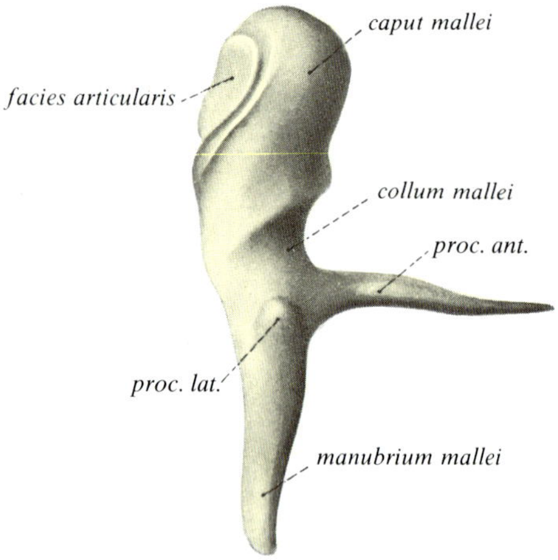

Abb. 420. Rechter Hammer, malleus, von lateral.

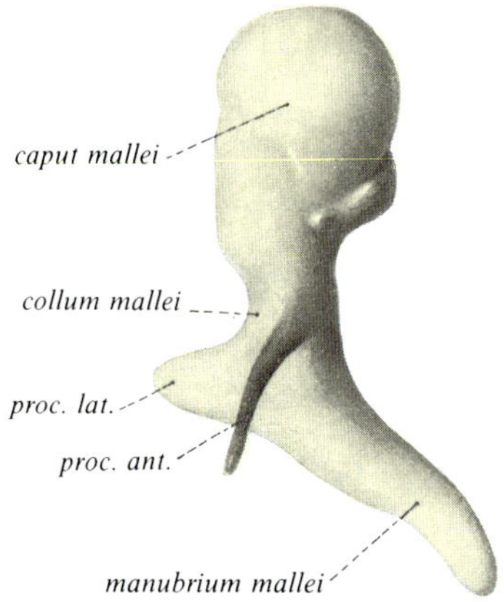

Abb. 421. Rechter Hammer von vorn.

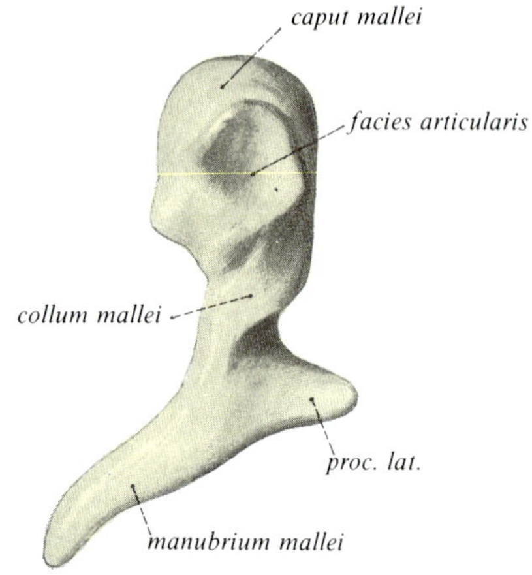

Abb. 422. Rechter Hammer von dorsal.

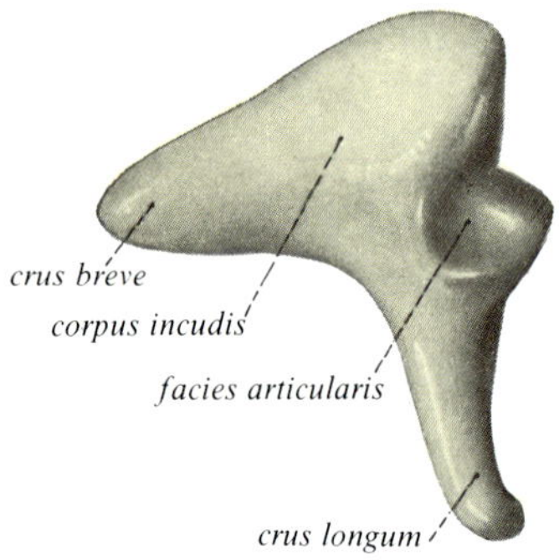

Abb. 423. Rechter Amboß, incus, von lateral.

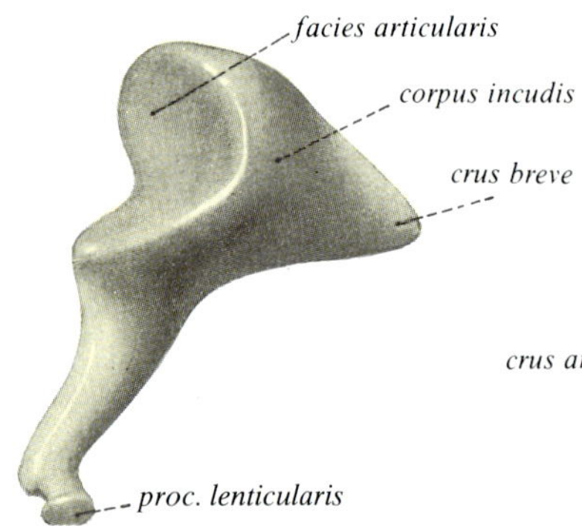

Abb. 424. Rechter Amboß von medial.

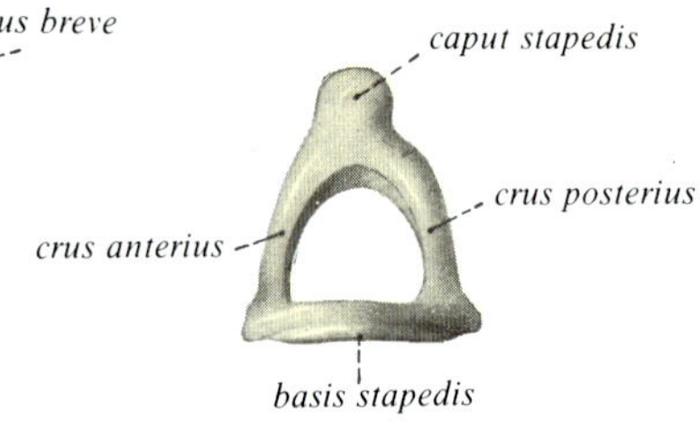

Abb. 425. Rechter Steigbügel, stapes, von oben.

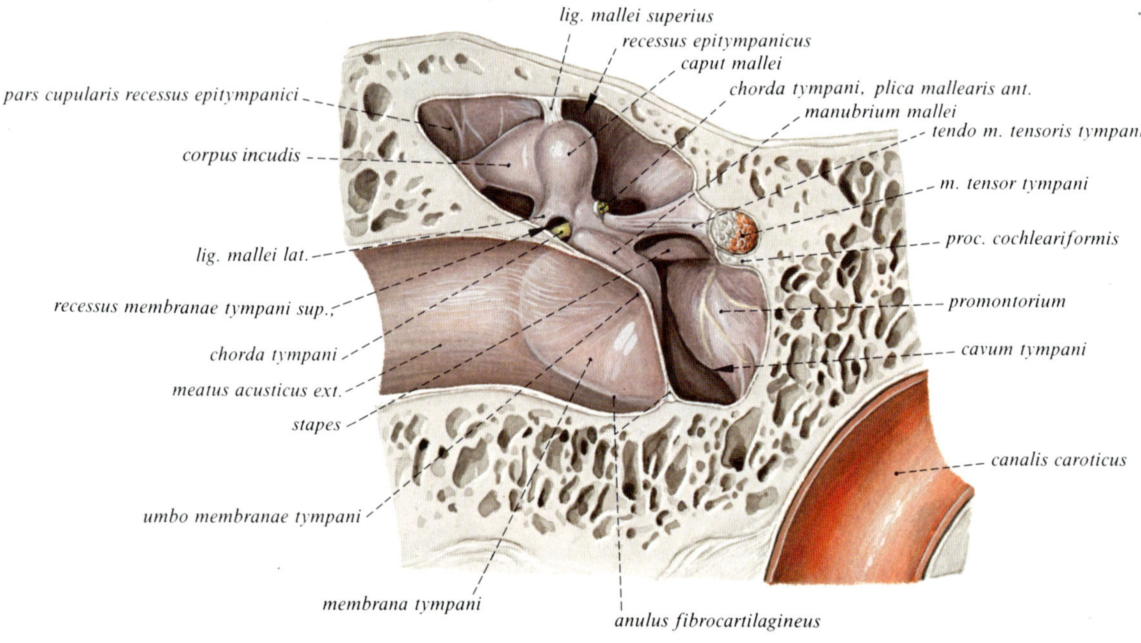

Abb. 426. Frontalschnitt durch den rechten äußeren Gehörgang, meatus acusticus externus, das Trommelfell, membrana tympani, und die Paukenhöhle, cavum tympani. Beachte die engste Stelle der Paukenhöhle zwischen Trommelfellnabel und Promontorium. Pars cupularis recessus epitympanici = Kuppelraum oder Gipfelbucht der Paukenhöhle. Operativer Zugang zur oberen Etage der Paukenhöhle vom äußeren Gehörgang aus durch den Teil der Schläfenbeinschuppe, der als »mur de la loguette« zur pars flaccida des Trommelfells reicht.

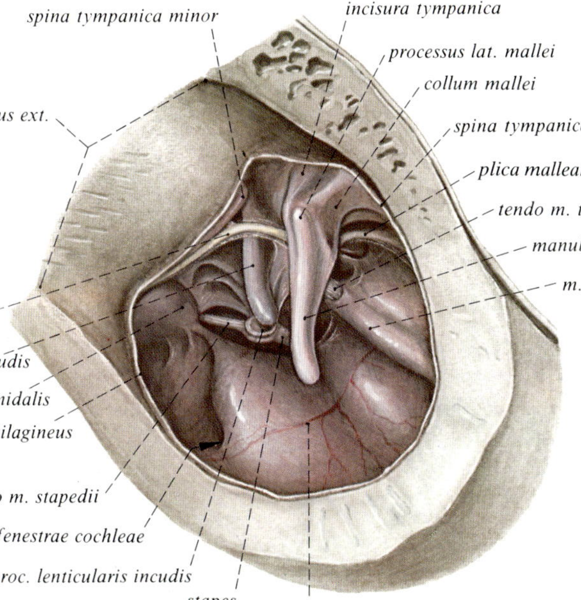

◁ **Abb. 427.** Rechte Paukenhöhle, cavum tympani, nach Entfernung des Trommelfells, membrana tympani. Blick vom äußeren Gehörgang aus auf das promontorium und die Gehörknöchelchen.

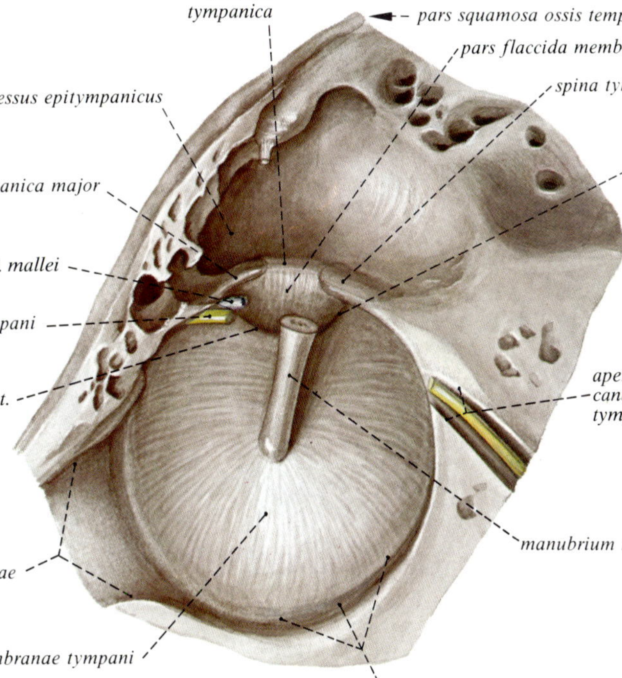

Abb. 428. Trommelfell von innen. Ansicht der lateralen Wand, paries membranaceus, der rechten Paukenhöhle und der tympanalen Fläche des Trommelfells von der medialen Seite aus, d. h. von der Paukenhöhle her. Der Knochen ist im Bereich der Paukenhöhle etwa parallel zur Achse der Schläfenbeinpyramide durchgesägt, der Inhalt der Paukenhöhle einschließlich der Schleimhaut ist entfernt, nur der Hammergriff wurde im Trommelfell belassen.

Beachte: In der Paukenhöhle werden drei Etagen unterschieden (Abb. 426, 431).

Obere Etage:	Recessus epitympanicus mit antrum mastoideum bis zum collum mallei und zu den plicae malleares anterior et posterior.
Mittlere Etage:	Bereich des Trommelfells und des ostium tympanicum tubae auditivae.
Untere Etage:	Recessus hypotympanicus bis zum paries jugularis als Boden (solum) des cavum tympani.

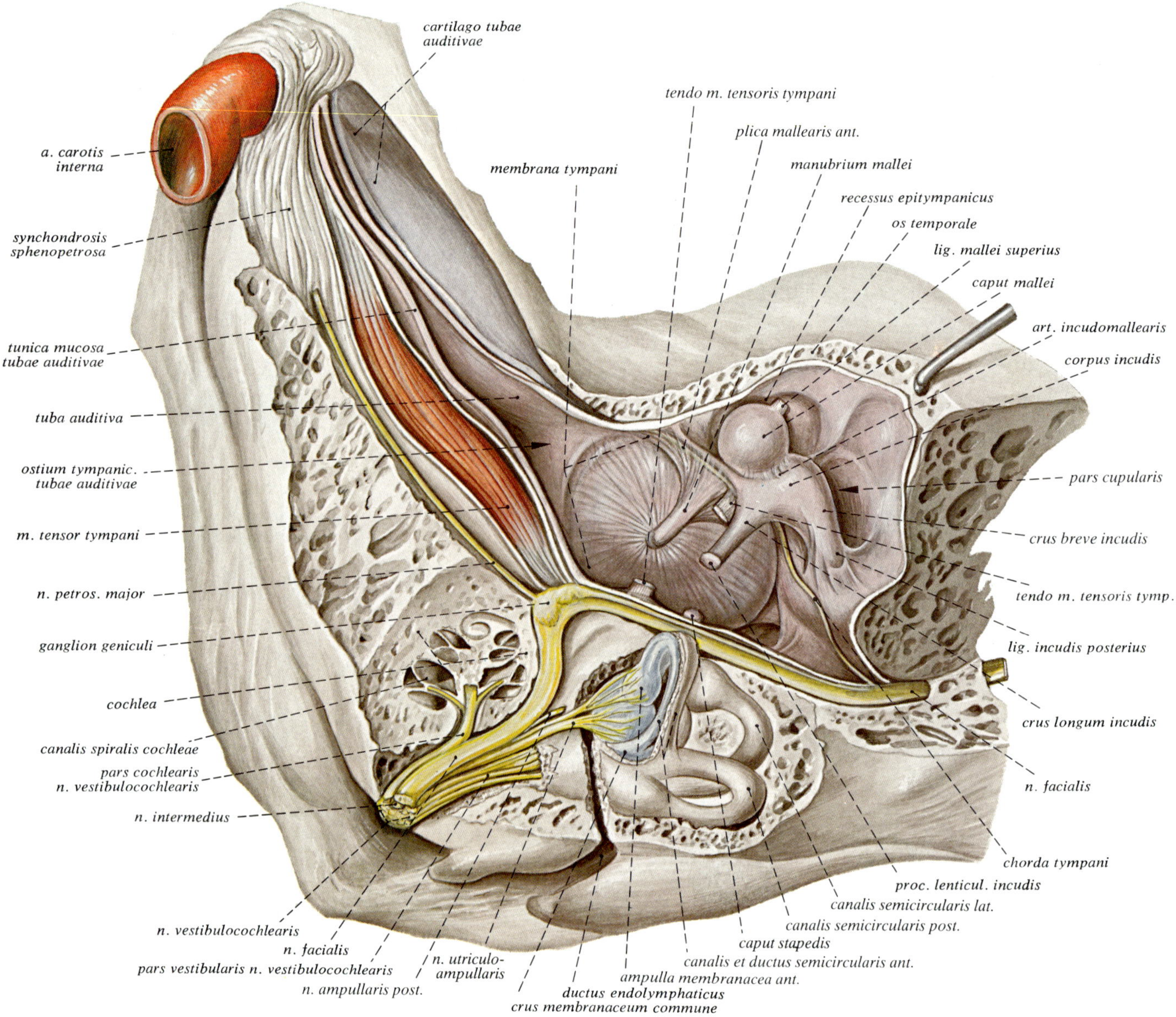

Abb. 429. Mittel- und Innenohr der rechten Seite, Übersicht. Schläfenbein nach Entkalkung durchgeschnitten, Sehne des m. tensor tympani und Gelenk zwischen stapes und incus durchgetrennt. Die beiden Hälften des Präparates im Bereich des Schnitts durch die Paukenhöhle nach oben und unten auseinandergezogen. Beachte den Verlauf von n. facialis und n. vestibulocochlearis, die Lage des Labyrinths zur Paukenhöhle und deren Wände.

Beachte: Einschränkung der Beweglichkeit der Gehörknöchelchenkette führt zu Mittelohrschwerhörigkeit. Bei der sog. Stapesankylose ist die Beweglichkeit des Steigbügels, stapes, bzw. seiner Fußplatte, basis stapedis, im Bereich des ovalen Fensters, fenestra vestibuli (ovalis), durch neugebildeten Knochen (z. B. bei »Otosklerose«) mehr oder weniger behindert bis vollständig blockiert.

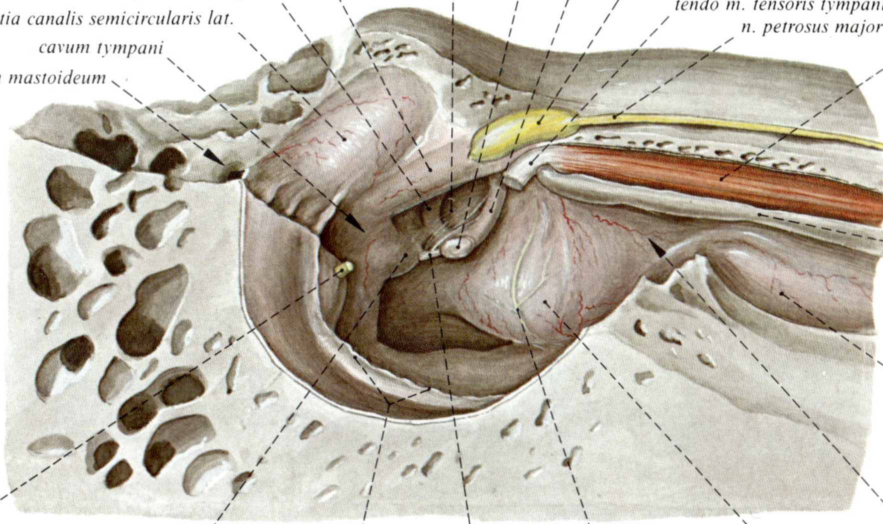

Abb. 430. Mediale Wand, paries labyrinthicus, der rechten Paukenhöhle von lateral. Laterale und obere Wand des cavum tympani sowie der größte Teil des äußeren Gehörgangs abgetragen. Trommelfell bis auf wandständige Reste sowie Hammer und Amboß entfernt. Chorda tympani am ostium tympanicum canaliculi chordae tympani durchgetrennt. Septum canalis musculotubarii zum Teil beseitigt, um den m. tensor tympani zu zeigen, dessen Sehne am processus cochleariformis durchgeschnitten ist. N. facialis in der Nähe des ganglion geniculi und n. petrosus major freigelegt.

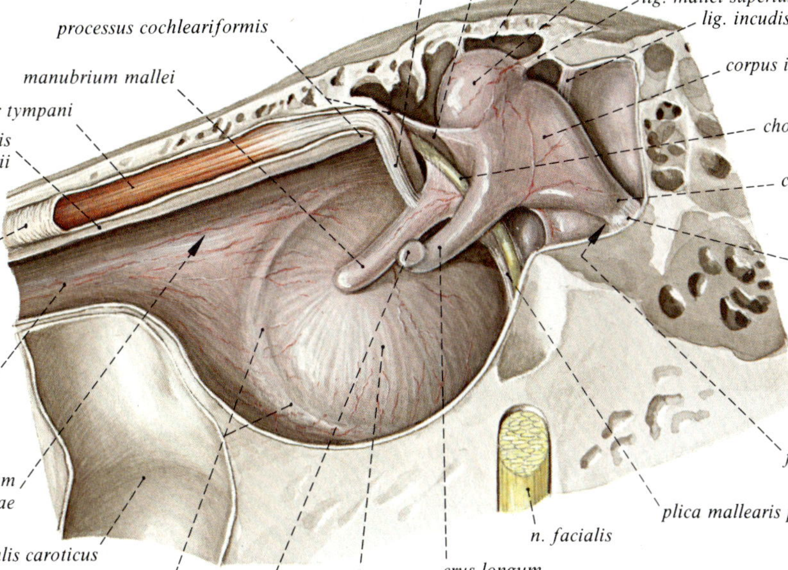

Abb. 431. Laterale Wand, paries membranaceus, der rechten Paukenhöhle von medial. M. tensor tympani nach Entfernung des größten Teils des septum canalis musculotubarii bis an den processus cochleariformis sichtbar. Beachte den Ansatz seiner Sehne am Hammergriff und ihren Verlauf in einer Schleimhautfalte. Die den Muskel umhüllende derbe Faszie nur zum Teil erhalten.

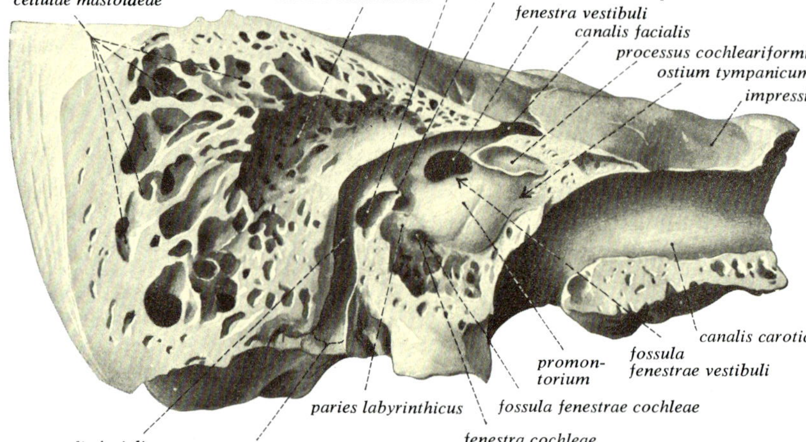

Abb. 432. Längsschnitt durch das rechte Felsenbein. In der Mitte die Labyrinthwand der Paukenhöhle mit dem ovalen Fenster. Der Fazialiskanal, canalis facialis, und der Karotiskanal sind in ihrem Verlauf getroffen. Links die eröffneten cellulae mastoideae und ihr Zugang aus der Paukenhöhle, das antrum mastoideum.

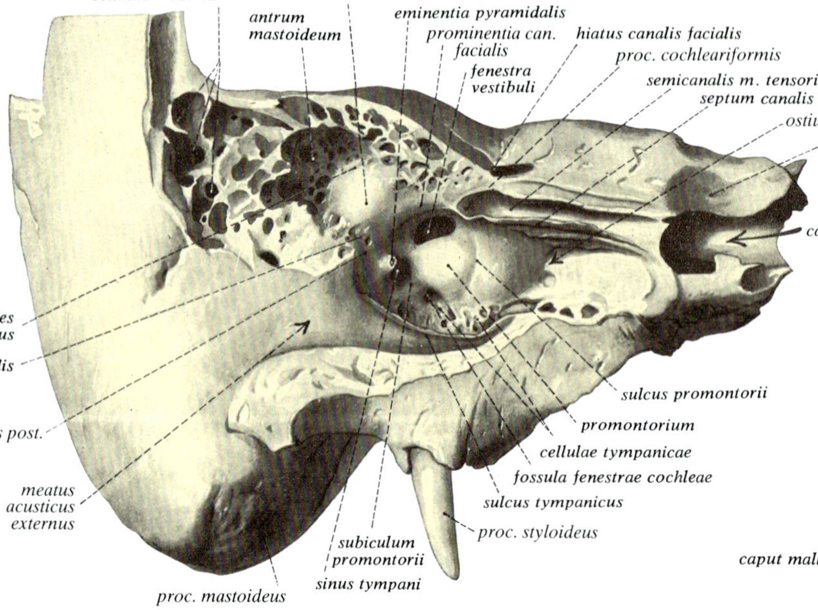

△
Abb. 433. Paukenhöhle der rechten Seite nach Abtragung der lateralen Wand und angrenzender Teile der vorderen und oberen Wand. Ansicht von lateral und vorn.

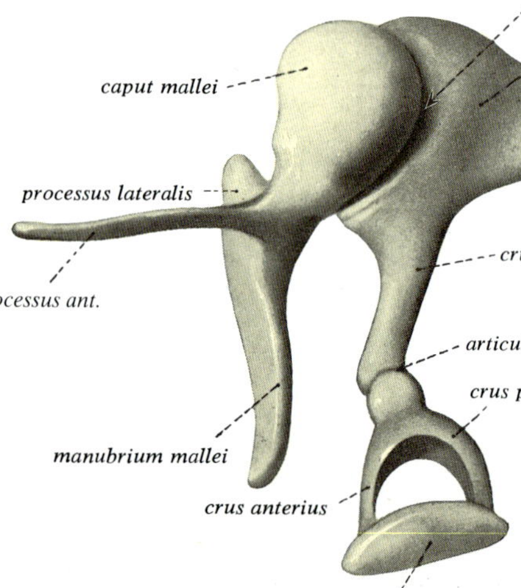

Abb. 434. Die Gehörknöchelchen des rechten Ohres in ihrer natürlichen Lage zueinander. ▷

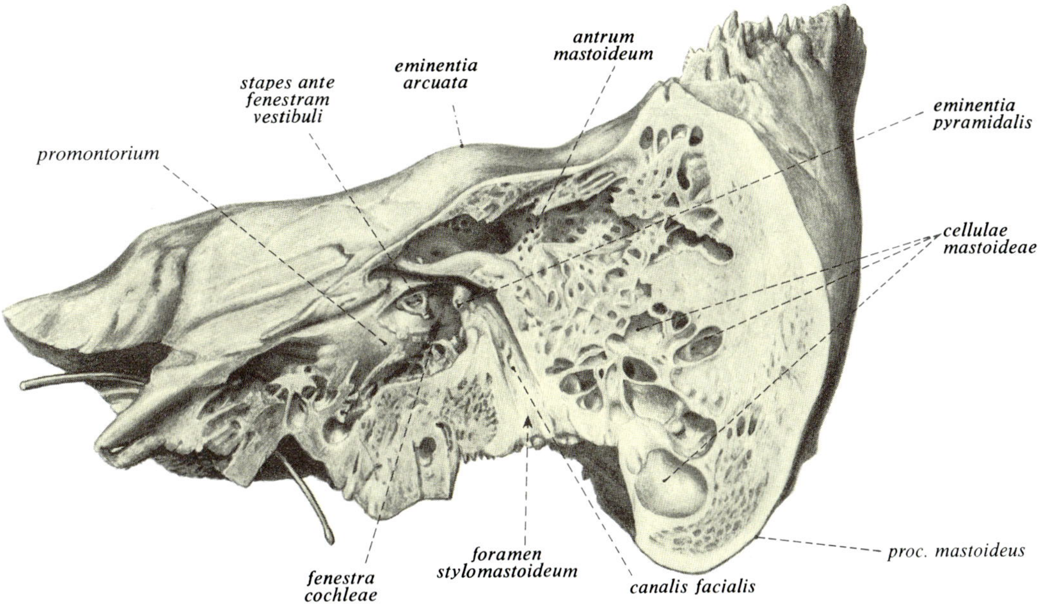

Abb. 435. Längsschnitt durch das Felsenbein, pars petrosa, pyramis. Blick auf die Labyrinthwand mit dem promontorium. Eine Sonde ist durch den canalis caroticus geführt. Beachte die starke Pneumatisation des processus mastoideus und der umgebenden Knochenteile.

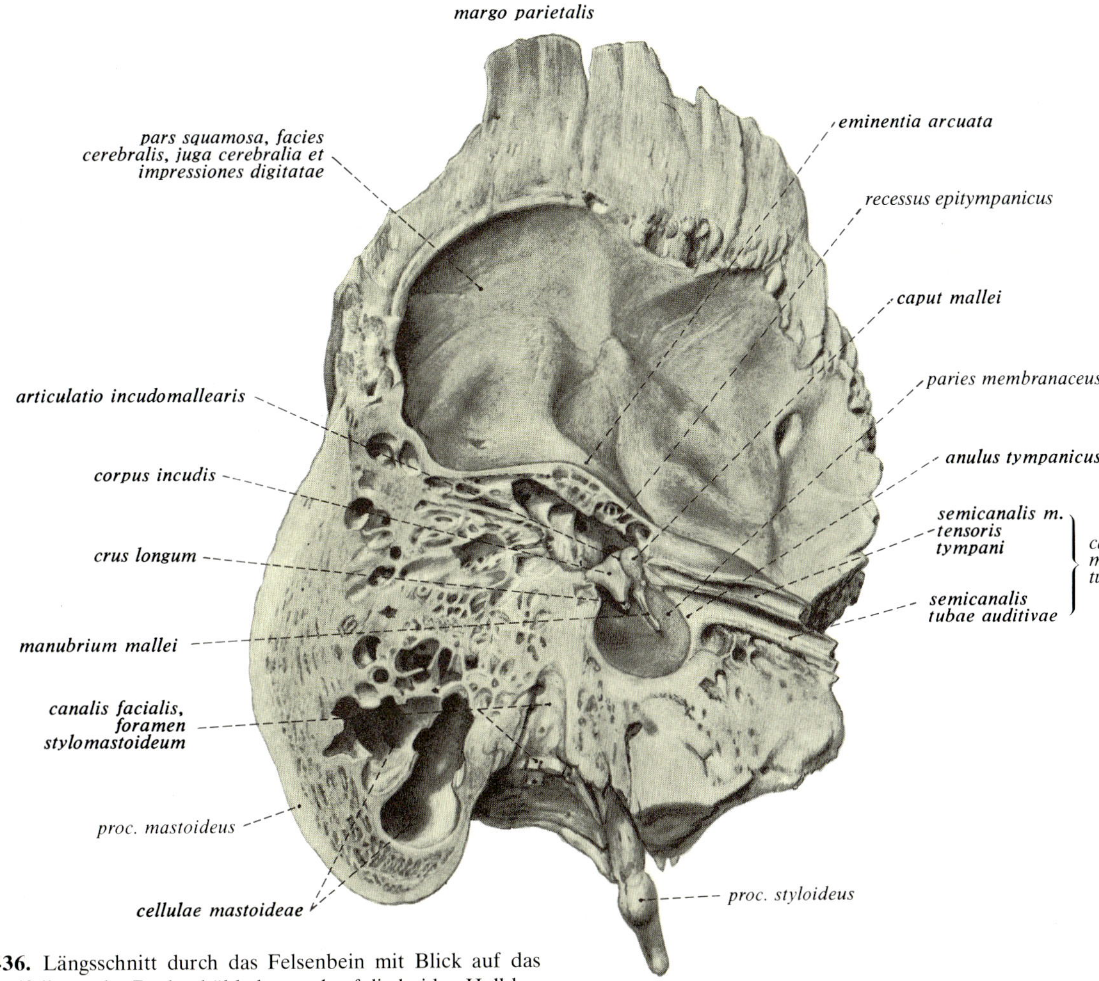

Abb. 436. Längsschnitt durch das Felsenbein mit Blick auf das Trommelfell von der Paukenhöhle her und auf die beiden Halbkanäle des canalis musculotubarius.

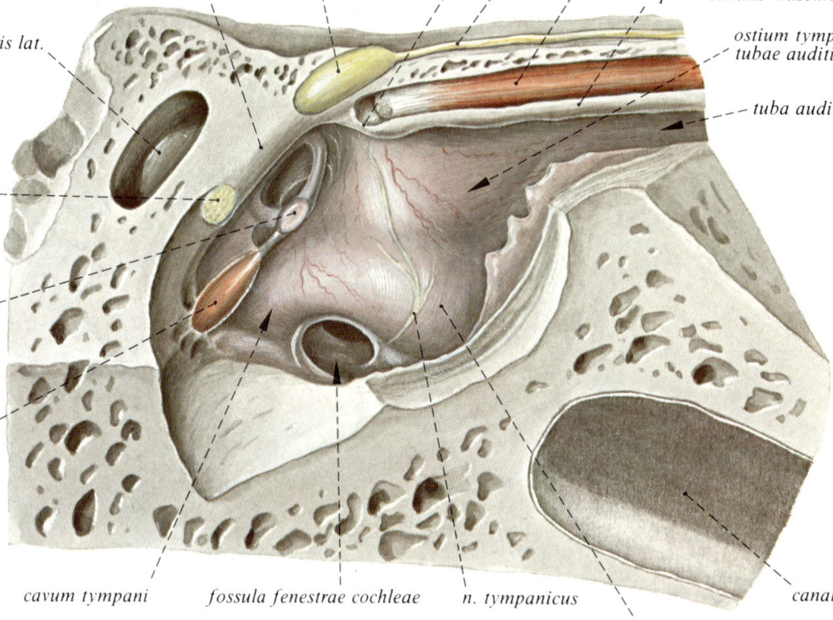

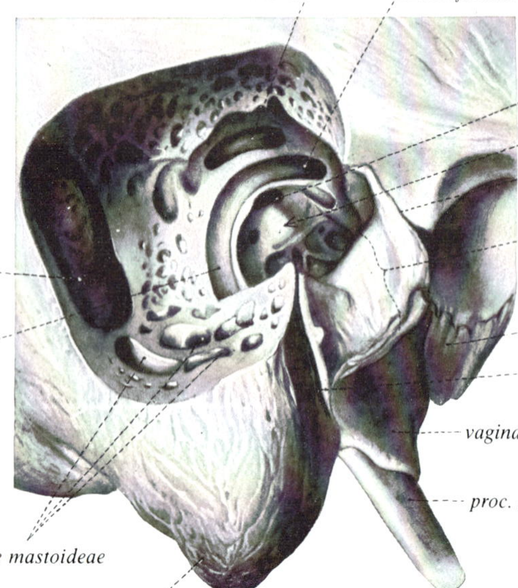

△

Abb. 437. Mediale Wand, paries labyrinthicus, der rechten Paukenhöhle von lateral. Hintere Wand der Paukenhöhle teilweise abgetragen, m. stapedius durch Wegnahme der Knochenwand der eminentia pyramidalis größtenteils freigelegt. Der untere Teil des canalis facialis entfernt, canalis semicircularis lateralis und canalis caroticus streckenweise eröffnet.

◁ **Abb. 438.** Rechtes Schläfenbein, os temporale, von außen aufgemeißelt, Ansicht von lateral. Darstellung der Binnenräume mit den Lagebeziehungen zwischen sinus sigmoideus, canalis facialis und Knochenräumen des Gleichgewichts- und Gehörorgans.

Begrenzungen der Paukenhöhle, cavum tympani, und Hinweise auf ihre klinische Bedeutung (nach O. GROSSER)

Name	Bestandteile	Nachbarorgane	Besonderheiten	Klinische Komplikationen
paries superior = tegmentalis (Dach)	recessus epitympanicus, tegmen tympani ossis temporalis, sutura petrosquamosa	fossa cranii media, meninges, lobus temporalis cerebri	Gefäßkanälchen im tegmen und in der Sutur: Infektionsweg	Meningitis, Schläfenlappenabszeß
paries inferior = jugularis (Boden)	solum tympani, cellulae jugulares, prominentia styloidea	fossa jugularis, bulbus venae jugularis superior	wechselnde Ausbildung und Größe der cellulae pneumaticae, Knochenplatte kann teilweise fehlen	septische Thrombose der v. jugularis interna → Pyämie

Abb. 439. Intrakranieller Verlauf des n. facialis. Canalis facialis eröffnet, Paukenhöhle vom processus mastoideus her aufgesägt. ▷

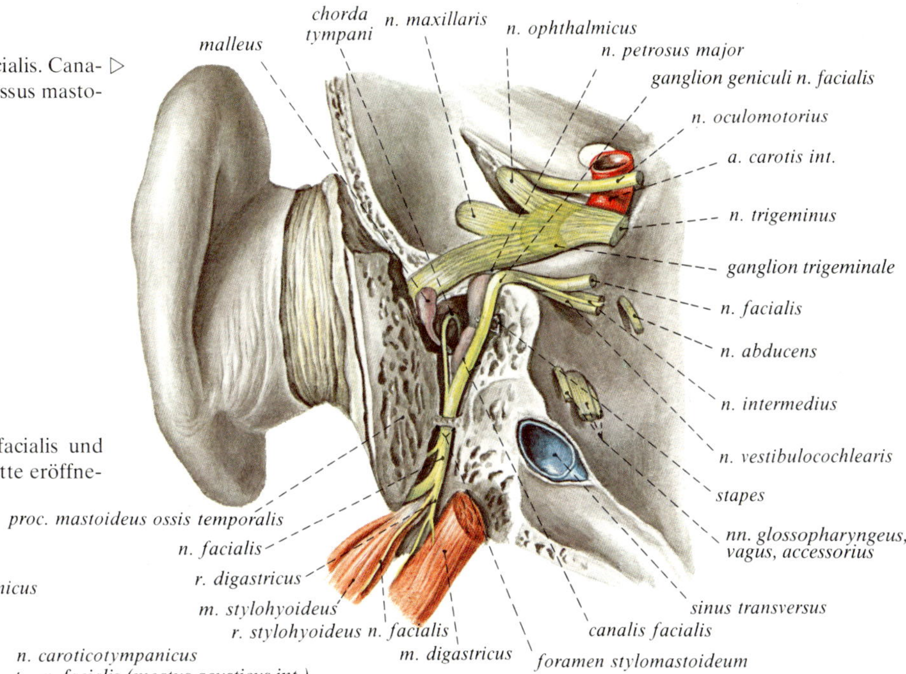

Abb. 440. Intrakranieller Verlauf des n. facialis und seine Verbindungen, in ein durch Sägeschnitte eröffnetes rechtes Schläfenbein eingetragen. ▽

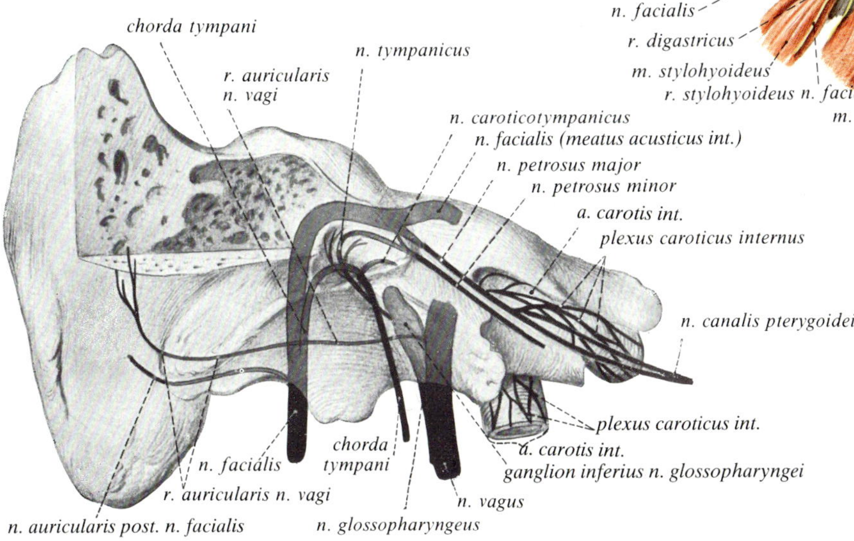

Begrenzungen der Paukenhöhle *(Fortsetzung)*

Name	Bestandteile	Nachbarorgane	Besonderheiten	Klinische Komplikationen
paries medialis = labyrinthicus	promontorium, fenestra cochleae et vestibuli, prominentia canalis facialis, plexus nervosus tympanicus	labyrinthus membranaceus, n. facialis	—	Labyrinthinfektion (Taubheit), Fazialislähmung
paries lateralis = membranaceus	membrana tympani, manubrium mallei (chorda tympani)	meatus acusticus externus	—	Perforation des Trommelfells
paries posterior = mastoideus	antrum mastoideum, cellulae mastoideae, prominentia canalis semicircularis lateralis, canalis facialis	n. facialis, sinus sigmoideus, fossa cranii posterior, cerebellum	unterschiedliche Pneumatisation des Warzenfortsatzes	Mastoiditis, Sinusthrombose, Meningitis, Kleinhirnabszeß, Fazialislähmung
paries anterior = caroticus	ostium tympanicum tubae auditivae, canalis musculotubarius	canalis caroticus, sinus cavernosus, n. abducens, ganglion trigeminale	apikale Pneumatisation der Pyramide	Tube als Infektionsweg, apikale Zelleninfektion, Abduzenslähmung

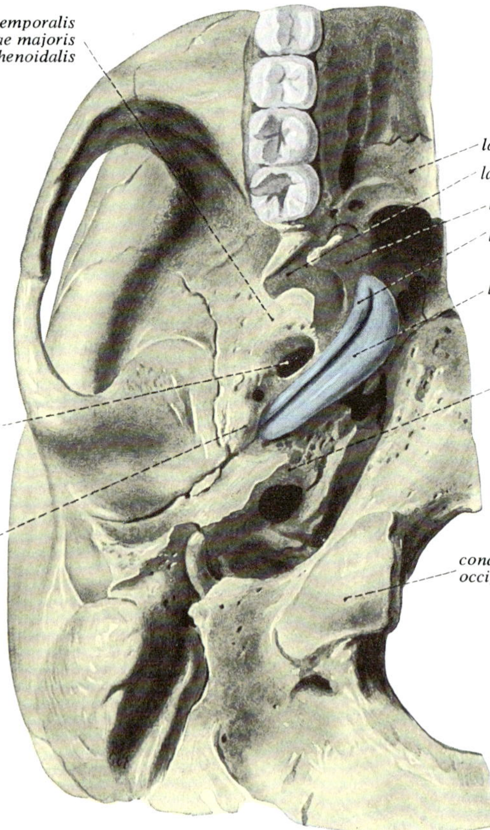

◁ **Abb. 441.** Der rechte Tubenknorpel (blau) in seiner Lage an der knöchernen Schädelbasis.

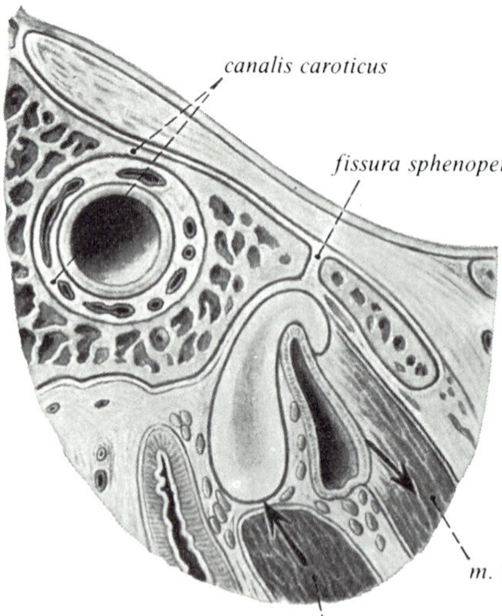

Abb. 442. Querschnitt durch die Tube und den Tubenknorpel, cartilago tubae auditivae. Ursprung bzw. Ansatz des musculus tensor veli palatini und m. levator veli palatini. Tube **offen.** ▷

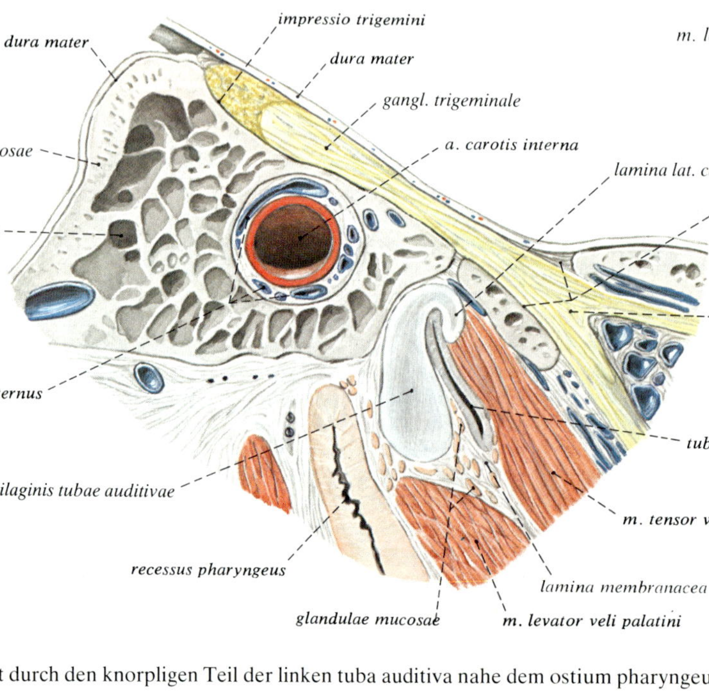

Abb. 443. Querschnitt durch den knorpligen Teil der linken tuba auditiva nahe dem ostium pharyngeum tubae auditivae. Tube **geschlossen.**

Abb. 444. Querschnitt durch den canalis ▷ musculotubarius mit pars ossea tubae auditivae und m. tensor tympani. Vergrößerung etwa 15fach.

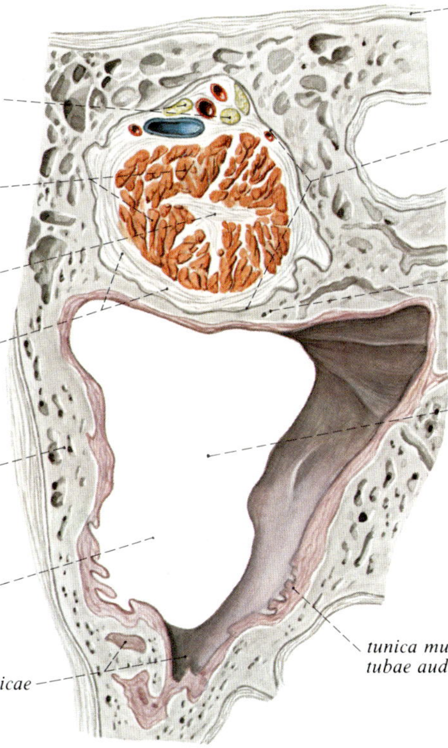

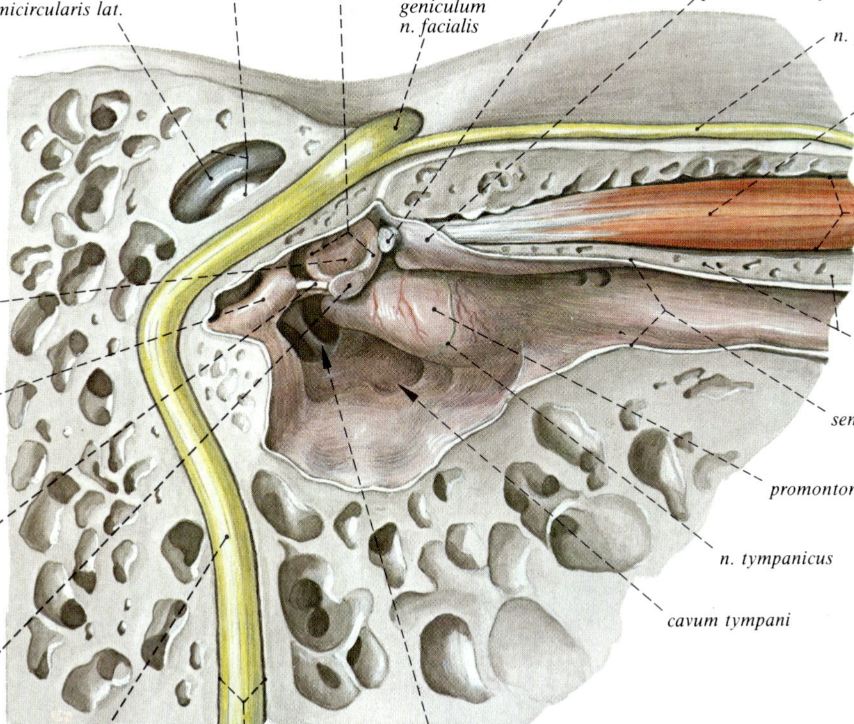

Abb. 445. Mediale Wand der Paukenhöhle, paries labyrinthicus, mit Steigbügel; Verlauf des dem Mittelohr benachbarten mittleren und unteren Abschnitts des nervus facialis im canalis facialis. Paukenhöhle durch einen der Achse der Schläfenbeinpyramide etwa parallelen Sägeschnitt geteilt; laterale Hälfte mit Trommelfell, Hammer und Amboß entfernt. Sehne des m. tensor tympani am processus cochleariformis durchgeschnitten, canalis musculotubarius eröffnet. Der canalis facialis ist vom hiatus canalis facialis aus bis nahe dem foramen stylomastoideum freigelegt.

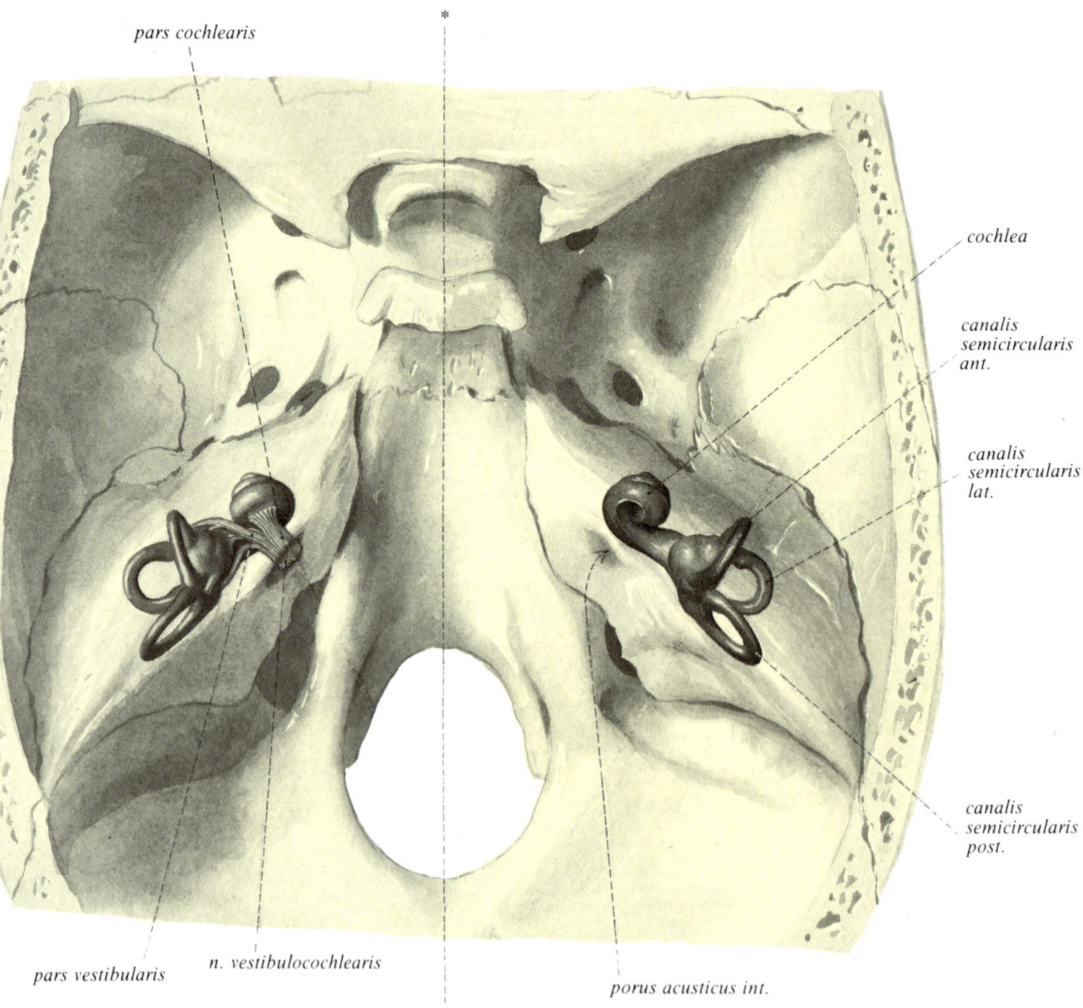

Abb. 446. Die beiden knöchernen Labyrinthe, canales semicirculares ossei et cochlea, als Ausgüsse in ihrer natürlichen Lage auf die innere Schädelbasis projiziert. Links sind auch die Nerven dargestellt. Beachte die Schrägrichtung der Schneckenachse: von medial-hinten-oben nach lateral-vorn-unten. Die Schneckenspitze zeigt nach lateral-vorn-unten. * = Medianebene

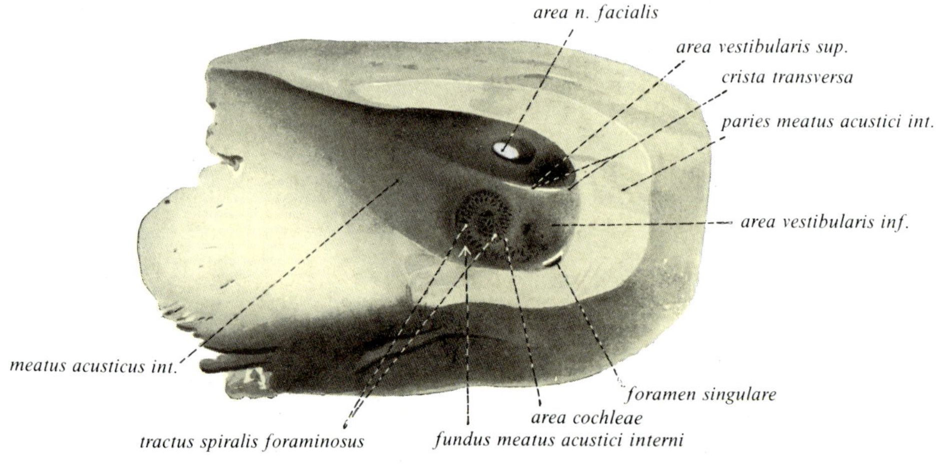

Abb. 447. Der rechte innere Gehörgang nach Abmeißelung eines Teils seiner hinteren Wand. Ansicht von medial. Beachte den Beginn des Fazialiskanals quer zur Pyramidenachse (area n. facialis).

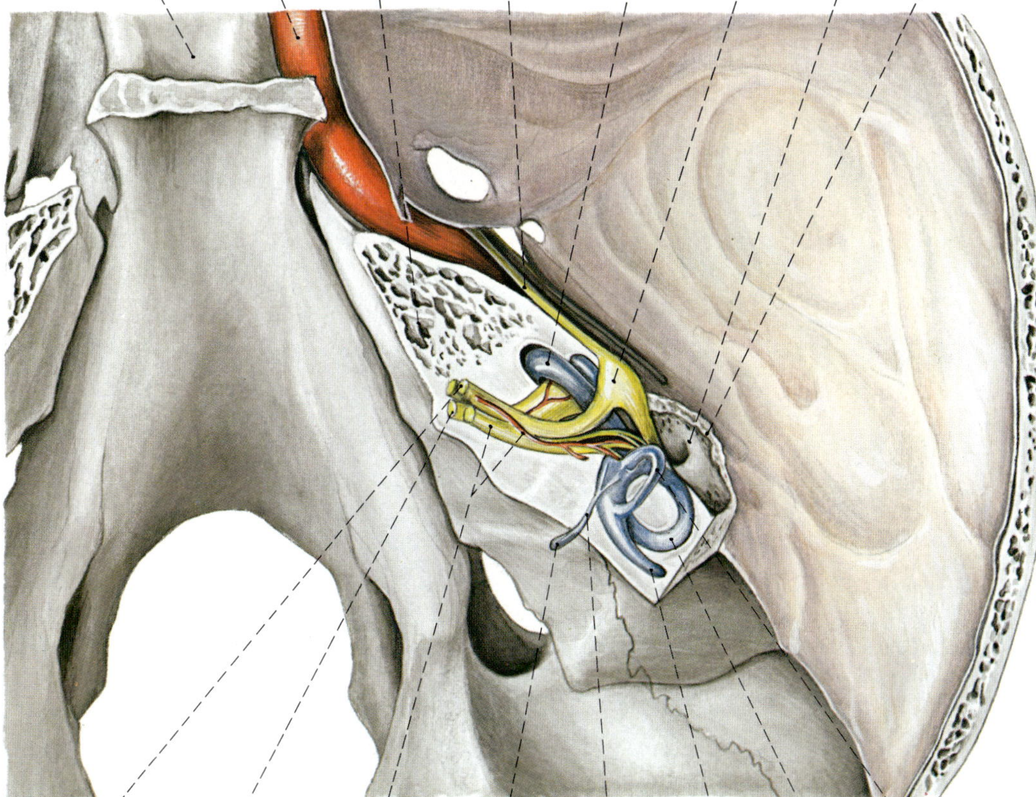

Abb. 448. Innenohr, auris interna, der rechten Seite mit häutigem Labyrinth, labyrinthus membranaceus, und häutiger Schnecke, ductus cochlearis, sowie n. vestibulocochlearis und n. facialis im Felsenbein. Oberer Teil der Felsenbeinpyramide abgemeißelt. (Nach PERNKOPF: Atlas der topographischen und angewandten Anatomie des Menschen. Bd. 1, 2. Aufl. [Hrsg. H. FERNER]. Urban & Schwarzenberg, München–Wien–Baltimore 1980.)

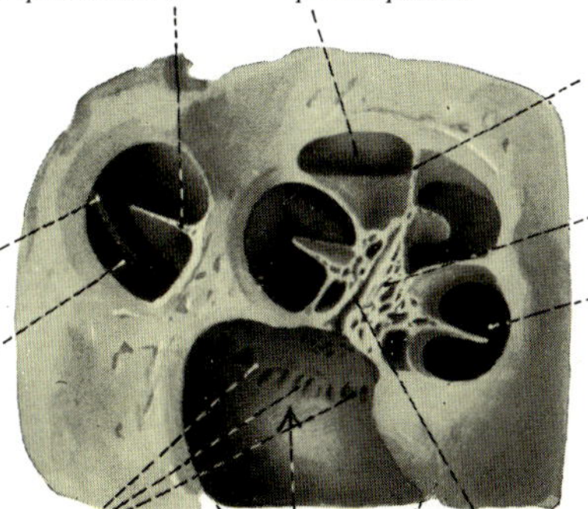

Abb. 449. Linke knöcherne Schnecke, canalis cochlearis, in der Achse des modiolus durchgesägt.

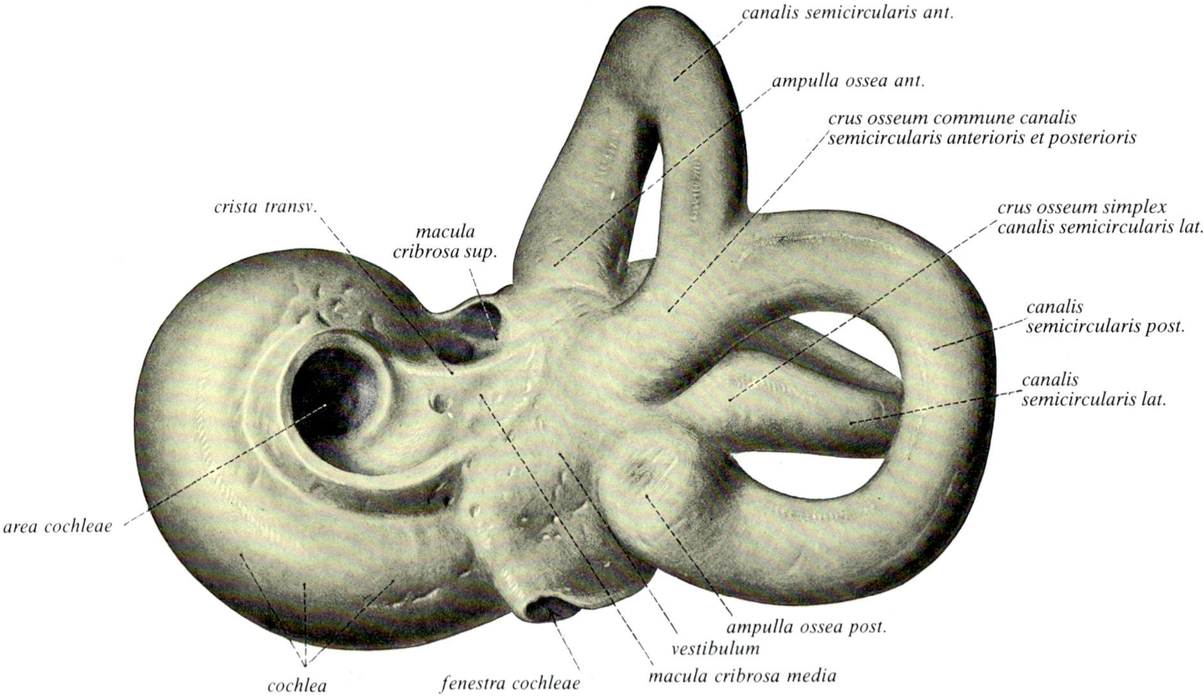

Abb. 450. Rechtes knöchernes Labyrinth des Menschen, von medial und occipital her gesehen. Aus dem Felsenbein herausgemeißelt. Die Hohlräume werden von kortikalen Knochen umgeben.

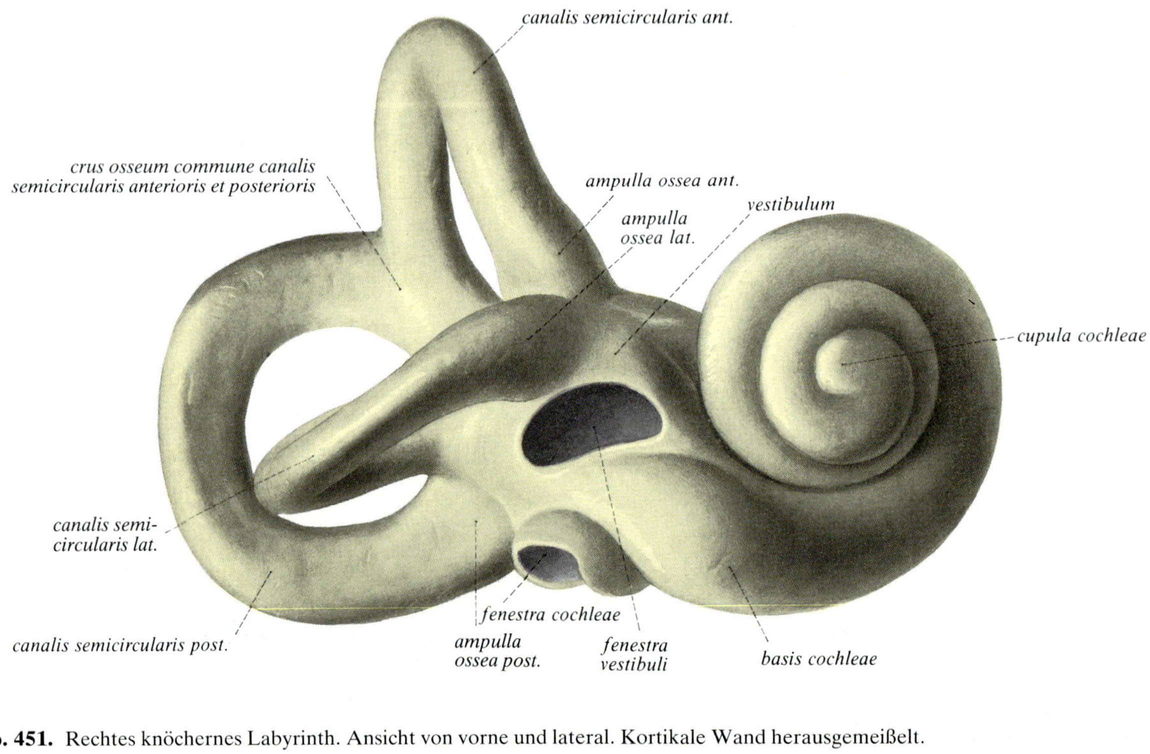

Abb. 451. Rechtes knöchernes Labyrinth. Ansicht von vorne und lateral. Kortikale Wand herausgemeißelt.

Abb. 452. Knöchernes Labyrinth der linken Seite in der Ansicht ▷ von vorn und lateral. Die Bogengänge und der größte Teil des canalis spiralis cochleae sind aufgefeilt.

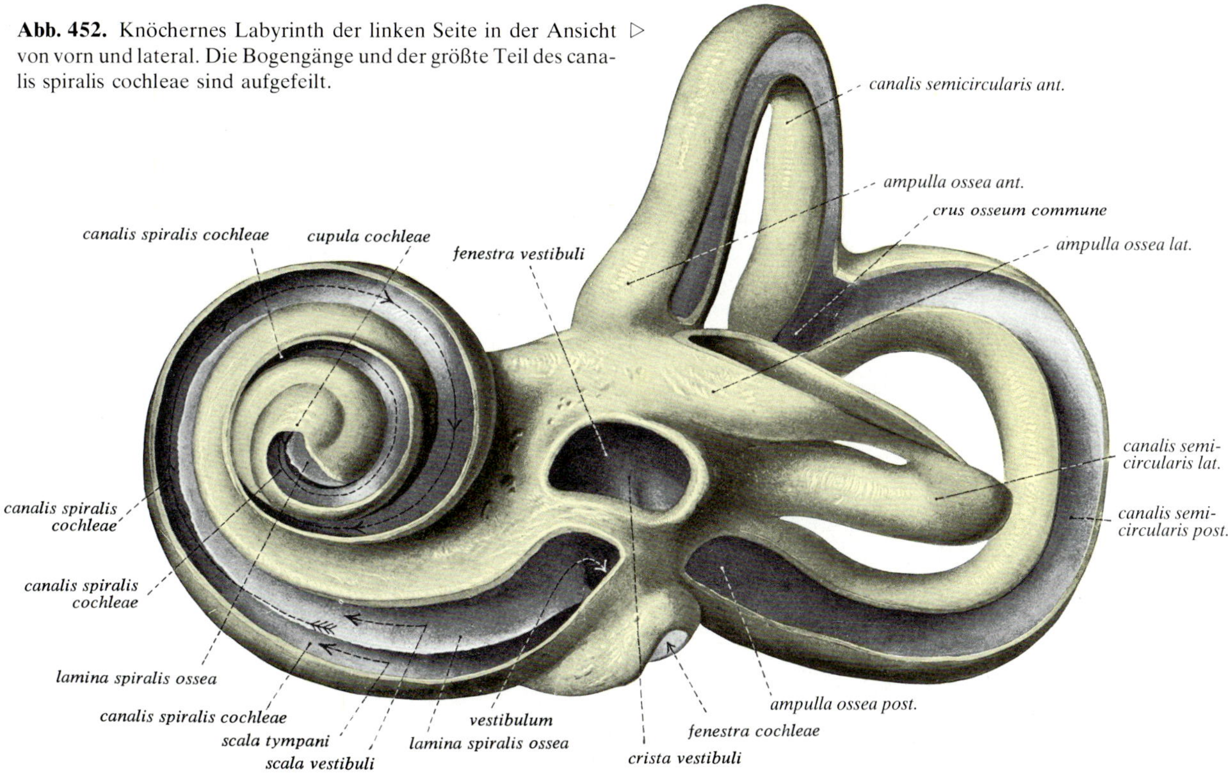

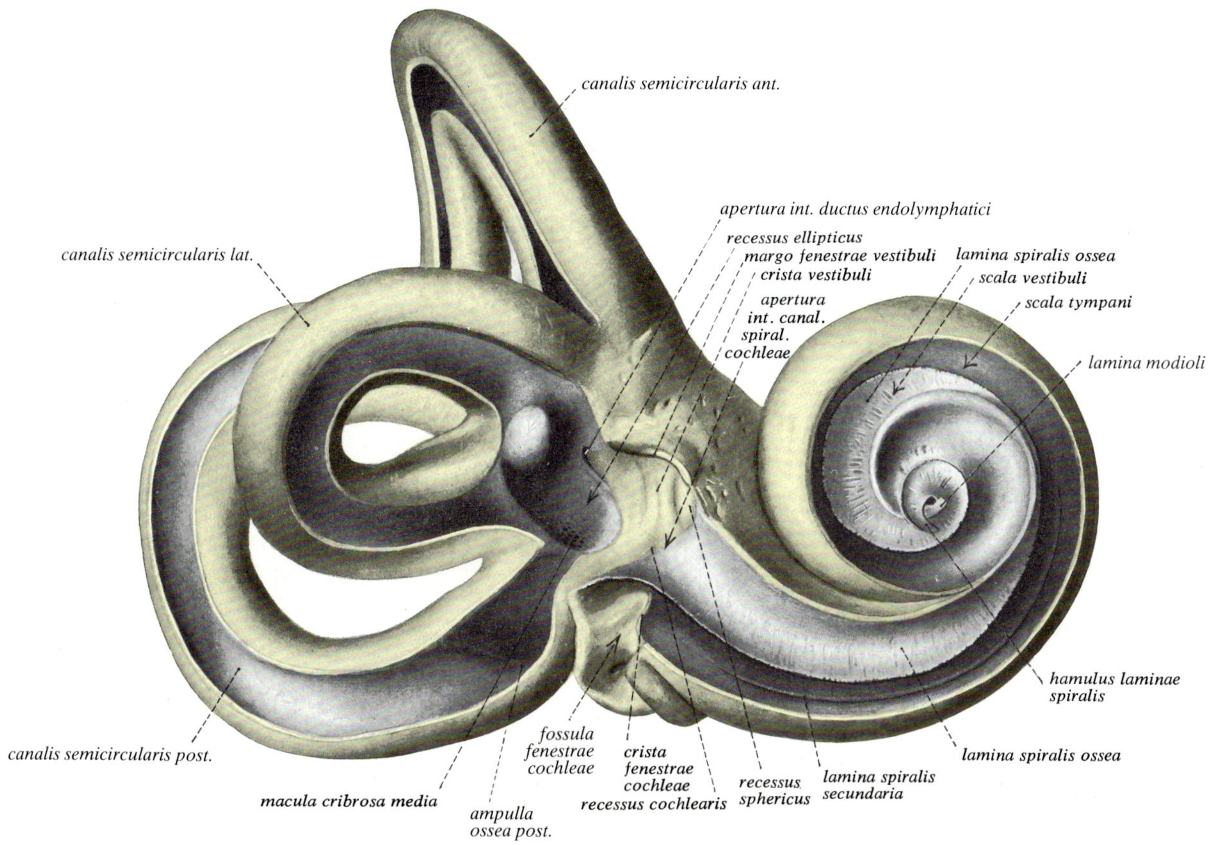

Abb. 453. Knöchernes Labyrinth der rechten Seite. Präparation wie bei Abb. 452, nur sind auch Vorhof und Schnecke bis zur Kuppel eröffnet.

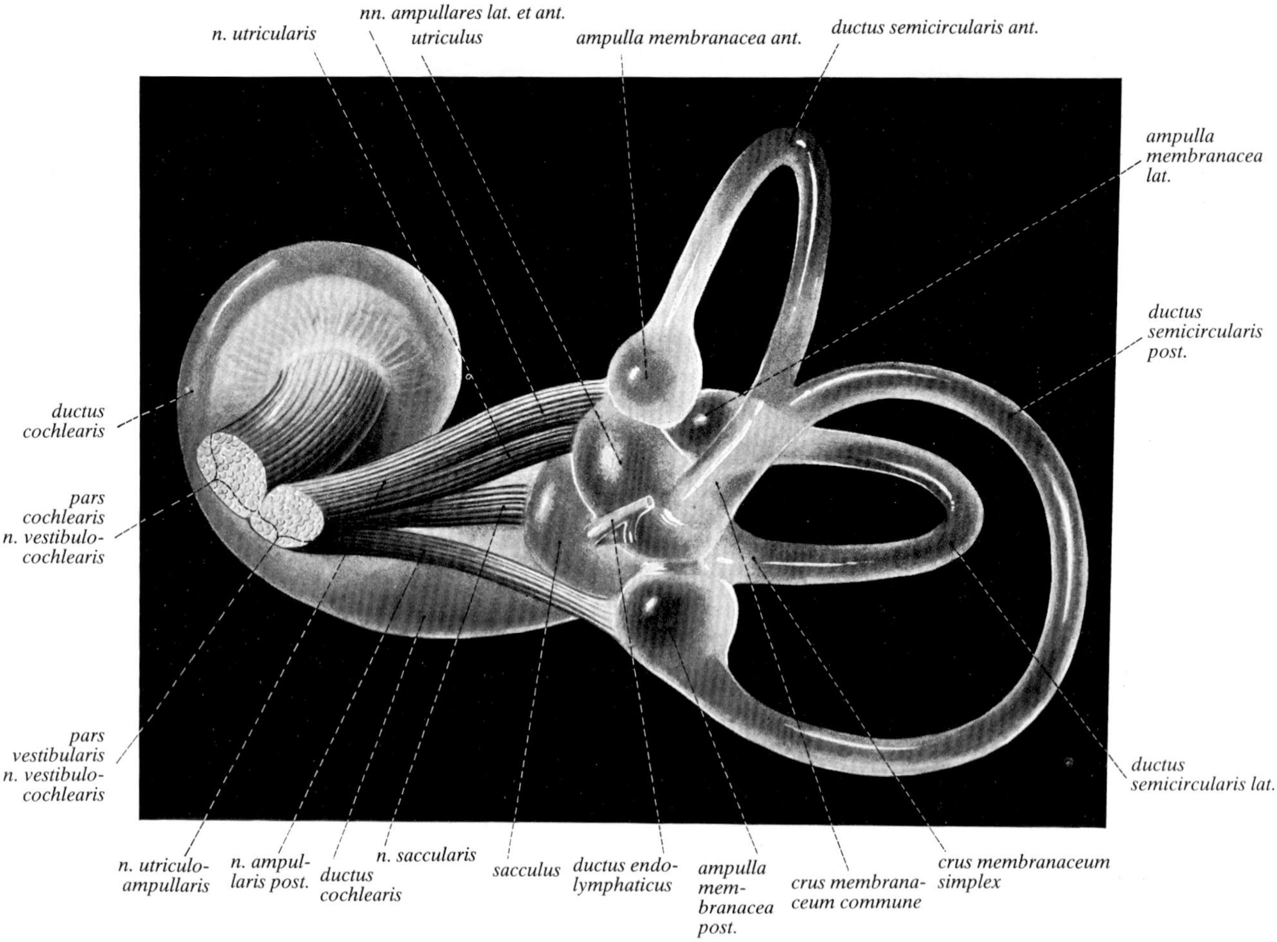

△ **Abb. 454.** Rechtes häutiges Labyrinth (ductus cochlearis, ductus semicirculares, sacculus, utriculus) mit den abgehenden, sich zum n. vestibulocochlearis vereinigenden Nervenfaserbündeln.

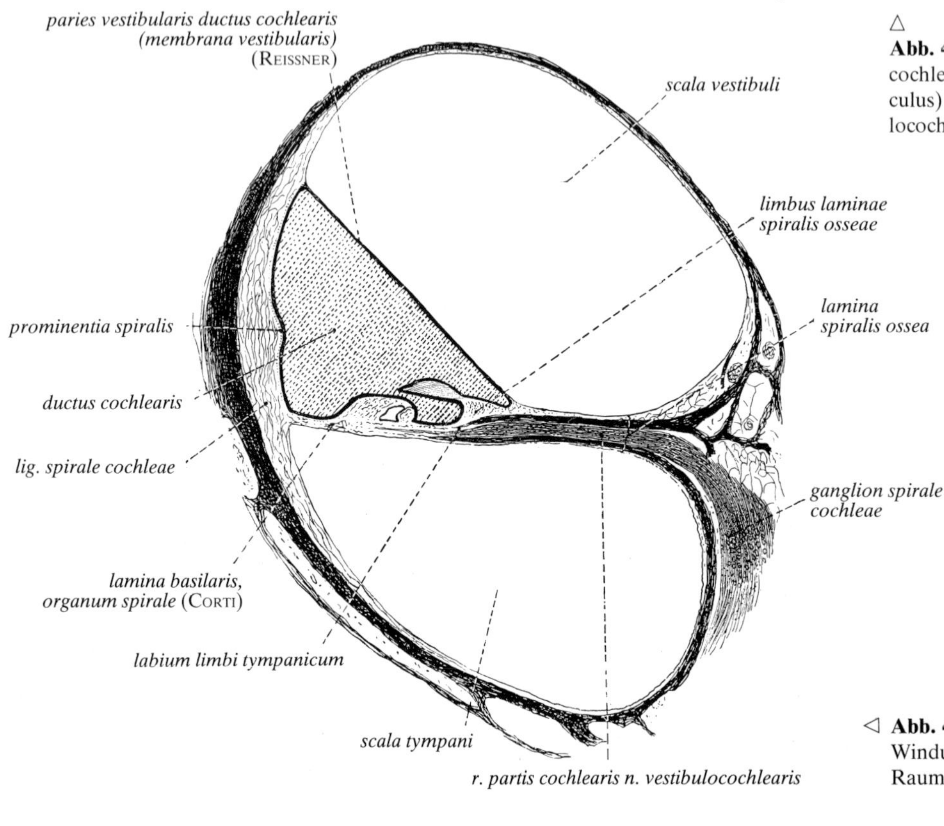

◁ **Abb. 455.** Schematischer Schnitt durch eine Windung der Schnecke. Der endolymphatische Raum des ductus cochlearis ist punktiert.

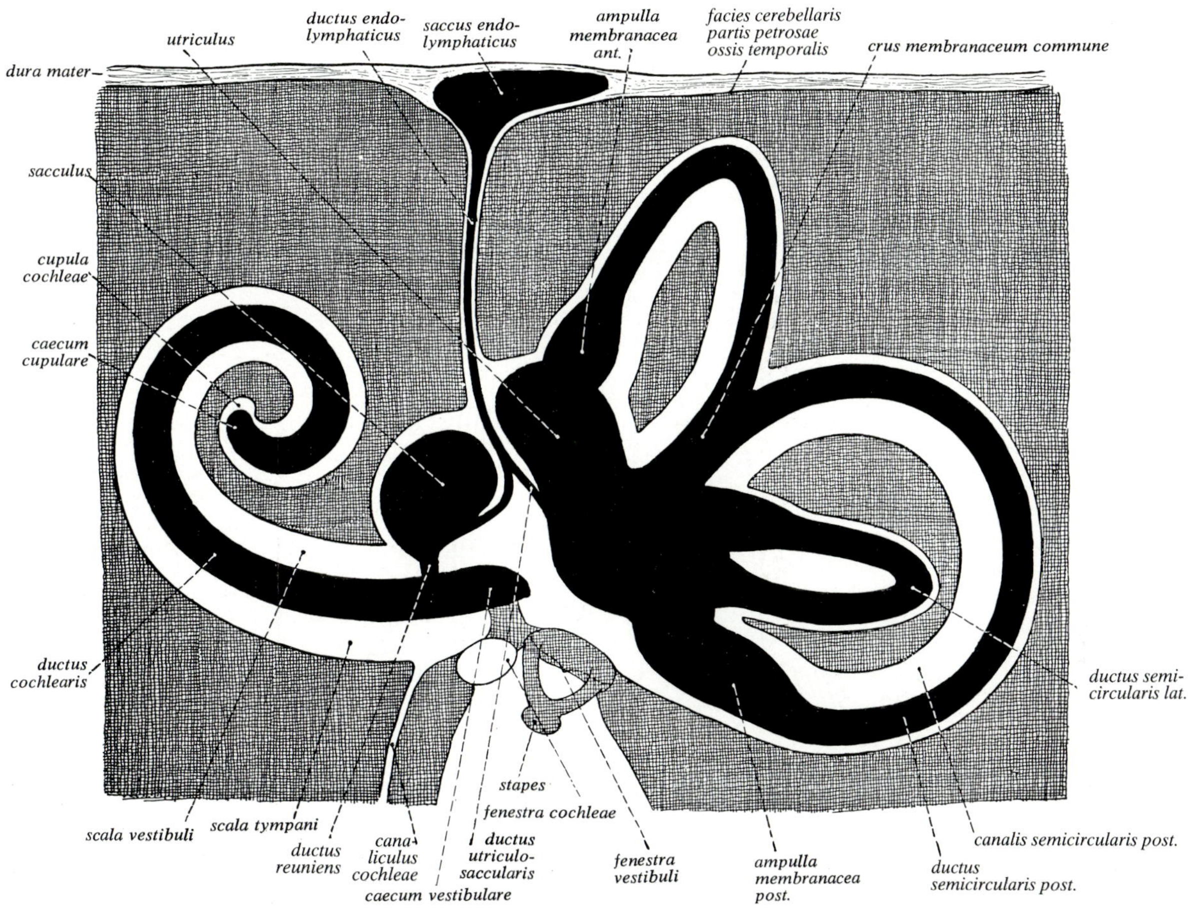

△

Abb. 456. Schema des rechten häutigen Labyrinths. Endolymphatische Räume schwarz, Knochen schraffiert, perilymphatische Räume weiß.

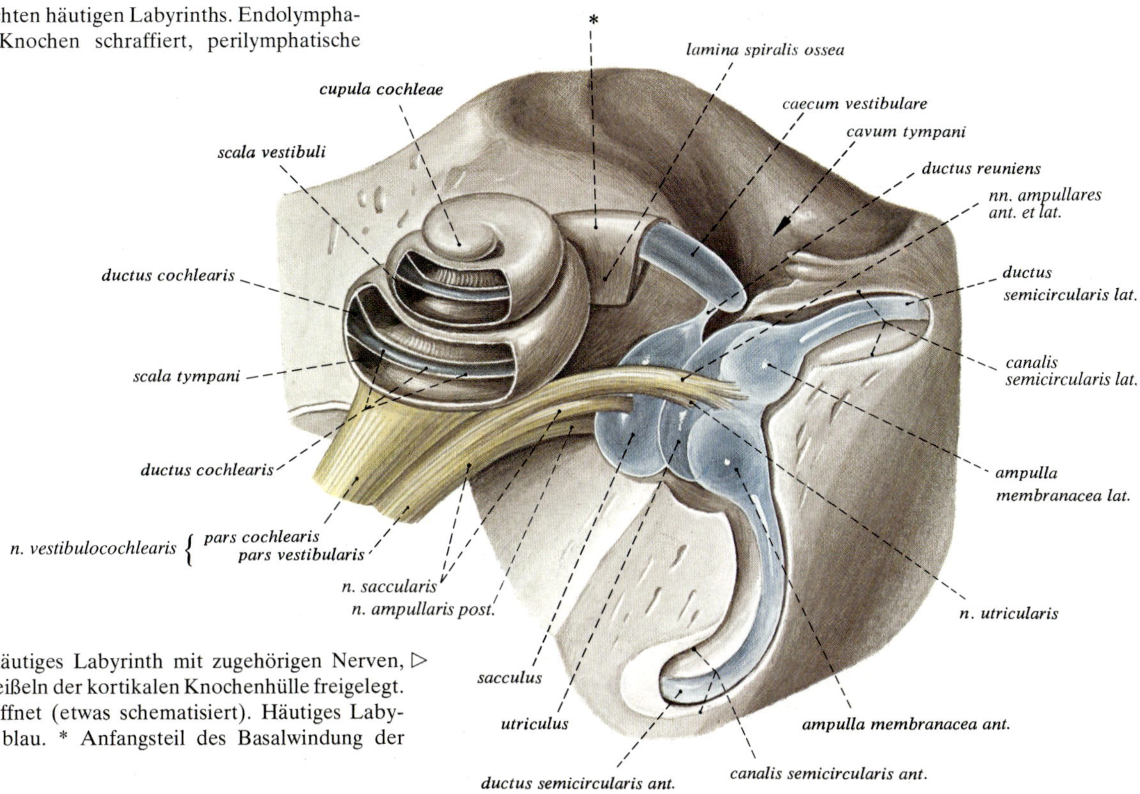

Abb. 457. Rechtes häutiges Labyrinth mit zugehörigen Nerven, ▷ teilweise durch Aufmeißeln der kortikalen Knochenhülle freigelegt. Schnecke seitlich eröffnet (etwas schematisiert). Häutiges Labyrinth (Endolymphe) blau. * Anfangsteil des Basalwindung der Schnecke.

1 radiatio acustica
2 gyrus tempor. transv.
3 corpus genicul. med., 6. Neuron
4 nucleus collic. inf., 5. Neuron
5 nucleus lemnisci lat., 4. Neuron
6 fascic. longitudin. med. (auf- und absteig. Fasern)
7 lemniscus lateralis
8 nucl. n. abducentis
9 nucl. motorius n. trigemini
10 nucl. n. facialis
11 n. vestibulocochlearis (pars cochlearis)
12 tract. pyramidalis (corticospinalis)
13 cochlea, 1. Neuron
14 nucl. cochlearis dors., 2. Neuron
15 striae medullares vent. IV (acusticae)
16 peduncul. cerebellaris med. (brachium pontis)
17 peduncul. cerebellaris sup. (brachium conjunctiv.)

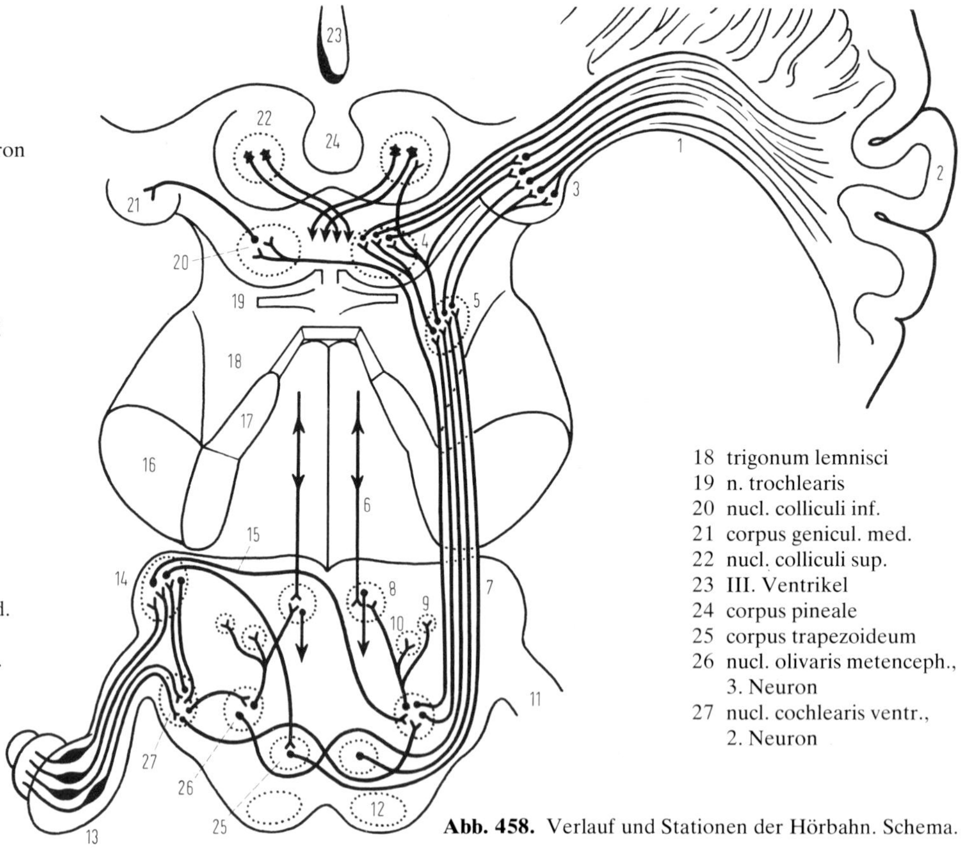

18 trigonum lemnisci
19 n. trochlearis
20 nucl. colliculi inf.
21 corpus genicul. med.
22 nucl. colliculi sup.
23 III. Ventrikel
24 corpus pineale
25 corpus trapezoideum
26 nucl. olivaris metenceph., 3. Neuron
27 nucl. cochlearis ventr., 2. Neuron

Abb. 458. Verlauf und Stationen der Hörbahn. Schema.

Hörbahn

Im *organum spirale,* dem CORTIschen Organ des Innenohrs, finden sich auf der *lamina basilaris,* umgeben von Stützzellen, die Hörzellen als Rezeptoren der Hörfrequenzen von etwa 16 Hz bis 21 000 Hz. Sie liegen in drei bis vier Reihen als äußere Hörzellen und in einer Reihe als innere Hörzellen auf beiden Seiten des Tunnelraums.

Neurone:

1. Die Hörzellen werden von Nervenfasern umsponnen, die als periphere Fortsätze zu den bipolaren Ganglienzellen des *ganglion spirale cochleae* gehören. Die zentralen Fortsätze dieser Zellen bilden die *pars cochlearis n. vestibulocochlearis* und verlaufen zum

↓

2. *nucleus cochlearis dorsalis* ←——→ *nucleus cochlearis ventralis* (laterale Region der Rautengrube)

↓ ←

3. { *nucleus olivaris metencephali* ——→ *fascicul. longit. med.* und *nuclei mot. nn. trigemini, abducentis et facialis*
↓
nucleus corporis trapezoidei }

↓

lemniscus lateralis mit

↓

4. *nucleus lemnisci lateralis* ——→ *colliculus superior*

↓

5. *nucleus colliculi inferioris*

↓ ↓

6. *corpus geniculatum mediale*

↓

radiatio acustica, Hörstrahlung.
Über hinteren Teil des *crus posterius* der inneren Kapsel

Kortikales Hörzentrum, *gyri temporales transversi* (HESCHLsche Querwindungen) sowie Teile des *gyrus temporalis superior.*

Abb. 459. Kopf, Hals und oberes Brustgebiet. Rechte Seite. Mimische und ein Teil der Kaumuskulatur des Gesichts, Halsmuskulatur, m. deltoideus, m. pectoralis major, trigonum caroticum, plexus brachialis. Der untere Pol der Ohrspeicheldrüse ist mit einem Haken nach oben zurückgelegt. ▷

Hals und Nacken

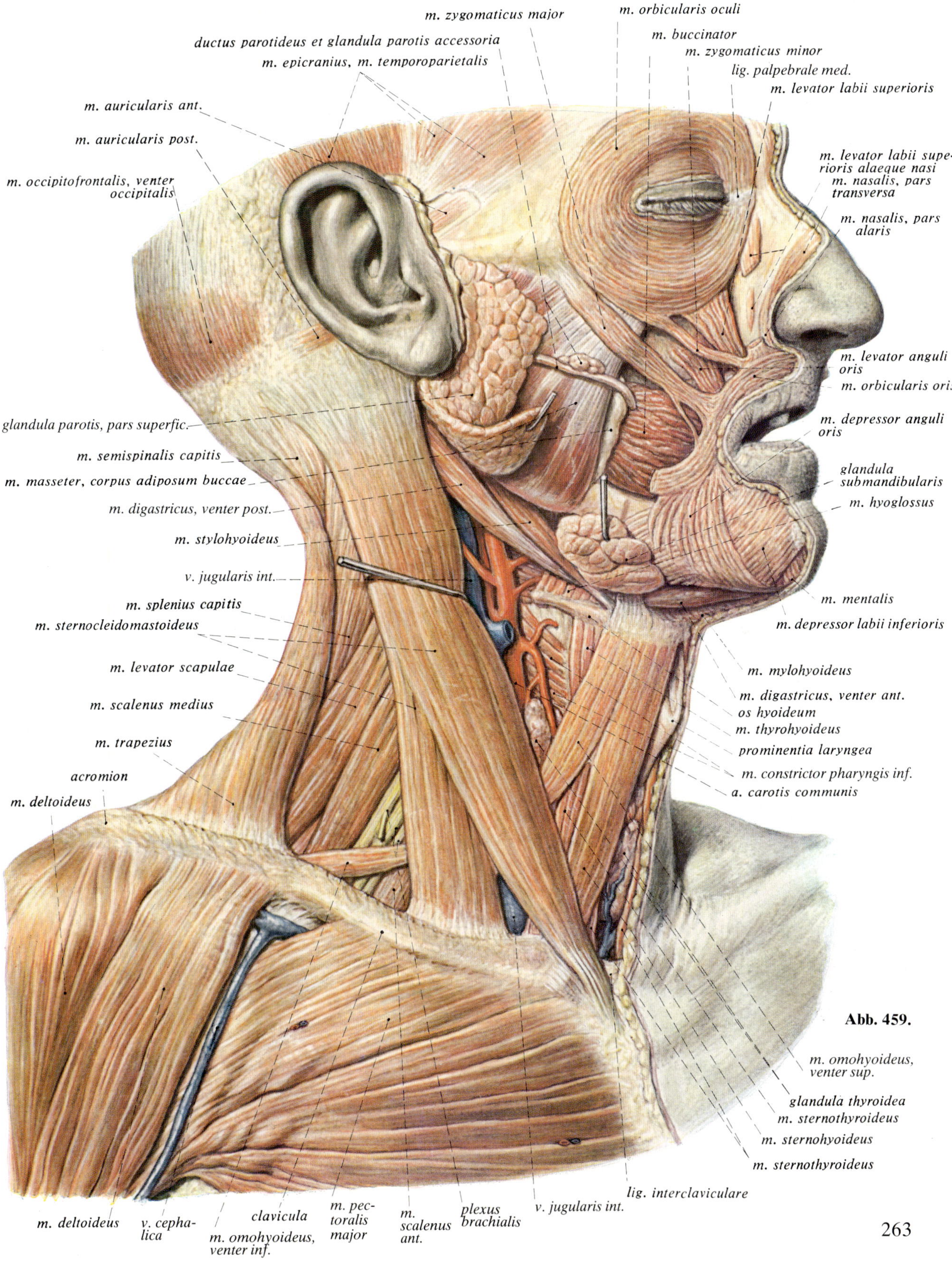

Abb. 459.

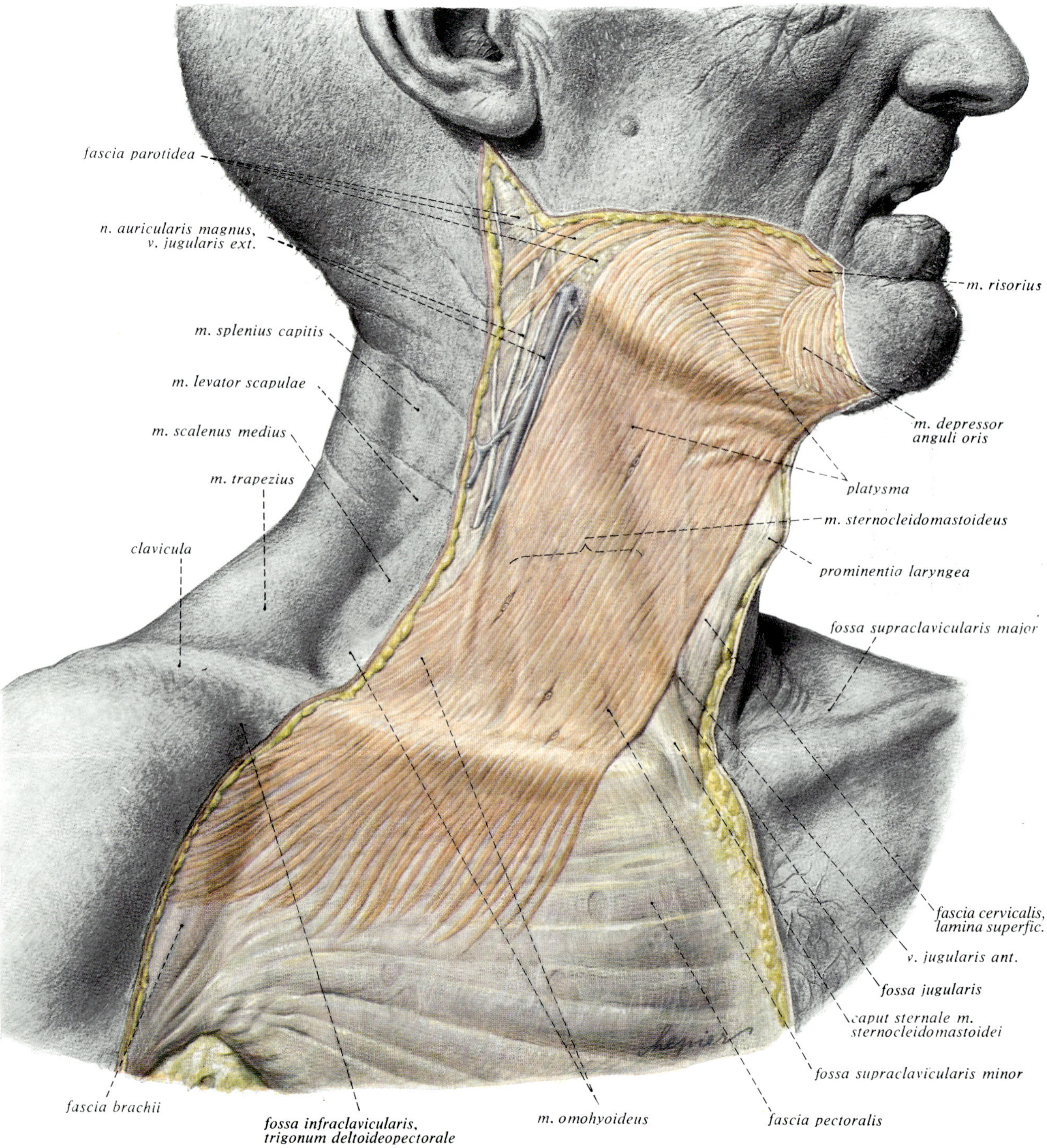

Abb. 460. Platysma von der rechten Seite. Haut und Unterhautfettgewebe der Unterkiefergegend der rechten Seite des Halses und der rechten oberen Thoraxhälfte sind entfernt.

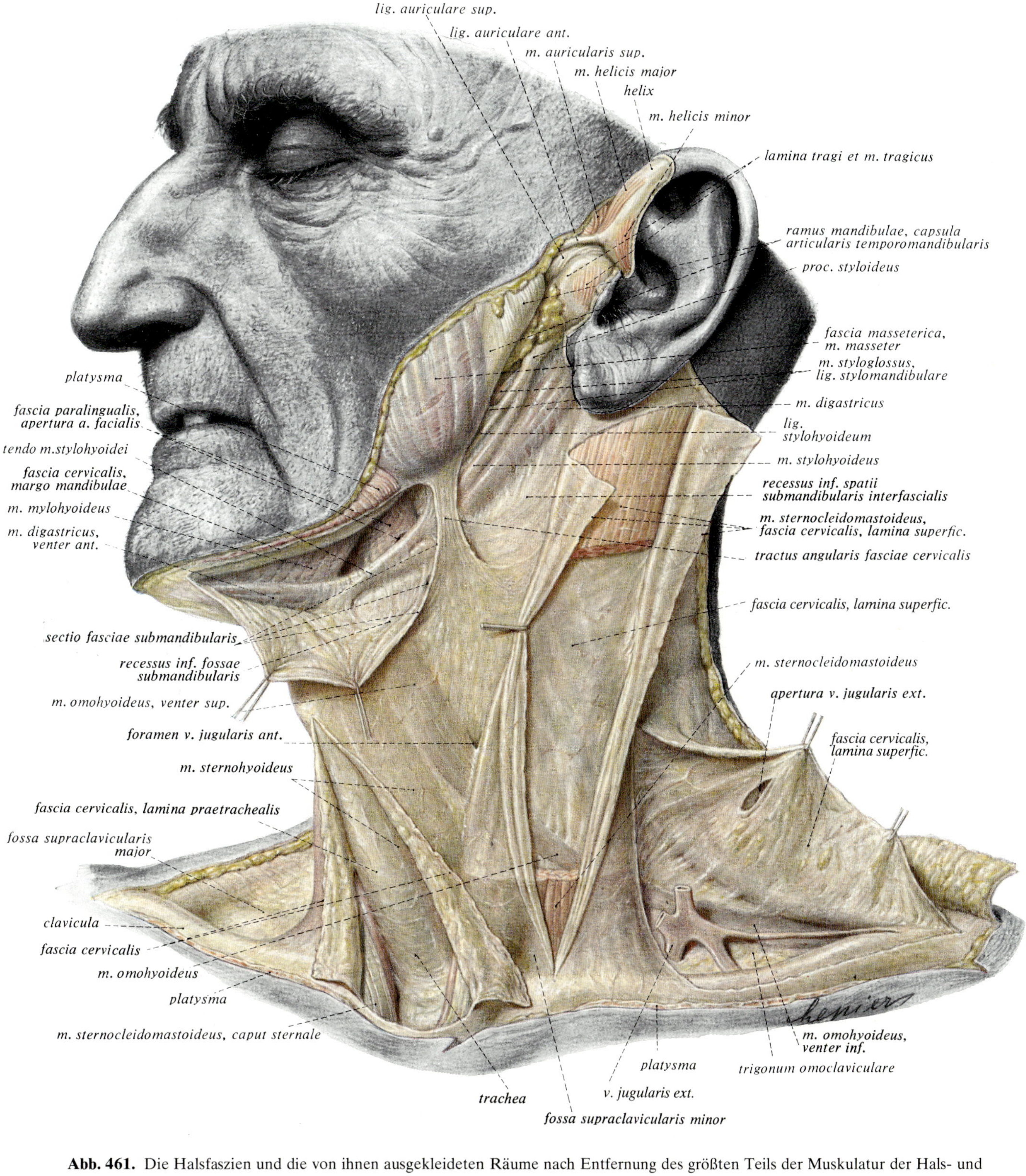

Abb. 461. Die Halsfaszien und die von ihnen ausgekleideten Räume nach Entfernung des größten Teils der Muskulatur der Hals- und Unterkiefergegend, einschließlich der Gefäße und Nerven. Schrägansicht der linken Seite.

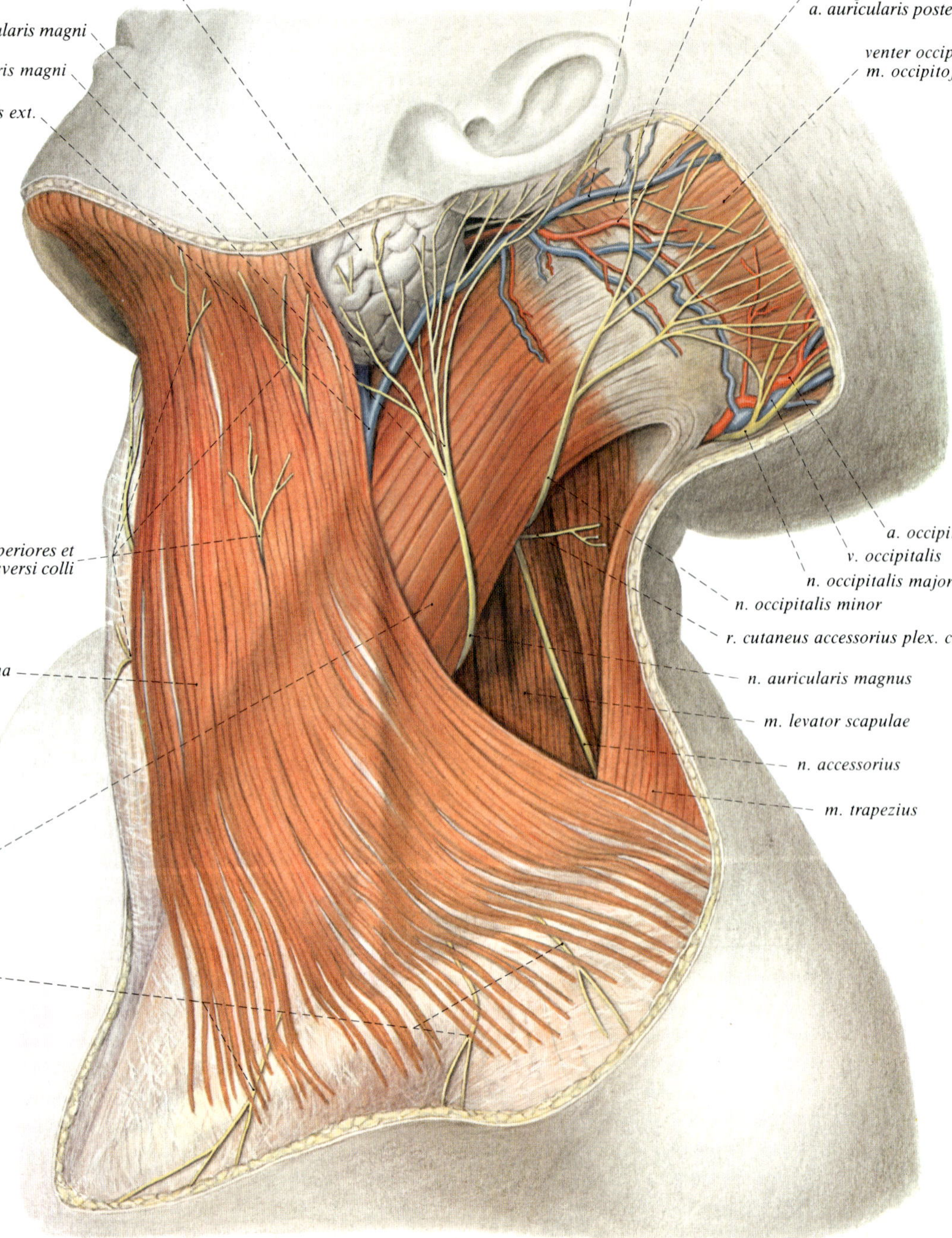

Abb. 462. Hautnervenäste des plexus cervicalis, linke Halsseite. Die Stelle am hinteren Rand des m. sternocleidomastoideus in Höhe des 3. Halswirbels, an der die Hautnerven des plexus cervicalis austreten, wird als punctum nervosum bezeichnet.

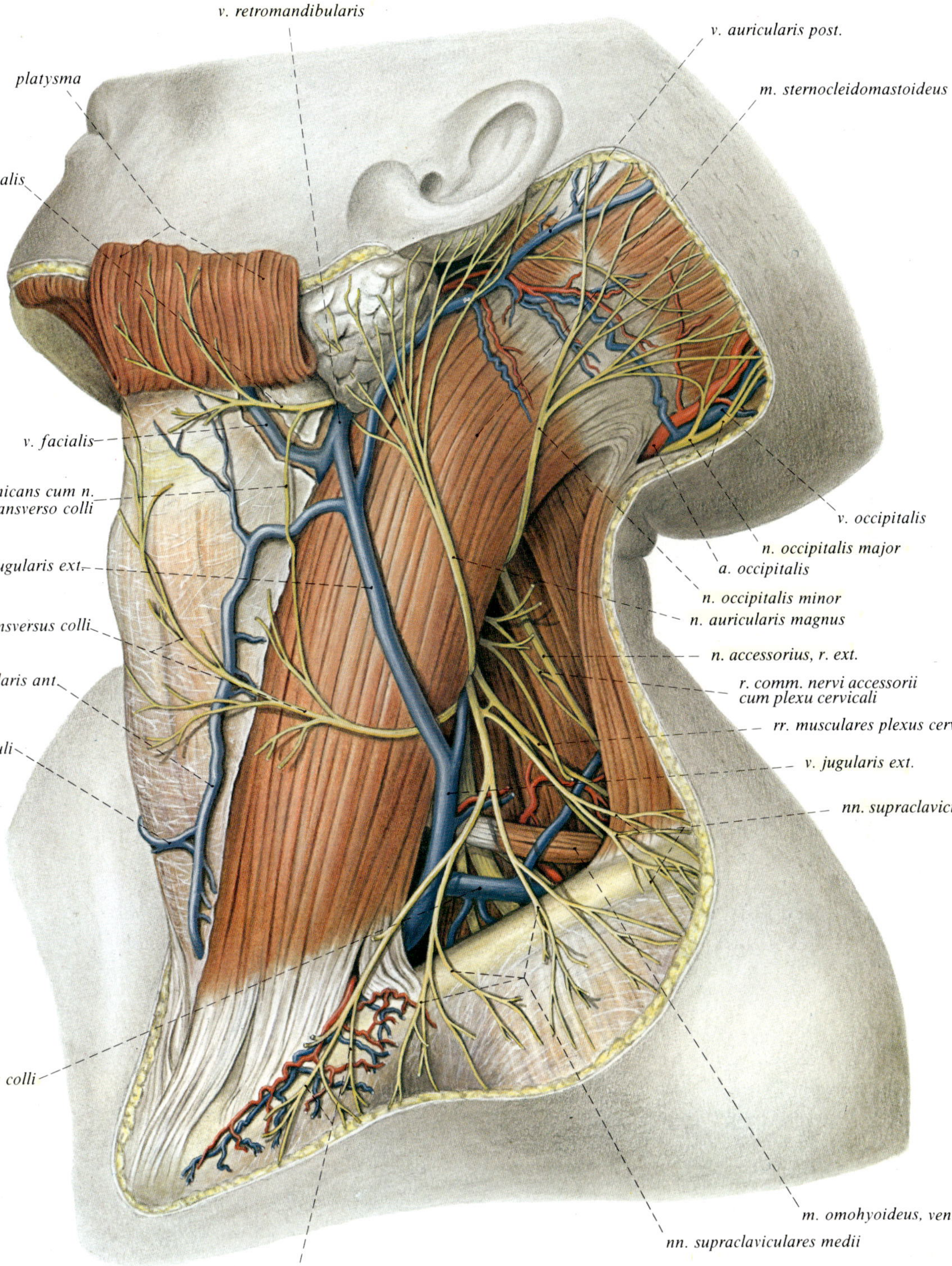

Abb. 463. Haut- und Muskeläste des plexus cervicalis sowie oberflächliche Venen der linken Halsseite. Platysma durchgeschnitten, sein kranialer Teil nach oben zurückgeschlagen. Lamina superficialis fasciae cervicalis vor dem m. sternocleidomastoideus erhalten und über der v. facialis abgelöst.

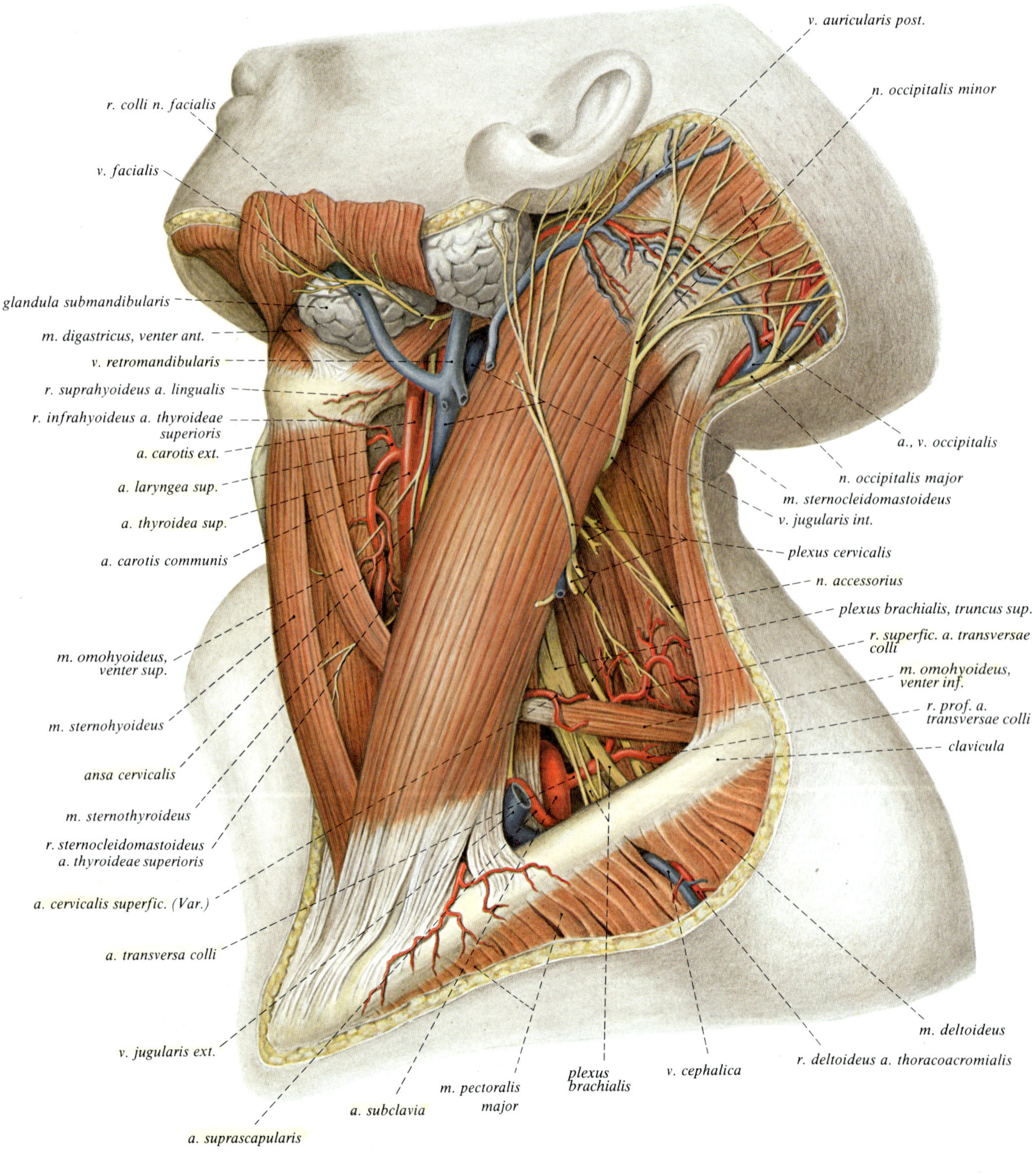

Abb. 464. Vorderes und seitliches Halsdreieck, regio colli anterior et lateralis; Präparation der Blutgefäße und Nerven nach Entfernung der oberflächlichen Halsfaszie, lamina superficialis fasciae cervicalis.

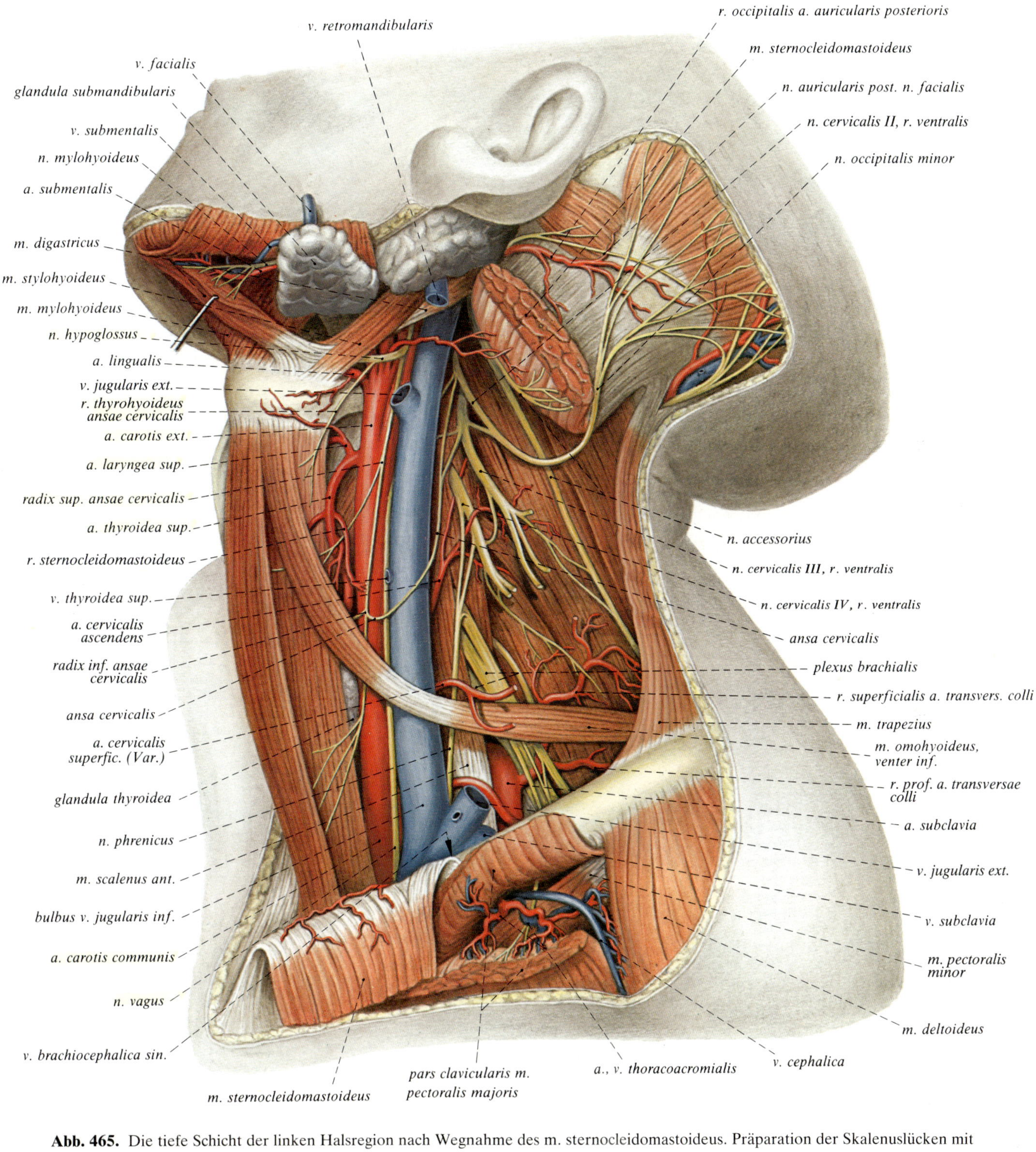

Abb. 465. Die tiefe Schicht der linken Halsregion nach Wegnahme des m. sternocleidomastoideus. Präparation der Skalenuslücken mit den vasa subclavia und dem plexus cervicalis.

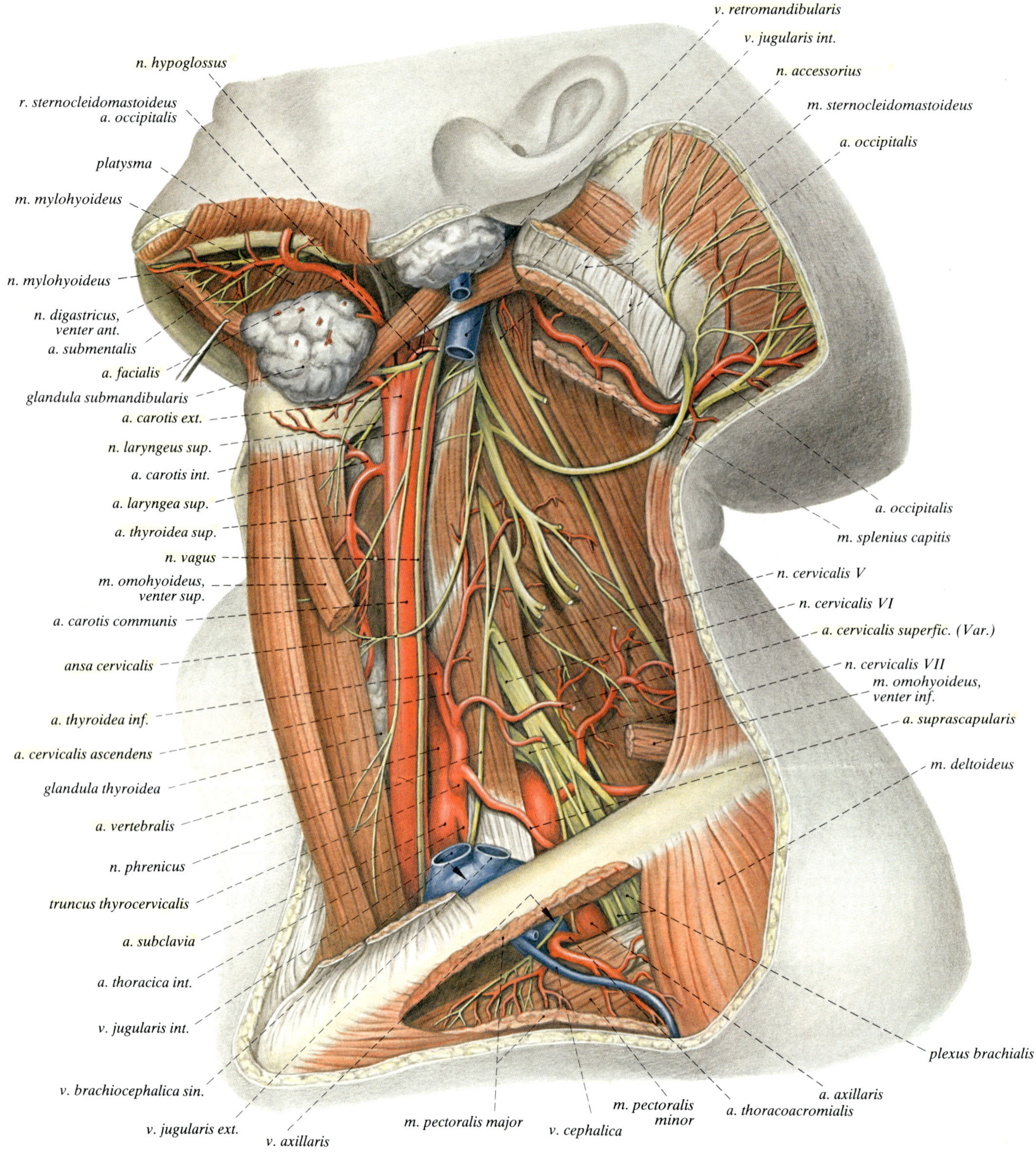

Abb. 466. Nerven und Arterien der tieferen Schicht der linken Halsseite, Nerven und Gefäße im Bereich des nach medial breit eröffneten trigonum deltoideopectorale (MOHRENHEIMsche Grube).

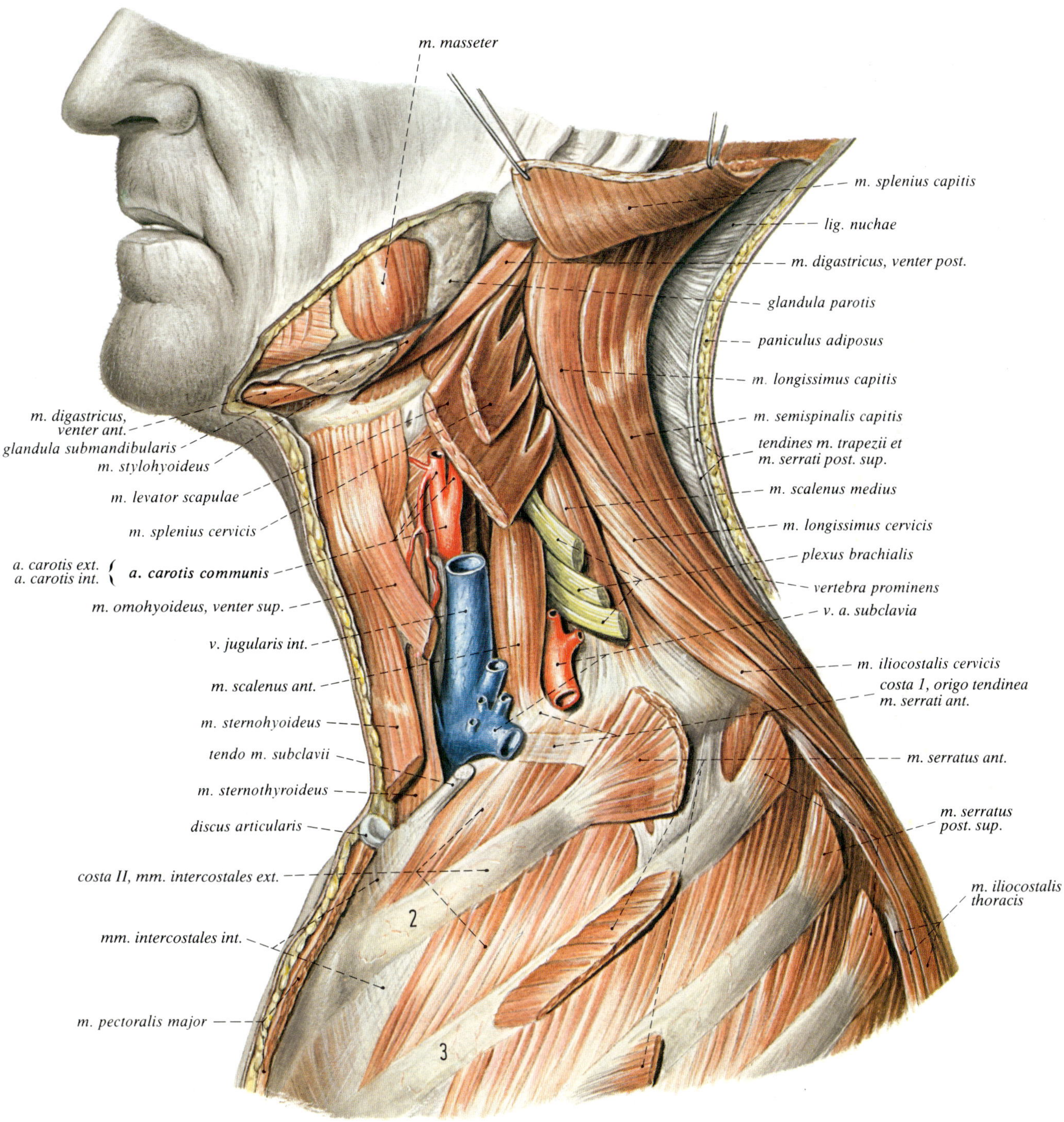

Abb. 467. Die Skalenuslücken. Hals-, Nacken- und obere Brustgegend, tiefere Schichten. M. levator scapulae und m. splenius cervicis nach vorne geklappt. Beachte die a. subclavia und den plexus brachialis in der (hinteren) Skalenuslücke.

Obere Zungenbeinmuskeln*

Name	*Ursprung*	*Ansatz*
1. m. digastricus ist am Zungenbeinrand durch eine Zwischensehne in zwei Bäuche geteilt; diese sind durch kurze Sehnenzüge am Seitenrand des Zungenkörpers befestigt	incisura mastoidea ossis temporalis *(venter posterior)*	fossa digastrica mandibulae *(venter anterior)*
Innervation: für venter anterior: n. mylohyoideus; für venter posterior: n. facialis		
Funktion: Öffnen des Mundes (Senken des Unterkiefers), Hebung bzw. Fixierung des Zungenbeins; unterstützt 3.		
2. m. stylohyoideus (umgreift meist die Zwischensehne des m. digastricus)	processus styloideus ossis temporalis	Seitenrand des Zungenbeinkörpers mit zwei Zipfeln am hinteren und vorderen Umfang
Innervation: n. facialis		
Funktion: Fixierung des Zungenbeins, zieht dieses beim Schluckakt dorsal- und kranialwärts		
3. m. mylohyoideus (die Muskeln beider Seiten werden in der Medianlinie durch eine raphe verbunden)	kurzsehnig von der linea mylohyoidea des Unterkiefers; beide Muskeln bilden eine den Unterkieferbogen ausfüllende Platte	in der raphe mylohyoidea und am oberen Rande des Zungenbeinkörpers
Innervation: n. mylohyoideus vom dritten Trigeminusast		
Funktion: hebt Mundboden und Zunge (beim Schlingakt), senkt Unterkiefer, hebt Zungenbein		
4. m. geniohyoideus grenzt unmittelbar an die eigentlichen Zungenmuskeln, besonders den m. genioglossus	spina mentalis mandibulae, kurzsehnig	Vorderfläche des Zungenbeinkörpers
	die Muskeln beider Seiten liegen dicht nebeneinander; ein dünnes bindegewebiges Septum trennt sie in der Medianlinie	
Innervation: n. hypoglossus		
Funktion: unterstützt den m. mylohyoideus (Hebung der Zunge), fixiert Zungenbein, senkt Unterkiefer; hebt Zungenbein		

* Im Gegensatz zu den unteren Zungenbeinmuskeln stellen sie bereits Kopfmuskeln dar, da sie nur Knochen des Kopfes verbinden. Allerdings ist der m. digastricus kein eigentlicher Zungenbeinmuskel, da er mit diesem Knochen nur indirekte Verbindungen hat.

Abb. 468. Trigonum submandibulare mit Inhalt.
Begrenzung: Corpus mandibulae, m. digastricus mit Zwischensehne. Glandula submandibularis auf dem m. mylohyoideus aufliegend. ▷ V. facialis oberflächlich, a. facialis aus der Tiefe auf den Unterkieferrand tretend. Haut und oberflächliche Halsfaszie, welche eine Drüsenkapsel (»Submandibularisloge«) bildet, sind entfernt.

Abb. 469. Regio submandibularis und regio sublingualis.
Nach Umklappen des m. mylohyoideus nach links Einblick in die regio sublingualis von der Halsseite her. Man sieht die glandula sublingualis, den ductus submandibularis, den n. lingualis mit dem vegetativen ganglion submandibulare, das die sekretorischen Fasern für die genannten Speicheldrüsen entsendet. Darunter liegt der n. hypoglossus mit der begleitenden v. lingualis. Beachte das trigonum linguale, begrenzt von der Zwischensehne des m. digastricus unten und dem n. hypoglossus oben. Hier liegt unter dem m. hyoglossus die a. lingualis (Unterbindungsstelle!).

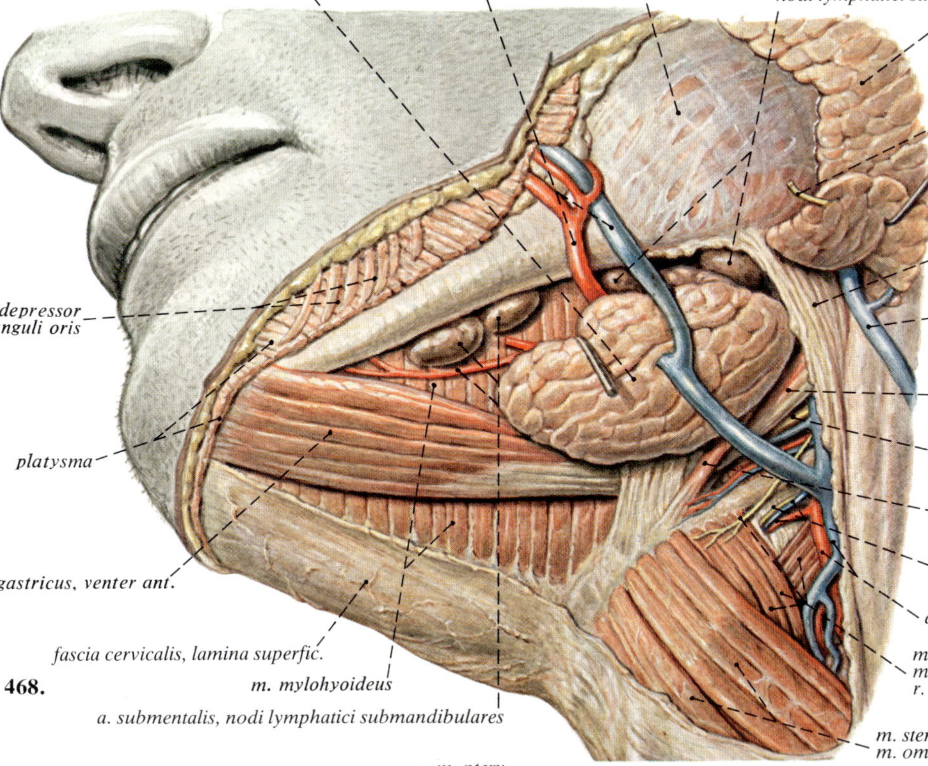

Abb. 468.

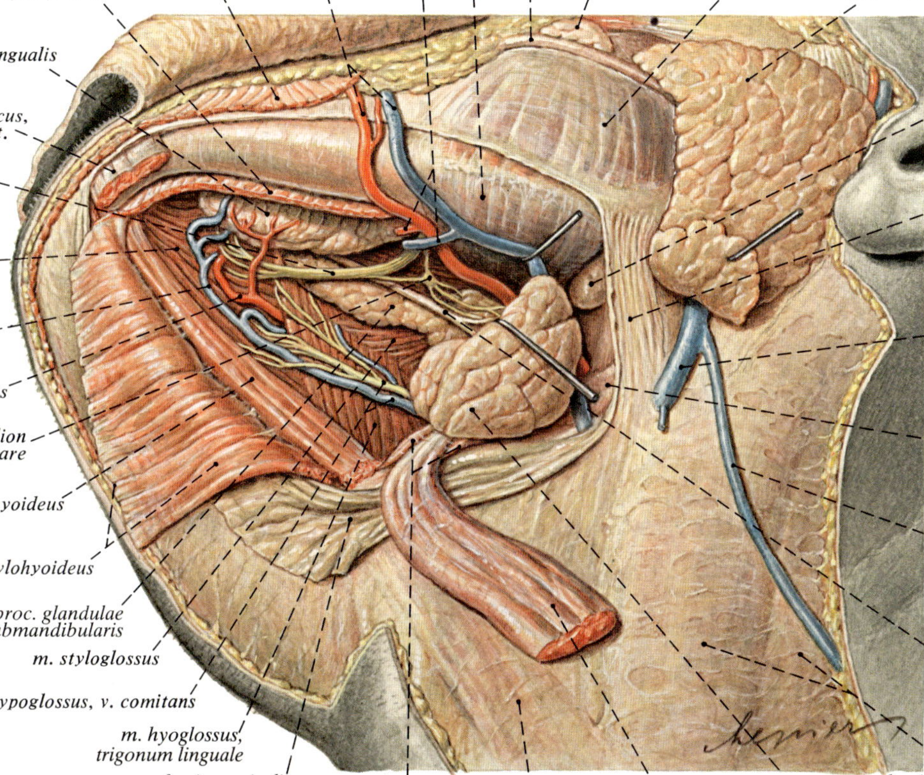

Abb. 469.

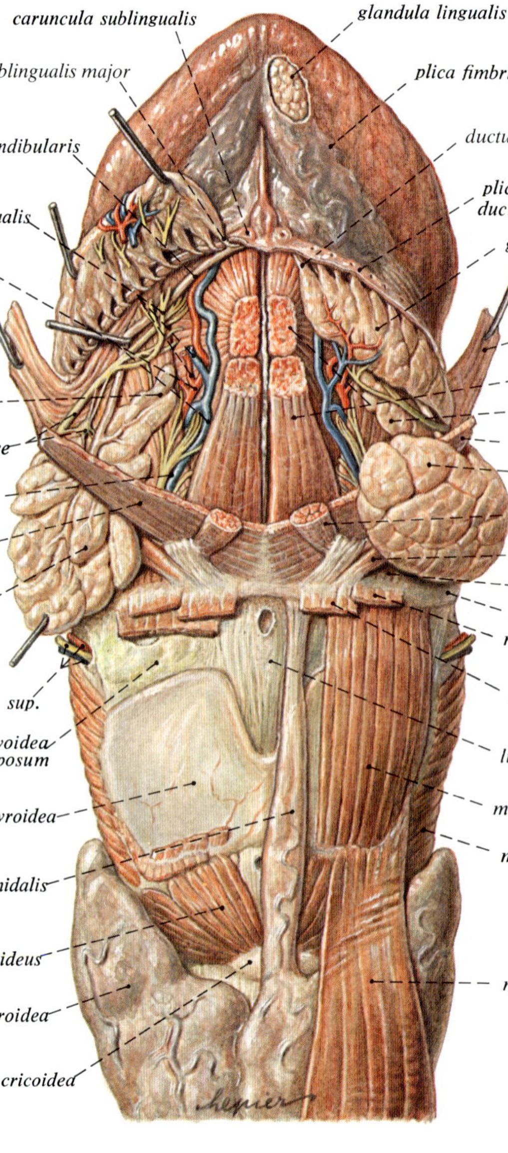

Abb. 470. Mund- und Halseingeweide von vorn und unten nach Ablösung der Zungenmuskeln vom Kiefer und von der Schädelbasis. Darstellung der Speicheldrüsen. Auf der linken Seite der Abbildung ist die glandula sublingualis nach oben gelegt, die glandula submandibularis zur Darstellung des ductus submandibularis präpariert; auf der rechten Seite ist die Zungenspitzendrüse freigelegt.

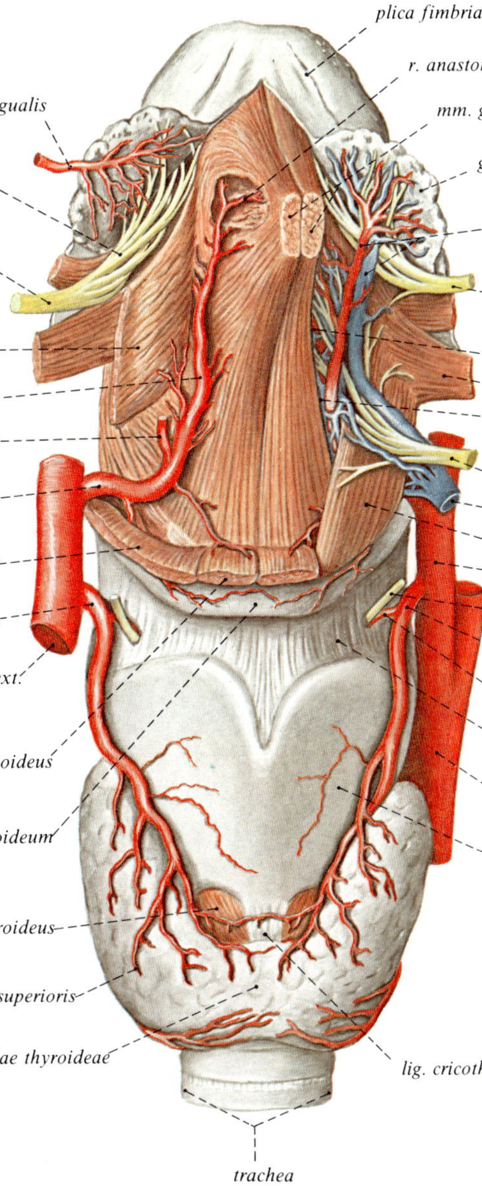

Abb. 471. Nerven und Arterien der Zunge und des Kehlkopfes, Ansicht von ventral. An der Zunge sind links auch die Venen dargestellt, rechts ist der m. hyoglossus durchgeschnitten.

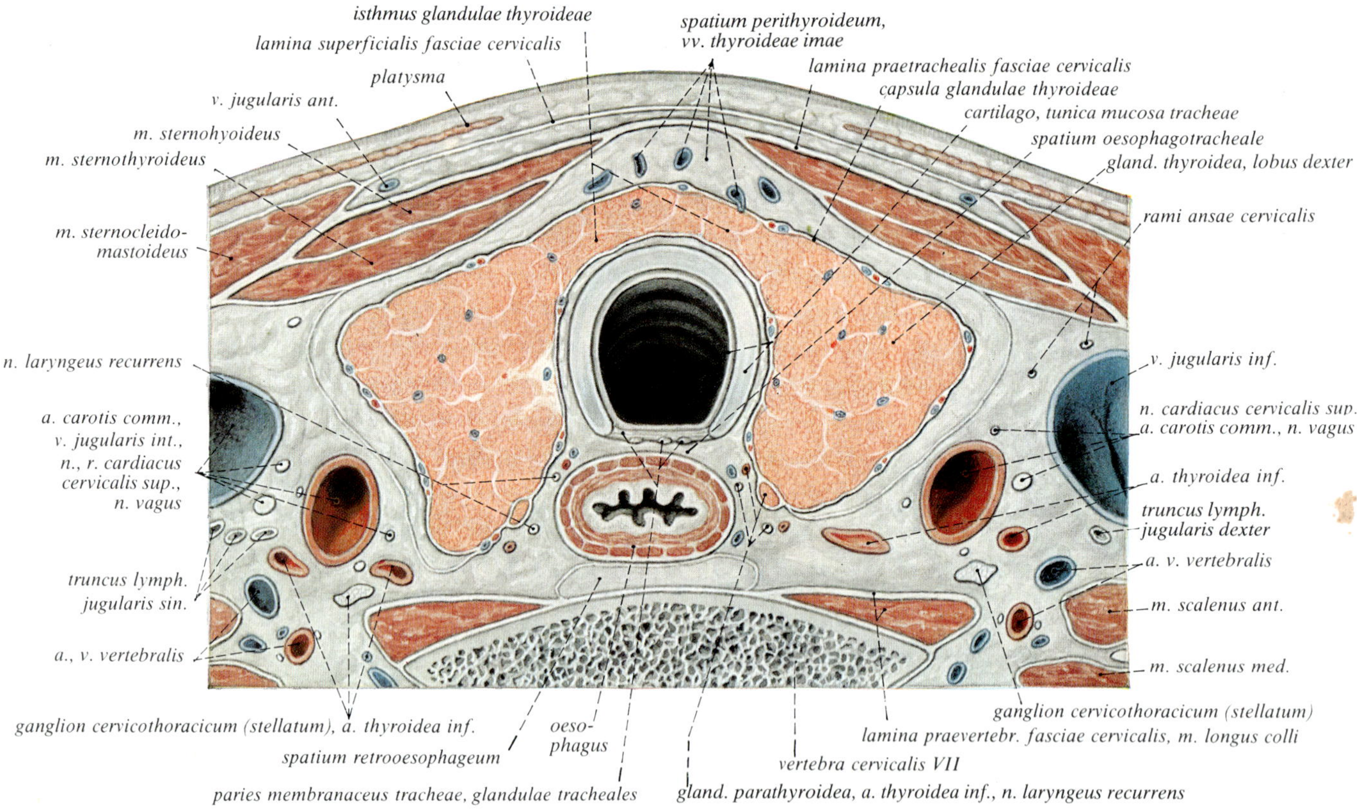

Abb. 472. Horizontalschnitt durch die Halseingeweide, viscera cervicis, in Höhe des zweiten Trachealknorpels, cartilago trachealis II.

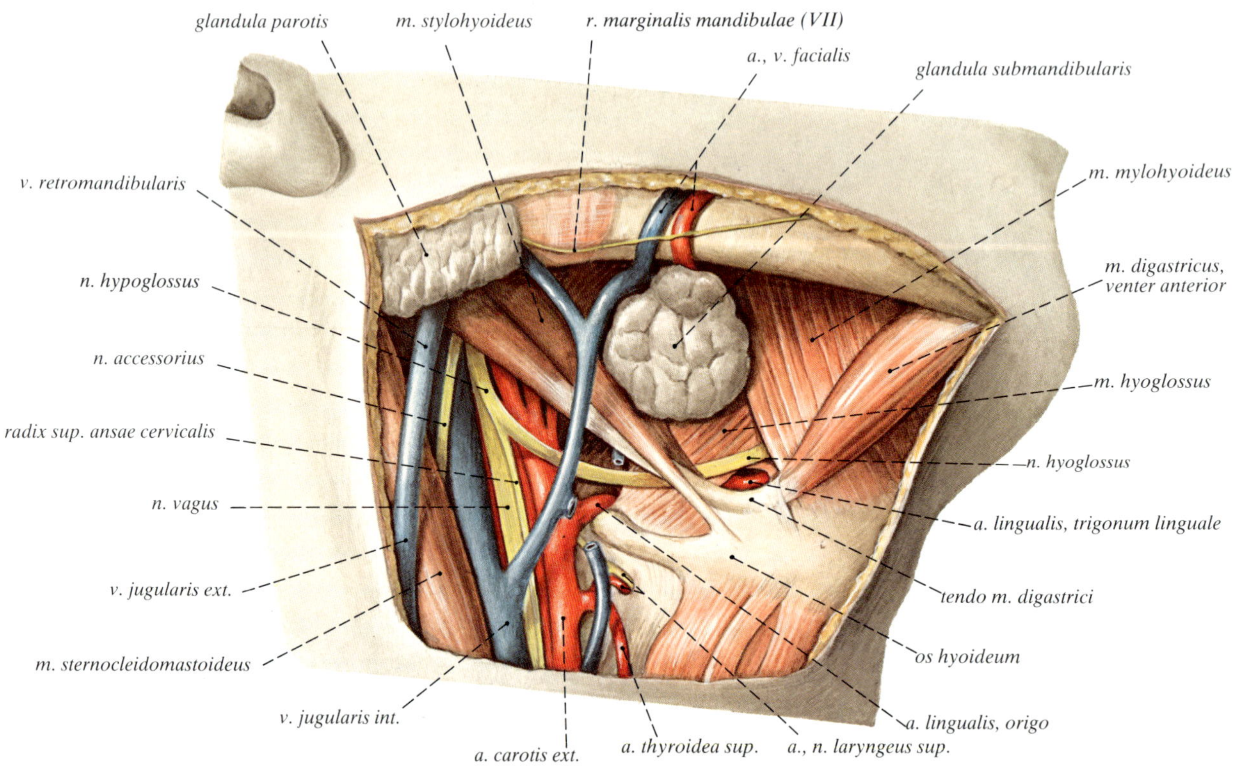

Abb. 473. Trigonum submandibulare, Topographie. Das »trigonum linguale« wird begrenzt vom n. hypoglossus oben, von der Zwischensehne des m. digastricus unten und vom Rand des m. mylohyoideus medial.

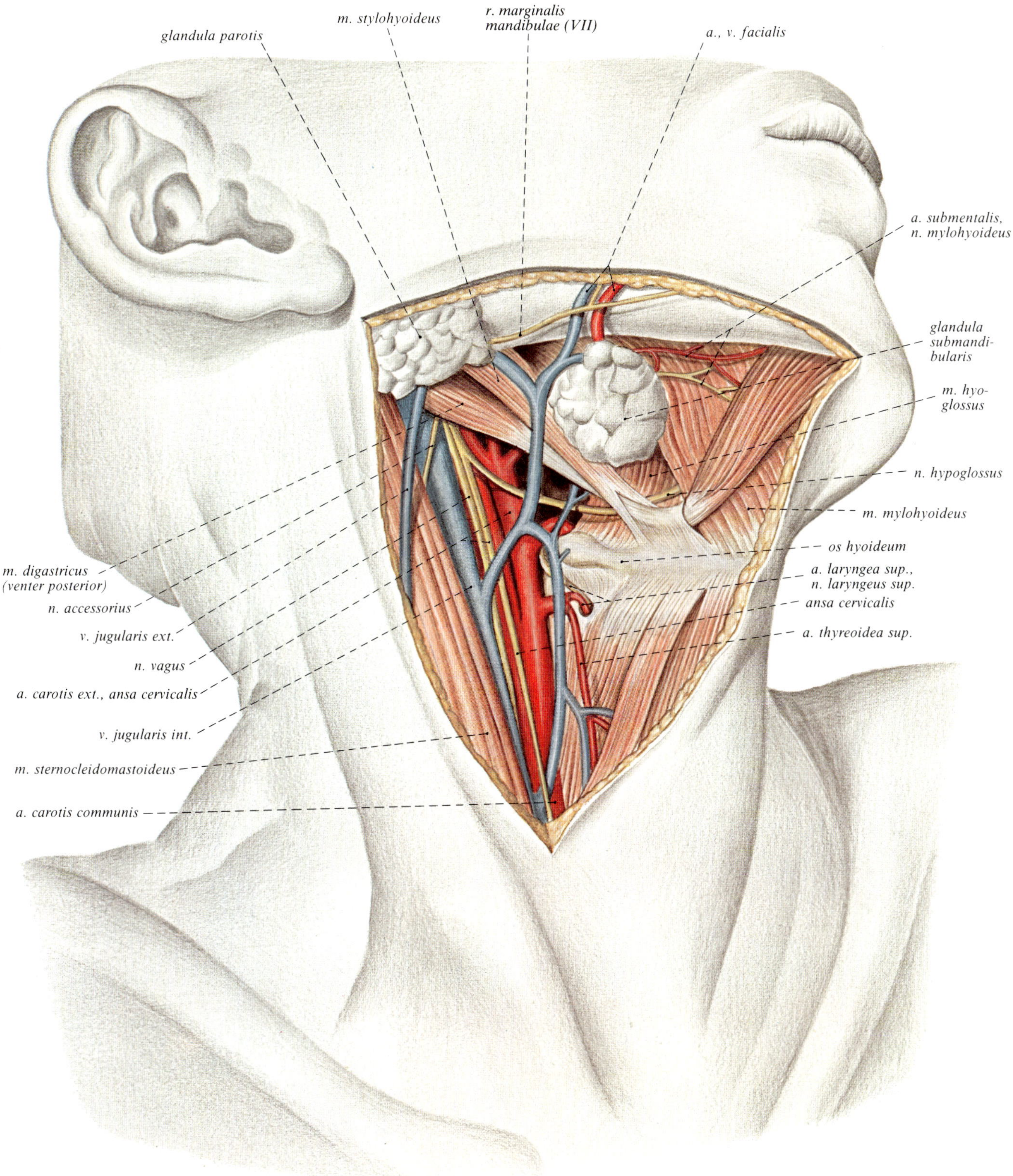

Abb. 474. Präparation des vorderen Halsdreiecks, trigonum colli anterius, speziell mit trigonum submandibulare und fossa carotica (aus J. Tandler, Topographische Anatomie dringlicher Operationen, Springer-Verlag, Berlin 1923).

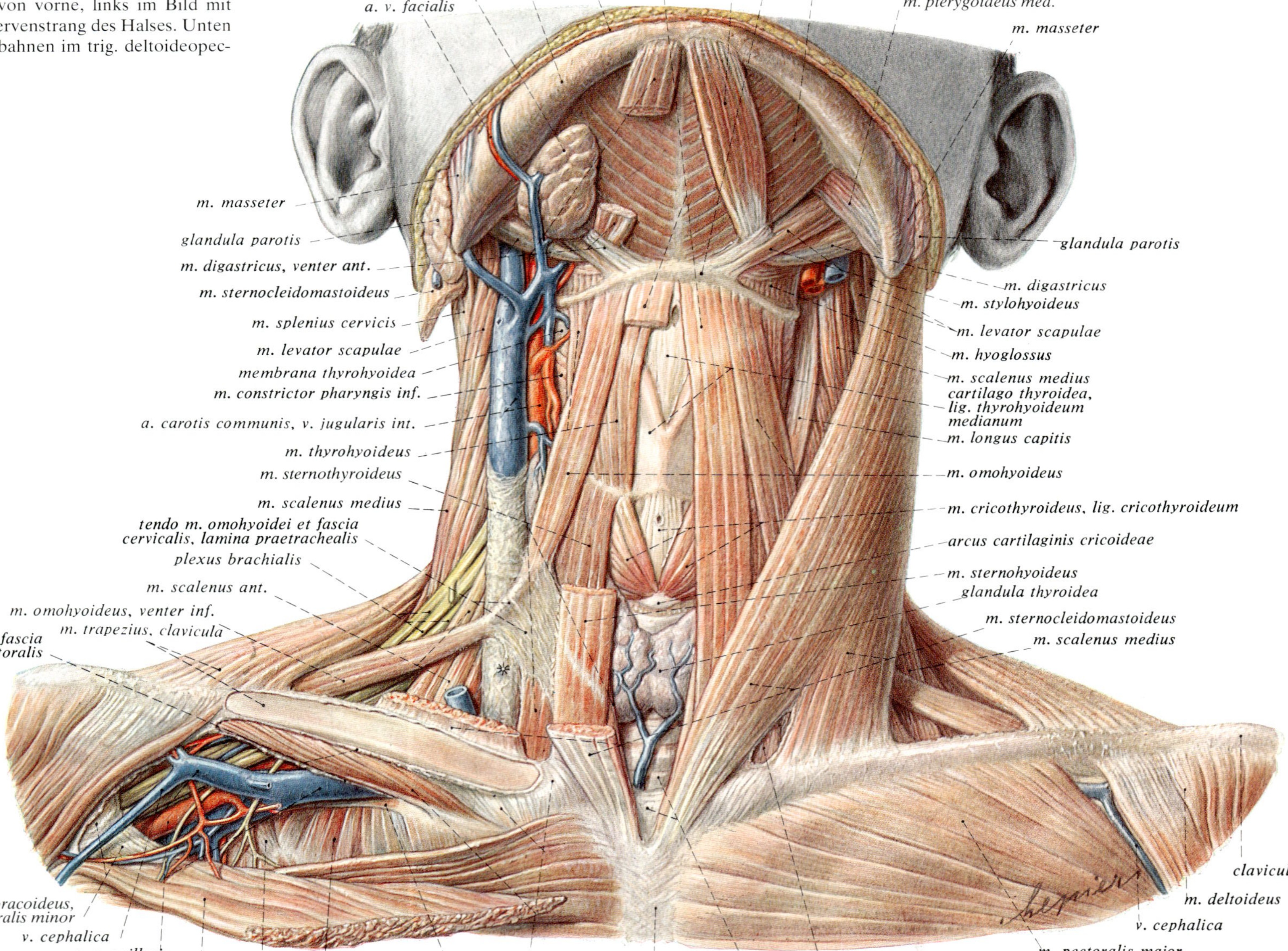

Abb. 475. Halsmuskeln und Muskeln des Mundbodens von vorne, links im Bild mit dem Gefäß-Nervenstrang des Halses. Unten links Leitungsbahnen im trig. deltoideopectorale.

Name		*Ursprung*	*Ansatz*
m. sternocleidomastoideus			
	sternaler Kopf	langsehnig, von der Ventralfläche des manubrium sterni	hinterer Umfang des processus mastoideus ossis temporalis und laterale Hälfte der linea nuchae superior
	klavikularer Kopf	kurzsehnig, vom sternalen Drittel der clavicula	

Innervation: n. accessorius, plexus cervicalis

Funktion: vielfältig: stellt den Kopf fest, richtet das Gesicht auf; beugt die kaudalen, streckt die kranialen Halswirbel und die Kopfgelenke. Einseitig innerviert, neigt er den Kopf nach vorn und dreht ihn nach der entgegengesetzten Seite, hilft bei der Inspiration (bei festgestelltem Kopf)

Untere Zungenbeinmuskeln

Name	*Ursprung*	*Ansatz*
1. **m. sternohyoideus** (im kaudalen Abschnitt häufig eine intersectio tendinea)	kranialer Rand des 1. Rippenknorpels, Innenfläche des manubrium sterni und des Sternoklavikulargelenks	corpus ossis hyoidei
2. **m. sternothyroideus** (im kaudalen Abschnitt häufig eine intersectio tendinea)	Innenfläche des 1. Rippenknorpels, Innenfläche des manubrium sterni, kaudal von 1	Außenfläche der Schildknorpelplatte (gegenüber dem Ursprung des folgenden)
3. **m. thyrohyoideus**	Außenfläche der Schildknorpelplatte	laterales Drittel des corpus und Wurzel des cornu majus ossis hyoidei
4. **m. omohyoideus** (in der Mitte durch eine Zwischensehne in zwei Bäuche geteilt)	margo superior scapulae zwischen angulus superior und incisura scapulae *(venter inferior)*	kaudaler Rand des seitlichen Abschnittes des Zungenbeinkörpers *(venter superior)*

Innervation: ansa cervicalis

Funktion: stellen das Zungenbein fest, ziehen es (und Kehlkopf bei der Phonation) kaudalwärts (Kehlkopf auch kranialwärts), dienen als Hilfsmuskeln beim Schlingakt (Hebung des Kehlkopfes durch m. thyrohyoideus); wirken indirekt auch beugend auf die Kopf- und Halsgelenke; m. omohyoideus spannt die Halsfaszie durch Verwachsung seiner Zwischensehne mit der Faszie; sind auch Hilfsmuskeln der Atmung (ziehen Brustbein kranialwärts; Inspiration)

Musculi auriculares

Name	*Ursprung*	*Ansatz*
m. auricularis anterior	fascia temporalis, lamina superfacialis	} Wurzel der knorpeligen Ohrmuschel
m. auricularis posterior	Ansatzsehne des m. sternocleidomastoideus	

Innervation: n. facialis

Funktion: Bewegung der Ohrmuschel

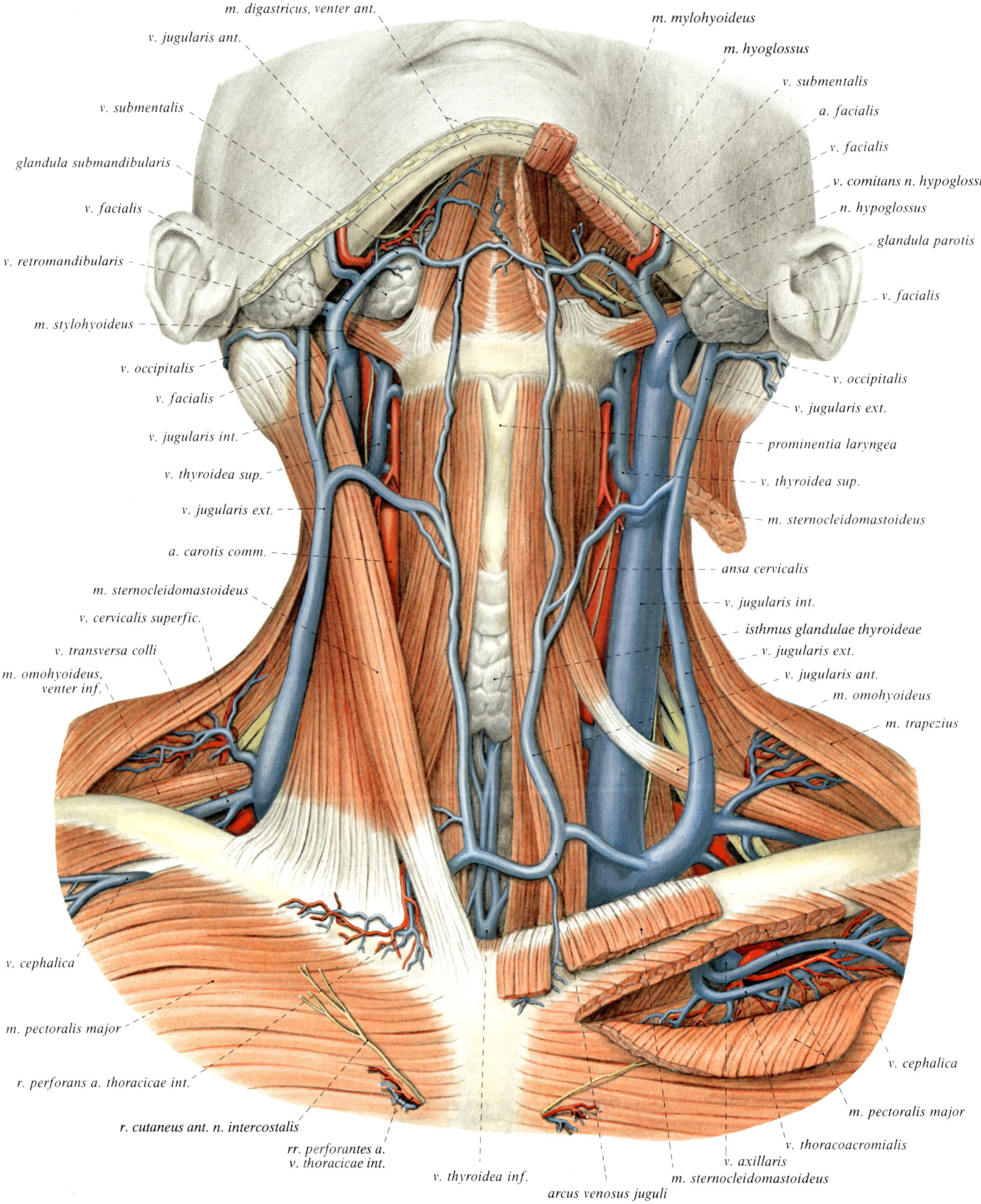

Abb. 476. Oberflächliche Venen der vorderen Halsregion und Venen der fossa infraclavicularis. Der linke m. sternocleidomastoideus ist reseziert.

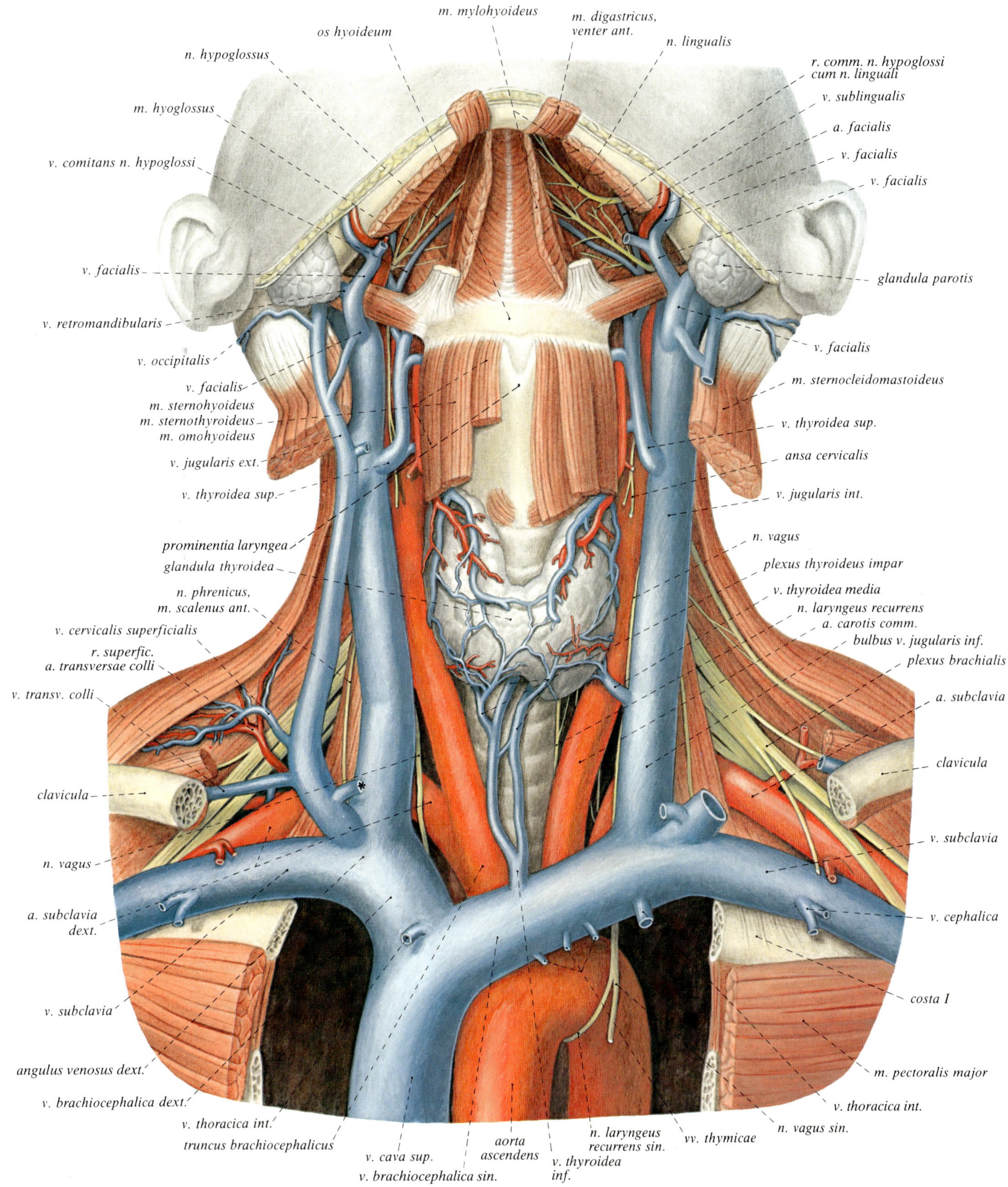

Abb. 477. Nerven und Gefäße der tiefen Halsregion und der oberen Thoraxapertur. Mm. sternocleidomastoidei und kaudale Zungenbeinmuskeln teilweise abgetragen. Mm. mylohyoidei und digastrici durchgeschnitten. Brustbein und vordere Teile der 1. und 2. Rippe sowie der Schlüsselbeine entfernt. Venen maximal gefüllt. * = v. jugularis ant.

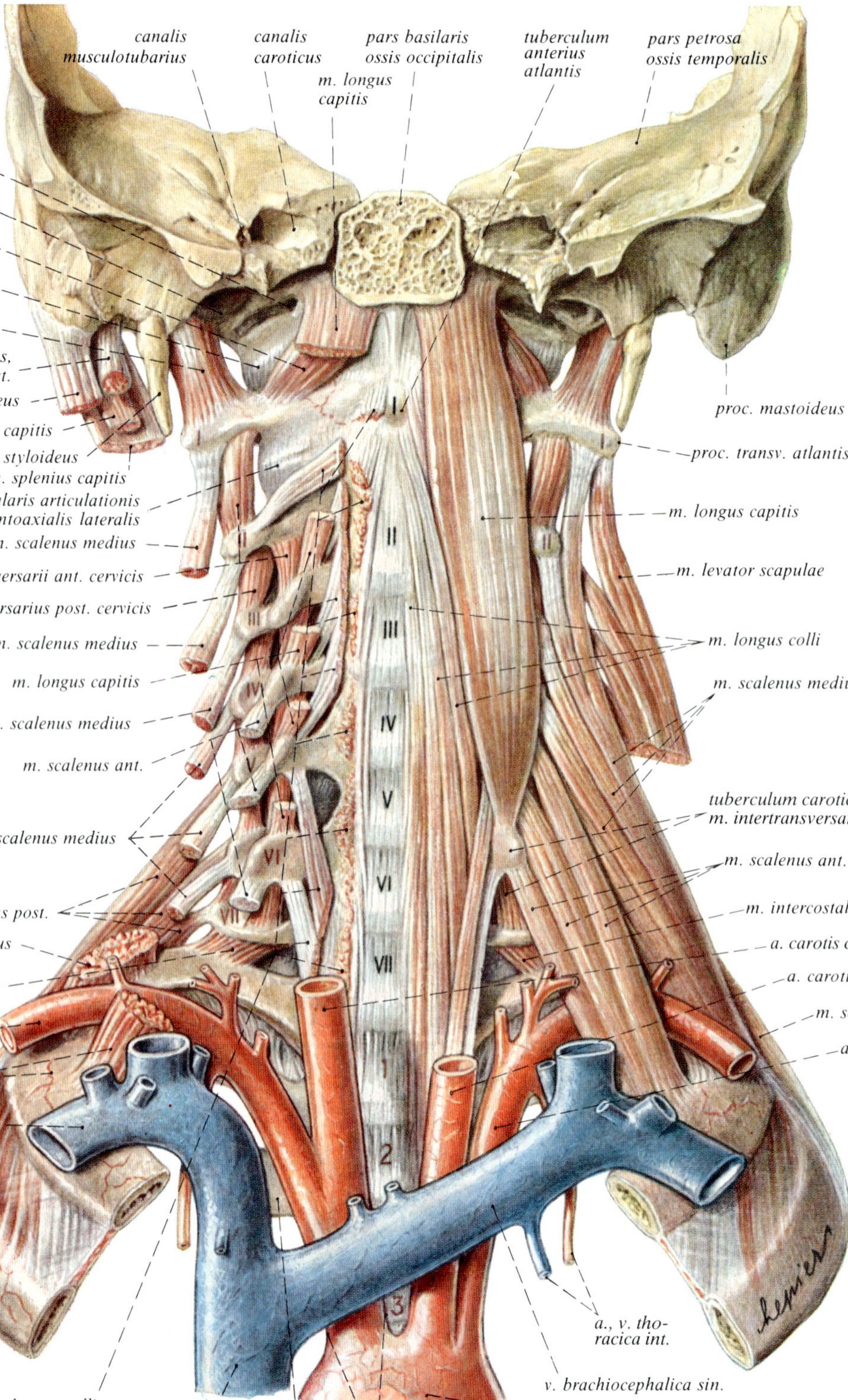

Abb. 478. Tiefe Halsmuskulatur nach Entfernung der Halseingeweide, Ventralansicht. I–VII = Halswirbel, 1–3 obere Brustwirbel. Die Schädelbasis in Höhe der pars basilaris nahezu frontal durchgesägt. 1. und 2. Rippe nahe der Knorpel-Knochen-Grenze durchgetrennt. V. cava superior und arcus aortae mit seinen großen Gefäßstämmen: a. carotis communis und a. subclavia links (mit ihrem Durchtritt durch die Skalenuslücke) sowie truncus brachiocephalicus rechts sind dargestellt.

Laterale Gruppe der tiefen Halsmuskeln, mm. scaleni

Name	*Ursprung*	*Ansatz*
1. m. scalenus anterior	tubercula anteriora der 3. (4.) bis 6. proc. transv. vert. cerv.	kurzsehnig am tuberculum musculi scaleni anterioris costae 1
2. m. scalenus medius	tubercula anteriora aller proc. transvers. vert. cerv.	kurzsehnig an der ersten Rippe, lateral vom vorigen, hinter dem sulcus a. subclaviae
3. m. scalenus posterior	tubercula posteriora der 5.–6. proc. transv. vert. cerv.	oberer Rand der 2. (3.) Rippe (kurz- und plattsehnig)

Innervation: plexus cervicalis und plexus brachialis

Funktion: dienen der Hebung der beiden kranialen Rippen (Atmungsmuskeln: Inspiration); außerdem der seitlichen Neigung der Halswirbelsäule

Mediale Gruppe, prävertebrale Muskeln

Name	*Ursprung*	*Ansatz*
1. m. longus colli		
medialer Schenkel	sehnig von den Körpern der ersten Brust- und letzten Halswirbel	Körper der kranialen Halswirbel
kranialer lateraler Schenkel	tubercula anteriora der proc. transversi der kranialen Halswirbel	tuberculum anterius atlantis und Körper der folgenden Halswirbel
kaudaler lateraler Schenkel	Seitenfläche der Körper der kranialen Brustwirbel	sehnig an den Querfortsätzen der kaudalen Halswirbel, namentlich des 6.
2. m. longus capitis	tubercula anteriora der 3. bis 6. proc. transvers. vert. cerv.	Außenfläche der pars basilaris des Hinterhauptsbeins
3. m. rectus capitis anterior	Wurzel des Atlasquerfortsatzes	neben dem vorigen

Innervation: plexus cervicalis

Funktion: beugen die Halswirbelsäule bzw. den Kopf ventralwärts, bei einseitiger Innervation neigen und drehen sie den Kopf nach der gleichen Seite

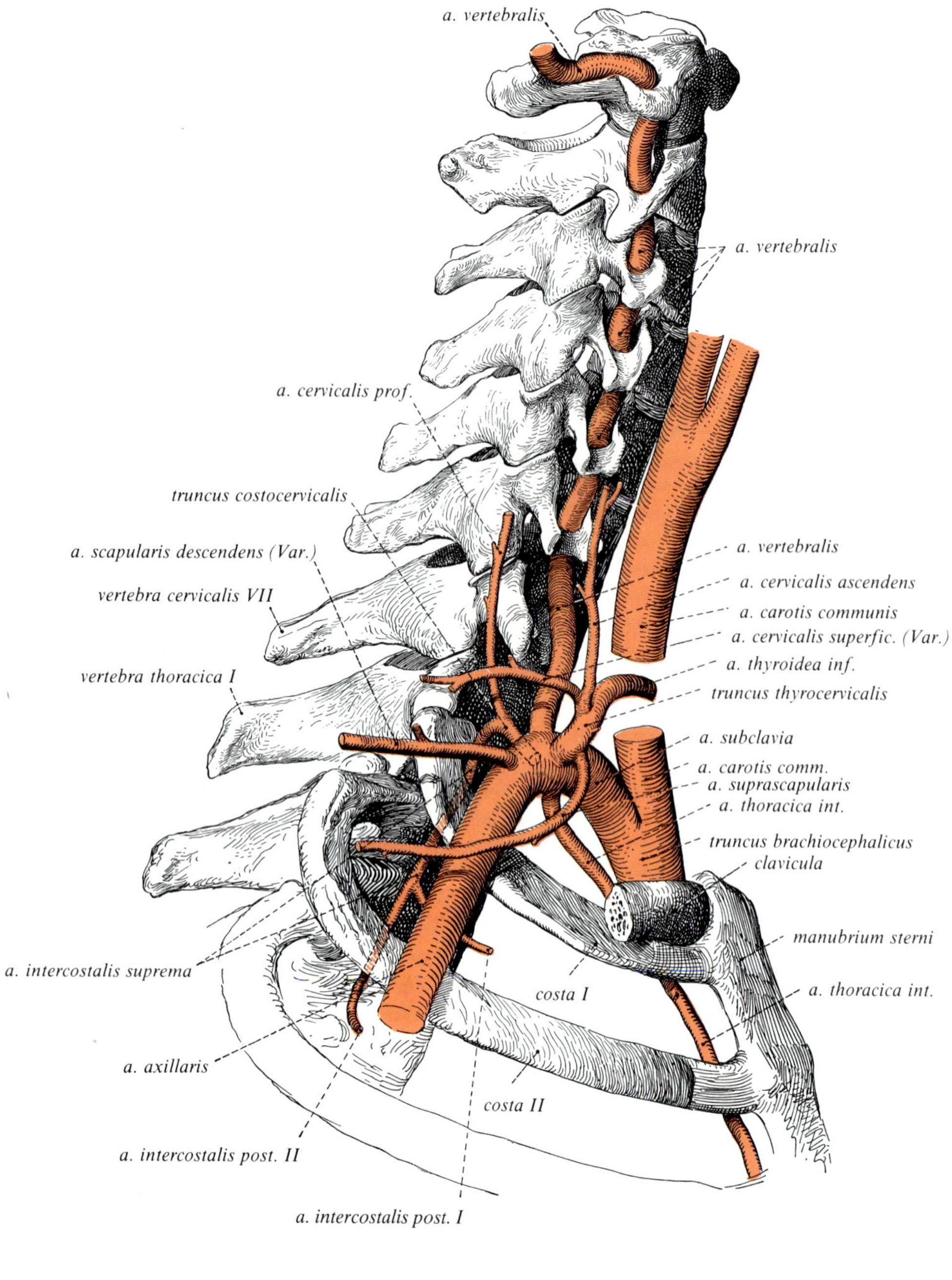

Abb. 479. Die a. subclavia rechts mit ihren Ästen, insbesondere Ursprung und Verlauf der a. vertebralis dextra.

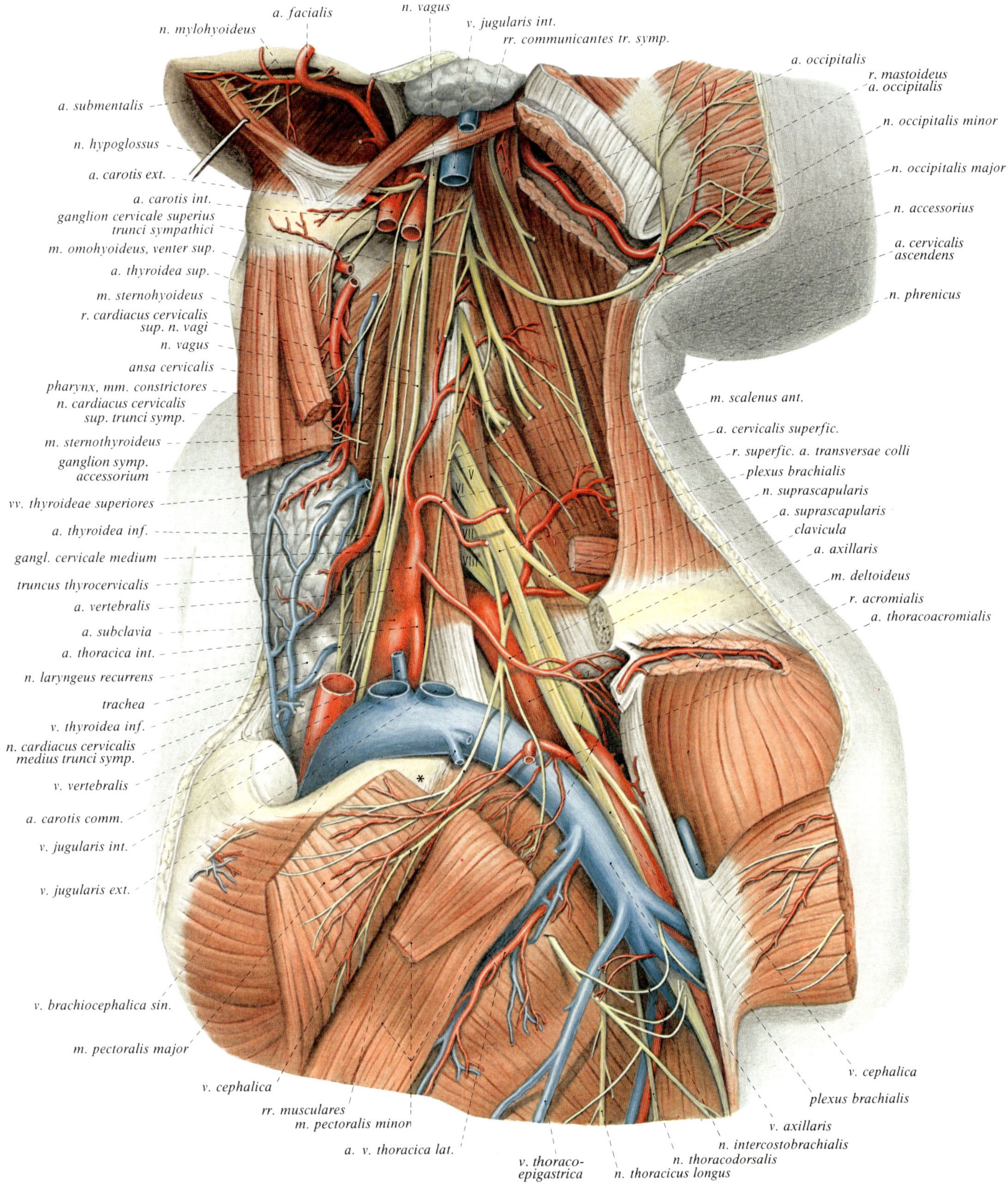

Abb. 480. Nerven und Gefäße der tiefen Schichten des Halses und der Achselhöhle. Schlüsselbein aus der articulatio sternoclavicularis gelöst und medial des Ansatzes des m. trapezius durchgesägt. Untere Zungenbeinmuskeln, m. sternocleidomastoideus und Gefäßstämme am Hals weitgehend abgetragen. * = 1. Rippe.

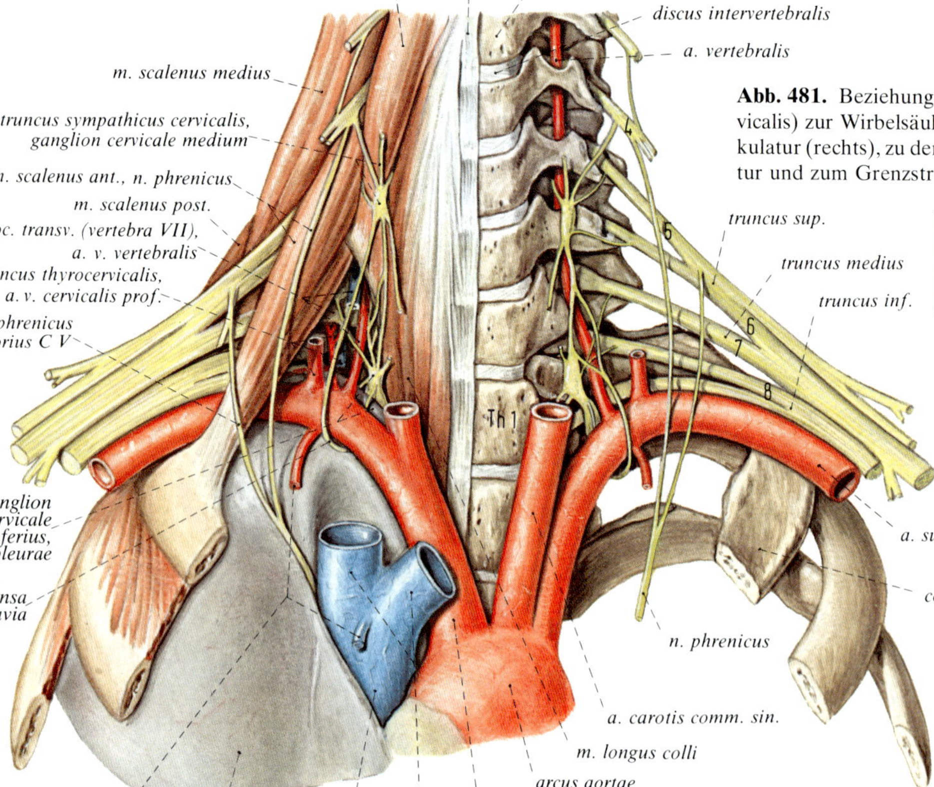

Abb. 481. Beziehungen des Plexus brachialis (und cervicalis) zur Wirbelsäule (links), zur benachbarten Muskulatur (rechts), zu den Gebilden der oberen Brustapertur und zum Grenzstrang des Sympathicus.

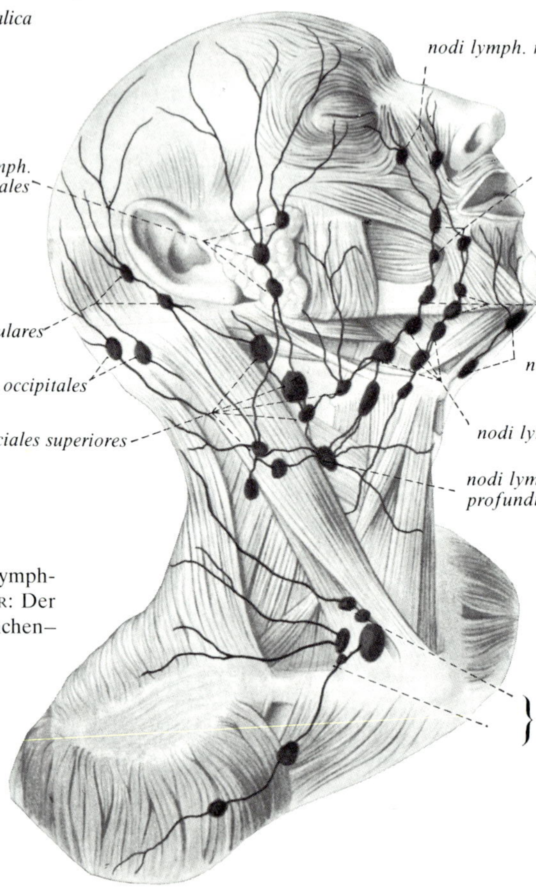

Abb. 482. Oberflächliche Lymphknoten und Verlauf der Lymphgefäße im Kopf-, Nacken- und Halsbereich. (Aus B. Leiber: Der menschliche Lymphknoten. Urban & Schwarzenberg, München–Berlin 1961).

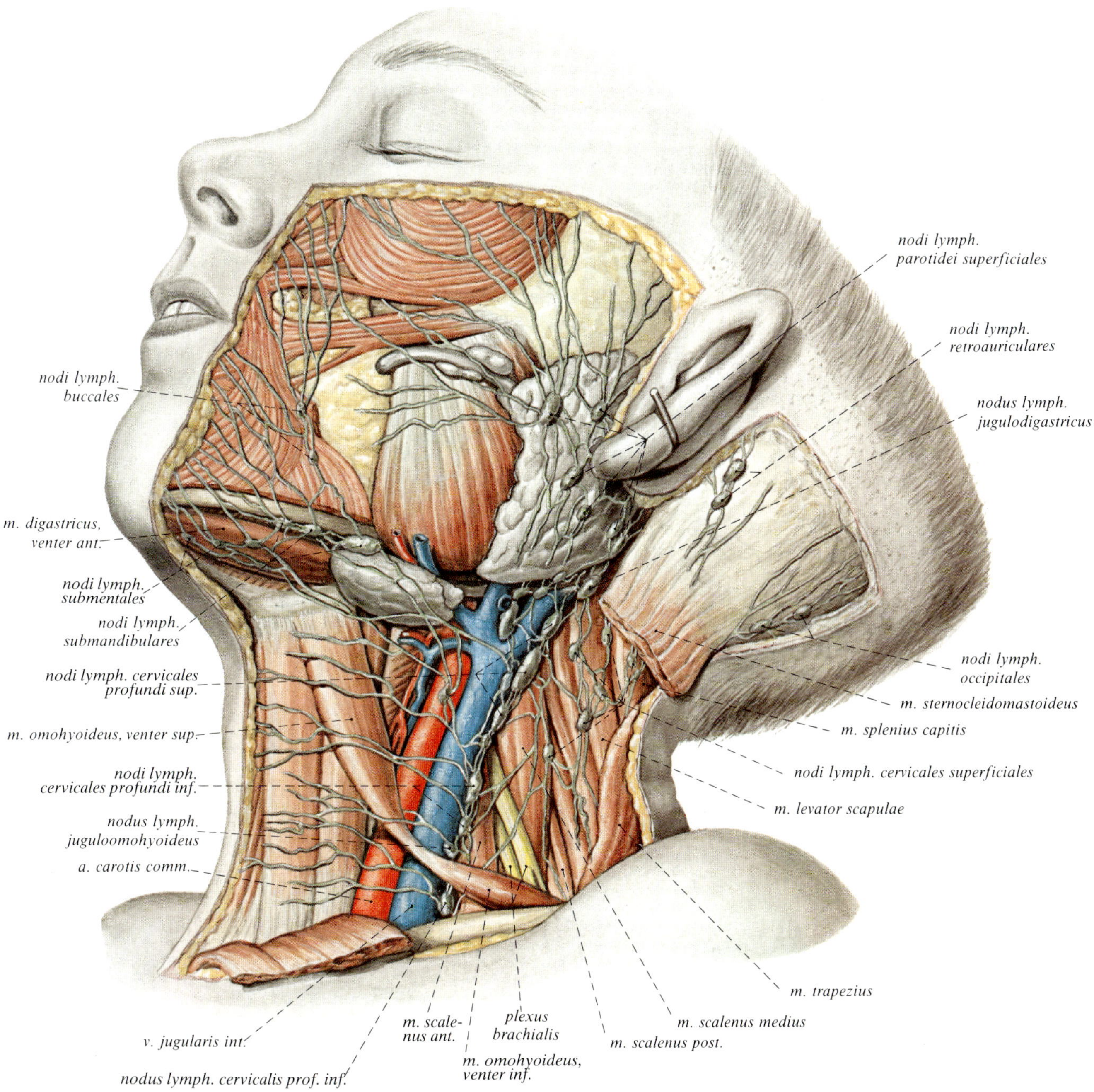

Abb. 483. Die oberflächlichen Lymphgefäße, vasa lymphatica, und Lymphknoten, nodi lymphatici, des Gesichts, und die tieferen Lymphknoten des Halses eines 8jährigen Knaben. Das platysma ist weggenommen und der m. sternocleidomastoideus durchgeschnitten. Die Lymphknoten entlang der großen Halsgefäße bilden die Kette der sog. Halsdrüsen.

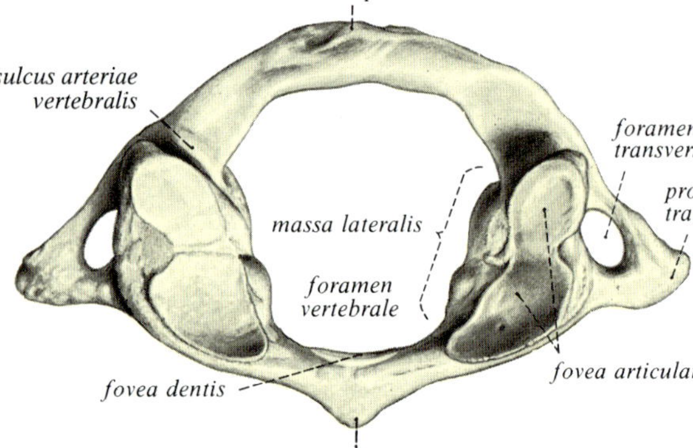

Abb. 484. Atlas. Kranialansicht.

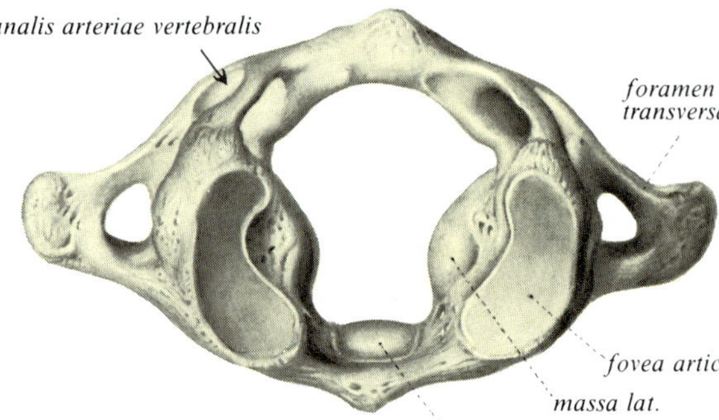

Abb. 485. Atlas. Kranialansicht mit geschlossenem sulcus arteriae vertebralis (Var.).

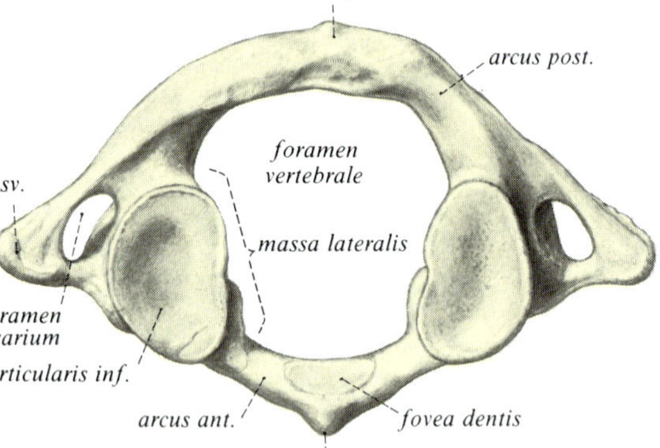

Abb. 486. Atlas. Kaudalansicht.

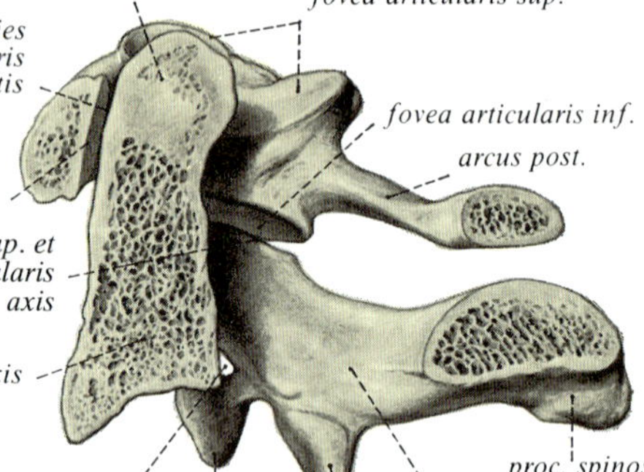

Abb. 487. Mediansagittalschnitt durch atlas and axis.

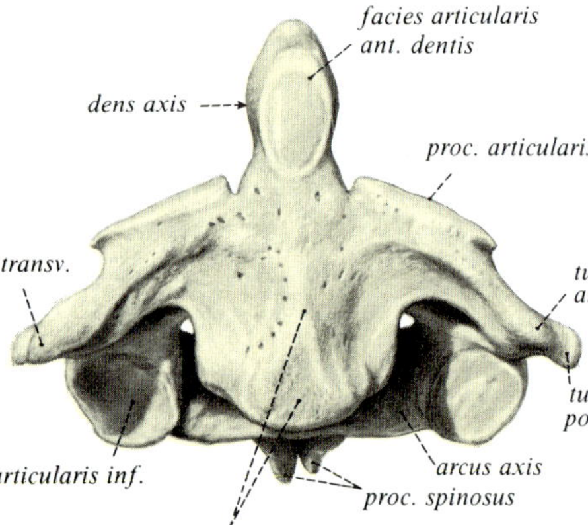

Abb. 488. Axis [epistropheus]. Ventralansicht.

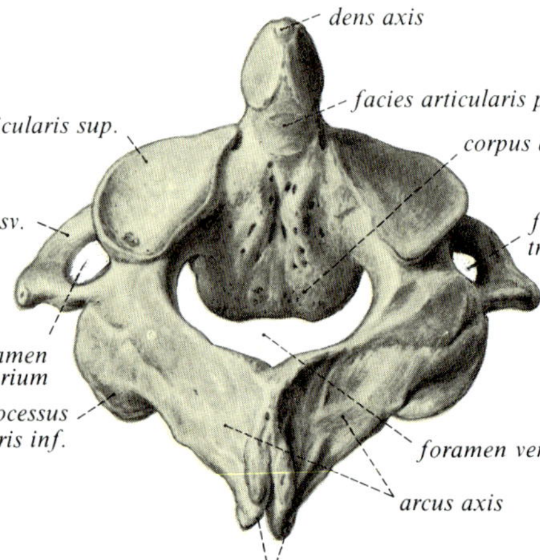

Abb. 489. Axis [epistropheus]. Dorsalansicht.

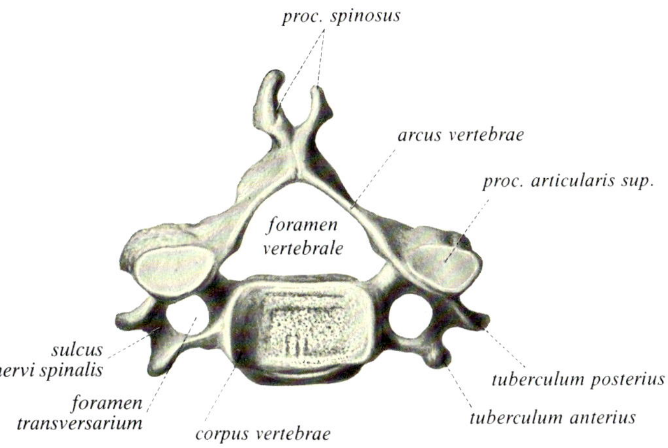

Abb. 490. 5. Halswirbel, vertebra cervicalis V, Kranialansicht.

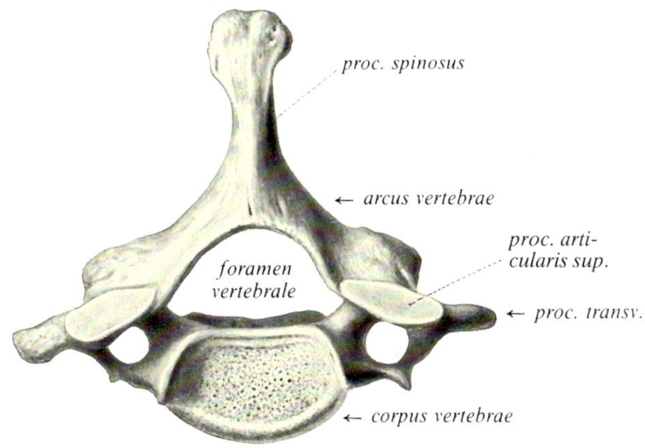

Abb. 491. 7. Halswirbel, vertebra prominens, Kranialansicht.

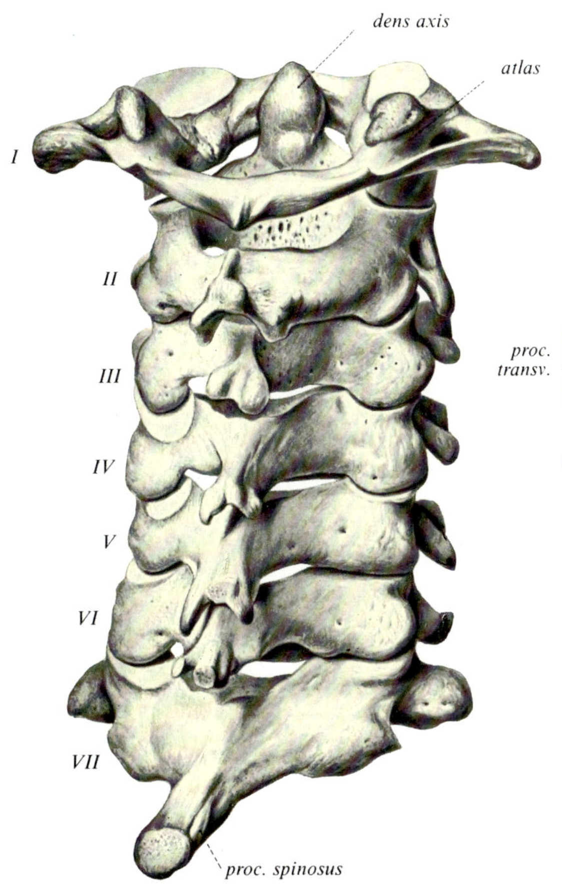

Abb. 492. Halswirbelsäule, columna cervicalis, Dorsalansicht, etwas von rechts betrachtet. Die römischen Zahlen links bedeuten die Nummer der Halswirbel.

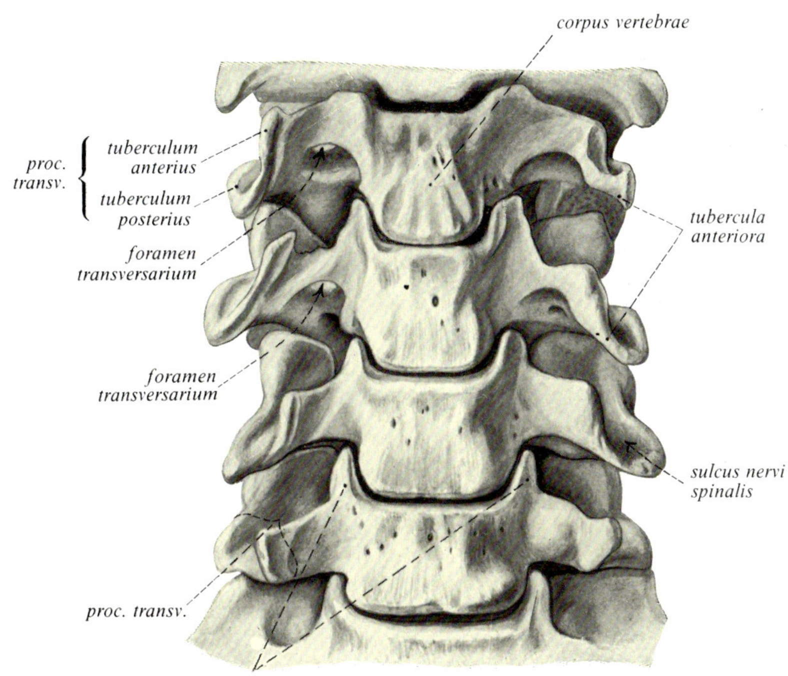

Abb. 493. Halswirbelsäule, columna cervicalis, Ventralansicht. * Kranialwärts umgebogene Seitenränder der Wirbelkörper, sog. Randzacken.

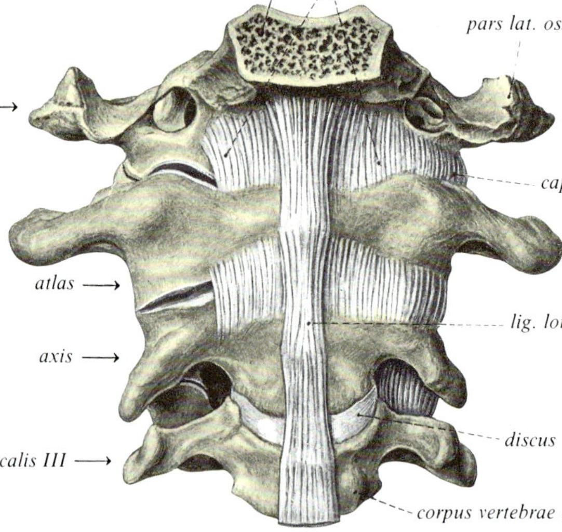

Abb. 494. Teil des Hinterhauptsbeins und die drei ersten Halswirbel, Ventralansicht. Membrana atlantooccipitalis anterior und kraniales Ende des ligamentum longitudinale anterius. Rechts sind die Gelenkkapseln entfernt.

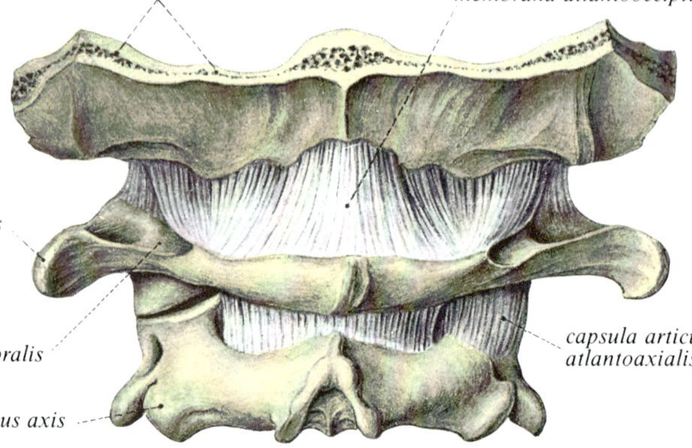

Abb. 495. Teil des Hinterhauptsbeins, atlas und axis mit ihren Bandverbindungen, Dorsalansicht. Membrana atlantooccipitalis posterior. Links ist die Gelenkkapsel der articulatio atlantoaxialis lateralis entfernt.

Beachte: Oberes und unteres Kopfgelenk, articulationes atlantooccipitales, atlantoaxiales laterales und atlantoaxialis mediana, bilden eine funktionelle Einheit mit der Gesamtwirkung eines Kugelgelenks. Die Zerlegung in Teilgelenke bedeutet eine Sicherung gegen Luxation.

Abb. 496. Membrana tectoria, Ansicht von dorsal. Der hintere ▷ Abschnitt des Hinterhauptsbeins und die Bögen der drei kranialen Halswirbel sind abgesägt, rechts sind die Gelenkkapseln der Intervertebralgelenke entfernt.

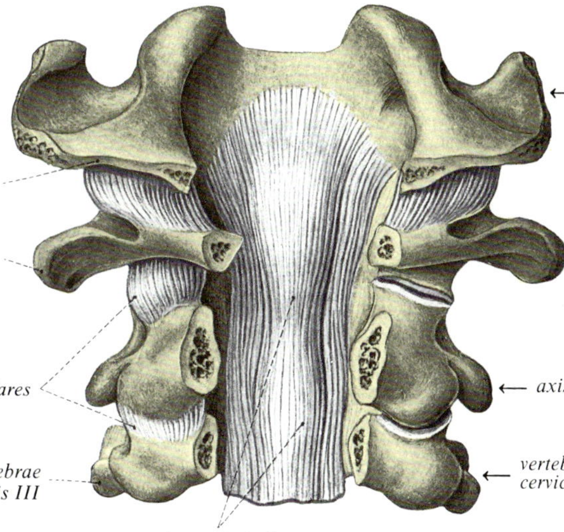

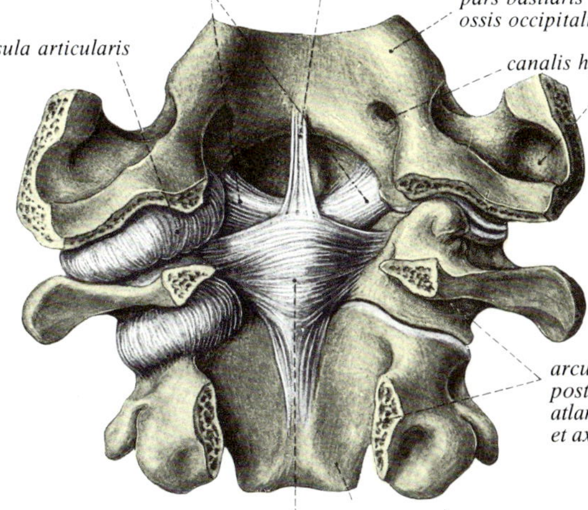

△ **Abb. 497.** Ligamentum cruciforme atlantis nach Entfernung der membrana tectoria, Ansicht von dorsal. Präparat wie in Abb. 496.

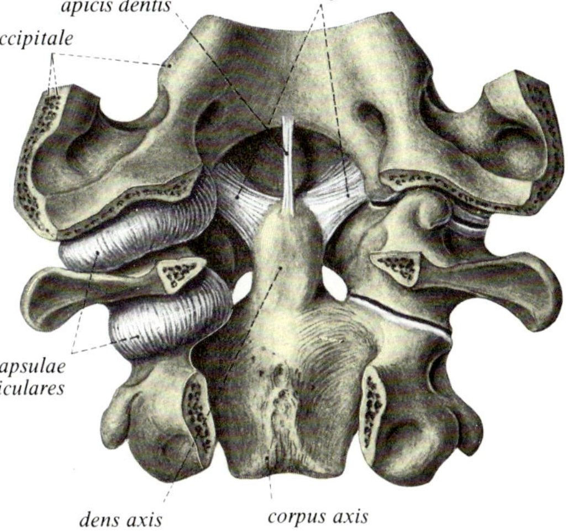

△ **Abb. 498.** Ligamenta alaria nach Wegnahme des ligamentum cruciforme atlantis, Ansicht von dorsal. Präparat wie in Abb. 496.

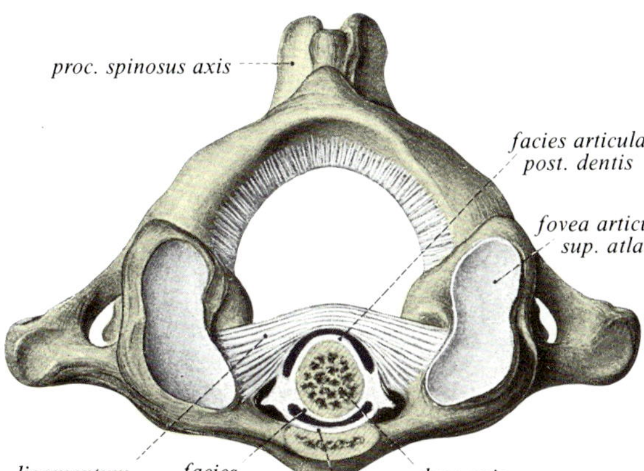

◁ **Abb. 499.** Articulatio atlantoaxialis mediana. Der atlas ist aus dem Atlantookzipitalgelenk gelöst, dens axis und ventraler Atlasbogen sind horizontal durchgesägt.

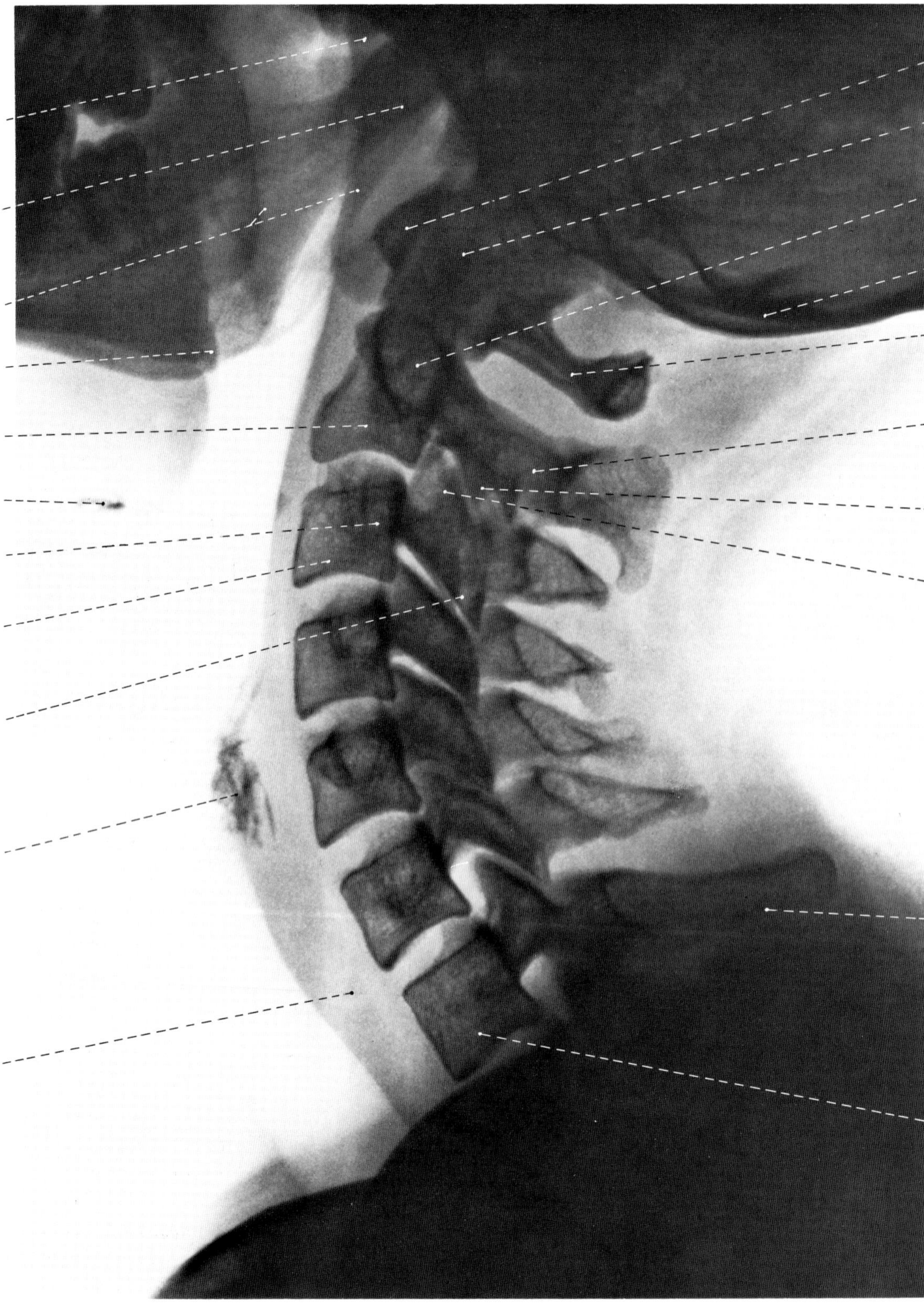

Abb. 500. Röntgenaufnahme der Halswirbelsäule in seitlichem Strahlengang. (Aus WICKE: Atlas der Röntgenanatomie, 2. Aufl. Urban & Schwarzenberg, München–Wien–Baltimore 1980.)

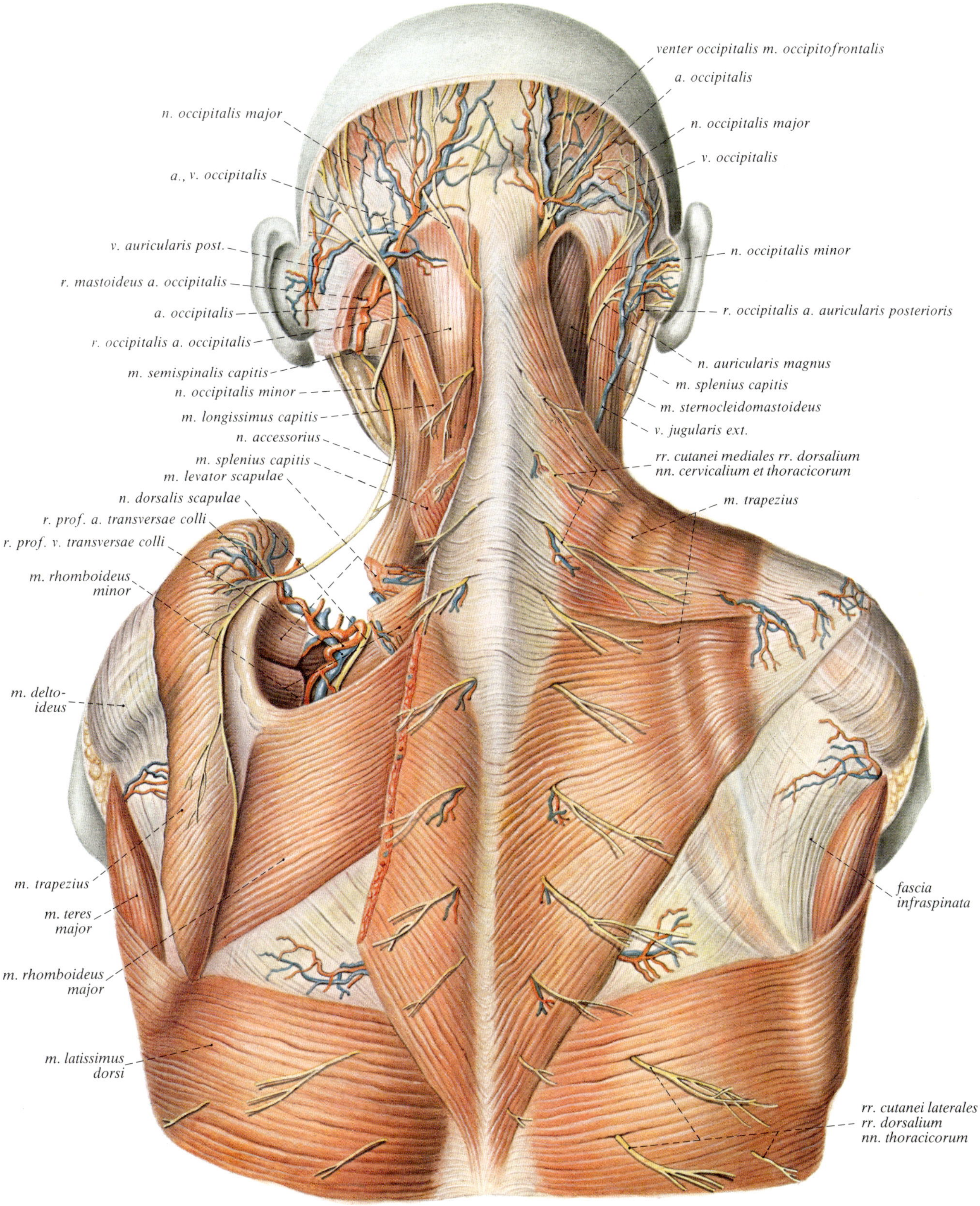

Abb. 501. Oberflächliche und tiefe Schicht der Nerven und Blutgefäße des Nackens und des oberen Rückenabschnitts. Auf der linken Seite sind der m. trapezius, m. sternocleidomastoideus, m. splenius capitis und der m. levator scapulae reseziert.

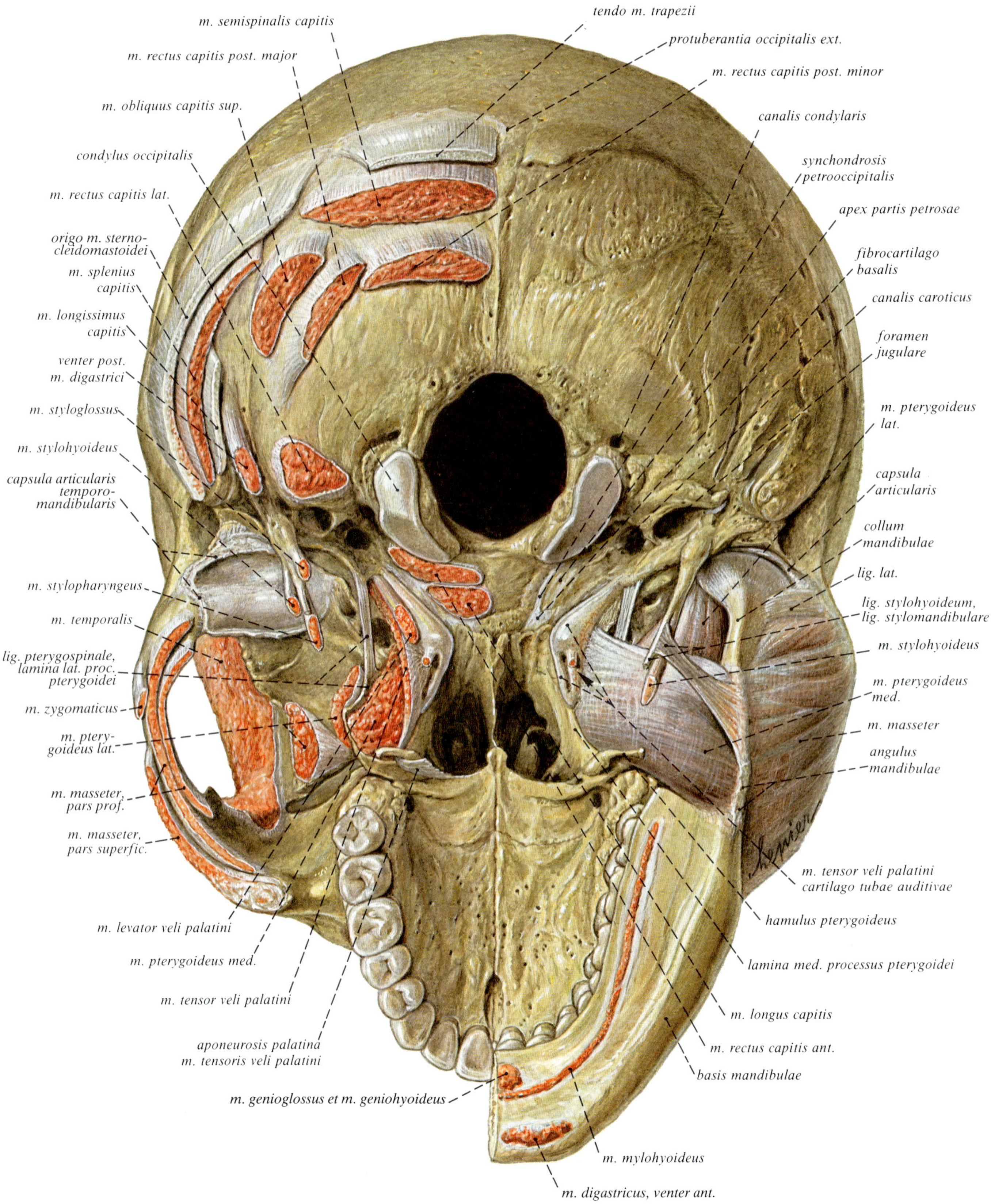

Abb. 502. Muskelursprünge an der Schädelbasis. Linke Seite des Unterkiefers entfernt und die Muskelursprünge an der Schädelbasis dargestellt. Auf der rechten Seite sind die Kaumuskeln im ganzen erhalten.

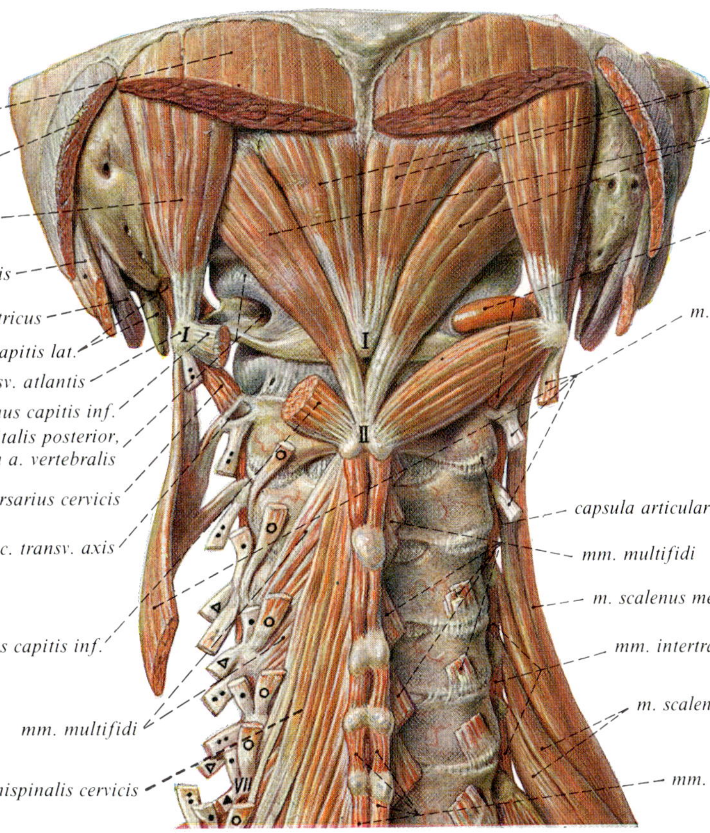

Abb. 503. Mittlere und tiefe Schichten der Nackenmuskulatur. Verlauf der a. vertebralis im Atlasbereich, vergleiche hierzu auch Abb. 479.

Mediale Gruppe der Halsmuskeln, prävertebrale Muskeln

Name	*Ursprung*	*Ansatz*
1. m. longus colli		
medialer Schenkel	sehnig von den Körpern der ersten Brust- und letzten Halswirbel	Körper der kranialen Halswirbel
kranialer lateraler Schenkel	tubercula anteriora der proc. transversi der kranialen Halswirbel	tuberculum anterius atlantis und Körper der folgenden Halswirbel
kaudaler lateraler Schenkel	Seitenfläche der Körper der kranialen Brustwirbel	sehnig an den Querfortsätzen der kaudalen Halswirbel, namentlich des 6.
2. m. longus capitis	tubercula anteriora der 3. bis 6. proc. transvers. vert. cerv.	Außenfläche der pars basilaris des Hinterhauptsbeins
3. m. rectus capitis anterior	Wurzel des Atlasquerfortsatzes	neben dem vorigen
Innervation: plexus cervicalis		
Funktion: beugen die Halswirbelsäule bzw. den Kopf ventralwärts, bei einseitiger Innervation neigen und drehen sie den Kopf nach der gleichen Seite		

Mm. splenii capitis et cervicis

Die beiden Muskeln hängen an ihren Ursprüngen (von den Wirbeldornen) innig zusammen. Erst allmählich sondern sie sich – besonders durch ihre verschiedene Insertion – in getrennte Muskeln.

Name	*Ursprung*	*Ansatz*
1. m. splenius capitis Die mm. splenii zählen ihrer Innervation nach bereits zu den eigentlichen Rückenmuskeln	3. (4.) bis 7. Halswirbeldornfortsatz (ligamantum nuchae) und 1. bis 3. Brustwirbeldornfortsatz	laterale Hälfte der linea nuchae superior (bis zum processus mastoideus ossis temporalis hin)
Innervation:	dorsaler Ast des 1. bis 4. (5.) Zervikalnerven	
Funktion:	die Muskeln beider Seiten beugen den Kopf dorsalwärts; einer allein dreht ihn nach seiner Seite	
2. m. splenius cervicis	Dornfortsätze des 3. (oder 4.) bis 6. Brustwirbels (sehnig)	tubercula posteriora der Querfortsätze der 3 kranialen Halswirbel
Innervation:	wie beim m. splenius capitis	
Funktion:	beugt Hals (und Kopf) dorsalwärts; dreht kraniale Halswirbel und Kopf (durch Wirkung auf den atlas) nach seiner Seite, unterstützt den vorigen, wirkt selten allein	

Kurze Nackenmuskeln

Name	*Ursprung*	*Ansatz*
1. m. rectus capitis posterior major	Dornfortsatz des axis, kurzsehnig	linea nuchae inferior
2. m. rectus capitis posterior minor	tuberculum posterius atlantis, kurzsehnig	unterhalb der linea nuchae inferior
3. m. rectus capitis lateralis	processus transversus atlantis	processus jugularis ossis occipitalis
4. m. obliquus capitis superior	processus transversus atlantis	linea nuchae inferior, kurzsehnig
5. m. obliquus capitis inferior	Dornfortsatz des axis	als kräftiger Muskel zum Querfortsatz des atlas
Innervation:	n. suboccipitalis (dorsaler Ast des ersten Zervikalnerven); nur der m. rectus capitis lateralis wird durch ventrale Äste aus C 1 versorgt	
Funktion:	Streckung und Drehung des Kopfes; m. obliquus capitis inferior und m. rectus capitis post. major drehen nach der gleichen Seite; m. rectus lateralis beugt den Kopf nach vorn oder zur Seite (einseitig innerviert)	

Beachte: a. vertebralis (Abb. 503). In der Tiefe eines Muskeldreiecks, das von den mm. obliqui capitis superior et inferior und vom m. rectus capitis post. major begrenzt wird, findet sich die a. vertebralis, welche hier nach dem Durchtritt durch das weit lateral gelegene foramen transversarium atlantis quer im sulcus a. vertebralis des Atlas nach medial verläuft, um nach Durchtritt durch die membrana atlantooccipitalis posterior und die Dura durch das große Hinterhauptsloch zur Versorgung des Gehirns in den Schädel einzutreten.

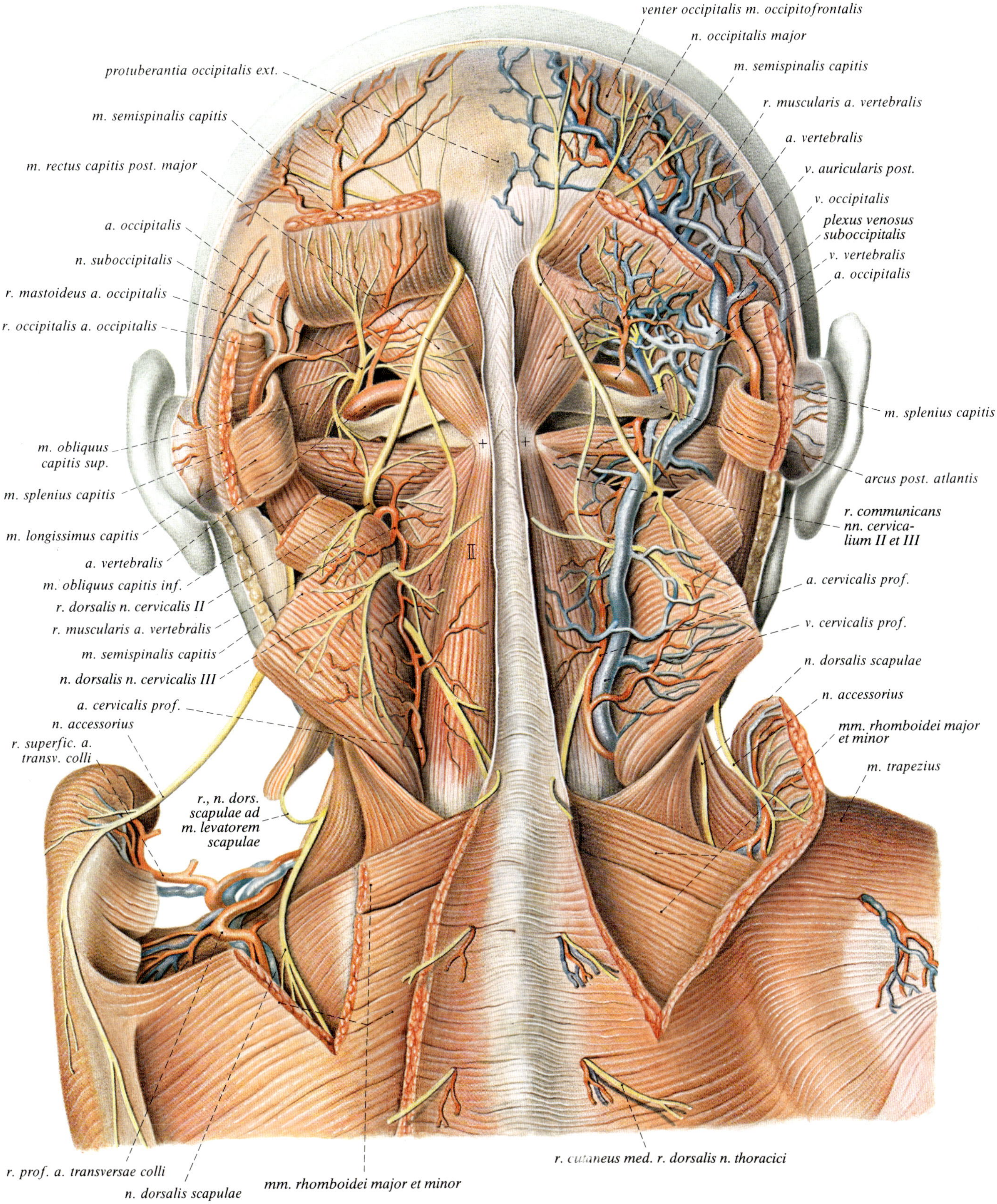

Abb. 504. Nerven und Gefäße der Hinterhaupts- und Nackengegend. Tiefe Schicht, I = m. multifidus, II = m. semispinalis cervicis. ++ = processus spinosus axis.

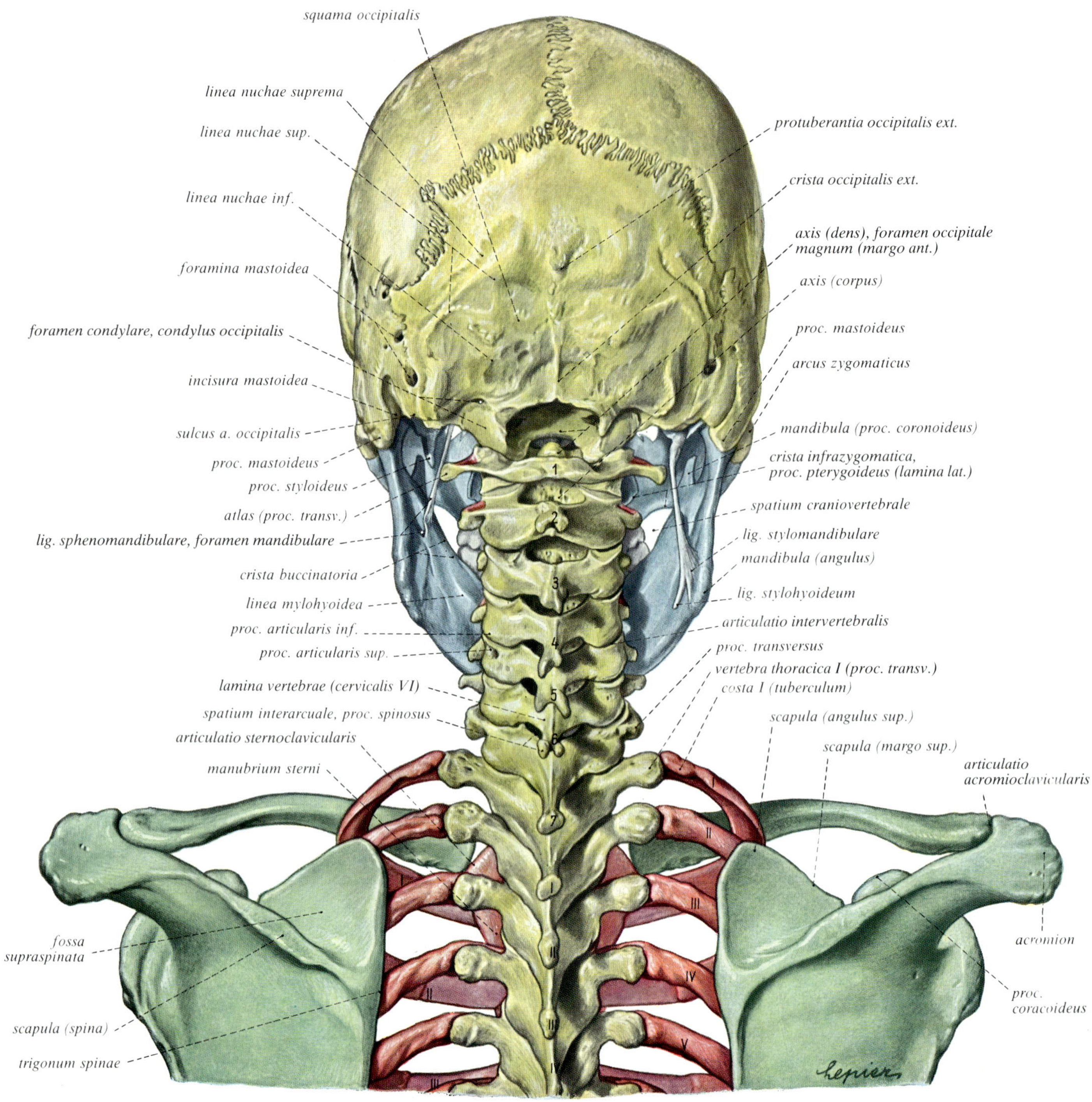

I–7 = Dornfortsätze der 7 Halswirbel
I–V = Dornfortsätze der oberen 4 Brustwirbel bzw. die oberen 5 Rippen

Abb. 505. Das Skelett des Hinterhauptes und des Halses. Ansicht von dorsal. (Aus PERNKOPF: Atlas der topographischen und angewandten Anatomie des Menschen, Bd. 1, 2. Aufl. [Hrsg. H. FERNER]. Urban & Schwarzenberg, München–Wien–Baltimore 1980.)

Obere Extremität

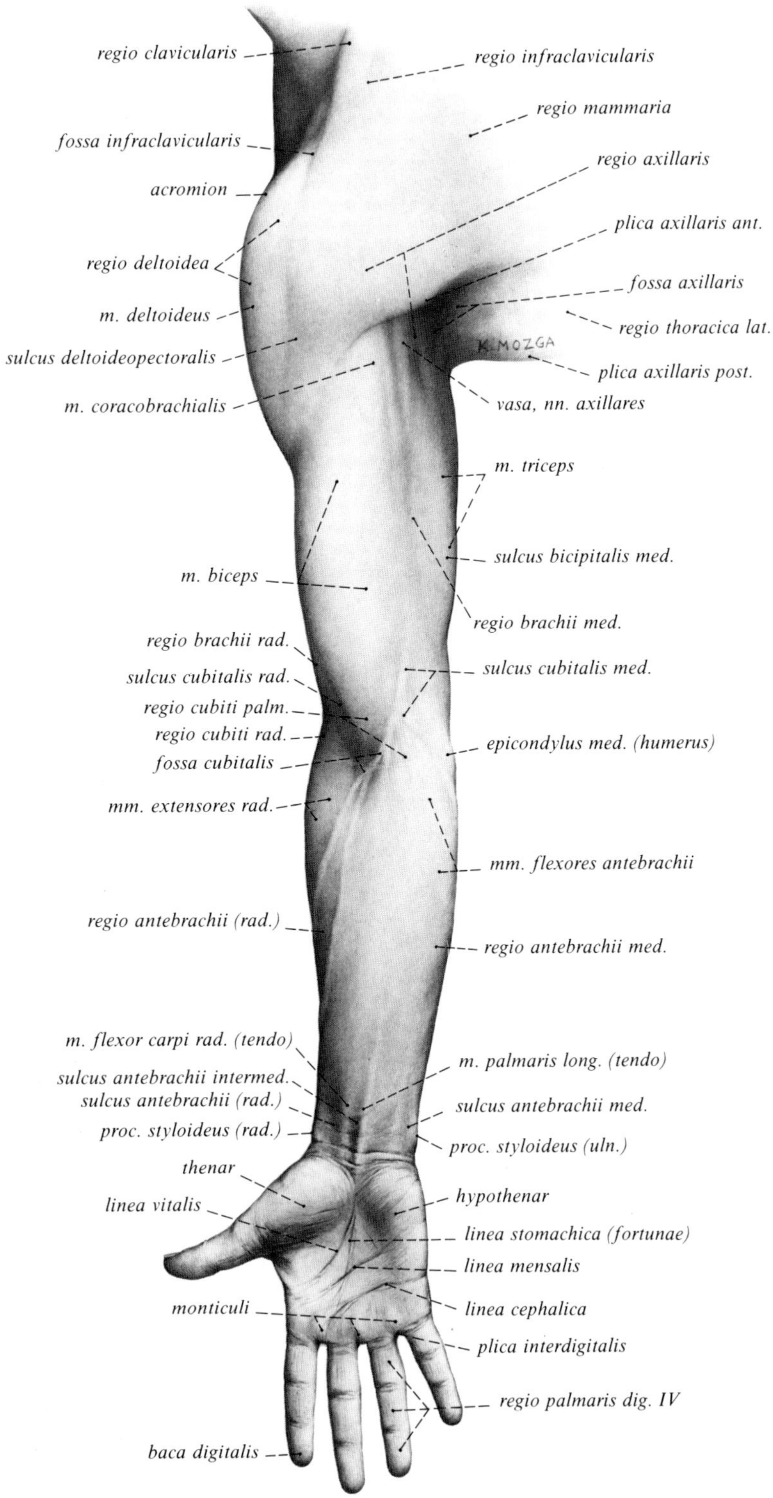

Abb. 506. Oberflächenrelief der oberen Extremität. Vorderseite. (Aus Pernkopf, Topographische Anatomie des Menschen, 4. Bd., 2. Hälfte. Urban & Schwarzenberg, Wien 1937–1941.)
Gliederung der Regionen und Bezeichnungen sind in den Nomina anatomica 1977 nicht enthalten.

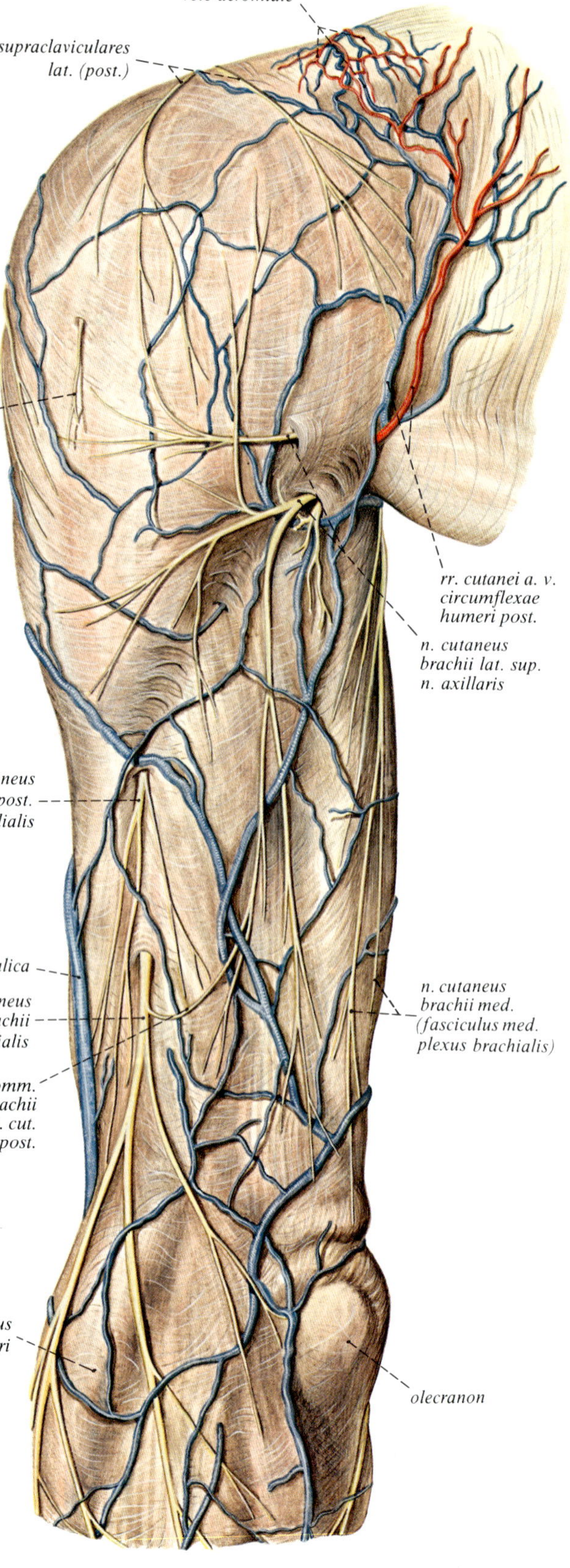

Abb. 507. Epifasziale Nerven und Venen der Streckfläche des linken Oberarms.

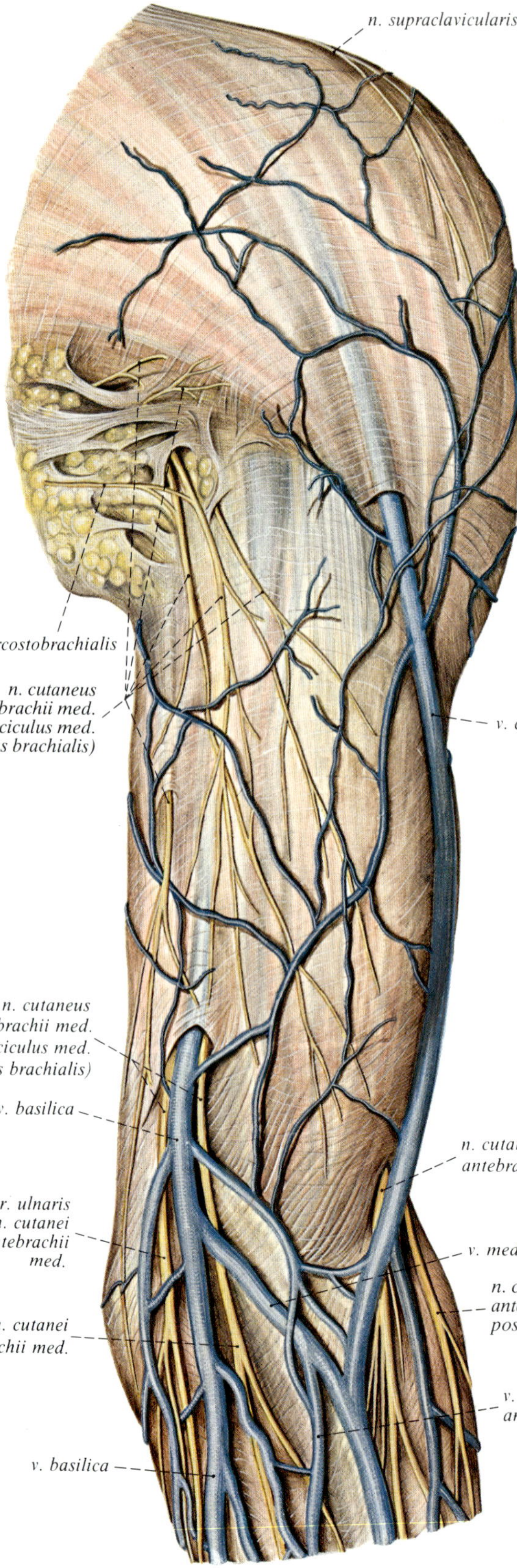

Abb. 508. Epifasziale Nerven und Venen der Beugefläche des linken Oberarms. Haut und Fettgewebe sind entfernt, die Faszie ist erhalten.

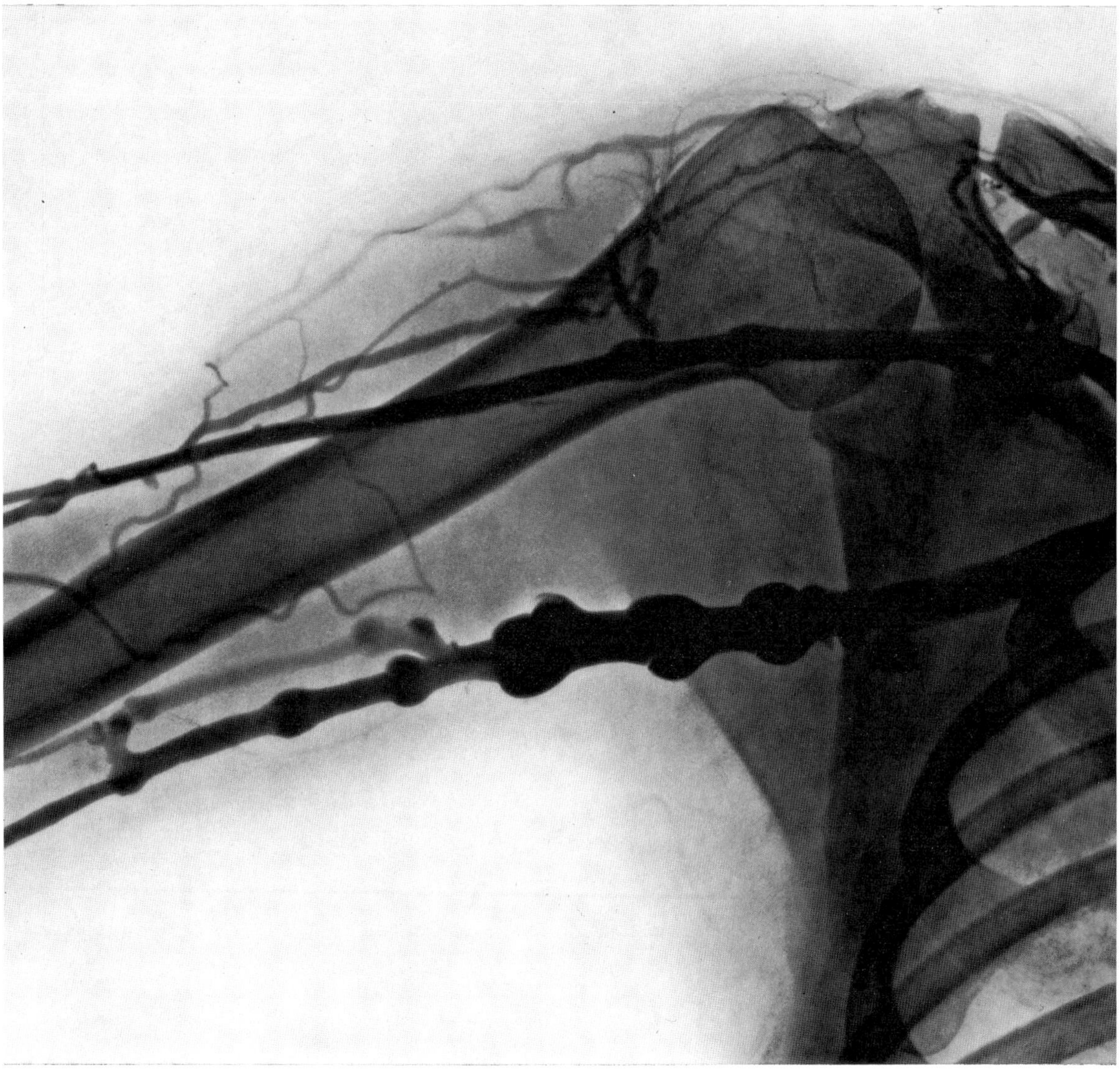

a

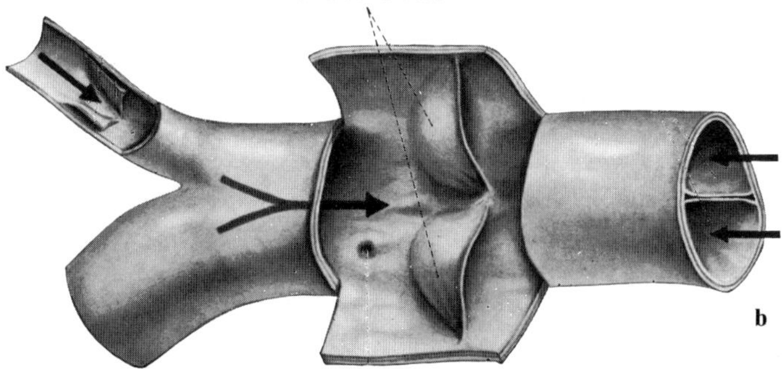

b

Abb. 509 a u. b. a) Röntgenbild (Veno- oder Phlebogramm) der v. brachialis → v. axillaris sowie der v. cephalica und einiger ihrer Wurzelvenen. Beachte die hintereinandergeschalteten, vor allem im Bereich der v. axillaris deutlich hervortretenden Klappensegmente. b) Venenklappen schematisch. Die nach rechts weisenden Pfeile entsprechen der normalen Strömungsrichtung des Blutes. Bei Rückstauung (nach links gerichtete Pfeile) kommt es zum Klappenschluß.

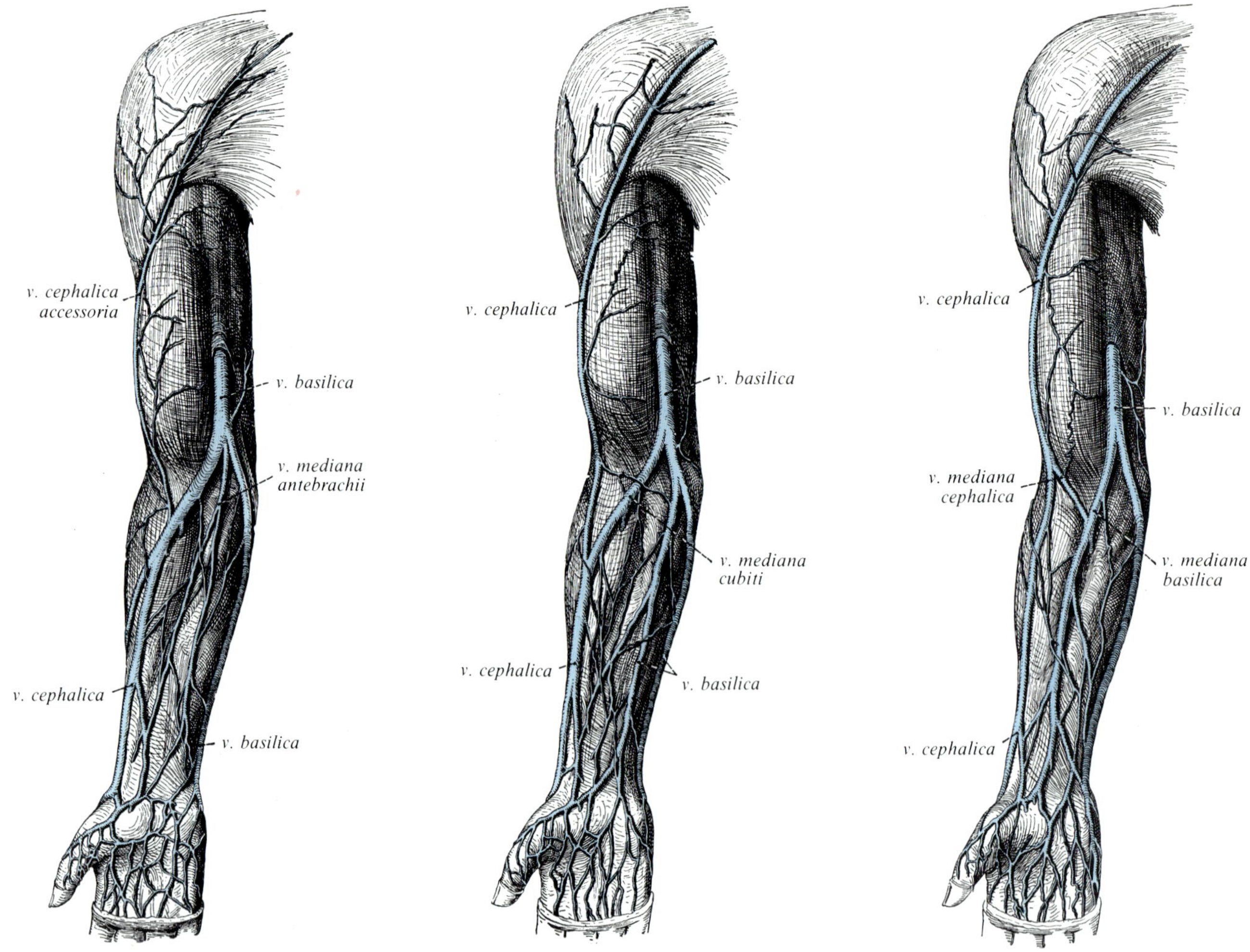

Abb. 510. Die häufigsten Varietäten der epifaszialen Venen des Arms.

Epifasziale Venen des Arms

1. *v. cephalica.* Sie beginnt auf der radialen Hälfte des Handrückens, aus dem *rete venosum dorsale manus* entstehend, erhält Zufluß von der palma manus durch die vv. intercapitales, zieht an der *radialen* Seite des Vorderarms proximalwärts zur Ellenbeuge, anastomosiert dort mit der v. basilica, zieht am Oberarm, in der Regel wesentlich schwächer als am Vorderarm, im sulcus bicipitalis lateralis proximalwärts in das trigonum deltoideopectorale (MOHRENHEIMsche Grube), um hier die Faszie zu durchbohren und in die v. axillaris einzumünden.
2. *v. basilica.* Sie entsteht ähnlich wie die v. cephalica, aber am *ulnaren* Rand des Handrückens, läuft im ulnaren Bereich der palmaren Fläche des Vorderarms proximalwärts zur Ellenbeuge, verbindet sich hier durch die v. mediana cubiti mit der v. cephalica, wodurch sie meist stärker wird als diese, zieht dann im sulcus bicipitalis medialis am Oberarm proximalwärts nicht ganz bis zu seiner Mitte, durchbohrt die fascia brachii und mündet in die mediale v. brachialis, die meist ihre direkte Fortsetzung darstellt.
3. *v. mediana cubiti,* schräge Anastomose zwischen v. basilica und v. cephalica, sehr variabel, nimmt meist die aus Venen der Palmarfläche der Hand und des Vorderarms entstehende *v. mediana antebrachii* auf.
4. *v. mediana basilica* und 5. *v. mediana cephalica;* inkonstant, stellen Verbindungen der beiden Hauptvenen mit der vorigen dar.

Praktische Bedeutung der Hautvenen in der Ellenbeuge für Blutentnahme und intravenöse Injektionen.

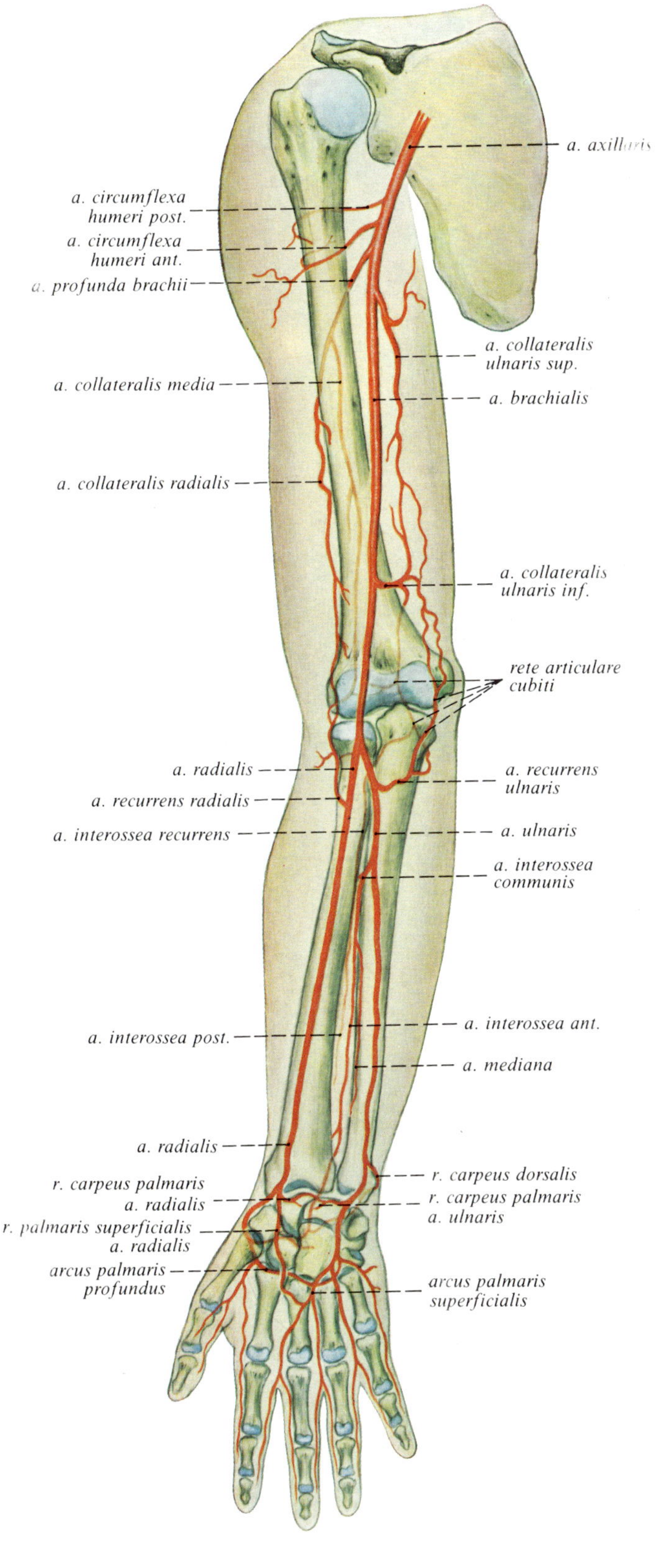

Abb. 511. Arterien des Armes, Übersicht.

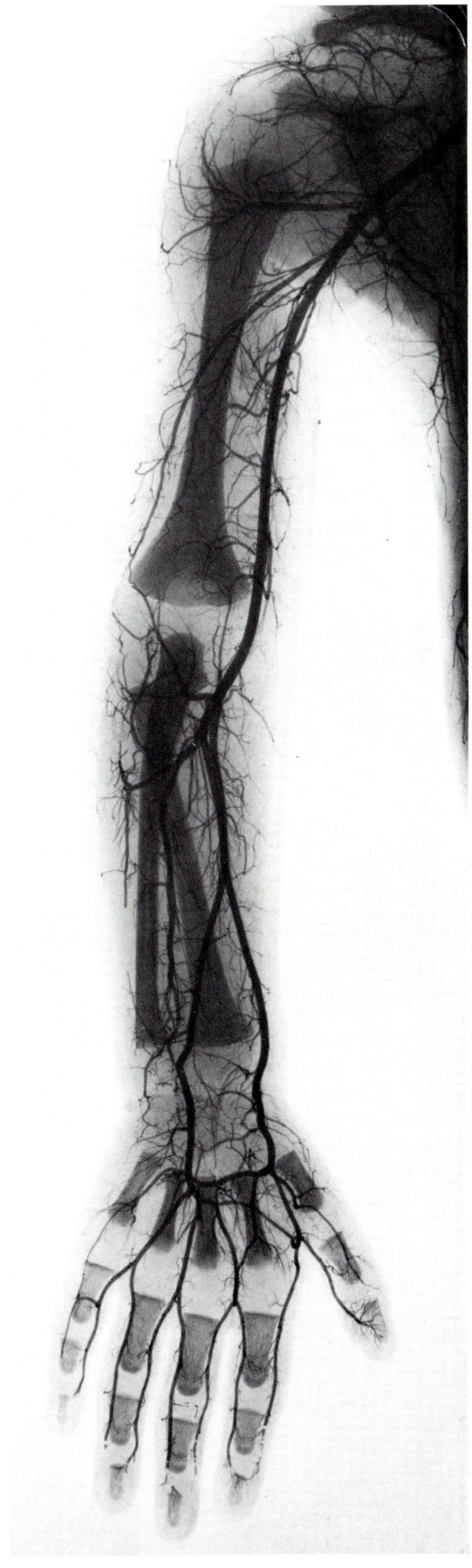

Abb. 512. Angiographische Darstellung der Arterien eines kindlichen Arms (Totgeburt). Original: Prof. Dr. G. W. KAUFFMANN, Zentrum Radiologie des Klinikums Freiburg i. Brsg.

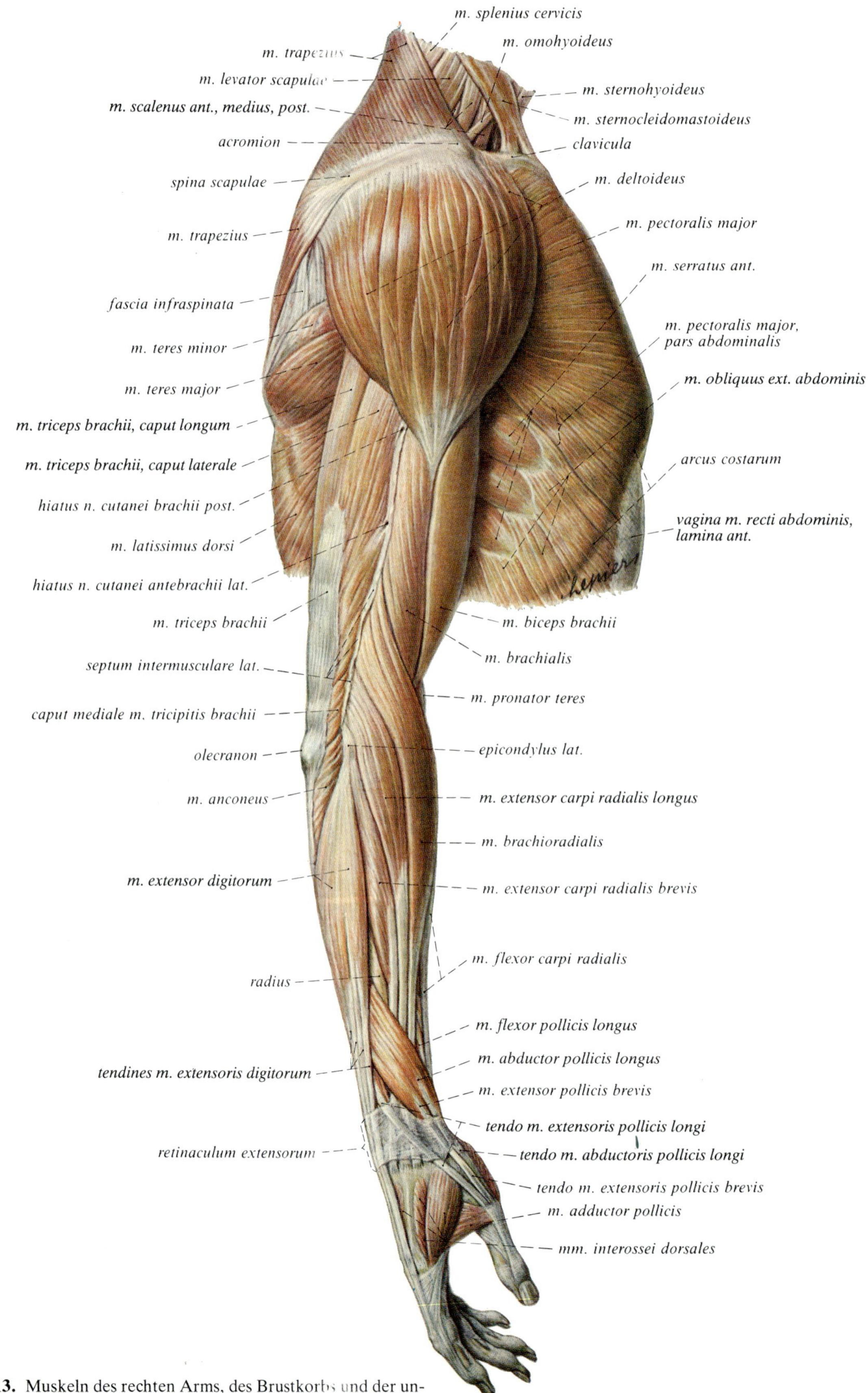

Abb. 513. Muskeln des rechten Arms, des Brustkorbs und der unteren Halsgegend. Ansicht von lateral.

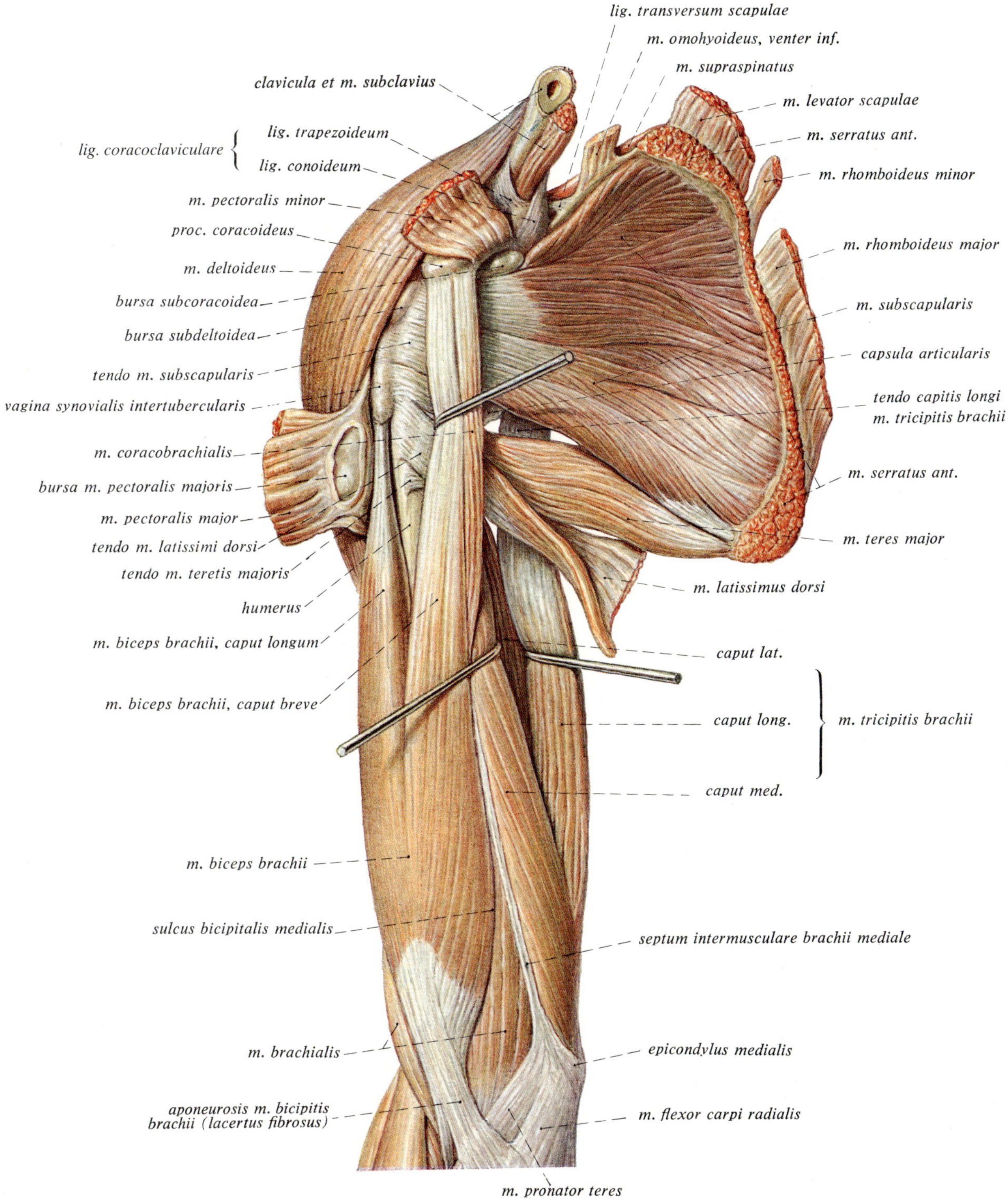

Abb. 514. Muskeln der Kostalfläche des Schulterblatts und an der Beugeseite des Oberarms, oberflächliche Schicht.

Gelenke der oberen Extremität

Gelenk	*Gelenkart*	*Bewegungsmöglichkeiten*	
Schultergelenk articulatio humeri	Kugelgelenk articulatio sphaeroidea	Vorheben (Beugung) Rückheben (Streckung) Seitheben aus dieser Haltung Senken Innenkreiseln Außenkreiseln	Anteversion (Flexion) Retroversion (Extension) Abduktion Adduktion Innenrotation Außenrotation
Ellenbogengelenk articulatio cubiti a) Oberarmellengelenk articulatio humeroulnaris b) Oberarmspeichengelenk articulatio humeroradialis c) oberes Ellenspeichengelenk articulatio radioulnaris proximalis	Scharniergelenk Ginglymus Kugelgelenk (funktionell eingeschränkt) articulatio sphaeroidea Radgelenk articulatio trochoidea	Beugung Streckung Beugung Streckung (Kreiseln) } Umwende-bewegungen der Hand	Flexion Extension Flexion Extension (Rotation) Pronation Supination
Unteres Ellenspeichengelenk articulatio radioulnaris distalis			
Handgelenke a) Unterarm-Handwurzelgelenk (= oberes Handgelenk) articulatio radiocarpea b) unteres Handgelenk articulatio mediocarpea	Eigelenk (Ellipsoidgelenk) articulatio ellipsoidea	Flächenbewegungen der Hand } Beugung Streckung	Ulnarduktion Radialduktion (Palmar-)Flexion (Dorsal-)Extension
Daumengrundgelenk articulatio carpometacarpea pollicis	Sattelgelenk articulatio sellaris	Beugung Streckung Heranführen Abspreizen Gegenstellen	Flexion Extension Adduktion Abduktion Opposition
Fingergrundgelenke articulationes metacarpophalangeae	Kugelgelenke (funktionell eingeschränkt) articulationes sphaeroideae	Beugung Streckung Spreizen und Schließen	Flexion Extension
Fingergelenke articulationes interphalangeae manus	Scharniergelenke Ginglymi	Beugung Streckung	Flexion Extension

Schultermuskeln

Name	*Ursprung*	*Ansatz*
1. m. supraspinatus	fossa supraspinata scapulae	proximale Facette des tuberculum majus humeri (sehnig)
2. m. infraspinatus	kaudaler Rand der spina scapulae, fossa infraspinata und fascia infraspinata	mittlere Facette des tuberculum majus humeri (sehnig)

Innervation: n. suprascapularis aus dem plexus brachialis

Funktion: m. supraspinatus abduziert (hebt) im Schultergelenk (unterstützt m. deltoideus), dreht auch nach außen; m. infraspinatus dreht im Schultergelenk auswärts (Außenroller); daneben abduziert er (kraniale Portion)

3. m. teres minor	kaudaler Abschnitt der fossa infraspinata und margo lateralis scapulae (laterale $^2/_3$), fascia infraspinata	distale Facette des tuberculum majus humeri (sehnig)

Innervation: n. axillaris aus dem plexus brachialis

Funktion: rollt den Arm im Schultergelenk nach außen (außerdem adduziert er)

4. m. teres major	margo lateralis scapulae (mediales Drittel)	sehnig an der crista tuberculi minoris, dorsal vom m. latissimus dorsi (von ihm durch die bursa m. latissimi dorsi subtendinea getrennt)

Innervation: n. subscapularis aus dem plexus brachialis

Funktion: adduziert (senkt den erhobenen Arm), rollt nach innen, unterstützt m. latissimus dorsi

5. m. subscapularis (unter dem Ansatz die *bursa tendinis m. subscapularis)*	facies costalis scapulae, fossa subscapularis	kurz und breitsehnig am tuberculum minus und an dem angrenzenden Teil der crista tuberculi minoris humeri

Innervation: n. subscapularis aus dem plexus brachialis

Funktion: rollt den Arm nach innen, adduziert ihn; hilft ventralwärts, z. T. auch dorsalwärts pendeln

6. m. deltoideus	akromiales Drittel der clavicula, acromion und spina scapulae, ventral kurz-, dorsal längersehnig	tuberositas deltoidea humeri (bursa subdeltoidea zwischen Muskel und tuberculum majus humeri)

Innervation: n. axillaris

Funktion: vordere Partie pendelt ventralwärts und rollt nach innen, die starke mittlere abduziert den Arm kräftig (hebt ihn bis zur Horizontalen); dorsale Partie wirkt dorsalwärts pendelnd und außenrollend

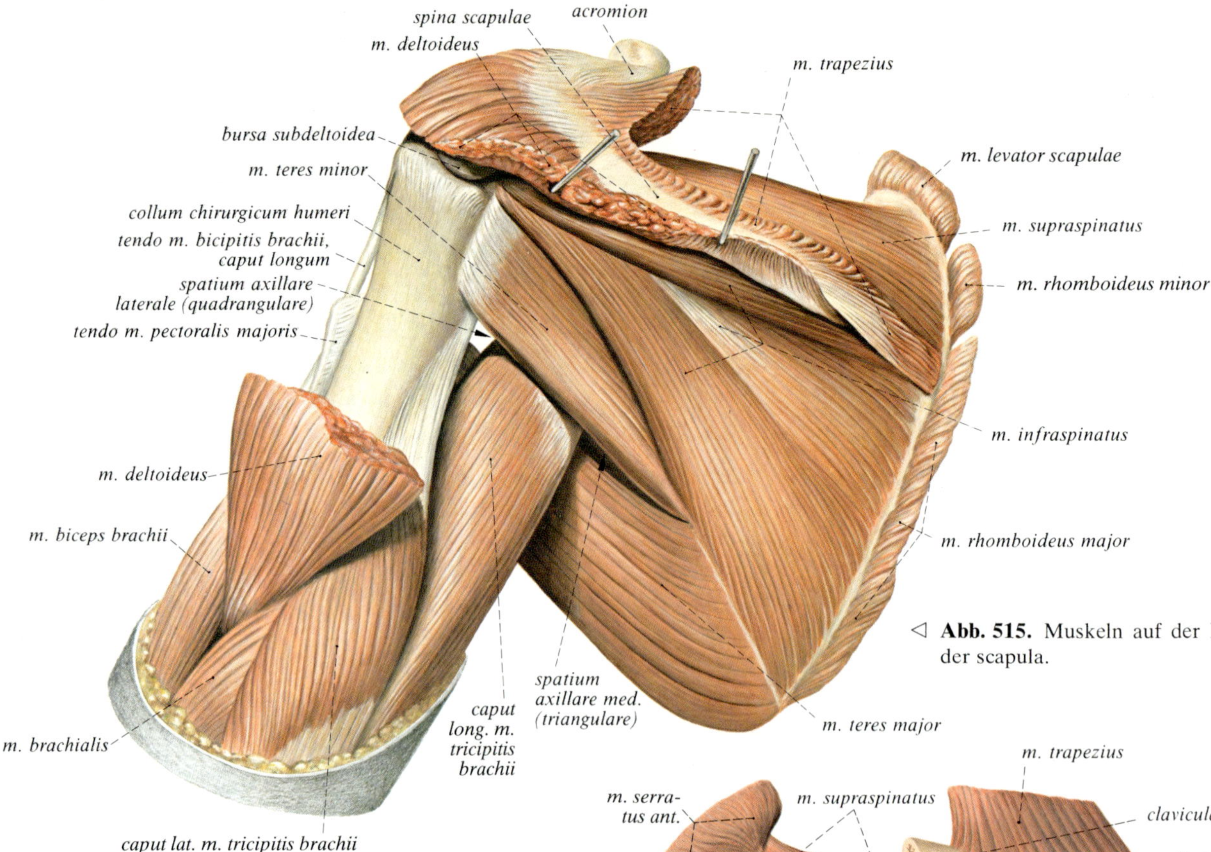

◁ **Abb. 515.** Muskeln auf der Dorsalfläche der scapula.

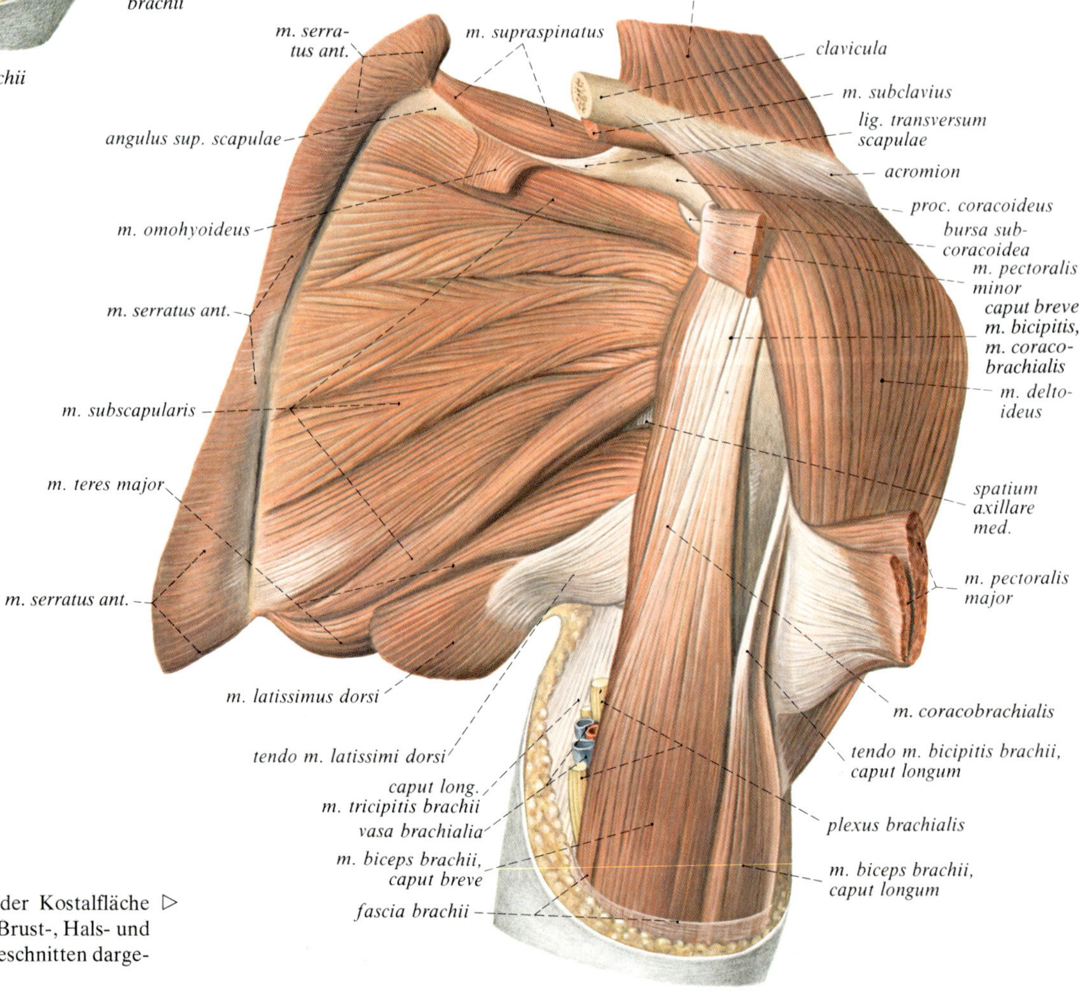

Abb. 516. Muskeln auf der Kostalfläche ▷ der scapula. Stümpfe der Brust-, Hals- und Rückenmuskeln kurz abgeschnitten dargestellt.

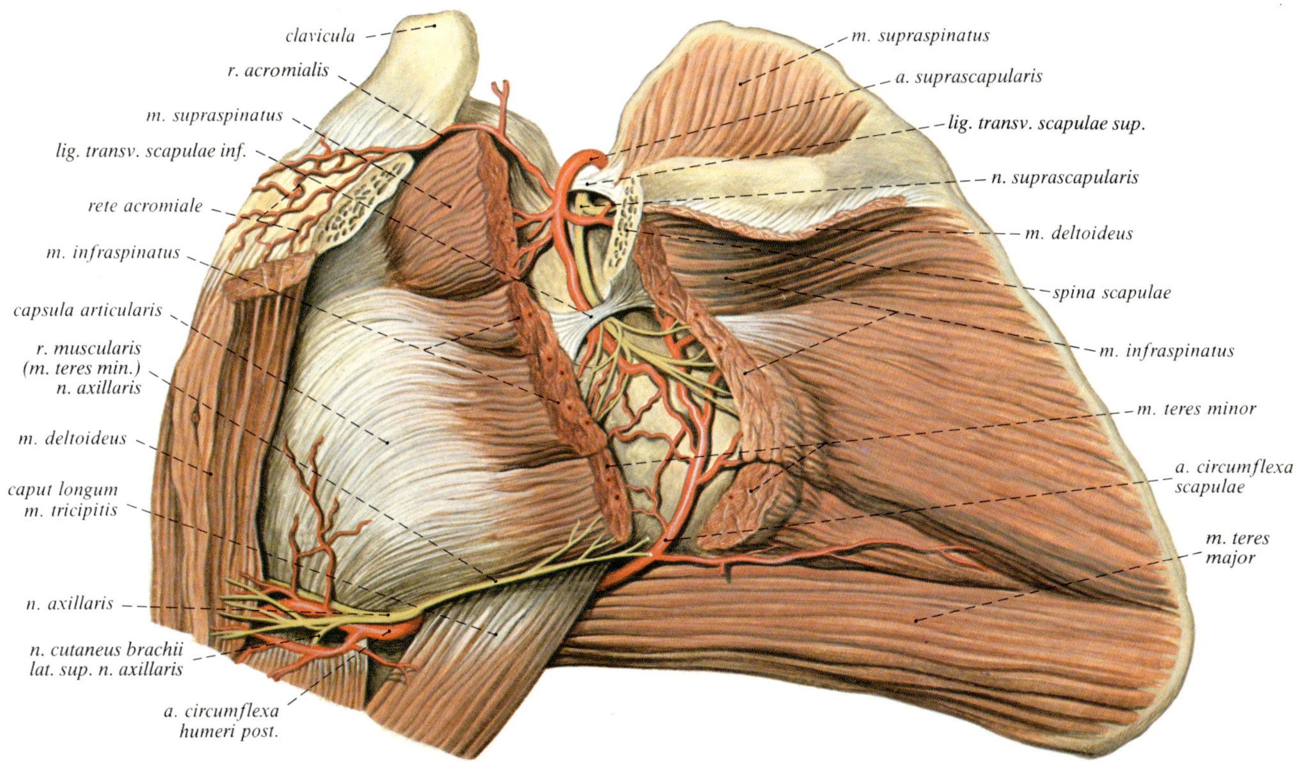

Abb. 517. Nerven und Gefäße der linken Schultergegend. Dorsalansicht. Der m. deltoideus teilweise abgetragen bzw. zurückgeschlagen, aus dem acromion ein Stück herausgesägt; mm. supraspinatus, infraspinatus und teres minor durchgeschnitten und etwas auseinandergeklappt.

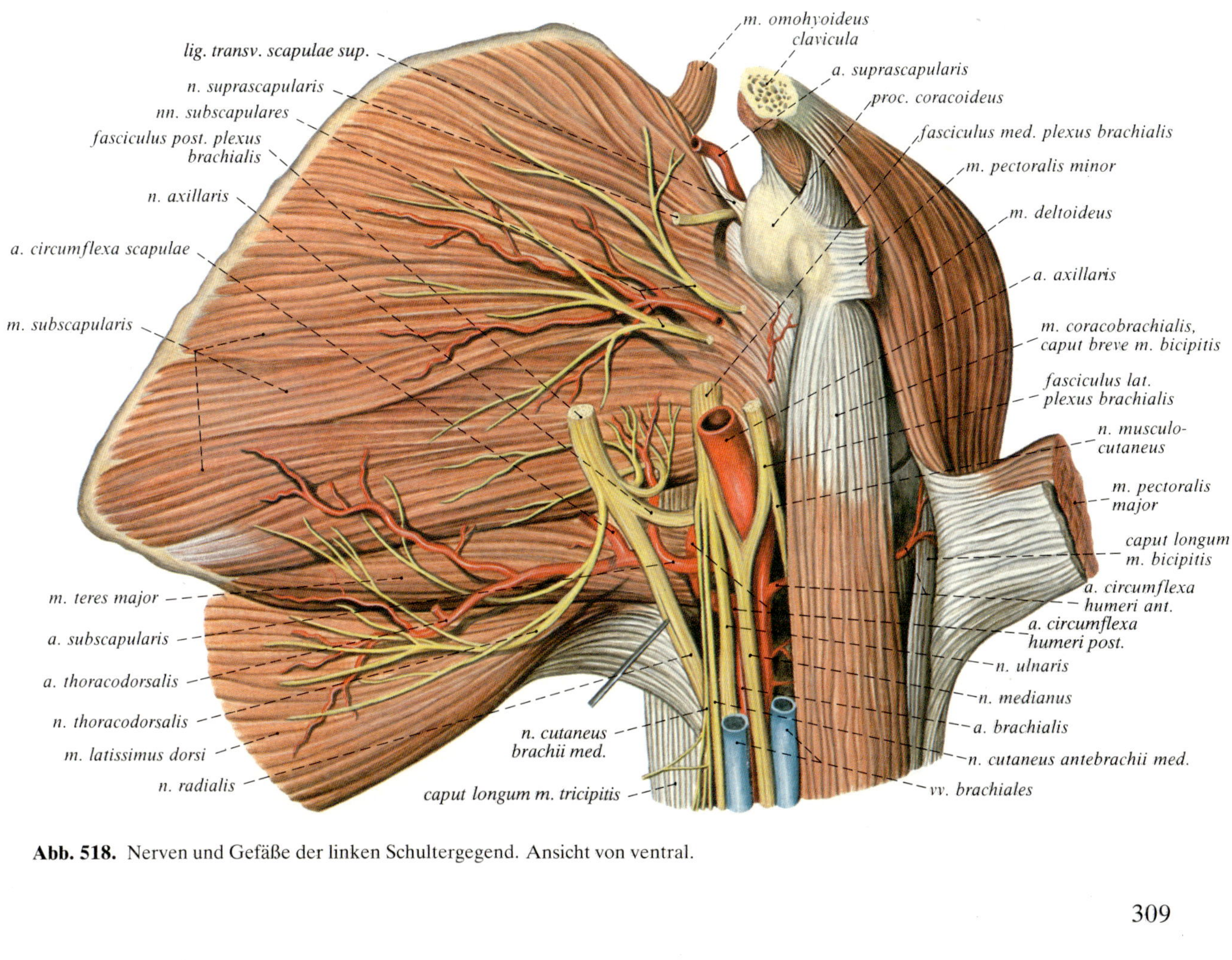

Abb. 518. Nerven und Gefäße der linken Schultergegend. Ansicht von ventral.

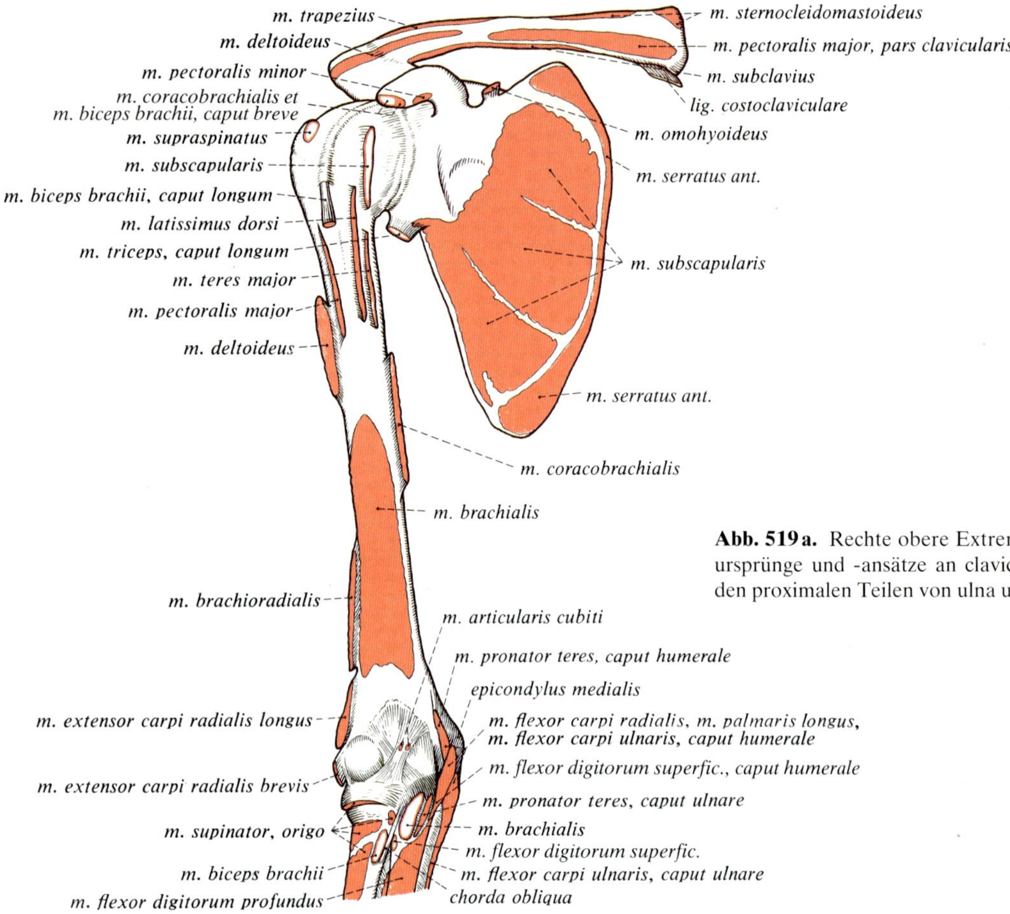

Abb. 519a. Rechte obere Extremität, Vorderseite. Muskelursprünge und -ansätze an clavicula, scapula, humerus und den proximalen Teilen von ulna und radius.

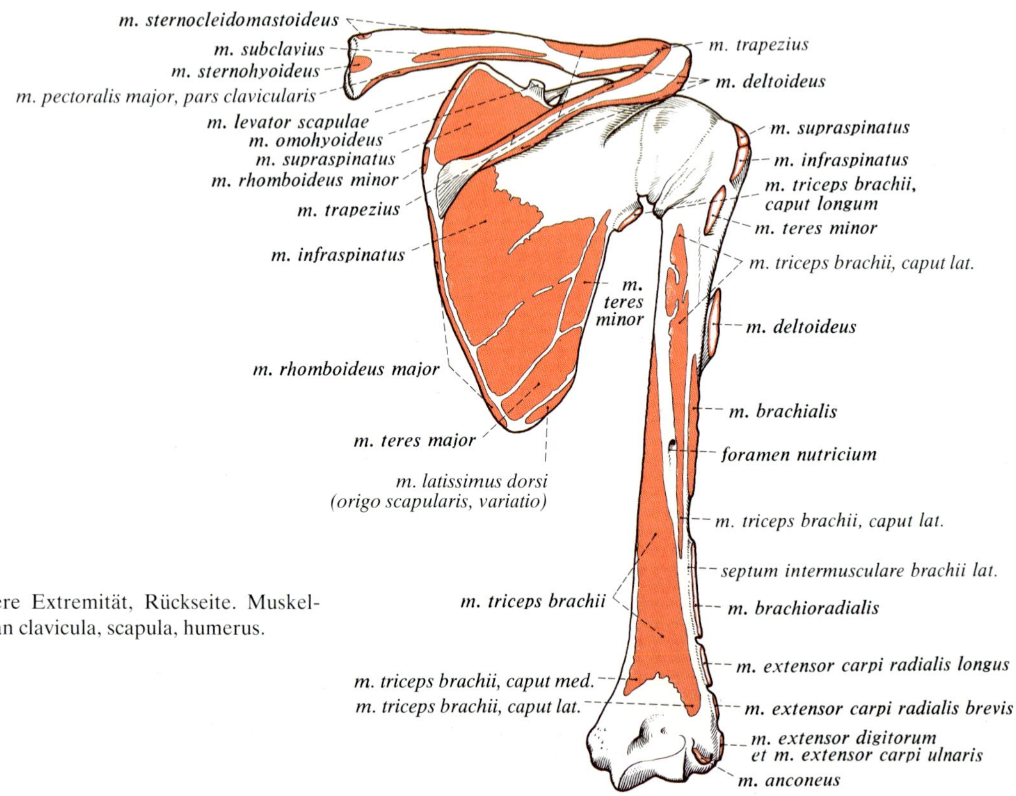

Abb. 519b. Rechte obere Extremität, Rückseite. Muskelursprünge und -ansätze an clavicula, scapula, humerus.

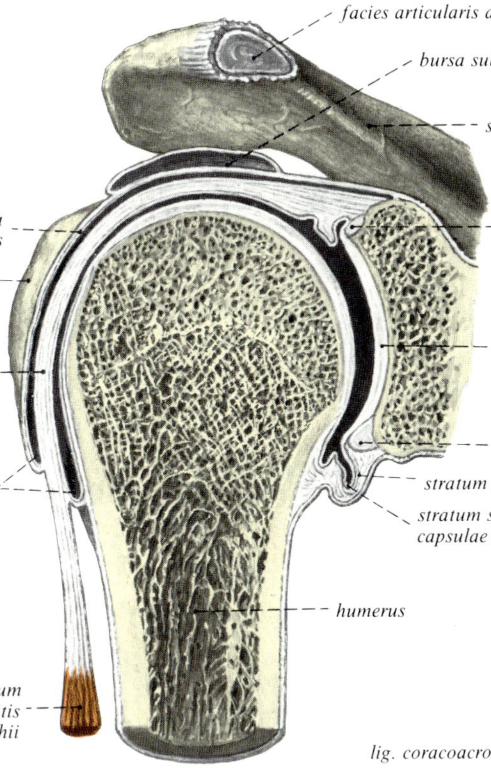

◁ **Abb. 520.** Frontalschnitt durch das rechte Schultergelenk, articulatio humeri. Ansicht der dorsalen Hälfte.

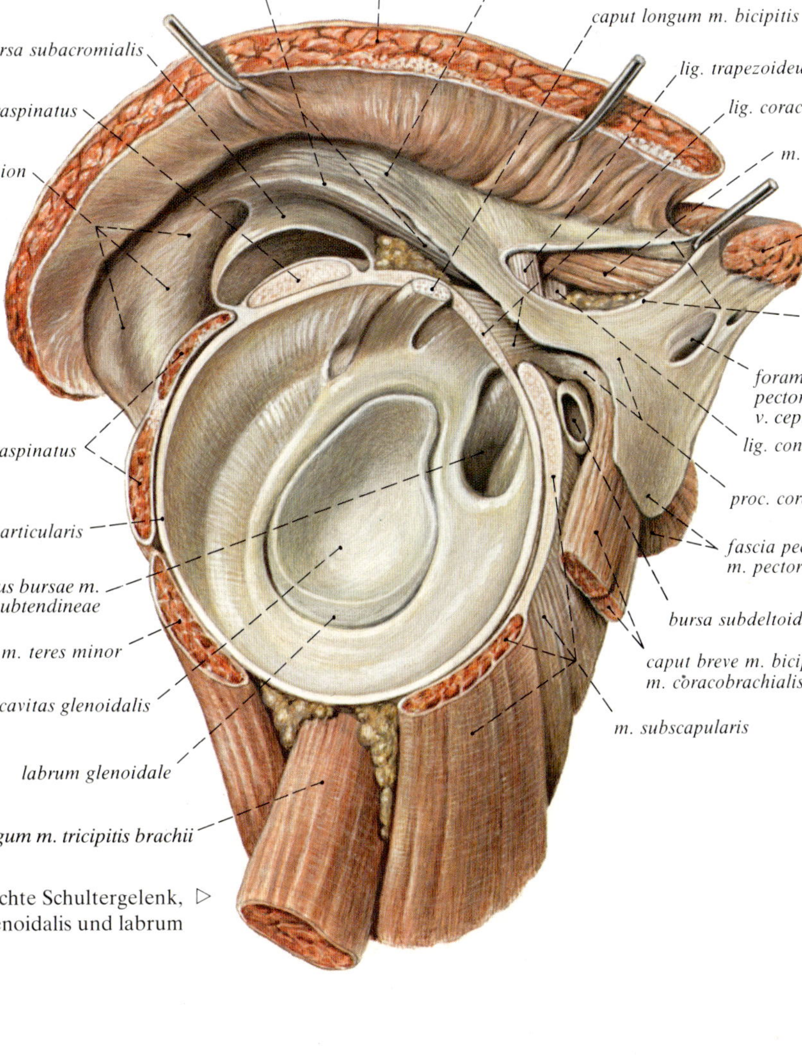

Abb. 521. Einblick in das eröffnete rechte Schultergelenk, ▷ articulatio humeri, Blick auf cavitas glenoidalis und labrum glenoidale.

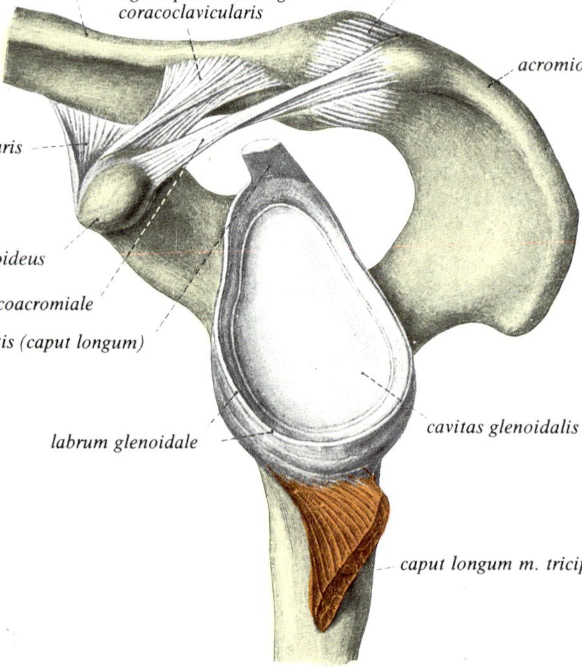

Abb. 522. Pfanne des linken Schultergelenks, cavitas glenoidalis. Die Gelenkkapsel ist am labrum glenoidale abgetragen; der Ursprung des caput longum m. tricipitis ist erhalten, ebenso das Ursprungsstück der Sehne des langen Bizepskopfes.

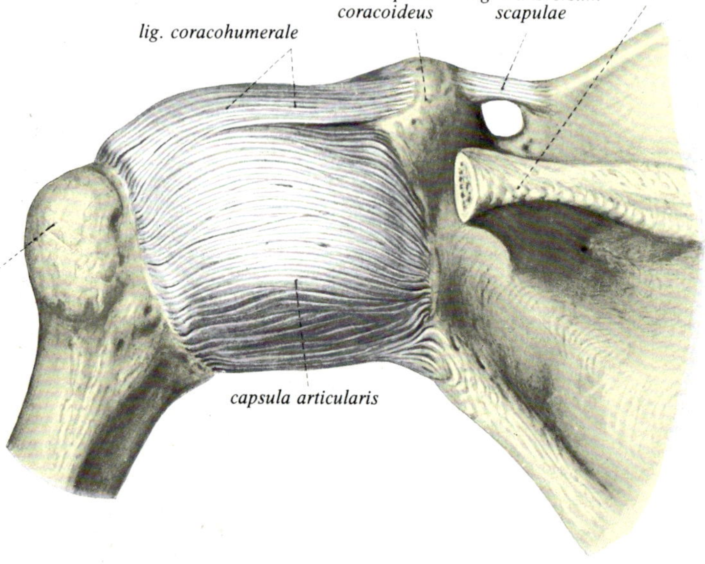

Abb. 523. Linkes Schultergelenk, articulatio humeri. Dorsokranialansicht. Ohne Muskelstümpfe; acromion scapulae durch Sägeschnitt entfernt.

Abb. 524. Linkes Schultergelenk, articulatio humeri, und Akromioklavikulargelenk, articulatio acromioclavicularis. Ventralansicht. * Kommunikationsstelle mit der bursa subacromialis. ▷

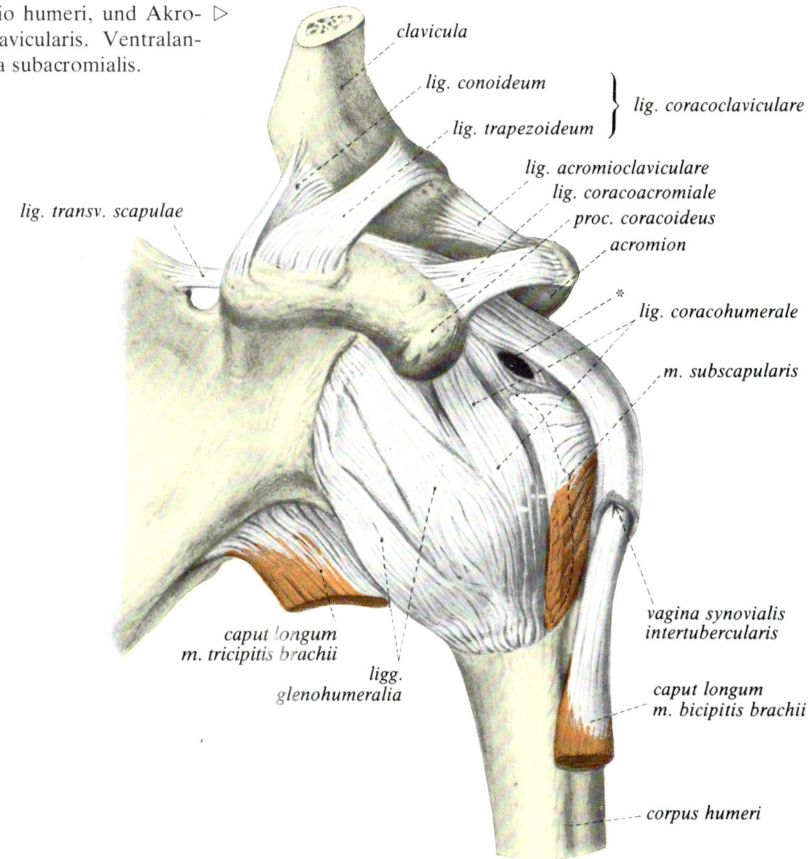

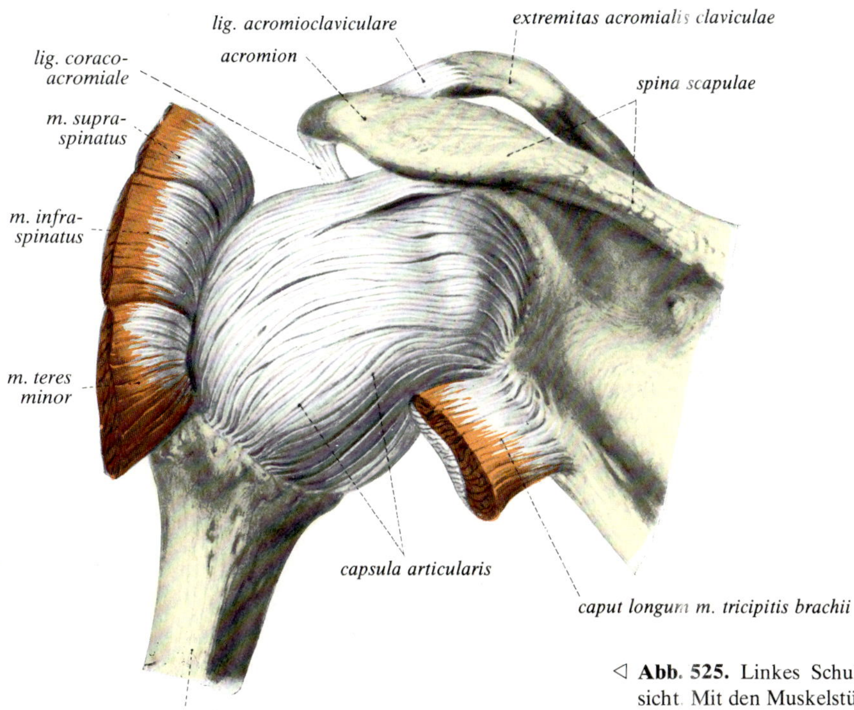

◁ **Abb. 525.** Linkes Schultergelenk, articulatio humeri, Dorsalansicht. Mit den Muskelstümpfen der mm. supraspinatus, infraspinatus, teres minor und caput longum m. tricipitis.

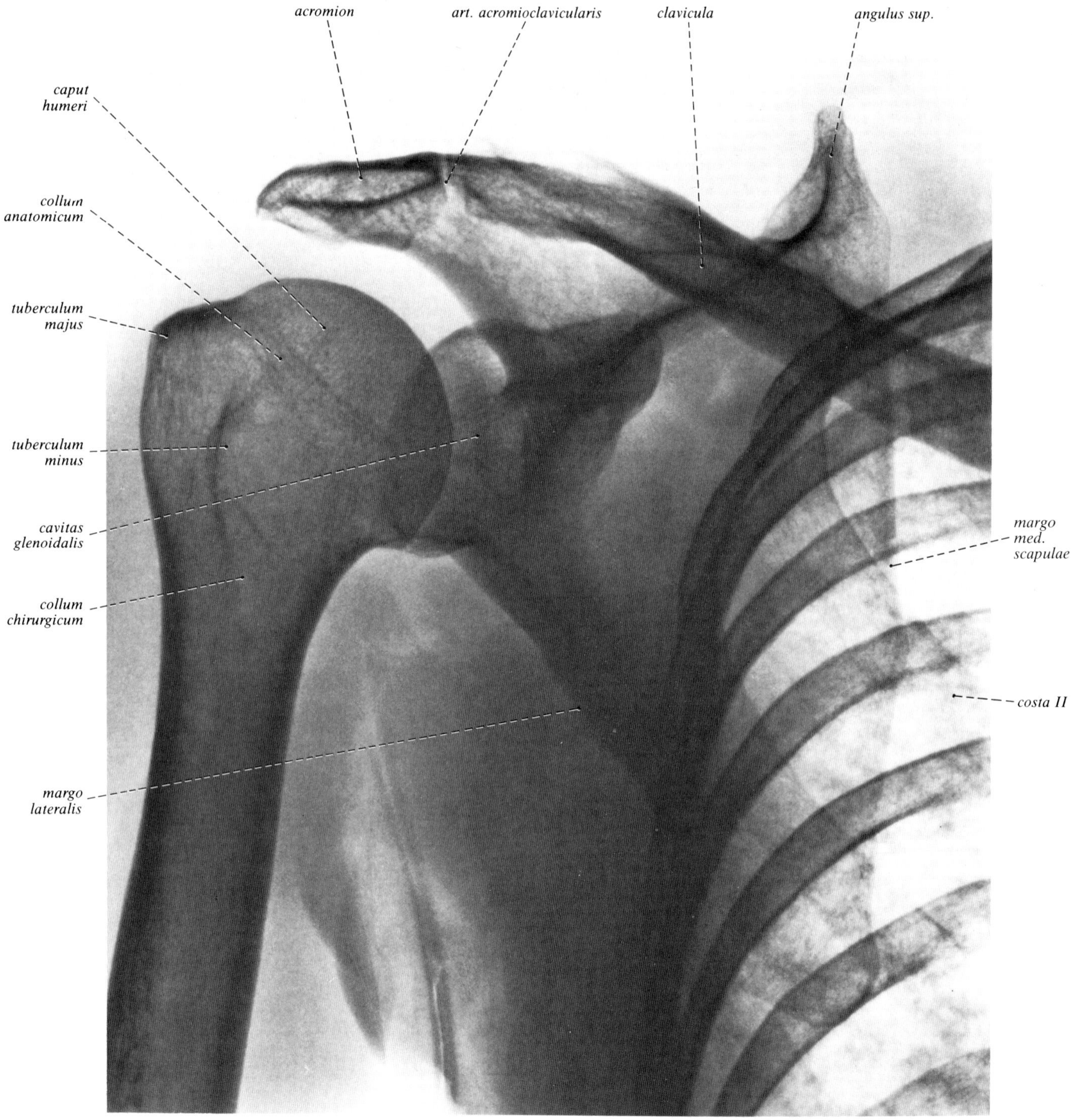

Abb. 526. Röntgenbild der rechten Schulter im sagittalen Strahlengang. (Aus Wicke, Atlas der Röntgenanatomie, 2. Aufl. Urban & Schwarzenberg, München–Wien–Baltimore 1980.)

Abb. 527. Linker Oberarmkopf, caput humeri. Proximalansicht: 1 Facette für den m. supraspinatus, 2 für den m. infraspinatus, 3 für den ▷ m. teres minor.

Abb. 528–530. Linkes Schulterblatt, scapula. Abb. 528 Ansicht von dorsal. Abb. 529 Ansicht von ventral. Abb. 530 Ansicht von lateral.

Abb. 531 u. 532. Linkes Schlüsselbein, clavicula. Abb. 531 Kranialansicht. Abb. 532 Kaudalansicht.

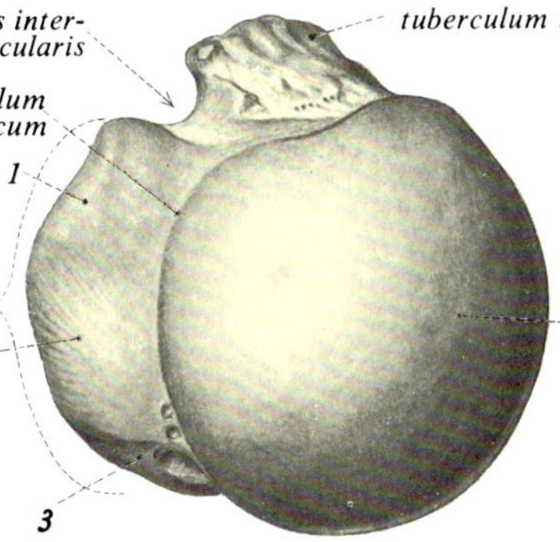

Abb. 527.

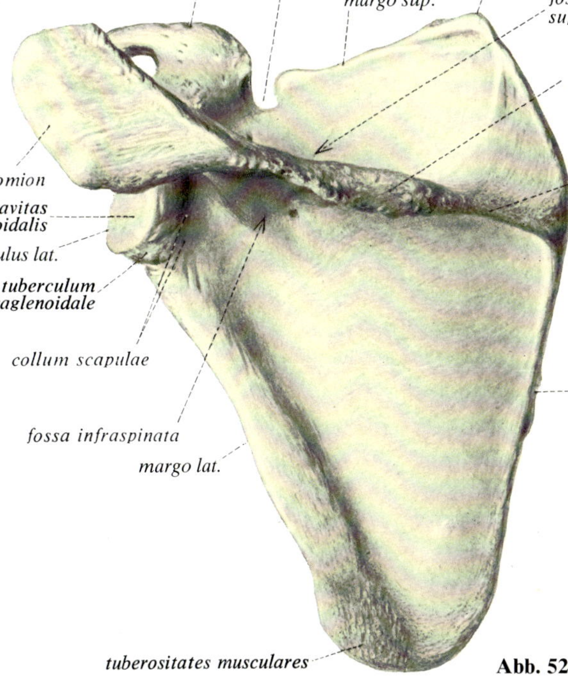

Abb. 528.

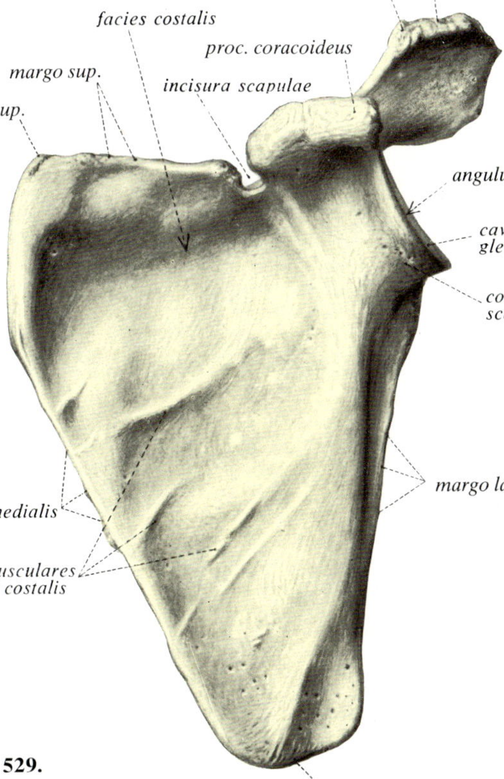

Abb. 529.

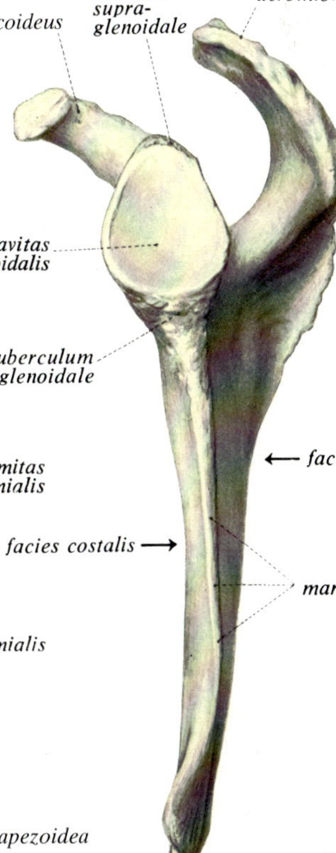

Abb. 530.

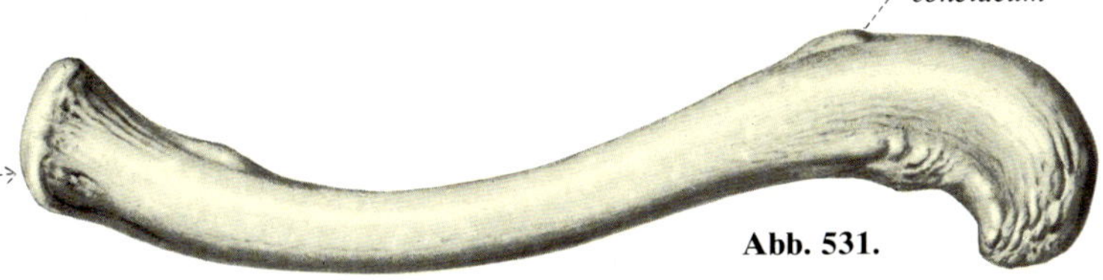

Abb. 531.

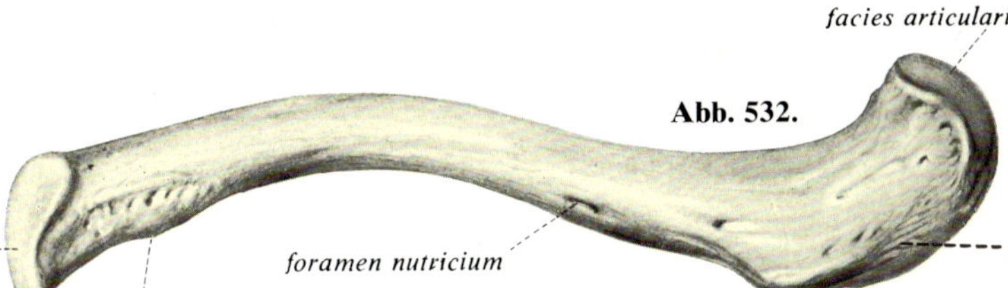

Abb. 532.

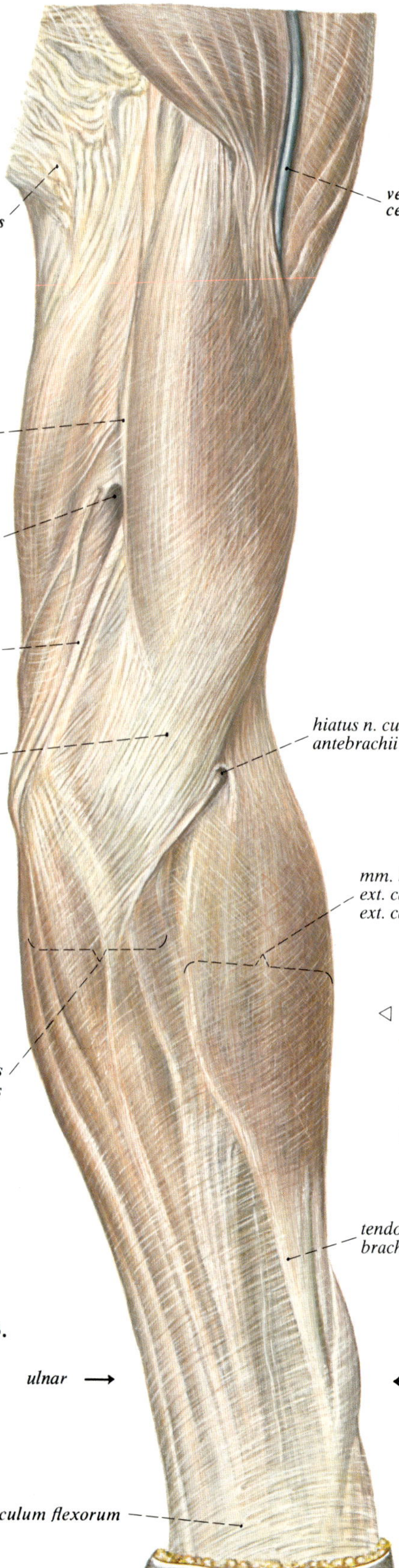

Abb. 533.

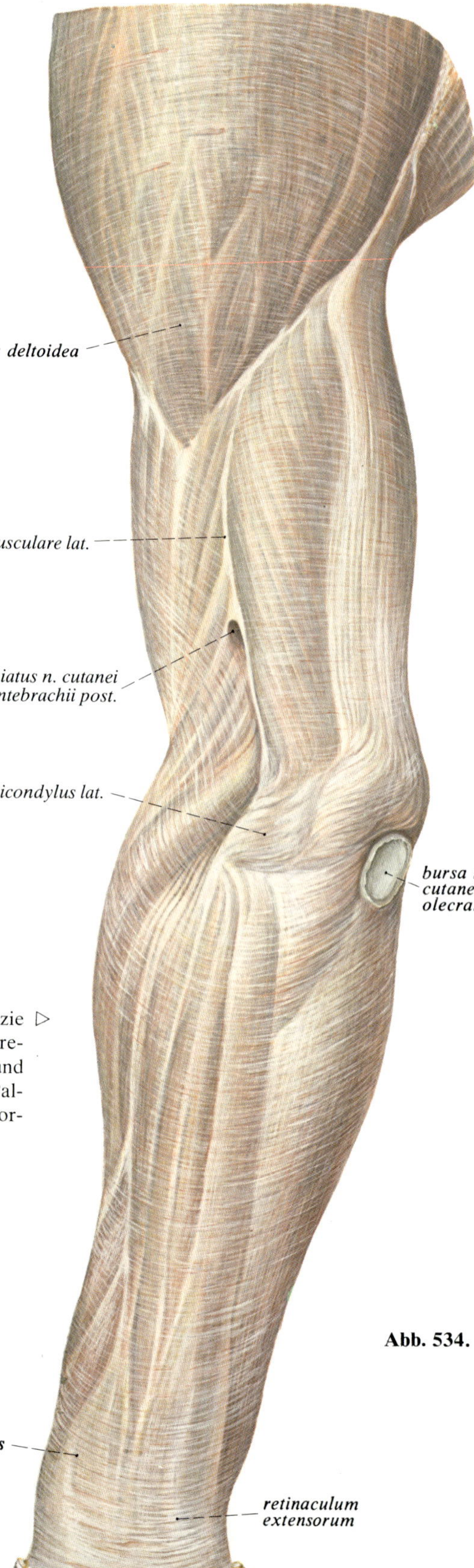

Abb. 534.

◁ **Abb. 533 u. 534.** Faszie ▷ der linken oberen Extremität, fascia brachii und antebrachii. Links Palmaransicht, rechts Dorsalansicht.

Muskel der Oberarmstreckseite, musculus triceps brachii

Name	*Ursprung*	*Ansatz*
caput longum (zweigelenkig)	tuberculum infraglenoidale scapulae; trennt die beiden Achsellücken, bildet einen deutlichen Sehnenspiegel	mit senkrecht distalwärts laufenden Fasern zum olecranon
caput laterale (eingelenkig)	lateraler und dorsaler Umfang des proximalen Abschnitts des corpus humeri, proximale $^2/_3$ des septum intermusculare laterale	mit medial- und distalwärts gerichteten, steilen Fasern zum olecranon
caput mediale (eingelenkig)	ganze Länge des septum intermusculare mediale, dorsaler Umfang des corpus humeri (distal dem sulcus nervi radialis folgend), distales Drittel des septum intermusculare laterale (bis zum epicondylus lateralis)	mit seitlichen, verschieden gerichteten, aber sämtlich schräg distalwärts ziehenden (und wenig steilen) Fasern in die Endsehne zum olecranon
m. anconeus (liegt bereits am Unterarm)	epicondylus lateralis humeri (kurzsehnig); im Anschluß an den lateralen Abschnitt des caput mediale m. tricipitis brachii	facies posterior ulnae, etwas distal vom olecranon

Innervation: n. radialis

Funktion: Streckung des Unterarms; hilft bei der dorsalwärts gerichteten Pendelbewegung im Schultergelenk (caput longum), versteift (mit den Beugern zusammen) das Ellbogengelenk

Achsellücken (Abb. 515)

1. *Laterale Achsellücke,* vierseitig begrenzt: lateral humerus, medial Sehne des langen Trizepskopfes, oben m. teres minor, unten m. teres major.
   Durchtritt: n. axillaris, a., v. circumflexa humeri posterior.
2. *Mediale Achsellücke,* dreiseitig begrenzt: unten m. teres major, oben m. teres minor, lateral Sehne des langen Trizepskopfes.
   Durchtritt: a. circumflexa scapulae.

Muskeln der Oberarmbeugeseite

Name		*Ursprung*	*Ansatz*
1. m. biceps brachii (zweigelenkig)	*caput longum*	tuberculum supraglenoidale scapulae (langsehnig), Endstrecke der Sehne zieht frei durch das Schultergelenk	tuberositas radii *(bursa bicipitoradialis)* und mittels der aponeurosis m. bicipitis brachii an der fascia antebrachii
	caput breve	kurzsehnig von der Spitze des processus coracoideus scapulae	

Funktion: beugt Unterarm, supiniert, spannt fascia antebrachii; wirkt auch auf das Schultergelenk: das caput longum abduzierend (Arm hebend), der kurze Kopf adduzierend

	Ursprung	*Ansatz*
2. m. coracobrachialis (wird meist vom nervus musculocutaneus durchbohrt)	Spitze des processus coracoideus scapulae (verwachsen mit caput breve m. bicipitis)	ventraler und medialer Umfang der Mitte des humerus (distal der crista tuberculi minoris)

Funktion: dreht im Schultergelenk einwärts, adduziert den erhobenen Arm

	Ursprung	*Ansatz*
3. m. brachialis (eingelenkig)	ventraler, medialer Umfang des humerus, distal der tuberositas deltoidea, im Raum zwischen den septa intermuscularia brachii mediale und laterale	geht als dicke Muskelmasse dicht über die palmare Fläche der Ellbogengelenkskapsel hinweg zur tuberositas ulnae (kurzsehnig)

Funktion: ausschließlich Beugung des Unterarms

Innervation: n. musculocutaneus (für alle 3 Beuger)

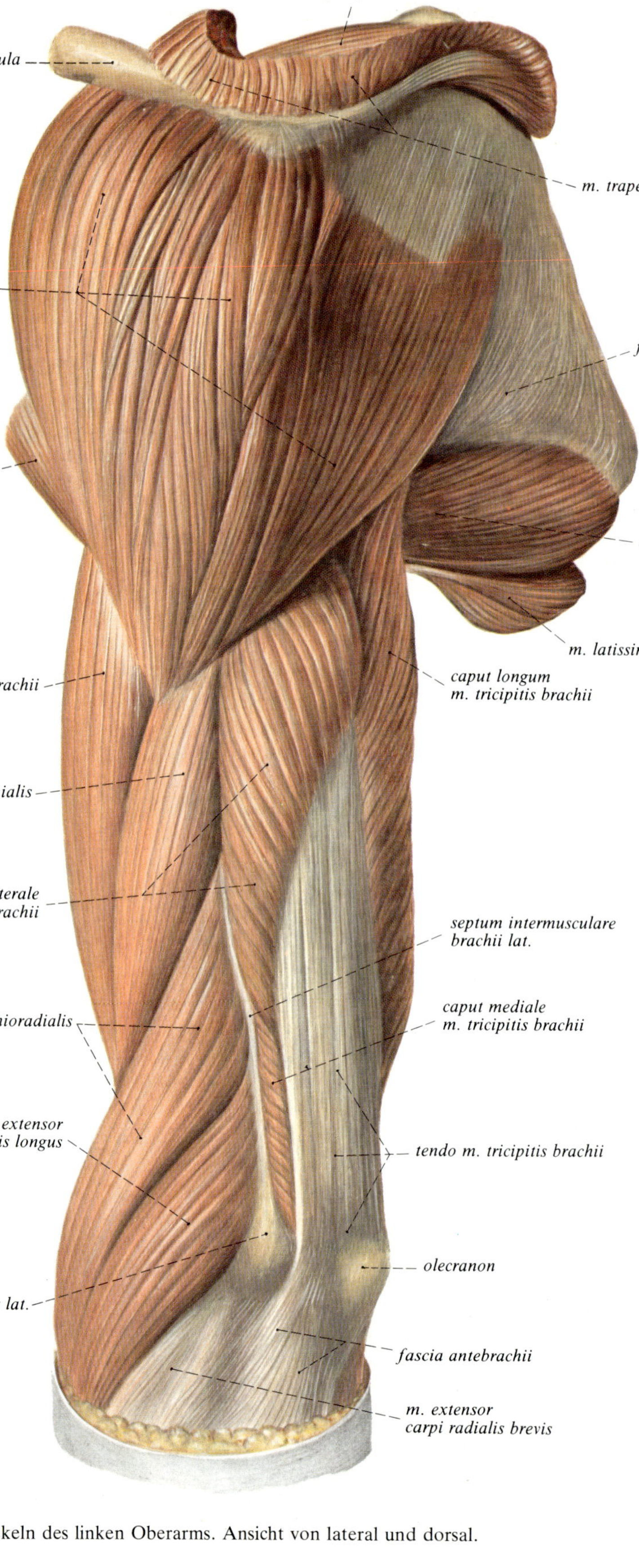

Abb. 535. M. deltoideus und Muskeln des linken Oberarms. Ansicht von lateral und dorsal.

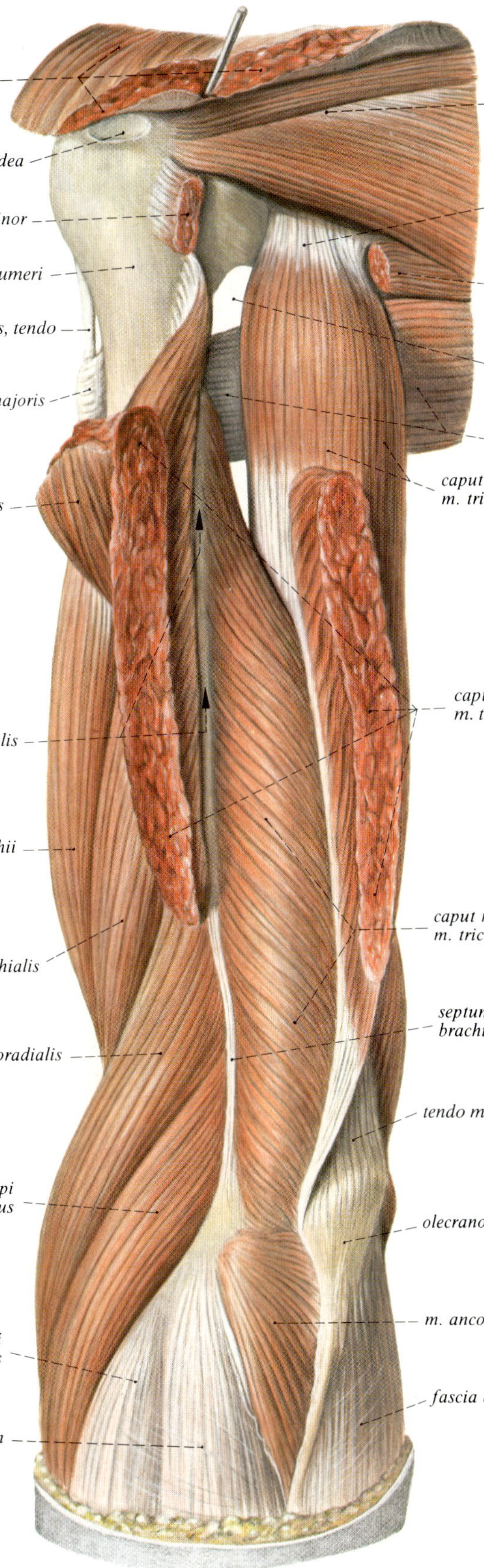

Abb. 536. Muskeln des linken Oberarms, von lateral und dorsal gesehen; tiefere Schicht. Der m. deltoideus ist durchgeschnitten und z. T. entfernt, die fascia antebrachii ist da, wo sie den m. anconeus bedeckt, gespalten, m. teres minor und caput laterale m. tricipitis brachii sind durchgeschnitten und beiderseits zurückgeschlagen. * laterale Achsellücke

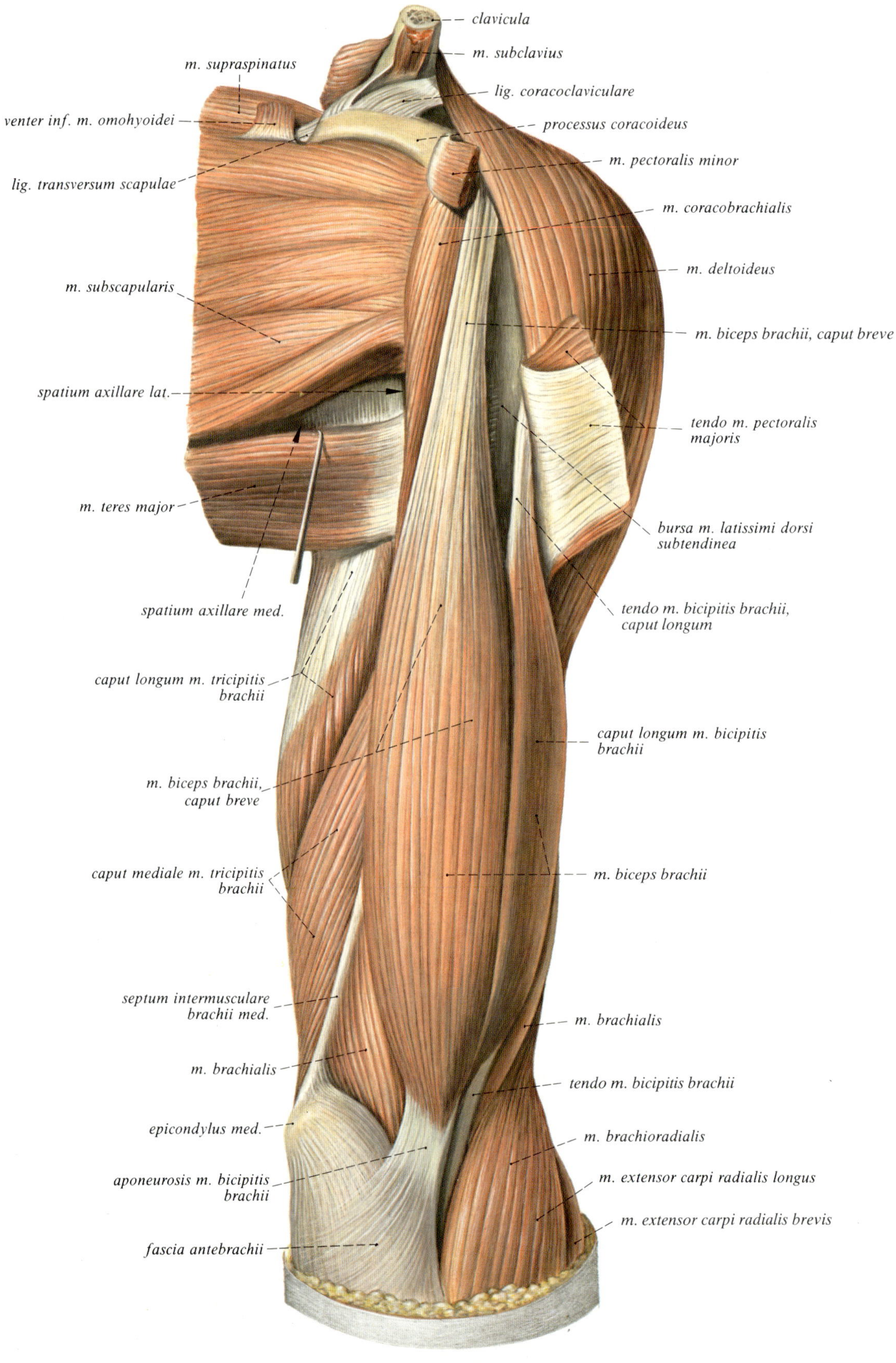

Abb. 537. Muskeln an der Beugeseite des linken Oberarms, oberflächliche Schicht.

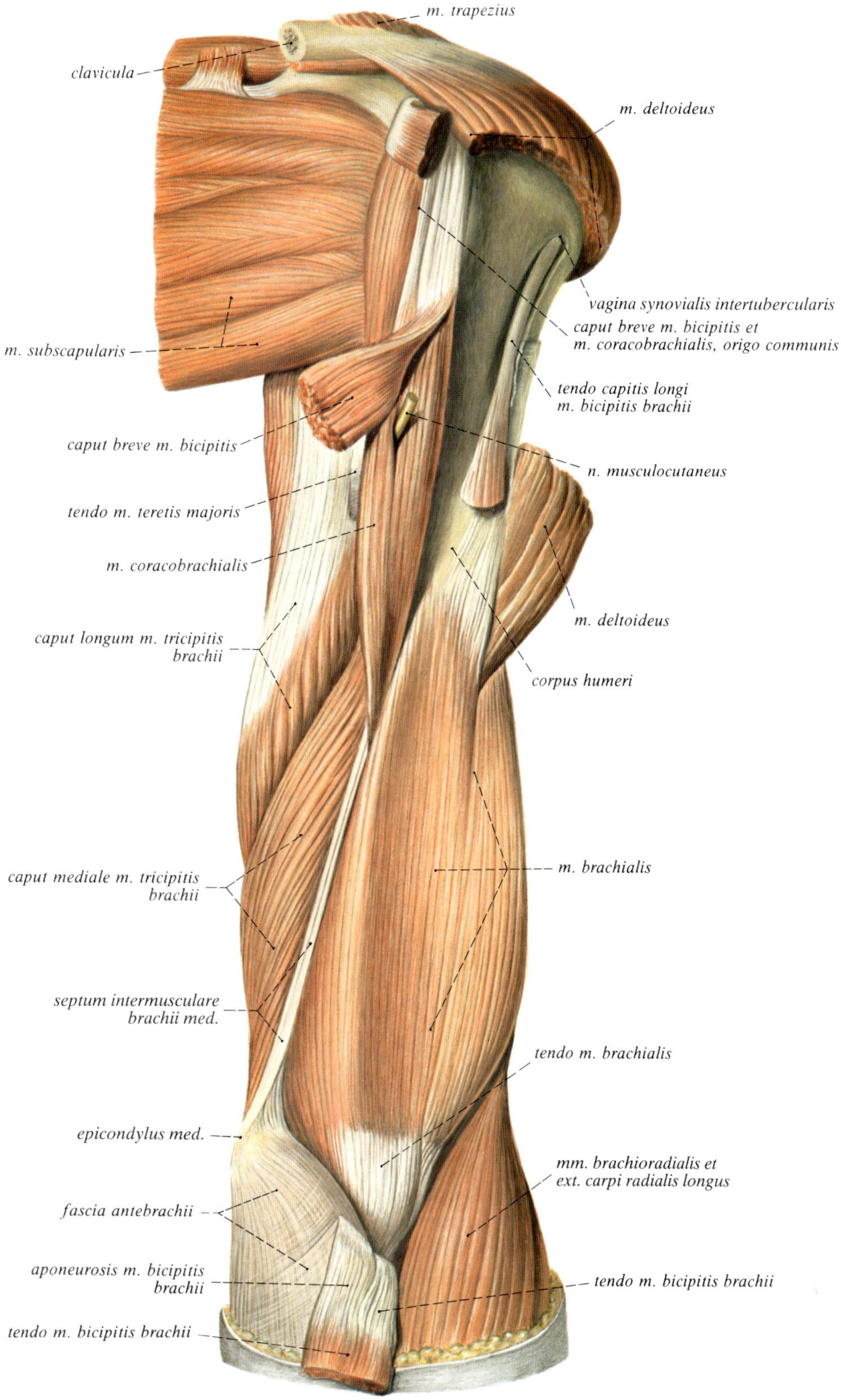

Abb. 538. Muskeln an der Beugeseite des Oberarms, tiefe Schicht. M. deltoideus und m. biceps sind durchgeschnitten (der mittlere Teil des m. biceps ist entfernt).

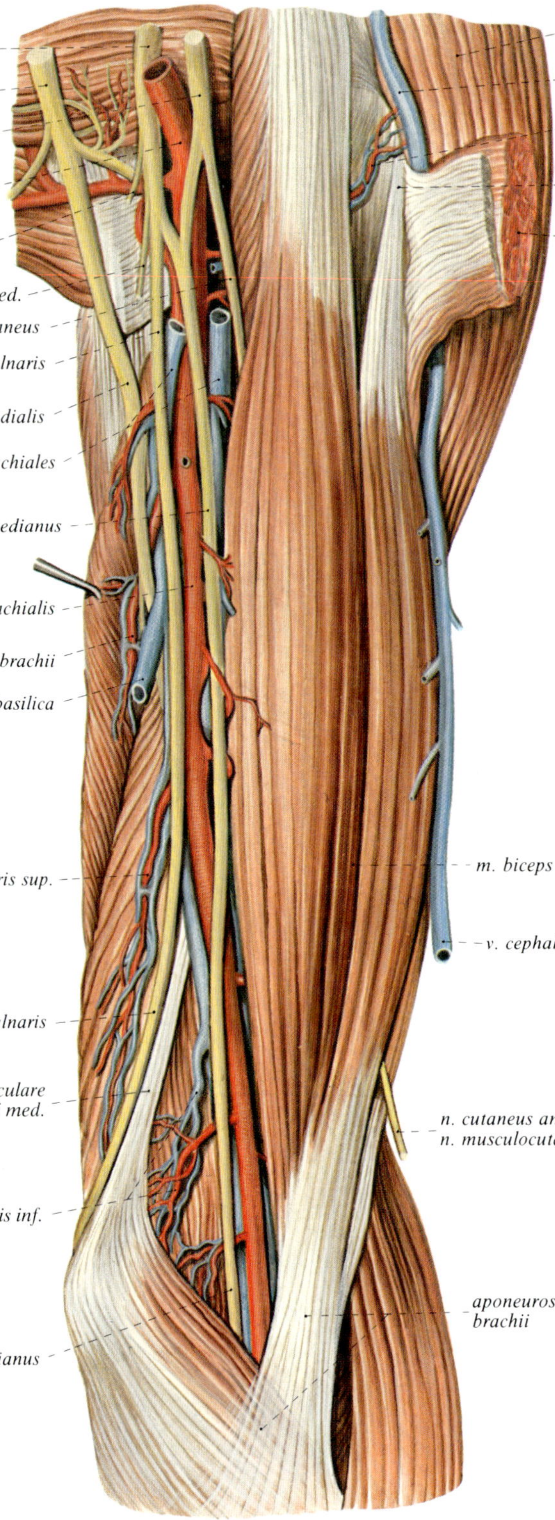

Abb. 539. Nerven und Gefäße der Beugefläche des linken Oberarms.

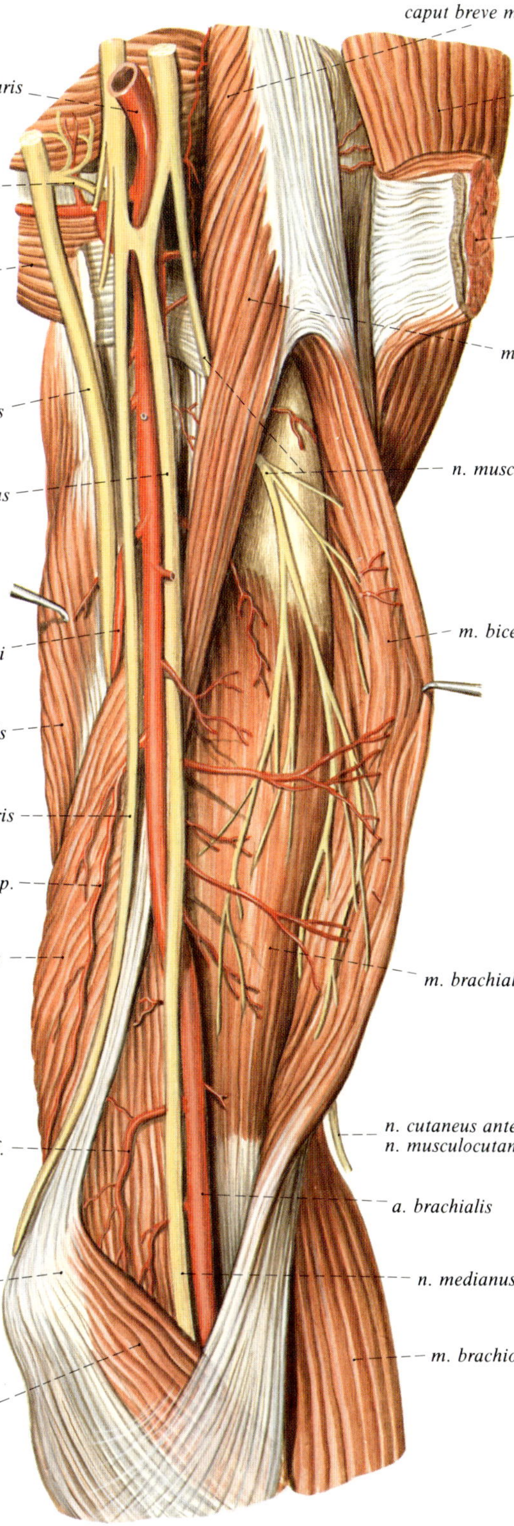

Abb. 540. Das gleiche Präparat wie in Abb. 539. Der m. biceps brachii ist in Abb. 540 nach lateral abgehoben, die Venen sind entfernt.

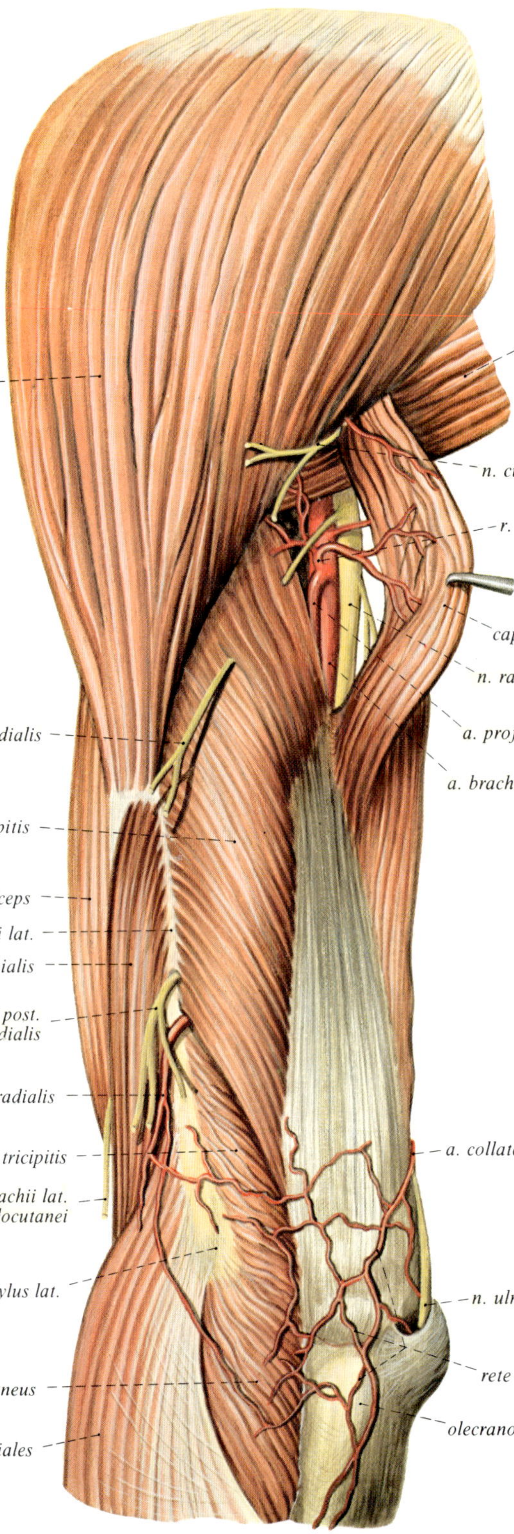

Abb. 541. Nerven und Gefäße der Streckfläche des linken Oberarms (oberflächliche Schicht).

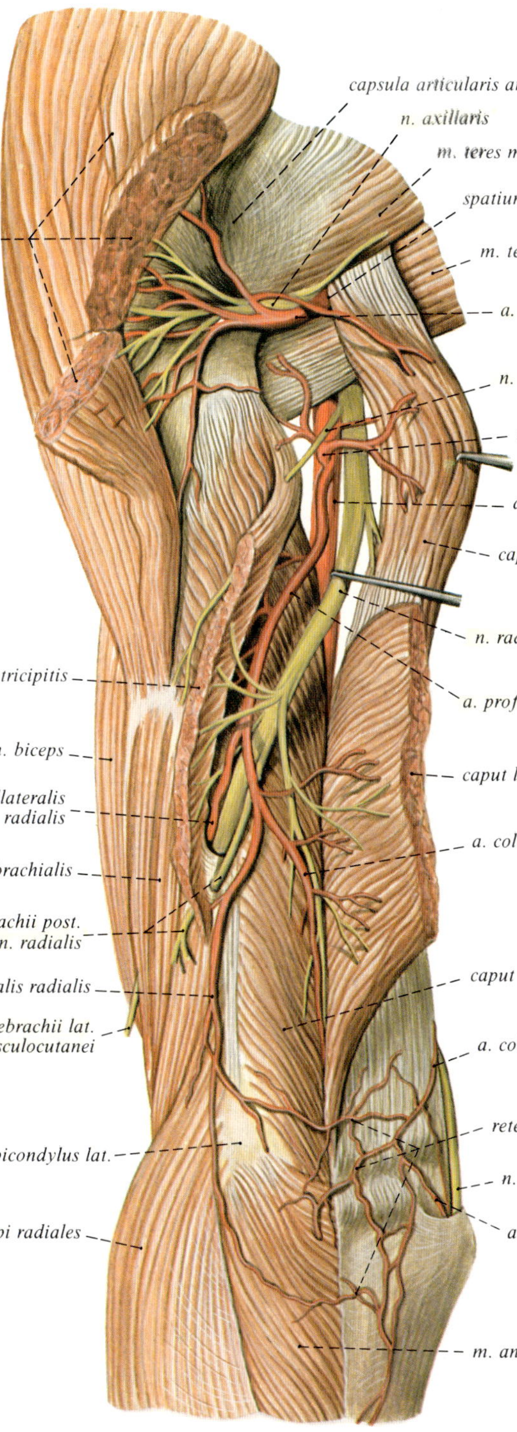

Abb. 542. Nerven und Gefäße der Streckfläche des linken Oberarms (tiefe Schicht). Der laterale Kopf des m. triceps ist durchgeschnitten und auseinandergeklappt. Beachte den Verlauf des n. radialis im Radialiskanal.

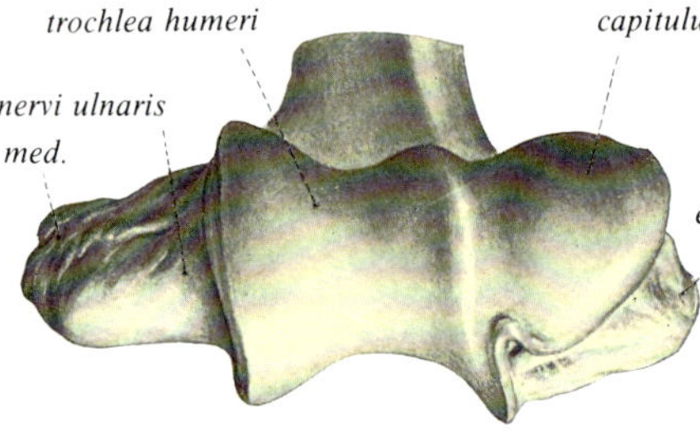

Abb. 543. Distales Endstück des linken Oberarmbeins, humerus, Distalansicht.

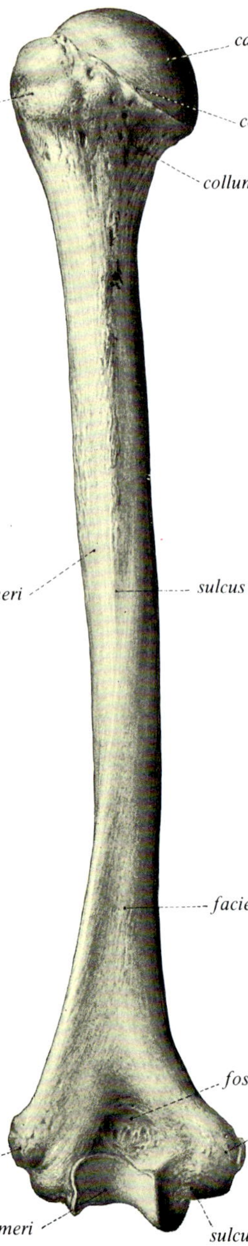

Abb. 544.

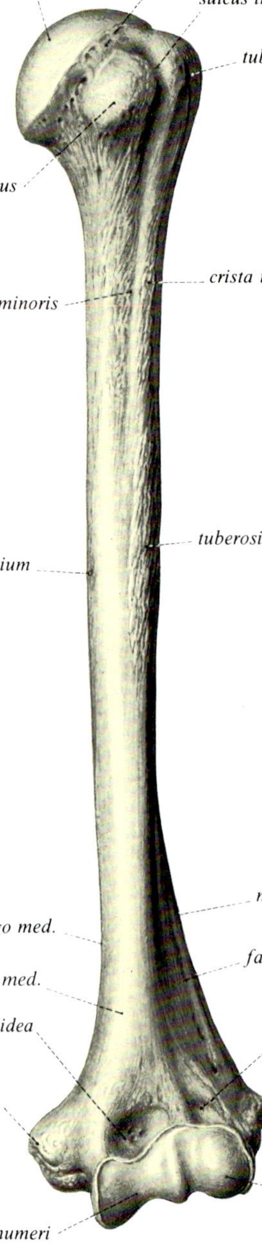

Abb. 545.

Abb. 544 u. 545. Linkes Oberarmbein, humerus. Abb. 544 Dorsal-, Abb. 545 Vorderansicht.

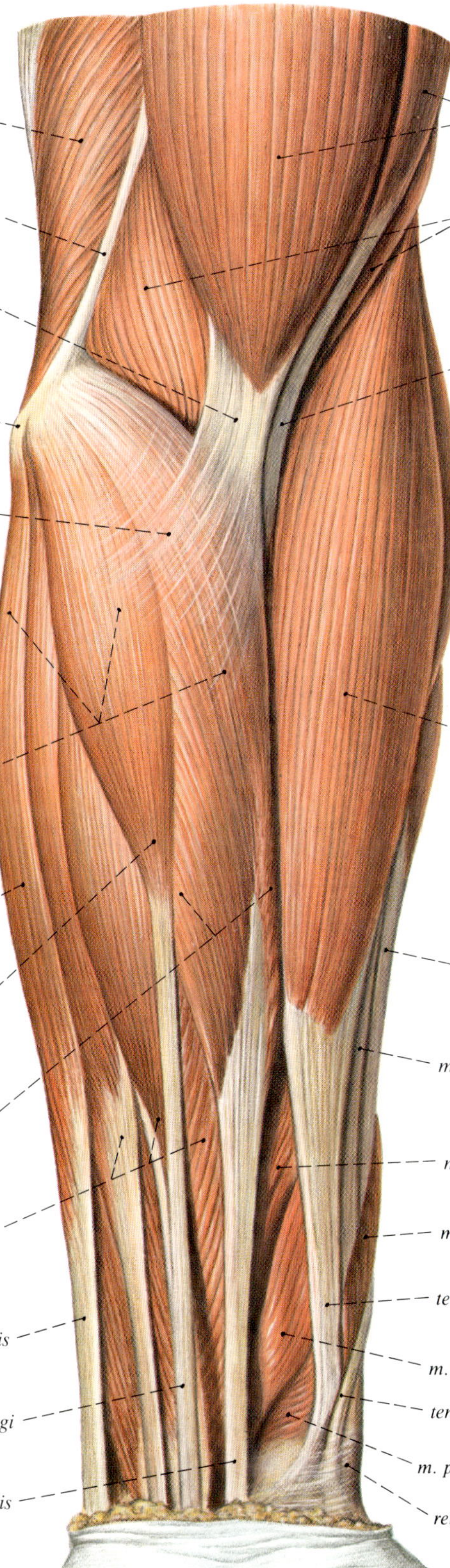

Abb. 546. Oberflächliche Schicht der Muskeln der Beugeseite des linken Unterarms in Palmaransicht.

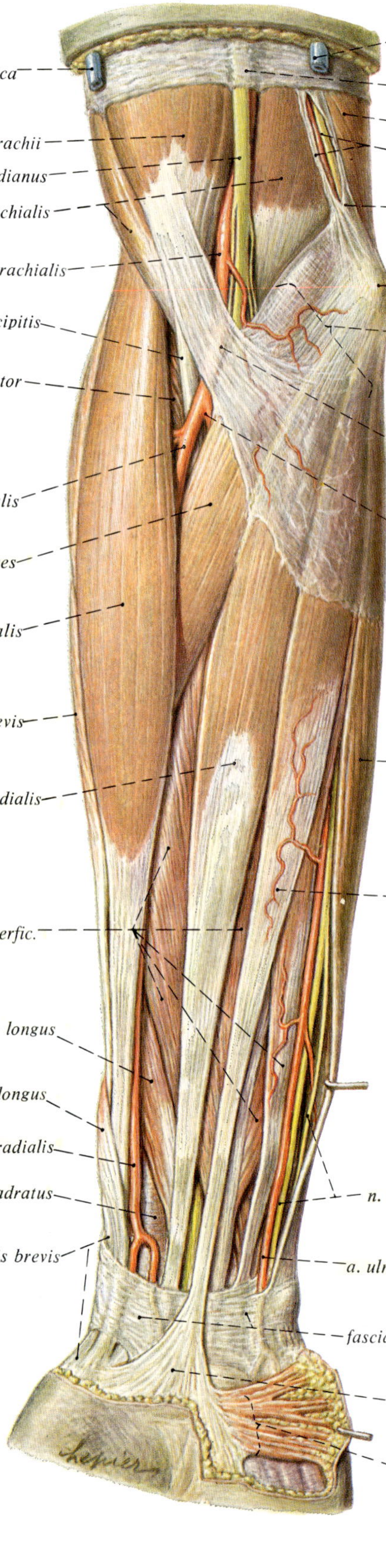

Abb. 547. Oberflächliche Schicht der Muskeln der Beugeseite des Unterarms und m. brachioradialis in Palmaransicht.

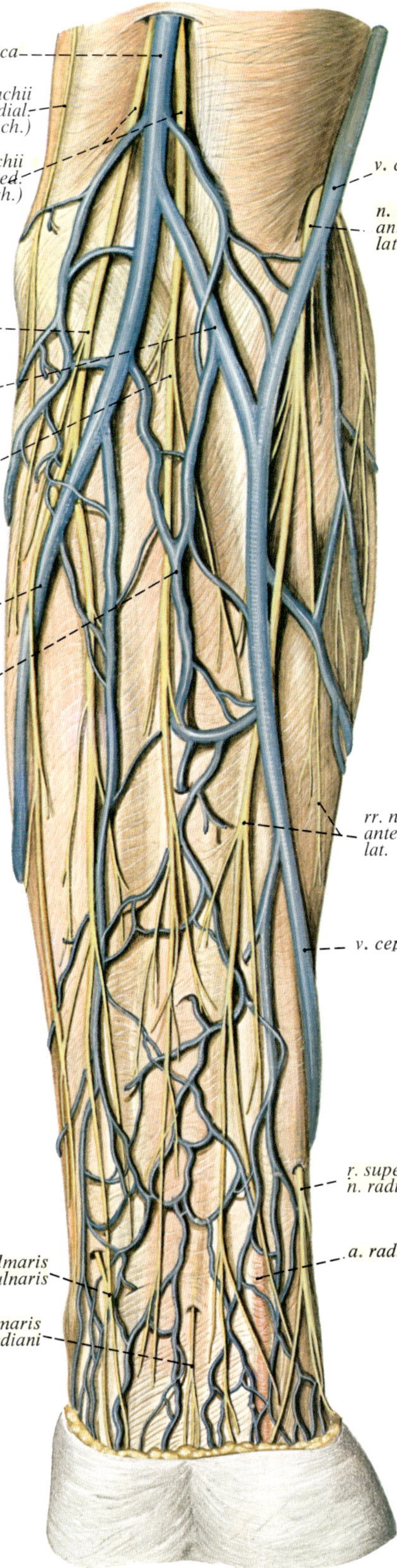

Abb. 548. Hautnerven und -venen der Beugefläche des linken Unterarms.

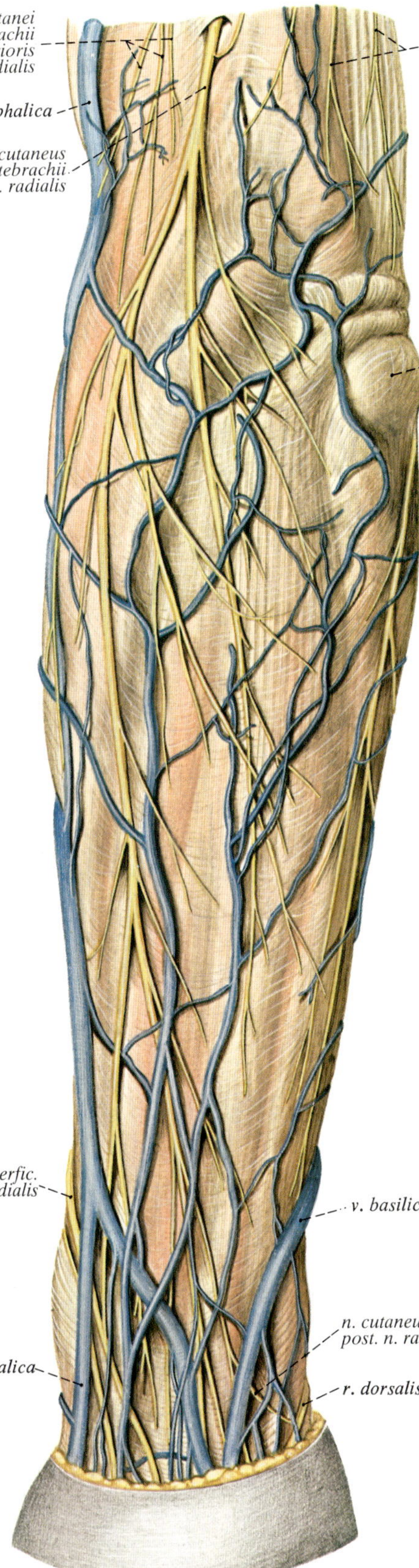

Abb. 549. Hautnerven und -venen der Streckfläche des linken Unterarms.

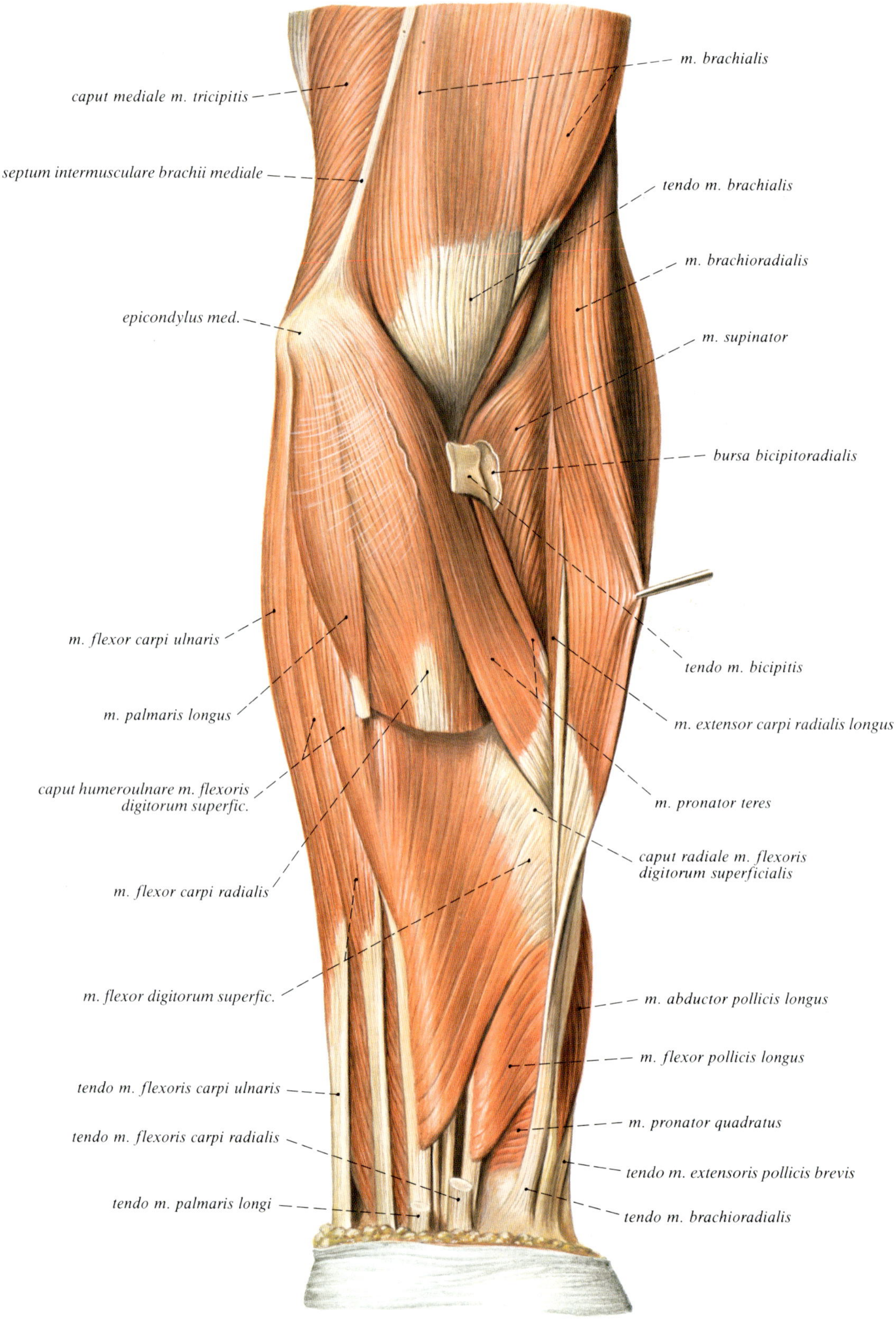

Abb. 550. Dasselbe nach Durchtrennung der mm. palmaris longus und flexor carpi radialis.

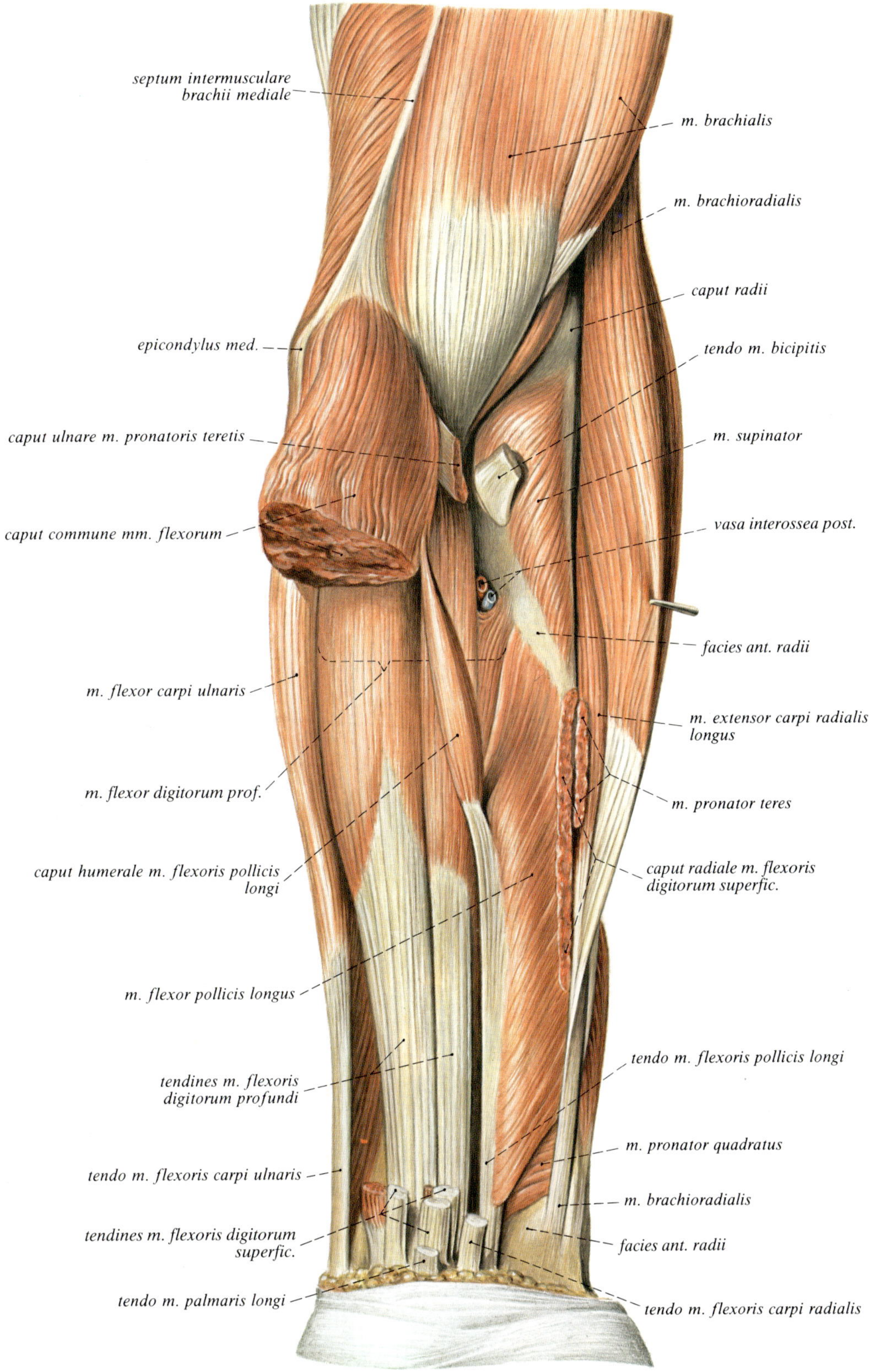

Abb. 551. Tiefe Schicht der Beugemuskeln des linken Unterarms. Alle oberflächlichen Flexoren bis auf den m. flexor carpi ulnaris sind durchgeschnitten.

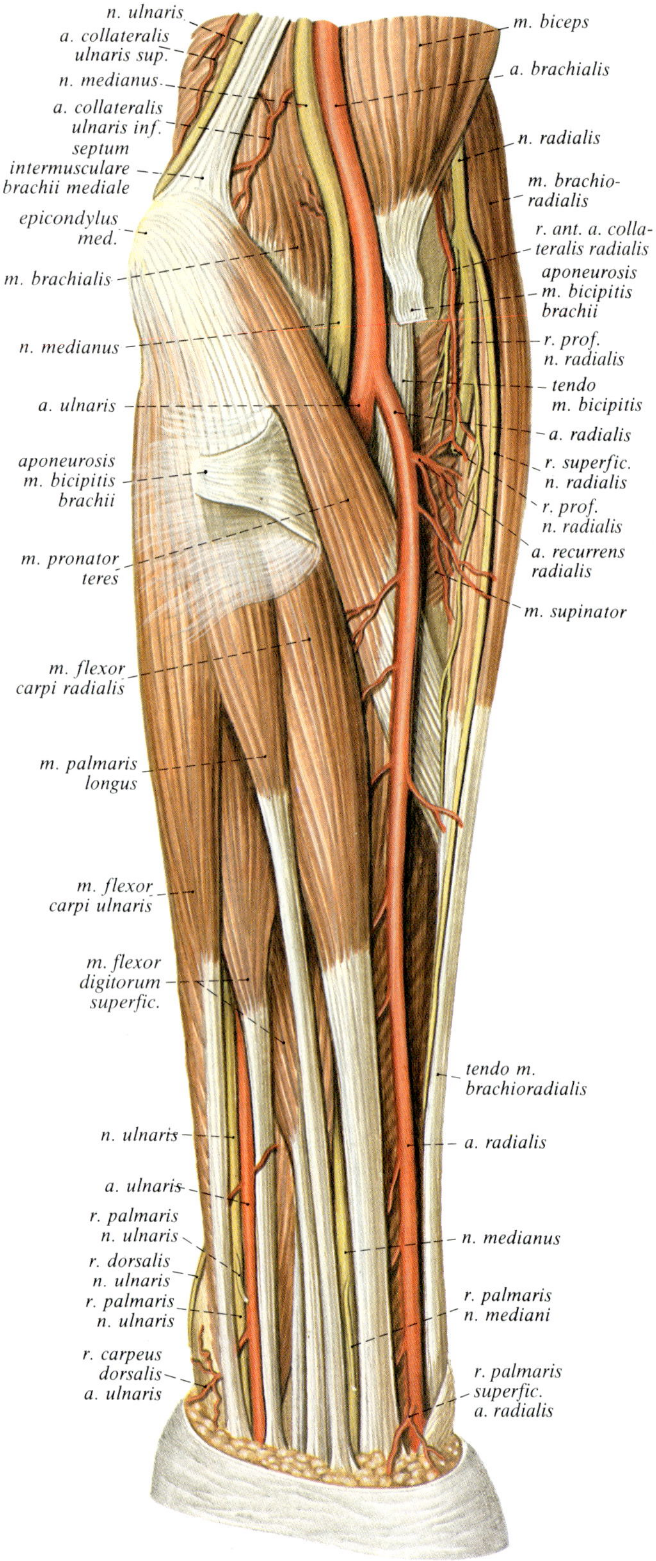

Abb. 552. Nerven und Gefäße der Beugefläche des linken Unterarms (oberflächliche Schicht). Die aponeurosis m. bicipitis brachii ist durchgeschnitten, der m. brachioradialis zurückgelegt.

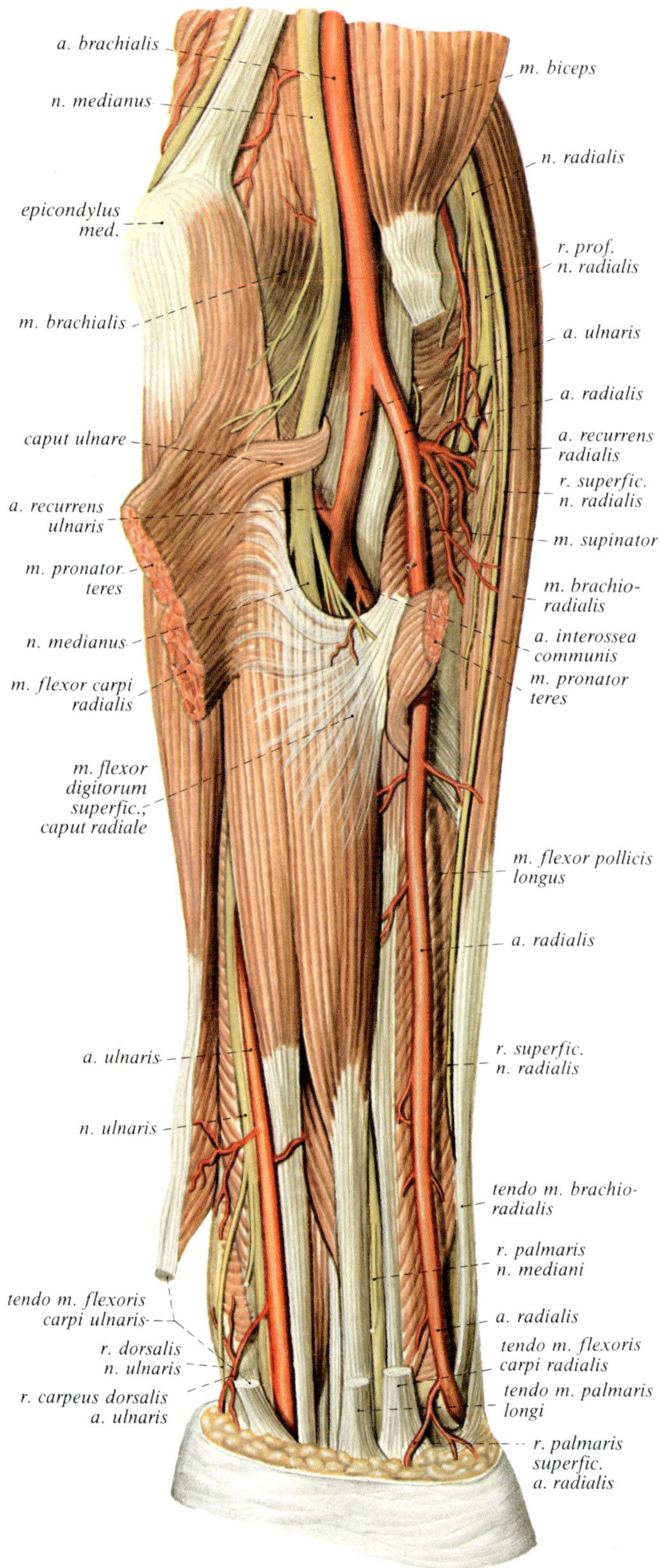

Abb. 553. Nerven und Gefäße der Beugefläche des linken Unterarms (tiefe Schicht). M. pronator teres, m. palmaris longus, m. flexor carpi radialis sind teilweise abgetragen.

Abb. 554. Tiefe Schicht der Nerven und Gefäße der Beugefläche des linken Unterarms. Beuger und Pronatoren der oberflächlichen Schicht durchgeschnitten.

▽

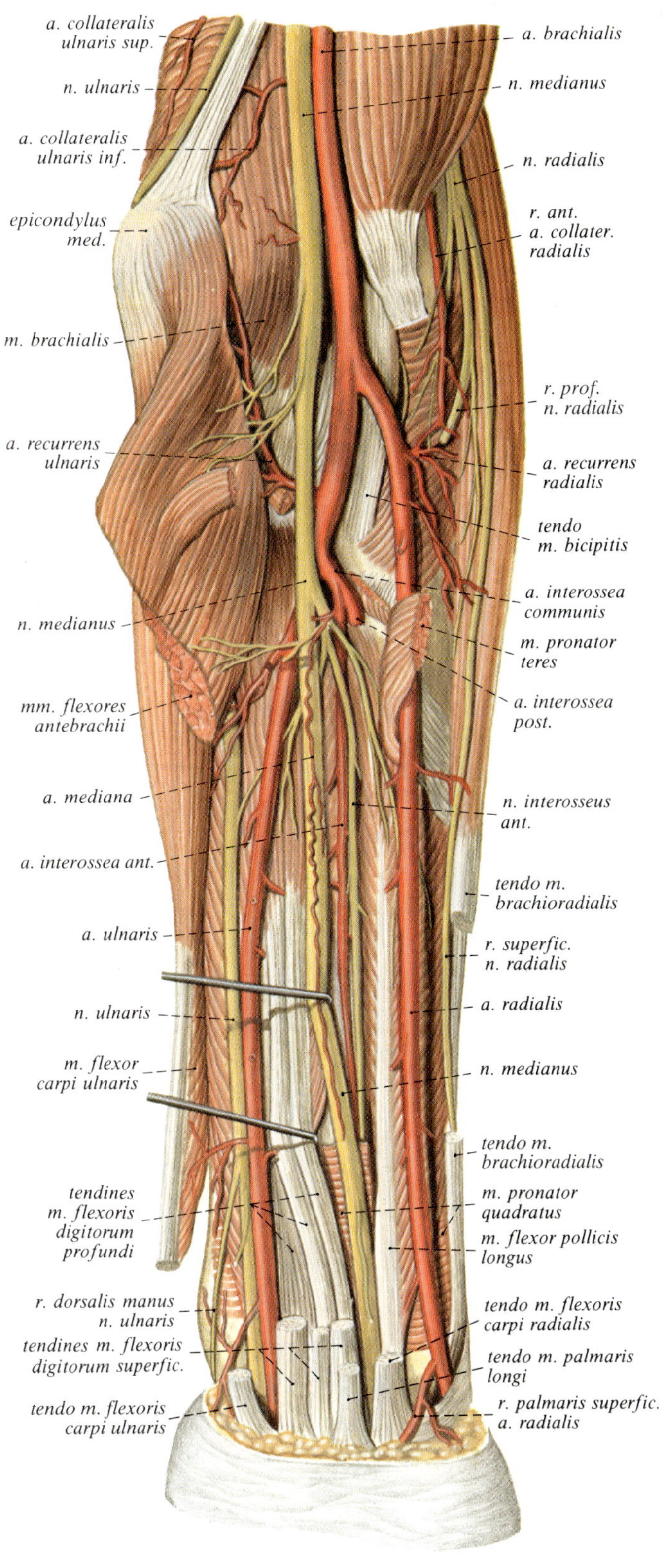

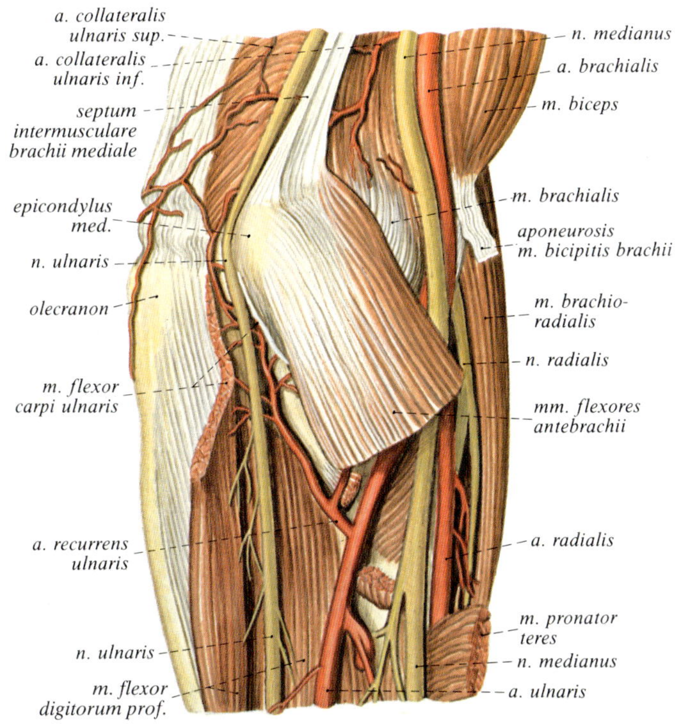

△

Abb. 555. Nerven und Gefäße der Ulnarseite der linken Ellbogengegend. Beuger und Pronatoren des Unterarms durchgetrennt.

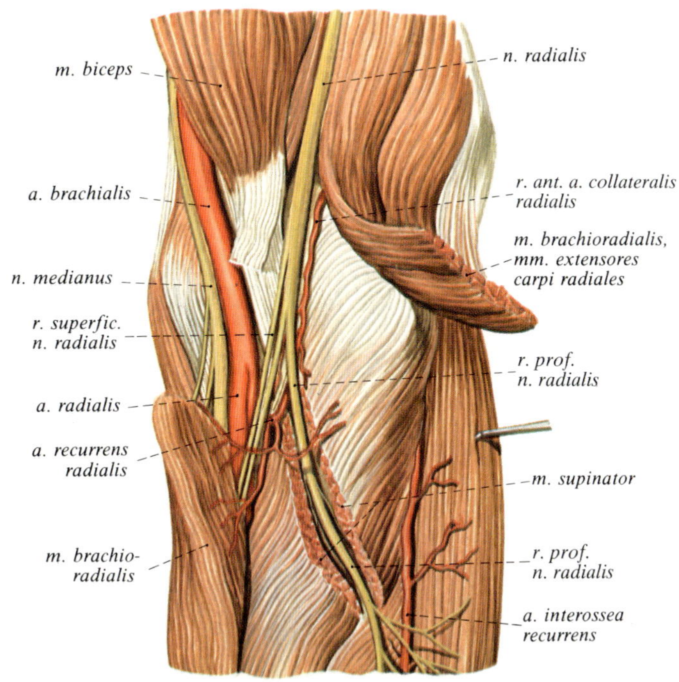

△

Abb. 556. Nerven und Gefäße an der Radialseite der linken Ellbogengegend. Die Radialgruppe der Unterarmmuskeln ist durchgeschnitten, der m. supinator längs des ramus profundus n. radialis gespalten.

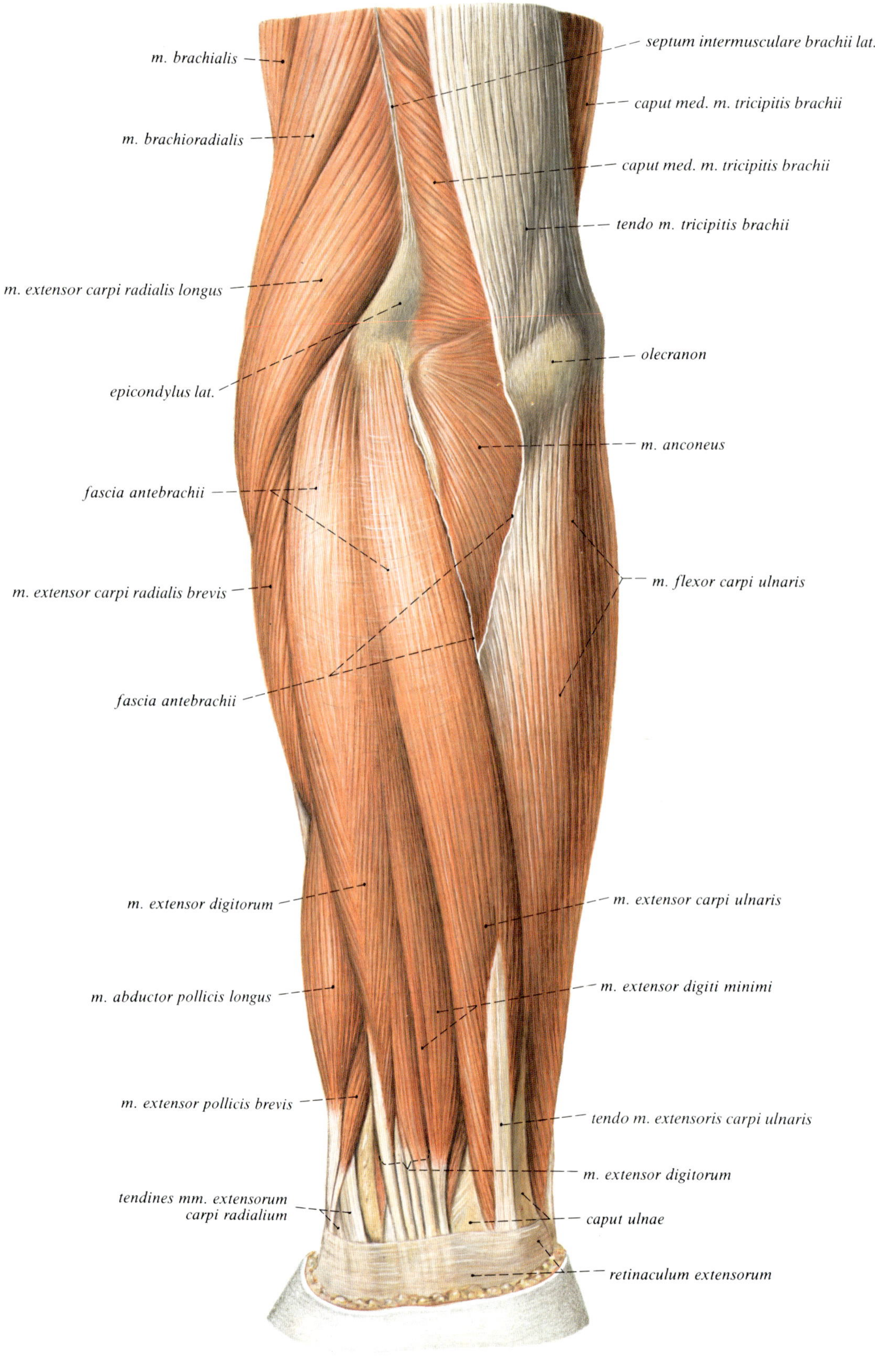

Abb. 557. Oberflächliches Muskelbild der Streckfläche des linken Unterarms (in Dorsalansicht) und des distalen Abschnitts des Oberarms. Der den m. anconeus bedeckende Teil der Unterarmfaszie ist entfernt.

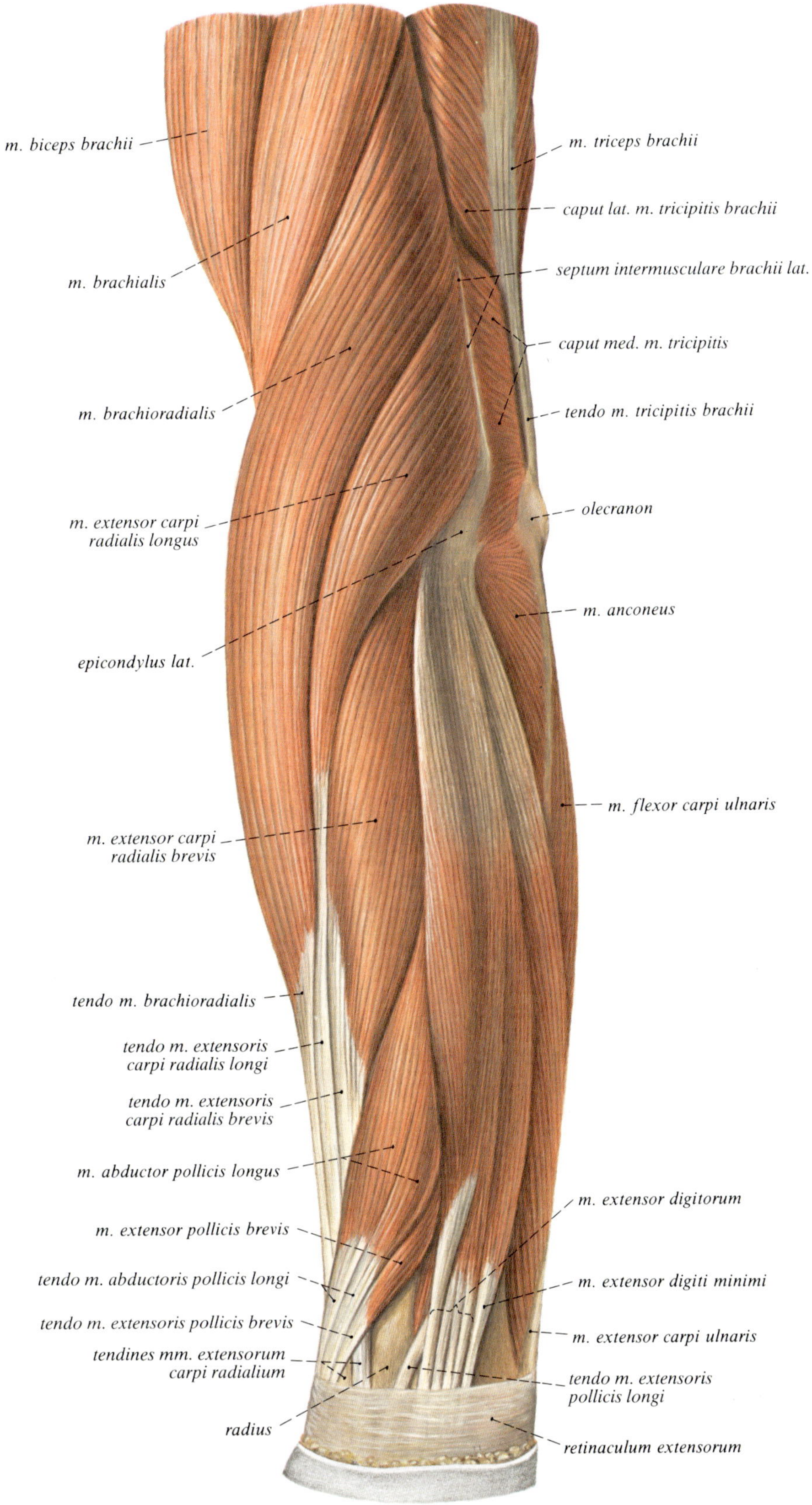

Abb. 558. Oberflächliches Muskelbild des linken Unterarms und des distalen Teils des Oberarms in der Ansicht von der lateralen (radialen) Seite.

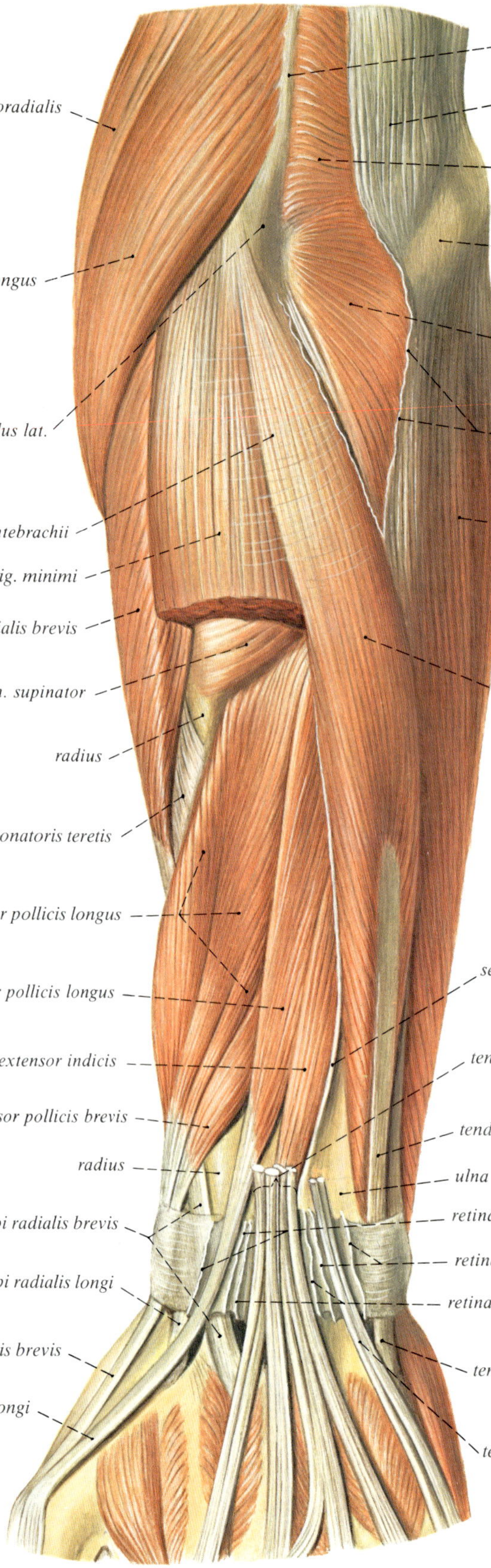

Abb. 559. Muskeln der Streckfläche des linken Unterarms in Dorsalansicht. Mm. extensor digitorum und digiti minimi sind durchgeschnitten, die Sehnenfächer des retinaculum extensorum z. T. eröffnet; 1 Fach für m. extensor digiti minimi; 2 Fach für m. extensor digitorum und m. extensor indicis; 3 Fach für m. extensor pollicis longus.

Muskeln des Unterarms. Muskeln der Beugeseite, oberflächliche Schicht (Abb. 546, 547, 550)

Name	*Ursprung*	*Ansatz*
1. m. pronator teres		
caput humerale (stark)	epicondylus medialis humeri, fascia antebrachii	kurzsehnig an der lateralen und dorsalen Fläche des radius (mittleres Drittel)
caput ulnare (schwach)	processus coronoideus ulnae	
Innervation: n. medianus; durchbohrt den Muskel zwischen seinen beiden Köpfen		
Funktion: Pronation, Beugung des Unterarms		
2. m. flexor carpi radialis	epicondylus medialis humeri und fascia antebrachii	palmare Fläche der basis ossis metacarpalis II
Innervation: n. medianus		
Funktion: Palmarflexion und (geringe) radiale Abduktion; (bei gestrecktem Ellbogengelenk) Pronation		
3. m. palmaris longus (inkonstant)	epicondylus medialis humeri und fascia antebrachii	aponeurosis palmaris
Innervation: n. medianus		
Funktion: Spannung der aponeurosis palmaris, hilft bei der Beugung im Ellbogen- und Handgelenk		
4. m. flexor digitorum superficialis	stellt den tiefen Anteil der oberflächlichen Flexorengruppe dar	
caput humeroulnare	epicondylus medialis humeri, processus coronoideus ulnae	mit vier langen Sehnen an den mittleren Phalangen des 2. bis 5. Fingers
caput radiale	facies anterior und margo anterior radii (plattsehnig)	
Innervation: n. medianus		
Funktion: Beugung der Mittelphalangen der vier medialen Finger; hilft Vorderarm beugen und Hand medial (ulnar) abduzieren		
5. m. flexor carpi ulnaris	verwächst am stärksten von allen Flexoren mit der Faszie	
caput humerale	epicondylus medialis humeri	os pisiforme und über die Erbsenbeinbänder (Abb. 607) an der basis ossis metacarpalis V und am os hamatum
caput ulnare	olecranon; (mittels der fascia antebrachii) obere $^{2}/_{3}$ des margo posterior ulnae	

Muskeln des Unterarms. Tiefe, radiale (schräge) Gruppe der Extensoren (Abb. 559)

Name	*Ursprung*	*Ansatz*
1. m. abductor pollicis longus	facies posterior ulnae, membrana interossea, facies posterior radii	basis ossis metacarpalis pollicis, os trapezium
2. m. extensor pollicis brevis	facies posterior radii und membrana interossea	proximale Phalanx des Daumens
Innervation: n. radialis		
Funktion: abduzieren bzw. strecken Daumen, bewirken auch laterale (radiale) Abduktion der Hand (neben Palmarflexion); ersterer hilft auch supinieren, letzterer streckt und abduziert die proximale Phalanx des Daumens		

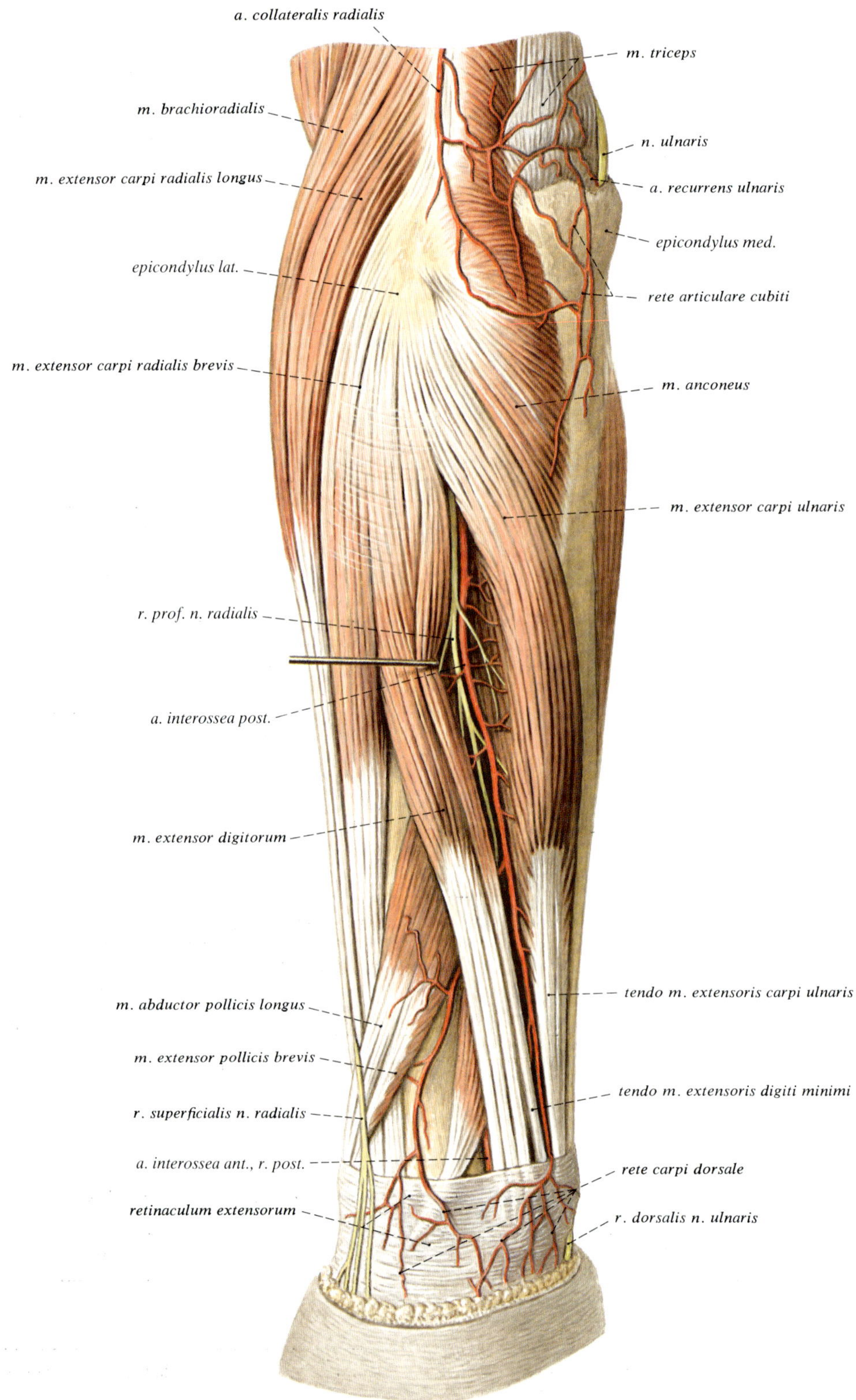

Abb. 560. Oberflächliche Schicht der Nerven und Gefäße der Streckfläche des linken Vorderarms.

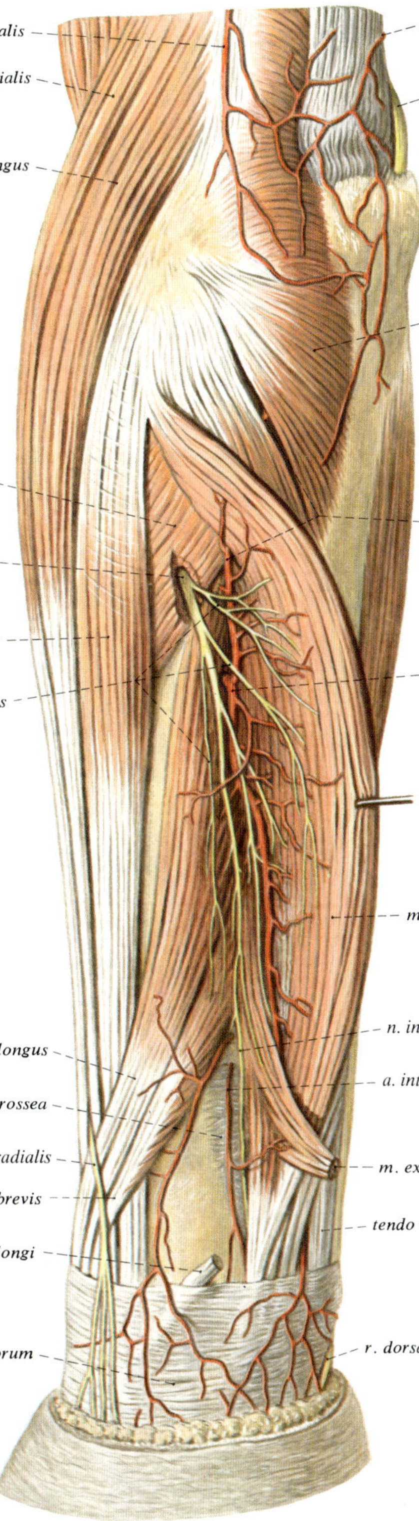

Abb. 561. Tiefe Schicht der Nerven und Gefäße der Streckfläche des linken Vorderarms. Mm. extensor digitorum und digiti minimi nach ulnar herübergeklappt, m. extensor pollicis longus durchgetrennt, m. supinator längs des ramus profundus n. radialis eingeschnitten.

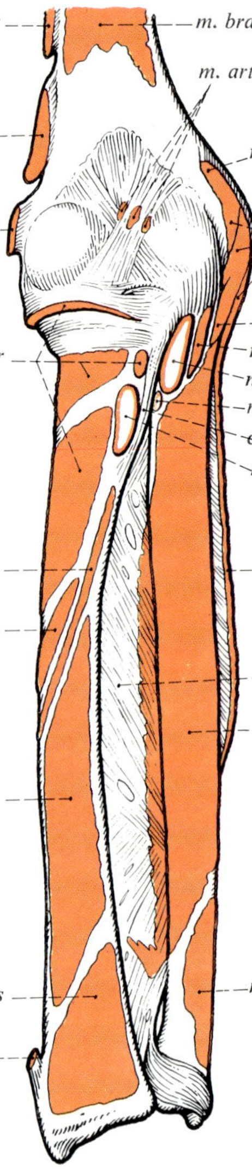

Abb. 562. Muskelursprünge von radius, ulna und distalem Ende des humerus. Rechter Arm. Facies anterior, palmaris.

Muskeln des Unterarms. Radialgruppe

Name	*Ursprung*	*Ansatz*
1. m. brachioradialis	margo lateralis humeri und septum intermusculare brachii laterale	mit platter Sehne am proximalen Ende des processus styloideus radii

Innervation: n. radialis

Funktion: beugt Unterarm (besonders in Mittelstellung); Pronation (in gebeugter Stellung), außerdem (geringe) Supination (aus äußerster Pronationsstellung)

2. m. extensor carpi radialis longus	distales Ende des margo lateralis, des epicondylus lateralis humeri und septum intermusculare brachii laterale	dorsale Fläche der basis ossis metacarpalis II
3. m. extensor carpi radialis brevis	epicondylus lateralis humeri, lig. anulare radii	dorsale Fläche der basis ossis metacarpalis III

Innervation: n. radialis

Funktion: Dorsalflexion (hauptsächlich m. extensor brevis), laterale (radiale) Abduktion; m. extensor longus supiniert bei gestrecktem Vorderarm (proniert bei gebeugtem) und wirkt beugend auf das Ellbogengelenk

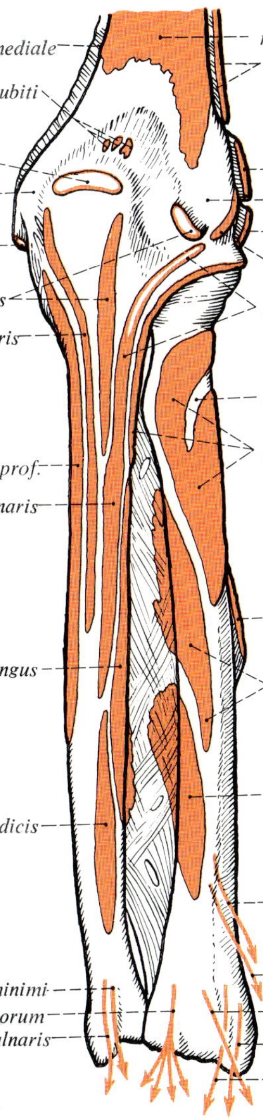

Abb. 563. Muskelursprünge von radius, ulna und distalem Ende des humerus. Sehnenfächer am distalen Ende von radius und ulna durch Pfeile gekennzeichnet. Rechter Arm. Facies posterior, dorsalis.

Muskeln des Unterarms. Oberflächliche Schicht der Extensoren

Name	*Ursprung*	*Ansatz*
1. m. extensor digitorum	epicondylus lateralis humeri und fascia antebrachii	geht in die Dorsalaponeurosen des 2. bis 5. Fingers über
2. m. extensor digiti minimi	wie der vorige	Dorsalaponeurose des 5. Fingers

Innervation: n. radialis

Funktion: Streckung der Finger (namentlich der proximalen Phalangen); indirekt auch der Hand (Dorsalflexion); daneben mediale (ulnare) Abduktion

3. m. extensor carpi ulnaris (durch ein angedeutetes septum intermusculare von 1 und 2 getrennt)	epicondylus lateralis humeri und fascia antebrachii	dorsale Fläche der Basis des 5. Mittelhandknochens

Innervation: n. radialis

Funktion: (geringe) Dorsalflexion und (starke) mediale (ulnare) Abduktion

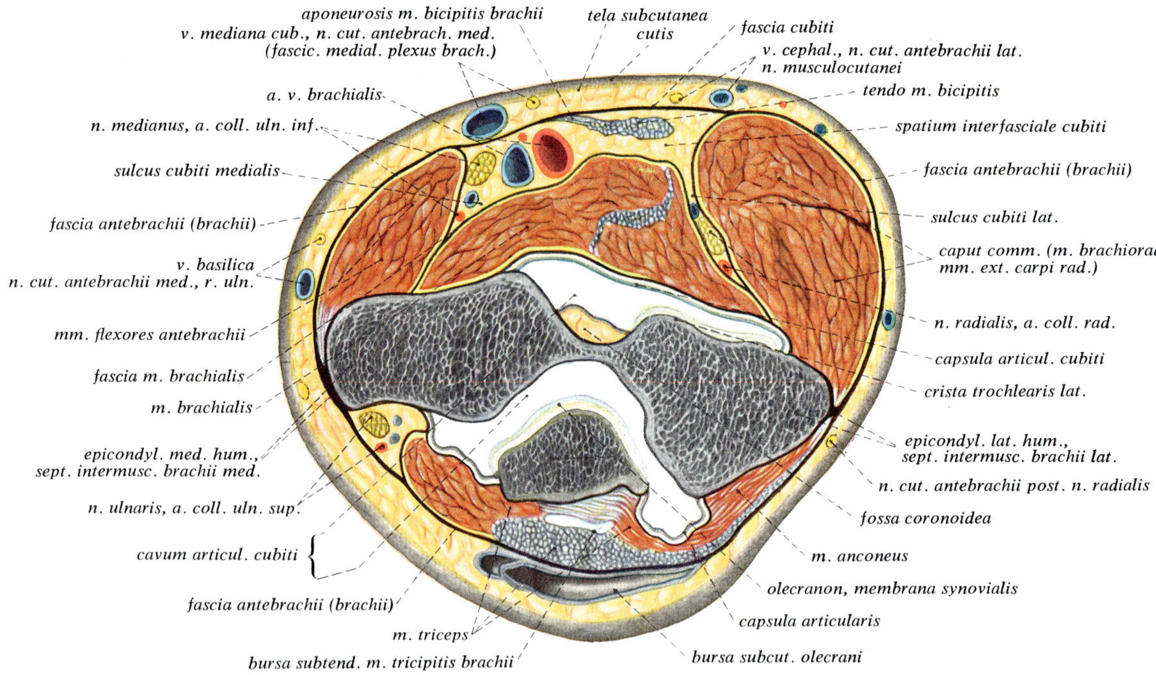

Abb. 564. Querschnitt durch den rechten Oberarm in Höhe des Ellenbogengelenks. (Abb. 564–567 nach Pernkopf: Atlas der topographischen und angewandten Anatomie des Menschen, Bd. 2, 2. Aufl. [Hrsg. H. Ferner]. Urban & Schwarzenberg, München–Wien–Baltimore 1980).

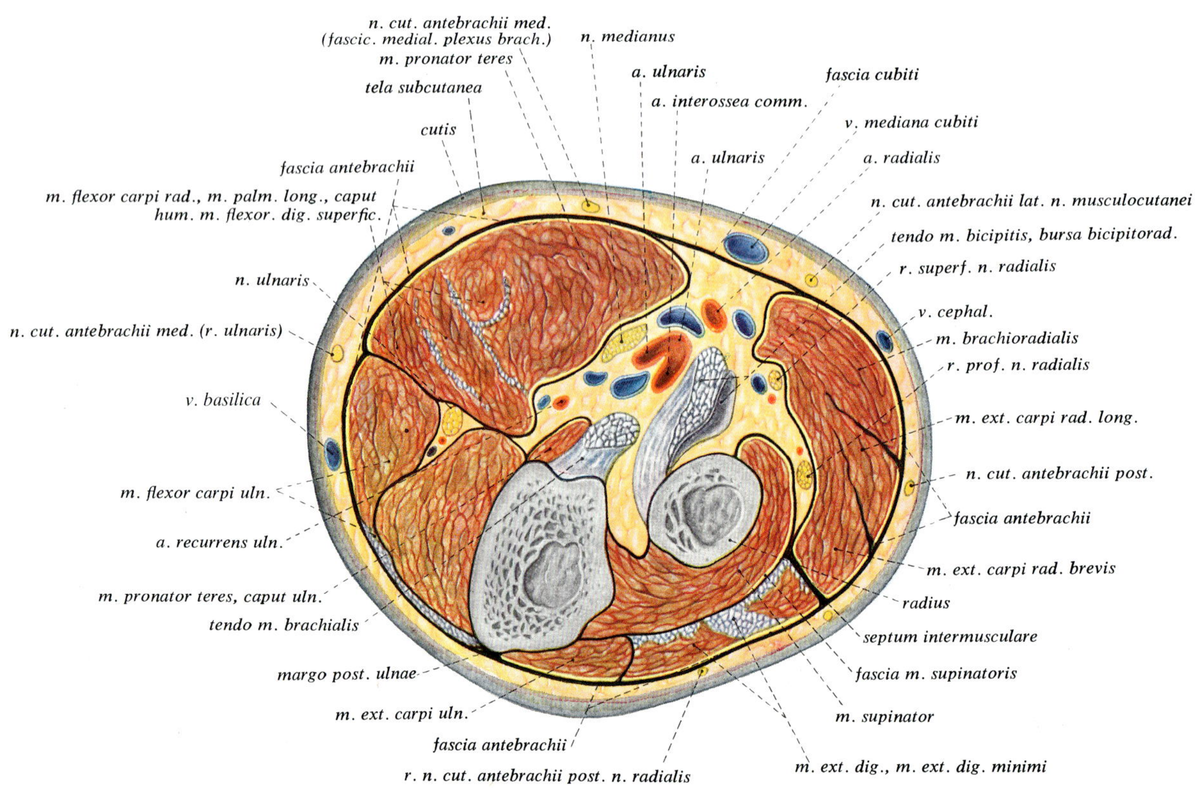

Abb. 565. Querschnitt durch den rechten Unterarm (proximales Drittel).

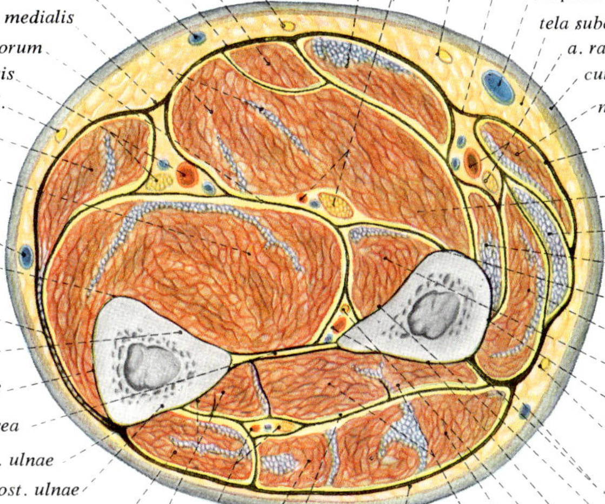

Abb. 566. Querschnitt durch den rechten Unterarm (mittleres Drittel).

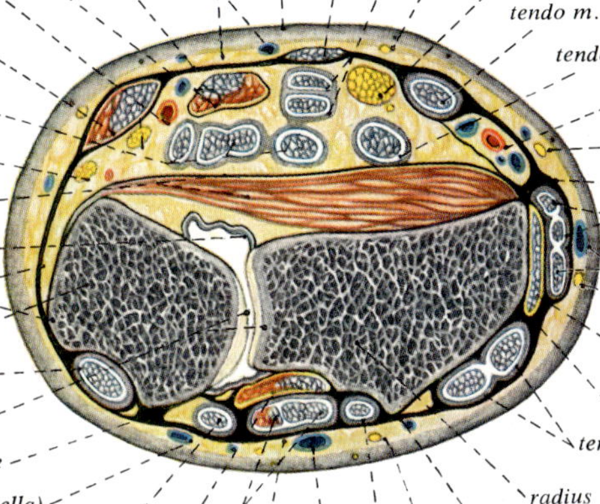

Abb. 567. Querschnitt durch den rechten Unterarm (distales Drittel).

Abb. 568 u. 569. Linkes Ellbogengelenk, articulatio cubiti. Palmaransicht (Abb. 568) und Dorsoradialansicht (Abb. 569).

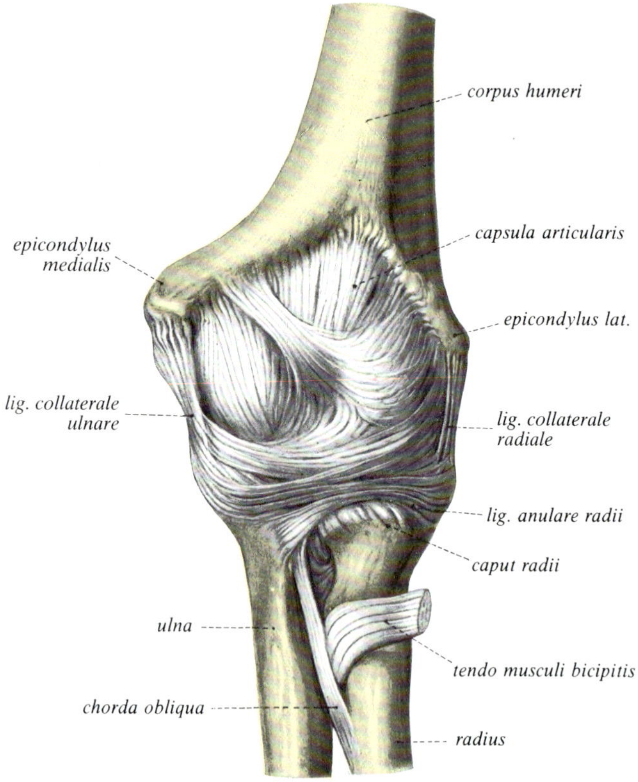

Abb. 568.

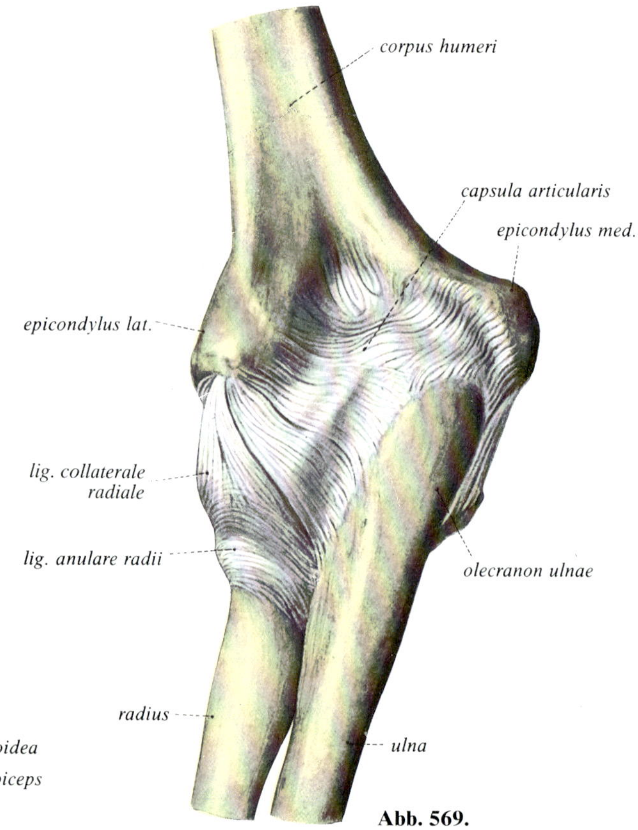

Abb. 569.

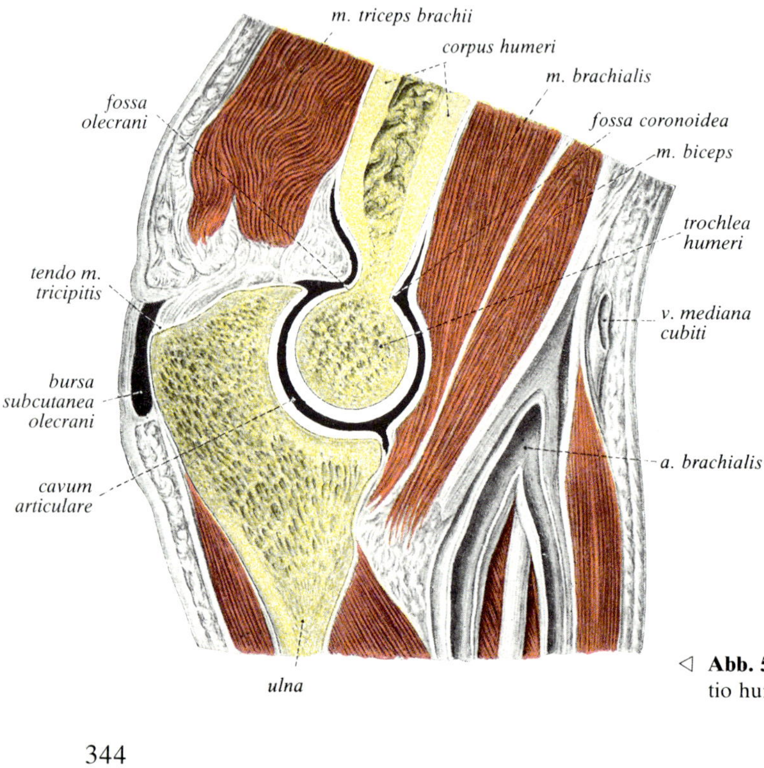

◁ **Abb. 570.** Sagittaler Schnitt des linken Ellbogengelenks, articulatio humeroulnaris.

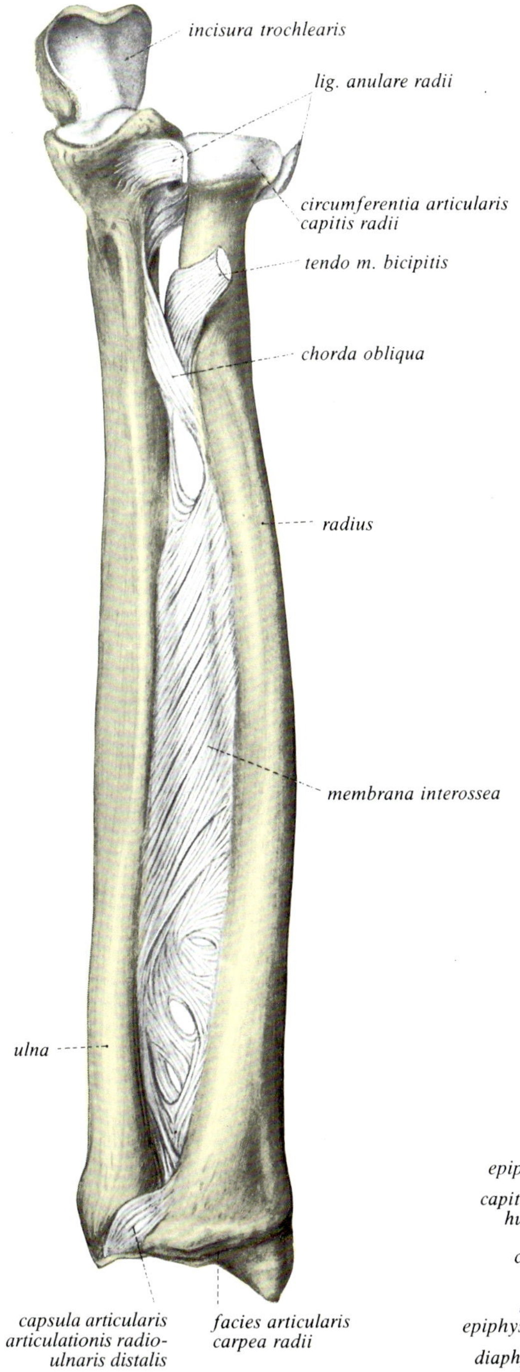

△
Abb. 571. Die beiden linken Vorderarmknochen, radius und ulna, und die membrana interossea. Das Ellbogengelenk ist eröffnet, die Kapsel entfernt; das ligamentum anulare radii ist durchgeschnitten.

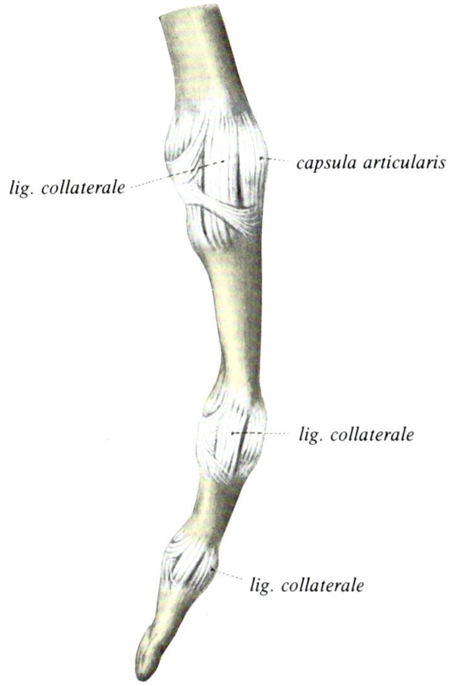

Abb. 572. Gelenke des Mittelfingers, articulationes digiti medii. Seitenansicht.

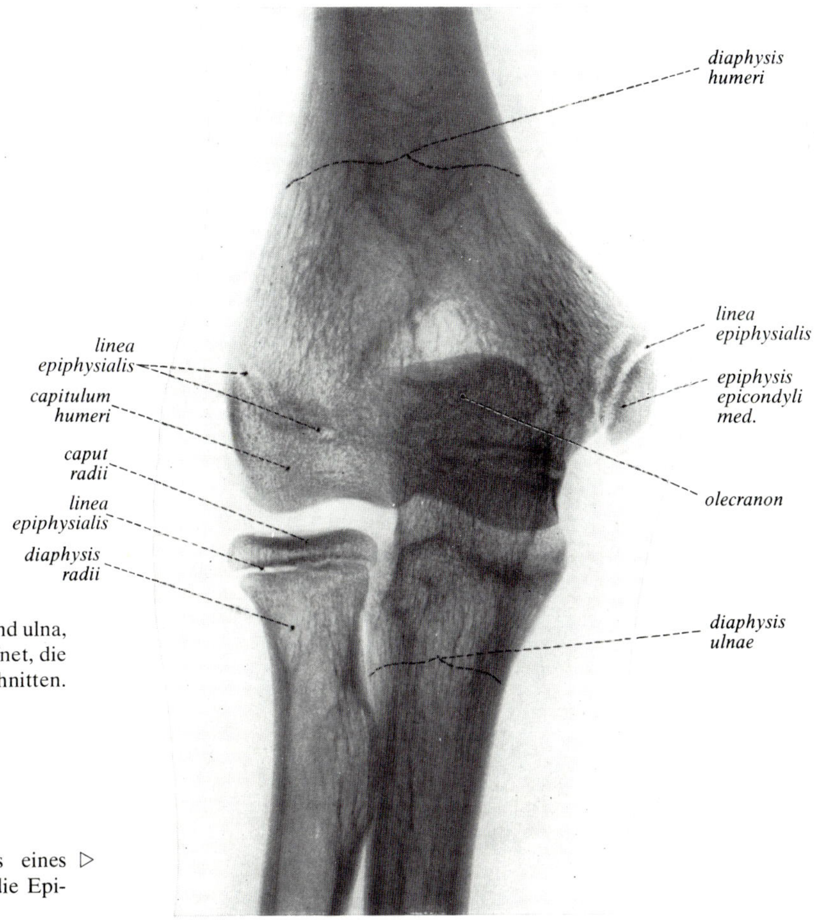

Abb. 573. Röntgenbild des rechten Ellenbogengelenks eines ▷ 17jährigen Mannes im sagittalen Strahlengang. Beachte die Epiphysenfugen.

Abb. 574–576. Linke Elle, ulna. Abb. 574 Ansicht von radial. Abb. 575 Ansicht von dorsal. Abb. 576 Ansicht von palmar.

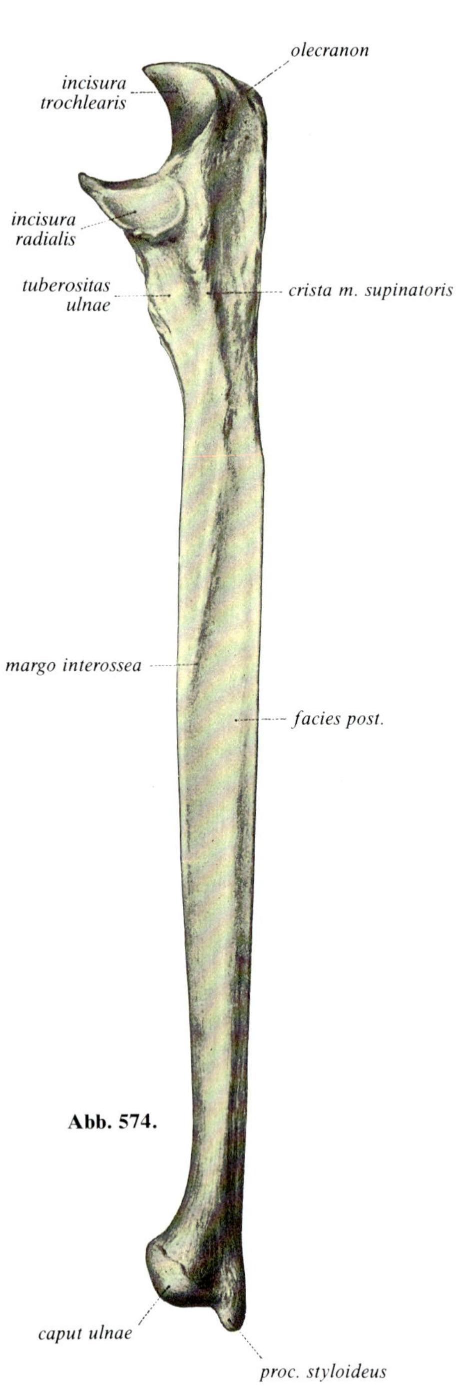

Abb. 574.

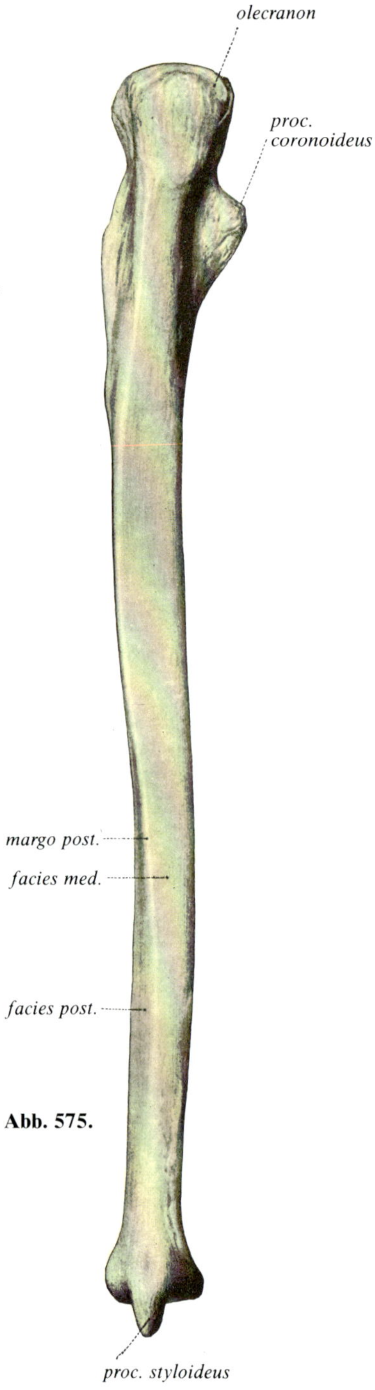

Abb. 575.

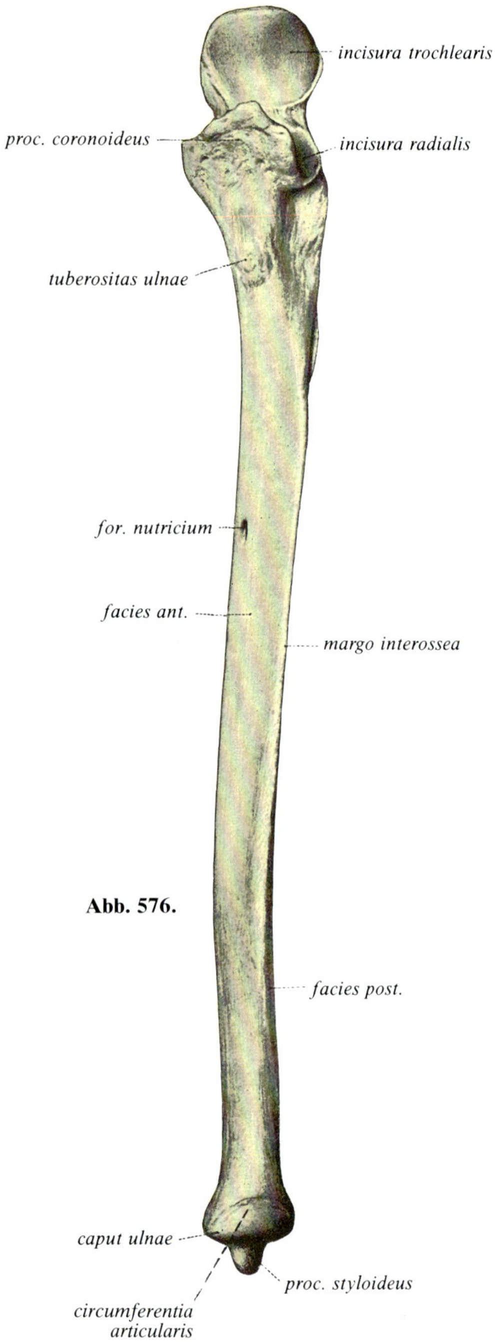

Abb. 576.

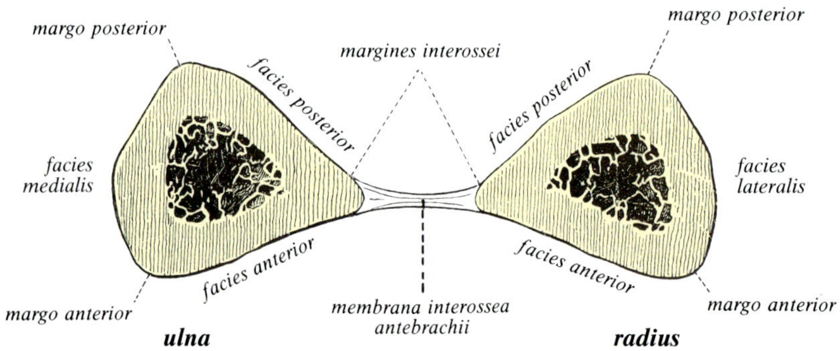

◁ **Abb. 577.** Flächen und Kanten der linken Vorderarmknochen (etwa in der Mitte ihrer Länge durchgetrennt).

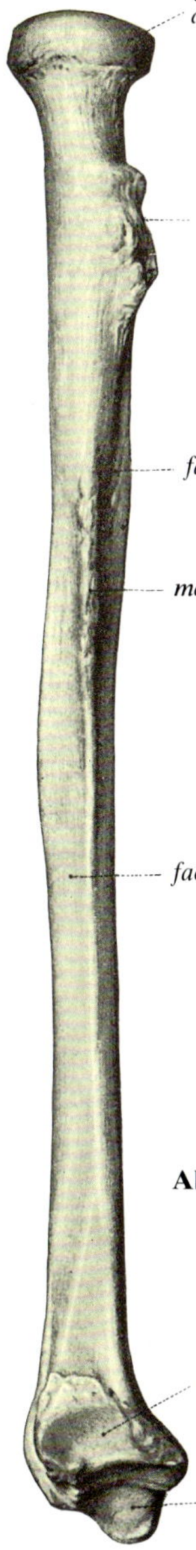

Abb. 578.

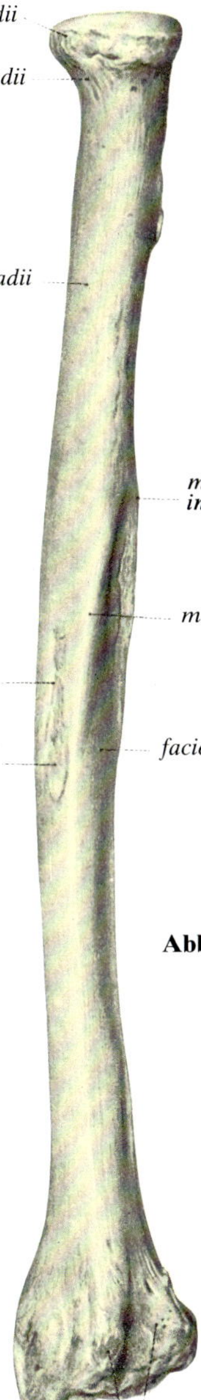

Abb. 579.

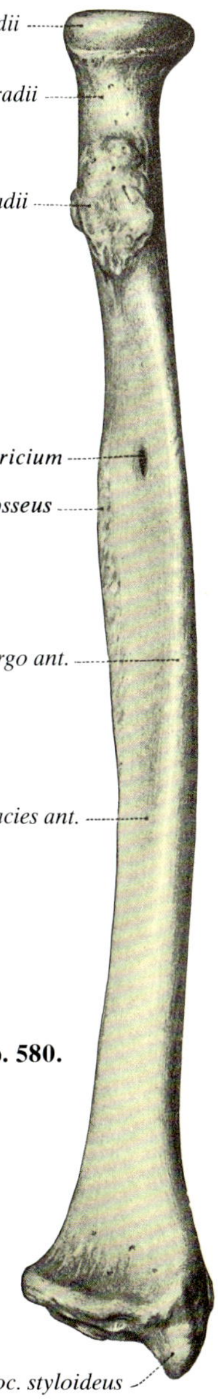

Abb. 580.

Abb. 578–580. Linke Speiche, radius. Abb. 578 Ansicht von medial. Abb. 579 Ansicht von dorsal. Abb. 580 Ansicht von palmar. * Furchen (und Leisten) für die Extensorensehnen.

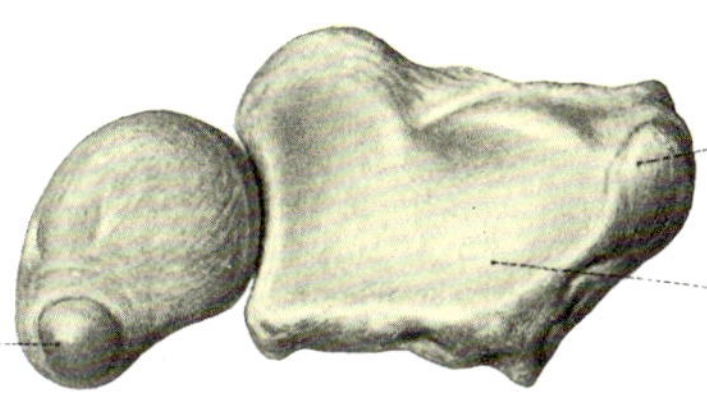

Abb. 581. Distalenden von radius und ulna. Distalansicht.

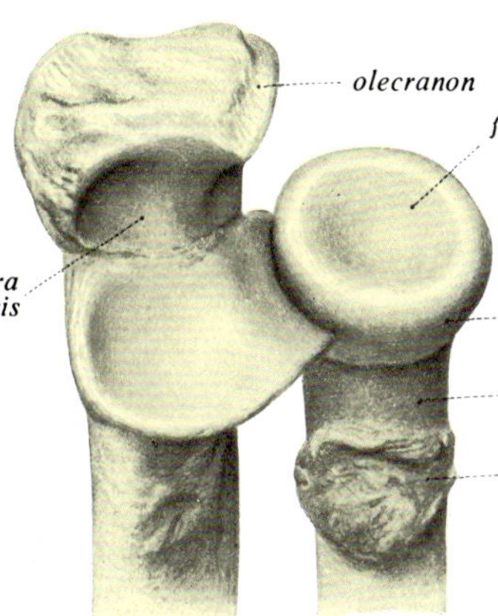

Abb. 582. Proximalenden von radius und ulna.

Muskeln des Unterarms. Muskeln der Beugeseite, tiefe Schicht (Abb. 551)

Name	*Ursprung*	*Ansatz*
1. m. flexor digitorum profundus	facies anterior ulnae und membrana interossea	Endphalangen des 2. bis 5. Fingers
Innervation: n. ulnaris für den ulnaren Teil; n. medianus für den radialen Teil		
Funktion: Beugung des 2. bis 5. Fingers (besonders der Endphalangen, aber auch der übrigen Fingergelenke); flektiert auch in den Handgelenken palmarwärts		
2. m. flexor pollicis longus		
caput radiale (Hauptteil)	facies anterior radii (distal vom Ansatz des m. supinator beginnend), membrana interossea	Endphalanx des Daumens
caput humerale	epicondylus medialis humeri	
Innervation: n. medianus		
Funktion: beugt den Daumen (Nagelphalanx), flektiert auch die ganze Hand palmarwärts		
3. m. pronator quadratus (Abb. 585)	margo anterior ulnae, distales Viertel	margo und facies anterior radii
Innervation: n. medianus (n. interosseus anterior)		
Funktion: Pronation		

Muskeln des Unterarms. Tiefe, ulnare (gerade) Gruppe der Extensoren

Name	*Ursprung*	*Ansatz*
1. m. extensor pollicis longus	facies posterior ulnae, membrana interossea	Endphalanx des Daumens
2. m. extensor indicis	wie der vorige	Dorsalaponeurose des Zeigefingers
Innervation: n. radialis		
Funktion: strecken Daumen bzw. Zeigefinger; ersterer hilft die ganze Hand dorsalflektieren und den Daumen abduzieren		

Muskeln des Unterarms. Musculus supinator (Abb. 551, 562, 563)

Name	*Ursprung*	*Ansatz*
m. supinator wird vom tiefen Ast des n. radialis durchbohrt und dadurch in eine oberflächliche und tiefe Lage gespalten	epicondylus lateralis humeri, ligamenta collaterale radiale und anulare radii, crista m. supinatoris ulnae	facies anterior, margo anterior, facies lateralis, margo posterior radii, proximal und distal der tuberositas radii
Innervation: n. radialis		
Funktion: Supination		

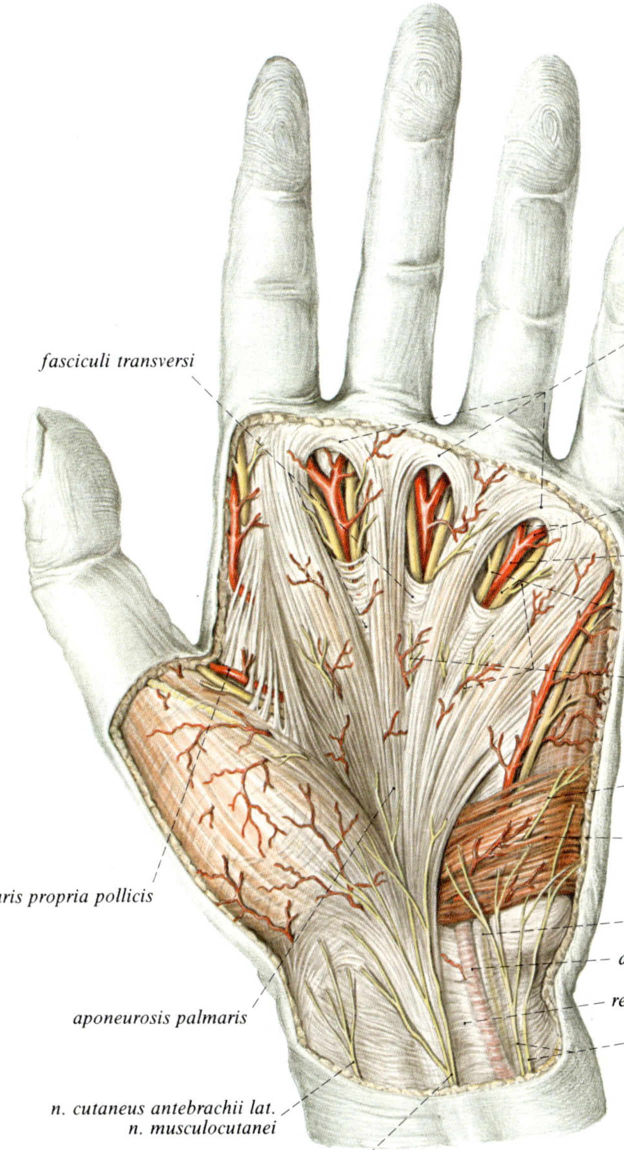

Abb. 583. Oberflächliche Nerven und Gefäße der linken palma manus.

Name	*Ursprung*	*Ansatz*
m. palmaris brevis Hautmuskel; mehrere getrennte Bündel	medialer Rand der aponeurosis palmaris (selten os trapezium)	Haut der palma manus am medialen Rande

Innervation: n. ulnaris (ramus superficialis)

Funktion: spannt die Haut der palma manus an der medialen Seite

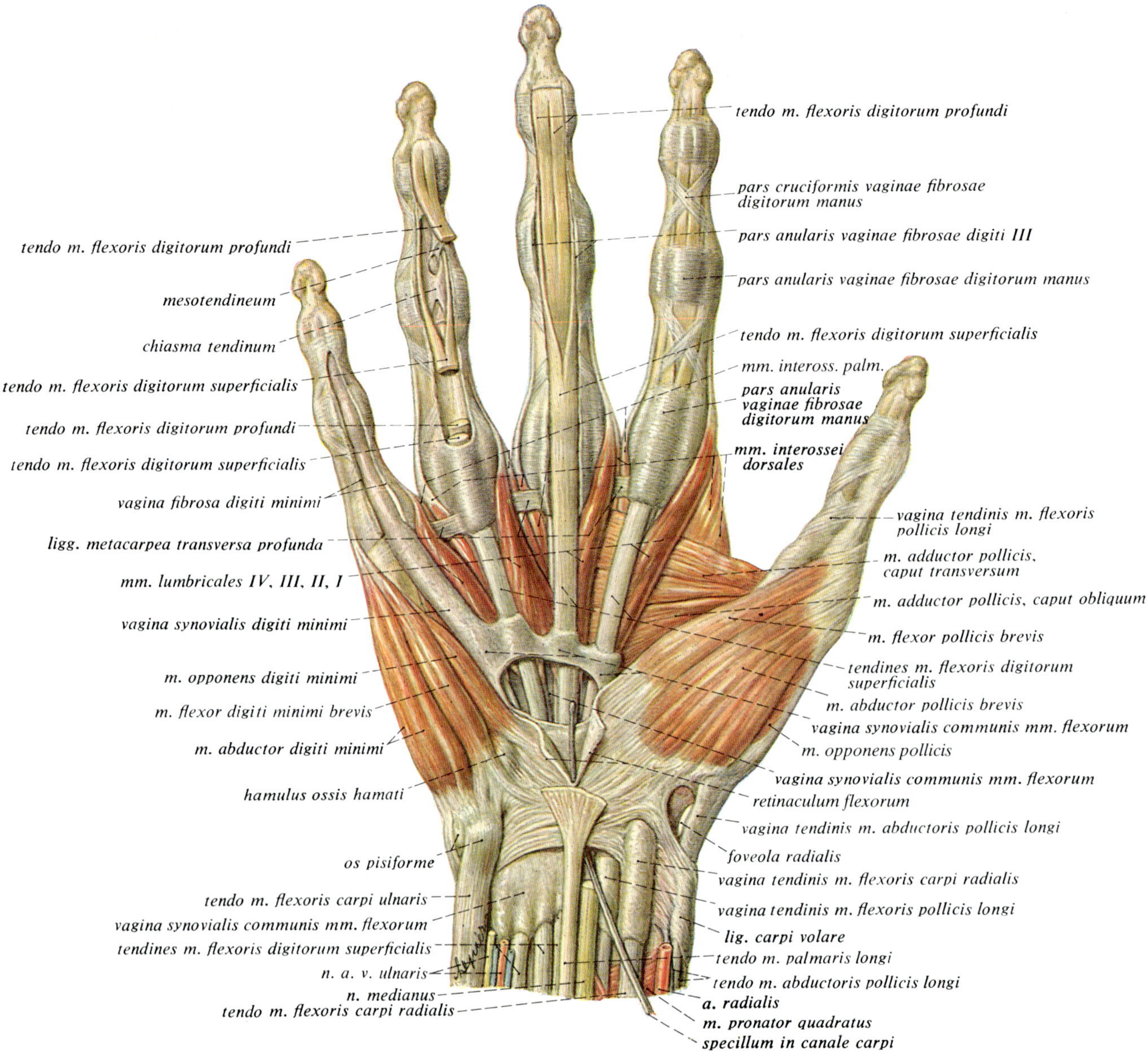

Abb. 584. Muskeln der Hohlhand nach Entfernung des größten Teils der Palmaraponeurose. Sehnenscheide des Mittelfingers der Länge nach gespalten. Retinaculum flexorum eingeschnitten.

Mm. interossei dorsales et palmares (Abb. 602, 603)

Funktion:	Die dorsalen mm. interossei abduzieren, die palmaren adduzieren die Finger
Innervation:	n. ulnaris

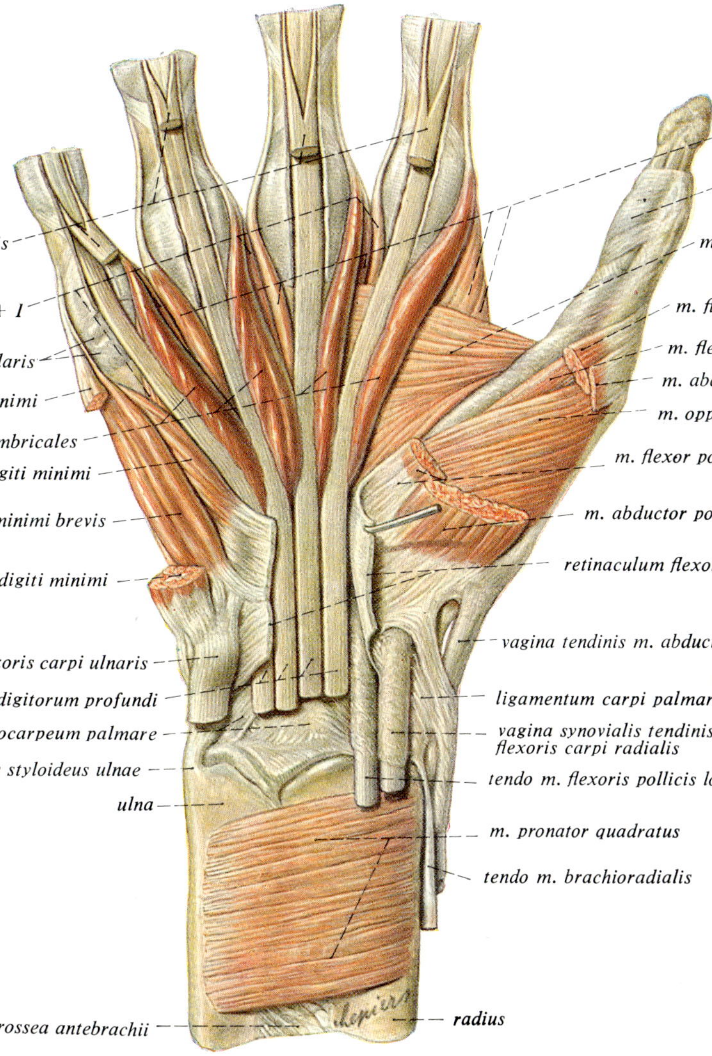

△ **Abb. 585.** Tiefere Schichten der Muskulatur der rechten Hohlhand und m. pronator quadratus. Das retinaculum flexorum ist durchgeschnitten. Die Flexorensehnen des 2. bis 5. Fingers sind an der Kreuzung der oberflächlichen und tiefen Fingerbeuger durchgetrennt, die mm. lumbricales dargestellt. Die Muskeln des Daumen- und des Kleinfingerballens z. T. entfernt.

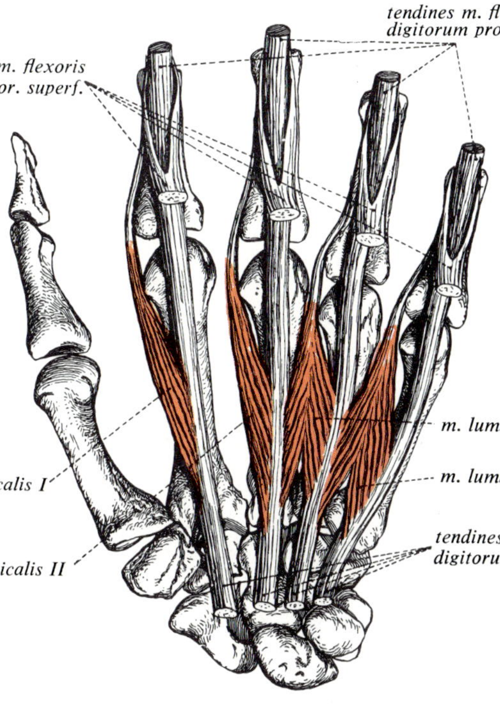

◁ **Abb. 586.** Schema der musculi lumbricales. Palmaransicht, linke Hand.

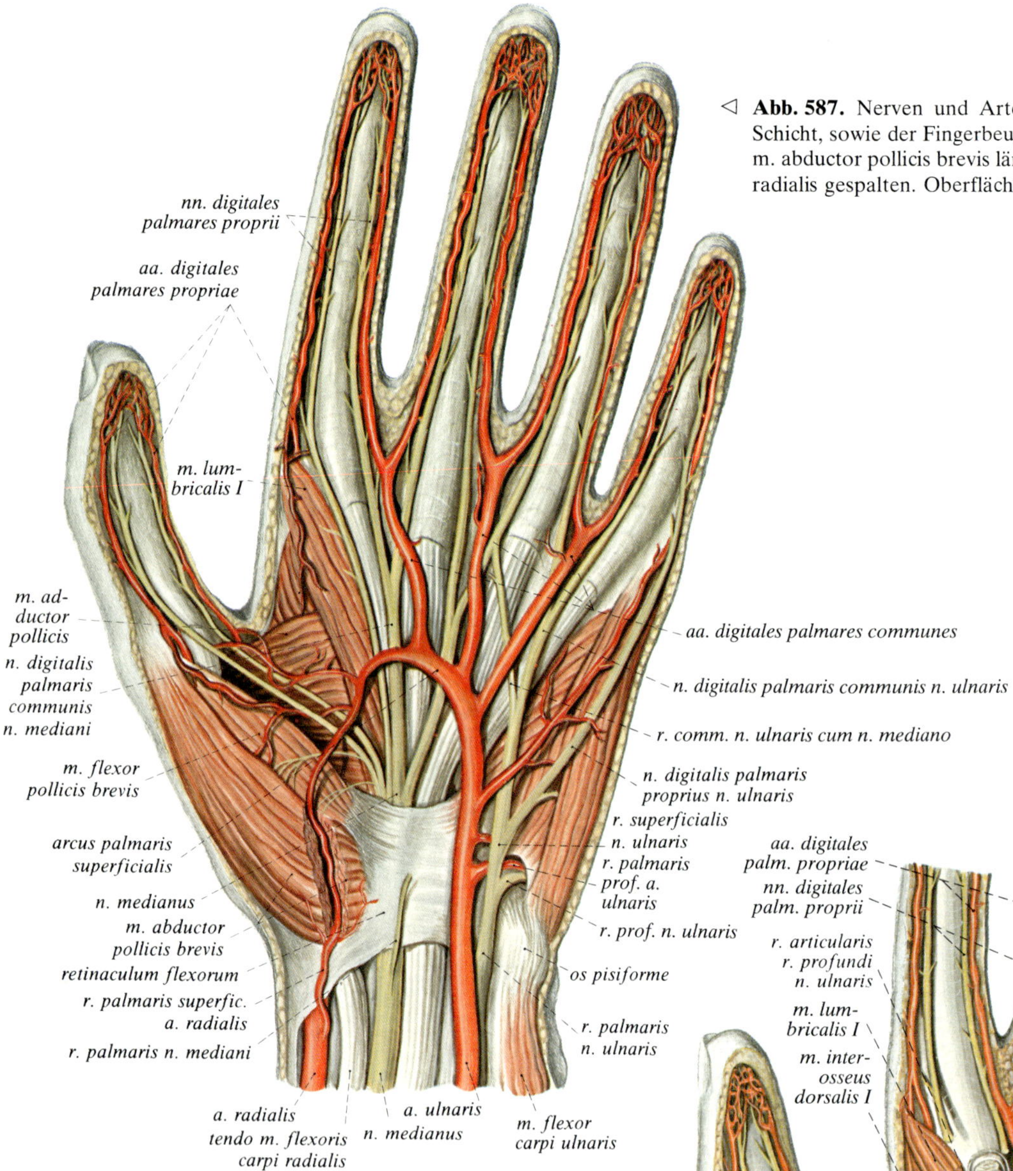

◁ **Abb. 587.** Nerven und Arterien der linken Hohlhand, mittlere Schicht, sowie der Fingerbeugeseiten. Palmaraponeurose entfernt, m. abductor pollicis brevis längs des ramus palmaris superficialis a. radialis gespalten. Oberflächlicher Arterienbogen.

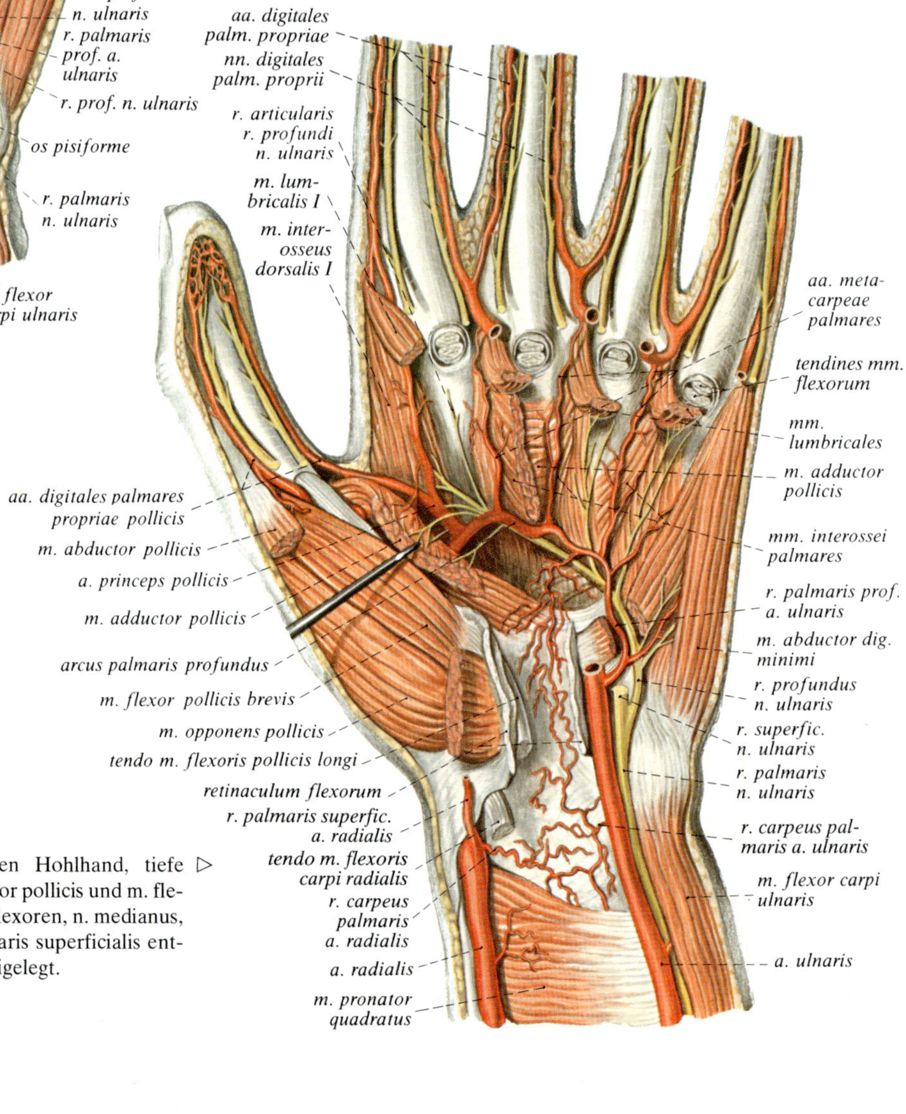

Abb. 588. Nerven und Arterien der linken Hohlhand, tiefe ▷ Schicht. M. abductor pollicis brevis, m. adductor pollicis und m. flexor digiti minimi durchgetrennt, Sehnen der Flexoren, n. medianus, ramus superficialis n. ulnaris und arcus palmaris superficialis entfernt. Tiefer Arterienbogen der Hohlhand freigelegt.

Abb. 589. Sehnenscheiden, vaginae synoviales, der palma manus ▷ links. Die Synovialscheide der Sehne des m. flexor carpi radialis ist unter Durchschneidung der Daumenballenmuskulatur eine Strecke weit freigelegt. Die ligamenta vaginalia des 4. und 5. Fingers sind gespalten. Die Sehnenscheiden sind durch Injektion einer blauen Gummimasse dargestellt. Beim Lebenden enthalten sie die klare, farblose Synovia.

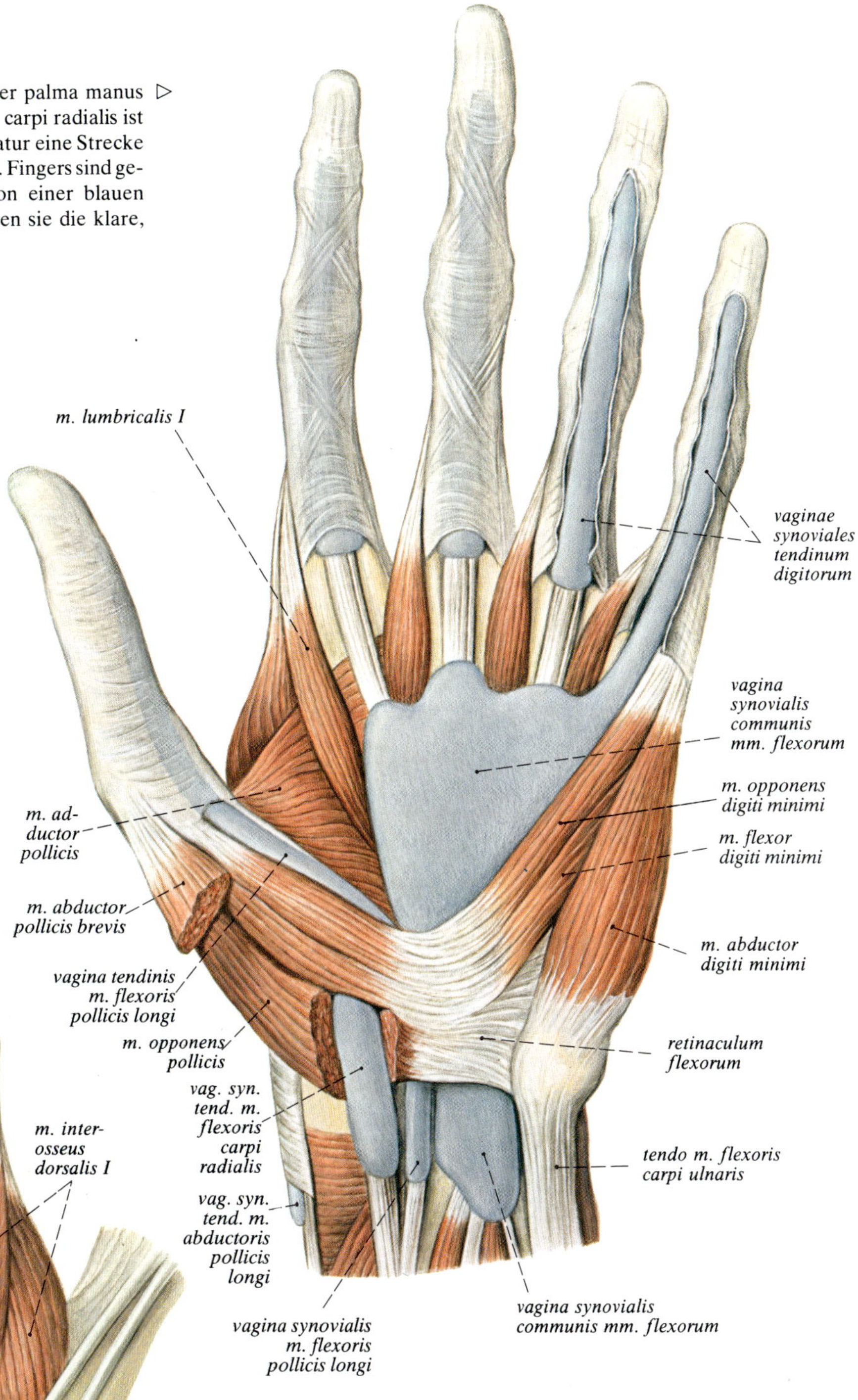

Abb. 590. Sehnen und Sehnenscheiden des dorsum manus links. Die Sehnenscheiden, vaginae synoviales, für die Sehne des m. extensor pollicis brevis und m. abductor pollicis longus sowie die Sehnenscheide für die Sehne des m. extensor carpi radialis longus und m. extensor carpi radialis brevis sind meist ganz oder teilweise gemeinsam. So bestehen auf dem Handrücken im ganzen sechs Sehnenfächer: Das erste (radiale) enthält die Sehnen des m. abductor pollicis longus und m. extensor pollicis brevis, das zweite die Sehnen des m. extensor carpi rad. longus und brevis, das dritte die Sehne des m. extensor pollicis longus, das vierte die Sehnen des m. extensor digitorum und des m. extensor indicis, das fünfte die Sehne des m. extensor digiti minimi, das sechste (ulnare) die Sehne des m. extensor carpi ulnaris.
▽

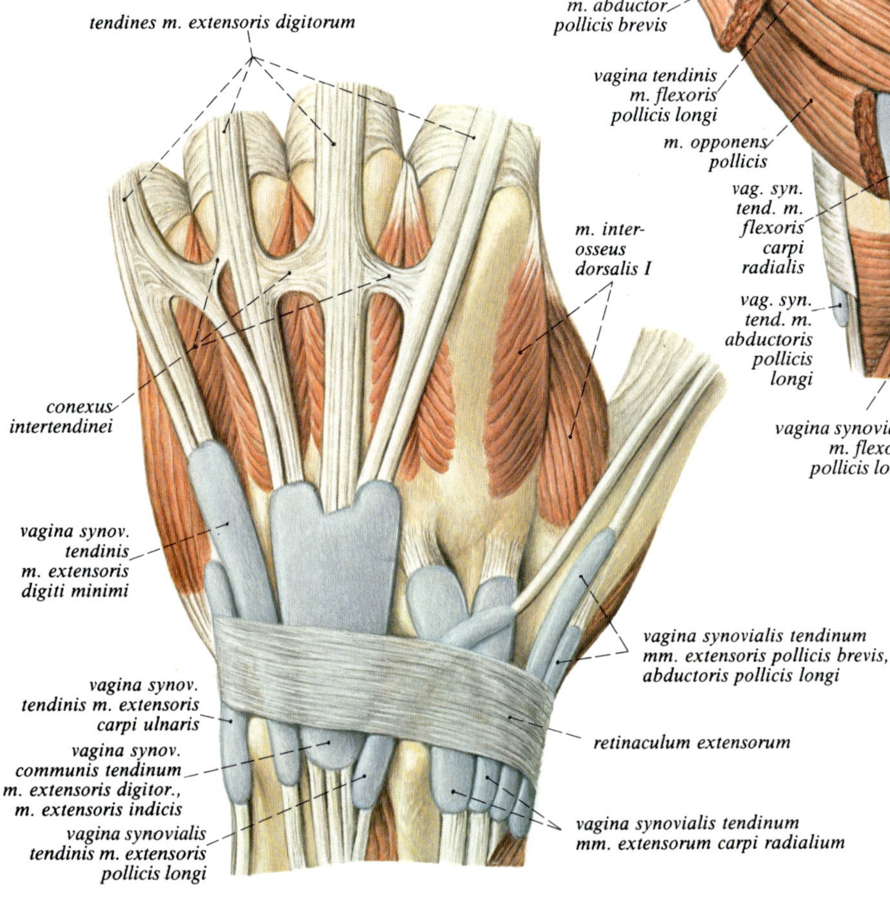

Muskeln des Daumenballens (thenar) (Abb. 588)

M. abductor pollicis brevis, m. opponens pollicis und der oberflächliche Kopf des m. flexor pollicis brevis bilden die oberflächliche, der tiefe Kopf des m. flexor pollicis brevis und der m. adductor pollicis die tiefe Schicht der Daumenballenmuskeln.

Name	*Ursprung*	*Ansatz*
1. m. abductor pollicis brevis	retinaculum flexorum, tuberositas ossis scaphoidei (hängt mit dem m. abductor pollicis longus zusammen)	an der proximalen Phalanx des Daumens (Seitenrand), am lateralen (radialen) Sesambein
Innervation: n. medianus, mitunter z. T. n. radialis (r. superficialis)		
Funktion: abduziert den Daumen, hilft opponieren		
2. m. opponens pollicis	retinaculum flexorum und os trapezium	an der ganzen Länge des lateralen (radialen) Randes des os metacarpale pollicis (bis zum caput)
Innervation: n. medianus (und n. ulnaris)		
Funktion: opponiert Daumen, hilft abduzieren		
3. m. flexor pollicis brevis		
caput superficiale	retinaculum flexorum	mittels des lateralen (radialen) Sesambeins an der proximalen Phalanx des Daumens
caput profundum	in der Tiefe des canalis carpi von den ossa trapezium, trapezoideum und capitatum	
Innervation: caput superficiale: n. medianus, caput profundum: ramus profundus n. ulnaris		
Funktion: beugt Grundphalanx des Daumens		
4. m. adductor pollicis **a) caput obliquum** **b) caput transversum**	a) in der Tiefe des canalis carpi: os capitatum und os hamatum b) palmare Fläche des os metacarpale III (II)	mittels des medialen (ulnaren) Sesambeins an der proximalen Phalanx des Daumens
Innervation: ramus profundus n. ulnaris		
Funktion: Adduktion des Daumens, hilft opponieren		

Mm. lumbricales

Ursprung:	Sehnen des m. flexor digitorum profundus
Ansatz:	Dorsalaponeurosen des 2. bis 5. Fingers
Innervation:	n. medianus und n. ulnaris
Funktion:	Beugen in den Fingergrundgelenken, Strecken im Mittel- und Endgelenk

Muskeln des Kleinfingerballens (hypothenar)

Name	*Ursprung*	*Ansatz*
1. m. abductor digiti minimi	os pisiforme	Dorsalaponeurose des 5. Fingers
2. m. flexor digiti minimi brevis (inkonstant)	retinaculum flexorum, hamulus ossis hamati	proximale Phalanx des 5. Fingers
3. m. opponens digiti minimi	wie der vorige	metacarpale V
Innervation: ramus profundus n. ulnaris (versorgt alle Hypothenarmuskeln)		
Funktion: ergibt sich aus der Benennung		

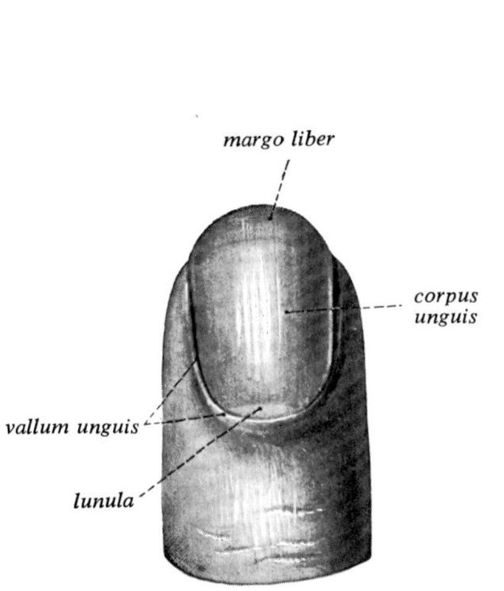

Abb. 591. Fingernagel, unguis, in seiner natürlichen Lage von dorsal.

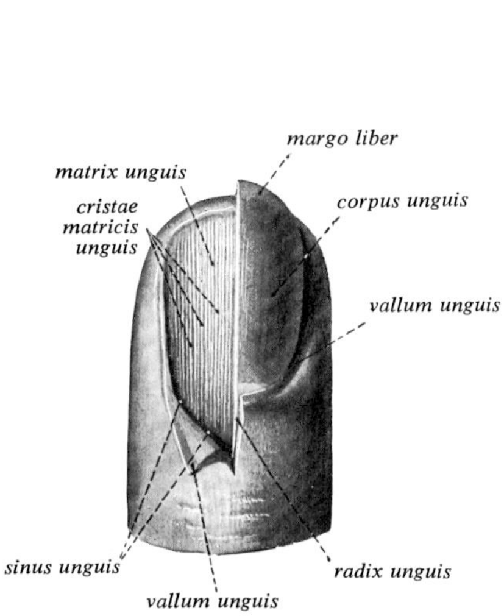

Abb. 592. Fingernagel von dorsal. Der Nagel ist durch einen Längsschnitt halbiert, links Nagelbett freigelegt.

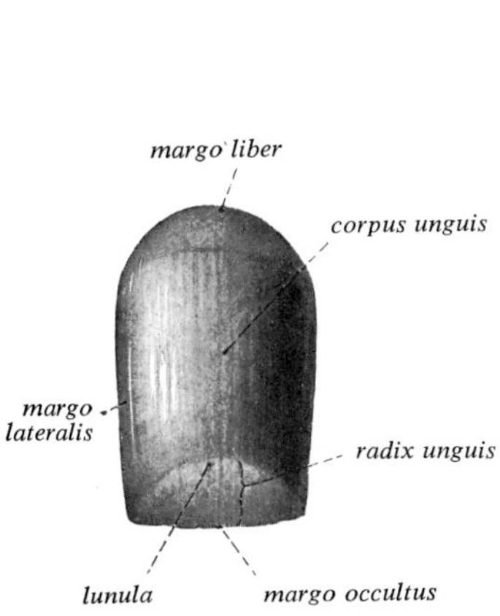

Abb. 593. Nagelplatte, corpus unguis, aus dem Nagelbett, matrix unguis, entfernt, von dorsal.

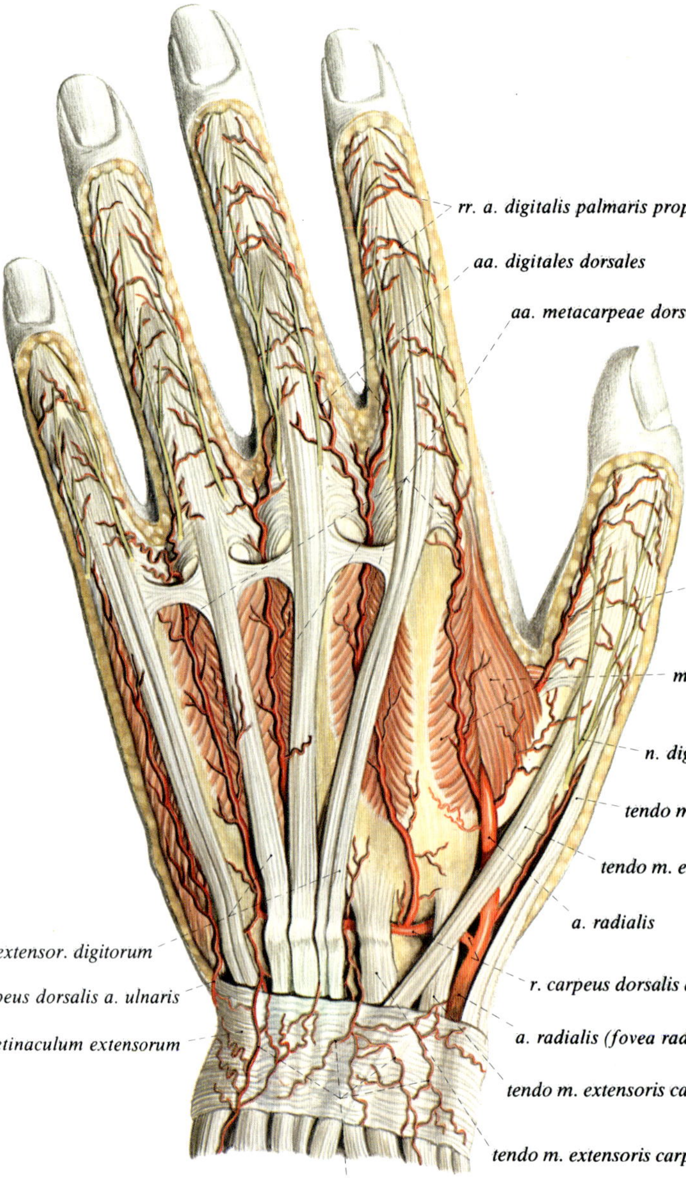

Abb. 594. Die Arterien auf der Dorsalseite der rechten Hand.

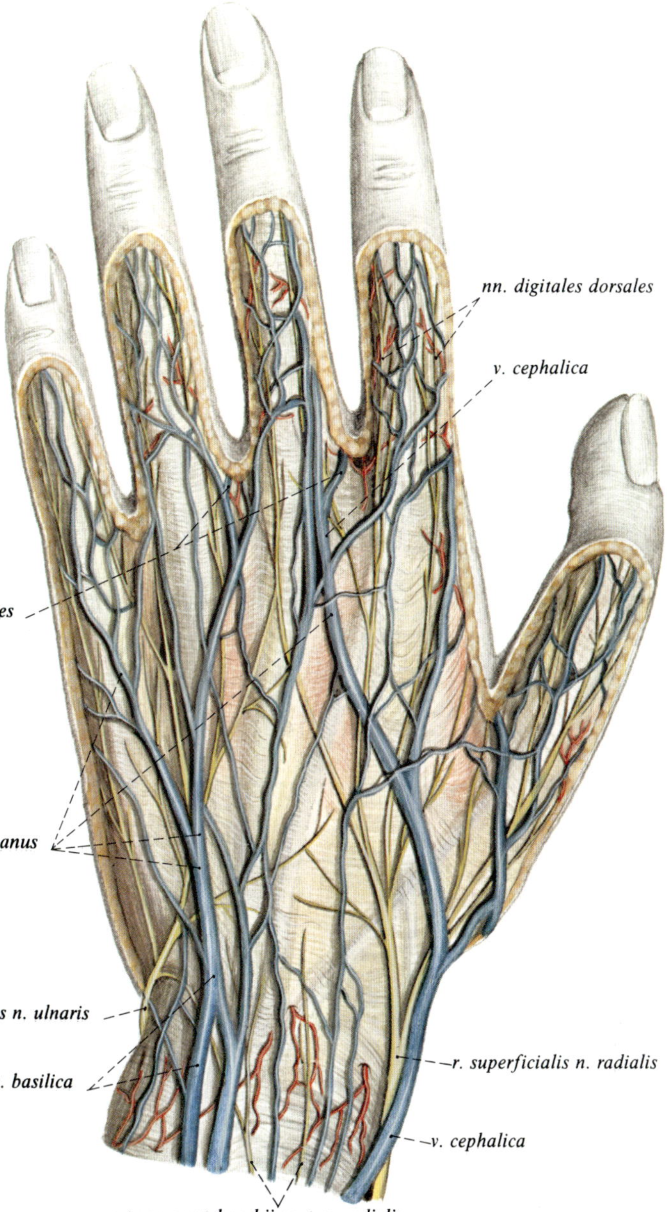

Abb. 595. Oberflächliche Nerven und Venen des linken Handrückens.

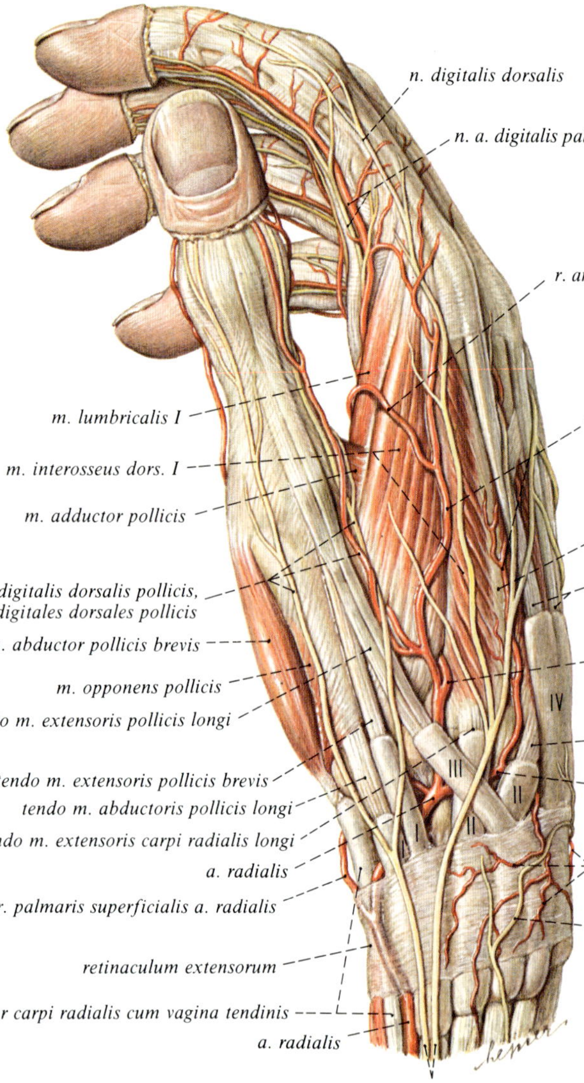

Abb. 596. Ansicht der rechten Hand von radial. Darstellung der Arterien und oberflächlichen Nerven nach Ablösung von Haut, Subcutis und fascia dorsalis manus; beachte die a. radialis in der fovea radialis (»Tabatière«), die durch die Sehnen der mm. extensores pollicis brevis und longus begrenzt wird.

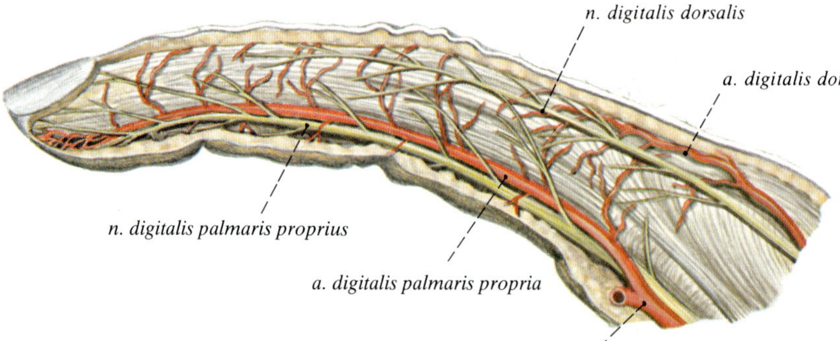

Abb. 597. Nerven und Gefäße des Zeigefingers in Seitenansicht.

Abb. 598. Arterien des linken Handrückens und des distalen Endes der Vorderarmstreckseite. Sehnen der Extensoren mit Ausnahme des m. abductor pollicis longus und m. extensor pollicis brevis durchgeschnitten und teilweise abgetragen, das retinaculum extensorum größtenteils eröffnet und entfernt; m. interosseus dorsalis I durchgetrennt.

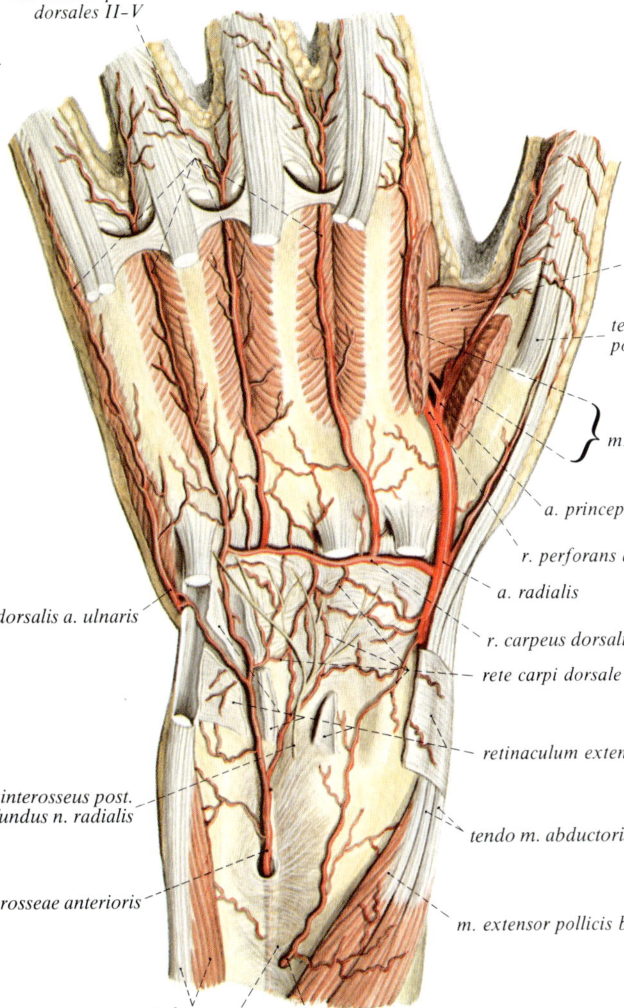

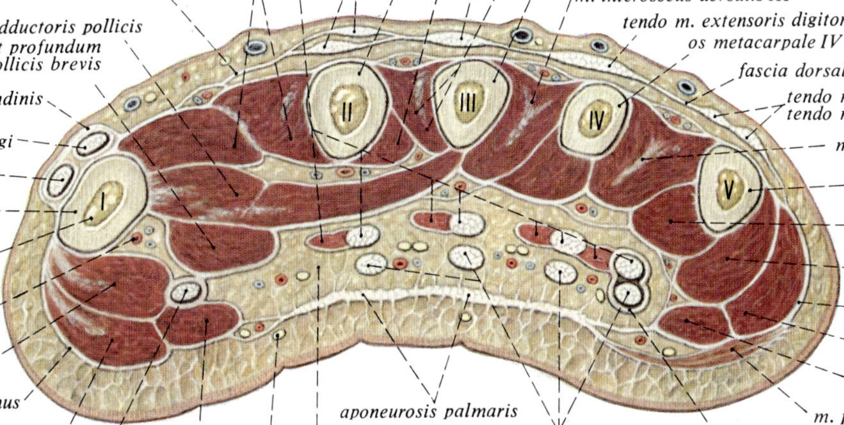

Abb. 599. Querschnitt durch die rechte Hand im Bereich des metacarpus.

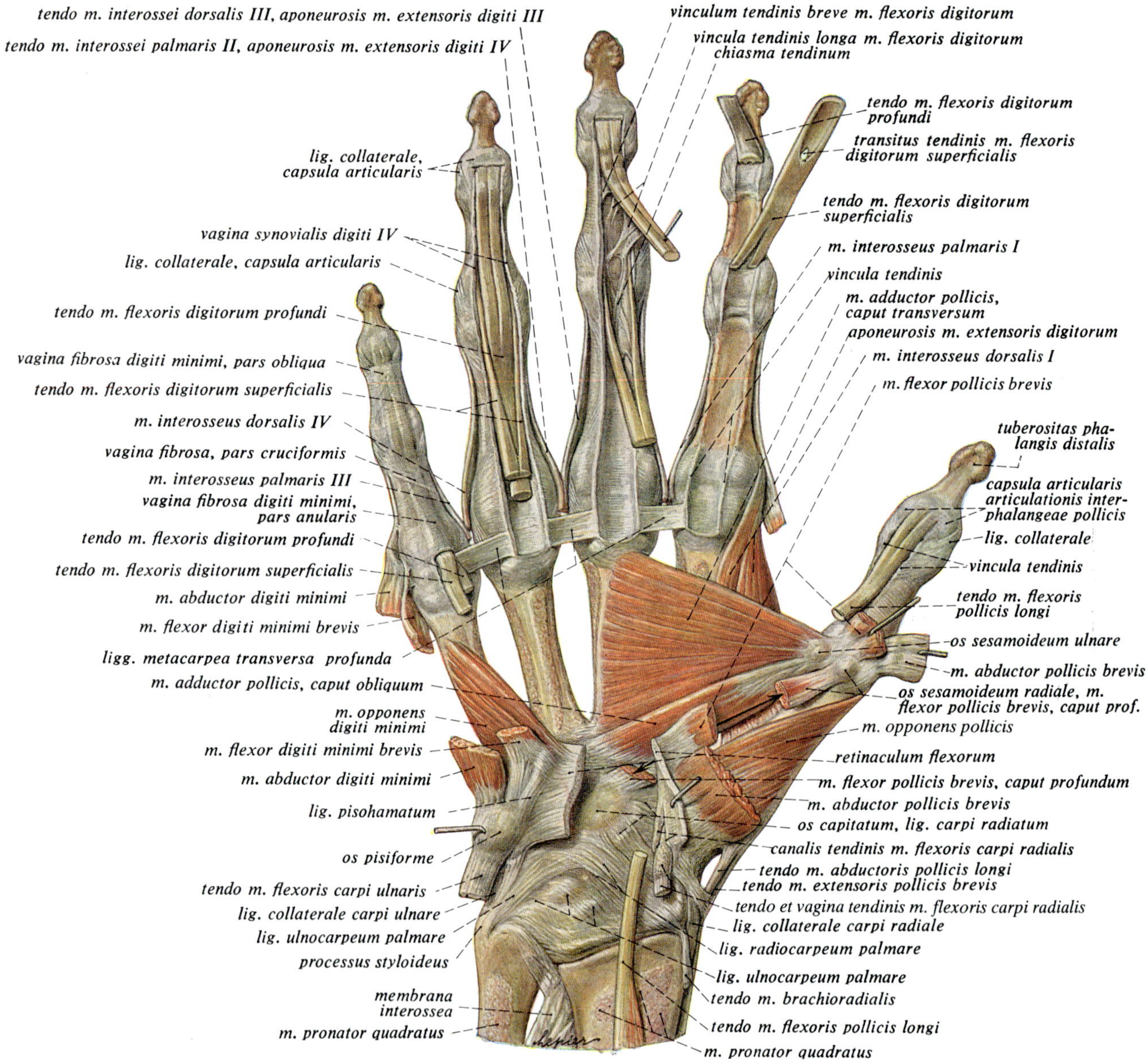

Abb. 600. Tiefste Schicht der Muskulatur der Hohlhand. Der canalis carpi ist eröffnet (Durchtrennung des retinaculum flexorum). Ursprung und Ansatz des m. pronator quadratus unmittelbar am distalen Ende von ulna und radius abgeschnitten. Die Sehne des m. flexor pollicis longus auf längerer Strecke erhalten. Die Beugersehnen der Finger sind nach Eröffnung der Sehnenscheiden bis zu ihrem Ansatz dargestellt. Die Muskulatur des thenar und des hypothenar, der mm. interossei in verschiedenen Präparationsstufen abgebildet, ebenso die Beugersehnen in ihren Ansätzen und Überkreuzungen.

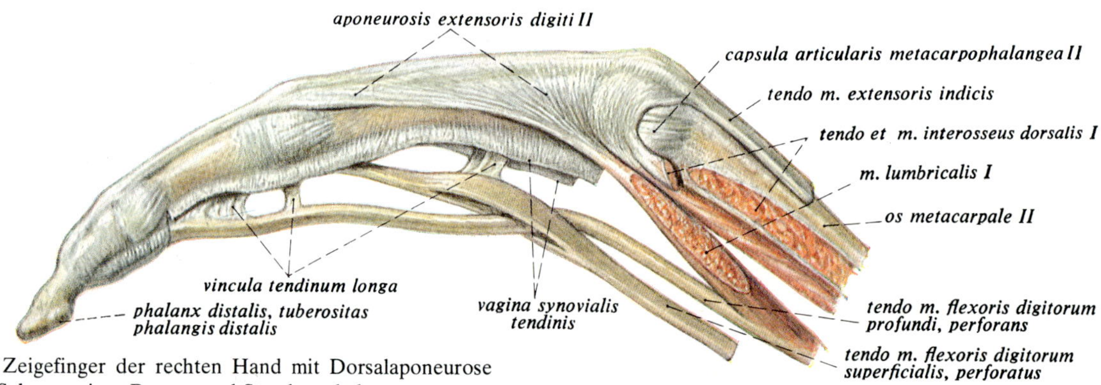

Abb. 601. Zeigefinger der rechten Hand mit Dorsalaponeurose sowie den Sehnen seiner Beuge- und Streckmuskeln.

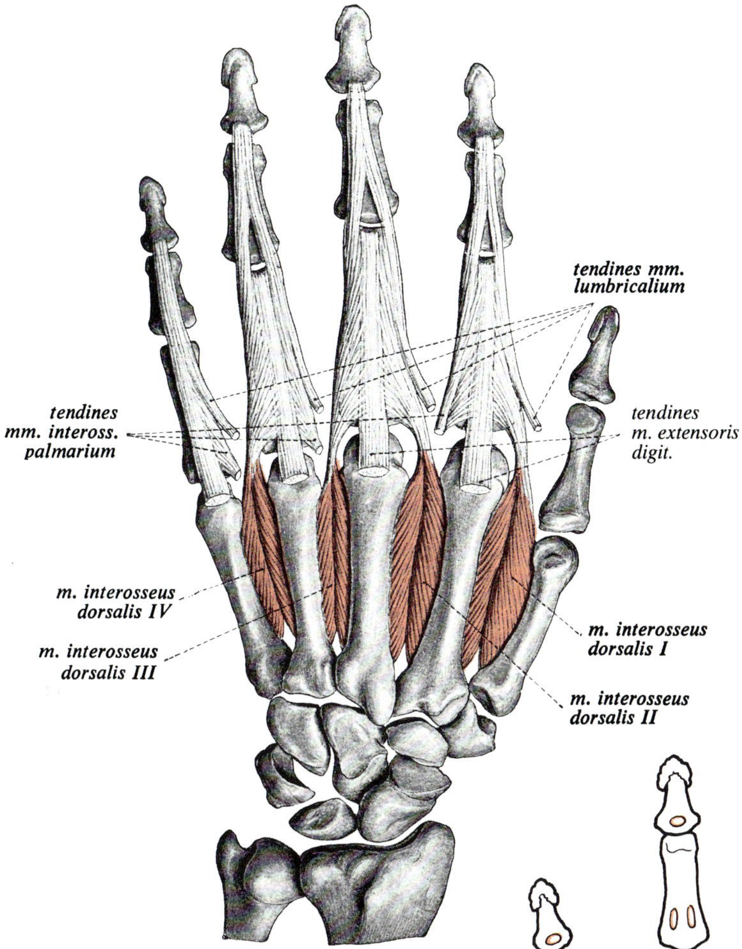

Abb. 602. Schema der mm. interossei dorsales manus und der Dorsalaponeurosen der Finger, linke Hand.

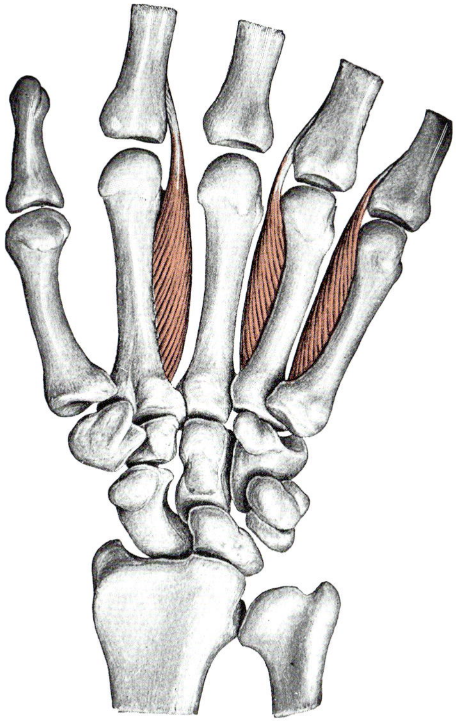

Abb. 603. Schema der mm. interossei palmares, linke Hand. Ansicht von ventral.

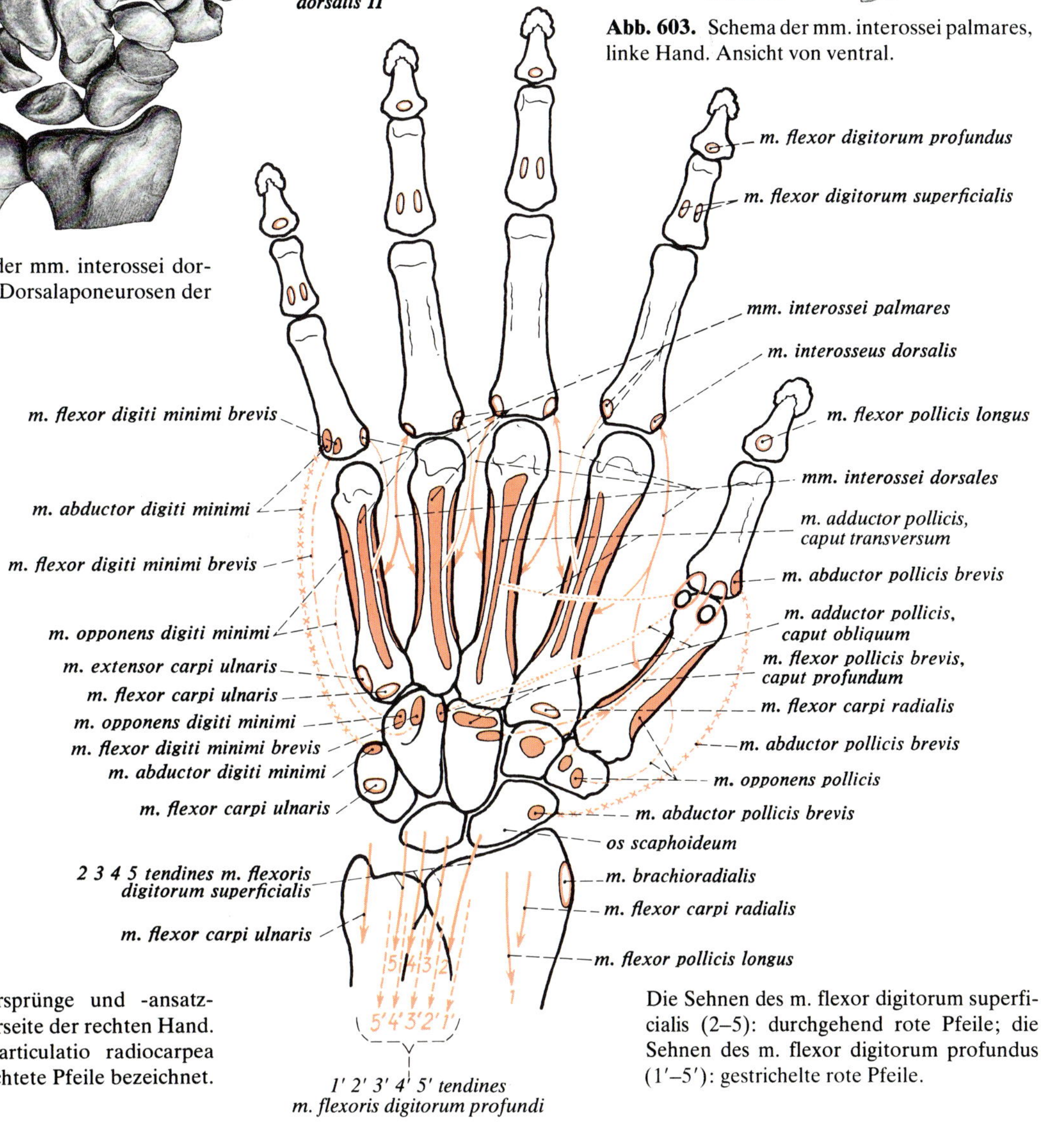

Abb. 604. Muskelursprünge und -ansatzstellen an der Palmarseite der rechten Hand. Sehnenfächer der articulatio radiocarpea durch proximal gerichtete Pfeile bezeichnet.

Die Sehnen des m. flexor digitorum superficialis (2–5): durchgehend rote Pfeile; die Sehnen des m. flexor digitorum profundus (1′–5′): gestrichelte rote Pfeile.

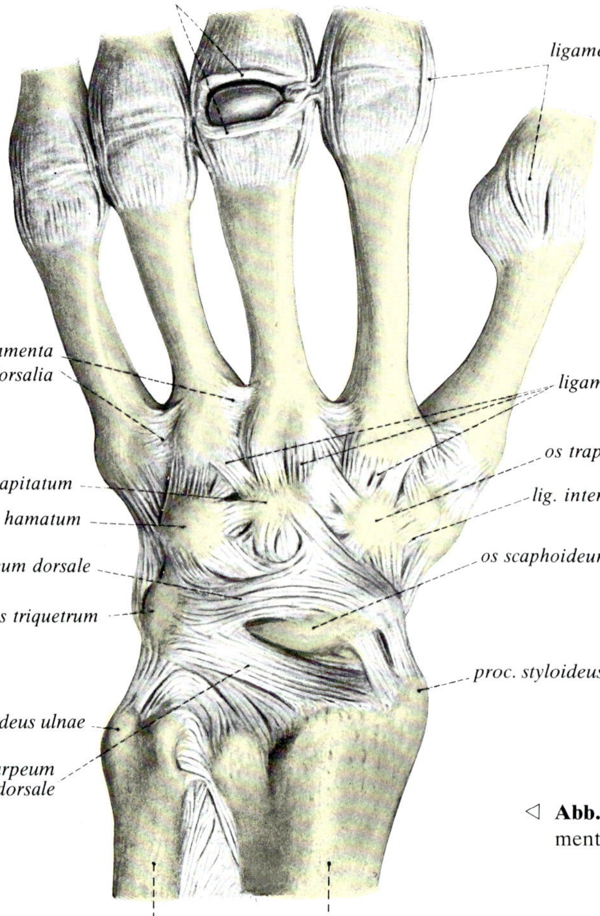

◁ **Abb. 605.** Gelenke und Bänder der Hand, articulationes et ligamenta manus, Dorsalansicht.

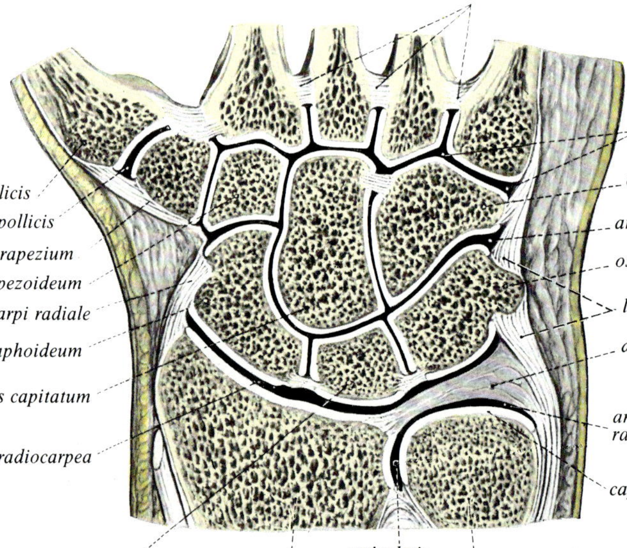

Abb. 606. Längsschnitt durch die Handwurzel parallel zur Fläche des dorsum manus.

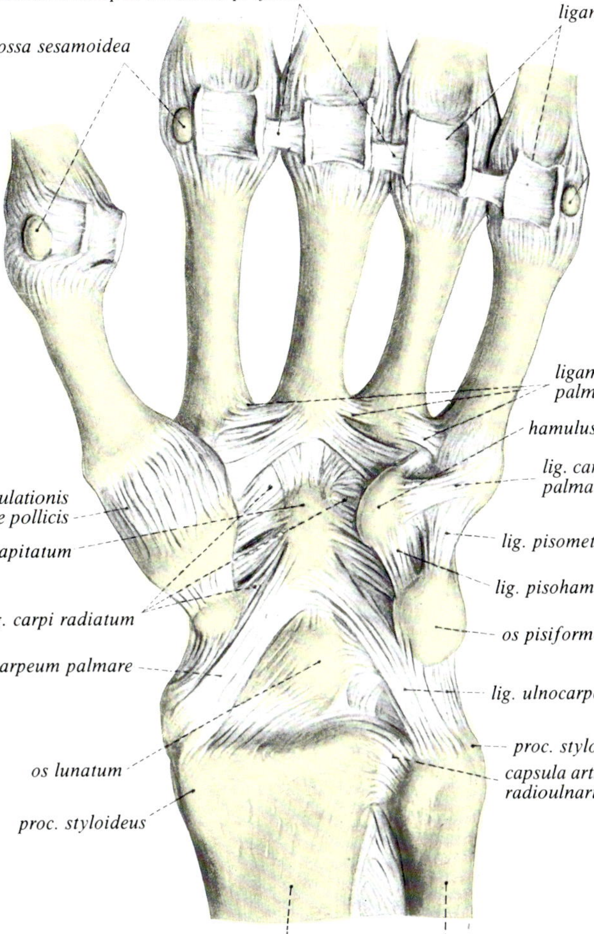

△
Abb. 607. Gelenke und Bänder der Hand, articulationes et ligamenta manus, Palmaransicht. Das retinaculum flexorum [ligamentum carpi transversum] ist abgetragen, das radiale Sesambein des Daumens und je eines am Zeigefinger und kleinen Finger sind freigelegt.

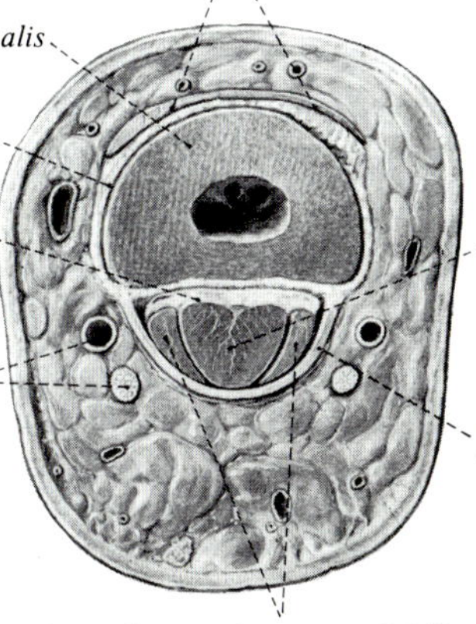

Abb. 608.

Abb. 608 u. 609. Querschnitte durch den Mittelfinger. Schnitt in Höhe der Grundphalanx und der Mittelphalanx. Beachte den Verlauf der den Finger versorgenden Arterien und Nerven lateral der Beugersehnen in Höhe der Grund- und Mittelphalangen (Bedeutung für Leitungsanästhesie und Blutstillung).

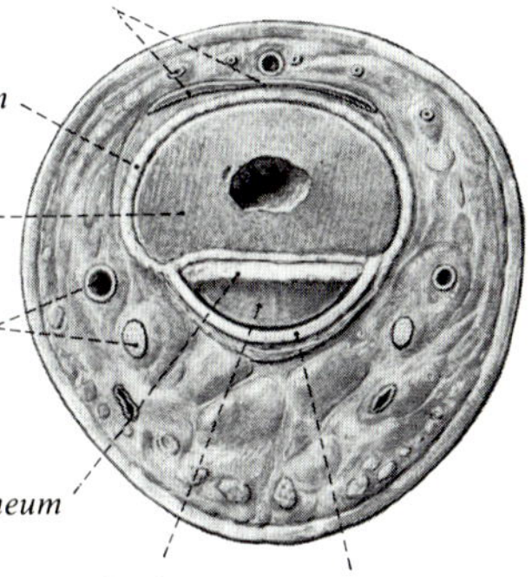

Abb. 609.

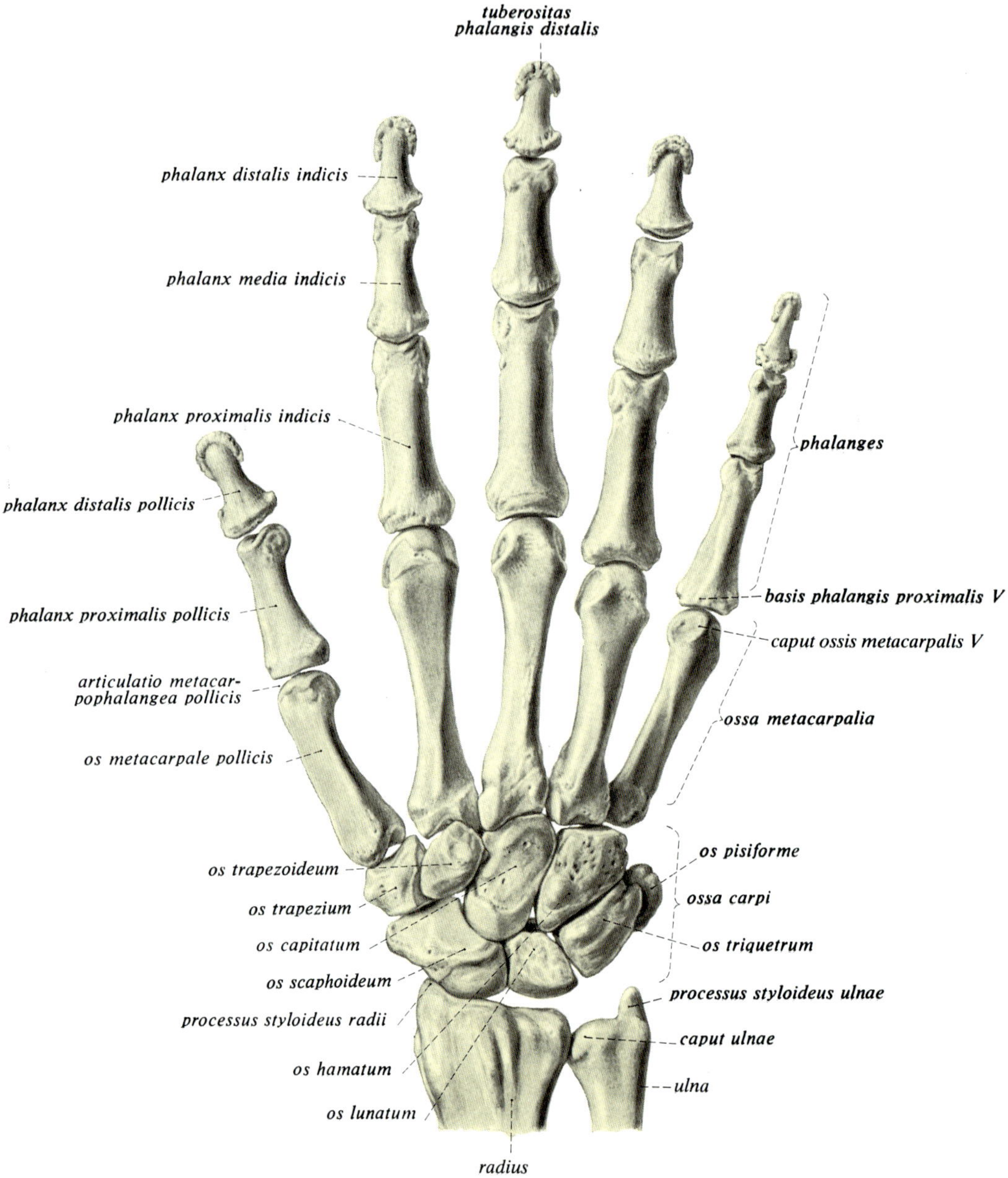

Abb. 610. Skelett der rechten Hand mit gestreckten, leicht gespreizten Fingern und den distalen Enden der Unterarmknochen. Dorsalansicht. Natürliche Lage der Knochen.

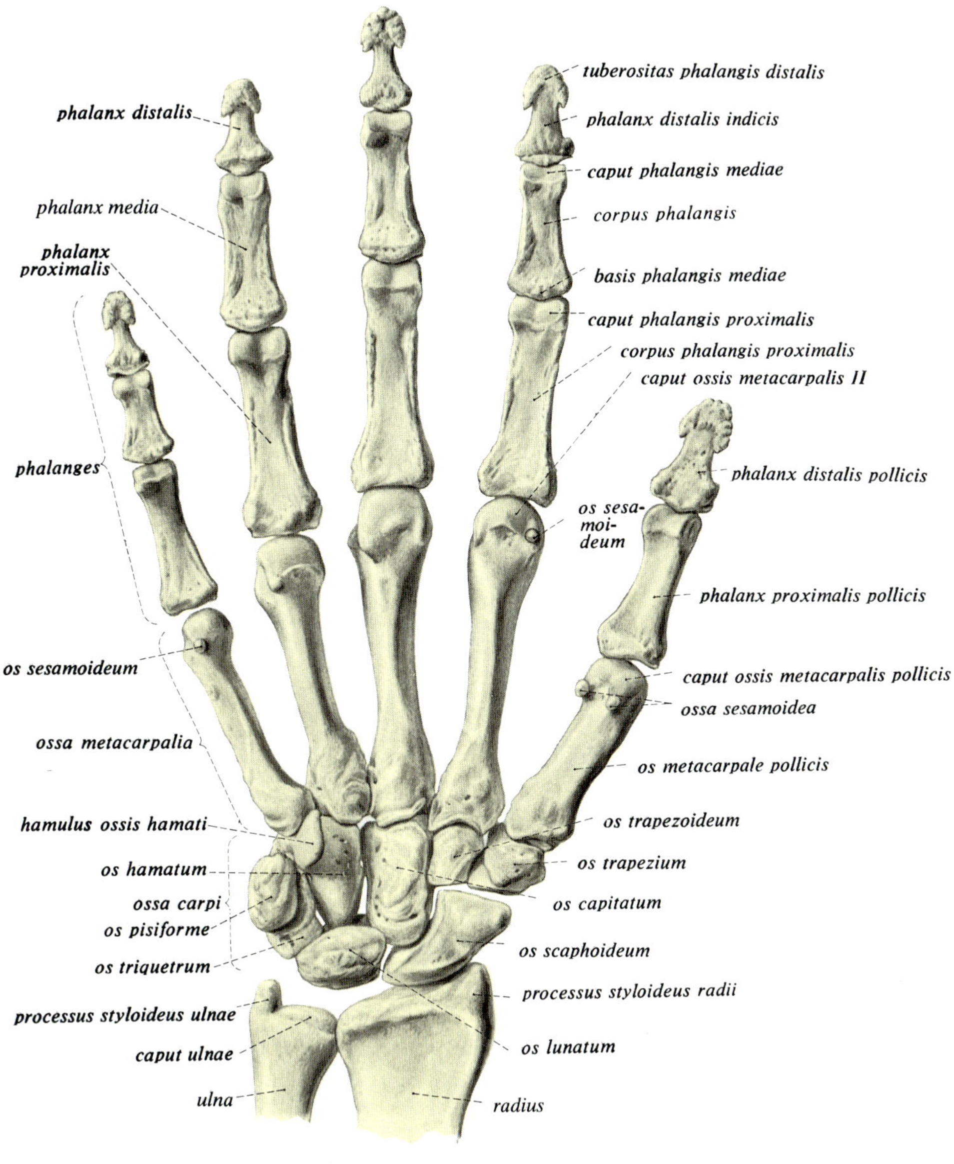

Abb. 611. Skelett der rechten Hand (dasselbe Präparat wie in Abb. 610). Palmaransicht.

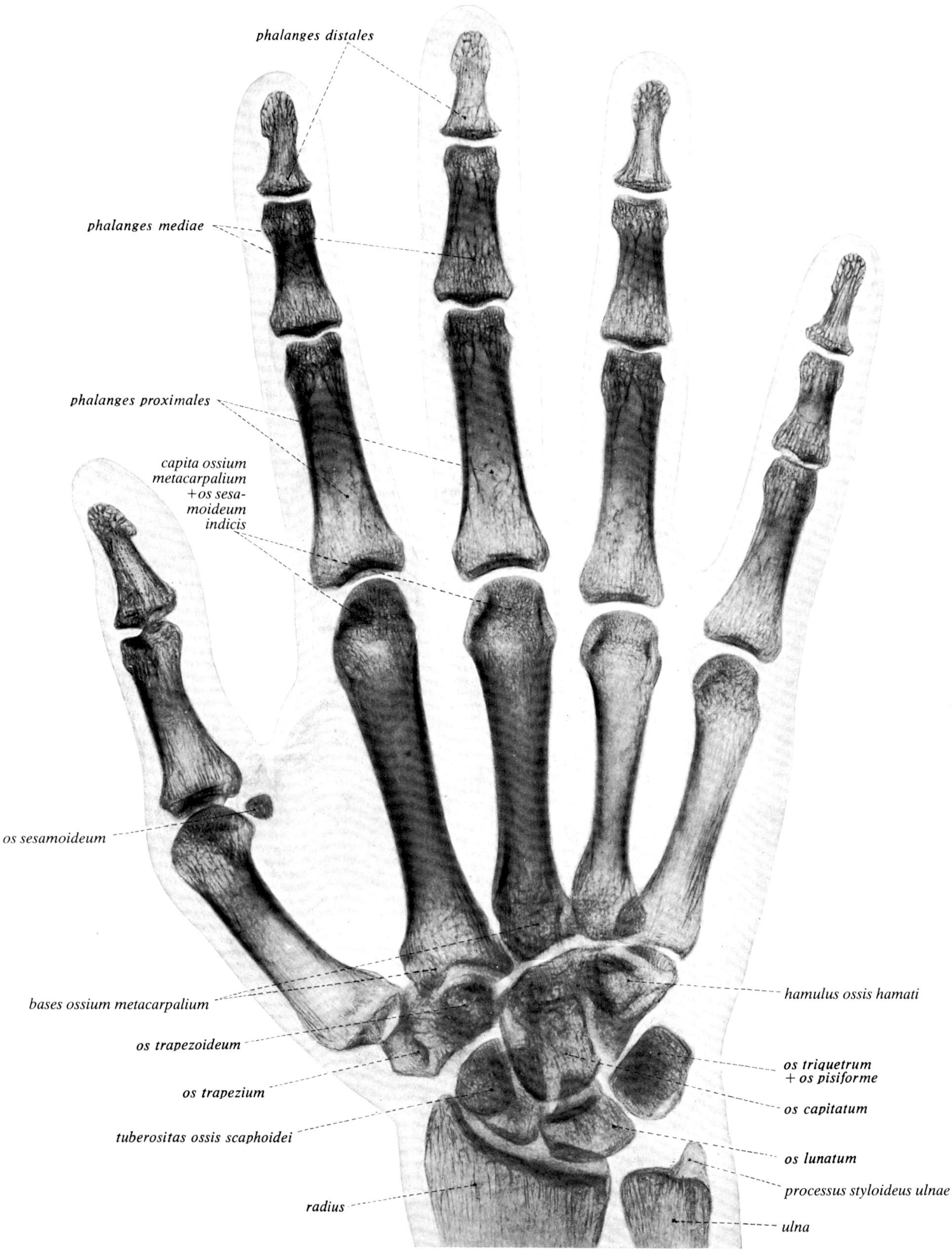

Abb. 612. Röntgenbild der linken Hand eines Erwachsenen. Der Schatten des os pisiforme projiziert sich in den des os triquetrum. Die Weichteile sind nur als helle Schatten erkennbar. Die dickeren und stärker kalkhaltigen Knochen erscheinen dunkler als dünne oder kalkärmere. Die Gelenkknorpel sind vollkommen aufgehellt.

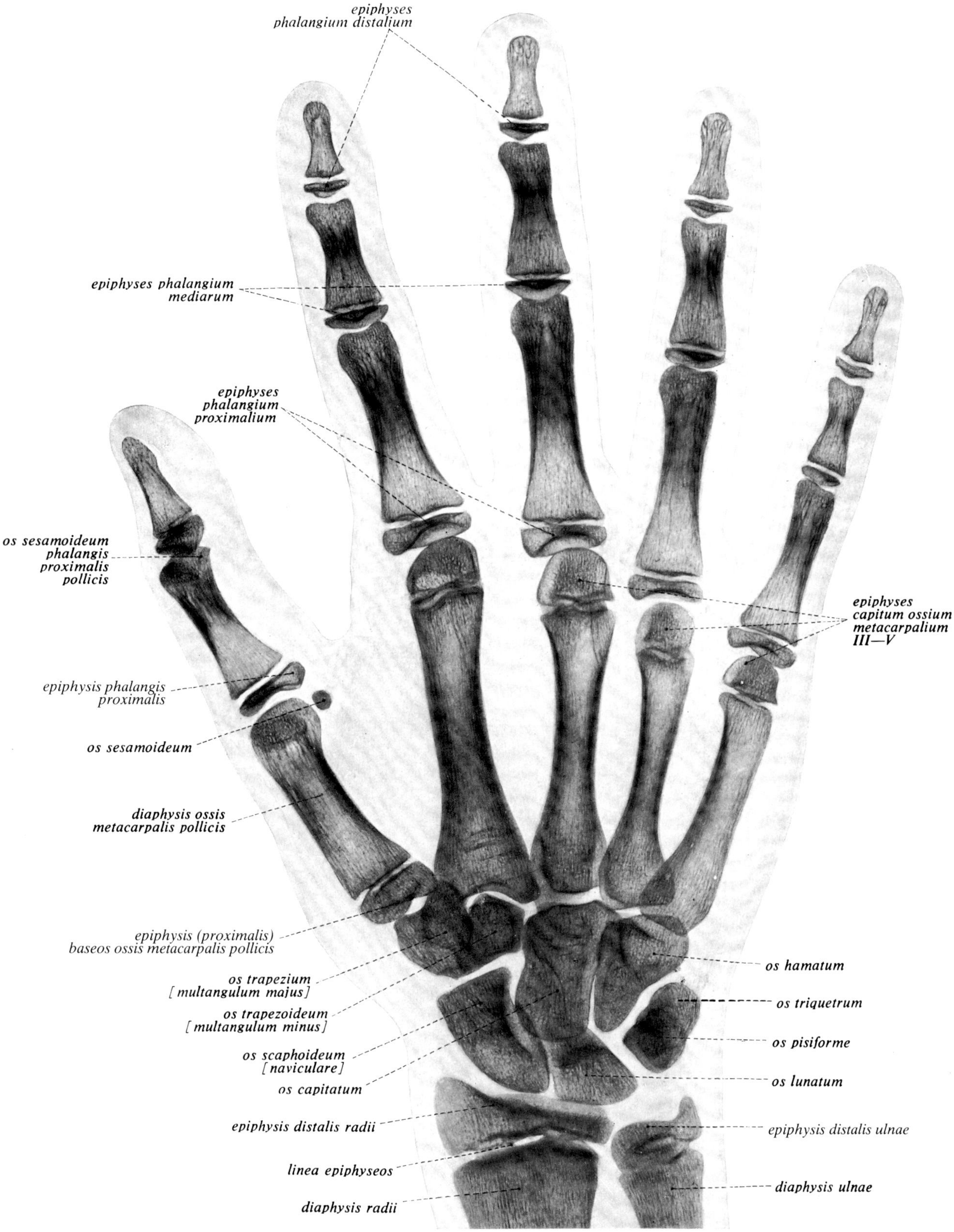

Abb. 613. Röntgenbild der linken Hand eines 15$^{1}/_{2}$jährigen. Die distalen Epiphysen von radius und ulna sowie die distalen bzw. proximalen Epiphysen der Mittelhandknochen und Phalangen sind noch nicht mit den Diaphysen verwachsen. Beachte die deutlichen Epiphysenlinien.

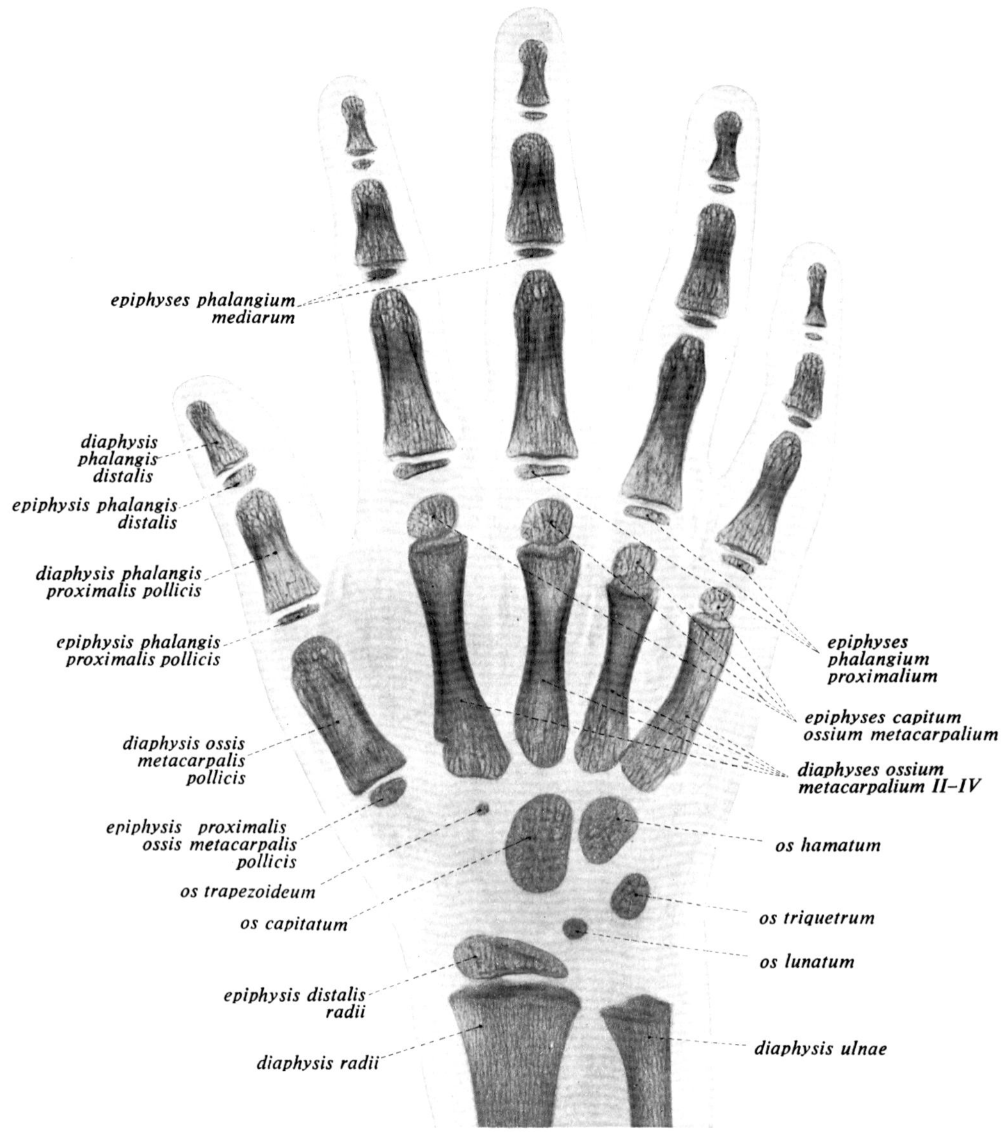

Abb. 614. Röntgenbild der Hand eines 5½jährigen Jungen. Die Phalangen der Finger haben nur eine proximale Epiphyse, die ossa metacarpalia II–V nur eine distale. Aus dieser Sicht erweist sich das os metacarpale pollicis als proximale Phalange des Daumens. Die Knochenkerne des os trapezoideum und os lunatum sind noch sehr klein, der Knochenkern des os scaphoideum fehlt. Es ist daher möglich, das Alter von Kindern durch Untersuchung der Knochenkerne zu bestimmen.

Glossar der wichtigen anatomischen Begriffe

(l) = aus dem Lateinischen, *(gr)* = aus dem Griechischen

abdomen, -inis n *(l)* = Bauch, Unterleib; urspr. auf den Unterleib trächtiger Schweine angewendet, übertragen auf den Menschen: Wanst eines Schlemmers. abdere *(l)*: wegtun, verbergen; a, ab, abs *(l)* = apo *(gr)*: Präp. von, von ... her; dare *(l)*: geben, tun.

abducens, -entis *(l)* = wegführend. – P. p. a. von abducere: wegführen, wegziehen.

abductor, -oris m *(l)* = der Abzieher, Wegführer. – ab: von, von ... ab, weg; ducere: führen, ziehen.
m. abductor: Muskel mit wegführender Wirkung.

aberrans *(l)* = abirrend. – P. p. a. von aberrare: abirren, sich irren, abkommen.

accessorius, -a, -um *(l)* = hinzukommend. – accedere: dazugeben, dazutreten; ac ad: Präp. zu, an, bei, heran; cedere: treten, gehen, zuteil werden.
n. accessorius: XI. Nerv; dieser kam 1664 zu den damals bekannten 10 Hirnnerven hinzu.

acetabulum, -i n *(l)* = Hüftgelenkspfanne; urspr. das Essigschälchen: ein Gefäß, in welchem aromatischer Essig auf die Tafel gestellt wurde, um Brot darin zu tränken. – acetum, -i n der Essig; -ulus: Diminutiv-, d. h. Verkleinerungsform.

Achilles, -is m *(l)* = Achilleus: griechischer Held vor Troja, Sohn des Peleus und der Thetis, Urenkel des Zeus; er wurde von Paris durch einen von Apoll gelenkten Pfeil getötet, und zwar an der Ferse, d. h. der Pfeil durchtrennte die Sehne des m. triceps surae; daher: Achillessehne.

acromion, -ii n *(l)* = akrómion *(gr)*: Schulterhöhe, Schulterspitze. – akros: das äußerste; ohmos: die Schulter, die höchstgelegene Stelle an der Schulter = das äußerste Ende der spina scapulae.

acusticus, -a, -um *(l)* = das Hören betreffend. – akoúein *(gr)*: hören.

adductor, -oris m *(l)* = Heranführer, Hinzuziehender. – adducere: heranführen, hinzuziehen; ad: heran, an; ducere: führen, ziehen.
m. adductor: Muskel mit heranziehender Wirkung.

adhaesio, -onis f *(l)* = Anhaften. – adhaerere: an etwas hangen, festhangen, angrenzen, anhaften

adiposus, -a, -um *(l)* = fettreich, fetthaltig. – adeps, -ipis m und f: weiches Fett wohlgenährter Tiere und Menschen im Gegensatz zu sebum, -i n: der Talg, z. B. glandulae sebaceae: die Talgdrüsen; -osus: Suffix mit der Bedeutung: reich an etwas.

aditus, -us m *(l)* = Zugang, Eingang. – adire: hinzugehen, herangehen.

adminiculum, -i n *(l)* = Stütze, Beihilfe. – ad: an, heran; minae, -arum f: die Zinnen, die Mauern; -ulus: Dim. – urspr.: Anpfählung, Anstützung, an die Mauer gestützt bzw. befestigt; anat.: Sehnenverstärkung.
adminiculum lineae albae: Verstärkungszug der linea alba der Symphyse.

aequator, -oris m *(l)* = größter Breitenkreis, Äquator.
aequator bulbi: der in der Mitte zwischen vorderem und hinterem Augenpol gelegene größte Umfang des Augapfels.

afferens, -entis *(l)* = herbeitragend. – P. p. a. von afferre: herbeitragen, herbeibringen, herantragen, z. B. vas afferens: zum Organ hinführendes Gefäß; Gegensatz: vas efferens: vom Organ wegführendes Gefäß.

affixus, -a, -um *(l)* = angeheftet, befestigt. – P.p.p. von affigere: anheften; ad, ac, af-: an... heran, zu; figere: heften, befestigen, »fixieren«.

agger, -eris m *(l)* = Wall, Damm. – aggerere: aufdämmen, vermehren.
agger nasi: Schleimhautwulst vor der concha nasalis media.

aggregatus, -a, -um *(l)* = zusammengeschart, nahe beieinanderliegend. – P.p.p. von aggregare: zusammenscharen, beigesellen; vgl. Aggregat.

ala, -ae f *(l)* = 1. der Flügel a) als Bewegungsorgan, b) als Ruder der Segelschiffe, c) Flanken der Legionen; 2. die Achsel: als Reproduktion der ala (Flügel) des Vogels; daher auch für die Schulter und den Oberarm verwendet.

albicans: P.p.a. von albicare: weiß sein, schimmern.

albugineus: Adj. zu albugo. tunica albuginea: derbe weiße Bindegewebshülle.

albugo, -inis f *(l)* = weißer Fleck (Auge). – albus *(l)*: weiß.

albus, -a, -um *(l)* = weiß, weißglänzend. – alphós *(gr)*: weißer Ausschlag (Hautausschlag).

allantois f *(gr)* = wurstähnliche Haut, Harnsack. – allas *(gr)*: Wurst. Die Allantois steht mit der Harnblase in Verbindung. Nach Rückbildung der Allantois und der Obliteration ihres Lumens bleibt der Urachus = Harnblasen-Allantois-Gang als dicker fibröser Strang zurück und wird später zum lig. umbilicale medianum.

alveolus, -i m *(l)* = kleine Mulde, Bienenzelle, die mit einem feinfaserigen Fachwerk durchzogenen Raumabteilungen. – Dim. zu alveus, -i m: Höhlung, Bauch, Flußbett; urspr.: bauchige Vertiefung; ant.: Lungenbläschen, Zahnfach.

ambiguus, -a, -um *(l)* = sich nach zwei Seiten neigend. – ambigere: nach zwei Seiten treiben, schwanken.

amnion, -ii n *(l)* oder **amnios, -ii** m = Schafhaut. – ámnos *(gr)*: Schaf. Beim Opfer trächtiger Schafe hat man diese Haut wegen der Zartheit und Durchsichtigkeit zuerst beobachtet. – Amnion ist die das Fruchtwasser umgebende Eihaut; sie ist eine weißlich-gelbliche, gefäßlose, durchschimmernde Membran.

amphiarthrosis, -is f *(l)* = bänderstraffes Gelenk mit nur geringer Beweglichkeit. – amphi *(gr)*: ringsum, herum, zu beiden Seiten; arthron *(gr)*: Glied, Gelenk.

ampulla, -ae f *(l)* = Gefäß aus Ton / Glas mit engem Hals und blasig aufgetriebenem Bauch; urspr.: Fläschchen für Salbe und Schminke; anat.: kolbenförmige Verdickung. – Dim. zu amphora: zweihenkeliger Krug mit engem Hals; amphoreus *(gr)*: zweihenkeliges Gefäß; nach Hyrtl von ampha (Griff) und bulla, -ae f (Blase).

amygdaloideus, -a, -um *(l)* = mandelähnlich, zu etwas Mandelähnlichem gehörend. – amygdale *(gr)*: Mandel; -eides *(gr)*: ähnlich.

anastomosis, -is f *(l)* = Vereinigung oder Verbindung zweier Kanäle; anat.: Querverbindung. – anastomóein *(gr)*: eine Mündung herstellen, öffnen, eröffnen.

anatomia, -ae f *(l)* = die Kunst des Zergliederns. – ana *(gr)*: auf, an, daran; temnein *(gr)*: schneiden, gliedern; anatemnein: zerschneiden, zergliedern.

anconeus, -a, -um *(l)* = zum Ellenbogen gehörig. – ankohn *(gr)*: der gebogene Arm, der Ellenbogen; urspr.: Armbug, Eingebogenes; Etym. unsicher.

ansa, -ae f *(l)* = Öse, Schlinge, Henkel. – hänia oder ansia *(gr)*: der Zügel, der dem Zugvieh durch die Nase gezogene Zügel.

ante *(l)* = 1. Präp.: vor, voran, voraus; 2. Adv.: vorn, vorwärts, vorher; 3. anat.: Vorsilbe mit der Grundbedeutung: vor, vorher.

angulus, -i m *(l)* = Winkel, Ecke. – Etym. unsicher; ankylos *(gr)*: krumm.

antebrachium, -ii n *(l)* = Unterarm, Vorderarm. – ante: vor, vorher; brachium, -ii n: der Arm.

anterior, -ius *(l)* = vorderer. – Komparativ zu ante: vor, vorn gelegen.

anthelix, -icis s *(l)* = Gegenwindung: die der Ohrmuschel gegenüberliegende Windung; vor dem hinteren Teil der Helix gelegener Bogenwulst. – anti *(gr)*: gegen; hélix *(gr)*: Windung.

antitragus, -i m *(l)* = kleiner Höcker gegenüber dem tragus: anat.: Forts. der Anthelix (siehe dort). – anti *(gr)* = gegen; trágos *(gr)* = Bock.

antrum, -i n *(l)* = Grotte, Höhlung, Höhle. – ántron *(gr)*: die Höhle.

anulus, -i m *(l)* = kleiner Ring. – Dim. zu anus.

anus, -i m *(l)* = Kreis, Ring, After (ring). – Etym. unsicher. Adj.: analis, -e.

aorta, -ae f *(l)* = Hauptschlagader. – aéirein *(gr)*: etwas in die Höhe heben, um es zu tragen. – 1. Hippokrates: Luftröhrenast = Bronchien; nach seiner Vorstellung hingen die Lungen an den Ästen der Luftröhren (Bronchien). – 2. Aristoteles transferierte das Wort auf die große Schlagader, an welcher das Herz hängt.

apertura, -ae f *(l)* = Öffnung, Loch. – aperire: öffnen, erschließen, aufdecken.

apex, -icis m *(l)* = äußerste Spitze; urspr.: Befestigung, Anfügung.

aponeurosis, -is f *(l)* = flächenhafte platte Sehne. – apo *(gr)*: von ... weg; von ... her, voran, gleich nach; neuróein *(gr)*: die Sehne anspannen; die Stelle, von der der Muskel (die Sehne) angespannt wird. – Aponeurose der breiten Bauchmuskeln, des Zwerchfells, der Handfläche.

appendix, -icis f *(l)* = Anhang, Anhängsel, Zugabe. – ad: hinzu, an... heran; pendere: hängen, schweben.

aquaeductus, -us m *(l)* = Wasserleitung; anat.: mit Flüssigkeit gefüllter Kanal. – aqua, -ae f: Wasser; ductus, -us m: Zug, Leitung.
aquaeductus cerebri: Liquor leitende enge Verbindung zwischen 3. und 4. Ventrikel.

arachnoidea, -ae f *(l)* = Spinnwebenhaut. – aráchne *(gr)*: Spinne; -eides *(gr)*: ähnlich.
arachnoidea encephali: die der Schädeldura anliegende dünne, gefäßlose Haut mit zur pia mater ziehenden Bindegewebefasern.

arbor, -oris f *(l)* = Baum. – Etym. unsicher.

arcuatus, -a, -um u. **arcualis, -e** *(l)* = bogenförmig gekrümmt. – Adj. zu arcus.
linea arcuata: kaudales bogenförmiges Ende des hinteren Blattes der Rektusscheide.

arcus, -us m *(l)* = Bogen, Kreisbogen. – Etym. unsicher.

area, -ae f *(l)* = Bezirk, freie Fläche, Stelle.

areola, -ae f: Dim. zu area.
areola mammae: Warzenhof.

arteria, -ae f *(l)* = Schlagader, Arterie. – von áer *(gr)*: Luft u. täréein *(gr)*: enthalten, bewahren; früher glaubte man, in den Hohlräumen sei Luft enthalten und unterschied: 1. die tracheische Arterie = rauhe Luftröhre; 2. die leiische Arterie = glatte Luftröhre (arterielle Blutgefäße).

articulatio, -onis f *(l)* = Gelenk. – articulus, -i m: Fingerglied, Knoten; Dim. zu artus, -us m: Gelenk, Glied; artýein *(gr)*: zusammenfügen, gliedern; arthron *(gr)*: Glied, Verbindung.

arytenoideus, -a, -um *(l)* = dem Schnabel einer Gießkanne ähnlich. – arytaina *(gr)*: Gießbecken, Gießkanne; -eides *(gr)*: ähnlich.

ascendens *(l)* = aufsteigend. P.p.a. von ascendere: aufsteigen, sich erheben, emporsteigen.

asper, -era, -erum *(l)* = rauh, uneben.
linea aspera: rauhe Linie an der Femurrückseite zur Anheftung der Adduktorenmuskeln, des kurzen Bizepskopfes und zweier mm. vasti.

atlas, -antis m *(l)* = 1. Halswirbel. – Atlas: griechischer Heros, der die Säulen des Himmels trug. – a: Intensivum; tlas: P.p.a. von tlenai *(gr)*: tragen: der starke Träger.

atrioventricularis, -e *(l)* = zum Vorhof und zur Kammer gehörig. – atrium, -ii n Vorhof, Vorraum; ventriculus, -i m: Dim. zu venter: Hohlraum: 1. Magen, 2. Herzkammer, 3. Hirnkammer; ventricularis, -e: Adj. zu ventriculus.

atrium, -ii n *(l)* = Vorhof, Halle. – etrusk. Ursprungs; atarr *(etr)*: befestigtes Gebäude.

auditivus, -a, -um *(l)* = das Hören betreffend. – audire: hören.

auricula, -ae f *(l)* = das kleine Ohr, die Ohrmuschel, das Herzohr. – Dim. zu auris.

auris, -is f *(l)* = Ohr. – ous *(gr)*: Ohr.

autonomicus, -a, -um *(l)* = unabhängig. – autónomos *(gr)*: selbständig, autonom.

avis, -is f *(l)* = Vogel, Vorbedeutung.

axillaris, -e *(l)* = zur Achselhöhle gehörig. – Adj. zu axilla, -ae f: die Achselhöhle; Dim. zu ala: Flügel, Achsel.

axis, -is m *(l)* = 1. Achse, 2. zweiter Halswirbel; er gibt die ruhende Achse an, um welche sich der 1. Halswirbel dreht. – axón *(gr)*: Wagenachse, Himmelsachse.

azygos, -on *(gr)* = unpaar, nicht gepaart, nicht verbunden. – a: verneinendes Präfix; zygon *(gr)*: Joch; die v. azygos ist nicht mit einer Arterie »gepaart«.

basalis, -e u. **basilaris, -e** *(l)* = zur Basis gehörend, an der Basis liegend. – Adj. zu basis.

basilicus, -a, -um *(l)* = königlich. – basilikos *(gr)*: königlich; basileus *(gr)*: der König. – Herleitung umstritten; nach Hyrtl aus dem Arabischen »al-basilik«.

basis, -eos f *(l)* = Grundfläche, eigentl. der Untergrund, die »Basis«. – basis *(gr)*: Grundlage.

biceps, -itis m *(l)* = zweiköpfig. – bi-: zweifach, zwie; caput, -itis n: der Kopf.

bicuspidalis, -e *(l)* = zweizipfelig, zweispitzig. – bi-: zwei, zwie; cuspis, -idis f *(l)*: die Spitze, die Lanzenspitze.
valvula bicuspidalis: Klappenapparat zwischen linken Vorhof und linker Kammer.

bifurcatio, -onis f *(l)* = Gabelung. – bi-: zwei, zwie, zweimal; furca, -ae f *(l)*: die Gabel, die »Furke«.
bifurcatio tracheae: Luftröhrengabelung in Höhe des IV. Brustwirbels.

bilifer, -fera, -ferum *(l)* = Galle leitend. – bilis, -is f: die Galle; ferre: tragen, führen.

biliosus, -a, -um *(l)* = reich an Galle.

bipartitus, -a, -um *(l)* = zweigeteilt. – bi: zwei; pars, -tis f: der Teil.

brachium, -ii n *(l)* = Arm, Zweig, Stiel. – brachion *(gr)*: Oberarm, Arm. – 1. bei den Römern: der gesamte Arm einschl. Unterarm und Hand; 2. bei den Griechen: Oberarm; 3. veraltet: brachium pontis: der Brückenarm; 4. brachium colliculi: von der Vierhügelplatte ausgehende armähnliche Stränge.

brevis, -e *(l)* = kurz, klein, schmal. – brachýs *(gr)*: kurz.

bronchus, -i m *(l)* = Hauptast der Luftröhre. – bronchós *(gr)*: Luftröhre, Kehle.

bucca, -ae f *(l)* = Wange, Backe, Mund. – býktäs *(gr)*: heulend (vom Wind); bu *(idg)*: aufblasen, schwellen.

buccinator, -oris m *(l)* = Hornbläser. – bucina, -ae f = Hirten- und Waldhorn; bykänä *(gr)*: Horn, Trompete; bos, bovis m: das Rind; canere: singen; d. h. das aus einem Rinderhorn angefertigte Blasinstrument. – Anat.: tiefer Wangenmuskel.

buccopharyngeus, -a, -um *(l)* = von der Wange zum Pharynx verlaufend: s. bucca u. pharyngeus.

bulbospongiosus, -a, -um *(l)* = zu dem (die Harnröhre umgebenden) schwammigen Schwellkörper gehörend; siehe bulbus u. spongiosus.

bulbourethralis, -e *(l)* = zum Schwellkörper und zur Harnröhre gehörig; siehe bulbus u. urethralis.

bulbus, -i m *(l)* = zwiebel- oder knollenförmige Anschwellung bzw. Verdickung. – bólbos *(gr)*: Zwiebel, »Bolle«.

bulla, -ae f *(l)* = Blase, Kapsel, Knospe. – von bucca entlehnt; siehe bucca.

bursa, -ae f *(l)* = Beutel, Tasche, die »Börse«. – býrsa *(gr)*: die abgezogene Haut, das Fell, der Schlauch.

caecum, -i n *(l)* = das Blinde. – caecus, -a, -um, Adj.: blind, dunkel; kaikias *(gr)*: Nordostwind als der dunkle; kaikos *(idg.)*: blind, einäugig.

caeruleus, -a, -um *(l)* = blau, bläulich. – caelum, -i n: der Himmel.

calamus, -i m *(l)* = Rohr, Schreibfeder, Halm, Stempel. – kálamos *(gr)*: Rohr, Halm.

calcaneus, -i m *(l)*, auch calcaneum, -i n = Fersenbein. – calx, -cis f *(l)*: Ferse, Fuß; calcare: mit Füßen treten, stoßen.

calcar, -aris n *(l)* = Sporn (z. B. des Hahns). – calcare: treten, betreten, mit Füßen treten.
calcar avis: Vorwölbung im Hinterhorn des Seitenventrikels.

calix, -icis f *(l)* = Kelch, Blumenkelch, Knospe. – kálix *(gr)*: Becher, Trinkbecher.

callosus, -a, -um *(l)* = schwielig, dickkantig. – callum, -i n: Schwiele, Schwarte.

calvaria, -ae f *(l)* = Hirnschale, Schädel, Schädeldach. – calva, -ae f: Hirnschale; urspr.: haarlose Haut des Kopfes; calvus, -a, -um: kahl, haarlos; erst später knöchernes Schädeldach.

camera, -ae f u. **camera, -ae** f *(l)* = Kammer, Gewölbe. – kamara *(gr)*: Gewölbe.

canaliculus, -i m oder **canalicula, -ae** f: Dim. zu canalis; urspr.: kánna *(gr)*: das Rohr; vgl. »die Kanne«.

canalis, -e *(l)* = röhrenförmig. – Adj. zu canna, -ae f: die Röhre, der Kanal; ebenso **canalis, -is** m und f: die Röhre, der Kanal, die Rinne

caninus, -a, -um *(l)* = zum Hunde gehörig. – kýon *(gr)*: der Hund.
dens caninus: dens = der Zahn u. canis, -is m = der Hund; der menschliche Eckzahn wird wegen seiner Ähnlichkeit mit dem des Hundes als dens caninus bezeichnet.

capitalis, -e u. **capitatus, -a, -um:** Adj. zu caput.

capitulum, -i n *(l)* = Köpfchen. – Dim. zu caput.

capsula, -ae f *(l)* = kleine Kapsel. – Dim. zu capsa, -ae f: Kapsel (für die Bücherrollen); capere: fassen, packen; kápsa *(gr)*: die Kapsel; káptein *(gr)*: fassen, greifen.

caput, -itis n *(l)* = Kopf, Haupt, Hauptsache. – kephalé *(gr)*: der Kopf.

cardia, -ae f *(l)* = Magenmund, Öffnung. – kardia *(gr)*: 1. das Herz, 2. der Magenmund.

carina, -ae f *(l)* = Kiel; anat.: vorspringende Leiste. – káronon *(gr)*: Nuß, Nußbaum.

carotis, -idis f *(l)* = die Kopfschlagader. – kar(a) *(gr)*: der Kopf; karos *(gr)*: der Schwindel; karoein *(gr)*: betäuben; die Kompression und die Verstopfung der Carotiden verursacht eine Benommenheit des Kopfes oder Schwindel.

carpus, -i m *(l)* = Handgelenk, Handwurzel, urspr.: Abgepflücktes, Frucht. – carpere *(l)*: pflücken, ernten; karpizomai *(gr)*: ernten; kárpos *(gr)*: Stelle, durch welche die Hand mit dem Vorderarm beweglich zusammenhängt, später Inbegriff der acht Handwurzelknochen.

cartilago, -inis f *(l)* = Knorpel am menschlichen und tierischen Körper sowie an Pflanzen. – Etym. unsicher.

caruncula, -ae f *(l)* = Fleischwärzchen, warzenförmige Erhebung. – Dim. zu caro, -ris *(l)*: das Fleisch; kréas *(gr)*: Fleisch.

cauda, -ae f *(l)* = Schwanz, Schweif; anat.: allgemein Endabschnitt (von allen Organen).
cauda equina: Gesamtheit der über das kaudale Rückenmarksende hinausgehenden Wurzeln der Rückenmarksnerven.

caudalis, -e u. **caudatus, -a, -um:** Adj. zu cauda.

caverna, -ae f *(l)* = Höhle, Kaverne. – caverna *(l)*: Höhle; vgl. cavum.

cavitas, -atis f: Höhlung.

cavum, -i n *(l)* auch cavus, -i m = Hohlraum, Höhlung, Loch. – kóilos *(gr)*: hohl.

cavus, -a, -um: Adj. zu cavum.

cephalicus, -a, -um *(l)* = den Kopf betreffend.
vena cephalica: Hautvene auf der Radialseite (= »Kopfseite«) des Armes.

cerato- *(l)* = anat. in Zusammensetzungen für das große Zungenbeinhorn und für das untere Horn des Schildknorpels gebrauchte Bezeichnung. – kéras *(gr)* = Horn, Bogen, Geweih.

ceratopharyngeus, -a, -um *(l)* = vom Zungenbein zum Pharynx ziehend; siehe: cerato- u. pharyngeus.

cerebellum, -i n *(l)* = kleines Gehirn, Kleinhirn. – Dim. zu cerebrum.

cerebrum, -i n *(l)* = Gehirn, Großhirn. – von karára und kára *(gr)*: Kopf.

cervix, -icis f *(l)* = Hals, Nacken. – kerbikárion *(gr)*: Kopfbänder, Kopfhalter.

chiasma, -atis n *(l)* = Zeichen eines schiefen Kreuzes ähnlich dem des griechischen Buchstaben Chi: X; auffallende Stellen in einem Buch wurden mit dem Handzeichen X markiert; chiazein *(gr)*: spalten, ritzen.

choana, -ae f *(l)* = hint. Nasenöffn. – choáne *(gr)*: Trichter, Schmelzgrube, Schmelztiegel.

choledochus, -a, -um *(l)* = galleführend. – chole *(gr)*: Galle; déchestai *(gr)*: aufnehmen, enthalten.
ductus choledochus: gallenführender Gang.

chondro- *(gr)*: Vorsilbe, von chondros *(gr)*: Knorpel, Korn, Graupe.

chondropharyngeus, -a, -um *(l)* = vom Zungenbein zum Pharynx ziehend; siehe chondro- u. pharyngeus.

chorda, -ae f *(l)* = Darmsaite; anat.: Strang, Saite. – chórde *(gr)*:Darm; später die aus dem Darm bereitete Wurst, dann die aus dem Darm bereiteten Saiten, Bogensehnen oder Schnüre.

choroidea, -ae f *(l)* = Aderhaut des Auges. – chórion *(gr)*: Haut; -eidés *(gr)*: ähnlich; corium *(l)*: Haut.

chylus, -i m *(l)* = Darmlymphe. – chylos *(gr)*: Saft, Brühe, Feuchtigkeit.

ciliaris, -e *(l)* = zum Augenlid, zu den Wimpern gehörend, wimpernähnlich; zum corpus ciliare, zum m. ciliaris gehörend. – Adj. zu cilium.

cilium, -ii n *(l)* = Wimper; urspr. Augenlid; erst später auf die Wimpern übertragen

cinereus, -a, -um *(l)* = aschgrau. – Adj. zu cinis, -eris m: Asche, Totenasche; Konis *(gr)*: Staub.

cingulum, -i n *(l)* = Gürtel. – kinglis *(gr)*: Gitter, Umfriedung; cingere *(l)*: gürten.

circulus, -i m *(l)* = Kreis. – Dim. zu circus m: Kreis, Ring; kirkos, krikos: *(gr)*: Ring, Kreis.

circum- *(l)* = peri- *(gr)*: im Kreise, rings, ringsumher, um, in der Nähe, um … herum; vereinfacht aus: in circum: im Kreise; kirkos, krikos *(gr)*: Ring, Kreis.

circumferentia, -ae f *(l)* = Umkreis, Umfang. – circum: Adv. von circus: im Kreis; Vorsilbe für: ringsumher, ringsum; ferentia von ferre *(l)* u. pherein *(gr)*: tragen, bringen.

circumflexus, -a, -um *(l)* = umgebogen. – als Subst. (Wölbung) oder als P.p.p. von circumflectere: umbiegen, umfahren.

cisterna, -ae f *(l)* = Zisterne, unterirdischer Behälter für Ansammlung des Regenwassers; anat.: von Flüssigkeit erfüllter Hohlraum. – cista, -ae f *(l)*: die Kiste; kistä *(gr)*: Korb, Kiste.

claustrum, -i n *(l)* = Schloß, Riegel, Schranke. – claúdere *(l)*: schließen, zumachen; kleío *(gr)*: absperren.

clavicula, -ae f *(l)* = Schlüsselchen; anat.: Schlüsselbein. – Dim. von clavis, -is f: der Schlüssel, aber auch ein schwach S-förmig gekrümmter Stab, mit welchem ein Reif in Lauf gesetzt wurde: dieser gleicht genau dem Schlüsselbein; S-förmiger Schlüssel, S-förmig gebogene Türklinke, später Klinke und Schlüssel synonym gebraucht; kleis *(gr)*: Riegel, hakenförmige Öse, Ruderrolle, Schlüsselbein; kleiein *(gr)*: verschließen mit einem Riegel, Balken.

clinoideus, -a, -um *(l)* = lagerähnlich, bettlägerig. – klinoeides *(gr)*: lagerähnlich; klinae: Lager, Bett, Sofa; -eides: ähnlich, förmig.

clitoris, -idis f *(l)* = Kitzler. – kleitoris *(gr)*: Kitzler.

clivus, -i m *(l)* = Hügel, Abhang. – clivis: ansteigend, abschüssig, geneigt; klinein *(gr)*: neigen, beugen.

clunis, -is m *(l)* = Hinterbacke. – clunes (Plural): Gesäß; klonis *(gr)*: Steißbein.

coccygeus, -a, -um *(l)* = zum Steißbein gehörend. – Adj. zu coccyx, -igis m: der Kuckuck; das Ende der Wirbelsäule (3–4 Knochenstücke) sieht einem Kuckucksschnabel ähnlich.

cochlea, -ae f *(l)* = Schnecke mit gewundener Schale, Wendeltreppe. – kochlias *(gr)*: Behältnis für Schnecken; cochlear, -aris m: Löffel, dessen spitzes Ende zum Ausziehen der Schnecken aus ihrer Schale diente.

coeliacus, -a, -um *(l)* = zur Bauchhöhle gehörend. – koilia *(gr)*: Höhle, jede Höhle im menschlichen Leibe, Bauchhöhle, Unterleib; koilíakos *(gr)*: Adj. zu koilia.

colicus, -a, um *(l)*: Adj. zu colon.

collateralis, -e *(l)* = seitlich, zusammen auf einer Seite. – co-, con-, cum-: zusammen, mit; lateralis, -e: Adj. zu latus, -eris n: Seite, Flanke.

colliculus, -i m *(l)* = kleiner Hügel. – Dim. zu collis.

collis, -is m *(l)* = Anhöhe , Hügel. – kolonós *(gr)*: Hügel, Gipfel, Spitze.

collum, -i n oder collus, -i m *(l)* = Hals von Menschen und Tieren. – kýklos *(gr)* u. colxs *(got)*: der Kreis, der Hals.

colon, -i n *(l)* = Hauptteil des Dickdarms: der Grimmdarm. – Etym.: unsicher ob kolon *(gr)*: nach Aristoteles Darm, Wurst, Grimmdarm od. kohlon *(gr)*: nach Hippokrates Glied am menschl. u. tier. Körper, besonders: Bein; vielleicht von cholázestai *(gr)*: winden, krümmen (Kolikschmerz) oder von kohlýein *(gr)*: zurückhalten, wehren.
colicus, -a, -um: Adj. zu colon.

columna, -ae f *(l)* = kleine Säule, Fuß, Zäpfchen. – kylindros *(gr)*: Rundholz, Walze.

comitans, -antis *(l)* = begleitend. – P.p.a. von comitari: = begleiten; comes, -itis, m u. f *(l)*: Begleiter; ire *(l)*: gehen.

commissura, -ae f *(l)* = Verbindung. – committere: zusammenfügen, vereinigen, verbinden.

communis, -e *(l)* = gemeinsam, mitleistend, mitpflichtend. – Adj. zu commune, -is n: gemeinsames Gut, Gemeingut; co-, cum-: mit, zusammen u. moenia, -ium n: Leistungen, Pflichten.

concha, -ae f *(l)* = Muschel, Höhle. – kónche *(gr)*: Muschel, Schnecke.

condylus, -i m *(l)* = Gelenkhöcker, Gelenkkopf. – kondylos *(gr)*: Fingerknöchel, Gelenkkopf; kondos *(gr)*: rundlich; 1. Gelenke zwischen den Fingerphalangen im gebogenen Zustand an ihrer Streckseite; harte, rundliche Hügel; 2. Gelenkköpfe und Gelenkfortsätze.
condyloideus: einem Höcker ähnlich.
condylaris, -e: höckerig.

confluens, -entis m *(l)* = Zusammenfluß. – confluere: zusammenfließen, zusammenkommen.

conicus, -a, -um *(l)* = kegelförmig, konisch. – Adj. zu conus, -i m: der Kegel; kohnos *(gr)*: der Kegel.

coniotomia, -ae f *(l)* = Querschnitt durch das lig. cricothyreoideum zwischen Schild- u. Ringknorpel in den conus laryngis hinein (bei Erstikkungsgefahr); vgl.: Konisation: Entnahme eines konusförmigen Gewebestückes aus der portio uteri.

conjugatio, -onis m und **conjugata, -ae** f *(l)* = Verbindung; für alles paarige verwendet; später der sagittale Durchmesser des Beckens. – conjugare = conjungere: verbinden, zusammenhängen; con-: zusammen, mit; jugare: jochen, paaren.
conjugata vera: der sog. gerade Durchmesser, geringste und damit geburtsmechanisch wirksame Distanz vom Promontorium und der am stärksten in das Beckenlumen vorspringenden Stelle der Symphysenhinterwand.

conjunctivus, -a, -um *(l)* = der Verbindung dienend. – conjungere: verbinden, vereinigen.
tunica conjunctiva: die Bindehaut des Auges; siehe tunica.

connexus, -a, -um *(l)* = verbunden, verknüpft. – P.p.p. von connectere: verbinden; con-: zusammen, mit; nectere: knüpfen, binden, fassen.

conoideus, -a, -um *(l)* = kegelförmig. – konoides *(gr)*: kegel-ähnlich; kónos: Keil; -eides: ähnlich.

constrictor, -oris m *(l)* = Zusammenzieher. – constringere: zusammenziehen, zusammenschnüren.

contortus, -a, -um *(l)* = gewunden, schwungvoll, kräftig. – P.p.p. von contorquere: winden, herumdrehen, schwingen, herumwenden.

conus, -i m *(l)* = Kegel, Konus. – kónos *(gr)*: Kegel.

cor, cordis n *(l)* = Herz als Organ und als Gemüt; anat.: Herz. – kár *(gr)*: Herz, Gemüt.

coracobrachialis, -e *(l)* = zum Rabenschnabelfortsatz und zum Arm gehörend; coraco-: anat. für processus coracoideus = Rabenschnabelfortsatz; siehe coracoideus u. brachium.

coracoideus, -a, -um *(l)* = rabenschnabelähnlich. – korax *(gr)*: der Schnabel; -eides: ähnlich.

corium, -i n *(l)* = Haut, Lederhaut, dicke Haut. – chórion *(gr)*: Haut, Leder u. bsd. die Haut der Eingeweide; dermis = corium, bestehend aus: stratum papillare und stratum reticulare.

cornea (ergänze membrana...) = Hornhaut des Auges (mit durchsichtiger Hornsubstanz verglichen); nach dem Tode gleicht die Hornhaut einem dünnen Hornplättchen. – cornu, -us n *(l)*: das Horn.

corniculatis, -a, -um *(l)* = mit einem Hörnchen versehen. – corniculus, -i m: das Hörnchen, Dim. zu cornu.

corona, -ae f *(l)* = Kranz, Krone, auch Iris und Regenbogenhaut. – koróne *(gr)*: 1. Krähe; 2. Bezeichnung für verschiedene, gekrümmte und gerundete Gegenstände; 3. Haken am Ende des Bogens, an welchem die Bogensehne mittels eines Ringes eingehängt wird.

corpus, -oris n *(l)* = Körper, Leib, Rumpf. – Etym. unsicher.

corrugator, -oris m *(l)* = Runzeler. - corrugare: runzelig machen, zusammenrümpfen; cor-, con-: zusammen, mit; ruga, -ae f: Hautfalte, (Runzel).

cortex, -icis m *(l)* = Rinde, Baumrinde, Schale, Kork; anat.: bei Organen, die eine Gliederung in Mark u. Rinde erkennen lassen. – Etym. unsicher.

costa, -ae f *(l)* = Rippe. – Etym. unsicher; unter Annahme eines k-Präfixes von os, ossis n *(l)*: der Knochen.

costodiaphragmaticus, -a, -um *(l)* = von der Rippe zum Zwerchfell ziehend; siehe costa u. diaphragma.

costomediastinalis, -e *(l)* = von der Rippe zum Mittelfell ziehend; siehe costa u. mediastinalis.

coxa, -ae f *(l)* = Hüfte; eigentl. Schenkelbein. – Etym. unsicher. káksa *(altind)*: Achselgrube.

cranialis, -e *(l)* = kopfwärts, zum Schädel gehörend. – Adj. zu cranium.

cranium, -ii n *(l)* = Schädel, knöcherner Schädel. – kranion *(gr)*: Schädel, Hirnschale, eigentl.: Helm; da die Schädelknochen das Gehirn wie ein fester Helm (galea) umschließen.

crassus, -a, -um *(l)* = dick, fett, stark. – vielleicht zu: kratos *(gr)*: stark, hart.

cremaster, -eris m *(l)* = Aufhänger. – kremánnymi *(gr)*: aufhängen, schweben lassen.
cremaster: Aufhängemuskel, Hebemuskel, der am Samenstrang bis zum Hoden hinunterreicht.

crenatus, -a, -um *(l)* = gekerbt. – crena, ae f: die Kerbe, Spalte, der Einschnitt; Etym. unsicher.

cribrosus, -a, -um *(l)* = siebartig, reich an Sieben. – cribrum, -i m: das Sieb; cernere *(l)* u. krinein *(gr)*: unterscheiden, scheiden, sich entscheiden.

cricoarytenoideus, -a, -um *(l)* = vom Ringknorpel zum Gießbeckenknorpel verlaufend; siehe cricoideus u. arytenoideus.

cricoideus, -a, -um *(l)* = ringförmig. – krikos *(gr)*: Ring; -eides *(gr)*: ähnlich.

cricopharyngeus, -a, -um *(l)* = vom Ringknorpel zum Pharynx verlaufend; siehe cricoideus u. pharyngeus.

cricothyreoideus, -a, -um *(l)* = vom Ringknorpel zum Schildknorpel verlaufend; siehe cricoideus u. thyroideus.

cricotrachealis, -e *(l)* = vom Ringknorpel zur Trachea verlaufend; siehe cricoideus u. trachealis.

crista, -ae f *(l)* = Leiste, Kante, Kamm auf dem Helm, eigentl. Federbusch auf dem Kamm. – Etym. unsicher.
crista galli: Hahnenkamm; anat.: Knochenkamm, an dem die Falx cerebri befestigt ist.

cruciatus, -a, -um *(l)* = gekreuzt; 1. gemartert; 2. anat.: gekreuzt im Sinne des X. – P.p.p. von cruciare: kreuzigen, martern; crux, crucis f: Kreuz sowohl in Form eines T als auch X (meist T), Marterholz.

cruciformis, -e = kreuzähnlich, kreuzförmig. – crux, crucis *(l)*: Kreuz; forma, -ae *(l)*: die Form.

crus, cruris n *(l)* = 1. Unterschenkel, Bein; 2. Gebilde, die nach Form und Anordnung mit Schenkeln verglichen werden.

cubitus, -i m *(l)* oder **cubitum, -i** n *(l)* = Ellenbogen, Ellenbogengelenk, Unterarm. – cubare: liegen; kybiton *(gr)*: Ellenbogen, Schale, Schüssel, daraus cubus, -i m: der Kubus, der Würfel (Kubik); kybos *(gr)*: Höhlung vor der Hüfte beim Vieh, Wirbelknochen, Würfel, eigtl.: Auge auf dem Würfel.

cuboideus, -a, -um *(l)* = würfelförmig. – Adj. zu cubus u. -eides *(gr)*: ähnlich.

culmen, -inis n *(l)* = Gipfel, Spitze, der höchste Punkt. – columna, -ae: die Säule.

cumulus, -i m *(l)* = Hügel, Masse, Gipfel, Schwall. – cumulare: anhäufen, zunehmen, wachsen; kýma *(gr)*: Wall; kýmelos *(idg)*: Anschwellung, Zuwachs.

cuneiformis, -e *(l)* = keilförmig. – cuneus, -i m: Keil, keilförmige Anordnung; -formis: -förmig; forma, -ae f: Form.

cuneus, -i m *(l)* = Keil, keilförmige Anordnung.

cupula, -ae f *(l)* = Kuppel. – Dim. zu cupa, -ae f: die Tonne, das Grab; kýpae *(gr)*: Grube, Gewölbe, Dach in Form einer Halbkugel, Kuppe.

curvatura, -ae f *(l)* = Krümmung, Biegung. – curvare: krümmen, biegen, beugen; koronos *(gr)*: gekrümmt; kýrtos *(gr)*: krumm.

cuspis, -idis f *(l)* = Spitze, Spieß, Stachel; anat.: Zipfel, Segel. – Etym. unsicher; vgl. bicuspidalis, -e.

cutaneus, -a, -um: Adj. zu cutis.

cutis, -is f *(l)* = Haut, Hülle, Oberfläche. – kytos *(gr)*: Hülle, Haut, Gefäß, Urne; skýtos *(gr)*: Haut, Leder; vgl. corium.

cymba, -ae f *(l)* = anat.: nachenartige Vertiefung an der Ohrmuschel. – kymbe *(gr)*: Nachen.

cysticus, -a, -um *(l)* = zur Blase gehörend. – Adj. zu cystis, -is f: die Blase, die Gallen-, die Harnblase; kýstis *(gr)*: die Harnblase.

dartos *(gr)* = anat.: in tunica dartos: Fleischhaut des Hodensackes. – dartós *(gr)*: abgehäutet, und zwar abgehäutete Haut; darein *(gr)*: abhäuten, schinden; nach Wegnahme der äußeren Bedeckungen erscheint die tunica dartos wie (geschundenes) rohes Fleisch; anat.: eine Schicht glatter Muskulatur mit elastischen Sehnen zur Hautstraffung.

deciduus, -a, -um *(l)* = abfallend, hinfällig. – decidere: abfallen, wegfallen.

declive, -is n *(l)* = Abhang. – declivis, -e = abschüssig; de: ab, herab; clivius, -i, m: Hügel, Lehne; clinare *(l)* u. klinein *(gr)*: lehnen, sich neigen.

decussatus, -a, -um *(l)* = X-geformt. – P.p.p. von decussare: in die Form eines X bringen; decem: 10, als X geschrieben.

deferens, entis *(l)* = herabtragend, herabführend. – P.p.a. von deferre: herabtragen, herabführen, abführen, wegtragen.
ductus deferens: Samenleiter.

deltoideopectoralis, -e *(l)* = zum m. deltoideus und m. pectoralis gehörend; siehe deltoideus u. pectoralis.

deltoideus, -a, -um *(l)* = delta-förmig. – griech. Buchstabe u. -eides: ähnlich.

dens, dentis m *(l)* = Zahn, Zinke. – odón oder odoús *(gr)*: Zahn, Zinke.

dentalis, -e *(l)* = zum Zahn gehörend. – Adj. zu dens.

dentatus, -a, -um *(l)* = mit Zähnen versehen.

denticulatus, -a, -um *(l)* = mit Zähnchen bzw. Zacken versehen. – denticulus: Zähnchen, Zakke; Dim. zu dens.

dentinum, -i n *(l)* = Zahnbein. – dens, dentis: der Zahn; dentinum ist substantiv. Adj. von dentinus, -a, -um: zum Zahn gehörig.

depellatus, -a, -um *(l)* = hinabgetrieben, weggeführt. – P.p.p. von depellare: hinabtreiben, weg-, fortleiten; de-: weg, von, herab u. pellere: treiben.

depressor, -oris m *(l)* = Herabdrücker. – deprimere: herabdrücken.
m. depressor: Muskel mit herabdrückender Wirkung.

descendens, -entis *(l)* = herabsteigend. – P.p.a. von descendere: herabsteigen, herabgehen, sich herablassen.

dexter, -tra, -trum *(l)* = rechts, günstig, (der, die, das) Rechte. – dexios *(gr)*: rechts, günstig.

diagonalis, -e *(l)* u. diagonalis, -is f = schräg und die Schräge. dia- *(gr)*: durch, hindurch; gonia *(gr)*: Winkel, Ecke.

diameter, -tri f *(l)* = Durchmesser. – dia- *(gr)*: durch, hindurch; metron *(gr)*: Maß.

diaphragma, -atis n *(l)* = Scheidewand, Grenzwand, Zwerchfell. – diaphrassein *(gr)*: durch eine Scheidewand trennen; dia-: durch, hindurch; phrassein: abtrennen, umzäunen.

diaphysis, -is f *(l)* = Diaphyse, Mittelstück des Röhrenknochens. – diaphyestai *(gr)*: dazwischenwachsen, durchwachsen, auseinanderwachsen.

diarthrosis, -is f *(l)* = freie Gelenkverbindung. – diarthrosis *(gr)*: das Zerlegen in Glieder; dia-: durch, auseinander: artron *(gr)*: Gelenk, Glied.

diencephalon, -i n *(l)* = Zwischenhirn. – dia- *(gr)* durch, zwischen; encephalon *(gr)* das, was im Kopf ist (Gehirn).

digastricus, -i m *(l)* = der Zweibäuchige. – di-, dis- *(gr)*: zwei, zwie; gaster *(gr)*: der Bauch, der Magen.

digitalis, -e *(l)* = zum Finger gehörend. – Adj. zu digitus.

digitatio, -onis f *(l)* = finger-, (klauen-)artige Bildung. – digitus, -i m: Finger, zehenförmige Eindrücke.

digitatus, -a, -um u. **digitus, -a, -um** = mit fingerartigen Gebilden versehen. – Adj. zu digitus.

digitus, -i m *(l)* = Finger, Zehe. – dáktylos *(gr)*: Finger, Zehe.

dilatator, -oris m *(l)* = Erweiterer, Auseinanderzieher. – dilatare: erweitern, ausbreiten, ausdehnen.
m. dilatator: Erweiterungsmuskel.

diploe, -oes f *(l)* = Diploe = spongiöse Substanz zwischen der äußeren und inneren knöchernen Platte des Schädeldaches. – diploe *(gr)*: Doppelteil, das aus zwei Tafeln bestehende Schädeldach; dann das zwischen den Tafeln liegende.

diploicus, -a, -um *(l)* = zur Diploe gehörend. – Adj. zu diploe.

discus, -i m *(l)* = (Wurf-)Scheibe. – diskos *(gr)*: Scheibe, Wurfscheibe.

distalis, -e *(l)* = distal, weiter vom Rumpf entfernt liegend; Gegensatz zu proximal. – di-, dis-: auseinander; stare: stehen.

diverticulum, -i n *(l)* = Seitenweg, Abzweigung, Herberge, Divertikel; anat.: Ausstülpung umschriebener Wandteile in toto (direkte) eines Hohlorgans oder nur der Schleimhaut durch Lücken der muscularis (indirekte); vgl. Hernie. – divertere: abwenden, vom Weg gehen, einkehren.

dorsalis, -e *(l)* = 1. zum Rücken gehörend; 2. dorsal, zum Rücken hin, rückenwärts. – Adj. zu dorsum.

dorsum, -i n *(l)* = Rücken, Bergrücken. – de(i)ras *(gr)*: Anhöhe, Hügel.

ductus, -us m *(l)* = Führung, Leitung; anat.: Gang, Kanal. – deuco *(idg)* u. ducere *(l)*: führen, leiten, ziehen.

duodenum, -i n *(l)* = das Zwölffache; anat.: Zwölffingerdarm. – duodenus: zwölffach; duodeni: je zwölf; dodekadáktylos *(gr)*: zwölf Finger; unklar, da das Duodenum weder einer Länge noch einer Breite von zwölf Fingern entspricht.

durus, -a, -um *(l)* = hart, derb. – drys *(gr)*: Eiche.
dura mater: harte Hirnhaut; pia mater: weiche Hirnhaut; das griech. Wort leptos: weich wurde statt mit tenius, -e *(l)* mit pius, -a, -um *(l)* übersetzt.

efferens, -entis *(l)* = herausführend, abführend. – P.p.a. von efferre: herausführen, emporsteigen, hervorbringen, abführen.

eiaculatorius, -a, -um *(l)* = dem Herausschleudern dienend. – eiaculári: herausschleudern, auswerfen; ejacere: herauswerfen; vgl.: Ejakulat.

elasticus, -a, -um *(l)* = elastisch im Sinne reversibler Dehnbarkeit. – elaúnein *(gr)*: treiben, in die Länge ziehen.

emboliformis, -e *(l)* = pfropfenförmig. – émbolos *(gr)*: Pfropf; forma *(l)*: Gestalt, Form.

eminentia, -ae f *(l)* = Erhöhung, das Hervorragende. – eminere: hervor-, herausragen; e-, ex-: heraus, hervor; mons, -tis m: der Berg.

emissarium, -ii n *(l)* = Abflußkanal, Abzugsgraben. – e-, ex-: aus, heraus, ab, weg- u. mittere: schicken, senden.

enamelum, -i n *(l)* = Zahnschmelz. – enamel *(engl.)*: Schmelz; willkürlich moderne Wortschöpfung über altfranzösisch: esmail und althochdeutsch: smelzen.

encephalicus, -a, -um: Adj. zu encephalon.

encephalon, -i n *(l)* = Gehirn. – en *(gr)*: in; kephalé *(gr)*: Kopf.

endocardium, -ii n *(l)* = Herzinnenhaut, Endokard. endo- *(gr)*: innen, drinnen; kardia *(gr)*: Herz.

endolympha, -ae f *(l)* = Flüssigkeit innerhalb des häutigen Labyrinths. – endo- *(gr)*: innen; lympha: Quellwasser, klare Flüssigkeit.

endometrium, ii, n *(l)* = Schleimhaut der Gebärmutter. – endo- *(gr)*: innen; mätra *(gr)*: Gebärmutter.

endothoracicus, -a, -um *(l)* = innerhalb des Brustkorbes gelegen; anat.: die Brusthöhle auskleidend. – endo– *(gr)*: innen; thorax *(gr)*: Brustharnisch.

entericus, -a, -um *(l)* = zu den Eingeweiden gehörend. – enteron *(gr)*: Darm, Eingeweide.

ependyma, -atis n *(l)* = gliöse Auskleidung der Binnenräume des Zentralnervensystems. – epéndyma *(gr)*: Oberkleid, Überzug; endýein *(gr)*: bekleiden.

epicardium, -ii n *(l)* = inneres viscerales u. seröses Blatt des Herzbeutels im Gegensatz zum pericardium: äußeres u. parietales u. fibröses Blatt des Herzbeutels. – epi- *(gr)*: auf, darauf; peri- *(gr)*: um, herum; cardia *(gr)*: Herz.

epicondylus, -i m *(l)* = der auf dem Condylus liegende Fortsatz; anat.: dem Muskelansatz dienender Knochenfortsatz am Condylus. – epi- *(gr)*: auf, darauf; kondylos *(gr)*: Knorren, Condylus.

epicranius, -a, -um *(l)* = auf dem Schädel befindlich. – epi- *(gr)*: auf, um, herum; kranion *(gr)*: der Kopf, Schädel; alles auf dem Schädel Befindliche.

epidermis, -idis f *(l)* = Oberhaut, epithelialer Anteil der Haut; bis zu 4 mm dicker, mehrschichtiger, verhornter Plattenepithelbelag. – epi- *(gr)*: auf; dérma *(gr)*: Haut.

epididymis, -idis f *(l)* = Nebenhoden. – epi- *(gr)*: auf, darauf; didymoi *(gr)*: Zwillinge, Hoden.

epiduralis, -e *(l)* = auf der Dura liegend. – epi- *(gr)*: auf, darauf; durus, -a, -um siehe dort.

epigastricus, -a, -um *(l)* = auf dem Magen befindlich, zur Bauchwand gehörend; anat.: kraniale Bauchregion. – epi- *(gr)*: auf; gastricus *(l)*: Adj. zu gaster: Bauch, Magen.

epiglottis, -idis f *(l)* = Kehldeckel. – epi *(gr)*: auf, über; glottis *(gr)*: Stimmapparat, Sprache.

epipharynx, -yngis f *(l)* = Nasenrachen; siehe epi- u. pharynx.

epiphysis, -eos f *(l)* = 1. Gelenkende des Röhrenknochens; 2. Zirbeldrüse. – epiphysis *(gr)*: Zuwachs, Ansatz; epiphyomai *(gr)*: auf etwas wachsen, anwachsen; epi-: an, darauf, auf; phyein: wachsen lassen.

epiploicus, -a, -um *(l)* = zum großen Netz gehörend. – epiplóon *(gr)*: das darauf Schwimmende; epi-: an, daran, auf; pleéin *(gr)*: schwimmen, segeln.

episcleralis, -e *(l)* = auf der Sclera liegend. – epi- *(gr)*: auf; sklera *(gr)*: feste Hülle des Augapfels; skleros *(gr)*: hart.

epistropheus, -ei m *(l)* = II. Halswirbel, jetzt axis. – epistropheus *(gr)*: Umdreher; epi-: um, herum; strephein *(gr)*: wenden. – Anat.: Der Epistropheus war früher der 1. Halswirbel. Er dreht sich um den Zahnfortsatz des II. Halswirbels; heute wird allg. wegen der Doppeldeutigkeit der II. HWK: axis genannt.

epithalamus, -i m *(l)* = auf dem Thalamus liegender Gehirnabschnitt. – epi- *(gr)*: auf; thálamos *(gr)*: Schlafgemach, Hohlraum. – Thalamus: zentrale Schaltstelle fast aller afferenten Bahnen und Anschluß an efferente Leitungen.

epitympanicus, -a, -um *(l)* = auf der Paukenhöhle befindlich. – epi-: auf, darauf; tympanon *(gr)*: Handpauke, Tamburin.

eponychium, -ii n *(l)* = am hinteren Nagelrand liegender Epithelstreifen. – epi- *(gr)*: auf; ónyx *(gr)*: Nagel, Nagelbett, Kralle, Klaue.

epoophóron, -i n *(l)* = Nebeneierstock. – epi- *(gr)*: auf; oophóros *(gr)*: Eier tragend; oón *(gr)*: Ei; phérein *(gr)*: tragen, bringen.

equinus, -a, -um *(l)* = zum Pferde gehörend. – equus *(l)*: Pferd; hippos *(gr)*: Pferd.
cauda equina: Summe der vom I. oder II. LWK an abwärts ziehenden Spinalnervenwurzeln.

erector, -oris m *(l)* = Aufrichter, (Erektion). – erigere: aufrichten: e-, ex-: aus, heraus, auf; regere: lenken, richten, (regieren).

ethmoidalis, -e *(l)* = siebähnlich, siebartig. – ethmos *(gr)*: Sieb, Seihetuch; -eides *(gr)*: Form, Gestalt; früher bestand die Vorstellung, daß der vom Gehirn produzierte Nasenschleim durch ein Sieb beim Herabfließen durchgeseiht würde.

excavatio, -onis f *(l)* = Aushöhlung. – excavare: aushöhlen.

excretorius, -a, -um *(l)* = der Ausscheidung dienend. – excernere: ausscheiden, aussondern, absondern. – anat.: **Exkretion:** Ausscheidung von Abfallstoffen des Stoffwechsels (keine Funktion mehr); **Sekretion:** Bildung und Abgabe zellspezif. Stoffe zur bestimmten Verwendung (haben noch Funktion); **Inkretion:** innere Sekretion von den Drüsen mit innerer Sekretion (in den Blutkreislauf abgegebene Hormone).

extensor, -oris m *(l)* = Strecker, Ausspanner. – extendere: ausstrecken, ausspannen; e-, ex-: aus, heraus; tendere *(l)*: spannen, strecken, ziehen; teinein *(gr)*: spannen, strecken, ziehen.

externus, -a, -um *(l)* = äußere, äußerlich. – exter: außerhalb, außen; Komp. zu ex: aus, heraus.

extremitas, -atis f *(l)* = äußerster Punkt, Ende. – extremus, -a, -um: später, äußerstes Ende, Gliedmaße (extrem); Superlativ zu ex: aus, heraus.

facialis, -e: Adj. zu facies.

facies, -ei f *(l)* = Gestalt, Körperbau, Figur, Aussehen, Erscheinung, Gesicht. – facio: tun, machen, bewirken, hervorbringen; Etym. unsicher.

falciformis, -e *(l)* = sichelförmig. – Adj. zu falx.

falx, falcis f *(l)* = Sichel; anat.: sichelförmige Bindegewebsplatte. – zánklon *(gr)*: Sichel.

fascia, -ae f *(l)* = Binde, Band; anat.: bindegewebige Muskelhülle. – fascis, -is m *(l)*: Bündel, Rutenbündel; phakelos *(gr)*: Bündel.

fasciculus, -i m: Dim. zu fascia.

fasciolaris, -e *(l)* = zum Band gehörend, bandähnlich. – Adj. zu fasciola: kleine Binde, Bändchen, Dim. zu fascia.

fastigium, -i n *(l)* = Giebel, Steigung, Erhebung. – fastigo *(l)* u. farstigo *(idg)*: aufsteigen lassen.

fauces, faucium f *(l)* = Schlund, Kehle; anat.: Raum zwischen Gaumensegel u. Zungengrund. – Etym. unsicher.

felleus, -a, -um *(l)* = gallig. – Adj. zu fel, fellis n: Gallenblase, Galle. Etym. unsicher.

femoralis, -e: Adj. zu femur.

femur, -oris n *(l)* = Oberschenkel, Oberschenkelbein. – Etym. unsicher; vgl. femoralia = Binden um die Oberschenkel zum Schutze gegen die Kälte.

fenestra, -ae f *(l)* = Fenster, Öffnung, Loch. – phanerós *(gr)*: hell, klar, sichtbar, vor allen Augen sichtbar.

ferrugíneus, -a, -um *(l)* = schwarz, schwärzlich, dunkel, rostfarbig. – ferrúgo: Eisenrost, rostbraune Farbe; ferrum *(l)*: Eisen; aerugo: Grünspan.

fetus, -us m *(l)* = Leibesfrucht, Gebären, Zeugung, Brut, Frucht. – féo *(l)*: trächtig sein, ergiebig sein.

fibra, -ae f *(l)* = Faser (Pflanzen-, Wurzel-); anat.: Faser von Muskeln, Bändern, Nerven und Membranen. – Etym. unsicher.

fibrinus, -a, -um: Adj. zu fiber, -bri m: der Biber (Fibrin).

fibrocartilago, -inis m *(l)* = Faserknorpel; siehe fibra u. cartilago.

fibrosus, -a, -um *(l)* = faserig, fibrös. – Adj. zu fibra.

fibula, -ae f *(l)* = Spange, Klammer, Schnalle; anat.: Wadenbein. – fibulare: heften; fibulatio: Verbolzung.

filiformis, -e *(l)* = fadenförmig. – Adj. zu filum u. forma; -ae: Gestalt, Form.

filum, -i n *(l)* = Faden, Saite. – Etym. unsicher.

fimbria, -ae f *(l)* = Franse, Haargekräusel. – Etym. unsicher, evtl.: fibra (siehe dort).

fimbriatus, -a, -um: Adj. zu fimbria.

fissura, -ae f *(l)* = Spalte, Ritze, Fissur. – findere: spalten.

flaccidus, -a, -um *(l)* = schlaff, welk, mit herabhängenden Ohren, schlapp. blax *(gr)*: schlaff.

flexor, -oris m *(l)* = Beuger. – flectere: beugen, biegen.

flexura, -ae f *(l)* = Biegung, Flexur, Krümmung. – flectere: beugen, biegen, krümmen.

flocculus, -i m *(l)* = (kleine) Flocke. – Dim. zu floccus: Flocke; phlázo *(gr)*: zerreißen.

flumen, -inis n *(l)* = Fluß, Strömung, Fluten. – fluere *(l)*: fließen, strömen.

foliatus, -a, -um *(l)* = mit Blättern versehen, blattähnlich. – Adj. zu folium, -ii n: Blatt, Folie; phyllon *(gr)*: Blatt, Laub.

folliculus, -i m *(l)* = kleiner Schlauch, Beutel, Ledersack, Bläschen; anat.: Knötchen, Follikel. – Dim. zu follis, -i m: Blasebalg; thýllis *(gr)*: Blasebalg.

fonticulus, -i m *(l)* = kleine Quelle. – Dim. zu fons, fontis m: die Quelle; wohl von fundere *(l)*: gießen, strömen.

foramen, -inis n *(l)* = Loch, gebohrte Öffnung. – forare: durchbohren, graben.

forceps, -ipis m u. f. *(l)* = Zange, Feuerzange. – formus *(idg)* u. thermes *(gr)*: Feuerzange.
forceps minor et major: vordere und hintere Balkenzwinge.

formatio, -onis f *(l)* = Bildung; Gestaltung, Formation. – formare: bilden, gestalten, formen. – anat.: Formatio reticularis.

fornix, -icis m *(l)* = Bogen, Gewölbe, Wölbung. – fórnikos *(idg)*: ofenartig gewölbt; fornus *(idg)*: Ofen, Kuppelform des Ofens.

fossa, -ae f *(l)* = Graben, Abzugsgraben, Kanal. – fodere: stechen, graben, stochern.

fossula, -ae f: Dim. zu fossa.

fovea, -ae f *(l)* = (rundliche) Grube, Fallgrube für Wild. – Etym. unsicher.

frenulum, -i n *(l)* = kleiner Zügel; Bändchen. – Dim. zu frenum = Zaum, Zügel; frénom *(idg)*: das, womit man einhält.

frons, frontis m *(l)* = Stirn, Stirnseite, Vorderseite, Front. – bhront *(idg)*: hervorstehen.

frontalis, -e 1. zur Stirn gehörig; 2. stirnwärts, frontal. – Adj. zu frons.

fundiformis, -e *(l)* = schleuderförmig. – funda, -ae f: Schleuder, Schleuderriemen; forma, -ae f: Form, Gestalt.

fundus, -i m *(l)* = Boden, Grund (Fundament). – pythmän *(gr)*: Basis von Körperteilen; pyndax *(gr)*: Grund, Gefäßboden.

fungiformis, -e *(l)* = pilzförmig. – Adj. zu fungus, -i m: der Pilz u. forma, -ae f: Gestalt, Aussehen; spongos oder sphongos *(gr)*: Schwamm, Pilz.

funiculus, -i m *(l)* = kleiner Strang; Dim. zu funis, -is m: Seil, Tau, Strick. – dhumis *(idg)* u. thomis *(gr)*: Strick, Schnur, Bogensehne.

galea, -ae f *(l)* = (lederner) Helm, Haube. – galeä *(gr)*: die aus dem Wieselfell gemachte Sturmhaube; vgl. cranium.
galea aponeurotica: die auf dem Schädeldach befindliche Sehnenhaube.

gallus, -i m *(l)* = Hahn.
crista galli: Hahnenkamm, Knochenkamm; an ihm ist die Falx cerebri befestigt.

ganglion, -ii n *(l)* = 1. Überbein: Geschwulstbildungen im Bereich der Gelenkknorpel mit gallertigem Inhalt; 2. anat.: Nervenknoten: außerhalb des ZNS gelegene Anhäufungen von Ganglienzellen, umgeben von einer Bindegewebskapsel. – ganglion *(gr)*: Überbein (u. erst später) Nervenknoten.

gaster, gastris f *(l)* = Bauch; anat.: Magen. – gaster *(gr)*: Magen, Bauch, Unterleib.

gastrius,-a, -um *(l)* = mit dem Magen in Verbindung stehend. – Adj. zu gaster.

gastrocnemius, -a, -um *(l)* = zur Wade gehörig. – gastrocnemion *(gr)*: Wadenmuskel; gaster *(gr)*: Bauch; knemes *(gr)*: Wade.

gelatinosus, -a, -um *(l)* = gallertig. – gelatina: Gallerte; gelare *(l)*: gefrieren; gelu, -us n *(l)* u. gelandron *(gr)*: Eis, Frost, Erstarrung.

gemellus, -i m u. **gemellus, -a, -um** *(l)* = Zwillingsbruder; doppelt. – Dim. zu geminus: Zwilling, zweifach; geminare: verdoppeln; Etym. unsicher.

geniculum, -i n *(l)* = 1. kleines Knie; 2. Knoten. – Dim. zu **genu.**

genioglossus, -a, -um *(l)* = vom Kinn zur Zunge verlaufend. – geneion *(gr)*: Kinn u. glossa *(gr)*: Zunge, Sprache.

geniohyoideus, -a, -um *(l)* = vom Kinn zum Zungenbein verlaufend. – géneion *(gr)*: Kinn; hyoeidés *(gr)*: ypsilonförmig; anat.: zum Zungenbein gehörend.

genitalis, -e *(l)* = zur Zeugung gehörig; anat.: in Zusammensetzungen: genito- = zu den Geschlechtsorganen gehörend. – gignere *(l)* u. gignomai *(gr)*: erzeugen, zeugen, hervorbringen.

genitofemoralis, -e *(l)* = von den Geschlechtsteilen zum Oberschenkel verlaufend; siehe genitalis u. femoralis.

genu, genus n *(l)* = Knie. – góny *(gr)*: Knie.

gingiva, -ae f *(l)* = Zahnfleisch. – geng *(idg)*: Beule, Buckel u. Suff; (sal)iva.

glabella, -ae f *(l)* = 1. der unbehaarte Raum zwischen den behaarten Augenbrauen über der Nasenwurzel, 2. Stirnglatze.

glandula, -ae f *(l)* = kleine Eichel; anat.: Drüse. – Dim. zu glans: Eichel, eichelähnliche Früchte.

glia, -ae f *(l)* = Kitt; anat.: in ›neuroglia‹: Hüll- und Stützgewebe des Nervengewebes. – glia *(gr)*: Leim, Kitt.

globus, -i m *(l)* = Ball, Kugel, Klumpen. – gleba, -ae f: Erdscholle; globosus, -a, -um: kugelförmig, kugelrund; vgl. global.

glomus, -eris n *(l)* = Knäuel. – glomerare: zu einem Knäuel zusammenrollen, ballen; gläma *(gr)*: Augenbutter.
glomus caroticum: parasympathische Paraganglien (Chemorezeptoren).

glomerulus, -i m u. **glomerulum, -i** n = kleines Knäuel; anat.: Kapillarknäuelchen der Nierenrinde; die einzelnen Kapillaren sind vom inneren Blatt der Bowman-Kapsel überzogen. – Dim. zu glomus.

glossopharyngeus, -a, -um *(l)* = von der Zunge zum Pharynx verlaufend; siehe -glossus u. pharynx.

glossus, -a, -um *(l)* = zur Zunge gehörend. – glossa *(gr)*: Zunge.

glottoepiglotticus, -a, -um *(l)* = von der Zunge zum Kehldeckel verlaufend; siehe -glossus u. epiglotticus.

glutaeus, -a, -um *(l)* = zum Gesäß gehörig. – gloutós *(gr)*: Gesäß, Hinterbacke.

gracilis, -e *(l)* = schlank, dünn, zart, (grazil). – Etym. unsicher; sicher nicht von gratia, -ae f: die Anmut.

granulatio, -onis f *(l)* = Körnelung; Granulation. – granulum, -i n *(l)*: Körnchen; Dim. zu granum, -i n: Korn, Kern, Granulat; Etym. unsicher.

granulum, -i n *(l)* = Körnchen. – Dim. zu granum, -i n: Korn, Kern, Granulat; Etym. unsicher.

griseus, -a, -um *(l)* = grau. – gris *(franz.)*: grau; greis *(nhdt)*.

gubernaculum, -i n *(l)* = Steuerruder, Lenkung, Leitung. – gubernare: steuern, lenken; kybernaein *(gr)*: steuern; vgl. Kybernetik.
gubernaculum testis: bindegewebiges Leitband des Hodens.

gustatorius, -a, -um *(l)* = dem Schmecken dienend. – gustare: schmecken; geúein *(gr)*: u. geusein *(idg)*: kosten lassen.

gyrus, -i m *(l)* = Windung. – gyros *(gr)*: Krümmung, Kreis, Windung.

habenula, -ae f *(l)* = kleiner Zügel. – Dim. zu habena: Zügel, Halter; habere *(l)*: halten.

haemorrhoidalis, -e *(l)* = zur Hämorrhoide gehörig. – haimorrhoides *(gr)*: blutfließende Gefäße; haima: das Blut; rhéein: fließen.

hallux, hallucis m *(l)* = Großzehe. – Etym. unsicher.

hamatus, -a, -um *(l)* = 1. mit Haken versehen; 2. hakenförmig gekrümmt. – hamus, -i m *(l)*: Haken, Angelhaken.

hamulus, -i m *(l)* = kleiner Haken, Häkchen. – Dim. zu hamus, -i m *(l)*: Haken.

haustrum, -i n *(l)* = Schöpfrad, Eimer; anat.: Ausbuchtungen des Dickdarms zwischen den plicae semilunares. – haurire: schöpfen.

helicinus, -a, -um *(l)* = gewunden, geschraubt. – Adj. zu helix, -icis f: Spirale, Windung, Schnekke.

helicotrema, -atis n *(l)* = Schneckenloch; Verbindung zwischen scala vestibuli und scala tympani. – hélix *(gr)*: Schnecke; trema *(gr)*: Loch.

hemiazygos, -on *(gr)* = anat.: der halben vena azygos entsprechend. – hemi- *(gr)*: halb; azygos *(gr)*: unpaar.
vena hemiazygos: beginnt häufig an der linken vena lumbalis ascendens und mündet häufig in Höhe von BWK IX–X in die vena azygos.

hemispherium, -i n *(l)* = Halbkugel, Hemisphäre. – hemisphairion *(gr)*: Halbkugel; hemi- *(gr)*: halb; sphaira *(gr)*: Kugel.

hepar, -atis n *(l)* = Leber. – hepar *(gr)*: Leber.

hepaticus, -a, -um *(l)* = zur Leber gehörend. – Adj. zu hepar.

hernia, -ae f *(l)* = Leibschaden, Bruch, Eingeweidebruch. – enterokälä *(gr)*: Darmbruch, Eingeweidebruch; enteron *(gr)*: Darm, Eingeweide; kälis *(gr)*: Fleck, Schandfleck. – Anat.: 1. Bruchpforte; 2. Bruchsack; 3. Bruchinhalt. – vgl. Prolaps u. Divertikel.

hiatus, -us m *(l)* = klaffende Öffnung. – hiare *(l)*: klaffen, offenstehen; chasko *(gr)*: gähnen, klaffen.

hilus, -i m *(l)* = Eintrittsstelle, Tor; anat.: Gefäßeintritts- u. -austrittsstelle an verschiedenen Organen. – wahrscheinlich von hilum, -i n *(l)*: Faser, Fädchen; das an der Bohne hängende Fädchen.

hippocampus, -i m *(l)* = Fabeltier der griechischen Mythologie (mit Pferdevorderleib und geringeltem Fischschwanz); nach diesem wird die Wulstbildung im Unterhorn des Seitenventrikels benannt. – hippos *(gr)*: Pferd; kámptein *(gr)*: biegen.

hirci, -orum m *(l)* = Achselhaare. – hircus, -i m: Bock (wegen des spezifischen Geruchs des Achselschweißes).

horizontalis, -e *(l)* = horizontal, waagerecht. – Adj. zu horizon *(gr)*: Gesichtskreis, Horizont; horízo *(gr)*: die Grenze bestimmen, begrenzen.

humerus, -i m *(l)* = Oberarmbein, Knochen des Oberarms, Oberarm, Schulter. – omos *(gr)*: Schulter, Bergrücken; vgl. brachium: der ganze Arm.

hyaloideus, -a, -um *(l)* = glasartig, zu etwas Glasartigem gehörend. – hýalos *(gr)*: Glas; -eidés *(gr)*: ähnlich.

hymen, -enis n *(l)* = Haut, dünne Haut; anat.: Jungfernhäutchen. – hymen *(gr)*: Haut, Häutchen, Band.

hyo- Vorsilbe *(gr)*: anat.: (in Zusammensetzungen): zum Zungenbein gehörig. – hys *(gr)*: das Schwein. – das Zungenbein sieht dem Schweinerüssel bzw. dem Buchstaben Y ähnlich.

hyoepiglotticus, -a, -um *(l)* = vom Zungenbein zum Kehldeckel verlaufend; siehe hyo- u. epiglotticus.

hyoideus, -a, -um *(l)* = ypsilonförmig; anat.: zum Zungenbein gehörig. – siehe hyo- *(gr)*; -eides *(gr)*: ähnlich, -förmig.

hyothyreoideus, -a, -um *(l)* = vom Zungenbein zur Schilddrüse verlaufend; siehe hyo- u. thyreoideus.

hypochondrium, -ii n *(l)* = das unter dem Brustknorpel Befindliche, also die gesamten Organe des Unterleibs. – hypó *(gr)*: u. sub- *(l)*: unter, darunter, unterhalb; chondros *(gr)*: Knorpel. – Hypochonder: Schwermütiger, eingebildeter Kranker; der Unterleib war nach antiker Anschauung Sitz und Ursache von Gemütskrankheiten.

hypogastricus, -a, -um *(l)* = unterhalb des Magens gelegen; anat.: zum Unterbauch gehörend. – hypó *(gr)*: unter; gaster *(gr)*: Magen, Bauch, Unterleib.

hypoglossus, -a, -um *(l)* = unter der Zunge liegend. – hypó *(gr)*: unter, unterhalb; glossa *(gr)*: Zunge.

hyponychium, -i n *(l)* = Nagelbett. – hypó *(gr)*: unter; ónyx *(gr)*: Nagel.

hypopharynx, -yngis f *(l)* = der hinter dem Kehlkopf gelegene Schlundanteil, die pars laryngea. – hypó *(gr)*: unter; pharynx *(gr)*: Rachen, Schlund; vgl. auch epipharynx.

hypophysis, -eos f *(l)* = Hirnanhangdrüse, Hypophyse. – hypó *(gr)*: unter, unterhalb; phyein *(gr)*: wachsen; hypophysis *(gr)*: Anhängsel an der Unterseite; bei den griech. Ärzten für kranker Auswuchs gebraucht.

hypothalamus, -i m *(l)* = unterhalb des thalamus gelegener Teil des Diencephalon. – hypó *(gr)*: unter; thálamos *(gr)*: Schlafgemach, Hohlraum; vgl. thalamus.

hypothenar, -aris m *(l)* = unterhalb der Handfläche, Kleinfingerballen. – hypó *(gr)*: unter, unterhalb; thenar *(gr)*: Handfläche.

ileocaecalis, -e *(l)* = vom Krummdarm zum Blinddarm verlaufend; siehe ilium u. caecum.

iliacus, -a, -um *(l)* = zur Weiche, zum Darmbein gehörend. – Adj. zu ilium.

ilium, -ii n *(l)*, auch **ilieum, -ei** n *(l)* = eigentl. **ile, ilis** n *(l)* = Weiche, Unterleib, Eingeweide; anat.: Darmbein, Krummdarm. – ilii = ilia = ilei = 1. Pers. Pl. = die breiten Knochen der Bauchweichen: ixys *(gr)*: Weichen, Gegend über den Hüften.
cave: ileus, -ei m *(l)* = Darmverschlingung. – eileo *(gr)*: winden, krümmen, daher auch ileum, -ei n als Krummdarm.

impressio, -onis f *(l)* = Eindruck, Abdruck, Einstellung. – in-, im-: hinein, in; primere: drükken, pressen.

imus, -a, -um *(l)* = unterster, letzter. – Superlativ von infra: unten, unterhalb.

incisivus, -a, -um *(l)* = zum Schneiden geeignet, zu den Schneidezähnen gehörend.
dens incisivus: Schneidezahn; vgl. incisura.

incisura, -ae f *(l)* = Einschnitt, Abschnitt. – incidere: einschneiden; in-, im-: hinein, in; caedere: schneiden, graben, meißeln.

inclinatio, -onis f *(l)* = Neigung, Biegung, Zuneigung. – inclinere: neigen, beugen, hinwenden, hinneigen; clinein *(gr)*: neigen, wenden, beugen.

incus, -udis f *(l)* = Amboß, das mit dem Hammer = malleus artikulierende Gehörknöchelchen. – incudere: hineinschlagen, hämmern, bossen.

index, -icis m *(l)* = Angeber, Anzeiger, Verräter; anat.: Zeigefinger. – indicare: anzeigen, melden; vgl.: Indikator.

indusium, -ii n *(l)* = obere Tunika, Schleier. – induere: anziehen, anlegen.
indusium griseum: dünner Überzug grauer Substanz auf dem corpus callosum.

inferior, -ius *(l)* = niedriger, tiefer gelegen, geringer, schwächer. – Komp. von infra: unten, unterhalb.

infra *(l)* = unterhalb von, unten, gering; Komparativ: inferior, -ius; Superlativ: infimus, -a, -um oder imus, -a, -um.

infundibulum, -i n *(l)* = Trichter. – infundere: hineingießen, hineinschütten.

inguen, -inis m *(l)* = Leistengegend. Schamgegend; eigentl.: die Stelle, wo der Zweig am Stamm sitzt: – Etym. unsicher; inquinare: besudeln (des Schwitzens wegen); unguere: beschmieren.

inguinalis, -e *(l)*: Adj. zu inguen.

inscriptio, -onis f *(l)* = Aufschrift, Überschrift; anat.: Einzeichnung (figürlich gemeint). – inscribere: auf etwas schreiben, betiteln, bezeichnen. – vgl. intersectio.

insertio, -onis f *(l)* = Anzeige, Ansatz; anat.: Ansatzstelle eines Muskels, meist punctum mobile = beweglich; Gegensatz: origo, -inis: Ursprung eines Muskels, meist punctum fixum = fest.

insula, -ae f *(l)* = Insel, Eiland; anat.: ursprünglich freie, in der Ontogenese überlagerte Hirnrinde in der Tiefe der fossa lateralis.

integumentum -i, n *(l)* = Decke, Hülle. – intégere: bedecken. – anat.: die aus drei Schichten bestehende äußere Haut: Epidermis, Corium, Subcutis.

inter- *(l)* = Präp.: unter, zwischen, in.

internus, -a, -um *(l)* = der innere, innen befindlich. – inter: zwischen; Gegensatz: externus.

intersectio, -onis f *(l)* = Einschnitt; anat.: Zwischensehne. – intersecare: ein-, durchschneiden.

intersectiones tendineae: echte Unterbrechungen des Muskelgewebes (Zwischensehnen).

intestinum, -i n *(l)* = Darmkanal, Eingeweide intus *(l)*: innen, inwendig, innerlich; enteron *(gr)*: das Innere, Eingeweide.

intimus, -a, -um *(l)* = der Innerste, innerst. – Superlativ zu in bzw. inter.

intra- oder **intro-** *(l)* = innerhalb von, zwischen, unter. – Adverb u. Präp. zu inter.

intumescentia, -ae f *(l)* = Anschwellung. – intumescere: anschwellen; tumor, -oris *(l)*: Geschwulst; tylä *(gr)*: Schwiele, Wulst.

iridicus, -a, -um *(l)*: Adj. zu iris.

iris, -idis f *(l)* = Regenbogenhaut des Auges. – iris *(gr)*: Regenbogen; Iris: Tochter des Thaumas, Göttin des Regenbogens.

ischiadicus, -a, -um *(l)* = zum Sitzbein gehörig. – Adj. zu ischium, -ii n : das Gesäß, der Sitzhökker, das Sitzbein; ischion *(gr)*: Gesäß, Sitzbein, Hinterbacke; ischias *(gr)*: Hüftschmerz.

ischiocavernosus, -a, -um *(l)* = vom Sitzbein zum Schwellkörper verlaufend; siehe ischium u. cavernosus.

ischiorectalis, -e *(l)* = vom Sitzbein zum Mastdarm verlaufend; siehe ischium u. rectalis.

ischium, -ii n *(l)* = Gesäß, Hüftgelenk. – ischion *(gr)*: Gesäß, Pfanne des Hüftgelenks, Femurkopf, Gesäß, Hinterbacke, Sitzhöcker, Sitzbein.

isthmus, -i m *(l)* = enge Stelle; anat.: eine enge Verbindung zwischen zwei Räumen. – isthmós *(gr)*: Landenge, Isthmus, schmale Verbindung.

jejunalis, -e *(l)*: Adj. zu jejunum.

jejunum, -i n *(l)* = Leerdarm. – substant. Adj. von jejunus, -a, -um: nüchtern, leer, hungrig; dieser Teil des Darms ist an der Leiche meist leer; nästis *(gr)*: Leerdarm.

jugularis, -e *(l)* = zur Drosselgrube gehörend. – Adj. zu jugulum, -i n : Grube, Schlüsselbeingrube, vordere Halsgegend; Dim. zu jugum, -i n: Joch; Zygon *(gr)*: das Joch.

jugulum, -i n *(l)* = 1. Grube oberhalb des Schlüsselbeins; 2. Schlüsselbein, verglichen mit einem kleinen Joch; 3. vordere Halsgegend, Kehle. – Dim. zu jugum: Joch; jugulare: 1. erstechen (Gefäße); 2. erdrosseln (Luftröhre); Zygon *(gr)*: Joch.

junctura, -ae f *(l)* = Verbindung. – jungere: verbinden.
junctura fibrosa: Verbindung zweier Knochen durch Stützgewebe. Beisp.: Syndesmosis.
junctura cartilaginea: knorpelige Verbindung. Beisp.: Symphysis.
junctura synovialis: gelenkige Knochenverbindung. Beisp.: Articulatio.

labium, -ii n *(l)* oder **labrum, -i** n *(l)* = 1. Lippe; 2. glatter, umgebogener Rand eines Gefäßes. – lambo *(l)*: lecken, berühren; lapto *(gr)*: lecken.

labyrinthus, -i m *(l)* = großes Bauwerk mit vielen verschlungenen Gängen; anat.: Ohrlabyrinth. – labyrinthos *(gr)*: Labyrinth; Etym. unsicher.

lacer, -era, -erum *(l)* = zerrissen, zerfetzt. – lakis *(gr)*: Felsen, Zipfel; lakizo *(gr)*: zerreißen; lacerare *(l)*: zerreißen.

laciniatus, -a, -um *(l)* = in Zipfel auslaufend. – lacinia, -ae f: Zipfel, Fetzen; siehe lacer. – der Effekt des Zerreißens besteht in Fetzen, welche einzeln auch Zipfel heißen; daher die Tubenzipfel.

lacrimalis. -e *(l)* = zu den Tränenorganen gehörend. – Adj. zu lacrima, -ae f: die Träne und alles, was wie eine Träne tröpfelt.

lactifer, -fera, -ferum *(l)* = milchführend. – lac, lactis *(n)*: Milch; ferre: tragen; glágos *(gr)*: Milch.

lacuna, -ae f *(l)* = Lücke, Loch; speziell eine mit Wasser gefüllte Vertiefung. – lacus, -us m: der See; lakkos *(gr)*: Loch, Grube, Teich; vgl. Lache.

lacus, -us m *(l)* = See, Lache. – lakkos *(gr)*: See.

lambdoideus, -a, -um oder **lambdoides, -is** *(l)* = lambdaähnlich. – Lambda: 11. Buchstabe des griech. Alphabets; -eides *(gr)*: ähnlich.

làmella, -ae f *(l)* = Dim. zu Lamina.

lamina, -ae f *(l)* = Platte, Schicht, Scheibe; anat.: Platten und Lamellen aller Art. – Etym. unsicher.

lanugo, -inis f *(l)* = Wolle, Wollhaar, Flaum. – lana, -ae f: Wolle; länos *(gr)* u. vlana *(idg)*: Wolle.

laryngeotomia, -ae f *(l)* = Eröffnung des Kehlkopfes durch Schnitt. – Larynx *(gr)*: Kehlkopf; témnein *(gr)*: schneiden, aufschneiden.

larynx, -yngis f *(l)* = Kehlkopf. – larynx *(gr)*: Kehlkopf.

lateralis, -e *(l)* = seitlich. – Adj. zu: latus, -eris.

latissimus, -a, -um *(l)* = der breiteste. – Superlativ zu latus, -a, -um.

latus, -a, -um *(l)* = breit. – Adj. zu latus, -eris.

latus, -eris n *(l)* = Seite, Breite, Brust. – Etym. unsicher

lemniscus, -i, m *(l)* = Schleife; anat.: Faserzüge im Gehirn. – lemniskos *(gr)*: Band.

lens, lentis f *(l)* = Linse. – Etym. unsicher.

lenticularis, -e: Adj. zu lens.

lentiformis, -e = linsenförmig. – lens *(l)*: Linse; forma, -ae f *(l)*: Gestalt, Form.

leptomeninx, -ingis f *(l)* = weiche, zarte Hirnhaut; zusammenfassender Begriff für arachnoidea und pia mater. – leptós *(gr)*: zart; méninx *(gr)*: Hirnhaut.

levator, -oris m *(l)* = Heber. – levare: heben.

liber, -era, -erum *(l)* = frei, ungebunden, offen. – liberare: befreien.

lien, lienis m *(l)* = Milz. – Etym. unsicher; siehe auch splen.

ligamentosus, -a, -um eigentl. bänderreich; anat.: bandartig. – Adj. zu ligamentum.

ligamentum, -i n *(l)* = Band, Binde; anat.: häutige Verbindung zweier Gelenke. – ligare: binden; vgl.: obligat.

limbus, -i m *(l)* = Saum, Besatzstreifen, Rand. – Etym. unsicher.

limen, -inis n *(l)* = Schwelle, Grenzwall. – leímen *(idg)*: Querholz.

limitans, -antis *(l)* = begrenzend. – P.p.a. von limitare: begrenzen; limes, -itis m: Grenzrain.

linea, -ae f *(l)* = 1. Linie, Richtschnur; 2. Strich; 3. anat.: Knochenleiste. – linus oder linum, -i n: Lein, Flachs, später: leinener Faden, Schnur.

lingua, -ae f *(l)* = Zunge, Sprache. – lingere *(l)* u. leichein *(gr)*: lecken, schmecken.

lingula, -ae f = Zünglein, zungenähnliches Gebilde. – Dim. zu lingua.

liquor, -oris m *(l)* = Flüssigkeit, flüssiger Zustand. – liquet *(l)* = flüssig, klar sein.

liquor cerebrospinalis: von den plexus choroidei abgesonderte eiweißarme Hirnflüssigkeit.

lobaris, -e *(l)* = zum Lappen gehörend. – Adj. zu lobus.

lobularis, -e *(l)* = zum Läppchen gehörend. – Adj. zu lobulus.

lobulus, -i m *(l)* = Läppchen. – Dim. zu lobus.

lobus, -i m *(l)* = Lappen, Hülse, Schote. – lóbos *(gr)*: Lappen.

locus, -i m *(l)* = Ort, Platz, Stelle. – locare *(l)* = setzen, legen, stellen.

longitudinalis, -e *(l)* = längsgerichtet. – longitudo, -inis f: die Länge; longus, -a, -um: lang; lonchä *(gr)*: die Lanze; laggs *(got)*: lang.

longus, -a, -um *(l)* = lang, weit; lonchä *(gr)*: die Lanze.

longissimus: Superlativ zu longus.

lucidus, -a, -um *(l)* = hell, glänzend, leuchtend. – lucere: leuchten; leukos *(gr)*: Licht, Helle.

lumbalis, -e *(l)* = zur Lende gehörig. – Adj. zu lumbus: Lende; psoas *(gr)*, lentin *(ahd)*: Lende; Etym. unsicher.

lunatus, -a, -um *(l)* = mondförmig. – Adj. zu luna, -ae f: Mond;

lucere: leuchten; lux: Licht.

lunula, -ae f *(l)* = kleiner Mond. – Dim. zu luna, -ae f: Mond; luc-sna *(idg)*: Mond, Mondschein.

luteus, -a, -um *(l)* = gelb. – lutum, -i n *(l)*: Lehm, Kot; luo bzw. pollúere *(l)*: verschmutzen.

lympha, -ae f *(l)* = Quellnymphe, klares Wasser; anat.: Lymphe. – lympa; -ae f: die Wassergöttin, Wasser; wahrscheinl. jüngere lautl. Annäherungen.

lymphaticus, -a, -um *(l)* = zur Lymphe gehörend. – Adj. zu lympha.

macula, -ae f *(l)* = Fleck, Makel. – maculare: beflecken, besudeln.

maculosus, -a, -um = reich an Flecken, buntgefleckt, besudelt. – Adj. zu macula.

magnus, -a, -um *(l)* = groß, gewaltig, stark. – megas *(gr)*: groß, gewaltig.

maior, -oris = größer, stärker. – Komp. zu magnus.

mala, -ae f *(l)* = Wange, Kinnbacken, eigentl.: Oberkiefer.

malaris, -e: Adj. zu mala.

mallearis, -e *(l)* = zum Hammer gehörend. – Adj. zu malleus, -ei m: Hammer.

malleolaris, -e *(l)* = zum kleinen Hammer gehörend. – Adj. zu malleolus.

malleolus, -i m *(l)* = 1. kleiner Hammer; 2. Brandpfeil, Ähnlichkeit mit einem rundköpfigen Hammer. – Dim. zu malleus, -ei m: 1. Hammer; 2. Gehörknöchel; eigentl. ein riesiger Schlägel mit einem runden Kopf u. langen Stiel (zum Betäuben des Ochsen).

mamilla, -ae f *(l)* = Brustwarze, Mamille. – Dim. zu mamma.

mamillothalamicus, -a, -um *(l)* = zum corpus mamillare u. zum thalamus gehörend. – mamillaris, -e: brustwarzenähnlich; thalamus, -i m: Sehhügel.

mamma, -ae f *(l)* = 1. Mutter, Amme, vgl. Mamma; 2. Mutterbrust, Euter, Zitze; 3. anat.: weibliche Brust(drüse). – mammare *(l)*: säugen, saugen; mammáein *(gr)*: nach der Mutterbrust verlangen.

mandibula, -ae f *(l)* oder **mandibulum, -i** n = Unterkiefer, Kinnlade als Kauwerkzeug. – mandere: kauen; nicht sicher, ob mit maxilla identisch.

manubrium, -i n *(l)* = Griff, Stiel, Henkel; der mit der Hand zu fassende Griff, Handgriff. – manus, -us f: Hand.

manus, -us f *(l)* = Hand, eigentl. Arm.

margo, -inis m *(l)* = Rand, Einfassung. – marka *(got)* u. *(ahd)*: Grenze, Mark; vgl.: Marke.

masculinus, -a, -um *(l)* = männlich, groß. – mas, maris m *(l)*: der Mann, männlich.

massa, -ae f *(l)* = Masse, Klumpen; anat.: Gebilde von wenig charakt. Form. – maza *(gr)*: Teig, Brei aus Gerstenmehl.

masseter, -eris m *(l)* = anat.: der Kaumuskel. – masseter *(gr)*: der Kauende; massein *(gr)*: kauen, kneten.

masticatorius, -a, -um *(l)* = dem Kauen dienend. – masticare: kauen; mastix, -icis f *(l)*: wohlriechendes Harz vom Mastixbaum, das zum Kauen benutzt wurde; mastichä *(gr)*: Mastixbaum.

mastoideus, -a, -um *(l)* = brustwarzenähnlich. – mastos *(gr)*: Mutterbrust, Brustwarze, Anhöhe, Hügel; -eides: ähnlich, Form, Gestalt.

mater, -tris f *(l)* = Mutter, anat.: ernährende u. umschützende Umhüllung. – mätär *(gr)* u. muoter *(ahd)*: die Mutter; nach ali al abbas (arab.): die beiden Hüllen, die als Mutter des Gehirns bezeichnet wurden: 1. die dickere als dura mater: die harte Hirnhaut; 2. die dünne als pia mater: die weiche Hirnhaut.

matrix, -icis f *(l)* = Mutterboden, Matrix. – mater *(l)*: Mutter; eigentl. Gebärmutter.

maxilla, -ae f *(l)* = Oberkiefer. – Dim. zu mala.

maximus, -um*(l)* = größte. – Superl. zu magnus.

meatus, -us m *(l)* = Gang, Durchgang. – meare: gehen, ziehen, fließen.

medialis, -e *(l)* = in der Mitte befindlich, zur Mitte gehörig; anat.: medial, zur Mitte hin; Gegensatz zu lateral. – mesos *(gr)*: mittlerer, Mitte.

medianus, -a, -um *(l)* = in der Mitte befindlich, zur Mitte gehörig. – mesos *(gr)*: mittlerer, Mitte.

mediastinum, -i n *(l)*: Mittelfell, Raum zwischen rechter und linker Lunge, eigentl. zwei senkrecht stehende Platten (Pleura), welche die Brusthöhle in eine re. u. li. Hälfte teilen und das Herz zwischen sich enthalten. – Etym. unsicher; per medium tensum: das, was sich in der Mitte befindet.

medius, -a, -um *(l)* = in der Mitte befindlich, zur Mitte gehörig, dazwischenliegend. – mesos *(gr)*: mittlerer, Mitte.

medulla, -ae f *(l)* = Mark, Innerstes. – Wohl von medius abzuleiten.

medulla oblongata: verlängertes Mark; unterer Abschnitt des Rautenhirns.

membrana, -ae f *(l)* = zarte Haut, Häutchen. – Substantiviertes Adj. von membrum, -i n *(l)*: 1. das fleischige Körperglied; 2. Glied, Teil, Extremität.

meningeus, -a, -um *(l)* = zur Hirnhaut gehörig. – Adj. zu meninx.

meninx, -ingis f *(l)* = Hirnhaut. – meninx *(gr)*: Haut; erst Aristoteles beschränkte den Gebrauch des Wortes auf die Hirnhäute.

meniscus, -i m *(l)* = Halbmond; anat.: Zwischenknorpel. – meniskos *(gr)*: kleiner Mond, Dim. zu meme *(gr)*: runde Bedeckung über Statuen, gebogenes Schirmdach, Monat, Mond.

meniscus articularis: halbmondförmige Gelenkzwischenscheibe.

mentalis, -e *(l)* = zum Kinn gehörend. – Adj. zu mentum.

mentum, -i n *(l)* = Kinn, Kinnbart, hervorragende Ecke. - prominere: hervorragen.

mesencephalon, -i n *(l)* = Mittelhirn. – mésos *(gr)*: mittlerer; encephalon *(gr)*: im Kopf (Gehirn).

mesenterium, -ii n *(l)* = Dünndarm, Gekröse. – mesenterion *(gr)*: mittleres Eingeweide; mesos *(gr)*: Mitte; enteron *(gr)*: Eingeweide.

anat.: das Mesenterium steht wie eine senkrechte Scheidewand in der Mitte der Bauchhöhle als Medium intestinum des Unterleibes (Aristoteles), Dünndarmgekröse, Aufhängeband des Jejunums und Ileums; daher auch zur Bezeichnung von Bauchfellduplikaturen bzw. Gekröse bestimmter Organe.

meso- *(gr)* = 1. mittlerer, Mitte, zwischen; 2. anat.: Bezeichnung von Bauchfellduplikaturen bzw. Gekrösen.

meta- *(gr)*: Vorsilbe = nach, zwischen, inmitten, hinter.

metacarpus, -i m *(l)* = Mittelhand, Zwischenhand. – meta- *(gr)*: nach, hinter, zwischen, inmitten; carpos *(gr)*: Hand.

metatarsus, -i m *(l)* = Mittelfuß, Fußwurzel. – siehe meta- u. tarsus.

metencephalon, -i n *(l)* = Hinterhirn. – metá *(gr)*: nach, hinter; encephalon *(gr)*: Gehirn.

minor, minus (Gen.: -oris) *(l)* = kleiner, geringer. – unregelmäß. Komp. zu parvus: klein, gering.

mitralis, -e *(l)* = einer Mitra ähnlich. – Adj. zu mitra, -ae f: Kopfbinde, Turban; mitra *(gr)*: Leibbinde, Hauptbinde.
valva mitralis: Klappenapparat zwischen linkem Vorhof u. linker Kammer.

modiolus, -i m *(l)* = anat.: die im Innern ausgehöhlte Schneckenachse. – Dim. zu modius: Hohlkörper, Radnabe, Zylinder, Scheffel.

molaris, -e *(l)* = zum Mahlen gehörend; dem Mahlen dienend. – Adj. zu mola, -ae f: Mühlstein, Mühle; molare *(l)* u. myllein *(gr)*: mahlen.

mollis, -e *(l)* = weich, lind, sanft; vgl. mollig. – moldvis *(idg)*: weich; molliri *(l)* = weich machen, zähmen.

mons, montis m *(l)* = Berg, Fels. – men *(idg)*: emporragen; vgl. mentum u. eminentia.

motorius, -a, -um *(l)* = anat.: zur Bewegung gehörend, der Bewegung dienend. – movere *(l)* = bewegen, in Bewegung setzen; vgl. Motor.

mucosus, -a, -um *(l)* = schleimig, mukös. – Adj. zu mucus, -i m oder muccus, -i m: der Schleim, der Rotz; myssein *(gr)*: schneuzen.

multifidus, -a, -um *(l)* = vielfach gespalten. – multus, -a, -um: viel u. findere: spalten.

muscularis, -e *(l)* = zum Muskel gehörend. – Adj. zu musculus.

musculocutáneus, -a, -um *(l)* = zum Muskel und zur Haut gehörend: siehe musculus u. cutaneus.

musculotubarius, -a, -um *(l)* = zum musculus tensor tympani und zur Ohrtrompete gehörend; siehe musculus u. tubarius.

musculus, -i m *(l)* = kleine Maus, Mäuschen, Muskel; – Dim. zu mus, muris m *(l)* u. mys *(gr)*: die Maus.

myelencephalon, -i n *(l)* = Markhirn, verlängertes Mark; Bezeichnung für medulla oblongata. – myelós *(gr)*: Mark, Rückenmark; encephalon *(gr)*: Gehirn.

myentericus, -a, -um *(l)* = zur Darmmuskulatur gehörend. – mýs *(gr)*: Maus, Muskel; enterikós *(gr)*: zu den Eingeweiden gehörend.

mylohyoideus, -a, -um *(l)* = vom Unterkiefer zum Zungenbein verlaufend. – mylos *(gr)*: Mahlstein, Backenzahn; hyoideus, -a, -um (siehe dort); vgl. auch hyo-.

mylopharyngeus, -a, -um *(l)* = vom Unterkiefer zum Pharynx verlaufend. – mylos *(gr)*: Mahlstein; pharynx *(gr)*: Rachen.

myo- *(gr)* = anat. in Zusammensetzungen: Muskel-. – mys *(gr)*: Maus, Muskel.

myocardium, -ii n *(l)* = Herzmuskulatur; siehe myo- u. cardia.

myologia, -ae f *(l)* = Muskellehre. – myo- *(gr)*: Muskel-; logos *(gr)*: Wort, Sprache, Lehre.

myometrium, -ii n *(l)* = Gebärmuttermuskulatur. – myo- *(gr)* u. métra *(gr)*: Gebärmutter.

naris, -is f *(l)* = Nasenloch, erweitert zur Nasenhöhle.

nasalis, -e *(l)* = zur Nase gehörend. – Adj. zu nasus.

nasus, -i m *(l)* = äußere Nase. – nasos *(idg)* u. naris *(l)*: Nasenloch; vgl. Nüster.

navicularis, -e *(l)* = kahnförmig, schiffförmig. – Adj. zu navicula, -ae: kleines Schiff; Dim. zu navis, -is f: Schiff.

neonatus, -a, -um *(l)* = neugeboren. – néos *(gr)*: neu; nasciri *(l)*: geboren werden, entstehen.

nervus, -i m *(l)* = Nerv; früher für alles weißliche Faserige: Sehne, Band, Flechse verwendet. – neuron *(gr)*: Sehne, Band, Nerv.

nidus, -i m *(l)* = Nest, Wohnsitz, Ursprung. – nidus *(idg)*: Ruheplatz.

niger, -gra, -grum *(l)* = schwarz, dunkel.
substantia nigra: pigmenthaltiger Kern im Mittelhirn.

nodulus, -i m *(l)* = kleiner Knoten. – Dim. zu nodus.

nodus, -i m *(l)* = Knoten, Gelenk, Knorren, Verbindung. – nodere *(l)*: in einen Knoten knüpfen; nódes *(idg)*: großes Netz.

nucha, -ae f *(l)* = Nacken. – nugrah *(arab)*: Nacken, Nackengrube.

nucleus, -i m *(l)* = Nuß, kleiner Kern. – Dim. zu nux, nucis f: Nuß, Kern.

nutricius, -a, -um *(l)* = ernährend, aufziehend. – nutriri: säugen, nähren, aufziehen.

obex, -icis m *(l)* = Riegel, Querbalken, Damm. – obiicere *(l)*: entgegenwerfen, entgegentreten.

obliquus, -a, -um *(l)* = schräg, tief, seitwärts gerichtet. – ob-, op-: lat. Vorsilbe: entgegen, gegen, hin; limen, -inis n: Schwelle.

oblongatus, -a, -um *(l)* = verlängert.
medulla oblongata = verlängertes (Rücken-) Mark; vgl. Myelencephalon.

oblongus, -a, -um: länglich.

obturatorius, -a, -um *(l)* = dem Verstopfen dienend. – obturare: verstopfen.

obturatus, -a, -um: P.p.p. zu obturare.

obtusus, -a, -um *(l)* = stumpf, schwach. – obtúndere: stumpf machen, stumpf werden.

occipitalis, -e *(l)* = zum Hinterhaupt gehörig. – Adj. zu occiput.

occiput, -itis n *(l)* = Hinterhaupt. – ob- *(l)*: entgegen, gegenüber; caput, -itis n: Haupt, Kopf.

octavus, -a, -um *(l)* = der achte (Hirnnverv). – ógodes *(idg)*: achte.

oculomotorius, -a, -um *(l)* = die Augenbewegung betreffend, der Augenbewegung dienend, zu den das Auge bewegenden Muskeln gehörend; siehe oculus u. motorius.

oculus, -i m *(l)* = Auge. – wahrscheinlich Dim. zu ocus *(idg)*, okje *(idg)* u. oktallos oder ophthalmos *(gr)*: Auge, Augenhöhle.

oesophagus, -i m *(l)* = Speiseröhre. – oiso *(gr)*: Futur zu pherein: tragen, transportieren; phagein *(gr)*: essen, verdauen; vgl. Phage.

olecranon, -i n *(l)* = (Haken)fortsatz der Elle, Ellenbogen. – olékranon *(gr)*: Ellenbogenkopf; olenä/olän *(gr)*: Ellenbogen, Unterarm; kranon *(gr)*: Kopf; vgl. cranium.

olfactorius, -a, -um *(l)* = dem Riechen dienend. – olfacere *(l)*: riechen, wittern; olere *(l)* u. ozein *(gr)*: riechen.

oliva, -ae f *(l)* = Olive. – elaía *(idg)*: Olive, Ölbaum.

omentum, -i n *(l)* = Netzhaut um die Eingeweide, Fette; Eingeweide, Netz. – Etym. unsicher.

omoclavicularis, -e *(l)* = von der Schulter zur Clavicula ziehend. – ómos *(gr)*: Schulter; clavicula: Schlüsselbein.

omohyoideus, -a, -um *(l)* = von der Schulter zum Zungenbein ziehend. – ómos *(gr)*: Schulter, hyoideus (siehe dort).

omphaloentericus, -a, -um *(l)* = zum Dottergang gehörig. – omphalos *(gr)*: Nabel; enteron *(gr)*: Därme, Eingeweide.
ductus omphaloentericus: Dottergang; der Mitteldarm steht vorübergehend über den weiten Dottergang mit dem Dottersack in Verbindung; später wird dieser als Darmanhang zum MECKEL-Divertikel.

oóphorus, -a, -um *(l)* = eitragend. – óon *(gr)*: Ei; phérein *(gr)*: tragen, bringen.
cumulus oophorus: in den Liquorraum des Follikels vorspringender Hügel aus Follikelepithelzellen.

operculum, -i n *(l)* = Deckel; anat.: die die insula bedeckenden Gehirnlappenteile. – operire *(l)*: bedecken, verhüllen, zudecken.

opercularis, -e: Adj. zu operculum.

ophthalmicus, -a, -um *(l)* = zum Auge gehörig. – ophthalmos *(gr)*: Auge; vgl. opticus u. thalamus.

opponens, -entis *(l)* = gegenüberstehend, gegenüberstellend. – P.p.a. von opponere: entgegenstellen, entgegensetzen; ob-, op-: entgegen, gegenüber; ponere: legen, setzen, stellen.

opticus, -a, -um *(l)* = das Sehen betreffend. – op von opsis *(gr)*: Sehen.

ora, -ae f *(l)* = Rand, Saum, Küste. – mit os, oris: Mund verwandt.

orbicularis, -e *(l)* = kreisförmig. – orbiculus, -i m kleiner Kreis; Dim. zu orbis, -is m: Kreis.

orbita, -ae f *(l)* = Augenhöhle; eigentl. Kreisbahn, Wagengleis, Rad, Kreisfurche; später dann auf kreisrunde Gebilde angewandt und auf die ganze Augenhöhle übertragen.

orificium, -ii n *(l)* = Öffnung, eigentl. etwas, das das Aussehen des Mundes hat. – os, oris n der Mund; facies, ei f *(l)*: Gestalt, Aussehen.

os, oris n *(l)* = Mund, Eingang, Mündung. – ah, asan, ayam (altind.): Mund, Öffnung; Etym. unsicher.

os, ossis n *(l)* = Knochen, Bein, Gebein. – osteon oder ostion *(gr)*: Bein, Knochen; Etym. unsicher.

osteologia, -ae f *(l)* = Knochenlehre. – osteon *(gr)*: Knochen; logos *(gr)*: das Wort, die Lehre.

ostium, -ii n *(l)* = Mündung, Eingang, Tür. – os, oris n : der Mund (siehe dort).

oticus, -a, -um *(l)* = zum Ohr gehörend. – oús, otós *(gr)*: Ohr.

ovalis, -e *(l)* = eiförmig, oval. – Adj. zu ovum.

ovarium, -ii n *(l)* = Eierstock. – substant. Adj. zu ovum.

ovum, -i n *(l)* = das Ei. – óon *(gr)*: das Ei.

pachymeninx, -ingis f *(l)* = derbe, faserreiche Hirnhaut (= dura mater). – pachýs *(gr)*: dick, derb; meninx *(gr)*: Hirnhaut.

palatinus, -a, -um: *(l)* = zum Gaumen gehörend. – Adj. zu palatum.

palato- *(l)* = vom Gaumen entspringend.

palatum, -i n *(l)* = Gaumen. – Etym. unsicher, vielleicht zu pala *(idg)*: Wölbung.

pallidus, -a, -um *(l)* = blaß, bleich. – pallére: blaß sein, fahl sein; polios *(gr)*: grau.

pallium, -ii, n *(l)* = Hülle, Mantel; anat.: Hirnmantel. – palla, -ae f: das mantelartige Gewand römischer Frauen.

palma, -ae f *(l)* = Handfläche. – palamä *(gr)*: flache Hand, Hand.

palmaris, -e *(l)* = zur Handfläche gehörend. – Adj. zu palma.

palmatus, -a, -um *(l)* = palmenzweigähnlich. – palma *(l)*: flache Hand, Palme; palamä *(gr)*: flache Hand, Hand.

palpebra, -ae f *(l)* = Augenlid. – zu palpitare *(l)*: zucken (wegen des Lidschlags) oder palpari *(l)*: streicheln (das Lid streichelt sanft über den Augapfel).

pampiniformis, -e *(l)* = rankenförmig. – pampinus, -i m *(l)*: die Weinranke; forma, -ae f: Gestalt, Form.

pancreas, -atis f *(l)* = Bauchspeicheldrüse. – pan *(gr)*: alles, ganz; kréas *(gr)*: Fleisch, Drüsensubstanz.

panniculus, -i m *(l)* = Haut, Schicht. – Dim. zu pannus, -i m: Kleid, Tuch, Lappen; pänos *(gr)*: Zeug, Tuch.

papilla, -ae f *(l)* = warzenförmige Erhebung, Papille (der Haut, Niere und Zunge), urspr. nur: Brustwarze. – papula, -ae f: Blatter, Bläschen.

para-: Vorsilbe = neben-, bei-. – pará *(gr)*: neben, nebenher, daran, an ... vorbei.

paradidymis, -idis f *(l)* = Nebenhoden (Urnierenrest); neben dem Hoden liegendes rudimentäres Organ; anat.: beiderseits blinde Kanälchen oberhalb des Nebenhodenkopfes vor dem Samenstrang. – pará *(gr)*: neben; didymoi *(gr)*: Zwillinge, Hoden.

parasympathicus, -a, -um *(l)* = der pars sympathica des autonomen oder vegetativen Nervensystems entgegenwirkend. s. para- u. sympathicus.

parenchyma, -atis n *(l)* = organspezifisches Gewebe. – parenchyma *(gr)*: das daneben Hineingegossene; spezifisches Gewebe von Niere, Leber, Milz u. Lunge; man glaubte: die Substanz würde dadurch gebildet, daß Blut aus den Gefäßen heraustrete und sich neben ihnen verfestige; parencheein *(gr)*: par-: daneben, u. en-: hinein, in u. cheein: gießen.

paries, -etis m *(l)* = Wand. – Etym. unsicher.

parietalis, -e *(l)* = parietal, seitwärts; anat.: zum os parietale = Scheitelbein gehörend. – Adj. zu paries.

paroóphoron *(gr)* = medial vom Nebeneierstock liegendes rudimentäres Organ (Urnierenrest); siehe para- u. oóphorus.

parotideus, -a, -um *(l)* = zur Ohrspeicheldrüse gehörend: – Adj. zu parotis.

parotis, -idis f *(l)* = Anschwellung neben dem Ohr (urspr. Mumps), Ohrspeicheldrüse. – pará *(gr)*: neben; oús *(gr)*: Ohr.

pars, partis f *(l)* = Teil, Anteil, Stück, Körperteil, Seite. – partiri: teilen.

parvus, -a, -um *(l)* = klein. – pauros *(gr)*: klein, gering, wenig.

patella, -ae f *(l)* = Schale, Opferschale; anat.: Kniescheibe. – Dim. zu patera. -ae f: flache Schale; patere: offen stehen.

pecten, pectinis m *(l)* = Kamm, später Kamm = Grat. – pectare *(l)*: u. pekein *(gr)*: kämmen. pecten ossis pubis: Schambeinkamm.

pectinatus, -a, -um u. **pectineus, -a, -um:** Adj. zu pecten.

pectoralis, -e: Adj. zu pectus.

pectus, -oris n *(l)* = Brust, Herz, Sinn. – Etym. unsicher; paksa *(altind)*: Flügel, Achsel.

pedunculus, -i m u. **pediculus, -i** m *(l)* = Füßchen, Stiel. – Dim. zu pes. Cave: pediculus, -i = kleine Laus. – Dim. zu pedis: Laus.

pellucidus, -a, -um *(l)* = durchsichtig. – perlucete: hervorschimmern, durchsichtig sein: per: völlig, hindurch: lucere: scheinen, leuchten.

pelvinus, -a, -um: Adj. zu pelvis.

pelvis, is f *(l)* = Becken, Schüssel. – pellis *(gr)*: Schüssel, Becken: pella *(gr)* u. palavi *(altind)*: Geschirr.

penis, -is m *(l)* = Schwanz, männliches Glied. – pés *(gr)*: männl. Glied.

per- *(l)*: Vorsilbe = durch, hindurch, ganz, völlig.

perforans, -tis *(l)* = durchbohrend. – P.p.a. von perforare: durchbohren; per-: durch, hindurch; forare: bohren, graben.

perforatus, -a, -um *(l)* = durchbohrt. – P.p.p. von perforare: durchbohren.

peri- *(gr)*: Vorsilbe = um herum, ringsum, ringsherum.

pericardium, -ii n *(l)* = Herzbeutel; anat.: äußeres (parietales) fibröses Blatt des Herzbeutels; siehe peri- u. cardia; vgl. epicardium.

perilympha, -ae f *(l)* = die das häutige Gehörlabyrinth umgebende Flüssigkeit. – peri- *(gr)*: um, herum; lympha *(l)*: Quellwasser, anat.: Lymphe.

perimetrium, -ii n *(l)* = Bauchfellüberzug der Gebärmutter. – peri- *(gr)*: um herum; métra *(gr)*: Gebärmutter.

perinealis, -e: Adj. zu perineum.

perinéum, -i n *(l)* = Damm, Mittelfleisch, Gegend zwischen After und Scheide bzw. Hodensack. – Etym. unsicher; vielleicht perinéo *(gr)*: anhäufen, aufschichten.

peridontium, -ii n *(l)* = Wurzelhaut des Zahnes. – peri- *(gr)*: um herum; odoús, odóntos *(gr)*: Zahn.

periorbita, -ae f *(l)* = das die Augenhöhle auskleidende eriost; siehe peri- u. orbita.

periorchium, -ii n *(l)* = parietales Peritonealblatt des Hodens. – peri- *(gr)*: um herum; orchis *(gr)*: Hoden.

periosteum, -i n *(l)* = Knochenhaut, Periost. – siehe peri- *(gr)* u. os, ossis.

peritoneum, -ii n *(l)* = Bauchfell. – peritonáion *(gr)*: die über die Därme gespannte Haut; peri-: um herum; teínein: spannen.

permanens, -entis *(l)* = bleibend, verbleibend. – P.p.a. von permanere *(l)*: bleiben, verbleiben, fortdauern.

peroneus, -a, -um u. **peronaeus, -a, -um** u. **peronealis, -e** *(l)* = zum Wadenbein gehörend, auf der Seite des Wadenbeins gelegen. – pero, -onis m*(l)*: Stiefel aus rohem Leder; peróne *(gr)*: Spange, Stachel.

perpendicularis, -e *(l)* = senkrecht, lotrecht. – perpendiculum, -i n: Richtblei, Lot; perpendere: genau abwägen.

pes, pedis m *(l)* = Fuß, Bein. – pous *(gr)*: Fuß, Bein.

petiolus, -i m *(l)* = Stiel, Füßchen. – Dim. zu pes; statt pediolus später petiolus.

petrosus, -a, -um *(l)* = felsig, steinig. – petra *(gr)*: Fels, Stein.

petrotympanicus, -a, -um *(l)* = vom Felsenbein zur Paukenhöhle ziehend; siehe petrosus u. tympanicus.

phalanx, -angis f *(l)* = Walze, Stamm, Ballen, Schlachtreihe; anat.: Phalangen, Glieder. – phalanx *(gr)*: 1. Rundholz, Balken; 2. Finger-, Zehenglied; 3. Schlachtreihe.

pharynx, -is m u. f. *(l)* = Rachen, Schlund. – pharynx *(gr)*: Rachen, Kehle, Schlund.

philtrum, -i n *(l)* = Nasen-Lippen-Rinne. – philtron *(gr)*: Liebeszauber, Liebestrunk.

phrenicus, -a, -um *(l)* = zum Zwerchfell gehörend. – phrenes, -um f *(l)*: Zwerchfell; phrán *(gr)*: Zwerchfell, Sitz des Gemüts.

pigmentum, -i n *(l)* = Farbstoff; Schminke. – pingere *(l)*: malen; poíkilos *(gr)*: bunt.

pilus, -i m *(l)* = einzelnes Haar. – pilos *(gr)*: Filz.

pinealis, -e *(l)* = zum Fichtenzapfen gehörend, fichtenzapfenähnlich. – pinus *(l)* und pic smus *(idg)*: Fichte.
corpus pineale: die einem Fichtenzapfen ähnliche Zirbeldrüse (=Epiphyse) des Gehirns.

piriformis, -e *(l)* = birnenförmig. – pirum, -i m: die Birne; forma, -ae f : die Form, Gestalt.

pisiformis, -e *(l)* = erbsenförmig. – pisum, -i n *(l)* u. pison *(gr)*: Erbse; forma, -ae f: die Form, Gestalt.

pius, -a, -um *(l)* = fromm; im arab.: zart.
pia mater: weiche Hirnhaut.

placenta, -ae f *(l)* = Mutterkuchen, Nachgeburt, Plazenta. – plakóus *(gr)*: Kuchen, eigentl.: mit Fläche versehen.

planta pedis *(l)* = Fußsohle. – planta, -ae f *(l)*: Fußfläche; pes, pedis m *(l)*: Fuß; plátos *(gr)*: Breite; platys *(gr)*: breit, weit.

planum, -i n *(l)* = Fläche, Ebene. – placére *(l)*: ebnen, glätten; planare *(l)*: plazieren, planieren.

planus, -a, -um *(l)* = flach, eben, plan.

platysma, -atis n *(l)* = Platte, ausgebreiteter Körper; anat.: großflächiger Hautmuskel am Hals; er zieht vom unteren Gesichtsteil bis auf den oberen Thorax. – platys *(gr)*: breit, weit.

pleura, -ae f *(l)* = Seite, Rippe; anat.: Rippenfell, Brustfell. – pleura *(gr)*: die Seite eines Gegenstandes, auch des menschl. Körpers; da die Rippen an der Seite des Thorax liegen, wurden sie Pleura genannt; die Membran, welche die Rippen an ihrer inneren Fläche überzieht, erhielt erst spät den Namen Pleura; pleuritis *(gr)*: Seitenstechen.

plexus, -us m *(l)* = Geflecht. – plectere *(l)* u. plékein *(gr)*: flechten.

plica, -ae f *(l)* = Falte, alle Faltenbildungen. – plicare *(l)*: falten; plekein *(gr)*: flechten, schlingen oder ptyssein *(gr)*: falten.

pollex, -icis m *(l)* = Daumen. – pollere *(l)*: vermögen, ausrichten, womit die überragende Funktionsbedeutung des Daumens gegenüber den anderen Fingern gekennzeichnet ist.

pons, pontis m *(l)* = Brücke, Steg. – paíos *(gr)*: Pfad (vgl. Patt!).

pontinus, -a, -um: Adj. zu pons.

poples, -itis m *(l)* = Kniekehle, Kniebeuge. – Etym. unsicher.

popliteus, -a, -um: Adj. zu poples.

porta, -ae f *(l)* = Pforte, Tür, Eingang. – póros *(gr)*: Durchgang; peírein *(gr)*: durchdringen.

portio, -ionis f *(l)* = Teil, Abschnitt, Anteil, Portion. – pars *(l)* u. eporon *(gr)*: zugemessener Anteil.
portio vaginalis: zapfenartig in die Scheide ragender Cervixabschnitt.

porus, -i m *(l)* = Gang, Kanal, Röhre; anat.: Öffnung eines Ganges. – poros *(gr)*: Öffnung, Weg, Durchgang; peirein *(gr)*: durchdringen.

post- *(l)*: Vorsilbe = nach, hinter, hinten. – pacca *(altind)*: hinten.

postcentralis, -e *(l)* = anat.: hinter der Zentralfurche des Gehirns liegend; siehe post- u. centralis.

posterior, -ius *(l)* = hinterer, späterer, folgender. – Komp. zu post: hinten, hernach.

posterolateralis, -e *(l)* = weiter hinten seitlich; siehe posterior u. lateralis.

prae- *(l)*: Vorsilbe = vor, vorn, wegen, vor... her.

praecentralis, -e *(l)* = anat.: vor der Zentralfurche des Gehirns gelegen; siehe prae- u. centralis.

praeputium, -i n *(l)* = Vorhaut. – pósthion *(gr)* als Dim. zu pósthä *(gr)*: männliches Glied oder prae-: vorn u. putare *(l)*: beschneiden, ins reine bringen.

princeps, -ipis m *(l)* = erster, wichtigster. – aus primi-ceps: die erste Stelle einnehmend; primus *(l)*: erster; capere *(l)*: nehmen.

principalis, -e = ursprünglich, erster. – Adj. zu princeps.

pro- *(l)*: Vorsilbe = vor, voran, für.

procerus, -a, -um *(l)* = hoch, schlank, gestreckt, lang. – pro- *(l)*: vor, hervor; crescere *(l)*: wachsen, entstehen.

processus, -us m *(l)* = Fortschritt, Fortgang; anat.: Fortsatz. – procedere *(l)*: vorgehen, hervortreten, vorrücken; pro- *(l)*: vor, voran; cedere *(l)*: weichen, gehen.

profundus, -a, -um *(l)* = tief, bodenlos. – Siehe pro- u. fundus *(l)*: in der Nähe des Bodens, in der Tiefe. – Gegensatz zu superficialis, -e: oberflächlich.

prominentia, -ae f *(l)* = Vorsprung, Erhebung, Prominenz. – prominere *(l)*: hervorspringen, hervorragen; pro-: vor, voran; minere: ragen, drohen.

promontorium, -i n *(l)* = Vorgebirge, Vorwölbung; siehe pro- u. mons.

pronator, -oris m *(l)* = Neiger: anat.: Muskeln, die bei Drehung des Unterarms die Handfläche nach unten bzw. dorsal richten. – pronare *(l)*: vornüberneigen.

pronephros, -i m *(l)* = Vorniere, die zuerst gebildete Niere. – pro- *(l)*: vor; néphros *(gr)*: Niere:

pronus, -a, -um u. **pronatus, -a, -um** = abschüssig, vornübergeneigt. – Adj. zu pronator.

proprius, -a, -um *(l)* = beständig, dauernd, eigen, wesentlich. – Etym. unsicher.

prosencephalon, -i n *(l)* = Vorderhirn. – pros(o) *(gr)*: vorwärts, vorn; encephalon *(l)*: Gehirn.

prostata, -ae f *(l)* = Vorsteherdrüse. – prostátās *(gr)*: Vordermann, Beschützer, Vorsteher.

prostaticus, -a, -um: Adj. zu prostata.

protuberantia, -ae f *(l)* = Arten von Hervorragungen u. Erhabenheiten, Protuberanz. – protuberare *(l)*: hervorragen; siehe pro- u. tuber.

proximalis, -e *(l)* = anat.: näher zum Rumpf gelegen, rumpfwärts, proximal. – proximus *(l)*: nächster, Superlat. zu prope: nahe, bei. – Gegensatz zu distalis, -e: distal entfernt.

psoas, psoae m *(l)* = Lende. – psóa *(gr)*: Lende, Lendengegend, Lendenfleisch.

pterygoideus, -a, -um *(l)* = flügelförmig. – pteryx *(gr)*; Flügel: -eides *(gr)*: Gestalt, Form, ähnl.

pudendus, -a, -um *(l)* = zur Scham gehörend, schimpflich, schändlich. – pudére *(l)*: sich schämen.

pulmo, -onis m *(l)* = Lunge. – pleumon, pneumon *(gr)*: die Lunge.

pulmonalis, -e: Adj. zu pulmo.

pulpa, -ae f *(l)* = Weichheit; anat.: weiche Substanz, Mark, Parenchym. – Etym. unsicher.
Pulpa dentis: Zahnmark, Markhöhle.

pulvinar, -aris n *(l)* = Kissen, Polster. – Etym. unsicher.

pupilla, -ae f *(l)* = Pupille, Augenstern, Sehloch. – Dim. zu pupa: Mädchen, Puppe; eigentl.: das verkleinerte Spiegelbild, das man im Auge eines anderen sieht.

putamen, -inis n *(l)* = Schale; anat.: äußerer Teil des nucleus lentiformis = Linsenkern. – putare *(l)*: beschneiden, ins reine bringen, ordnen.

pyelos, -i f *(l)* = Nierenbecken. – pyelos *(gr)*: Trog, Mulde, Wanne.

pyloricus, -a, -um: Adj. zu pylorus.

pylorus, -i m *(l)* = Pförtner, Magenausgang; anat.: Übergang zwischen Magen u. Dünndarm. – pyloros *(gr)*: Pförtner, Torhüter.

pyramidalis, -e: Adj. zu pyramis.

pyramis, -idis f *(l)* = Pyramide; anat.: pyramidenähnl. Gebilde. – pyramis *(arab)*: Pyramide.

quadratus, -a, -um *(l)* = viereckig. – quadrare: *(l)* rechteckig machen.

quadriceps, -cipitis *(l)* = vierköpfig. – siehe quadratus u. caput.

quadrigeminus, -a, -um *(l)* = vierfach. – quattuor: vier; geminus: von Geburt doppelt.
lamina quadrigemina: Vierhügelplatte.

radialis, -e *(l)* = zur Speiche (Unterarmknochen) gehörig. – Adj. zu radius.

radiatio, -onis f *(l)* = Ausstrahlung. – radius, -ii m: Strahl, Lichtstrahlung.

radicularis, -e *(l)* = zur Wurzel gehörend. – Adj. zu radicula: kleine Wurzel.

radius, -ii m *(l)* = Radspeiche, Halbmesser des Kreises, Sonnenstrahl, Unterarmknochen: Speiche. – Etym. unsicher.

radix, -icis f *(l)* = Wurzel. – radix *(gr)*: Zweig, Rute, Wurzel.

ramus, -i m *(l)* = Ast, Zweig. – Etym. unsicher.

raphe, -es f *(l)* = Naht, Hautnaht. – raphe *(gr)*: Naht, Kleidernaht; rapto *(gr)*: zusammennähen – vgl. sutura, -ae f *(l)*: Wundnaht, Naht der Hirnschale.

recessus, -us m *(l)* = Zurückgehen, Einbiegung, Vertiefung, Winkel, Nische. – recedere *(l)*: zurückweichen; re-: zurück; cedere: weichen, gehen.

rectum, -i n *(l)* = Enddarm, Mastdarm. – rectus: gerade; die Bezeichnung geht auf die Tieranatomie zurück und wurde trotz abweichender Verhältnisse auf den Menschen übertragen.

rectus, -a, -um *(l)* = gerade. – regere *(l)*: richten, lenken.

recurrens, -entis *(l)* = zurücklaufend, kreisend. – P.p.a. von recurrere *(l)*: zurücklaufen, zurückkommen, kreisen.

regio, -onis f *(l)* = Gegend, Lage, Richtung. – regere *(l)*: lenken, richten, regieren; orégo *(gr)*: recken, sich recken.

ren, renis m *(l)* = Niere. – Etym. unsicher.

renalis, -e: Adj. zu ren.

respiratorius, -a- -um *(l)* = der Atmung dienend. – respirare *(l)*: atmen.

rete, retis n *(l)* = Netz, Fischnetz. – ére *(idg)* u. rarus, -a, -um *(l)*: dünn, locker, undicht.

retina (ergänze tunica) *(l)* = die Netzhaut des Auges. – evtl.: retinére *(l)*: zurückhalten; oder: rete: Netz, retinus: netzartig; die Nervenhaut des Auges umfaßt den Glaskörper wie ein Fischernetz den Fang.

retinaculum, -i n *(l)* ≙ Halter, Klammer, Seil, das zum Halten dienende Band; anat.: 1. Werkzeug zum Aufheben und Festhalten von Weichteilen; 2. fibröse Gebilde, welche andere festhalten, damit sie nicht aus der Lage abweichen. – retinere *(l)*: zurückhalten, festhalten.

retro- *(l)* = zurück, rückwärtsliegend, hinten. – Adv. zu re-: zurück.

retroperitonealis, -e *(l)* = hinter dem Bauchfell gelegen; siehe retro- und peritonealis.

rhinencephalon, -i n *(l)* = Riechhirn. – rhis *(gr)*: Nase; encephalon: Gehirn.

rhombencephalon, -i n *(l)* = Rautenhirn. – nach der Rautengrube benannt; rhómbos *(gr)*: Raute; encephalon: Gehirn.

rhomboideus, -a, -um *(l)* = rautenähnlich. – rhombos *(gr)*: kreisförmiger Körper, Kreisel, später: Raute; -eides *(gr)*: ähnlich.

rima, -ae f *(l)* = Spalte, Riß, Strich, Ritze. – rícoma *(idg)*: Riß; ereíkein *(gr)*: aufreißen.

risorius, -a, -um *(l)* = zum Lachen dienend. – ridere *(l)*: lachen, grinsen; risor, -oris m *(l)*: Lacher, Spötter.

rostrum, -i n *(l)* = Schnabel, Rüssel. – rodere *(l)*: nagen, verzehren.
rostral: zum vorderen Körperende hin gelegen.

rotator, -oris m *(l)* = der (Herum)dreher; vgl. Rotation. – rotare *(l)*: herumdrehen, rotieren; rota, -ae f: das Rad, Wagenrad.

rotundus. -a, -um *(l)* = rund, kugelrund. - rota, -ae f *(l)*: das Rad; siehe rotator.

ruber, -bra, -brum *(l)* = rot. – erythros *(gr)*: rot; rubére *(l)*: rot sein.

ruga, -ae f *(l)* = Runzel, Hautfalte, Falte. – rúksas *(altind.)*: rauh; rysos *(gr)*: runzelig.

sacer, sacra, sacrum *(l)* = heilig. – sacrum, -i n: Heiligtum.
os sacrum: das Kreuzbein; Etym. unsicher; ieron osteon *(gr)*: der gewaltige große Knochen, aber als heilig übersetzt; die alte deutsche Bezeichnung von Kreuz ist Erhabenheit; diese sah man am Ende des Pferderückens zwischen den beiden Hüften; os sacrum hat mit dem Symbol des Christentums nichts zu tun.

sacralis, -e *(l)* = zum Kreuzbein gehörig. – Adj. zu sacrum; siehe sacer.

sagittalis, -e *(l)* = in Pfeilrichtung, sagittal, von ventral nach dorsal. – Adj. zu sagitta, -ae f: der Pfeil; Etym. unsicher.

salivatorius, -a, -um *(l)* = zum Speichel gehörig. – saliva, -ae f *(l)*: Speichel, Schleim.

salpinx, -ingis f *(l)* = Trompete; anat.: 1. Eileiter (tuba uterina); 2. Ohrtrompete (tuba auditiva). – salpinx *(gr)*: die Trompete.

saphenus, -a, -um *(l)* = verborgen. – al safin *(arab)*: verborgen, der Verbergende; nicht von *(gr)* saphes: deutlich, sichtbar.
vena saphena (magna): so wurde die an der medialen Seite des Beins liegende Vene genannt, da sie im Gegensatz zu anderen Hautvenen normalerweise nicht durch die Haut schimmert.

sartorius, -a, -um *(l)* = zum Schneidern dienlich. – sartor, -oris m: Schneider; sarcire: ausbessern.

scala, -ae f *(l)* = Treppe, Stufe. – scalae, -arum *(pl)*: Treppe, Leiter, Stiege; scand-sla *(idg)*: steigen; vgl. skandieren.

scalenus, -a, -um *(l)* = schief, ungleichseitig, dreieckig. – skalenas *(gr)*: ungerade, schief; alle mm. scaleni zusammen bilden eine dreieckige Fleischmasse mit ungleichen Seitenrändern.

scapha, -ae f *(l)* = Nachen; anat.: die zwischen Helix und Anthelix liegende Furche der Ohrmuschel. – skáphe *(gr)*: ausgehöhlter Körper, Kahn, Boot.

scaphoideus, -a, -um *(l)* = kahnförmig. – skaphe *(gr)*: ausgehöhltes, muldenartiges Gefäß, Wanne, Boot; skapto *(gr)*: graben.

scapula, -ae f *(l)* = Schulterblatt, Schulter, Rücken. – slapetos, kápetos *(gr)*: Grube, Graben.

sclera (ergänze tunica oculi) *(l)* = harte oder feste Augenhaut. – skleros *(gr)*: hart, derb.

scriptorius, -a, -um *(l)* = zum Schreiben dienend. – scribere *(l)*: schreiben, zeichnen.
calamus scriptorius: schreibfederartige Formation am Ende der Rautengrube.

scrotalis, -e: Adj. zu scrotum.

scrotum, -i n *(l)* = Sack, Hodensack. – scraútum u. skrýdda *(altnord)*: geschrumpfte Haut.

secundarius, -a, -um *(l)* = zweiter. – secundus, -a, -um: der zweite, der folgende; sequíri: folgen, nachfolgen, nachsetzen.

segmentalis, -e: Adj. zu segmentum.

segmentum, -i n *(l)* = Abschnitt, Teilbereich, Segment. – secare *(l)*: schneiden, teilen.

sella, -ae f *(l)* = Sattel, Stuhl, Sessel. – sedere *(l)*: sitzen, setzen; hella *(gr)*: Sitz.

semi- *(l)*: Vorsilbe = halb, die Hälfte. – hemi- *(gr)*: = halb.

semicanalis, -e *(l)* = Halbkanal, Rinne; siehe semi- u. canalis.

semicircularis, -e *(l)* = halbkreisförmig; siehe semi- u. circulus.

semilunaris, -e *(l)* = halbmondförmig. – semi-: halb; luna, -ae f: der Mond.

semimembranosus, -a, -um *(l)* = halbhäutig; der m. semimembranosus ist zur Hälfte aponeurotisch; siehe semi- u. membrana.

seminalis, -e *(l)* = zum Samen gehörig. – Adj. zu semen, -inis n *(l)*: der Same, der Stamm; se, saen *(idg)* u. serere *(l)*: säen, pflanzen.

semiovalis, -e *(l)* = halbeiförmig; siehe semi- u. ovalis.

semispinalis, -e *(l)* = zur Hälfte zum Dorn(fortsatz der Wirbel) gehörend; Bezeichnung für Muskeln, die von den Querfortsätzen der Wirbel zu Dornfortsätzen anderer Wirbel ziehen; siehe semi- u. spinalis.

semitendinosus, -a, -um *(l)* = halbsehnig; siehe semi- u. tendo.

septalis, -e: Adj. zu septum.

septum, -i n *(l)* = Scheidewand, eigentl. Verzäunung, Einfriedigung. – saepire *(l)*: umzäunen, umhegen, einfriedigen.

serosus, -a, -um *(l)* = serös, dünnflüssig, blutwasserartig. – *(neulat)*: Bildung des 16. Jahrh. zu serum, -i, n: eigtl. der wäßrige Teil der Milch, analog dazu des Blutes.

serratus, -a, -um *(l)* = gezähnt, gesägt. – P.p.p. von serrare *(l)*: sägen; serra, -ae f: die Säge.

sesamoideus, -a, -um *(l)* = sesamkornähnlich. – sesamon *(gr)*: Schotenfrucht der aus Ägypten und Arabien stammenden Sesampflanze.

sigmoideus, -a, -um *(l)* = sigmaähnlich. – sigma *(gr)*: halbmondförmiges Gebilde, also ist bei ihm nicht an die spätere Form des Sigma, sondern an das ältere C zu denken.

simplex, -icis *(l)* = einfach, unvermischt, einzel, – sém *(idg)*: eins.

sinister, -tra, -trum *(l)* = links, ungünstig. – Etym. unsicher.

sinuatrialis, -e *(l)* = zum Sinus venarum cavarum u. zum Vorhof des Herzens gehörend; anat.: der Keith-Flacksche Sinusknoten, ein vor dem Eintritt der oberen Hohlvene gelegenes spezif. Muskelgewebe als primäres Erregungsbildungszentrum; siehe sinus u. atrium.

sinus, -us m *(l)* = Busen, Vertiefung, Bucht, Biegung, Krümmung; anat.: geschlossene Kanäle, Blutleiter der harten Hirnhaut, weite Teile dünnwandiger Venen und Lymphgefäße, lufthaltige Räume im Knochen. – sinuáre *(l)*: krümmen, bogenförmig machen.

soleus, -a, -um *(l)* = seezungenähnlich, schollenähnlich. – solea, -ae f *(l)*: Seezungen, Scholle; urspr.: Sandale, Sohle.

solitarius, -a, -um *(l)* = alleinstehend, abgesondert, einsam. – solus, -a, -um: allein.

spatium, -ii n *(l)* = Zwischenraum, Raum, Bahn, Rennbahn. – spádion, stadion *(gr)*: Rennbahn.

spermaticus, -a, -um *(l)* = zum Samen gehörig. – Adj. zu sperma *(gr)*: der Same, Keim; speírein *(gr)*: aussäen, ausstreuen.

sphenoidalis, -e *(l)* = keilförmig. – sphen *(gr)*: Keil.

sphincter, -eris m *(l)* = der Schnürer, der Schnürmuskel. – sphingein *(gr)*: zusammenschnüren, würgen, zusammenziehen; sphinx: zusammenschnürende Todesdämonin.

spina, -ae f *(l)* = Dorn, Rückgrat, Wirbelsäule. – Etym. unsicher.

spinalis, -e u. **spinosus, -a, -um:** Adj. zu spina.

spinocostalis, -e *(l)* = vom Rückgrat zur Rippe verlaufend; siehe spina u. costalis.

spiralis, -e *(l)* = gewunden. – Adj. zu spira, -ae f = Windung, Spirale; speira *(gr)*: Windung.

splanchnicus, -a, -um *(l)* = zu den Eingeweiden gehörend. – splánchnon *(gr)*: Eingeweide, die inneren, edleren Teile.

splen, -enis m *(l)* = die Milz (gewöhnl. durch Lien ersetzt). – splen *(gr)*: die Milz.

splenium, -ii n *(l)* = Wulst, Bausch, Schönpflästerchen. – splenion *(gr)*: Wundverband, Pflasterstreifen, Kompresse.

splenius, -ia, -ium *(l)* = pflasterförmig, bauschig.

spongiosus, -a, -um *(l)* = schwammig, porös. – spongia *(gr)*: Schwamm.

squama, -ae f *(l)* = Schuppe (des Fisches, der Schlange). – squaleo *(l)*: schuppig, rauh sein.

squamosus, -a, -um: Adj. zu squama.

stapedius, -a, -um *(l)*: Adj. zu stapes.

stapes, -edis m *(l)* = der kleinste und dritte der drei Gehörknöchelchen; Steigbügel. – Unsicher, ob von stare *(l)*: stehen u. pes, -dis m *(l)*: der Fuß oder von la staffa *(ital)*: Stab.

statoacusticus, -a, -um *(l)* = zum Gleichgewichts- und Hörorgan gehörend. – stare *(l)*: stehen; akoúein *(gr)*: hören.
n. statoacusticus (n. vestibulocochlearis), der achte Hirnnerv.

stellatus, -a, -um *(l)* = sternförmig. – stella *(l)*: Stern, Gestirn; astér *(gr)*: Stern.

sternalis, -e: Adj. zu sternum.

sternoclavicularis, -e *(l)* = vom Brust- zum Schlüsselbein verlaufend; siehe sternum u. clavicula.

sternocleidomastoideus, -a, -um *(l)* = Brustbein und Schlüsselbein mit dem Warzenfortsatz verbindend. – sternum *(l)*: Brustbein; kleis *(gr)*: Riegel, Schlüssel, Schlüsselbein; mastoideus *(l)*: brustwarzenähnlich.

sternocostalis, -e *(l)* = vom Brustbein zur Rippe verlaufend; siehe sternum u. costalis.

sternohyoideus, -a, -um *(l)* = vom Brust- zum Zungenbein verlaufend; siehe sternum u. hyoideus.

sternothyroideus, -a, -um *(l)* = vom Brustbein zur Schilddrüse ziehend; siehe sternum u. thyroide.

sternum, -i n *(l)* = Brustbein. – sterno *(l)*: ausbreiten, glätten; sternon *(gr)*: Brust, Brustbein; wörtl.: das Ausgebreitete.

stratum, -i n *(l)* = Zone, Decke, Ausgebreitetes, Schicht. – sternere *(l)* u. stornymi *(gr)*: ausbreiten, bedecken.

stria, -ae f *(l)* = Streifen, Furche. – Etym. unsicher.

striatus, -a, -um *(l)* = gestreift. – Adj. zu stria.

styloglossus, -a, -um *(l)* = vom Griffelfortsatz zur Zunge verlaufend; siehe styloideus u. -glossus.

stylohyoideus, -a, -um *(l)* = vom Griffelfortsatz zum Zungenbein verlaufend; siehe styloideus u. hyoideus.

styloideus, -a, -um *(l)* = griffelförmig. – stylos *(gr)*: Griffel, Stiel.

stylomastoideus, -a, -um *(l)* = vom Griffelzum Warzenfortsatz verlaufend; siehe styloideus u. mastoideus.

stylopharyngeus, -a, -um *(l)* = vom Griffelfortsatz zum Rachen verlaufend; siehe styloideus u. pharyngeus.

sub- *(l)* = hypo- *(gr)*: Vorsilben = unter, von unten, unterhalb.

subcutaneus, -a, -um *(l)* = unter der Haut gelegen; siehe sub- u. cutaneus.

submucosus, -a, -um *(l)* = unter der Schleimhaut gelegen; siehe sub- u. mucosus.

substantia, -ae f *(l)* = Substanz, allgemeiner Stoff, abstraktes Wesen, Beschaffenheit. – substare *(l)*: darunter sein, existieren, standhalten.

sulcus, -i m *(l)* = Furche, Einschnitt. – holkos *(gr)*: Zug, Zügel, gezogene Furche; helko *(gr)*: ziehen.

super- *(l)*: Vorsilbe =obendrauf, darüber, nach oben, über, oberhalb. – hyper- *(gr)*: Vorsilbe = über, darüber, oberhalb; ubar *(ahd.)*: darüber, oberhalb.

supercilium, -ii n *(l)* = Augenbraue, das über dem Augenlid Befindliche; siehe super- u. cilium.

superficialis, -e *(l)* = an der Oberfläche liegend, oberflächlich. – super-: *(l)*: über, oberhalb; facies, -ei f *(l)*: äußere Gestalt. – Gegensatz zu profundus.

superior, -ius *(l)* = oberer, höherer, weiter oben gelegen. – Komp. zu supra-: oben, oberhalb.

supinator, -oris m *(l)* = Aufwärtsdreher. – supinare *(l)*: rücklings beugen, nach oben drehen; durch Dehnung des Unterarms wird die Handfläche nach oben bzw. vorne gerichtet; hyptios *(gr)*: zurückgelehnt, rücklings. – Gegensatz: pronator.

supra- *(l)*: Vorsilbe = oberhalb, über, darüber.

supremus, -a, -um *(l)* = der oberste, äußerste, höchste. – Superlativ zu super: obendrauf, oben, über, oberhalb.

suralis, -e *(l)* = zum Wadenbein gehörig. – Adj. zu sura, -ae f: die Wade, der Unterschenkel.

suspensorius, -a, -um *(l)* = z. Aufhängen dienend. – suspéndere *(l)*: aufhängen, emporheben.

sustentaculum, -i n *(l)* = Stütze, Hilfe, Unterstützung. – sustenare *(l)*: unterstützen, aufrechthalten, stützen, helfen.

sutura, -ae f *(l)* = Naht, chirurg. Naht, Nahtverbindung zweier Schädelknochen, Wundnaht. – Etym. unsicher; kassyo *(gr)*: nähen, flicken. – vgl. raphe.

sympathicus, -a, -um *(l)* = sympathisch; anat.: sympathischer Teil des autonomen oder vegetativen Nervensystems; syn- *(gr)*: mit; pathós *(gr)*: Leiden, Empfindung.

symphysis, -eos u. **-is** f *(l)* = Knochenverbindung durch Faserknorpel, vgl. Junctura cartilaginea. – symphýein *(gr)*: zusammenwachsen, vereinigen.

synarthrosis, -eos u. **-is** f *(l)* = unbewegliche Knochenverbindung; Knochenfuge, die ununterbrochene Verbindung zweier Knochen ohne Gelenkhöhle (Gegensatz: Diarthrose); 1. Synchondrosen (Knorpel); 2. Syndesmosen (Bindegewebe); 3. Synostosen (Knochen). – syn- *(gr)*: zusammen; arthron *(gr)*: Gelenk.

synchondrosis, -eos u. **-is** *(l)* = knorpelige Knochenverbindung. – syn- *(gr)*: zusammen; chondros *(gr)*: der Knorpel. – vgl. Junctura cartilaginea.

syndesmosis, -eos u. **-is** *(l)* = Knochenverbindung durch Bindegewebe. – syn- *(gr)*: zusammen; desmos *(gr)*: Band, Verbindung. – vgl. Junctura fibrosa.

synostosis, -eos u. **-is** *(l)* = knöcherne Verbindung zweier Knochen. – syn- *(gr)*: zusammen; osteon *(gr)*: Knochen. – Bsp.: Synostose zwischen os lunatum u. os triquetrum, prämature oder senile Synostose der Schädelnähte oder das Kreuzbein.

synovia, -ae f *(l)* = Gelenkschmiere, willkürlich von Paracelsus geprägtes Wort; urspr.: als Ernährungssaft der Organe.

taenia, -ae f *(l)* = Streifen, schmales Band, Binde. – tainía *(gr)*: Band, Binde; teínein *(gr)*: drehen, spannen, strecken.

talaris, -e: Adj. zu talus.

talocalcaneonavicularis, -e *(l)* = vom Sprung- u. Fersenbein zum Kahnbein verlaufend; siehe talus u. calcaneus u. navicularis.

talocruralis, -e *(l)* = vom Sprungbein zum Unterschenkel ziehend; siehe talus u. crus.

talonavicularis, -e *(l)* = vom Sprung- zum Kahnbein verlaufend; siehe talus u. navicularis.

talus, -i m *(l)* = Sprungbein; urspr.: der Würfel; zum Würfeln benutzte man die Sprungbeine verschiedener Tiere; dieser Name wurde dann auf das Sprungbein des Menschen übertragen. – Etym. unsicher.

tapetum, -i n *(l)* = Teppich, Vorhang. – tapes, -itis, m *(l)* u. tápäs *(gr)*: Teppich.

tarseus, -a, -um *(l)* = 1. zur Fußwurzel gehörig; 2. zur bindegewebigen Lidplatte gehörig. – Adj. zu tarsus.

tarsometatarseus, -a, -um *(l)* = von der Fußwurzel zum Mittelfuß verlaufend; siehe tarsus u. metatarseus.

tarsus, -i m *(l)* = 1. Fußwurzel; 2. Lidplatte (bindegewebige Platte des Augenlids). – tarsos *(gr)*: flach ausgebreiteter Gegenstand; am Fuß verstand man darunter den ganzen zwischen den Knöcheln und Zehen liegenden Teil; erst später wurden Mittelfuß und Fußwurzel scharf unterschieden.

tectorius, -a, -um *(l)* = dem Bedecken dienend; zum Decken. – Adj. zu tectum.

tectum, -i n *(l)* = Dach. – tegere *(l)* u. stégein *(gr)*: decken; tegos *(gr)*: Dach; stégä *(gr)*: Haus, Dach; déechin *(ahd)*: Decke.

tegmen, -inis n u. **tegmentum, -i** n = Decke, Haube, Dach. – tegere *(l)*: bedecken u. stegein *(gr)*: decken, bedecken, verbergen.

tegmentalis, -e: Adj. zu tementum.

tela, -ae f *(l)* = Gewebe, Gewebeschicht. – téxere: weben, flechten; téxla *(idg)*: Gewebe.

telencephalon, -i n *(l)* = Endhirn. – télos *(gr)*: Ende; encephalon *(gr)*: Gehirn.

temporalis, -e *(l)* = zur Schläfe gehörig. – Adj. zu tempus.

tempus, -oris n *(l)* = Schläfe, Zeit; am ersten Grau der Schläfenhaare wird die Zeit des Alterns sichtbar.

tendineus, -a, -um *(l)* = zur Sehne gehörig. – Adj. zu tendo.

tendo, -inis m = Sehne. – tendere *(l)* u. teinein *(gr)*: ziehen, spannen, strecken.

tensor, -oris m *(l)* = Spanner, Strecker. – tendere *(l)* u. teinein *(gr)*: strecken, ziehen, spannen.

tentorium, -i n *(l)* = Zelt. – tendere: spannen, straff anziehen, zelten, lagern.

tenuis, -e *(l)* = dünn, fein. – téndere *(l)*: spannen, auseinanderziehen; tánus *(altind)* u. dúnni *(ahd)*: dünn, ausgedehnt.

teres, -etis *(l)* = rund, gedreht, länglich rund. – terere *(l)*: reiben, zerreiben; teiro u. tribo *(gr)*: reiben, zerreiben.

terminalis, -e *(l)* = zur Grenze gehörig, die Grenze bzw. das Ende bezeichnend; vgl.Termin. – terminalia: das zu Ehren des Gottes der Grenzen gefeierte Fest (23. Feb.); terminare *(l)*: begrenzen, abgrenzen, bestimmen.

testicularis, -e *(l)* = zum Hoden gehörend. – Adj. zu testis.

testis, -is m *(l)* = 1. Zeuge, 2. Hoden; anat.: Hoden. – Etym. unsicher.

thalamencephalon, -i n *(l)* = Thalamushirn, Zwischenhirn (= diencephalon); siehe thalamus u. encephalon.

thalamicus, -a, -um: Adj. zu thalamus.

thalamus, -i m *(l)* = anat.: sog. Sehhügel; ausgedehnte paarige, sensible Kernkomplexe des Zwischenhirns. – thálamos *(gr)*: Gemach, Höhle, Schlafgemach.

theca, -ae f *(l)* = Kapsel, Hülle, Kuppel. – théke *(l)* = Behälter; vgl. die Theke.

thenar, -aris n *(l)* = Daumenballen. – thenar *(gr)*: Handfläche, flache Hand, auch Vertiefung; theino *(gr)*: schlagen.

thoracicus, -a, -um: *(l)*: Adj. zu thorax.

thoracoacromialis, -e *(l)* = vom Brustkorb zur Schulterhöhe verlaufend; siehe thorax u. acromialis.

thoracolumbalis, -e *(l)* = vom Brustkorb zur Lende ziehend; siehe thorax u. lumbalis.

thorax, -acis m *(l)* = Brustkorb. – thorax *(gr)*: Brustharnisch, Rüstung, welche Brust und Bauch bedeckt.

thymicus, -a, -um: *(l)*: Adj. zu thymus.

thymus, -i m *(l)* = 1. die Thymusdrüse, Bries; 2. Thymian. – Zwischen der körnig aussehenden Thymusdrüse geschlachteter Tiere und den Blütenköpfchen des bei Opfern mitverbrannten Thymians besteht eine gewisse Ähnlichkeit.

thyroarytenoideus, -a, -um *(l)* = von der Schilddrüse zu den Gießbeckenknorpeln verlaufend; siehe thyroideus u. arytenoideus.

thyroepiglotticus, -a, -um *(l)* = von der Schilddrüse zum Kehldeckel verlaufend; siehe thyroideus u. epiglotticus.

thyrohyoideus, -a, -um *(l)* = von der Schilddrüse zum Zungenbein verlaufend; siehe thyroideus u. hyoideus.

thyroideus, -a, -um *(l)* = schildförmig. – thyreoides *(gr)*: schildähnlich; thyreos *(gr)*: der lange, viereckige türähnliche Schild.

thyropharyngeus, -a, -um *(l)* = von der Schilddrüse zum Pharynx verlaufend; siehe thyroideus u. pharyngeus.

tibia, -ae f *(l)* = Pfeife, Flöte; anat.: Schienbein. – aus den Schienbeinen von Tieren stellten die Römer Pfeifen her.

tibialis, -e: Adj. zu tibia.

tonsilla, -ae f *(l)* = Mandel im Halse. – Dim. zu toles, -ium f *(l)*: Kropf am Halse; tónsles *(idg)*: dehnen, ausdehnen.

torus, -i m *(l)* = Wulst, Polster; ein Teilstrick, aus deren mehreren das Tau zusammengedreht wird. – Etym. unsicher.

trabecula, -ae f *(l)* = Bälkchen. – Dim. zu trabs, -is f: der Balken; Etym. unsicher.
trabeculae carneae: Fleisch- oder Muskelbälkchen.

trachea, -ae f *(l)* = Luftröhre. – trachýs *(gr)*: rauh; die Luftröhre wurde wegen der in ihrer Wand befindlichen Knorpelspangen im Gegensatz zu den »glatten« Arterien als rauhe Röhre bezeichnet.

tracheobronchialis, -e *(l)* = zur Luftröhre u. ihren (Haupt)ästen gehörig; siehe trachea u. bronchialis.

tractus, -us m *(l)* = Verlauf, Strang, Bahn; vgl. Traktor. – trahere *(l)*: ziehen, schleifen, schleppen.

tragus, -i m *(l)* = anat. die vor der Öffnung des äußeren Gehörganges liegende Erhebung, hinter der vor allem bei älteren Menschen oft ein Haarbüschel (barbula tragi) sichtbar wird. – trágos *(gr)*: Bock, Ziegenbock.

transversus, -a, -um *(l)* = querverlaufend, querliegend. – transvertere *(l)*: wenden, sich wenden, hinwenden, von einem zum anderen wenden, hinüberwenden.

trapezius, -a, -um *(l)* = trapezförmig, tischförmig. – trapeza *(gr)*: Tisch, Speise, Tafel.

triangularis, -e *(l)* = dreieckig. – tres, tri- *(l)*: drei; angularis, -e: winkelig, eckig.

triceps, -itis *(l)* = dreiköpfig. – tres, tri- *(l)*: drei; caput, -itis n: der Kopf.

tricuspidalis, -e *(l)* = mit drei Spitzen oder Zipfeln versehen. tres, tri- *(l)*: drei; cuspis, -idis f: Spitze, Zipfel.

trigeminus, -a, -um *(l)* = dreifach; anat.: aus drei Teilen bestehend. – tres, tri- *(l)*: drei; geminus: doppelt, Zwilling.
nervus trigeminus: Nerv des 1. Kiemenbogens und V. Hirnnerv für die Kaumuskulatur u. die Gesichtssensibilität.

trigonum, -i n *(l)* = Dreieck. – treis, tri- *(gr)*: drei; gonia *(gr)*: Winkel, Ecke.

tripus, -odis m *(l)* = Dreifuß; anat. in: tripus halleri = Teilungsstelle des truncus coeliacus in 1. a. gastrica sinistra, 2. a. hepatica communis und 3. a. lienalis. – treis, tri- *(gr)* = drei, poús *(gr)*: Fuß.

triquetrus, -a, -um *(l)* = dreieckig. – tres, tri- *(l)*: drei; quartus bzw. quadrus *(l)*: eckig, eigentl.: viereckig.

triticeus, -a, -um *(l)* = weizenkornähnlich. – Adj. zu triticum, -i n: Weizen; Etym. unsicher.

trochanter, -eris m *(l)* = Rollhügel. – trochós *(gr)*: Rad; tróchos *(gr)*: Lauf, Umlauf; trochazo *(gr)*: laufen, rennen, sich im Kreise drehen.

trochlea, -ae f *(l)* = Rolle, Winde. – trochilia *(gr)*: Rolle, Walze, Winde.

truncus, -i m *(l)* = Stamm, Stock, Rumpf eines Menschen. – truncáre *(l)*: verstümmeln, der Glieder berauben.

tuba, -ae f *(l)* = Trompete, Tuba (bei den Römern war die Tuba ein gerades Instrument). – tubus, -i m: die Röhre; tuba auditiva: Ohrtrompete: siehe tuba u. auditivus.

tubarius, -a, -um: Adj. zu tuba.

tuber, -eris n *(l)* = Höcker, Knorren, Beule. – tumére *(l)*: anschwellen.

tuberculum, -i n: Dim. zu tuber.

tuberositas, -atis f *(l)* = Vorsprung, Rauhigkeit am Knochen; siehe tuber.

tunica, -ae f *(l)* = Hemd, Unterkleid, Tunica, Haut, Hülle: anat.: Gewebesch. – Etym. unsicher.

turcicus, -a, -um *(neulat)* = türkisch. sella turcica: Türkensattel.

tympanicus, -a, -um *(l)* = zum Trommelfell (membrana tympani) oder zur Paukenhöhle (cavum tympani) gehörend. – Adj. zu tympanum.

tympanum, -i n *(l)* = Trommel, Handpauke. – tympanon *(gr)*: Handpauke, Tamburin.
cavum tympani: Paukenhöhle; membrana tympani: Trommelfell.

ulna, -ae f *(l)* = Elle, einer der Unterarmknochen. – oléne *(gr)*: ganzer Arm, Elle als Maß, Unterarm.

umbilicalis, -e: Adj. zu umbilicus.

umbilicus, -i m *(l)* = Nabel, Mittelpunkt. – omphalós *(gr)*: Nabel, nabelähnliche Erhöhung, Mittelpunkt.

umbo, -onis m *(l)* = Buckel, Nabel. – umbalus *(idg)* u. omphalós *(gr)*: Nabel, Mittelpunkt.

uncinatus, -a, -um: Adj. zu uncus.

uncus, -i m *(l)* = Haken, Klammer. – onkos *(gr)*: Haken, Widerhaken.

unguicularis, -e: Adj. zu unguis.

unguis, -is m *(l)* = Nagel, Kralle. – onyx *(gr)*: Kralle, Klaue, Fingernagel.

urachus, -i m *(l)* = Harngang, Verbindung zwischen Blase und Allantois. – ouron *(gr)*: Harn; chéein *(gr)*: gießen oder échein *(gr)*: enthalten.

ureter, -eris m *(l)* = Harnleiter. – ouréein *(gr)*: Harn lassen.

urethra, -ae f *(l)* = Harnröhre. ouréthra *(gr)*: die Harnröhre.

urethralis, -e: Adj. zu urethra.

urinarius, -a, -um *(l)* = zum Harn gehörend. – Adj. zu urina, -ae f: der Harn; Etym. unsicher.

urogenitalis, -e *(l)* = die Harn- und Geschlechtsorgane betreffend. – uron *(gr)*: Harn, Urin; genitalis *(l)*: die Geschlechtsorgane betreffend; genere u. gignere *(l)*: zeugen, erzeugen.

uterinus, -a, -um *(l)* = zur Gebärmutter gehörend. – Adj. zu uterus.

uteroplacentaris, -e *(l)* = zur Gebärmutter u. zur Plazenta gehörig; siehe uterus u. placenta.

uterus, -i m *(l)* = Gebärmutter, Unterleib. – udáram *(altind)*: Bauch.

utriculus, -i m *(l)* = kleiner Schlauch; anat. z. B. Teil des häutigen Labyrinths. – Dim. zu uter, utris m *(l)*: der Schlauch; hydria *(gr)*: Wasserkrug.

uvula, -ae f *(l)* = Zäpfchen. – Dim. zu uva, -ae f: die Traube; úga *(litauisch)*: Beere.

vagina, -ae f *(l)* = Scheide des Schwertes, Hülle; anat.: die weibl. Scheide. – Etym. unsicher.

vagus, -a, -um *(l)* = umherschweifend, ungenau, vage.
nervus vagus: X. Gehirnnerv: sein Versorgungsgebiet reicht bis in den Brust- und Bauchraum.

vallatus, -a, -um *(l)* = von einem Wall umgeben. – Adj. zu vallum, -i n: der Wall; vallare *(l)*: umwallen, verschanzen.

vallecula, -ae f *(l)* = kleines Tal; anat.: 1. Einsenkung zwischen Zunge u. Kehldeckel, 2. Einsenkungen am Gehirn; Dim. zu vallis, -is f *(l)*: das Tal; Etym. unsicher.

valvula, -ae f *(l)* = kleine Klappe. – Dim. zu valvae, -arum f: Türflügel, Doppeltür; evt. zu volvere *(l)*: wälzen.

vas, vasis n *(l)* = Gefäß, Gerät. – Etym. unsicher.

vascularis, -e *(l)* = zum Gefäß gehörend. – Adj. zu vasculum, -i n: kleines Gefäß. – Dim. zu vas.

vastus, -a, -um *(l)* = groß, weit, gewaltig, plump. – vastare *(l)*: verwüsten.

velum, -i n *(l)* = Segel, Tuch, Hülle. – velare *(l)*: verbergen, verhüllen.

vena, -ae f *(l)* = Blutader, Vene; Blutgefäß, das Blut zum Herzen hinführt. – Etym. unsicher.

venter, -tris m *(l)* = Bauch, Magen, Leib, Wanst. – Etym. unsicher.

ventralis, -e *(l)* = 1. zum Bauch gehörend; 2. bauchwärts liegend, ventral (Gegensatz zu dorsalis). Adj. zu venter.

ventriculus, -i m *(l)* = kleiner Magen; anat.: 1. kleiner Magen, 2. Herzkammer, 3. Hirnkammer, 4. als ventriculus laryngis: seitliche Aussackung des Kehlkopfraumes. – Dim. zu venter.

vermiformis, -e *(l)* = wurmförmig. – vermis, -is f: der Wurm; forma, -ae f: die Gestalt, Form.

vermis, -is f *(l)* = Wurm; anat.: mittlerer Abschnitt des Kleinhirns.

vertebra, -ae f *(l)* = Wirbel; urspr.: Gelenk. – vertere *(l)*: drehen, wirbeln, sich im Kreise drehen.

verticalis, -e *(l)* = vertikal, senkrecht, scheitelrecht. – vertex, -icis f: Scheitel, Wirbel, Haarwirbel des Hauptes; vertere *(l)*: drehen, kreisen.

vesica, -ae *(l)* = Blase. – vesicare *(l)*: Blasen werfen.

vesicalis, -e: Adj. zu vesica.

vesicula, -ae f *(l)* = Bläschen. – Dim. zu vesica.

vestibulum, -i n *(l)* = Vorhof, Vorplatz, Vorraum, Eingang. – Vielleicht (als Kleiderablage) verwandt mit vestis, -is f *(l)*: das Kleid; Vesta: Göttin des häuslichen Herdes.

vibrissae, -arum f *(l)* = Schnurrhaare (der Katzen); anat.: Haare im vestibulum nasi. – vibrare *(l)*: zittern, schnurren.

villosus, -a, -um *(l)* = zottenreich, zottig. – Adj. zu villus.

villus, -i m *(l)* = Zotte, das zottige Haar. – vellus, -eris n *(l)*: Wolle, Vlies; vellere *(l)*: zupfen, rupfen.

vinculum, -i n *(l)* = Band, Fessel. – vincire *(l)*: binden, fesseln.

visceralis, -e *(l)* = zu den Eingeweiden gehörend. – Adj. zu viscera: Eingeweide.

viscus, -eris n *(l)* = meist im Plural: **viscera** = Eingeweide, die edlen Eingeweide, das Innerste; Etym. unsicher.

vitreus, -a, -um *(l)* = gläsern, glasartig. – Adj. zu vitrum, -i n: Glas. – in vitro: im Glas; Gegensatz: in vivo.

vocalis, -e *(l)* = tönend, zur Stimme gehörend. – Adj. zu vox, vocis f *(l)*: die Stimme, der Ton, Laut; val *(altind)*: Stimme, Sprache; vocare *(l)*: rufen, nennen.

vomer, -eris n *(l)* = Pflugscharbein. – vomere *(l)*: erbrechen (das alte röm. Pflugeisen warf die aufgewühlte Erde zu seinen beiden Seiten aus).

vomeronasalis, -e *(l)* = vom Pflugscharbein zur Nase verlaufend; siehe vomer u. nasalis.

vulva, -ae f *(l)* = 1. Hülle, 2. Gebärmutter; anat.: äußeres weibliches Genitale. – volva, -ae f *(l)*: die Gebärmutter eines zum ersten Mal trächtigen Schweins (Leckerbissen); vólvere *(l)*: wälzen, rollen; letzteres bezieht sich auf die Eihäute.

xiphoideus, -a, -um *(l)* = schwertförmig. – xiphos *(gr)*: Schwert; -eides: -ähnlich, -förmig. Gestalt, Form.

zona, -ae f *(l)* = Gürtel, Zone. – zóne *(gr)*: Gürtel, der das Untergewand am Leibe festhält, Zone.

zonula, -ae *(l)* = kleiner Gürtel. – Dim. zu zona.
zonula ciliaris: Halteapparat der Linse.

zygomaticus, -a, -um *(l)* = zum Jochbogen gehörig. – zygon *(gr)*: Joch, Jochbein.

Register

Zahlen = Abbildungsnummer

acromion 459, 505–506, 513, 515–516, 521–522, 524–526, 528–530
adenohypophysis 58
adhaesio interthalamica 75, 78, 102–103, 111, 117–118, 127, 129, 144, 177
aditus laryngis 231, 255, 307, 314, 337–340
aequator bulbi oculi 383
– lentis 385, 399, 401
ala cinerea 154
– cristae galli 18, 32, 34
– lobuli centralis 171
– major 3, 8, 12, 23, 29–30, 233, 360, 367, 374–376, 381
– minor 3–4, 17–18, 29–31, 52, 243, 247, 363
– nasi 248
– vomeris 37–38, 239, 302
alveoli dentales 268, 292
ampulla canaliculi lacrimalis 349–350
– membranacea anterior 429, 454, 456–457
– – lateralis 454, 457
– – posterior 454, 456
– ossea anterior 450–452
– – lateralis 451–452
– – posterior 450–453
angulus frontalis 50–51
– inferior scapulae 528–529
– iridocornealis 383–384, 396
– lateralis scapulae 528–529
– mandibulae 2, 4, 277–280, 282, 291, 300–301, 500, 502, 505
– mastoideus 50–51
– occipitalis 50–51
– oculi lateralis 344, 346, 355–356
– – medialis 344–345, 355–356
– oris 248
– sphenoidalis 3, 50–51
– superior scapulae 505, 516, 526, 528–529
– venosus 477
ansa cervicalis 223, 464–466, 468, 472–474, 476–477, 480
– lenticularis 118
– peduncularis 117
– subclavia 207, 209, 481
– thyroidea 209
anthelix 412–413
antitragus 413
antrum mastoideum 430, 432–433, 435
anulus fibrocartilagineus 414, 426–428, 431
– iridis major 407–408
– – minor 407–408
– tendineus communis 364, 373, 375–376
– tympanicus 12–13, 414, 436
aorta ascendens 477
– thoracica 192
apertura externa aquaeductus vestibuli 43
– – canaliculi cochleae 45
– lateralis ventriculi quarti 127, 140, 143
– mediana ventriculi quarti 57, 78, 127, 140
– piriformis 2, 9, 12, 287
– tympanica canaliculi chordae tympani 428
apex cornus posterioris 193, 200–201
– linguae 254, 293
– nasi 248

apex
– partis petrosae 11, 43, 45, 502
aponeurosis epicranialis 210
– linguae 255
– musculi bicipitis brachii 514, 533, 537–539, 546–547, 552, 555, 564
– palatina 251, 502
– palmaris 547, 583, 599
aquaeductus cerebri 57, 71, 75, 101, 127, 129, 141, 157, 166–168, 177
arachnoidea encephali 20, 62–63, 99, 145
– spinalis 190–192, 195, 209
arbor vitae 57, 178
arcus alveolaris mandibulae 278
– anterior atlantis 4, 302, 486, 500
– aortae 302, 313, 478, 481
– axis 487–489, 495
– cartilaginis cricoideae 302, 309, 312, 321–322, 324, 326–328, 475
– dentalis inferior 259
– – superior 256, 258
– palatoglossus 250–251, 253–254, 258
– palatopharyngeus 250–251, 253, 258, 302, 306, 313
– palmaris profundus 511, 588
– – superficialis 511, 587
– posterior atlantis 486–487, 497, 500, 504
– superciliaris 48, 242, 248
– venosus juguli 302, 310, 463, 476
– zygomaticus 4, 7–8, 23, 219–220, 222–223, 264, 299–300, 308, 505
area (-ae)
– cochleae 447, 450
– cribriformis sclerae 383, 396, 398
– nervi facialis 447
– striata 395
– subcallosa 75, 77, 85, 107, 121, 177
– vestibularis inferior 139, 447
– – superior 139, 447
arteria (-ae)
– alveolaris inferior 212, 221–224, 234–235, 253
– – superior posterior 212, 358
– angularis 87, 212, 214–215, 221–224
– auricularis posterior 212, 214, 217, 221–224, 462, 465, 501
– – profunda 222–223, 235
– axillaris 466, 475, 479–480, 511, 518, 539–540
– basilaris 54, 57, 63, 79, 85, 88, 179–180, 205
– brachialis 511, 516, 518, 539–542, 547, 552–556, 564, 570
– buccalis 212, 221–224, 358
– callosomarginalis 79, 81, 83, 87
– canalis pterygoidei 234, 358
– carotis communis 207, 212, 220, 223, 313, 459, 464–467, 471–472, 474–481, 483
– – externa 212, 217, 220–222, 224, 234, 253, 304, 464–467, 471, 473–474, 480
– – interna 19, 63, 65, 80–81, 84–85, 87, 94–95, 130–133, 221, 224, 233–235, 253, 289, 304, 313, 358, 374, 378–380, 395, 429, 439–440, 443, 448, 466–467, 480

arteria(-ae)
– centralis retinae 382, 386, 396–398
– cerebelli inferior anterior 79, 81, 85, 180
– – – posterior 79, 85, 88, 179–180
– – superior 61, 79, 81, 85, 88, 100, 130, 180
– cerebri anterior 54, 79–81, 84–87, 95, 120, 133
– – media 81, 83–87, 120
– – posterior 61, 79–81, 83, 85–86, 88, 130
– cervicalis ascendens 465–466, 479–480
– – profunda 479, 481, 504
– – superficialis 464–466, 479–480
– choroidea anterior 85–88, 99, 106, 109–110, 112, 130
– ciliares anteriores 346, 380, 386–388
– – posteriores breves 386–388
– – – longae 386–388
– circumflexa humeri anterior 511, 518, 539
– – – posterior 511, 517–518, 542
– – scapulae 517–518
– collateralis media 511, 542
– – radialis 511, 541–542, 552, 554, 556, 560–561, 564
– – ulnaris inferior 511, 539–542, 552, 554–555, 561, 564
– – – superior 511, 539–540, 547, 552, 554–555, 564
– communicans anterior 79, 85
– – posterior 79–81, 85, 130
– conjunctivales 386
– corporis ciliaris 386
– digitales dorsales manus 594, 596–597
– – palmares communes 583, 587, 597
– – – propriae 583, 587–588, 594, 596–597, 608–609
– dorsalis nasi 221, 224, 380
– episclerales 386
– ethmoidalis anterior 19, 234, 236, 295, 358, 378, 380, 382
– – posterior 295, 358, 380, 382
– facialis 212, 214–215, 221–224, 253, 298, 304, 466, 468–469, 473–477, 480
– frontopolaris 81, 83, 87
– gyri angularis 81
– iliaca communis 205
– infraorbitalis 212, 222–223, 358, 367, 382
– intercostales posteriores 479
– intercostalis suprema 209, 479
– interossea anterior 511, 554, 560–561, 566, 598
– – communis 511, 553–554, 565
– – posterior 511, 551, 554, 560–561, 566
– – recurrens 511, 556, 561
– labialis inferior 212
– – superior 212, 236
– labyrinthi 19, 85, 180, 448
– lacrimalis 356, 378–381
– laryngea inferior 314
– – superior 293, 308, 313–314, 335–336, 464–466, 468, 470–471, 473–474

arteria(-ae)
– lingualis 212, 221, 223–224, 253, 295, 304, 464–465, 469–471, 473
– masseterica 221–222, 224
– maxillaris 212, 222–224, 234–235, 358
– mediana 511, 554, 566
– meningea anterior 19, 236, 295, 378, 380, 382
– – media 19, 65, 94, 130, 212, 222–223, 235, 358
– – posterior 304
– mentalis 212, 221–222, 224
– mesenterica superior 209
– metacarpeae dorsales 594, 596, 598
– – palmares 588
– nasales posteriores laterales et septi 234, 236, 295–296, 358
– nasi externa 236
– nasopalatina 236, 296
– occipitalis 19, 61, 212, 215, 221–224, 313, 462–464, 466, 480, 501, 504
– ophthalmica 19, 81, 87, 132–133, 233, 378–380, 382
– palatina ascendens 212, 223, 234, 296, 304
– – descendens 212, 234
– – major 234, 236, 251, 296
– palatinae minores 234, 251
– pericallosa 81, 83, 87
– pharyngea ascendens 212, 304
– praerolandica 81
– princeps pollicis 588, 598–599
– profunda brachii 511, 539–542
– – linguae 295, 471
– radialis 511, 547–548, 552–556, 565–567, 584, 587–588, 594, 596, 598
– recurrens anterior 84
– – radialis 511, 552–554, 556
– – ulnaris 511, 542, 553–555, 560, 565
– renalis 205, 209
– rolandica 81
– scapularis descendens 479
– sphenopalatina 212, 223, 234, 296, 358
– spinalis anterior 79, 85, 191–192, 205–206, 209
– – posterior 79, 191, 206
– sternocleidomastoidea 212
– stylomastoidea 212, 222, 224
– subcentralis 87
– subclavia 205, 209, 313, 464–467, 477–481
– sublingualis 223, 253, 295, 470–471
– submentalis 212, 222–224, 465–466, 468–469, 474, 480
– subscapularis 518
– supramarginalis 87
– supraorbitalis 221, 367, 378–380
– suprascapularis 464, 466, 479–480, 517–518
– supratrochlearis 221–222, 380
– temporales profundae 87, 212, 222–223, 358
– temporalis inferior 389, 391
– – media 81, 212, 221–224
– – superficialis 211, 214–217, 221, 223–224
– – superior 389, 391
– thoracica interna 466, 476, 478–481
– – lateralis 480

arteria(-ae)
- thoracoacromialis 464–466, 480
- thoracodorsalis 518
- thyroidea inferior 209, 304, 306, 313–314, 466, 472, 479–480
- – superior 212, 223, 342, 464–466, 468, 471, 473–474, 480
- transversa colli 464–465, 477, 480, 501, 504
- – faciei 212, 215, 217, 222
- triangularis 81
- tympanica anterior 222–223, 235
- – superior 19
- ulnaris 511, 547, 552–555, 565–567, 583–584, 587–588
- vertebralis 19, 63, 79, 81, 85, 88, 95, 176, 180, 205, 209, 466, 472, 479–481, 503–504
- zygomaticoorbitalis 212, 221–222

arteriola macularis inferior 394
- – superior 394
- medialis retinae 394
- nasalis retinae inferior 394
- – – superior 394
- temporalis retinae inferior 394
- – – superior 394

articulatio(-nes) acromioclavicularis 505, 524, 526
- atlantoaxialis lateralis 4, 494–496
- – mediana 302–303, 499
- atlantooccipitalis 4, 409, 494–496
- carpometacarpea pollicis 606
- carpometacarpeae 606
- cricoarytaenoidea 336
- cricothyroidea 328
- cubiti 564, 568, 573
- humeri 520–524
- humeroulnaris 570
- incudomallearis 429, 434, 436
- incudostapedia 434
- interpalangeae manus 572
- intervertebrales 505
- mediocarpea 606
- metacarpophalangea pollicis 610
- radiocarpea 606
- radioulnaris distalis 567, 606
- sternoclavicularis 475, 505
- temporomandibularis 297, 299–301

atlas 231, 484–486, 492, 494–497
auris externa 409, 411–413, 416
- interna 409, 411
- media 409–411, 448

axis 231, 487–489, 494–498, 500, 505
- bulbi 383
- lentis 401
- opticus 383

baca digitalis 506
basis cochleae 451
- cranii externa 22–23
- – interna 17–18
- mandibulae 8, 305, 475, 502
- stapedis 425, 434

bifurcatio tracheae 309
brachium colliculi inferioris 128, 139–140, 142
- – superioris 128, 140, 142
- conjunctivum 128, 156–157, 164, 167, 175, 458
- pontis 114, 156, 162–163, 458

bronchus(-i) lingularis inferior 309
- – superior 309
- lobaris inferior dexter 309
- – – sinister 309
- – medius dexter 309
- – superior dexter 309
- – – sinister 309
- principalis dexter 309

bronchus(-i)
- – sinister 309
- segmentalis anterior 309
- – apicalis 309
- – apicoposterior 309
- – basalis anterior 309
- – – lateralis 309
- – – medialis (cardiacus) 309
- – – posterior 309
- – lateralis 309
- – medialis 309
- – posterior 309
- – superior 309

bucca 250
bulbus(-i) cornus posterioris 109, 112, 116
- oculi 19, 344, 364–365, 369, 375, 380, 383, 396
- olfactorius 76, 85, 104, 108, 143, 229, 232, 236
- venae jugularis inferior 304, 313, 465, 477
- – – superior 93, 97, 304, 313, 409

bulla ethmoidalis 231
bursa (-ae)
- bicipitoradialis 550, 565
- mucosae subhyoideae 312
- musculi pectoralis majoris 514
- pharyngea 236, 302
- retrohyoidea 302
- subacromialis 520–521
- subcoracoidea 514, 516
- subcutanea olecrani 534, 564, 570
- subdeltoidea 514–515, 521, 536
- subhyoidea 317–318
- subtendinea musculi latissimi dorsi 537
- – – subscapularis 521
- – – tricipitis brachii 564

caecum cupulare 456
- vestibulare 456–457

calamus scriptorius 139
calcar avis 98, 109–112, 116
calvaria 2, 24–25, 99
camera anterior bulbi 383–384, 396, 403
- posterior bulbi 233, 383, 396
- vitrea bulbi 383

canaliculus cochleae 456
- lacrimalis 225, 348–350
- mastoideus 23

canalis arteriae vertebralis 485
- caroticus 23, 44–45, 87, 426, 431–433, 437, 442, 478, 502
- carpi 584
- centralis 57, 75, 127, 149–152, 177, 200
- condylaris 18, 23, 27–28, 502
- facialis 138, 432, 435–436, 438–439, 445
- hypoglossi 11, 18, 22–23, 27–29, 301, 478, 497
- incisivus 11, 228, 234, 239–241, 296
- infraorbitalis 238, 359, 363
- longitudinales modioli 449
- mandibulae 9, 261, 262a, 262b, 263–264
- musculotubarius 44–45, 436, 444, 478
- nasolacrimalis 287, 350
- opticus 18, 29, 361–362, 374, 378, 382
- palatinus major 52, 290, 363
- pterygoideus 30–31, 363
- radicis dentis 269
- semicircularis anterior 429, 446, 450–453, 457
- – lateralis 429, 437–438, 445–446, 450–453, 457
- – posterior 429, 446, 450–453, 456
- spiralis cochleae 429, 449, 452
- vertebralis 209

capitulum humeri 543, 545, 573

capsula articularis atlantoaxialis lateralis 478, 495–496, 498
- – atlantooccipitalis lateralis 494, 497–498
- – carpometacarpea pollicis 607
- – cricoarytenoidea 330
- – cricothyroidea 329–331
- – cubiti 564, 569
- – humeri 520–521, 523, 525, 542, 568
- – interphalangea 600
- – intervertebralis 503
- – metacarpophalangea 572, 585, 605
- – – indicis 601
- – radioulnaris distalis 567, 571, 607
- – temporomandibularis 219–220, 299–300, 308, 461, 502
- externa 99–100, 102, 107, 114–115, 117, 119–120
- extrema 99, 102, 120
- glandulae thyroideae 472
- interna 99, 101–102, 114–115, 117, 119–120, 144
- lentis 399a, 400
- nuclei dentati 174

caput
- breve musculi bicipitis brachii 514, 516, 518, 519a, 521, 537–538, 540
- humerale musculi flexoris carpi ulnaris 519a
- – – flexoris digitorum superficialis 519a, 565
- – – flexoris pollicis longi 551
- – – pronatoris teretis 519a, 562
- humeri 526–527, 544–545
- humeroulnare musculi flexoris digitorum superfic. 550, 562
- laterale musculi tricipitis brachii 513–515, 519b, 535–536, 541–542, 558
- longum musculi bicipitis brachii 514, 516, 518, 519a, 520–521, 524, 537
- – – tricipitis brachii 513–518, 519a, 519b, 521–522, 524–525, 535–538, 540–542
- mallei 409, 420–422, 426, 429, 431, 434, 436
- mandibulae 278, 280, 282, 297, 299
- mediale musculi tricipitis brachii 513–514, 519b, 535–538, 540–542, 546–547, 550, 557–559, 563
- nuclei caudati 98–103, 106–107, 109–112, 114–115, 119–120, 124, 126, 140
- obliquum musculi adductoris pollicis 584, 599–600, 604
- ossis metacarpalis 610–612
- phalangis 611
- profundum musculi flexoris pollicis brevis 599–600, 604
- radiale musculi flexoris digitorum superfic. 550–551, 553, 562, 566
- radii 573, 579–580
- stapedis 425, 429–430, 437, 445
- transversum musculi adductoris pollicis 584, 600, 604
- ulnae 574, 576, 606, 610–611
- ulnare musculi flexoris carpi ulnaris 519a, 562
- – – pronatoris teretis 519a, 551, 553, 562, 565

cartilago (-ines)
- alaris major 226–228, 236
- apicis nasi 303
- arytenoidea 317, 324, 327–328, 330, 332, 335–336
- auriculae 409
- corniculata 324–326, 328, 330, 332

cartilago(-ines)
- cricoidea 56, 310, 315–318, 321, 324, 328–329, 331–332, 336, 342, 470
- cuneiformis 332–333
- epiglottica 255, 302, 315–318, 323, 330, 342
- meatus acustici 220, 412, 416, 419
- nasales accessoriae 226
- nasi lateralis 226–228, 303
- septi nasi 226–229, 236, 245, 302
- thyroidea 255, 302, 309–312, 314–320, 327–332, 334, 336, 342, 345, 470–471, 475
- tracheales 293, 308–309, 315–316, 318, 327, 329–331, 342, 472
- triticea 312, 329–331, 334
- tubae auditivae 236, 307, 313, 429

caruncula lacrimalis 248, 344–346, 348–350, 377
- sublingualis 249, 253, 294, 302–303, 470

cauda equina 181, 186, 188, 196
- helicis 412, 417
- nuclei caudati 98–102, 114, 118, 124, 140

cavitas glenoidalis scapulae 520–522, 526, 528–530
cavum articulare cubiti 564, 570
- conchae 413
- coronale 269
- epidurale 190, 302
- infraglotticum 318, 342–343
- nasi 232–233, 263–264, 301, 366–367, 374
- oris 9, 244, 250–251
- septi pellucidi 98, 100–101, 103, 106–107, 110–112
- subarachnoideale 20, 57, 60, 190–192
- subdurale 191–192
- trigeminale 136a
- tympani 289, 410, 426–427, 430, 437–438, 445, 448, 457

cellula (-ae)
- ethmoidales 4, 9, 32–33, 41, 225, 233, 238, 243–244, 247, 358–360, 366–367, 374, 376
- mastoideae 4, 61, 289, 305–306, 409–410, 432–433, 435–436, 438
- pneumaticae 444, 448
- – supraorbitales 247
- tympanicae 433

cementum 269
centrum semiovale 105, 113
- tendineum 192

cerebellum 59–61, 63, 76, 100, 106, 125, 138, 169–174, 177, 186
chiasma opticum 56, 71, 75–76, 113, 118–121, 127, 133, 141, 143, 177–178, 233, 243, 375, 395
- tendinum 584, 600

choanae 13, 229, 230b, 256, 295, 306
chorda obliqua 519a, 562, 568, 571
- tympani 223, 234–235, 289–290, 409, 426–431, 439–440

choroidea 383–384, 386, 393, 396, 398, 407
cilia 377
circulus arteriosus cerebri 85
- – iridis major 386, 388
- – – minor 386, 388

circumferentia articularis radii 571, 578, 582
- ulnae 576

cisterna(-ae) ambiens 63, 175
- cerebellaris sagittalis 146
- cerebellomedullaris 54, 56–57, 61, 63, 146, 175
- chiasmatis 57, 63, 146
- corporis callosi 146
- fossae lateralis cerebri 63, 146

cisterna(-ae)
– interpeduncularis 57, 63
– pontis 136a, 146
– telae choroideae ventriculi tertii 146
– trigeminalis 130, 134–136, 136a, 146
– venae cerebri magnae 112, 146
claustrum 99–102, 107, 114–115, 117, 119–120, 126
clavicula 459–461, 464, 475, 477, 513, 518, 521–522, 524, 526, 531–532, 535, 538
clivus 18, 87, 228, 301, 305–306
cochlea 429, 446, 450, 458
colliculus (-i)
– facialis 139, 163
– inferior 103, 121, 139–140, 142, 175
– superior 71, 100–103, 139–140, 142, 160
collum anatomicum humeri 526–527, 544–545
– chirurgicum humeri 515, 526, 536, 544
– dentis 269
– mallei 420–422, 427
– mandibulae 280, 299, 502
– radii 579–580, 582
– scapulae 528–529
columna (-ae)
– anterior 148–152, 193–194, 200
– fornicis 75, 77–79, 98–104, 106, 108, 110–112, 114–115, 119, 140, 177
– lateralis 193
– posterior 148, 152, 193–194, 199–200
– vertebralis cervicalis 492–493, 500
commissura alba anterior 193, 200
– anterior 57, 75, 77–78, 101, 108, 113, 115, 119, 127, 140, 177
– fornicis 104, 110
– habenularum 111, 140
– hippocampi 109
– inferior 103, 111
– palpebrarum lateralis 344, 377
– – medialis 377
– posterior 57, 75, 78, 101, 128, 177–178
concha auriculae 413
– nasalis inferior 3–4, 52, 230a, 231–232, 234, 238, 240, 244–245, 247, 296, 306–307, 348, 359, 367
– – media 3, 33, 230a, 231–232, 234, 238, 240–241, 244–245, 296, 306–307, 348, 359
– – superior 230a, 231, 234, 240, 296, 306–307
– sphenoidalis 34
condylus occipitalis 8, 23, 27–28, 441, 502, 505
conexus intertendineus 590
confluens sinuum 54, 56, 59, 91, 93–95, 97, 179, 213
conus elasticus 318, 327–328, 334, 342
– medullaris 186, 189, 196
cornea 233, 364, 368, 383–384, 386–387, 396
cornu anterius 201
– – ventriculi lateralis 98–102, 106–107, 109–112
– inferius ventriculi lateralis 147, 175
– majus 281, 283, 291–293, 295, 303, 305, 308, 311, 314, 329–331
– minus 281, 283, 291, 303, 311, 329–331
– posterius 201
– – ventriculi lateralis 98–101, 106, 109, 111–112, 116, 127
– superius cartilaginis thyroideae 311, 314, 328–331
corona dentis 269
corpus (-ora)
– adiposum buccae 210, 219, 244, 253, 298, 459
– – cavi epiduralis 192
– – laryngis 302, 315–318, 330, 333
– – orbitae 53, 233, 244, 351, 353, 366–367, 374–375, 377–378
– amygdaloideum 104, 118–119
– callosum 67, 79, 100, 104–106, 109, 111, 115, 119–120, 122, 140, 145, 178
– ciliare 383, 396, 403, 405
– fornicis 61, 75, 78, 104, 108, 112, 117–118, 144, 177
– geniculatum laterale 101, 121, 124, 128, 140–142, 160, 395
– – mediale 128, 140–142, 166, 458
– incudis 426
– linguae 244
– mamillare 71, 75–76, 78, 104, 108, 117–118, 121, 141, 143–144, 177–178
– mandibulae 2–3, 8
– maxillae 2
– medullare cerebelli 75, 173–175, 177
– nuclei caudati 109, 117, 124
– ossis hyoidei 311, 327
– – sphenoidalis 29–31, 58, 301–302
– phalangis 611
– pineale 54, 56–57, 75, 79, 102–103, 111, 129, 140, 177–178, 458
– restiforme 153–155, 175
– striatum 84, 107
– trapezoideum 162–163, 458
cortex cerebelli 162
– insulae 126
– lentis 400
costae 467, 505, 526
cranium 2–4, 6, 8–9, 12–13
crista arcuata 324
– buccinatoria 505
– conchalis 41, 285
– ethmoidalis 41, 240–241, 285
– fenestrae cochleae 453
– frontalis 4, 18, 24, 49, 244
– galli 4, 11, 18, 32–34, 54, 228–229, 238–240, 244, 359, 375
– infratemporalis 23, 30, 299
– infrazygomatica 505
– lacrimalis anterior 284, 361–362
– – posterior 361–362
– matricis unguis 592
– musculi supinatoris 574
– nasalis 11, 245, 287
– occipitalis externa 26–27, 505
– – interna 18, 28–29
– orbitalis 30
– pyramidis 4, 247
– sphenoidalis 30, 239
– transversa 447, 450
– trochlearis lateralis 564
– tuberculi majoris 545
– – minoris 545
– vestibuli 452–453
crus (-ra)
– anterius capsulae internae 98–100, 126
– – stapedis 425, 430, 434
– anthelicis 413
– breve incudis 423–424, 429, 431, 434
– cerebri 71, 114, 141, 165–168
– fornicis 77–78, 98–99, 104, 106, 108–110, 112
– helicis 413
– laterale cartilaginis alaris majoris 226–227
– longum incudis 414, 423, 427, 429, 431, 434, 436
– mediale cartilaginis alaris majoris 226–229, 302
crus(-ra)
– membranaceum commune 429, 454, 456
– – simplex 454
– osseum commune 450–452
– – simplex 450
– posterius capsulae internae 98–100
– – stapedis 414, 425, 430, 434
cryptae tonsillares 254
culmen 169, 171, 177
cuneus 67, 71, 75, 77, 108, 121, 395
cupula cochleae 451–452, 456–457
cymba conchae 413

declive 169, 171, 177
decussatio lemniscorum 151–153
– nervorum trochlearium 157
– pedunculorum cerebellarium superiorum 167, 174, 177
– pyramidum 76, 114, 143, 148–150, 179, 189
– tegmenti 168
dens(-tes)
– axis 4, 9, 54, 487–489, 492, 498–500, 505
– canini 256–259, 261, 264, 270
– decidui 262a, 262b, 263, 265, 267–268
– incisivi 256–259, 264
– molares 256–259, 261, 264, 271–272
– permanentes 262a, 262b, 263, 266, 273–276
– praemolares 256–259, 261, 264
dentinum 268–269
diaphragma oris 291
– sellae 15, 58
diaphysis (-es)
– humeri 573
– radii 573, 613–614
– ulnae 573, 613–614
diencephalon 143
digitationes hippocampi 111, 116, 123
diploe 9, 20, 24, 57
discus articularis radioulnaris distalis 606
– – temporomandibularis 297, 299
– intervertebrales 191, 481, 494
– nervi optici 366, 383, 388–389, 391, 393–394
dorsum linguae 250–251, 254, 296
– nasi 248
– sellae 9, 11, 18, 31, 229, 243, 301, 305
ductulus (-i)
– excretorii glandulae lacrimalis 347–348, 356
ductus(-us) cochlearis 409, 411, 448, 454–457
– endolymphaticus 429, 448, 454, 456
– nasolacrimalis 225, 244, 348–350
– parotideus 210, 215, 217, 219–220, 252, 298, 308, 459, 469
– reuniens 456–457
– semicircularis anterior 429, 448, 454, 457
– – lateralis 445, 448, 454, 456–457
– – posterior 448, 454, 456
– sublinguales minores 294, 470
– sublingualis major 294, 470
– submandibularis 223, 253, 294, 469–470
– thoracicus 192
– utriculosaccularis 456
dura mater encephali 19–20, 53, 57, 60–61, 99, 179
– – spinalis 56, 95, 187–192, 195–196, 198, 209, 302–303
eminentia arcuata 11, 43–44, 435–436
– collateralis 109, 111–112, 116
– conchae 416
– fossae triangularis 416
– medialis 128, 139, 164
– pyramidalis 427, 430, 433, 435, 445
enamelum 268–269
encephalon 186
epicondylus lateralis humeri 507, 513, 534–535, 541–545, 557–560, 563–564, 568–569
– medialis humeri 506, 514, 519a, 537–538, 540, 543–547, 550–555, 560, 563–564, 568–569
epiglottis 231, 254, 306–307, 312–314, 327, 329, 332–334, 337, 339–340
epiphysis 56
epithelium lentis 399a
excavatio disci nervi optici 398
extremitas acromialis 525, 531
– sternalis 531

facies anterior iridis 403, 407
– – lentis 401, 403, 407
– – partis petrosae 44
– articularis acromialis 532
– – acromii 520, 529
– – anterior dentis 487–488, 499
– – arytenoidea 321–322
– – carpea radii 571, 578, 581
– – cart. arytenoideae 326
– – cricoidea 319
– – fossae mandibularis 299
– – posterior axis 489
– – – dentis 499
– – sternalis 532
– – superior axis 487
– – thyroidea 321–322, 324–327, 333
– cerebralis 31, 43–44
– costalis scapulae 529–530
– dorsalis scapulae 530
– infratemporalis 284, 441
– lateralis ossis zygomatici 35
– maxillaris ossis palatini 39
– – – sphenoidalis 30
– nasalis maxillae 285
– orbitalis maxillae 284
– – ossis frontalis 3, 48, 242
– – – sphenoidalis 3, 30, 238, 359, 361
– – – zygomatici 35–36, 361
– posterior corneae 405
– – iridis 405–406
– – lentis 401
– – partis petrosae 443
– temporalis ossis frontalis 48
– – – sphenoidalis 30
– – – temporalis 42
– – – zygomatici 36
falx cerebelli 54, 56, 94, 179
– cerebri 15, 19, 54, 56–57, 59–61, 86, 94–95, 99, 303
fascia antebrachii 533, 535–538, 546–547, 557, 559, 564–567
– axillaris 533
– brachii 460, 516, 533–534, 547, 564
– buccinatoria 253
– cervicalis 298, 303, 461, 469
– – lamina praetrachealis 461, 472, 475
– – – praevertebralis 472
– – – superficialis 210–211, 219, 298, 460–461, 468–469, 472
– – tractus angularis 298, 461, 468–469
– clavipectoralis 475
– cubiti 564–565
– deltoidea 534
– dorsalis manus 599

fascia
- endothoracica 192
- infraspinata 501, 513, 535
- masseterica 253, 298, 461, 468
- musculares 353
- palmaris manus 599
- paralingualis 461
- parotidea 211, 298, 460
- pectoralis 460, 521
- pharyngea 253
- pharyngobasilaris 302, 305, 307–308, 313
- pterygoidea 253
- submandibularis 461
- temporalis 219, 221, 224
- tonsillaris 253
fasciculus (-i)
- cuneatus 139, 148, 150, 178, 200, 202
- gracilis 139–140, 148, 150, 200, 202
- lateralis plexus brachialis 518, 539
- longitudinales pontis 114, 163–164, 177
- longitudinalis medialis 152, 154–157, 163–164, 166–168, 174, 177, 458
- mamillothalamicus 108, 114, 117
- medialis plexus brachialis 518, 539
- posterior plexus brachialis 518, 539
- thalamocorticalis 126
fastigium 61, 127, 129, 177, 179
fenestra cochleae 432, 435, 450–452, 456
- vestibuli 46, 432–433, 435, 438, 451–452, 456
fibra (-ae)
- arcuatae externae 153–155
- - internae 153
- olivocerebellares 161
- pontis transversae 143, 156, 162–164, 167
- zonulares 384, 403, 405
fibrocartilago basalis 502
filum (-a)
- durae matris spinalis 187–189
- lateralia pontis 140, 142
- radicularia 76, 142, 192, 197–201
- terminale 189, 196
fimbria hippocampi 101, 104, 108, 111–112, 116–117, 122–123, 147, 175
fissura (-ae)
- antitragohelicina 412–413
- calcarina 80
- cerebelli 174
- cerebri lateralis 129
- cerebrocerebellaris 75
- hippocampi 101
- horizontalis cerebelli 170–172
- longitudinalis cerebri 62, 70–71, 76, 98–100, 105–106, 109–115, 117–120, 143, 145
- mediana anterior 148, 152, 155, 189, 191, 193–196, 199–200
- orbitalis inferior 3, 23, 52, 238, 359–361, 364–365, 367, 381
- - superior 3–4, 18, 29–31, 52, 238, 359, 361, 376
- parietooccipitalis 80
- petrooccipitalis 18
- petrosquamosa 18, 44, 46–47
- petrotympanica 42, 45, 438
- prima 169
- sphenopetrosa 442
- transversa cerebri 106
- tympanomastoidea 42, 438
flocculus 76, 113–114, 140, 143, 162, 170–172, 180
folium vermis 169–170, 177, 179
folliculus (-i)
- linguales 254, 296, 307
fonticulus anterior 12, 14

fonticulus
- anterolateralis 12
- posterior 12–14
- posterolateralis 12–13
foramen (-ina)
- alveolaria 7, 284
- apicis dentis 269
- caecum 11, 18, 49, 143, 243
- - linguae 231, 254–255, 302, 307
- condylare 505
- ethmoidale anterius 361–362
- - posterius 242, 361–362
- incisivum 11, 23, 52, 286–287
- infraorbitale 3, 284, 352
- interventriculare 57, 75, 78, 88, 91, 96, 98–100, 106, 108–112, 115, 127, 129, 140, 177
- intervertebrale 191
- jugulare 18–19, 23, 304, 502
- lacerum 18, 23
- Luschkae 127
- Magendii 127
- magnum 13, 18, 23, 27, 29, 94
- mandibulae 259, 264, 280, 282, 291, 505
- mastoideum 11, 18, 23, 42–45, 505
- mentale 3, 8, 210, 259, 261, 262a, 262b, 264, 277–279, 292
- occipitale magnum 505
- opticum 52
- ovale ossis sphenoidalis 7, 18, 23, 29, 441, 443
- palatina minora 256, 286
- palatinum majus 23, 41, 286
- parietale 25–26, 50–51
- pterygospinale 301
- rotundum 4, 18, 29–31, 52, 362–363
- singulare 447
- sphenopalatinum 52, 240–241, 362
- spinosum 18, 23, 29
- stylomastoideum 23, 45, 138, 289, 305–306, 432, 435–436, 439
- supraorbitale 3, 48
- transversarium atlantis 484–486
- - axis 487, 489
- - vertebrae cervicalis 490, 493
- venae jugularis anterior 461
- vertebrale atlantis 484, 486
- - axis 489
- - vertebrae cervicalis 490
- - - prominentis 491
- zygomaticofaciale 7, 35, 361
- zygomaticoorbitale 35–36, 363, 381
- zygomaticotemporale 36
forceps major 98
formatio reticularis 149, 152–157, 161–164, 200, 202
fornix 54, 56–57, 78, 95, 106, 108, 145, 178
- conjunctivae inferior 345, 348, 351, 353
- - superior 348, 351, 353–354, 356
- sacci lacrimalis 348–349
fossa anthelicis 416
- axillaris 506
- canina 284
- condylaris 27
- coronoidea 545, 564, 570
- cranii anterior 17–18, 375
- - media 15, 17–18, 52
- - posterior 17–18
- cubitalis 506
- digastrica 280, 282, 292
- glandulae lacrimalis 237
- hypophysialis 4, 9, 17–18, 29, 58, 243, 247, 301, 303, 448
- incudis 431, 433
- infraclavicularis 460, 476, 506
- infraspinata 528
- infratemporalis 7, 364

fossa
- interpeduncularis 76, 114, 143, 167–168, 177
- jugularis 23, 45, 460, 478
- lateralis cerebri 66, 71, 105, 143
- mandibularis 23, 42, 45, 308
- occipitalis cerebellaris 28–29
- olecrani 544, 570
- pterygoidea 11, 31, 228
- pterygopalatina 7, 363
- radialis 545
- rhomboidea 60, 128, 139–140, 142, 153–155, 163, 174, 177, 187
- sacci lacrimalis 360
- scaphoidea 31
- subarcuata 18, 43–44
- submandibularis 461
- supraclavicularis major 460–461
- - minor 460–461, 475
- supraspinata 505, 528
- supratonsillaris 250
- temporalis 8
- triangularis 413
fossula (-ae)
- fenestrae cochleae 414, 427, 432–433, 437, 453
- - vestibuli 432
- petrosa 23, 45
- tonsillares 254
fovea(-ae) articularis inferior 486–487
- - superior 484–485, 487, 499
- capitis radii 582
- centralis 383, 389, 391, 393–394, 396, 398
- dentis 484–487, 499
- inferior 139
- mentalis 248
- oblonga 324
- pterygoidea 278
- sublingualis 280, 282
- submandibularis 280, 282
- superior 139
- triangularis 324
- trochlearis 242
foveola (-ae)
- ethmoidales 242
- granulares 4, 24, 49, 57
frenulum labii inferioris 250
- - superioris 250
- linguae 249, 253
- veli medullaris superioris 139, 173
fundus meatus acustici interni 447, 449
funiculus anterior 148, 193, 200–201
- anterolateralis 202
- lateralis 193, 200–201
- - medullae oblongatae 143
- posterior 151, 193, 200

galea aponeurotica 20, 59, 210–211, 214–215, 219–220
ganglion (-ia)
- cervicale inferius 207, 209, 304, 313, 481
- - medium 182, 207, 209, 304, 313, 480–481
- - superius 182, 207, 234–235, 253, 304, 313, 395, 480
- cervicothoracicum 182, 207, 472
- ciliare 379–380, 395
- coccygeum 182
- coeliaca 182, 209
- geniculi 289–290, 429, 439, 448
- impar 182, 207
- inferius nervi glossopharyngei 289–290, 304, 440
- - - vagi 182, 235, 304, 313
- lumbalia 182, 186
- mesentericum inferius 182
- - superius 182
- oticum 235, 290

ganglion(-ia)
- pterygopalatinum 234–235, 289–290, 358
- sacralia 182, 186, 207
- seluminare 130, 133
- spinale 182–183, 185–188, 190–192, 195–197
- spirale cochleae 455
- splanchnicum 207, 209
- stellatum 182, 207, 472
- submandibulare 223, 290, 469–470
- superius nervi vagi 161, 235, 304
- thoracica 182, 207, 209, 313
- trigeminale 19, 76, 130, 133–135, 136a, 137, 156, 235, 288–289, 358, 378–379, 439, 443
- trunci sympathici 182–183, 185, 209
geniculum nervi facialis 430, 445
genu capsulae internae 98–100
- corporis callosi 75, 77–78, 95, 98, 101–103, 105–106, 108–109, 112, 121, 177
- nervi facialis 162–163
gingiva 250, 259, 268–269
glabella 48, 242, 248
glandula (-ae)
- buccales 252–253
- ceruminosae 419
- labiales 252–253, 303
- lacrimalis 347, 351–352, 356, 366, 375, 378–381
- laryngeae 318, 334–335
- lingualis anterior 470
- palatinae 236, 244, 251, 303
- parathyroidea inferior 305–307, 313, 342
- - superior 305–307, 313
- parotis 210, 214, 216, 219, 253, 298, 305–306, 459, 462, 467–469, 473–477
- - accessoria 217, 219, 298, 459, 469
- pharyngeae 305
- sebaceae 303, 419
- sublingualis 53, 223, 253, 294, 303, 469–471
- submandibularis 219, 222–223, 294, 305–306, 459, 464–470, 473–476
- tarsales 345–346, 354–355, 377
- thyroidea 304–305, 307, 311–314, 342, 459, 465–466, 470–472, 475, 477
- tracheales 317, 330, 333, 472
globus pallidus 99–102, 114–115, 117, 119, 126, 144
glomus choroideum 106, 109–110, 112
granulationes arachnoideales 20, 57, 62, 64
gyrus (-i)
- angularis 66, 70, 72
- breves insulae 73
- cerebelli 100
- cinguli 67, 71, 75, 78–79, 119, 121
- dentatus 104, 108, 116, 122–123
- fasciolaris 77, 122
- frontalis inferior 66, 72, 107
- - medialis 72
- - medius 66, 70, 107
- - superior 66–67, 70, 72, 75, 77, 107, 112, 114, 121
- insulae 98–100, 102, 114–115
- longus insulae 73
- occipitales 70, 72, 99, 109
- occipitotemporalis lateralis 67–68, 71, 76–77, 147
- - medialis 67–68, 71, 75, 77, 121
- orbitales 66, 68, 71, 76, 107
- parahippocampalis 67–68, 71, 76–77, 104, 111, 116–118, 122–123, 147, 175

gyrus(-i)
- paraterminalis 67, 75, 119, 177
- postcentralis 66, 70, 72
- praecentralis 66, 70, 72, 125
- rectus 68, 71
- supramarginalis 66, 70, 72
- temporalis transversi 105, 458
- temporalis inferior 66–68, 71–72, 77
- – medius 66, 72
- – superior 60, 66, 72

habenula 102
hamulus(-i) laminae spiralis 453
- ossis hamati 584, 607, 611–612
- pterygoideus 7, 11, 23, 30–31, 228, 239–241, 251, 301, 303, 307–308, 362–363, 502
helix 412–413, 461
hemisphaerium cerebelli 75, 103, 113–114, 177
- telencephali 374
hiatus aorticus 207
- canalis facialis 433
- – nervi petrosi majoris 44
- maxillaris 240–241
- semilunaris 231
hilus nuclei dentati 173–174
- – olivaris 153–155
hippocampus 61, 78, 101, 109, 116, 118, 175
humerus 514, 520, 524–525, 538, 544–545, 568–570
hypopharynx 307
hypophysis 19, 54, 57–58, 63, 75–76, 94, 129, 131, 177, 231, 395
hypothalamus 54, 56, 144, 178
hypothenar 506

impressio (-nes)
- colliculi facialis 127
- digitatae 11, 18, 127, 243, 436
- ligamenti costoclavicularis 532
- petrosa 69, 436
- trigemini 432–433, 443
incisura (-ae)
- anterior auris 413
- cartilaginis meatus acustici 412
- cerebelli anterior 170
- – posterior 170–172, 174
- ethmoidalis 242
- frontalis 48, 361
- interarytenoidea 306–307, 313–314, 337, 340
- intertragica 412–413
- jugularis 29
- lacrimalis 284
- mandibulae 278, 282
- mastoidea 23, 26, 42, 45, 505
- nasalis 284
- parietalis 42–44
- pterygoidea 11, 30–31
- radialis 574, 576
- scapulae 528–529
- sphenopalatina 39, 41, 285
- supraorbitalis 237, 242, 351
- tentorii 15
- thyroidea inferior 320
- – superior 319–320, 328–329, 331
- trochlearis 571, 574, 576, 582
- tympanica 427–428
- ulnaris 578
incus 423–424, 429, 431, 434, 436
indusium griseum 104, 145
infundibulum 15, 58, 75–76, 115, 119, 141, 143, 177
- ethmoidale 225
insula 73–74, 85, 105, 119
intumescentia cervicalis 186, 189
- lumbalis 186, 189, 199
iris 233, 344, 383, 387–388, 396, 405, 408
isthmus cartilaginis auris 416
- columnae posterioris 200
- faucium 9, 54, 56, 250–251, 307

isthmus
- glandulae thyroideae 302, 311–312, 318, 472, 476
- gyri cinguli 71, 77

jugum (-a)
- alveolaria 277, 284
- cerebralia 11, 18, 49, 243, 436

labium inferius 248–249, 255
- limbi tympanicum 455
- superius 248–249
labrum glenoidale 520–522
labyrinthus ethmoidalis 32, 34, 233, 237–238, 241, 359
- membranaceus 411, 454, 456–457
- osseus 451–453
lacertus fibrosus musculi bicipitis brachii 514
- musculi recti lateralis 376
lacunae laterales 20, 64
lacus lacrimalis 345, 349
lamina(-ae)
- affixa 103, 106, 109–110, 112, 140, 144–145
- albae 174
- basilaris 455
- cartilaginis cricoideae 302, 321–322, 326–327, 333
- – thyroideae 308, 319
- choroidocapillaris 386
- cribrosa 9, 11, 18, 32, 228, 237, 239–241, 295
- externa 9, 24
- horizontalis ossis palatini 13, 23, 40–41, 239–240, 286, 441
- interna 4, 9, 24
- lateralis cartilaginis tubae auditivae 441, 443
- – processus pterygoidei 11, 30–31, 239, 286, 308, 362, 441
- limitans anterior 383
- – posterior 383–384
- medialis cartilaginis tubae auditivae 441, 443
- – processus pterygoidei 11, 30–31, 239–240, 286, 303, 441, 502
- medullaris lateralis 100
- – medialis 100
- – thalami 144
- membranacea tubae auditivae 443
- modioli 449, 453
- orbitalis 8, 32–33, 360–362
- perpendicularis ossis ethmoidalis 11, 32–33, 228, 237–239, 301, 359
- – – palatini 40–41, 240, 285
- praetrachealis fasciae cervicalis 302
- praevertebralis fasciae cervicalis 302
- quadrigemina 128, 167–168
- septi pellucidi 75, 100, 102–103, 106–107, 109–112, 115, 140, 177
- spiralis ossea 449, 452–453, 455, 457
- – secundaria 449, 453
- superficialis fasciae cervicalis 302
- suprachoroidea 387
- tecti 75, 95, 111, 128, 139–140, 167, 177–178, 395
- terminalis 56, 75, 104, 108, 121, 143, 177
- tragi 216, 412, 461
larynx 309, 313, 315, 318, 327, 329, 331–332, 334–336, 342
lemniscus acusticus 164
- lateralis 156–157, 164, 167, 458
- medialis 151, 154–157, 161, 163–164, 166–168, 178
lens 233, 386–387, 396, 408
leptomeninx encephali 62–63

ligamentum(-a) acromioclaviculare 521–522, 524–525
- alaria 497–498
- anulare radii 568–569, 571
- anularia tracheae 309, 317, 330, 333, 342
- apicis dentis 179, 303, 498
- auriculare anterius 461
- – superius 461
- carpi palmare 585
- – radiatum 600, 607
- – volare 584
- carpometacarpea dorsalia 605
- – palmaria 607
- collaterale carpi radiale 600, 606
- – – ulnare 600, 606
- – radiale cubiti 568–569
- – ulnare cubiti 568
- collateralia interphalangea manus 572, 600
- – metacarpophalangea 572, 605
- conoideum 514, 521–522, 524
- coracoacromiale 521–522, 524–525
- coracoclaviculare 514, 522, 524, 537
- coracohumerale 521, 523–524
- costoclaviculare 475, 519a
- cricoarytenoideum posterius 325, 328, 330
- cricopharyngeum 317, 327, 330
- cricothyroideum 302, 309, 311–312, 317–318, 327, 329, 331, 333–334, 471, 475
- cricotracheale 293, 329–330, 342
- cruciforme atlantis 302, 497
- denticulatum 95, 190–192, 195, 197, 209
- glenohumeralia 524
- hyoepiglotticum 302, 315–318, 333
- iliolumbale 207
- incudis posterius 429, 431
- – superius 431
- intercarpea dorsalia 605
- interclaviculare 302, 459, 475
- laterale 300, 502
- longitudinale anterius 192, 302, 481, 494
- – posterius 191–192, 302
- mallei laterale 426
- – superius 409, 426, 429, 431
- metacarpea dorsalia 605
- – interossea 606
- – palmaria 607
- metacarpeum transversum profundum 584, 600, 607
- – – superficiale 583
- nuchae 467
- palmaria metacarpophalangea 607
- palpebrale mediale 210, 219, 347, 349–351, 459
- pectinatum 383–384, 387, 403, 407–408
- pisohamatum 600, 607
- pisometacarpeum 607
- pterygospinale 301, 502
- radiocarpeum dorsale 605
- – palmare 585, 600, 607
- sphenomandibulare 224, 301, 303, 305, 307, 505
- spirale cochleae 455
- stylohyoideum 292–293, 303, 305, 308, 461, 502, 505
- stylomandibulare 253, 300–301, 303, 306, 461, 502, 505
- stylopharyngeum 253
- temporomandibulare 298, 308
- thyroepiglotticum 302, 315–318, 327
- thyrohyoideum 317, 329–331, 334

ligamentum(-a)
- – medianum 302, 312, 315–316, 318, 327, 329, 331, 470, 475
- transversum atlantis 179, 302–303, 499
- – scapulae inferius 517
- – – superius 514, 516–518, 523–524, 537
- trapezoideum 514, 521–522, 524
- ulnocarpeum palmare 600, 607
- vestibulare 317, 342
- vocale 317, 324, 326–328, 336, 342
limbus corneae 383
- cutaneus oris 248
- laminae spiralis osseae 455
- palpebralis anterior 344–345, 356, 377
- – posterior 344–345, 354, 356, 377
limen insulae 143
- nasi 231–232
linea cephalica 506
- mediana anterior 1
- mensalis 506
- mylohyoidea 280, 282, 292, 301, 505
- nuchae inferior 23, 26–27, 505
- – superior 23, 26–27, 505
- – suprema 27, 505
- obliqua cartilaginis thyroideae 331
- – mandibulae 277–279
- stomachica (fortunae) 506
- temporalis inferior 8, 25, 42, 48, 50
- – superior 8, 25–26, 50
- trapezoidea 532
- vitalis 506
lingua 223, 249–251, 253–254
lingula cerebelli 140, 169, 171, 173–174, 177, 179
- mandibulae 280, 282, 301
- sphenoidalis 18, 29, 31
lobulus(-i) auriculae 413, 416
- biventer 170, 172
- centralis 169, 171, 177
- paracentralis 67, 75, 77, 121
- parietalis inferior 66, 70
- – superior 66, 70
- quadrangularis 169
- semilunaris inferior 169–170
- – superior 169–170
- simplex 169
lobus frontalis 53, 68–70, 74, 99, 105, 107, 119–120
- occipitalis 69, 74, 105, 108, 395
- parietalis 69, 72, 74, 105, 114
- pyramidalis 312, 470
- temporalis 68–69, 74, 105, 107, 114, 117, 119–120, 175
locus coeruleus 139, 164
lunula unguis 591, 593

macula 393–394
- cribrosa media 450, 453
- – superior 450
- flava 318
malleus 420–422, 434, 439
mandibula 2–4, 8, 12–13, 53, 255, 259, 261, 277–280, 282, 291–293, 295–296, 302–303, 505
manubrium mallei 414, 420–422, 426–429, 431, 434, 436
- sterni 302, 505
margo anterior radii 577, 580
- – ulnae 577
- ciliaris 403, 407–408
- fenestrae vestibuli 453
- frontalis ossis parietalis 50–51
- – – sphenoidalis 29–30
- infraorbitalis 3, 35, 247, 284, 352, 364
- interosseus radii 577–580
- – ulnae 574, 576–577
- lacrimalis 284

margo
– lambdoideus 27–29
– lateralis humeri 545
– – scapulae 526, 528–530
– – unguis 593
– liber unguis 591–593
– linguae 249, 254
– mastoideus 28–29
– medialis humeri 545
– – scapulae 526, 528–529
– occipitalis ossis parietalis 25, 50–51
– – – temporalis 42–43, 45
– occultus unguis 593
– orbitalis 9
– parietalis ossis frontalis 43, 48–49
– – – sphenoidalis 29, 31
– – – temporalis 42
– posterior radii 577, 579
– – ulnae 565, 575, 577
– pupillaris 396, 405, 407–408
– sagittalis 50
– sphenoidalis 42–45, 49
– squamosus ossis parietalis 50–51
– – – sphenoidalis 29, 31
– superior partis petrosae 9, 15, 17, 43
– – scapulae 505, 528–529
– supraorbitalis orbitae 3–4, 242, 365
– – ossis frontalis 48
– zygomaticus 30
massa lateralis atlantis 484–486
matrix unguis 592
maxilla 3–4, 8, 261, 284–286, 295, 302, 362, 364–365
meatus acusticus externus 23, 42, 45, 222, 224, 308, 409, 411, 413, 418–419, 426–427, 433
– – internus 11, 440, 447, 449
– nasi communis 52, 225, 245
– – inferior 52–53, 225, 238, 240, 245, 348, 359
– – medius 53, 225, 240
– – superior 225, 240
– nasopharyngeus 302
medulla oblongata 19, 61, 63, 75–76, 113, 125, 140, 142–143, 173, 175, 177, 186, 189
– spinalis 56, 75–76, 114, 142–143, 175, 177, 181, 186–189, 195–196, 209
membrana atlantooccipitalis anterior 179, 302–303, 478, 494
– – posterior 179, 303, 495, 503
– interossea antebrachii 561–562, 566, 571, 577, 585, 598, 600
– quadrangularis 342
– stapedis 430, 445
– tectoria 179, 496
– thyrohyoidea 293, 303, 308, 311–312, 317, 327, 329–331, 333, 342, 470–471, 475
– tympani 409, 414, 426, 428–431
– vestibularis 455
meninges 20
mentum 248
mesencephalon 54, 95, 128, 130, 143
mesopharynx 307
modiolus 449
monticuli 506
musculus (-i)
– abductor digiti minimi 584–585, 588–589, 599–600, 604
– – pollicis brevis 584–585, 587–589, 596, 599–600, 604
– – – longus 513, 546–547, 550, 557–561, 563, 566
– adductor pollicis 513, 584–585, 587–588, 596, 598–600, 604
– anconeus 513, 519b, 536, 541–542, 557–561, 563–564
– antitragicus 417
– arrectores pilorum 20

musculus(-i)
– articularis cubiti 519a, 562–563
– aryepiglotticus 307, 313, 332–333, 342
– arytaenoideus obliquus 307, 313–314, 332–335
– arytenoideus transversus 302, 307, 313, 318, 332–335
– auricularis anterior 459
– – posterior 211, 217, 418, 459
– – superior 418, 461
– biceps brachii 506, 513–516, 518, 519a, 521, 524, 535, 542, 546–547, 552–553, 555–556, 558, 562, 570
– brachialis 513–515, 519a, 519b, 535–538, 540–542, 546–547, 550–555, 557–558, 562, 564, 570
– brachioradialis 513, 519a, 519b, 533, 535–538, 540, 546–547, 550–553, 555–566, 604
– buccinator 53, 210, 214, 219–224, 244, 250–253, 298, 303, 308, 459
– buccopharyngeus 253
– bulbi 365
– capitis 210
– ciliaris 383–384, 387, 396, 407
– compressor naris 308
– constrictor pharyngis inferior 220, 304–305, 308, 335–336, 459, 468, 470, 475
– – – medius 304–305, 307–308
– – – superior 236, 251, 304–305, 307, 313
– coracobrachialis 506, 514, 516, 518, 519a, 521, 537–538, 540
– corrugator supercilii 210, 219–220
– cricoarytenoideus lateralis 333–334, 342
– – posterior 307, 313–314, 332–334, 336
– cricothyroideus 293, 308, 311–312, 333–334, 342, 470–471, 475
– deltoideus 459, 464–466, 475, 480, 501, 506, 513–518, 519a, 519b, 521, 535–542
– depressor anguli oris 210–211, 219–220, 298, 308, 459–460, 468
– – labii inferioris 210–211, 219–220, 252, 459
– – septi 210, 227
– – supercilii 210–211, 219–220
– digastricus 292, 294, 303, 439, 461, 465, 475, 503
– – venter anterior 53, 219–221, 223–224, 234, 292, 308, 459, 461, 464, 466–470, 473, 475–477, 483, 502
– – – posterior 217, 220–221, 223–224, 292, 304–308, 313, 459, 467–469, 474, 478, 502
– dilatator pupillae 384
– epicranius 210–211, 219–220, 459
– extensor carpi radialis brevis 513, 519a, 519b, 533, 535–537, 546–547, 556–563, 565–566
– – – radialis longus 513, 519a, 519b, 533, 535–538, 546, 550–551, 556–563, 565
– – – ulnaris 519b, 557–560, 563, 565–566, 598, 604
– – digiti minimi 557–559, 563, 565–566
– – digitorum manus 513, 519b, 536, 557–561, 563, 565–567
– – indicis 559, 563, 566–567
– – pollicis brevis 513, 557–561, 563, 566, 598
– – – longus 559, 561, 563, 566
– flexor carpi radialis 513–514, 519a, 546–547, 550, 552–553, 562, 565–566, 604

musculus(-i)
– – – ulnaris 519a, 546–547, 550–552, 554–555, 557–559, 562–563, 565–567, 587–588, 604
– – digiti minimi brevis 584–585, 599–600, 604
– – digitorum profundus 519a, 551, 555, 562–563, 566, 604
– – – superficialis 519a, 546–547, 550, 552–553, 562, 565–567, 604
– – pollicis brevis 584–585, 587–588, 599–600, 604
– – – longus 513, 546–547, 550–551, 553–554, 562, 566, 604
– flexores antebrachii 506, 533, 540, 546, 554–555, 564
– genioglossus 53, 234–235, 253, 255, 291, 293–295, 302–303, 469–471, 502
– geniohyoideus 53, 56, 234–235, 255, 291, 293–295, 302–303, 469–471, 502
– helicis major 417, 461
– – minor 417, 461
– hyoglossus 223, 253, 293, 295, 303, 459, 469–471, 473–477
– hyothyroideus 315–316
– iliocostalis cervicis 467
– – thoracis 467
– infraspinatus 515, 517, 519b, 521, 525, 536
– intercostales externi 192, 467, 475
– – interni 192, 467
– interossei dorsales manus 513, 584–585, 588, 590, 596, 598–602, 604
– – palmares 584–585, 588, 599–600, 603–604
– interspinales cervicis 503
– intertransversarii anteriores cervicis 478, 503
– – posteriores cervicis 478, 503
– laryngis 332–333
– latissimus dorsi 501, 513–514, 516, 518, 519a, 519b, 535
– levator anguli oris 210, 219–220, 252, 308, 459
– – labii superioris 210–211, 219–221, 252, 308, 459
– – – superioris alaeque nasi 210–211, 219–220, 227, 308, 357, 459
– – palpebrae superioris 19, 351–353, 364–367, 373, 375–376, 378–380, 382
– – scapulae 220, 459–460, 462, 467, 475, 478, 483, 501, 513–515, 519b
– – veli palatini 303, 305–308, 442–443, 502
– levatores pharyngis 335–336
– longissimus capitis 467, 478, 501–504
– – cervicis 467
– longitudinalis inferior 253, 293
– – superior 255
– longus capitis 303, 475, 478, 481, 502
– – colli 472, 478, 481
– lumbricales manus 584–589, 596, 599, 601
– masseter 53, 210, 217, 219–222, 224, 244, 253, 298, 459, 461, 468–469, 475, 502
– mentalis 210–211, 219–220, 252, 308, 459
– multifidi 503–504
– mylohyoideus 53, 223, 234–235, 255, 291–292, 294–295, 302–303, 308, 459, 461, 465–466, 468–470, 473–477, 502
– nasalis 210–211, 219–220, 227, 459

musculus(-i)
– obliquus auriculae 418
– – capitis inferior 503–504
– – – superior 502–504
– – externus abdominis 513
– – inferior 349–353, 358, 364–366, 368–371, 372a, 372c, 372d, 373, 377, 382
– – superior 365–367, 370, 372a, 372b, 372d, 373, 375–376, 378–380, 382
– occipitofrontalis 210–211, 219–221, 224, 459, 501, 504
– omohyoideus 220, 303, 308, 459–461, 463–468, 470, 475–477, 480, 483, 513–514, 516, 518, 519a, 519b, 537
– opponens digiti minimi 584–585, 589, 599–600, 604
– – pollicis 584–585, 588–589, 596, 599–600, 604
– orbicularis oculi 210–211, 216–217, 219–220, 224, 348–350, 354, 357, 459
– – oris 210–211, 219–221, 224, 227, 236, 252–253, 303, 308, 459
– orbitalis 376
– palatoglossus 251, 253–254, 293, 295
– palatopharyngeus 236, 251, 253–254, 307, 313
– palmaris brevis 547, 583, 599
– – longus 519a, 546–547, 550, 552, 562, 565–566
– pectoralis major 459, 464–467, 475–477, 480, 513–514, 516, 518, 519a, 519b, 521, 535, 539–540
– – minor 465–466, 475, 480, 514, 516, 518, 519a, 521, 537
– pharyngoepiglotticus 313
– procerus 210–211, 219, 303, 308
– pronator quadratus 546–547, 550–551, 554, 562, 567, 584–585, 588, 600
– – teres 513–514, 519a, 547, 550–555, 562–563, 565–566
– psoas major 207
– pterygoideus lateralis 222–223, 297, 299, 303, 305, 307, 502
– – medialis 222–224, 234–235, 253, 289, 294, 299, 303, 305–307, 469, 475, 502
– rectus capitis anterior 478, 502
– – – lateralis 478, 502–503
– – – posterior major 502–504
– – – posterior minor 502–503
– – inferior 353, 358, 364–371, 372b, 372c, 372d, 373, 376–377, 382
– – lateralis 53, 233, 364–371, 372a, 372c, 372d, 373–382, 386
– – medialis 233, 358, 365–371, 372a, 372b, 372c, 373–377, 380, 382–383
– – superior 19, 353, 364–371, 372a, 372b, 372d, 373, 375–380, 382
– rhomboideus major 501, 504, 514–515, 519b
– – minor 501, 504, 514–515, 519b
– risorius 210–211, 219, 252, 298, 460
– salpingopharyngeus 236, 307, 313
– scalenus anterior 220, 459, 465, 467, 472, 475, 477–478, 480–481, 483, 513
– – medius 220, 459–460, 467, 472, 475, 478, 481, 483, 503, 513
– – posterior 220, 478, 481, 483, 503, 513

musculus(-i)
– semispinalis capitis 211, 220, 459, 467, 501–504
– – cervicis 503–504
– serratus anterior 467, 475, 513–514, 516, 519a
– – posterior superior 467
– sphincter pupillae 383–384
– splenius capitis 211, 220, 459–460, 466–467, 478, 483, 501–504
– – cervicis 467, 475, 503, 513
– stapedius 289, 437
– sternocleidomastoideus 210–211, 217, 219–221, 298, 303, 459–466, 469, 472–478, 483, 501–502, 513, 519a, 519b
– sternohyoideus 220, 303, 308, 459, 461, 464, 467–470, 472, 475, 477, 480, 513, 519b
– sternothyroideus 220, 302, 342, 459, 464, 467, 470, 472, 475, 477, 480
– styloglossus 220, 223, 253, 293, 295, 303, 305, 308, 461, 469, 471, 502
– stylohyoideus 220–221, 223–224, 292–293, 303, 305, 307–308, 439, 459, 461, 465, 467–470, 473–476, 502
– stylopharyngeus 253, 293, 303–305, 307–308, 502
– subclavius 475, 514, 516, 519a, 519b, 521, 537
– subscapularis 514, 516, 518, 519a, 521, 524, 537–538
– supinator 519a, 547, 550–553, 556, 559, 561–563, 565
– supraspinatus 514–517, 519a, 519b, 521, 525, 535, 537
– temporalis 53, 220–224, 233, 374, 502
– temporoparietalis 210–211, 216, 219, 221, 459
– tensor tympani 289, 409, 426–427, 429–431, 437, 444–445
– – veli palatini 235, 303, 307–308, 313, 442–443, 502
– teres major 501, 513–518, 519a, 519b, 535–537, 540–542
– – minor 513, 515, 517, 519b, 521, 525, 536, 542
– thyroarytenoideus 333, 335–336
– thyrohyoideus 220, 293, 303, 308, 342, 459, 468, 470, 475
– tragicus 417, 461
– transversus auriculae 418
– – linguae 255
– trapezius 211, 220–221, 459–460, 462, 465, 475–476, 483, 501, 504, 513, 515–516, 519a, 519b, 535, 538
– triceps brachii 506, 513, 519b, 558, 560, 563–564, 570
– – – caput laterale 513–515, 519b, 535–536, 558
– – – caput longum 513–518, 519a, 519b, 521–522, 524, 535–536, 538, 540
– – – caput mediale 513–514, 519b, 535–536, 538, 540, 546–547, 557–559, 563
– uvulae 236, 251, 307, 313
– vocalis 334–336, 342
– zygomaticus major 210–211, 216–217, 219, 221, 252, 298, 308, 459
– – minor 210–211, 219, 308, 459

naris(-es) 248, 302
nasus externus 226
nervus (-i)
– abducens 19, 63, 76, 85, 95, 131–133, 162–163, 378–380, 382, 439

nervus(-i)
– accessorius 19, 76, 85, 95, 138, 142–143, 149, 151, 154, 189, 217, 304, 313, 439, 462–466, 473–474, 480, 501, 504
– alveolares superiores 222, 288
– alveolaris inferior 221–224, 234–235, 253, 288, 290, 358
– ampullaris anterior 454, 457
– – lateralis 454, 457
– – posterior 429, 454, 457
– auricularis anterior 216
– – magnus 214–215, 217, 460, 462–463, 501
– – posterior 217–218, 221, 223–224, 440, 462, 465
– auriculotemporalis 214–217, 221–224, 235, 290
– axillaris 197, 506, 517–518, 540, 542
– buccalis 214, 221–224, 253, 358
– canalis pterygoidei 234–235, 289–290, 358, 440
– cardiacus cervicalis inferior 182, 207, 209
– – – medius 182, 207, 304, 480
– – – superior 182, 207, 304, 472, 480
– caroticotympanici 289, 440
– caroticus internus 289, 304, 313
– cervicales 61, 150, 187, 207, 465–466, 504
– ciliares 380, 387, 403, 407
– coccygeus 187, 196, 207
– cutaneus antebrachii lateralis 508, 539–542, 548, 564–567, 583
– – – medialis 508, 518, 539, 548, 564–565
– – – posterior 507–508, 541–542, 549, 564–566, 595–596
– – brachii lateralis superior 507, 517, 541
– – – medialis 507–508, 518, 539, 549
– – – posterior 507, 541–542, 549
– – femoris lateralis 207
– digitales dorsales 595–596
– – – n. radialis 596–597
– – palmares communes n. mediani 587
– – – communes n. ulnaris 587
– – – proprii 583, 587–588, 597
– – – proprii n. mediani 596, 608–609
– – – proprii n. ulnaris 587
– dorsalis scapulae 501, 504
– ethmoidalis anterior 221, 223–224, 234, 290, 295
– – posterior 358, 380, 382
– facialis 19, 76, 85, 114, 133, 138, 142–143, 163, 214, 217–218, 221–224, 235, 289–290, 357, 429, 431, 437, 439–440, 445, 448, 463, 468
– femoralis 207
– frontalis 221, 224, 290, 367, 378
– genitofemoralis 207
– glossopharyngeus 19, 76, 85, 95, 114, 138, 142–143, 155, 187, 290, 295–296, 304, 313–314, 439–440
– hypoglossus 19, 76, 85, 94–95, 138, 143, 153–154, 161, 187, 189, 220, 223, 253, 295, 304, 313, 465–466, 468–471, 473–474, 476–477, 480
– iliohypogastricus 207
– ilioinguinalis 207
– incisivus 236
– infraorbitalis 214, 220–224, 235, 288–290, 348, 357, 366–367, 376, 381–382
– infratrochlearis 221–224, 357–358, 380, 382

nervus(-i)
– intercostales 184a, 185–186, 207, 209, 476
– intercostobrachiales 480, 508
– intermedius 19, 76, 114, 138, 143, 289, 429, 439
– interosseus anterior 554, 566
– – posterior 561, 566, 598
– jugularis 304
– lacrimalis 290, 356–357, 367, 378–381
– laryngeus inferior 314
– – recurrens 182, 313–314, 472, 477, 480
– – superior 253, 293, 304, 308, 313–314, 335–336, 466, 468, 470–471, 473–474
– lingualis 222–224, 234–235, 251, 253, 288, 290, 295, 358, 469–471, 477
– lumbales 187, 196, 207
– mandibularis 76, 130, 133, 135, 223, 235, 288–290, 358, 378, 382, 443
– massetericus 221–224
– maxillaris 19, 76, 131, 133, 135, 235, 288–290, 358, 378–379, 382, 439
– meatus acustici externi 222–224
– medianus 197, 518, 539–540, 547–548, 552–556, 564–567, 583–584, 587, 599
– mentalis 214, 221–222, 224, 288, 290
– musculocutaneus 197, 518, 538–540
– mylohyoideus 222–224, 234–235, 253, 290, 465–466, 474, 480
– nasociliaris 290, 358, 378–380
– nasopalatinus 234–236, 295–296
– obturatorius 207
– occipitalis major 215, 221, 462–464, 480, 501, 504
– – minor 215–216, 221, 462–465, 480, 501
– oculomotorius 19, 63, 75–76, 79, 85, 95, 113, 131–133, 165–166, 168, 358, 376, 378–380, 382, 395, 439
– olfactorii 229, 232, 236, 295–296
– ophthalmicus 19, 76, 131, 133, 135, 235, 288–290, 358, 378–380, 382, 439
– opticus 19, 53, 58, 63, 75–76, 79, 84, 94–95, 108, 120, 130–132, 141, 178, 233–235, 289, 353, 364–365, 367, 369, 371, 374–382, 387, 396–398
– palatini minores 234, 251, 290, 296
– palatinus major 234–235, 251, 290, 296
– petrosus major 19, 234–235, 289–290, 429–430, 437, 439–440, 445, 448
– – minor 19, 289–290, 440
– – profundus 234, 289–290
– phrenicus 192, 207, 465–466, 477, 480–481
– – accessorius 481
– pterygoideus lateralis 223
– – medialis 235
– pterygopalatinus 235, 289
– radialis 197, 518, 539–542, 548, 552–556, 560–561, 565–567, 595–596
– saccularis 454, 457
– sacrales 187, 207
– spinales 183, 185, 190–192, 197, 209
– splanchnici lumbales 182
– splanchnicus major 182–183, 192, 207, 209
– – minor 182, 207, 209

nervus(-i)
– sublingualis 290, 470–471
– suboccipitalis 504
– subscapularis 518
– supraclaviculares 462
– – anteriores 463
– – laterales 507
– – medii 463
– – posteriores 463, 507–508
– supraorbitalis 222, 224, 357, 378–379
– suprascapularis 480, 517–518
– supratrochlearis 221–224, 290, 357, 378–379
– temporales profundi 222–223
– tensoris tympani 235
– – veli palatini 235
– tentorii 65
– thoracici 185–187, 209, 504
– thoracicus longus 480
– thoracodorsalis 480, 518
– transversus colli 462–463
– trigeminus 19, 63, 76, 85, 94–95, 113, 121, 130, 132, 136, 142–143, 156, 166, 234–235, 288–290, 378–380, 382, 439
– trochlearis 19, 76, 79, 95, 121, 128, 130–133, 139–140, 142–143, 157, 378–380, 458
– tympanicus 289–290, 430, 437, 440, 445
– ulnaris 197, 518, 539–542, 547–549, 552–555, 560–561, 564–567, 583–584, 587–588, 595
– utricularis 454, 457
– utriculoampullaris 429, 454
– vagus 19, 76, 85, 95, 114, 138, 142–143, 153–154, 187, 192, 220–221, 223–224, 235, 289, 304, 313, 439–440, 465–466, 472–474, 477, 480
– vertebralis 209
– vestibulocochlearis 19, 76, 85, 95, 114, 121, 133, 138, 142–143, 154–155, 235, 429, 439, 446, 457–458
– zygomaticus 216, 221, 289–290, 358, 381–382
neurocranium 8, 23, 54, 59–61
neurohypophysis 58
nidus avis 172
nodulus 61, 170–173, 177, 179
nodus (-i)
– lymphaticus (-i)
– – buccales 482–483
– – cervicales profundi inferiores 483
– – – profundi superiores 482–483
– – – superficiales 482–483
– – jugulodigastricus 483
– – juguloomohyoideus 483
– – mandibulares 482
– – maxillares 482
– – occipitales 482–483
– – paratracheales 302
– – parotidei superficiales 216, 482
– – – superficialis 483
– – retroauriculares 482–483
– – submandibulares 468–469, 482–483
– – submentales 482–483
nucleus (-i)
– accessorius 158, 160, 166
– ambiguus 148–149, 153–155, 158, 160–161
– anteriores thalami 114, 126, 144
– arcuatus 152, 154–155
– caudalis centralis 158, 160
– caudatus 61, 102–103, 106, 110, 112, 124, 140, 144–145
– centrales thalami 126
– cochlearis dorsalis 154, 160, 458
– – ventralis 155, 160, 458
– colliculi inferioris 167, 458

nucleus(-i)
- corporis geniculati lateralis 100, 102
- – mamillaris 114, 117, 144
- cuneatus 149, 151–153, 178
- dentatus 162, 173–174
- dorsalis corporis trapezoidei 162
- – nervi vagi 152–154, 158–161
- dorsolateralis 158, 160, 166
- emboliformis 174
- fasciculi longitudinalis dorsalis 161
- fastigii 174
- globosus 174
- gracilis 149–152, 159
- intercalatus 154
- interpeduncularis 168
- lateralis thalami 114, 126, 144
- lemnisci lateralis 156, 164, 458
- lentiformis 99–100, 102, 107, 114–115, 117, 119
- lentis 400
- mediales thalami 114, 126, 144
- motorius nervi trigemini 156, 158, 160, 458
- nervi abducentis 158, 160, 162–163, 458
- – facialis 158, 160, 163, 458
- – hypoglossi 158, 160–161
- – oculomotorii 168
- – trochlearis 157–158, 160, 167
- olivaris 114, 151, 154–155, 161, 178
- – accessorius dorsalis 154
- – – medialis 152–154
- – inferior 153–154
- – metencephali 458
- parasympathicus nervi trigemini 158, 160
- pontis 156–157, 162–164, 178
- posteriores thalami 126
- rostralis thalami 118
- ruber 102, 133, 141, 166, 168
- salivatorius inferior 153, 158, 160
- – superior 158, 160
- sensorius principalis n. trigemini 156, 159–160
- spinalis nervi accessorii 148–149, 158, 160
- subthalamicus 102, 114
- tegmenti 164
- thalami 100, 114
- tractus mesencephalici n. trigemini 159–160, 166
- – solitarii 153–154, 159–161
- – spinalis n. trigemini 148–152, 154–155, 159–163
- ventralis corporis trapezoidei 163
- – thalami 118
- ventromedialis 158, 160
- vestibularis inferior 160
- – lateralis 155, 160
- – medialis 154–155, 160, 162
- – superior 160, 163

obex 75, 139, 188
oesophagus 192, 293, 302, 304, 307–308, 472
olecranon 507, 513, 535–536, 541, 549, 555, 557–559, 564, 569, 573–575, 582
oliva 76, 121, 142–143
operculum frontale 69, 74, 84
- frontoparietale 69, 72
- parietale 74
- temporale 69, 74, 84
ora serrata 374, 383–384, 386, 396, 406
orbiculus ciliaris 383, 403, 405–406
orbita 4, 233, 238, 264, 361, 366–367, 374
organum spirale 455
- vestibulocochleare 411
- vomeronasale 229

os (-sa)
- capitatum 600, 605–607, 610–614
- carpi 610–611
- ethmoidale 32–34, 237, 239, 359, 361–362
- frontale 3, 8–9, 18, 24, 48–49, 54, 237, 242, 352, 359, 362, 364–365, 367, 376, 381
- hamatum 605–606, 610–611, 613–614
- hyoideum 9, 54, 56, 220, 223, 255, 281, 283, 291–292, 294, 298, 302–303, 310–312, 315–318, 329, 331–332, 334, 342, 459, 470–471, 473–475, 477
- incisivum 13
- interparietale 26
- lacrimale 3, 8, 360–361
- lunatum 606–607, 610–614
- metacarpale 596
- – pollicis 606
- metacarpalia 599, 601, 610–611
- nasale 3, 8, 11, 226, 229, 237, 239–241, 302–303, 347, 361–362
- occipitale 12–13, 18, 26–29, 99, 240, 409, 495–496, 498, 500
- palatinum 39–41, 256, 285–286
- parietale 3, 8, 13, 18, 20, 23, 25–26, 50–51, 53, 363
- pisiforme 584–585, 587, 600, 607, 610–613
- scaphoideum 604–606, 610–611, 613
- sesamoidea manus 600, 607, 611–613
- sphenoidale 18, 29–31, 131, 239–240, 286, 359, 361–365
- suturalia 26
- temporale 8, 11–13, 18, 26, 42–45, 60, 304, 359, 409, 411, 429, 438
- trapezium 606, 610–613
- trapezoideum 605–606, 610–614
- triquetrum 605–606, 610–614
- zygomaticum 3, 8, 12, 35–36, 52–53, 222–224, 238, 247, 300, 347, 351–352, 359–361, 366
ossicula auditus 411, 434
ostium (-ia)
- canalis nasofrontalis 241
- pharyngeum tubae auditivae 54, 229, 231–232, 295, 302, 306, 313
- tympanicum tubae auditivae 428–433, 437

palatum durum 9, 52, 229, 231, 236, 244, 250, 258, 286–287, 303
- molle 231, 250, 258, 302, 306
palpebra inferior 344, 346, 349–350, 357–358, 381
- superior 344, 346, 349–350, 354, 381
panniculus adiposus buccae 211
papilla (-ae)
- conicae 254
- filiformes 254
- foliatae 254, 293
- fungiformes 254
- incisiva 258
- lacrimalis 345, 348–349, 377
- nervi optici 233, 383
- vallatae 254, 296, 306–307, 314
paries inferior orbitae 244
- labyrinthicus 432
- mastoideus 433
- membranaceus 436
- – tracheae 313, 317–318, 330, 333, 472
- tegmentalis 448
- vestibularis ductus cochlearis 455
pars alveolaris mandibulae 251, 277–279
- – maxillae 256

pars
- anularis vaginae fibrosae 584, 600
- basilaris ossis occipitalis 18, 27–28, 478, 497
- buccopharyngea 251, 305, 308
- centralis ventriculi lateralis 60–61, 106, 109–110, 112, 114, 118, 127, 144–145
- ceratopharyngea 293, 305, 308
- chondropharyngea 293, 295, 305, 308
- ciliaris retinae 374, 383, 396, 405
- clavicularis 465
- cochlearis 409, 429, 446, 448, 454
- compacta radicis n. trigemini 133, 135
- cricopharyngea 293, 305, 308
- cruciformis vaginae fibrosae 584, 600
- cupularis 409, 426, 429, 449
- diaphragmatica pericardii 192
- dorsalis pontis 163–164
- flaccida 414, 428
- glossopharyngea 251, 293, 305, 308
- intercartilaginea 336
- intermembranacea 336
- iridica retinae 384, 408
- laryngea pharyngis 307
- membranacea septi nasi 229
- mylopharyngea 305, 308
- nasalis 48, 56, 307
- obliqua 331
- opercularis gyri frontalis inferioris 72
- optica retinae 374, 383, 393, 396
- oralis pharyngis 250–251, 302, 307
- orbitalis musculi orbicularis oculi 210
- – ossis frontalis 9, 48, 238, 359, 366
- palpebralis musculi orbicularis oculi 210
- petrosa 12–13, 18, 43–44, 136a, 409, 432, 435, 438, 441, 443, 478
- plexiformis radicis n. trigemini 135
- posterior commissurae anterior 119
- pterygopharyngea 236, 305, 308
- recta musculi cricothyroidei 331
- squamosa ossis temporalis 8, 11–13, 18, 42, 44, 238, 359, 363, 412, 428, 436
- sublenticularis nuclei caudati 124
- tensa membranae tympani 414, 428
- thyropharyngea 293, 305, 308, 342
- triangularis gyri frontalis inferioris 72
- – radicis n. trigemini 133–134
- tympanica 42, 45, 412, 438
- ventralis pontis 163–164
- vestibularis nervi vestibulocochlearis 429, 446, 448, 454
pedunculus cerebellaris inferior 139, 142, 153–155, 163, 175
- – medius 114, 121, 128, 139–140, 142, 156–157, 162–163, 171, 458
- – superior 61, 128, 139–140, 142, 156–157, 164, 171–175, 458
- cerebri 76, 79, 121, 130, 140–144, 165, 177
- corporis mamillaris 143
- flocculi 140, 171–172
periodontium 269
periorbita 358, 364–366, 376

pes hippocampi 100, 111, 114, 116–117, 123, 143, 147
petiolus epiglottidis 317, 323, 327, 330, 337, 340
phalanx(-ges) distalis manus 601, 610, 612
- manus 612
- media manus 609–612
- proximalis manus 608, 610–612
pharynx 295–296, 306–307, 335–336, 500
philtrum 248
pia mater encephali 20, 60, 63, 99, 144–145, 147
- – spinalis 190–191, 200–201
planum nuchale 4, 26–27, 247
- occipitale 11, 27
- sphenoidale 4, 247
- temporale 2, 8, 26
platysma 53, 210–211, 217, 220, 250, 298, 308, 460–463, 466, 468–469, 472, 475
pleura costalis 192
plexus aorticus abdominalis 192, 209
- arteriae thyroideae superioris 207
- – vertebralis 207
- basilaris 19, 97
- brachialis 197, 207, 220, 459, 464–467, 475, 477, 480–481, 483, 516, 518, 539
- cardiacus 182
- caroticus communis 304, 313
- – internus 19, 234, 395, 440
- cervicalis 462–464
- choroideus ventriculi lateralis 60, 86, 99–100, 106, 109–110, 112, 117, 143–145, 147, 175
- – – quarti 57, 60, 76, 85, 114, 140, 143, 161, 173, 177, 179–180
- – – tertii 57, 60, 117, 144–145, 177
- coeliacus 182
- dentalis inferior 224, 288
- hypogastricus inferior 182
- – superior 182
- mesentericus superior 182
- nervorum spinalium 209
- oesophageus nervi vagi 192
- parotideus nervi facialis 214, 217–218
- pelvinus 182
- pharyngeus 304, 335
- pterygoideus 93, 213, 224
- renalis 182
- subclavius 207
- thyroideus impar 477
- venosi vertebrales interni 209
- venosus caroticus internus 443
- – foraminis ovalis 93, 97
- – suboccipitalis 504
- – vertebralis internus 190, 192
plica (-ae)
- aryepiglottica 306–307, 313, 318, 334, 337, 339
- axillaris anterior 506
- – posterior 506
- chordae tympani 427
- ciliares 405–406
- fimbriata 249, 470–471
- glossoepiglottica lateralis 254
- – mediana 254, 343
- interarytaenoidea 338, 340
- iridis 405–408
- lacrimalis 231
- mallearis anterior 414, 426–429, 431
- – posterior 414, 428, 431
- nervi laryngei 306–307, 313
- palatinae transversae 258
- petroclinoidea anterior 133
- pharyngoepiglottica 306–307, 313
- salpingopalatina 231, 302, 306

plica(-ae)
– salpingopharyngea 302, 306, 313
– semilunaris conjunctivae 345–346, 348–349
– sublingualis 249, 253, 470
– triangularis 254
– vestibularis 302, 318, 334–335, 337–340, 342–343
– vocalis 54, 56, 302, 318, 334–335, 337–338, 340, 342–343
polus anterior lentis 383, 385, 401, 403, 407
– – oculi 383
– frontalis 70–72, 75–77, 108, 244
– occipitalis 70–72, 75–77, 108, 395
– posterior lentis 383, 385, 401
– – oculi 383
– temporalis 71–72, 76–77, 116
pons 54, 56, 75–76, 113, 125, 138, 142–143, 167, 172, 177, 189
porus acusticus externus 8, 300, 308, 409
– – internus 9, 11, 18, 43, 446
– trigemini 95, 134, 136, 136a, 138
praecuneus 67, 75, 77, 121
processus alveolaris maxillae 3, 238, 247, 284, 359, 362
– articularis inferior axis 487–489
– – – vertebrae cervicalis 500, 505
– – superior vertebrae cervicalis 490, 500, 505
– ciliares 384, 396, 403, 405–406
– clinoideus anterior 18, 29, 31
– – medius 29
– – posterior 18, 29, 31
– cochleariformis 426, 431–433, 437, 445
– condylaris 8–9, 263–264, 277–278, 280, 282, 292, 300, 500
– coracoideus 475, 505, 514, 516, 518, 521–524, 528–530, 537
– coronoideus mandibulae 8–9, 263–264, 277–278, 282, 291–292, 300, 505
– – ulnae 575–576
– ethmoidalis conchae nasalis inferioris 241
– frontalis maxillae 3, 226, 239, 284–285, 347, 349–350
– – ossis zygomatici 35–36
– intrajugularis ossis occipitalis 29
– – – temporalis 11, 43, 45
– jugularis 18, 27–29
– lenticularis 424, 427, 429, 431
– mastoideus 4, 8–9, 23, 26, 42, 44–45, 221, 304, 306, 308, 313, 412, 433, 435–436, 438–439, 478, 505
– maxillaris 36, 39, 41
– muscularis cartilaginis arytaenoideae 328, 333
– orbitalis 39–41, 360, 362
– palatinus maxillae 13, 23, 228, 238–240, 256, 285–286, 359
– pterygoideus 7, 13, 23, 287, 300–301, 363, 502, 505
– pyramidalis 7, 23, 39–41, 256, 286
– sphenoidalis 39–41
– spinosus axis 487–489, 499–500, 504
– – vertebrae cervicalis 490, 505
– styloideus ossis temporalis 4, 8, 11, 23, 26, 42–43, 45, 253, 290, 293, 300–301, 303–308, 412, 433, 436, 438, 461, 478, 503, 505
– – radii 506, 579–581, 605, 607, 610–611
– – ulnae 506, 574–576, 581, 585, 600, 605, 607, 610–612
– temporalis 35–36

processus
– transversus atlantis 4, 478, 484, 486, 495–496, 503, 505
– – axis 487–489, 500, 503
– – vertebrae cervicalis 493, 500, 505
– uncinatus 33, 241
– vaginalis 31
– vocalis 326–328, 336–340
– zygomaticus maxillae 23, 284, 286, 362
– – ossis frontalis 3, 48–49, 237, 242, 352
– – – temporalis 23, 42, 44–45, 300
prominentia canalis facialis 430, 433, 437
– – semicircularis lateralis 430, 433
– laryngea 311, 319–320, 459–460, 476–477
– mallearis 414
– spiralis 455
promontorium cavitatis tympanicae 414, 426–427, 430, 432–433, 435, 437, 445
protuberantia mentalis 4, 8, 277–278, 292
– occipitalis externa 11, 23, 26–27, 138, 502, 504–505
– – interna 9, 18, 28–29
pulpa coronalis 268–269
– dentis 268
pulvinar thalami 61, 92, 103, 121, 124, 128, 140–142
punctum lacrimale 345–346, 348–349, 356, 358
pupilla 344, 368, 388, 405
putamen 98–102, 114–115, 117–120, 124, 126
pyramis 76, 121, 142–143, 149, 152–154
– vermis 170, 172, 177

radiatio acustica 125–126, 458
– corporis callosi 107, 114–115, 117
– optica 98, 124–126, 395
– tegmenti 166
radii lentis 399, 401–403
radius 513, 565–569, 571, 577–581, 585, 605–607, 610–612
radix (-ces)
– dentis 269
– dorsalis nervi spinalis 183, 186, 188, 190–191
– inferior ansae cervicalis 465
– linguae 254–255, 306–307, 313, 315–316
– motoria nervi trigemini 76, 133, 135, 137–138, 142, 235, 289
– nasi 248
– oculomotoria ganglii ciliaris 380
– sensoria nervi trigemini 134–136, 138, 235, 380
– superior ansae cervicalis 465
– unguis 592–593
– ventralis nervi spinalis 183, 190–192
ramus (-i)
– acromialis arteriae suprascapularis 517
– – – thoracoacromialis 480
– alveolares superiores anteriores 289–290
– – – posteriores 223, 289–290, 358
– alveolaris superior medius 289–290, 358
– anterior nervi cutanei antebrachii medialis 508
– auricularis nervi vagi 214, 221–224, 304, 440
– buccales nervi facialis 214–217

ramus(-i)
– cardiaci cervicales superiores 304, 313, 472, 480
– carpeus dorsalis a. radialis 594, 598
– – – a. ulnaris 511, 552–553, 594, 598
– – palmaris a. radialis 511, 588
– – – a. ulnaris 511
– choroidei posteriores 86
– colli nervi facialis 215, 217, 463–464, 468
– communicans cum gangl. ciliari 380
– – nervi hypoglossi cum n. linguali 477
– – – ulnaris cum n. mediano 587
– communicantes nervorum spinalium 183, 185, 209, 504
– – trunci sympathici 183, 209, 480
– cricothyroideus arteriae thyroideae superioris 302
– cutanei arteriae circumflexae humeri posterior 507
– – brachii medialis 548
– – laterales rr. dorsalium 501
– – mediales rr. dorsalium 501, 504
– – venae circumflexae humeri posteriores 507
– deltoideus arteriae profundae brachii 541
– – – profundus brachii 542
– – – thoracoacromialis 464
– dentales arteriae alveolaris superioris posterioris 222
– digastricus nervi facialis 221, 223, 439
– dorsalis nervi spinalis 183, 192
– femoralis nervi genitofemoralis 207
– frontalis arteriae meningeae mediae 19
– – – temporalis superficialis 212, 216, 221, 224
– genitalis nervi genitofemoralis 207
– infrahyoideus arteriae thyroideae superioris 464
– interganglionaris 182
– labiales superiores 221
– lateralis nervi supraorbitalis 214, 216
– linguales nervi glossopharyngei 296, 314
– mandibulae 3, 220–221, 253, 277–279, 282, 291, 297, 301, 303–304
– marginalis mandibulae 214–215, 474
– mastoideus arteriae occipitalis 212, 480, 501, 504
– medialis nervi supraorbitalis 214
– meningeus anterior n. spinalis 191–192
– – arteriae occipitalis 19
– – – vertebralis 19
– – nervi mandibularis 65, 378
– – – maxillaris 65, 378
– – – ophthalmici 65
– – – spinalis 183
– – posterior n. spinalis 191–192
– musculares arteriae vertebralis 504
– – nervi axillaris 517
– – – mandibularis 290
– – – oculomotorii 380
– – – pterygoidei medialis 444
– – – radialis 561
– – plexus brachialis 480
– – – cervicalis 463
– mylohyoideus arteriae alveolaris inferioris 222, 234–235
– nasales arteriae ethmoidalis anterioris 234, 295–296

ramus(-i)
– – externi n. ethmoidalis anterioris 221–224, 236
– – interni n. ethmoidalis anterioris 295
– – laterales n. ethmoidalis anterioris 234, 296
– – posteriores inferiores 235
– – – superiores laterales 235, 296, 358
– occipitales arteriae occipitalis 212, 501, 504
– occipitalis arteriae auricularis posterioris 212, 462, 465, 501
– oesophagei nervus laryngei recurrentis 192, 314
– palmaris nervi mediani 548, 552–553, 567, 583, 587, 599
– – – ulnaris 548, 552, 583, 587–588
– – profundus a. ulnaris 587–588
– – superficialis a. radialis 511, 552–554, 587–588
– palpebralis inferior n. infraorbitalis 221
– parietalis arteriae cerebri mediae 64
– – – temporalis superficialis 212, 216, 221–224
– perforantes arteriae thoracicae internae 476
– – venae thoracicae internae 476
– petrosus arteriae meningeae mediae 19
– pharyngeus arteriae thyroideae inferioris 304
– – – thyroideae superioris 304
– – nervi glossopharyngei 304
– – – maxillaris 358
– – – vagi 304
– profundus arteriae transversae colli 465
– – nervi ulnaris 587
– spinales trunci thyrocervicalis 205
– spinalis arteriae intercostalis 191–192, 205
– – venae intercostalis 191
– sternocleidomastoidei arteriae occipitalis 212, 465–466
– sternocleidomastoideus arteriae thyroideae superioris 464
– stylohyoideus nervi facialis 439
– superficialis arteriae spinalis anterioris 206
– – – transversae colli 465
– superior nervi oculomotorii 380
– suprahyoideus arteriae lingualis 464
– sympathicus ad ganglion ciliare 380
– temporales nervi facialis 215–217
– tentorii nervi ophthalmici 378
– thyrohyoideus ansae cervicalis 465, 468
– tonsillares nervi glossopharyngei 314
– tonsillaris arteriae palatinae ascendentis 314
– – nervi glossopharyngei 296
– tracheales arteriae thyroideae inferioris 314
– ulnaris nervi cutanei antebrachii medialis 508, 548
– ventrales nervi spinalis 183, 190, 192
– zygomatici nervi facialis 214–217
– zygomaticofacialis 214, 221
– zygomaticotemporalis 221
raphe mylohyoidea 292
– palati 250–251, 258
– palpebralis lateralis 347, 351
– pharyngis 305

raphe
- pontis 163–164
- pterygomandibularis 251, 253, 303, 308
recessus cochlearis 453
- ellipticus 453
- epitympanicus 409, 426, 428–429, 431, 436
- infundibuli 57, 75, 127, 129, 177
- lateralis ventriculi quarti 127, 139–140, 171
- membranae tympani superior 426
- opticus 57, 75, 127, 129, 140, 177
- pharyngeus 231–232, 302, 306–307, 443
- pinealis 57, 75, 129, 139, 142, 177
- piriformis 306–307, 313–314, 335–336, 343
- sphaericus 453
- sphenoethmoidalis 231
- suprapinealis 57, 128–129, 177
- triangularis 101, 127
regio antebrachialis medialis 506
- - radialis 506
- axillaris 506
- brachialis medialis 506
- - radialis 506
- buccalis 1
- clavicularis 506
- colli anterior 1
- - lateralis 1
- cubitalis palmaris 506
- - radialis 506
- deltoidea 1, 506
- frontalis 1
- infraclavicularis 1, 506
- infraorbitalis 1
- infratemporalis 1
- mammaria 506
- mentalis 1
- nasalis 1
- occipitalis 1
- olfactoria 230a, 230b
- oralis 1
- orbitalis 1
- palmaris digiti 506
- parietalis 1
- parotideomasseterica 1, 298
- respiratoria 230a, 230b
- sternalis 1
- sternocleidomastoidea 1
- sublingualis 469
- submandibularis 469
- temporalis 1
- thoracica lateralis 506
- zygomatica 1
rete acromiale 507, 517
- arteriosum septi 236
- articulare cubiti 511, 541–542, 560
- carpi dorsale 560, 594, 596, 598
- venosum dorsale manus 595
retina 374, 386, 393, 396, 398
retinaculum extensorum 513, 534, 546, 557–561, 567, 590, 594, 596, 598
- flexorum 533, 583–585, 587–589, 600
rhombencephalon 175, 180
rima glottidis 335–340, 342–343
- oris 248
- palpebrarum 351, 356
- vestibuli 342
rostrum corporis callosi 54, 75, 77, 107–108, 177
- sphenoidale 31

sacculus 454, 456–457
- laryngis 335
saccus conjunctivae 233
- duralis 136a

saccus
- endolymphaticus 448, 456
- lacrimalis 225, 349–351
- trigeminalis 134
scala tympani 449, 452–453, 455–457
- vestibuli 452–453, 455–457
scapha 412–413
scapula 505, 528
sclera 233, 344, 346, 366, 374, 383–384, 386–387, 393, 396, 398
sectio (-nes)
- cerebelli 173–174
- medullae oblongatae 148–155, 161
- - spinalis 193–194, 199–200, 204
- mesencephalicae 165–168
- pontis 156–157, 163–164
segmentum (-a)
- medullae spinalis 181, 184
sella turcica 17, 129, 231–232
semicanalis musculi tensoris tympani 433, 436, 444–445
- tubae auditivae 436, 444–445
septum arachnoideale spinale 179
- canalis musculotubarii 430–431, 433, 437, 444–445
- intermusculare antebrachii 559, 565–567
- - brachii laterale 513, 519b, 534–536, 541, 557–559, 563–564
- - - mediale 514, 533, 537–539, 546–547, 550–552, 555, 563–564
- linguae 255
- nasi 4, 56, 229, 230b, 233, 244, 247–248, 263–264, 296, 303, 307, 366–367, 374
- - osseum 3, 38, 228, 239, 301, 306
- orbitale 347, 353, 357
- pellucidum 54, 77, 98–99, 106, 108, 114, 117, 119–120
- sinuum sphenoidalium 52
sinus cavernosus 19, 87, 93–94, 97, 131, 213
- ethmoidales 53, 225
- frontalis 4, 9, 11, 49, 54, 99, 225, 228–229, 230b, 231–232, 236, 238–239, 241, 243–244, 247, 303, 358–359
- intercavernosi 19, 97
- marginalis 97
- maxillaris 4, 9, 52–53, 225, 238, 244, 247, 263–264, 287, 289, 350, 359, 363–366
- occipitalis 94, 97
- petrosus inferior 94, 97, 213
- - superior 19, 90, 94, 97, 130, 136a, 213
- posterior cavitatis tympanicae 433
- rectus 19, 54, 57, 90–91, 93–94, 179, 213
- sagittalis inferior 19, 56–57, 86, 90–91, 93–94, 99, 213
- - superior 9, 19–20, 56–57, 59–61, 64, 84, 86, 90–91, 93–94, 97, 99, 213
- sigmoideus 9, 19, 61, 90, 93–94, 97, 138, 175, 213, 304, 313, 438
- sphenoidalis 11, 30, 34, 52, 54, 58, 131, 228–229, 230a, 230b, 231–232, 234, 236, 239–241, 243, 295, 301–303, 363, 374
- sphenoparietalis 19, 93–94, 97
- transversus 19, 59–60, 91, 97, 138, 213, 304, 313, 439
- tympani 433, 445
- unguis 592
- venosus sclerae 383–384, 386, 396
spatium axillare laterale 515, 536–537, 542
- - mediale 515–516, 537

spatium
- craniovertebrale 505
- epidurale 61, 179
- interarcuale 505
- interfasciale cubiti 564
- - palmae manus 599
- intervaginalia nervi optici 353, 383, 397–398
- oesophagotracheale 302, 318, 472
- parapharyngeum cranii 253
- perichoroideale 383
- praetracheale 475
- retrooesophageum 302, 472
- zonularia 384
spina ethmoidalis 29
- helicis 412, 416
- mentalis 280, 282
- musculi genioglossi 280, 291
- - recti lateralis 363
- nasalis 48–49, 242
- - anterior 3, 8–9, 228, 240–241, 284
- - posterior 23, 40–41, 239, 241, 285–287
- ossis sphenoidalis 7, 18, 23, 30–31, 301, 441
- palatinae 286
- scapulae 505, 513, 515, 517, 520, 523, 525, 528
- suprameatica 42
- trochlearis 242
- tympanica major 427–428
- - minor 427–428
splanchnocranium 8, 23, 54
splenium corporis callosi 54, 61, 71, 75, 77–78, 98–99, 104–106, 108–109, 122, 177, 395
squama frontalis 3, 8, 48–49, 239, 363
- occipitalis 8–9, 12–14, 25, 27–28, 505
stapes 425–427, 434–435, 439, 445, 456
sternum 475
stratum album corticis 122
- fibrosum 520
- granulosum cerebelli 174
- griseum colliculi superioris 102, 166, 168
- moleculare 174
- pigmenti corporis ciliaris 383
- - retinae 383, 398
- zonale 144–145, 147
stria (-ae)
- acusticae 458
- longitudinalis lateralis 105, 109, 144
- - medialis 105, 109, 144
- mallearis 414
- medullares ventriculi quarti 127, 139, 142, 155, 458
- medullaris thalami 103, 140, 178
- olfactoriae 76, 143
- terminalis 103, 106, 112, 128, 140
stroma iridis 384
subiculum promontorii 433
substantia alba 122, 147
- gelatinosa 200–202
- - centralis 199
- grisea centralis 20, 141, 147, 164, 167–168
- intermedia centralis 152, 193–194, 199–201
- nigra 71, 114, 141, 165–168
- perforata anterior 71, 76, 78, 141, 143
- - posterior 75, 85, 141, 143, 167
- reticularis alba 104, 147
sulcus (-i)
- alaris nasi 248
- antebrachii intermedius 506
- - lateralis 566
- - medialis 506, 566
- - radialis 506

sulcus(-i)
- anthelicis transversus 416
- arteriae occipitalis 45, 505
- - temporalis mediae 42
- - vertebralis 484, 495
- arteriosi 11, 16, 18, 24, 31, 54
- basilaris pontis 143, 163
- bicipitalis medialis 506, 514, 533
- calcarinus 68, 71, 75, 77, 79, 98, 106, 108–109, 116, 121, 395
- caroticus 18, 29, 31, 132
- centralis 66, 69–70, 72, 74–75, 77, 125, 129
- cinguli 70, 75, 77, 108, 121
- circularis insulae 73, 105
- collateralis 71, 77, 121, 123, 147
- corporis callosi 75, 77, 121, 144
- cruris helicis 416
- deltoideopectoralis 506
- fimbriodentatus 147
- frontalis inferior 70
- - superior 70
- hippocampi 71, 116, 123, 147
- hypothalamicus 75, 177
- infraorbitalis 284, 360–362
- intermedius posterior 139, 142, 200
- intertubercularis 527, 545
- intraparietalis 66, 70, 72
- lacrimalis maxillae 285
- lateralis 70, 72, 102, 107, 114–115, 117, 119–120
- - anterior 142, 189, 200
- - mesencephali 128, 141, 167
- - posterior 69, 139, 142, 188, 195, 200
- limitans 139
- medianus fossae rhomboideae 127, 139
- - linguae 254
- - posterior 139, 149, 152–153, 188, 193–195, 199–200
- mentolabialis 248
- mylohyoideus 280, 282, 301
- nasolabialis 248
- nervi oculomotorii 143
- - petrosi majoris 18, 44
- - - minoris 18, 44
- - radialis 544
- - spinalis 490, 493
- - ulnaris 543–544
- occipitalis transversus 72
- occipitotemporalis 71, 77
- olfactorius 71, 76, 107, 143
- palatini 256, 286
- palatinus major 39–40
- palpebralis inferior 248
- - superior 210, 248, 344
- palpebromalaris 248
- parietooccipitalis 66, 68–72, 75, 77, 79, 108, 121, 395
- parolfactorius anterior 75, 77, 177
- - posterior 75, 177
- postcentralis 70, 72
- praecentralis 70, 72, 77
- promontorii 433
- pterygopalatinus 30
- sinus petrosi inferioris 18, 43
- - - superioris 11, 18
- - sagittalis superioris 18, 24, 28, 49, 51
- - sigmoidei 11, 18, 28–29, 43–44, 51, 497
- - transversi 11, 18, 28–29
- subparietalis 75, 77
- temporalis inferior 71–72, 76
- - superior 70, 72
- - transversus 105
- terminalis linguae 254, 307
- tubae auditivae 31
- tympanicus 433
supercilium 248, 344, 377
sutura coronalis 3, 8, 11–12, 14, 24–25
- frontalis 14

sutura
- frontoethmoidalis 18
- frontolacrimalis 3
- frontomaxillaris 3, 226, 361
- frontonasalis 3, 226, 228, 239
- frontozygomatica 4, 8
- incisiva 23, 286
- infraorbitalis 361
- internasalis 3
- lacrimoethmoidalis 362
- lacrimomaxillaris 8
- lambdoidea 4, 8–9, 11–12, 23–26
- nasomaxillaris 3, 8, 226
- occipitalis transversa 12–13, 26
- occipitomastoidea 8, 18, 23, 26
- palatina mediana 23, 286
- – transversa 23, 228, 285–287
- parietomastoidea 8, 26
- sagittalis 4, 14, 20–21, 24–26
- sphenofrontalis 3, 8, 18, 363
- sphenoparietalis 3
- sphenosquamosa 8, 18
- sphenozygomatica 3, 8, 381
- squamosa 8, 11, 26
- temporozygomatica 8
- vomeromaxillaris 228
- zygomaticomaxillaris 3, 238, 359–361

synchondrosis petrooccipitalis 305–307, 502
- sphenooccipitalis 18, 29, 240
- sphenopetrosa 429

syndesmosis arycorniculata 332

taenia choroidea 106, 128, 140
- fornicis 106, 144
- thalami 144
- ventriculi quarti 139, 153

tapetum 116
tarsus inferior 347, 351, 353, 355–356, 377
- superior 347, 351, 353–357

tectum 128, 165
tegmen tympani 44
- ventriculi quarti 171

tegmentum 141, 165–168, 179
- pontis 178

tela choroidea prosencephali 57, 86
- – ventriculi quarti 75, 140, 161, 179
- – – tertii 54, 75, 79, 98, 110, 112, 144–145

telencephalon 186
tendo (-ines)
- cricooesophageus 307
- musculi abductoris pollicis longi 513, 546, 558, 567, 584, 596, 598, 600
- – bicipitis brachii 515–516, 520, 522, 536–539, 546–547, 550–552, 554, 564–565, 568, 571
- – brachialis 538, 550, 565
- – brachioradialis 533, 546, 550, 552–554, 558, 567, 585, 600
- – digastrici 473
- – extensoris carpi radialis brevis 557–559, 567, 594, 596
- – – carpi radialis longi 557–559, 566–567, 594, 596
- – – carpi ulnaris 557, 559–561, 567
- – – digiti minimi 559–560, 567, 599
- – – digitorum manus 559, 590, 594, 596, 599, 602
- – – indicis 599
- – – pollicis brevis 513, 547, 550, 558–559, 567, 594, 596, 599–600
- – – pollicis longi 513, 558–559, 561, 567, 594, 596, 598–599
- – flexoris carpi radialis 506, 546, 550–551, 553–554, 567, 584, 587–588, 600

tendo(-ines)
- – – carpi ulnaris 546, 550–551, 553–554, 584–585, 589, 600
- – – digitorum profundi 551, 554, 567, 584–586, 599–601, 604, 608–609
- – – digitorum superficialis 551, 554, 567, 584–586, 599–600, 604, 608
- – – pollicis longi 551, 567, 585, 588, 599–600
- – latissimi dorsi 514, 516
- – levatoris palpebrae superioris 347, 353
- – obliqui inferioris 352
- – – superioris 351–352, 365, 368–369, 371, 375, 377, 380, 382
- – omohyoidei 475
- – palmaris longi 506, 546, 550–551, 553–554, 567, 584
- – pectoralis majoris 515, 536–537
- – pronatoris teretis 559
- – recti inferioris 353, 358
- – – lateralis 352, 374, 383, 396
- – – medialis 352, 374
- – – superioris 352
- – serrati posterioris superioris 467
- – stapedii 427, 430, 445
- – stylohyoidei 461
- – tensoris tympani 409, 426–427, 429–431, 445
- – teretis majoris 514, 538
- – trapezii 467, 502
- – tricipitis brachii 514, 535–536, 557–559, 570

tentorium cerebelli 15, 19, 59–61, 86, 94, 130, 136a, 138, 175, 231, 303
thalamus 54, 56, 75, 78, 96, 98–99, 101–103, 106, 108, 126, 128, 145, 177–178
thenar 506
thymus 302
tonsilla cerebelli 76, 170, 172–173, 176, 179
- lingualis 254, 296, 307
- palatina 250–251, 253–254, 293, 296, 302, 306–307, 313–314
- pharyngea 229, 231–232, 236, 302–303, 306–307, 313

torus levatorius 302, 306
- tubarius 231, 236, 302–303, 306, 313

trachea 302, 305, 309–312, 314, 318, 334, 338, 342, 461, 471–472, 475, 500
tractus corticocerebellaris 125
- corticonuclearis 125, 156–157, 162, 166
- corticopontini 125, 156–157, 162, 166
- corticospinalis 114, 121, 151, 156–157, 161–162, 166, 178, 458
- – anterior 202, 204
- – lateralis 148, 202, 204
- corticotectalis 125
- frontopontinus 125–126, 157
- frontothalamicus 125
- geniculotectalis 395
- mamillothalamicus 118
- mesencephalicus nervi trigemini 156, 164
- occipitopontinus 125–126, 157, 166
- olfactorius 76, 85, 95, 104, 107–108, 143, 229, 232, 236
- olivocerebellaris 153–155, 161
- olivospinalis 148, 150–151, 161, 204
- opticus 114–115, 117–119, 121, 124, 130, 141–144, 233, 395
- parietopontinus 157

tractus
- pyramidalis 121, 148, 151, 156–157, 161–164, 166, 458
- reticulospinalis 204
- rubrospinalis 150–151, 156–157, 161–162, 204
- solitarius 153–155, 161
- spinalis nervi trigemini 148–153, 156, 161–162
- spinobulbaris 204
- spinocerebellaris anterior 148, 150–152, 156, 161–162, 164, 202, 204
- – posterior 148, 150–152, 161, 202, 204
- spinocorticalis 125
- spinoolivaris 204
- spinotectalis 204
- spinothalamicus 150–151, 161–162, 204
- spiralis foraminosus 447, 449
- tectospinalis 168, 204
- tegmentalis centralis 156–157, 161–162
- temporopontinus 125–126, 157, 166
- thalamoolivaris 153, 155, 164, 167–168
- vestibulospinalis 204

tragus(-i) 409, 413, 419
trigonum caroticum
- collaterale 110, 123
- deltoideopectorale 460
- habenulae 111, 128, 140, 177
- Laimeri 305
- lemnisci 95, 128, 142, 458
- linguale 469, 473
- nervi hypoglossi 139
- – vagi 139, 155
- olfactorium 71, 104, 141, 143
- omoclaviculare 1, 461
- retromandibulare 259
- retromolare 2, 253, 282
- submandibulare 1, 468, 473–474

trochlea humeri 543–545, 570
- musculi obliqui superioris 358, 365, 373, 375, 382

truncus brachiocephalicus 302, 313, 477–479, 481
- corporis callosi 75, 77, 105, 108, 110, 114, 118, 144, 177
- costocervicalis 205, 209, 479
- inferior plexus brachialis 481
- lumbosacralis 207
- lymphaticus jugularis 472
- medius plexus brachialis 481
- superior plexus brachialis 464
- sympathicus 182–183, 192, 207–209, 304, 313, 480–481
- thyrocervicalis 205, 313, 466, 479–481
- vagalis anterior 182
- – posterior 182

tuba auditiva 289, 410, 429–431, 437, 443–444
tuber cinereum 71, 76, 141, 143, 177
- frontale 12, 48
- maxillae 52
- parietale 12–14, 25, 50
- vermis 169–170, 177

tuberculum anterius atlantis 478, 484, 486
- – axis 488
- – thalami 103, 111, 140
- – vertebrae cervicalis 490, 493
- articulare 23, 42, 45, 264, 299, 500
- auriculae 413
- Carabelli 272
- caroticum 478
- cinereum 139, 142
- conoideum 531–532
- corniculatum 302, 306–307, 313, 315–316, 318, 333–334, 337–338

tuberculum
- costae 505
- cuneiforme 302, 306–307, 313, 315–316, 318, 333–334, 337–338
- epiglotticum 332, 334
- infraglenoidale 528, 530
- jugulare 18, 28–29
- labii superioris 248
- majus 520, 523, 526–527, 544–545
- mentale 277, 292
- minus 526–527, 545
- nuclei cuneati 95, 139, 142, 152
- – gracilis 139, 142, 152
- pharyngeum 23, 306
- posterius atlantis 9, 484, 486
- – axis 488
- – vertebrae cervicalis 490, 493
- sellae 18, 29
- supraglenoidale 530
- thyroideum inferius 293, 319–320
- – superius 319–320

tuberositas deltoidea 545
- masseterica 278, 300
- ossis scaphoidei 612
- phalangis distalis 600–601, 610–611
- pronatoria radii 579
- pterygoidea 280, 282, 299, 301
- radii 578, 580, 582
- ulnae 574, 576

tunica conjunctiva bulbi 344–346, 348, 352, 368, 383
- – palpebrarum 345–346, 348, 354, 356
- mucosa coni elastici 336
- – isthmi faucium 307
- – linguae 255, 314
- – nasi 245, 303
- – oris 259, 293–294
- – pharyngis 317–318
- – septi nasi 302
- – tracheae 472
- – tubae auditivae 429, 444
- muscularis oesophagi 305, 313
- – pharyngis 253
- vasculosa bulbi 407

ulna 566–571, 574–577, 581, 585, 605, 607, 610–612
umbo membranae tympani 414, 426
uncus 67–68, 71, 76–77, 104, 108, 111, 116, 121, 123
unguis 591–593
utriculus 454, 456–457
uvula palatina 234, 250, 258, 295–296, 306–307
- vermis 170–172, 177

vagina (-ae)
- bulbi 353, 358, 366, 374, 377
- externa nervi optici 353, 367, 374, 376, 382–383, 396–398
- fibrosa digiti minimi 600
- fibrosae digitorum manus 584
- interna nervi optici 397–398
- musculi recti abdominis 513
- processus styloidei 23, 42, 45, 438
- synoviales digitorum manus 596, 600, 608–609
- synovialis communis mm. flexorum 584, 589, 599, 601
- – digiti minimi 584
- – intertubercularis 514, 520, 524, 538
- – tendinis m. flexoris carpi radialis 585, 589
- tendinis musculi abductoris pollicis longi 584–585, 589–590, 596
- – – extensoris carpi radialis brevis 596
- – – extensoris carpi radialis longi 596

vagina(-ae)
– – – extensoris carpi ulnaris 590
– – – extensoris digiti minimi 590
– – – extensoris digitorum 590, 596
– – – extensoris indicis 590, 596
– – – extensoris pollicis brevis 590, 596
– – – extensoris pollicis longi 590, 596, 599
– – – flexoris carpi radialis 584, 596, 600
– – – flexoris pollicis longi 584–585, 589, 599
– – musculorum extensorum carpi radialium 590
vallecula cerebelli 171
– epiglottica 231, 254–255, 314–316, 318, 343
vallum unguis 591–592
valvula venosa 509b
velum medullare anterius 128, 179
– – inferius 171–173
– – superius 75, 139–140, 164, 171–174, 177
– palatinum 54, 56, 229, 231, 250, 258, 302, 306
vena (-ae)
– anastomotica inferior 90, 93, 97
– – superior 90
– angularis 93, 213, 215
– apicis linguae 253
– auricularis posterior 217, 462–464, 501, 504
– axillaris 466, 475–476, 480
– azygos 192, 209
– basalis 90–93
– basilica 508, 510, 539, 547–549, 564–566, 595
– basivertebrales 191
– brachiales 516, 518, 539, 564
– brachiocephalica 302, 313, 465–466, 477–478, 480–481
– cava inferior 192
– – superior 313, 477–478, 481
– centralis retinae 382, 386, 396–398
– cephalica 459, 464–466, 475–477, 480, 507–508, 510, 533, 539, 547–549, 564–567, 595
– – accessoria 510

vena(-ae)
– cerebri inferiores 15, 94
– – internae 61, 79, 86, 90–93, 96, 98, 110
– – magna 15, 19, 54, 57, 79, 86, 90–96, 110, 112
– – media profunda 84
– – superiores 15, 59–60, 62, 64, 90–91, 93–94
– cervicalis profunda 213, 481, 504
– – superficialis 476–477
– choroidea 86, 96, 110
– ciliares 19
– – anteriores 386
– collateralis ulnaris inferior 539
– comitans nervi hypoglossi 213, 253, 469–470, 476–477
– conjunctivales 386
– corpus ciliaris 386
– diploica frontalis 21, 213
– – occipitalis 21, 213
– – temporalis anterior 21, 213
– – – posterior 21, 213
– diploicae 9, 20
– emissaria condylaris 213
– – frontalis 93
– – mastoidea 93, 213
– – parietalis 20, 213
– episclerales 386
– facialis 93, 213–215, 221, 224, 253, 298, 463–465, 468–469, 473–477
– faciei profunda 221, 224
– hemiazygos 192
– hepaticae 192
– infraorbitalis 93
– intercapitales 595
– intercostales 209
– interossea posterior 551
– intervertebralis 209
– jugularis anterior 310, 460, 463, 472, 476–477
– – externa 213–214, 217, 460–466, 468–469, 473–474, 476–477, 480, 501
– – interna 65, 93, 213, 217, 220–221, 224, 304, 459, 464, 466–467, 472–477, 480, 483
– labiales inferiores 213
– labialis superior 213
– lacrimalis 19
– laryngea superior 293, 308, 313, 335–336, 468, 470

vena(-ae)
– lingualis 471
– maxillares 213
– mediana antebrachii 508, 510, 548, 566
– – basilica 510
– – cephalica 510
– – cubiti 508, 510, 548, 564–565, 570
– meningeae mediae 94, 97, 213
– nasofrontalis 19, 213
– occipitalis 61, 93, 96, 213, 215, 462–464, 476–477, 501, 504
– oesophageae 192
– ophthalmica inferior 213, 233
– – superior 19, 93, 213
– petrosa 130
– pharyngeae 213, 304
– profunda linguae 471
– retromandibularis 93, 213–215, 217, 221, 224, 253, 463–466, 469, 473, 476–477
– septi pellucidi 86, 96, 98, 110
– spinalis anterior 192, 209
– subclavia 313, 465, 467, 477–478
– sublingualis 469–471, 477
– submentalis 213, 221, 224, 465, 469, 476
– supratrochleares 213
– temporales superficiales 211, 213–217, 224
– temporalis inferior 389, 391
– – media 221, 224
– – superior 389, 391
– terminalis 86, 90, 96, 98
– thalamostriata 86, 90, 93, 96, 98, 103, 110, 112, 117–118, 144–145
– thoracica lateralis 480
– thoracicae internae 476–478, 481
– thoracoacromialis 465, 476
– thoracoepigastrica 480
– thymicae 477
– thyroidea ima 302, 472
– – inferior 306, 476–477, 480
– – media 477
– – superior 213, 342, 465, 476–477, 480
– transversa colli 463, 476–477, 501
– ulnaris 584

vena(-ae)
– vertebralis 209, 472, 480–481, 504
– vorticosae 19, 386–388
venter anterior musculi digastrici 223–224
– frontalis musculi occipitalis 216
– – – occipitofrontalis 210, 221, 224, 501
– inferior musculi omohyoidei 476, 537
– occipitalis musculi occipito-frontalis 462, 504
– posterior musculi digastrici 223–224, 502
ventriculus laryngis 54, 56, 231, 255, 302, 318, 334–335, 342–343
– lateralis 109–112, 127, 129, 144
– quartus 57, 75, 78, 127, 129, 156, 161–164, 173, 177, 179
– tertius 57, 60, 75, 99–101, 103, 111, 114–115, 117, 119, 127–129, 139–140, 144–145, 177, 458
venula macularis inferior 394
– – superior 394
– medialis retinae 394
– nasalis retinae inferior 394
– – – superior 394
– temporalis retinae inferior 394
– – – superior 394
vermis cerebelli 75–76, 101–103, 106, 111, 170–172, 174, 177
vertebra (-ae)
– cervicales 9, 479, 481, 490, 492–493, 500, 505
– prominens 491, 500
– thoracicae 505
vertex corneae 383
vestibulum labyrinthi ossei 450–452
– laryngis 307, 318, 337, 342–343
– nasi 230a, 231–232, 236, 302
– oris 225, 236, 244, 250, 253, 255
vibrissae 303
vinculum breve 600
– lingulae 171
– longum 600–601
– tendinis manus 600
vomer 3, 11, 13, 23, 37–38, 228, 238–239, 245, 301, 306, 359

zona incerta 118
zonula ciliaris 383, 396, 403